CHOQUE CIRCULATÓRIO

Gostaríamos de dedicar esta obra
aos nossos pais, pela herança do conhecimento;
às nossas esposas e aos nossos filhos, pelo incentivo constante e pela compreensão infinda; e aos colaboradores, pelo desvelo incondicional ao nosso projeto.

CHOQUE CIRCULATÓRIO

Fernando Suparregui Dias
Especialização em Medicina Intensiva pela AMIB
Professor do Departamento de Medicina Interna da
Faculdade de Medicina da PUC, RS
Coordenador da UTI Geral do Hospital São Lucas da PUC, RS

Ederlon Rezende
Especialização em Medicina Intensiva pela AMIB
Diretor do Serviço de Terapia Intensiva do
Hospital do Servidor Público do Estado de São Paulo

Ciro Leite Mendes
Especialização em Medicina Intensiva pela AMIB
Coordenador da UTI Adulto do
Hospital de Emergência e Trauma Senador Humberto Lucena, PB
Chefe Médico da UTI Adulto do
Hospital Universitário da UFPB – Campus I
Professor de Medicina de Urgência da FACEME, PB

Álvaro Réa-Neto
Professor do Departamento de Clínica Médica da UFPR
Professor Adjunto de Emergências e
Terapia Intensiva da FEPAR
Chefe da UTI Adulto e do CTSI Adulto do
Hospital de Clínicas da UFPR
Diretor do CEPETI – Centro de Estudos e Pesquisa em
Emergências e Terapia Intensiva – Curitiba, PR

REVINTER

Choque Circulatório

ISBN 978-85-372-0193-0

Contato com os autores:
fersdias@via-rs.net

Livraria e Editora REVINTER Ltda.
Rua do Matoso, 170 – Tijuca
20270-135 – Rio de Janeiro – RJ
Tel.: (21) 2563-9700 – Fax: (21) 2563-9701
livraria@revinter.com.br – www.revinter.com.br

APRESENTAÇÃO

Este livro é fruto de um trabalho inicial, coordenado por Fernando Suparregui Dias, que, magnanimamente, resolveu compartilhar conosco a idéia e esta edição.

Uma obra sobre choque circulatório é, de antemão, um desafio, pois em seu escopo podem ser inseridos os mais diversos e importantes aspectos patogênicos, diagnósticos, terapêuticos e de monitorização de uma grande parte das doenças pertinentes à Medicina Intensiva. Tal desafio, assim como inicialmente não intimidou Fernando, também não intimidou a nós, juntos, pois, assim como foi feito no primeiro, tivemos o discernimento de seguir o caminho trilhado por nosso experiente co-editor, ao conclamar um conjunto de competentes especialistas, nacionais e internacionais, muitos deles colaboradores do livro inicial, para nos auxiliar nesta tarefa, tanto exigente quanto compensadora.

Em *Choque Circulatório,* tentamos abranger a maior parte do labiríntico universo fisiopatológico desta condição, não nos esquecendo de ressaltar abordagens práticas, referentes ao seu diagnóstico e tratamento. Assim, são discutidos desde a influência de fatores genéticos, do comportamento da microcirculação e da oferta e do consumo de oxigênio, até a abordagem cotidiana do diagnóstico e do tratamento dos diversos tipos de choque, tanto precoce quanto tardiamente.

Logicamente, o leitor arguto e exigente sentirá falta de alguns outros temas correlatos. A este, pedimos encarecidamente que nos perdoe, pois o assunto é vastíssimo e uma eventual falta deve ser atribuída não à nossa premeditada subtração, mas à falta de espaço para abranger todo o enciclopédico assunto, que é o choque circulatório, em um só volume.

Entrementes, queríamos agradecer o desprendimento dos nossos colaboradores, que, alegre e solicitamente, se dispuseram a compartilhar seus conhecimentos, vigor intelectual e precioso tempo para nos ajudar na confecção desta obra, a qual, desejamos, seja tão acessível quanto útil.

Finalmente, gostaríamos de homenagear com esta obra o seu idealizador e principal incentivador, nosso querido amigo, Fernando Suparregui Dias.

Álvaro Réa-Neto
Ciro Leite Mendes
Ederlon Rezende

PREFÁCIO

Einstein estava indo aplicar um teste em seu curso avançado de física quântica.
E, conversando com seu assistente de pesquisa, disse:
"Este ano aplicarei o exame com as mesmas questões do ano passado".
Surpreso, seu assistente indagou:
"Bem, professor, será uma boa idéia? Porque os estudantes deste ano irão atrás das respostas da prova do ano passado!".
Einstein retrucou:
"Claro, mas você esqueceu um ponto muito importante; embora as perguntas sejam as mesmas, este ano, as respostas serão todas diferentes".

Robert D. Hormats (Vice-Presidente da Goldman Sachs)

Para nós é uma honra preambular um livro sobre choque, por muitas razões. Primeiro, porque o assunto vem a lume em ocasião oportuna. Seus editores, Drs. Álvaro Réa-Neto, Ciro Leite Mendes, Ederlon Rezende e Fernando Suparregui Dias, obstinados em ensinar, não se contentam em comunicar seus conhecimentos unicamente por meio da linguagem escrita solidificada. Almejam, também, o intercâmbio entre pessoas, sobretudo pela organização de fóruns, simpósios e jornadas, os quais já fazem parte das suas biografias. Desta feita, os editores proemiam esta obra, às vésperas de mais um encontro científico, por eles idealizado, o SIMUTI III (Simpósio Internacional de Monitorização em UTI), em sua terceira versão, e tão bem acolhido na cidade de São Paulo.

Segundo, porque souberam envolver um elenco de brilhantes, experientes e pertinazes colaboradores nacionais e internacionais da medicina intensiva. Pois, sem seus tirocínios, não se poderia concretizar estes 49 capítulos, tão coerentemente arrolados.

Terceiro, porque o tema *Choque*, que poderia ser entendido como um *termo escatológico* em nossa profissão, representa a via comum da falência cardiovascular, além de permanecer estreitamente relacionado, de modo perceptível ou oculto, com a temível disfunção orgânica múltipla, que assola a maioria dos nossos pacientes críticos.

A síndrome do choque é um enorme desafio para todos os intensivistas do planeta, sejam os que pesquisam, sejam os que operam ou cooperam nas atividades de beira-leito. Todos aspiramos não só ao diagnóstico e à identificação precoces da entidade *Choque*, mas também desejamos perscrutar e entender mais as recônditas sutilezas de recentes formas de monitorizações, e que, nesta obra, estão absolutamente bem delineadas. Todos buscamos, em última instância, amplificar as nossas informações, o nosso julgamento crítico, para que possamos descortinar corretas aplicabilidades clínicas, ou melhores abordagens frente às doenças, com mais robustos e sinérgicos conjuntos de terapias, baseadas nas melhores evidências científicas. Queremos dizer que entrarão em contato não exclusivamente com uma síndrome desafiadora, prevalente, incidente, de alto custo ou de alta morbimortalidade. Esperamos que possam desenvolver-se ao percorrer os diferentes e atuais caminhos deste tema tão antigo. No século XVI, outros leitores aprendiam sobre um pensamento hemodinâmico espetacular para a época, aquele descrito por William Harvey (1628), no seu clássico *Exercitatio Anatomica de Motu Cordis et Sanguinis in Animalibus* (Um Exercício Anatômico sobre o Movimento do Coração e do Sangue em Animais).

As verdades, inclusive em ciências, são cognoscíveis em função do tempo. Em função do desprendimento afetivo dos conceitos. Em função da fenomenologia da percepção desenhada pelo espetacular Merleau-Ponty, em que o conceito "*corpo-sujeito*" ocupou o espaço à alternativa cartesiana, "**cogito, ergo sum*".

Por todas as razões já mencionadas, felicitamos os autores desta obra brasileira ímpar, moderna, clara, prática e que muito servirá àqueles que trabalham em ambientes de terapia intensiva. Sejam iniciantes ou profissionais.

Por último, gostaríamos de agradecer não só pelo privilégio de poder prolongá-los neste momento importante, mas, sobretudo, manifestar o nosso apreço em poder compartilhar do convívio, direto ou indireto, da maioria destes talentosos autores, aqui presentes. Congratulamos aos leitores que buscam o que há de melhor para os nossos pacientes, a todos que expressam, de modo coadunado, o exercício científico, ético e humano, em nosso dia-a-dia.

Rubens do Carmo Costa Filho, MD, FCCP, MBA
Suzana M. A. Lobo, MD, Ms, PhD

**Cogito, ergo sum* (Descartes) –

fraseologia

Rubrica: filosofia.

Verdade é a proposição fundamental do cartesianismo, desenlace de uma cadeia argumentativa cujo ponto de partida é o absolutismo cético em relação a qualquer crença ou convicção, de onde se constata que o procedimento dubitativo implica, necessariamente, a atividade do pensamento, o que conduz à irrefutável certeza do sujeito pensante a respeito da sua própria existência

Obs.: tb. se diz apenas *cogito*

COLABORADORES

ALEXANDRE JORGE DE ANDRADE NEGRI
Especialização em Medicina Intensiva pela AMIB
Especialização em Cardiologia pela SBC
Preceptor da Residência em Medicina Intensiva do Hospital Universitário da UFPB – Campus I
Médico-Intensivista do Hospital Universitário da UFPB – Campus I

ALEXANDRE MARINI ÍSOLA
Especialização em Medicina Intensiva pela AMIB
Médico-Pneumologista pela UNIFESP e SBPT
Coordenador em Ventilação Mecânica do Serviço de Terapia Intensiva do Hospital do Servidor Público do Estado de São Paulo

ÁLVARO RÉA-NETO
Professor do Departamento de Clínica Médica da UFPR
Professor Adjunto de Emergências e Terapia Intensiva da FEPAR
Chefe da UTI Adulto e do CTSI Adulto do Hospital de Clínicas da UFPR
Diretor do CEPETI – Centro de Estudos e Pesquisa em Emergências e Terapia Intensiva – Curitiba, PR

ANA CRISTINA BELTRAMI SOGAYAR
Especialização em Medicina Intensiva pela AMIB
Médica da UTI do Hospital Albert Einsten, SP

ANA MARIA SANDRI
Médica-Infectologista
Chefe do Serviço de Controle de Infecção do Hospital São Lucas da PUC, RS
Professora da Disciplina de Doenças Infecciosas e Parasitárias do Departamento de Medicina Interna da Faculdade de Medicina da PUC, RS e da Fundação Faculdade Federal de Ciências Médicas de Porto Alegre, RS

CIRO LEITE MENDES
Especialização em Medicina Intensiva pela AMIB
Coordenador da UTI Adulto do Hospital de Emergência e Trauma Senador Humberto Lucena, PB
Chefe Médico da UTI Adulto do Hospital Universitário da UFPB – Campus I
Professor de Medicina de Urgência da FACEME, PB

CLARICE S. ALHO
Doutorado em Fisiopatologia e Patologia Molecular pela Universidade de Barcelona, Espanha
Professora Adjunta e Pesquisadora da Faculdade de Biociências e do Programa de Pós-Graduação em Biologia Celular e Molecular da PUC, RS
Coordenadora do Laboratório de Genética e Biologia Molecular da PUC, RS

DOUGLAS HENRIQUE MACEDO
Especialização em Medicina Intensiva pela AMIB
Nefrologista Titulado pela SBN
Médico do Serviço de Terapia Intensiva do Hospital do Servidor Público do Estado de São Paulo

EDEMAR PEREIRA
Cardiologista Intensivista do Pré e Pós-Operatório do Instituto de Cardiologia da Fundação Universitária de Cardiologia – FUC, RS
Professor Auxiliar da Disciplina de Cardiologia da Fundação Faculdade Federal de Ciências Médicas de Porto Alegre, RS

EDERLON REZENDE
Especialização em Medicina Intensiva pela AMIB
Diretor do Serviço de Terapia Intensiva do Hospital do Servidor Público do Estado de São Paulo

EDISON MORAES RODRIGUES FILHO
Coordenador da UTI do Centro de Transplantes do Hospital Dom Vicente Scherer, SP
Coordenador do Centro Integrado de Emergências Médicas do Hospital Dom Vicente Scherer/Complexo Hospitalar Santa Casa
Intensivista do Grupo de Transplante Hepático do Hospital Dom Vicente Scherer, SP
Intensivista do Hospital de Clínicas de Porto Alegre, RS
Intensivista do Hospital Cristo Redentor, PB

EDVALDO VIEIRA DE CAMPOS
Especialização em Medicina Intensiva pela AMIB
Médico-Asistente do Serviço de Terapia Intensiva do Hospital do Servidor Público do Estado de São Paulo

ELIEZER SILVA
Médico da UTI do Hospital Albert Einstein, SP
Médico do Serviço de Fisiologia Aplicada do INCOR da USP
Doutorado em Medicina pela UNIFESP
Pós-Doutorado pela Universidade do Colorado, EUA

EVANDRO LUIS ASSIS FERREIRA
Médico-Assistente do Departamento de Cirurgia da Faculdade de Ciências Médicas da UNICAMP, SP

FABIANO NAGEL
Especialização em Medicina Intensiva pela AMIB
Intensivista Rotineiro da UTI do Hospital São Francisco – Complexo Hospitalar Santa Casa de Misericórdia de Porto Alegre, RS
Intensivista do CTI do Hospital Mãe de Deus, RS
Intensivista da UTI do Hospital Femina – GHC, RS

FÁTIMA ELIZABETH FONSECA DE OLIVEIRA NEGRI
Especialização em Medicina Intensiva pela AMIB
Professora da Disciplina de Cardiologia do Departamento de Medicina Interna do Centro de Ciências da Saúde da UFPB
Especialização em Cardiologia pela SBC
Médica-Intensivista do Hospital Universitário da UFPB – Campus I

FELIPE DAL PIZZOL
Professor do Departamento de Medicina da Universidade do Extremo Sul Catarinense, SC
Doutorado em Bioquímica pela UFRGS
Coordenador do Programa de Pós-Graduação em Ciências da Saúde da Universidade do Extremo Sul Catarinense, SC

FERNANDO GUTIERREZ
Especialização em Medicina Intensiva pela AMIB
Médico do CTI do Hospital Pró-Cardíaco, RJ

FERNANDO SUPARREGUI DIAS
Especialização em Medicina Intensiva pela AMIB
Professor do Departamento de Medicina Interna da Faculdade de Medicina da PUC, RS
Coordenador da UTI Geral do Hospital São Lucas da PUC, RS

FLÁVIA R. MACHADO
Doutorado em Medicina pela FMUSP
Chefe do Setor de Medicina Intensiva da Disciplina de Anestesiologia, Dor e Medicina Intensiva da UNIFESP
Professora Visitante da Disciplina de Anestesiologia, Dor e Medicina Intensiva da UNIFESP

FLÁVIO EDUARDO NÁCUL
Coordenador do CTI e do Centro de Pesquisa da Clínica São Vicente, RJ
Médico do CTI do HUCFF da UFRJ e do Hospital de Ipanema, RJ

FRANCISCO LUIZ GOMIDE MAFRA MAGALHÃES
Professor do Departamento de Clínica Médica do Hospital de Clínicas da UFPR
Especialização em Clínica Médica e Medicina de Urgência pela SBCM
Supervisor Médico do CTSI da UUEA do Hospital de Clínicas da UFPR

GABRIEL AZAMBUJA NARVAEZ
Médico-Infectologista
Chefe do Serviço de Infectologia do Hospital São Lucas da PUC, RS
Assessor Médico do Serviço do Controle de Infecção do Hospital Mãe de Deus, RS
Professor Regente da Disciplina de Doenças Infecciosas e Parasitárias do Departamento de Medicina Interna da Faculdade de Medicina da PUC, RS

GUILHERME B. COSTA
Médico-Assistente do Serviço de Terapia Intensiva do Hospital do Servidor Público do Estado de São Paulo

HILDE R. DE GEUS, MD
Department of Intensive Care, Erasmus MC University Medical Centre Rotterdam

IURI CHRISTMANN WAWRZENIAK
Especialização em Medicina Intensiva pela AMIB
Médico-Assistente da UTI Geral do Hospital São Lucas da PUC, RS
Médico do Serviço de Recuperação Pós-Operatória do Hospital São Lucas da PUC, RS

JACQUELINE ABEL BALESTRIN FROEMMING
Especialização em Medicina Intensiva pela AMIB
Médica-Assistente da UTI Geral do Hospital São Lucas da PUC, RS
Médica do Serviço de Recuperação Pós-Operatória do Hospital São Lucas da PUC, RS

JAN BAKKER, MD, PhD
Department of Intensive Care, Erasmus MC University Medical Centre Rotterdam

JARBAS RODRIGUES DE OLIVEIRA
Farmacêutico Bioquímico
Doutorado em Farmácia pela Universidade de Barcelona, Espanha
Professor Titular da Faculdade de Biociências da PUC, RS

JOÃO BATISTA PETRACCO
Professor Titular do Departamento de Cirurgia da Faculdade de Medicina da PUC, RS
Chefe do Serviço de Cirurgia Cardiovascular do Hospital São Lucas da PUC, RS

JOÃO MANOEL DA SILVA JÚNIOR
Especialização em Medicina Intensiva pela AMIB
Coordenador de Pesquisas do Serviço de Terapia Intensiva do Hospital do Servidor Público do Estado de São Paulo

JOÃO WILNEY FRANCO FILHO
Especialização em Medicina Intensiva pela AMIB
Especialização em Terapia Nutricional pela SBNPE
Coordenador do Programa de Residência Médica em Medicina Intensiva do Hospital Nossa Senhora da Conceição, RS

JOSÉ MARCONI ALMEIDA DE SOUSA
Coordenador da Residência Médica do Serviço de Terapia Intensiva do Hospital do Servidor Público do Estado de São Paulo
Médico-Supervisor do Serviço de Terapia Intensiva do Hospital do Servidor Público do Estado de São Paulo
Médico-Intensivista do CTI Adulto do Hospital Israelita Albert Einstein, SP

JUSSARA GOMEZ
Especialização em Medicina Intensiva pela AMIB
Professora da Faculdade de Medicina da Universidade de Passo Fundo, RS
Preceptora do Serviço de Internato e Residência Médica do Hospital São Vicente de Paulo, RS

LUCIANO NARCISO SANCHES
Especialização em Medicina Intensiva pela AMIB
Gastroenterologista pelo Hospital do Servidor Público do Estado de São Paulo
Médico-Coordenador da UTI da Santa Casa de Misericórdia de Santos, SP
Médico-Coordenador-Diarista do Serviço de Terapia Intensiva do Hospital do Servidor Público do Estado de São Paulo

MÁIKEL LUÍS COLLI
Internista e Endocrinologista
Médico do Hospital São Vicente de Paulo, RJ

MAMEDE MOURA DOS SANTOS NETO
Médico-Residente em Medicina Intensiva do Hospital Universitário da UFPB – Campus I

MANOEL CONSTANT NETO
Especialização em Cirurgia do Aparelho Digestivo
Doutorado em Medicina pela UFRGS
Membro da Academia de Ciências de Nova Iorque, EUA

MARCEL REZENDE LOPES
Especialização em Medicina Intensiva pela AMIB
Especialização em Anestesiologia pela SBA
Chefe do Serviço de Terapia Intensiva da Santa Casa de Misericórdia de Passos, MG

MARCELO HARTMANN
Cirurgião Geral do Hospital São Lucas da PUC, RS
Cirurgião Responsável pelo Programa de Transplante de Pâncreas do Hospital São Lucas da PUC, RS

MARCELO SILVEIRA CANABARRO
Especialização em Medicina Intensiva pela AMIB
Médico-Assistente da UTI Geral do Hospital São Lucas da PUC, RS

MARCIO OSÓRIO GUERREIRO
Especialização em Medicina Intensiva pela AMIB
Médico-Assistente da UTI Geral do Hospital São Lucas da PUC, RS

MARCO ANTONIO GOLDANI
Cirurgião Cardiovascular
Professor do Departamento de Cirurgia da Faculdade de Medicina da PUC, RS

MARIO WIEHE
Doutorado em Cardiologia pela UFRGS
Médico-Assistente da UTI Geral do Hospital São Lucas da PUC, RS

MICHELLE VIRGÍNIA EIDT
Acadêmica da Faculdade de Medicina da PUC, RS

MIRELLA CRISTINE DE OLIVEIRA
Especialização em Medicina Intensiva pela AMIB
Coordenadora da UTI do Hospital do Trabalhador, PR

MURILLO ASSUNÇÃO
Especialização em Medicina Intensiva pela AMIB
Médico-Assistente e Diarista da UTI da Disciplina de Anestesiologia, Dor e Terapia Intensiva da UNIFESP – EPM

NAZAH CHERIF MOHAMAD YOUSSEF
Especialização em Medicina Intensiva pela AMIB
Médica-Intensivista da UTI do Hospital de Clínicas da UFPR
Médica-Supervisora da Unidade Urgência/Emergência do Hospital de Clínicas da UFPR
Diretora Clínica da UTI do Hospital das Nações, PR
Coordenadora Intra-Hospitalar de Transplantes do Hospital de Clínicas da UFPR

PAULO R. CARAMORI
Doutorado em Medicina pela UFRGS e pela Universidade de Toronto, Canadá
Chefe da Unidade de Hemodinâmica do Hospital São Lucas da PUC, RS

PATRÍCIA VEIGA C. MELLO

Especialização em Medicina Intensiva pela AMIB
Coordenadora da UTI do
Hospital de Terapia Intensiva, PI
Professora de Medicina de Emergência da
Faculdade de Ciências Médicas da
Universidade Estadual do Piauí

R. PHILLIP DELLINGER

Professor de Medicina,
Robert Wood Johnson Medical School,
University of Medicine and Dentistry
Diretor do Departamento de Terapia Intensiva,
Cooper University Hospital – Camden, NJ, EUA

RENATA ANDRÉA PIETRO PEREIRA

Enfermeira-Chefe do Serviço de Terapia Intensiva do
Hospital do Servidor Público do Estado de São Paulo

RENATO GIUSEPPE GIOVANNI TERZI

Especialização em Medicina Intensiva pela AMIB
Professor Titular da Universidade Estadual de
Campinas – Unicamp
Livre-Docência pela Universidade Estadual de
Campinas – Unicamp
Doutorado em Cirurgia pela Universidade
Estadual de Campinas – Unicamp

RICARDO LASEVITCH

Especialização em Cardiologia Intervencionista do
Hospital São Lucas da PUC, RS
Fellow da *Society of Cardiac Angiography and Interventions*

RODRIGO SFREDO KRUGER

Médico-Cardiologista e Plantonista da UTI Adulto do
Hospital de Clínicas da UFPR
Supervisor Médico do CTSI da UUEA do
Hospital de Clínicas da UFPR

ROSÂNGELA ROGISNKI RÉA

Professora de Endocrinologia e Metabologia da UFPR
Chefe da Unidade de Diabetes do SEMPR do
Hospital de Clínicas da UFPR

ROSE PLOTNIK

Especialização em Medicina Intensiva pela AMIB
Mestranda em Pneumologia pela UFRGS

RUBENS DO CARMO COSTA FILHO

Chefe das UTIs do Hospital Pró-Cardíaco, RJ
Coordenador do NUGESCO/CTI
Instrutor de Terapia Intensiva pelo FCCS
Especialização em Cardiologia pela
CESANTA e pelo Hospital de Cardiologia de
Laranjeiras, RJ
Fellow do *American College of Chest Physicians*
Fellow do *International Academy of Clinical and Applied Thrombosis/Hemostasis*
MBA em *Marketing* pela FGV, RJ

SERGIO HENRIQUE LOSS

Especialização em Medicina Intensiva pela AMIB
Especialização em Suporte Nutricional pela SBNPE
Preceptor da Residência de Medicina Intensiva do
Hospital Nossa Senhora da Conceição, RS

SILVIA REGINA RIOS VIEIRA

Especialização em Medicina Intensiva pela AMIB
Doutorado em Medicina pela UFRGS
Pós-Doutorado em Medicina pela Universidade Paris VI
Professora Adjunta do Departamento de Medicina
Interna da Faculdade de Medicina da UFRGS
Médica-Assistente do Serviço de Medicina Intensiva do
Hospital de Clínicas de Porto Alegre, RS

SUZANA M. A. LOBO

Especialização em Medicina Intensiva pela AMIB
Mestrado em Ciências da Saúde pela
Faculdade de Medicina de São José do Rio Preto, SP
Doutorado em Medicina pela USP
Research Fellow na Universidade de Bruxelas, Bélgica
Cordenadora da UTI do Hospital de Base da
Faculdade de Medicina de São José do Rio Preto, SP

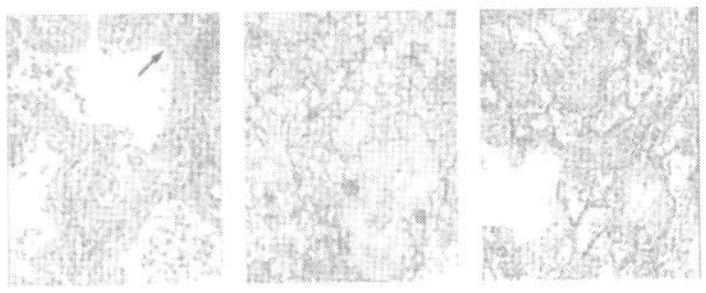

SUMÁRIO

IV ◈ Tipos Específicos de Choque

V ◈ Disfunção Orgânica e Prognóstico

PRANCHA EM CORES

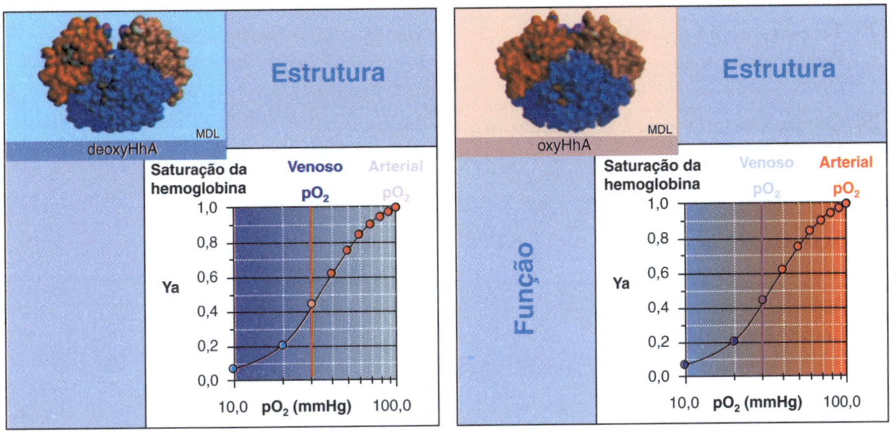

Fig. 14-4

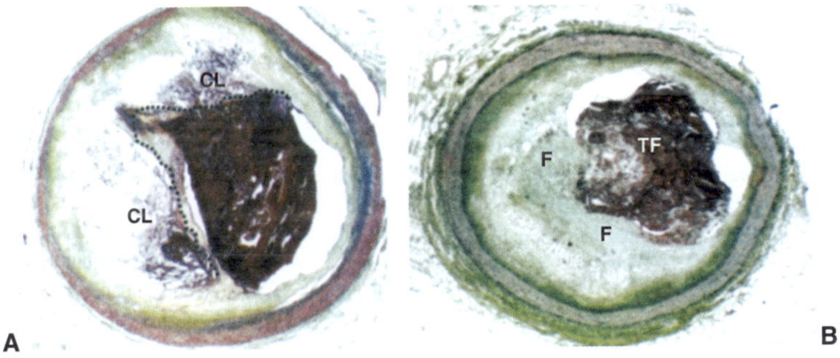

Fig. 25-1

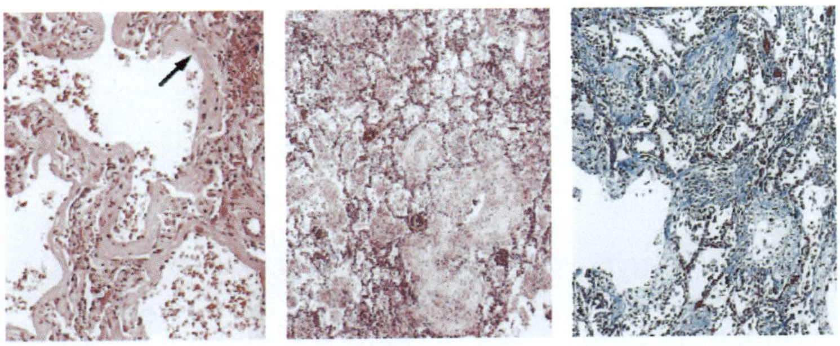

Fig. 42-3

I

Classificação e Fisiopatologia

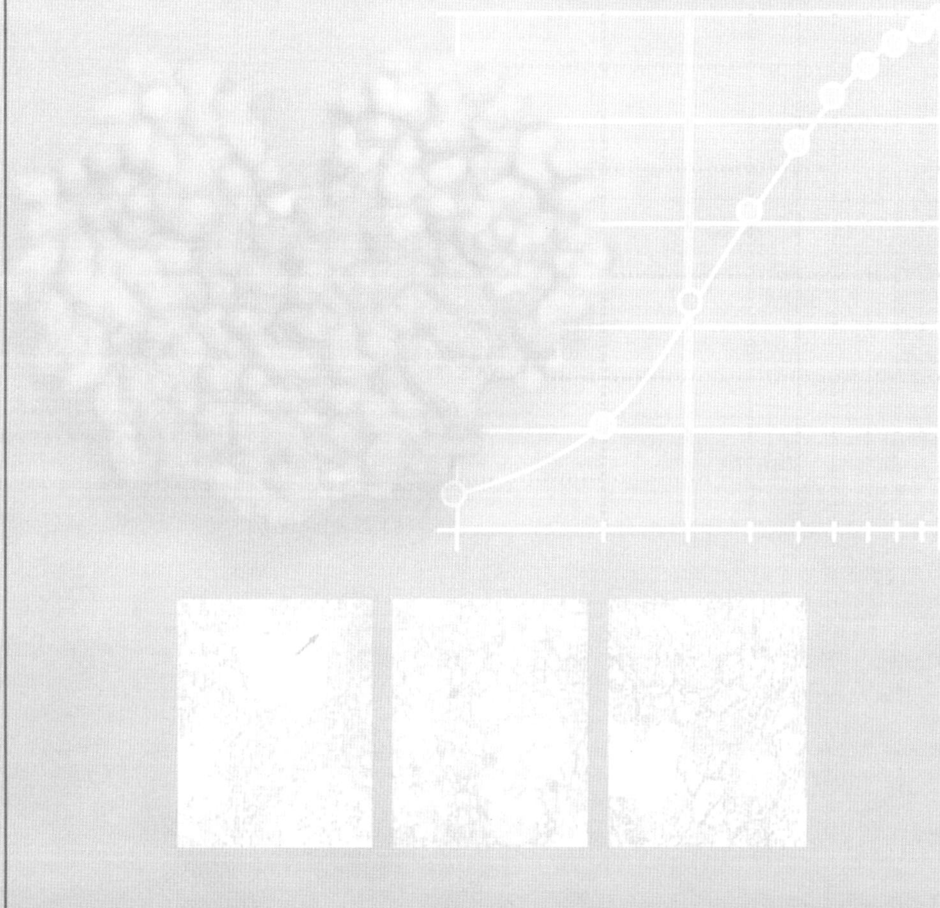

1

Choque – Princípios Gerais de Diagnóstico e Terapêutica, Aspectos Históricos e Perspectivas Futuras

Patrícia Veiga C. Mello
R. Phillip Dellinger

INTRODUÇÃO

Choque é um dos quadros clínicos cotidianos mais difíceis e complexos em MEDICINA INTENSIVA. Suas manifestações iniciais se revelam através de um conjunto de sinais e sintomas inespecíficos, o que torna necessário um alto grau de suspeição e avaliação cuidadosa, para que se possa detectar os sinais mais precoces de hipoperfusão, o que possibilita o pronto diagnóstico. Possui etiologia e fisiopatologia variadas e exige medidas diagnósticas e terapêuticas sofisticadas, as quais são essenciais para a redução da magnitude do componente inflamatório desencadeado no choque pelo insulto inicial, a fim de interromper o processo de disoxia celular que leva a danos celulares, falência microcirculatória, insuficiência orgânica irreversível e óbito. A combinação de diagnóstico tardio, terapêutica inadequada e conhecimento ainda insuficiente de sua intricada fisiopatologia, especialmente dos componentes genéticos, inflamatórios e imunológicos envolvidos, resulta invariavelmente em altos índices de letalidade, apesar de todos os avanços diagnósticos, terapêuticos e tecnológicos alcançados nas últimas décadas.

ASPECTOS HISTÓRICOS E EVOLUÇÃO DOS CONCEITOS EM CHOQUE

Hipócrates havia descrito uma "síndrome pós-traumática", provavelmente referindo-se à "síndrome de choque", muito antes de qualquer referência médica utilizar esse termo. A palavra choque tem origem no verbo francês "choquer" e significa chocar-se com, colidir com, mas o termo surgiu na literatura médica para descrever uma situação de "impacto grave", num tratado médico escrito por um cirurgião francês, Henri François, e publicado em 1737.[1] No entanto, somente em 1867, o termo tornou-se popularizado, quando Edwin A. Morris publicou um tratado utilizando o termo "choque" em seu título: *A Practical Treatise on Shock after operations and injuries*.[2] Morris definiu choque como sendo um "efeito peculiar ao sistema animal, produzido por insultos violentos de qualquer natureza ou ainda por emoções violentas", chamando atenção pela primeira vez à "resposta do organismo à lesão", em vez de voltar-se apenas para as manifestações imediatas, causadas pelo trauma propriamente dito.

No final do século IX, Fisher levantou a hipótese de que a síndrome de choque poderia ser causada por uma "paralisia vasomotora", levando a seqüestro do fluxo sanguíneo esplâncnico.[3] Alguns anos depois, Maphoter descreveu a presença de importante extravasamento de líquido do espaço intravascular para o extravascular, com inundação do interstício e diminuição do débito cardíaco (DC), justificando assim os achados clínicos encontrados no choque de origem traumática.[4]

No decorrer do século XX, essas teorias continuaram a ser extensamente discutidas por 2 médicos, Alfred Blalock e Walter B. Cannon. Muito do que hoje conhecemos sobre o tema se deve aos conceitos científicos e princípios terapêuticos nascidos do debate entre esses 2 grandes nomes da história da medicina. Após vasta experiência com vítimas de trauma grave, durante a Primeira Guerra Mundial, Cannon desenvolveu um modelo de choque experimental com gatos e levantou a hipótese de que o início do quadro de choque se dava por um distúrbio do sistema nervoso. Esse desarranjo seria secundário à liberação de um "fator tóxico", durante o trauma, o que levava ao aumento da permeabilidade capilar, extravasamento de líquido intravascular e diminuição da volemia.[5] Em 1930, Alfred Blalock desafiou a hipótese de Cannon, ao repetir um experimento similar e demonstrar que a perda sanguínea ocorrida era suficiente para explicar a queda subseqüente no débito cardíaco desses animais, o que ocasionaria o choque.[6]

Durante muito tempo, a síndrome do choque foi associada somente à presença de insulto traumático. Em 1898, durante a guerra hispano-americana, a sepse foi descrita como causa de choque, pela primeira vez.[7] Em 1906, Rosenau publicou suas observações de que uma reação grave poderia ocorrer após a segunda injeção de algumas proteínas exógenas, referindo-se pela primeira vez ao que hoje conhecemos como choque anafilático. Em 1935, Tennant e Wiggers demonstraram pela primeira vez queda imediata da contração miocárdica quando o coração se tornava agudamente deprivado de oxigênio.[8] Avanços adicionais aconteceram após a Segunda Guerra Mundial. Em 1940, um fisiologista cardiovascular, Carl J. Wiggers, publicou uma série de estudos[9] nos quais demonstrou que um estado prolongado de choque poderia levar à falência circulatória irreversível. A partir dessa época, a ressuscitação volêmica adquiriria papel central no manejo desses pacientes e a presença de hipotensão não só se tornou a "marca registrada" dos estados de choque, mas sua reversão passou a ser considerada como um dos principais objetivos terapêuticos.

Conhecimento maior da fisiopatologia desses estados continuou a ocorrer, com conseqüentes modificações sucessivas da definição de choque, ao longo dos anos. Mais recentemente, seu foco central deixou de ser a presença de hipotensão. Avanços tecnológicos permitiram a avaliação da perfusão, independentemente da pressão arterial, evidenciando claramente que níveis pressóricos normais não garantem isoladamente a perfusão tecidual ou mesmo o DC adequados. A presença de hipotensão continua a ser componente fisiopatológico importante dos quadros de choque, mas hipoperfusão importante pode ocorrer, a despeito de níveis pressóricos normais, como documentado com o uso de drogas vasopressoras em pacientes hipovolêmicos, bem como nos quadros de lesão de reperfusão.[10] A perfusão tecidual efetiva pode estar reduzida por mecanismos de redução sistêmica da perfusão (queda do DC) ou por aumento de perfusão ineficaz devido à má distribuição do fluxo sanguíneo. Sabemos ainda que, mesmo na presença de perfusão tecidual adequada, para que exista oferta efetiva de oxigênio (DO_2) aos tecidos, faz-se também necessário sangue arterial com conteúdo adequado de oxigênio (CaO_2). Ainda assim, disoxia celular pode ocorrer quando houver alterações na capacidade de extração e utilização efetiva de oxigênio, em nível celular. Evidências sugerem que distúrbios do metabolismo celular podem ocorrer em situações como na sepse, alterando a capacidade de utilização de oxigênio e levando a uma dependência patológica da oferta de oxigênio.[11,12] Situações como intoxicação por monóxido de carbono ou cianeto levam a hipoxia histotóxica, o que gera situação similar aos outros quadros de choque, em nível celular. Esse conhecimento levou ao termo hoje conhecido como "choque citopático".

Choque passou então a ser definido como um estado de perfusão e oxigenação inadequados aos tecidos. De fato, hipoperfusão é a "marca registrada" do choque e leva invariavelmente a disoxia celular, mudança de metabolismo aeróbico para anaeróbico e importante acidose lática. É caracterizado por uma situação de desequilíbrio, onde a DO_2 não supre a demanda metabólica tecidual, levando a alterações da saturação venosa mista ($S\bar{v}O_2$) e relação anormal entre a oferta e o consumo de oxigênio (DO_2/VO_2). Disoxia celular persistente resulta em falência metabólica da célula, o que a torna incapaz de realizar síntese protéica, regenerar DNA e realizar trocas iônicas através da membrana. Observa-se, então, morte celular tanto por necrose como apoptose. Falência metabólica celular grave e ampla leva à disfunção e falência orgânica, resultando em óbito do paciente. Portanto, à luz dos conhecimentos atuais, a definição de choque precisa levar em consideração a adequação da perfusão tecidual à demanda metabólica, a qualidade do sangue circulante (CaO_2) e ainda a integridade do metabolismo e função celular, podendo assim ser sintetizada: "Choque" é um estado de diminuição generalizada da oferta ou utilização tecidual "efetiva" de oxigênio, desencadeando disoxia celular que, se persistente, pode levar a disfunção, falência orgânica e óbito do paciente. Independentemente do mecanismo pelo qual ocorra, seja secundário a perda maciça do volume circulante, a alterações bioquímicas e bioenergéticas ou mesmo a expressão de genes intracelulares, sempre que houver um estado de disoxia celular pode-se dizer que há choque.

CLASSIFICAÇÃO E ASPECTOS IMPORTANTES DA FISIOPATOLOGIA DO CHOQUE

A classificação dos quadros de choque tem se baseado tradicionalmente no perfil hemodinâmico apresentado por esses pacientes e é dividida em 4 tipos principais: hipovolêmico, cardiogênico, obstrutivo e distributivo. Devido ao melhor conhecimento da fisiopatologia desses estados em nível celular e de microcirculação, tem sido proposta a inclusão de uma quinta categoria na classificação, a qual englobaria os quadros de choque secundários às causas de hipoxia histotóxica (p. ex., cianeto, monóxido de carbono, intoxicação por ferro) (Quadro 1-1).

Choque cardiogênico

No maior estudo avaliando pacientes em choque cardiogênico, 74,5% tinham predominantemente falência ventricular esquerda, 8,3%, insuficiência mitral aguda, 4,6%, ruptura de septo ventricular, 3,4%, falência ventricular direita isola-

Quadro 1-1. Classificação de choque e suas etiologias mais comuns

Hipovolêmico	Hemorragias externas ou ocultas; perdas cutâneas (grande queimados); perdas para o terceiro espaço (pancreatite, obstrução intestinal, cirurgia abdominal prolongada; perdas gastrointestinais (vômito, diarréia); perdas urinárias (poliúria)
Cardiogênico	IAM e suas complicações (p. ex., insuficiência mitral aguda, ruptura do septo interventricular ou da parede ventricular)
	Miocardite, miocardiopatia avançada, contusão miocárdica, após *bypass* cardiopulmonar prolongado, doença valvar grave, e miocardiopatia hipertrófica obstrutiva
Obstrutivo	Tamponamento cardíaco, embolia pulmonar maciça, pneumotórax hipertensivo, hipertensão pulmonar, mixoma atrial, coarctação da aorta
Distributivo	Choque séptico, choque anafilático, choque neurogênico, insuficiência adrenal
Citopático	Intoxicação por cianeto, intoxicação por monóxido de carbono, intoxicação por ferro

Adaptado com permissão de Veiga C, Mello PM, Dellinger RP *et al.*[13]

da, 1,7%, tamponamento ou ruptura cardíaca, e 8%, outras causas.[14] Sua principal causa é o infarto agudo do miocárdio (IAM) com envolvimento de mais de 40% do ventrículo esquerdo.[15,16] Outras causas incluem: contusão miocárdica, miocardiopatia avançada, miocardite, disfunção miocárdica após cirurgia de revascularização miocárdica prolongada, miocardiopatia hipertrófica obstrutiva e, ainda, arritmias graves. A falência da bomba cardíaca leva à queda do volume sistólico e do débito cardíaco (DC), reduzindo ainda mais a perfusão miocárdica, a qual exacerba a isquemia, perpetuando um círculo vicioso deletério. Em geral, as pressões centrais direitas se elevam e ocorre vasoconstrição periférica reflexa, no entanto, esses pacientes podem apresentar-se com os mais variados perfis hemodinâmicos, dependendo da causa que levou à falência da bomba cardíaca. Os mecanismos fisiológicos compensatórios ativados, inicialmente benéficos, quando vencidos pela magnitude da descompensação, acabam por agravar os mecanismos de injúria. A taquicardia e o aumento da contratilidade contribuem para o aumento do consumo de oxigênio pelo miocárdio, agravando o insulto isquêmico; a retenção hídrica desencadeada pelo rim agrava a congestão pulmonar e a hipoxia; e a vasoconstrição reflexa aumenta a pós-carga, com resultante aumento do trabalho cardíaco.

Choque obstrutivo

Choque obstrutivo caracteriza-se pelo enchimento ventricular inadequado causado por compressão ou obstrução grave à entrada ou saída de sangue dos ventrículos (p. ex., tamponamento pericárdico, embolia pulmonar, pneumotórax hipertensivo, cardiomiopatia obstrutiva hipertrófica, hipertensão pulmonar, mixoma atrial ou coarctação da aorta). O perfil hemodinâmico encontrado dependerá do mecanismo da obstrução. No tamponamento, observa-se a presença de restrição diastólica, aumento das pressões em câmaras direitas, diminuição do DC e aumento reflexo da resistência vascular periférica (RVP). Equalização das pressões intracardíacas é diagnóstica dessa condição. Pode-se ainda observar a presença do sinal de Kusmaull, pulso paradoxal, alternância elétrica e diminuição da voltagem do eletrocardiograma (ECG). A curva da pressão venosa central (PVC) pode mostrar uma descida rápida em "x" e amortecida em "y", refletindo a obstrução existente na chegada do fluxo ventricular. Ecocardiograma pode revelar a presença de derrame pericárdico e ainda desvio do septo interventricular para a esquerda, além de colapso ventricular característico nessas condições. Embolia pulmonar maciça leva à obstrução dos vasos pulmonares, causando hipertensão pulmonar induzida também pela liberação de mediadores secundários. Observa-se a elevação da PVC com pressão de oclusão da artéria pulmonar (POAP) normal e baixo DC, refletindo falência ventricular devida ao aumento da resistência vascular pulmonar.

Choque hipovolêmico

Choque hipovolêmico é caracterizado por perda do volume circulante efetivo, levando à queda do DC e vasoconstrição reflexa. A combinação de lesão tecidual, hipovolemia e dor aumenta o tônus simpático, elevando assim a pressão arterial, a freqüência e contratilidade cardíacas e o tônus vasomotor periférico. Aqui também, os dispositivos compensatórios iniciais passam a agravar os mecanismos de lesão, quando sobrepujados por perdas volêmicas superiores a 25% do volume sanguíneo total. O estado de hipermetabolismo induzido pelo aumento do tônus simpático eleva a demanda de oxigênio tecidual, o que os torna mais suscetíveis a isquemia, enquanto a vasoconstrição periférica irregular leva à má distribuição de fluxo sanguíneo em nível de microcirculação, com conseqüente hipoxia tecidual.

Hemorragias externas ou ocultas constituem as principais causas de choque hipovolêmico, mas perda volêmica importante para o terceiro espaço ocorre em diversos quadros clínicos (p. ex., pancreatite, obstrução intestinal, cirurgias abdominais prolongadas); e ainda, perdas cutâneas (queimados), perdas gastrointestinais (vômitos, diarréias) ou urinárias (poliúria), podem também levar a depleção da volemia intravascular e choque. Retardo de apenas duas horas na ressuscitação volêmica em quadros graves (perda > 40% da volemia) pode agravar a ativação da cascata inflamatória desencadeada nesses quadros e resultar na impossibilidade de reversão efetiva da perfusão tissular,[17,18] o que pode ocasionar o óbito do paciente, mesmo após ser realizada hemostasia adequada do foco hemorrágico.

Choque distributivo

Choque distributivo caracteriza-se pela presença de má distribuição generalizada do fluxo sanguíneo *(shunting)*, podendo ainda estar associado a presença de importante componente citotóxico (p. ex., sepse).[11,13] Choque séptico é o exemplo clássico de choque distributivo. É iniciado por um insulto infeccioso, que desencadeia resposta inflamatória sistêmica (SIRS) e disfunção orgânica. Caracteriza-se por vasodilatação generalizada e aumento inicial do DC (após ressuscitação volêmica adequada) e, em fases mais avançadas, passa a apresentar depressão miocárdica também mediada pela ação do componente inflamatório.[19,20]

Perfil hemodinâmico similar também ocorre no choque neurogênico (traumatismo raquimedular), em que a disfunção autonômica leva a perda do tônus vascular, vasodilatação e estado de hipovolemia relativa, com conseqüentes hipotensão e bradicardia. Reações de hipersensibilidade mediadas por IgE levam também à liberação de citocinas dos mastócitos e basófilos, causando a diminuição do tônus vascular observada no choque anafilático.[21] Colapso cardiovascular pode desenvolver-se rapidamente com perfil hemodinâmico similar ao do paciente séptico, apresentando diminuição da RVP, seqüestro de líquido do intravascular para o extravascular e depressão miocárdica.

CONSIDERAÇÕES SOBRE A ABORDAGEM DIAGNÓSTICA E TERAPÊUTICA INICIAL NO CHOQUE

A abordagem inicial desses pacientes deve ser dinâmica. Medidas diagnósticas e terapêuticas devem ocorrer simultaneamente, com enfoque na interrupção do insulto inicial e na correção do déficit de perfusão tecidual, ao mesmo tempo em que se tenta evitar lesão adicional (Fig. 1-1). O manejo desses pacientes exige invariavelmente admissão à unidade de terapia intensiva e a experiência de um intensivista treinado para conduzir o envolvimento da equipe multiprofissional necessária para uma terapêutica ótima.[22]

O primeiro passo para o sucesso do tratamento consiste no reconhecimento dos sinais mais precoces de hipoperfusão. Avaliação diagnóstica básica inicial

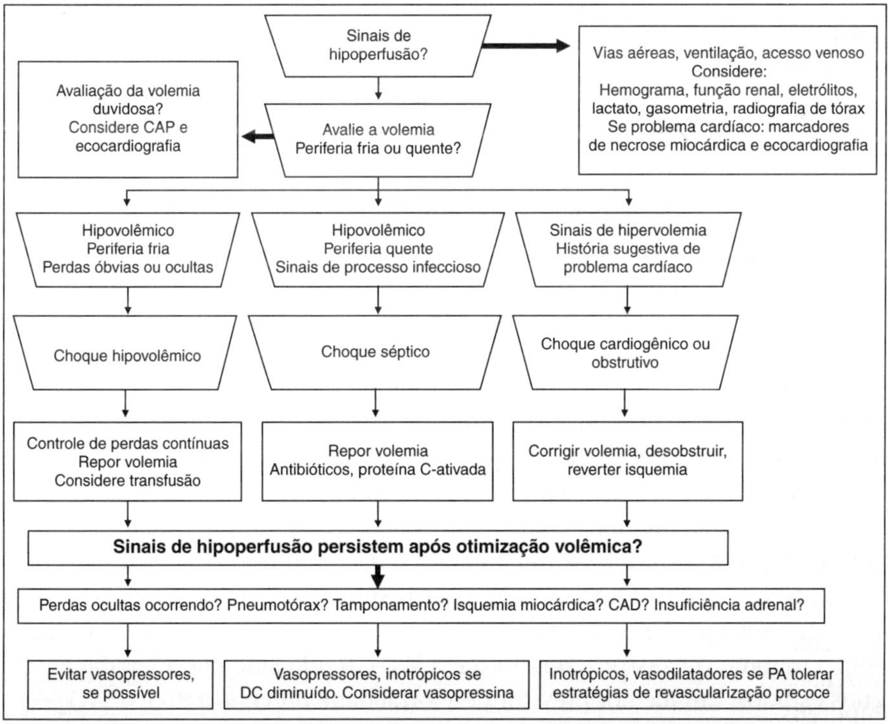

Fig. 1-1. Abordagem diagnóstica e terapêutica inicial do choque. Adaptado com permissão de Veiga C, Mello PM, Dellinger RP *et al.*[13]

deve incluir hemograma, bioquímica, gasometria, lactato arterial, eletrocardiograma (ECG) e radiografia de tórax. Ecocardiografia tem sido cada vez mais utilizada, por ser um exame não-invasivo, realizado na beira do leito e com potencial de esclarecer ou descartar fatores etiológicos e complicadores dos quadros de choque. Ressuscitação volêmica agressiva deve ser iniciada imediatamente, salvo nos casos em que sinais de hipervolemia estejam presentes, indicando possível natureza cardiogênica do quadro. No entanto, é importante lembrar que, mesmo nos quadros de choque cardiogênico, é também essencial a "correção da volemia". Hipovolemia pode estar presente, apesar de falência da bomba cardíaca (p. ex., excesso de diuréticos).[23] Infarto do ventrículo direito também exige reposição volêmica agressiva, pois esta câmara cardíaca é "dependente de volume".

Rivers *et al.* demonstraram que a mortalidade no choque séptico pode ser reduzida quando a fase de ressuscitação volêmica é guiada por objetivos terapêuticos específicos e é realizada reavaliação constante do impacto de cada intervenção nos sinais de hipoperfusão. Rivers utilizou, em seu estudo, uma combinação de parâmetros tradicionais, como normalização do débito urinário e da pressão arterial e associou-os à saturação venosa central de oxigênio ($SvcO_2$), como índice de perfusão global.[24] No presente, a monitorização das variáveis do transporte de oxigênio são os parâmetros mais úteis para determinação da presença de hipoperfusão tecidual global e evidências adicionais apontam para a existência de equivalência razoável entre a saturação venosa mista ($S\bar{v}O_2$) e a $SvcO_2$. O lactato sérico, apesar de inespecífico, é também um importante indicador global da perfusão e sua dosagem é útil na avaliação prognóstica e acompanhamento da resposta terapêutica, na maior parte dos quadros de choque.[25] É importante lembrar que hipoperfusão regional importante pode ocorrer mesmo na presença de níveis normais de marcadores globais da perfusão. Avaliação de perfusão regional tem sido feita no trato gastrointestinal, o qual se caracteriza por ser um dos primeiros sistemas a sofrer conseqüências dos estados de hipoperfusão e um dos últimos a tê-los corrigidos. Evidências de hipoperfusão gastrointestinal antecedem a hipotensão e a acidose lática e podem ser detectadas por técnicas de tonometria gástrica e capnometria sublingual, as quais se utilizam dos mesmos princípios (análise de pCO_2) e são potencialmente úteis como guias terapêuticos e prognósticos.[26-28] Dificuldades com a técnica e custo limitaram o uso da tonometria gástrica a centros de pesquisa. No entanto, a capnometria sublingual parece ser mais promissora, por ser um método simples, não-invasivo e apresentar boa correlação com a tonometria gástrica, o lactato e a $S\bar{v}O_2$, tendo sido considerada, em alguns estudos, um melhor previsor de mortalidade que o lactato e a $S\bar{v}O_2$.[28]

Após correção volêmica, se persistirem sinais de hipoperfusão, devem-se descartar possíveis causas "ocultas" perpetuadoras de choque (p. ex., insuficiência adrenal, tamponamento, choque neurogênico, cetoacidose diabética, pneumotórax hipertensivo, perdas ocultas, distensão gástrica, problemas com o ventilador) e considerar o uso de drogas vasoativas e inotrópicas e ainda estratégias com o objetivo de corrigir o conteúdo arterial de oxigênio (CaO_2), conforme a necessidade. Drogas vasopressoras aumentam a pressão arterial, mas se usadas de forma inadequada (p. ex., pacientes hipovolêmicos), podem agravar o déficit de perfusão tecidual, além de mascarar causas perpetuadoras do choque. Portanto, drogas vasoativas devem ser consideradas idealmente após correção da volemia, salvo em condições nas quais se faz necessária a obtenção de pressão arterial média (PAM) mínima crítica para perfusão adequada dos órgãos, enquanto se procede simultaneamente com a reposição volêmica. Sempre que for necessário o uso de drogas vasoativas, deve-se considerar o uso de monitorização invasiva para melhor delinear o perfil hemodinâmico do paciente e guiar o uso adequado dessas drogas. Apesar das controvérsias em torno do uso do cateter da artéria pulmonar (CAP), ele permanece sendo largamente utilizado.[29] Cabe ressaltar que nenhum estudo demonstrou aumento de morbidade ou de mortalidade diretamente relacionado ao seu uso e ainda, que boa parte dos resultados negativos atribuídos indiretamente ao uso do CAP pode ser decorrente de interpretação e utilização inadequadas.[30]

No choque hipovolêmico, a forma mais eficiente de se restaurar o DC consiste no controle do foco hemorrágico e na restauração do retorno venoso através de ressuscitação volêmica adequada, ao mesmo tempo em que se procura evitar o uso de vasopressores, sempre que possível. Transfusão sanguínea deve ser considerada sempre que houver necessidade de correção da DO_2 e pode ser presumidamente indicada de acordo com quadro hemodinâmico sugestivo de perda volêmica superior a 30% a 40% do volume circulante.[31] Alguns estudos demonstram um possível efeito benéfico na utilização de ressuscitação volêmica conservadora em pacientes politraumatizados nos quais a possibilidade de rápido controle cirúrgico da hemorragia é possível. Acredita-se que o benefício encontrado se deva à minimização de alguns dos efeitos deletérios da ressuscitação volêmica agressiva, como distúrbios de coagulação e deslocamento do coágulo hemostático.[32,33] No entanto, retardo excessivo na ressuscitação volêmica pode levar a falência múltipla de órgãos e óbito. É prudente, portanto, a realização de ressuscitação volêmica judiciosa, para manter estabilidade hemodinâmica e evitar uma estratégia agressiva antes do controle do foco hemorrágico, nesses pacientes.

Em quadros de choque obstrutivo, manobras de alívio devem ser executadas sem demora (p. ex., pericardiocentese, drenagem, alívio de pneumotórax). Em quadros de choque séptico, controle do foco infeccioso, ressuscitação volêmica, vasopressores quando necessários, inotrópicos, se DC inadequado, controle glicêmico e ventilação protetora devem ser utilizados.[34] O uso de corticóide deve ser considerado nos pacientes com choque séptico refratário à reposição volêmica e drogas vasoativas, já que esses pacientes podem apresentar reserva limitada de cortisol, caracterizando quadro de "insuficiência adrenal relativa".[35] A única terapia adjunta com atuação na modulação da cascata inflamatória desencadeada pela infecção que demonstrou efeito benéfico foi a reposição de proteína C-ativada, que em um estudo multicêntrico importante, diminuiu a mortalidade.[36] No choque cardiogênico causado por IAM, estratégias de revascularização precoce (trombolíticos, angioplastia) são as de maior benefício e devem ser realizadas nas primeiras horas após o evento, se isquemia for o problema. Nos casos de complicações mecânicas do IAM, como ruptura do septo interventricular ou do músculo papilar, a cirurgia de emergência indicada precocemente é o procedimento de escolha. O uso de drogas vasoativas (inotrópicos e uso cuidadoso de vasodilatadores, para reduzir a pós-carga, quando tolerados) é freqüentemente necessário e, em casos mais graves, assistência circulatória com balão intra-aórtico e aparelhos de suporte ventricular (LVAD/BiVAD) deve ser considerada. Vários estudos demonstraram diminuição da mortalidade em 4% a 7%, com o uso de trombolíticos,[16,37-39] mas não existe evidência de que seja benéfico, uma vez que o paciente desenvolva choque cardiogênico.[39] A mortalidade também é menor com revascularização com angioplastia,[38,39-41] mas choque ainda é a causa mais comum de morte no IAM com elevação de ST, com taxas de mortalidade entre 70% e 90%.[14,15]

O perfil hemodinâmico dos pacientes com choque pode ser diverso e complexo, apresentando elementos fisiopatológicos dos diferentes tipos do distúrbio simultaneamente, o que exige do médico interpretação cuidadosa dos dados obtidos e sua integração ao contexto clínico (Quadro 1-2). Pacientes miocardiopatas podem desenvolver choque séptico sem componente hiperdinâmico, exigindo reposição volêmica mais cuidadosa, já que não possuem reserva cardíaca suficiente para tolerar infusão rápida de líquidos, mesmo em estados de hipovolemia. Politraumatizados freqüentemente desenvolvem choque de fisiopatologia mista e mesmo pacientes com choque cardiogênico podem ter componente de hipovolemia causado por excesso de diuréticos.[23]

Distúrbios endócrinos graves podem desencadear ou complicar o quadro de choque. Pacientes com coma mixedematoso podem desenvolver miocardiopatia dilatada, derrame pericárdico e tamponamento cardíaco complicados ainda por bradicardia e incapacidade de montar resposta taquicárdica compensatória adequada. Tireotoxicose pode levar a insuficiência cardíaca de alto débito, agravada pela taquicardia presente nesses pacientes, predispondo-os a ta-

Quadro 1-2. Perfil hemodinâmico e principais intervenções terapêuticas nos diversos tipos de choque

Perfil hemodinâmico	*Débito cardíaco*	*Pré-carga*	*Pós-carga*	*Contratilidade*	*Intervenção*
Hipovolêmico	↓	↓	↑	Normal	Fluidos, sangue
Cardiogênico	↓	↑	↑	↓	Inotrópicos, vasopressores
Séptico antes de fluidos	Normal a ↑ a ↑↑	↓ a normal	↓	↓	Fluidos, vasopressores
após fluidos			↓	↓	
Embolia pulmonar	↓	↓	↑	Normal	Trombolíticos
Tamponamento pericárdico	↓	↓	↑	Normal	Pericardiocentese
Anafilático	Normal a ↑	↓ a normal	↓	↓	Fluidos, inotrópicos, vasopressores
Adrenal	Normal a ↑	↓ a normal	↓	Normal a ↓	Fluidos, corticóide, inotrópicos, vasopressores

Adaptado com permissão de Veiga C, Mello PM, Dellinger RP *et al.*[13]

quiarritmias. Insuficiência adrenal freqüentemente acompanha quadros de coma mixedematoso e de choque séptico.[35] Algumas condições clínicas basais podem alterar o perfil hemodinâmico esperado. Cirróticos e grávidas têm baixa RVP e DC aumentado, na ausência de choque distributivo. Grávidas e atletas possuem aumento do volume sanguíneo circulante, o que determina retardo do aparecimento dos sinais precoces de choque. Idosos em uso de marca-passo têm menor resposta ao aumento do tônus simpático, não montam resposta taquicárdica necessária e têm contratilidade e complacência cardíaca diminuídas. Adicionalmente, possuem diminuição da complacência pulmonar e da capacidade de difusão de oxigênio, o que contribui para agravar o quadro de hipoxia celular, além de função renal diminuída, que por sua vez determina aumento da sua predisposição a lesão renal secundária a nefrotoxinas e hipoperfusão. Portanto, é imperativo o conhecimento da reserva fisiológica basal e das co-morbidades do paciente, já que esses fatores causam importante impacto na apresentação clínica, gravidade e prognóstico.

Apesar do reconhecimento da importância do perfil hemodinâmico na fisiopatologia e no manejo de pacientes com choque, há muito ainda a ser desvendado sobre os importantes eventos que ocorrem em nível de microcirculação e metabolismo celular. Sabemos hoje que, independentemente da natureza do insulto inicial, o quadro de choque leva a uma desregulação dos sistemas imunológico, inflamatório e da coagulação. Observa-se inicialmente uma fase pró-inflamatória: "Síndrome de Resposta Inflamatória

Sistêmica – SIRS", seguida de fase antiinflamatória conhecida como "Resposta Sistêmica Antiinflamatória Compensatória – CARS" e ainda ativação da cascata da coagulação. As alterações geradas por esse desequilíbrio são responsáveis por grande parte das alterações observadas no perfil hemodinâmico, na microcirculação e no metabolismo celular desses pacientes. Evidências recentes apontam ainda para influência significativa de componente genético nessas síndromes. Atualmente, as medidas que dispomos para evitar a progressão do componente citotóxico e falência metabólica celular consistem, na sua maioria, em intervenções voltadas para a correção do perfil hemodinâmico e do quadro de hipoperfusão, associadas àquelas que visam a interrupção do insulto inicial, como controle da hemorragia, da infecção ou estratégias de revascularização miocárdica.

PERSPECTIVAS FUTURAS NO DIAGNÓSTICO E TRATAMENTO DO CHOQUE

Os objetivos terapêuticos da ressuscitação dos estados de hipoperfusão, na prática clínica atual, além da correção dos níveis de pressão arterial, ainda podem ser considerados "rudimentares". Têm seu foco direcionado à oferta de oxigênio (DC, DO_2) e utilizam-se de marcadores ainda considerados inadequados, tanto da oferta ($SvcO_2$ ou $S\bar{v}O_2$) como da utilização de oxigênio (lactato). Abordagens futuras deverão ter por objetivo medidas mais específicas de fluxo sanguíneo e oxigenação tecidual "efetiva", através de métodos mais rápidos e disponíveis nos períodos mais precoces e críticos da ressuscitação. Novas pesquisas, que irão avaliar melhor o papel diagnóstico e prognóstico de monitorizar a microcirculação e utilizar biomarcadores da sepse e escores de gravidade, estão sendo esperadas e certamente poderão ajudar na identificação mais rápida, bem como no diagnóstico e manejo desses pacientes. E ainda, estratégias terapêuticas capazes de interromper ou modular diretamente os eventos deletérios em nível de microcirculação e metabolismo celular deverão surgir, com o melhor conhecimento da fisiopatologia desses quadros.

COMPONENTE GENÉTICO

Em 1988, Sorensen observou que indivíduos cujos pais foram a óbito em decorrência de infecção grave tinham risco aumentado de morrer de choque séptico.[42] Evidências sugerem que indivíduos com certos polimorfirmos genéticos do TNF-α têm pior prognóstico quando desenvolvem choque séptico.[43] É certo que a resposta de cada indivíduo ao insulto é diferente e, ao mesmo tempo, medidas gerais de correção hemodinâmica podem ser úteis e generalizadas para a maioria dos pacientes. Em contrapartida, drogas imunomoduladoras mais provavelmente vão beneficiar grupos específicos de pacientes. Aqueles com resposta ao insulto diminuída têm maior probabilidade de desenvolver infecção e potencial de beneficiar-se de terapêutica imunomodulatória "estimuladora" ou "pró-inflamatória", ao passo que pacientes com mecanismos de resposta inflamatória exagerada, apesar de terem menor probabilidade de desenvolver infecção, uma vez infectados, têm maior probabilidade de sucumbir, em conseqüência do componente inflamatório exagerado. Esses pacientes poderiam beneficiar-se de terapias "imunomodulatórias inibidoras". O melhor prognóstico observado com o uso da proteína C-ativada[35] e de corticóide[41] no choque séptico deve-se ao fato de se ter conseguido identificar um grupo específico de pacientes que se beneficia dessas terapias, em um dado momento. Com o maior conhecimento do perfil genético individual e da resposta imunológica, certamente a terapêutica poderá ser mais bem direcionada.

ESTUDOS CLÍNICOS: FLUIDOS, DROGAS VASOATIVAS, CORTICÓIDE

O líquido de reposição ideal para reposição volêmica deveria ter capacidade carreadora de oxigênio, permanecer no espaço intravascular, ser biocompatível, hipoalergênico, não causar coagulopatia, insuficiência renal ou transmitir doenças. As soluções atualmente utilizadas apresentam todos esses problemas em maior ou menor proporção. Novas soluções vêm sendo testadas, entre elas o Ringer etil piruvato,[44] com potencial efeito antiinflamatório, parece ser uma alternativa promissora na reposição volêmica do choque, já que evidências sugerem que as soluções atualmente utilizadas podem contribuir para o aumento da cascata inflamatória, já exacerbada nesses quadros.[45] Algumas soluções recentemente trazidas à prática clínica têm benefício potencial em situações específicas, como é o caso de soluções hipertônicas para situações de atendimento pré-hospitalar, como forma de tentar reverter mais rapidamente hipoxemia, hipovolemia e instalação do choque.[46,47] Soluções com capacidade carreadora de oxigênio também vêm sendo desenvolvidas e eventualmente poderemos minimizar os temidos efeitos colaterais das transfusões sanguíneas.[48] Estudos recentes, bem desenhados, como o "SAFE", deverão nortear nossa escolha entre cristalóide ou colóide.[49] Mais estudos clínicos ainda são necessários, para melhor identificar qual o fluido de ressuscitação ideal e qual a melhor droga vasoativa para grupos específicos de pacientes. Entre eles, aguardamos resultados de estudos em andamento, que procuram avaliar o desempenho do hidroxietil *starch* em relação aos cristalóides (comunicação pessoal: Konrad Reinhart, Jenna, Alemanha); dopamina *vs.* epinefrina (comunicação pessoal: Jean Louis Vincent, Bruxelas, Bélgica); baixas doses de vasopressina adicionadas à noradrenalina *vs.* noradrenalina (comunicação pessoal: Jim Russell, Vancouver, Canadá).

Outra terapia inovadora que pode passar a ter papel importante no tratamento da sepse é a administração de vasodilatadores. Em estágios precoces de sepse grave, o paciente pode apresentar PAM normal e até aumentada após ressuscitação volêmica, apesar de sinais de hipoperfusão tecidual.[50] Baixas doses de nitroglicerina (5-50 μg/min) podem melhorar a $SvcO_2$ por diminuir a pós-carga quando a PAM estiver aumentada, especialmente após ressuscitação volêmica adequada. Dados preliminares sugerem que a nitroglicerina pode melhorar a microcirculação por permitir recrutamento capilar e aumento da perfusão.[51] Hemofiltração de alto volume com remoção de citocinas inflamatórias é outra estratégia terapêutica com potencial de diminuir a mortalidade em pacientes com sepse grave precoce ou choque séptico.[52] Além disso, um estudo importante, também em andamento, deverá trazer respostas mais definitivas sobre a utilidade do uso de corticóide no choque séptico (estudo CORTICUS).

MONITORIZAÇÃO DE FLUXO SANGUÍNEO DURANTE RESSUSCITAÇÃO NO CHOQUE

Apesar do reconhecimento de que medidas de fluxo são mais importantes do que de pressão arterial no choque, a terapêutica clínica atual ainda prioriza medidas de pressão, em especial, na fase precoce do choque.[53,54] Embora pacientes com hipoperfusão tecidual possam ser monitorizados com o CAP após período de estabilização inicial, o que permite então medidas do DC, isso em geral não ocorre precocemente. Várias modalidades de monitorização hemodinâmica já disponíveis e ainda não comumente utilizadas são potencialmente úteis e passíveis de ser integradas a protocolos de ressuscitação do choque.[55] Alguns incluem a possibilidade de acompanhar as variações do volume sistólico, associando-as a medidas de pressões de enchimento cardíaco e $SvcO_2$ e possibilitando melhor avaliação do fluxo sanguíneo. Entre eles, destaca-se o PiCCO *plus by Pulsion*, considerado um método confiável e menos invasivo por não necessitar de cateter em artéria pulmonar. Obtém o DC por técnica de termodiluição transpulmonar e o volume sistólico pela análise da curva de pulso.[56] O sistema LiDCO obtém o DC através de técnica de diluição transpulmonar de lítio e o volume sistólico pela análise da curva de pulso e requer apenas acesso arterial e periférico. Com o auxílio do Doppler esofágico ou supra-esternal pode-se também acompanhar medidas de fluxo na aorta e calcular o volume sistólico a cada batimento cardíaco.[57,58] Novos métodos de monitorização hemodinâmica continuam a ser desenvolvidos em busca de estratégias mais fidedignas e menos invasivas.

IMPORTÂNCIA POTENCIAL DO FLUXO NA MICROCIRCULAÇÃO COMO OBJETIVO TERAPÊUTICO

É provável que distúrbios na microcirculação, em estágios iniciais do choque, tenham importante papel no desenvolvimento de falência múltipla de órgãos devido à disfunção mitocondrial secundária ao déficit de fluxo. O primeiro estágio de choque é caracterizado por falha na microcirculação, a qual leva a hipoxia, mesmo antes de se observar disfunção mitocondrial. Mediadores presentes no início do choque incluem o óxido nítrico como um exemplo de mediador com potencial de efeitos benéficos (diminui consumo de O_2 na presença de hipoxia tecidual) e maléficos (dano celular direto). Perda da habilidade de regular a oferta de O_2 pode ser também importante. Conhecimento dos mecanismos responsáveis por essas disfunções no início do choque serão provavelmente úteis para desenvolvermos novas estratégias terapêuticas. Recentemente, surgiu o conceito de síndrome de estresse microcirculatório e mitocondrial (sigla em inglês, MMDS), que se refere à hipoxia regional causada por distúrbios na extração de oxigênio que persiste mesmo após a correção da oferta de oxigênio sistêmica. Atualmente, podemos monitorizar anormalidades metabólicas com o uso de tonometria sublingual ou gástrica e tecnologias recentes permitem avaliação das alterações microcirculatórias no choque com imagens obtidas com *orthogonal polarization spectral* (OPS), através de câmera de vídeo microscópica para visualização da microcirculação sublingual. Os capilares recebem assim uma gradação, de acordo com o fluxo existente e a densidade de vasos perfundidos, ambos, guias terapêuticos potenciais em fases iniciais do choque. Mais recentemente, imagens ainda de maior qualidade podem ser obtidas com *side stream dark field* (SDF). E ainda, através da espectroscopia com infravermelho (NIRS) é possível avaliar a oxigenação tecidual de áreas teciduais localizadas.[59,60] Com o uso dessas tecnologias, podemos visualizar diretamente e quantificar mudanças microcirculatórias na beira do leito. Logo, intervenções terapêuticas com o objetivo de obter recrutamento microvascular farão certamente parte dos objetivos terapêuticos dos quadros de choque.[61,62]

INICIATIVAS DE MELHORAMENTOS DA PRÁTICA CLÍNICA

Existem protocolos terapêuticos bem estruturados e já implantados na abordagem do paciente com IAM e acidente vascular cerebral, mas ainda não estão disponíveis na abordagem ao choque séptico, apesar de evidências convincentes na literatura de que essa estratégia seria benéfica.[24,35,36] Recentemente, iniciativa internacional denominada de "Campanha de Sobrevivência à Sepse", com o objetivo de diminuir a mortalidade na sepse, foi deflagrada, com a proposta de um programa de implantação de um conjunto de intervenções diagnósticas e terapêuticas, as quais produzem melhores resultados se aplicadas em conjunto, do que se implantadas isoladamente.[63] O objetivo é realizar todas as medidas recomendadas em 100% dos pacientes nos quais estejam indicadas dentro das primeiras horas da identificação do quadro de sepse grave. Fica a critério médico a não realização de algum item recomendado, se houver justificativa, de acordo com a peculiaridade do quadro apresentado. As recomendações da campanha são baseadas em evidências científicas, são avaliadas como indicadores de qualidade e dividem-se em um grupo de recomendações para as primeiras seis horas e um segundo grupo para as primeiras 24 horas após diagnóstico de sepse grave.[34,64] Estudo recente já demonstra o potencial dessas intervenções conjuntas em produzir mudanças prognósticas importantes.[65] Se a campanha de sobrevivência à sepse for capaz de levar para a beira de leito essas diretrizes, todas relevantes ao choque séptico, provavelmente poderemos observar impacto importante na mortalidade desses pacientes.

CONCLUSÕES

Apesar dos avanços obtidos nas últimas décadas, as taxas de mortalidade em todos os quadros de choque permanecem inaceitavelmente altas. Choque é potencialmente reversível se o diagnóstico for precoce e um manejo apropriado tiver sido prontamente iniciado, antes mesmo da admissão à unidade de terapia intensiva. Para isso, faz-se necessário maior empenho dos profissionais de saúde no sentido de implementar políticas de atendimento mais eficazes, tratando essa entidade clínica como uma "doença tempo-dependente". Entre outros desafios, precisamos ser mais eficazes em diagnosticar hipoperfusão em seus estágios iniciais, aperfeiçoar os métodos de avaliação e monitorização da volemia, identificar objetivos terapêuticos mais adequados e avaliar adequadamente a gravidade e o prognóstico desses pacientes para utilização ótima dos recursos. Faz-se urgente, ainda, melhor conhecimento de sua complexa fisiopatologia, em especial dos seus componentes genéticos, inflamatórios e imunológicos, para que avanços terapêuticos possam continuar a ocorrer.

No futuro, talvez possamos delinear o plano terapêutico dos pacientes com quadro de choque como recentemente idealizado por Singer: "... em 10 anos, o paciente grave admitido no pronto-socorro talvez possa receber ressuscitação volêmica titulada para o 'bem-estar celular', o qual seria prontamente avaliado por medidas da PO_2 tissular e ausência de alterações mitocondriais. Além disso, seremos capazes de delinear uma estratégia de proteção à função mitocondrial, melhorando a oferta de substratos (p. ex., insulina-glicose, lactato hipertônico, coenzima Q), além de aumentar a capacidade antioxidante da célula, através da administração de substâncias como miméticos da manganês-superóxido-dismutase. Aqueles pacientes que chegarem com falência orgânica já estabelecida, talvez se beneficiem de um período de hibernação metabólica, até a resolução da fase inflamatória, para depois usarmos estimuladores da biogênese (p. ex., leptina) e auxiliar a recuperação celular e orgânica...".

Damos, portanto, boas-vindas ao futuro!

REFERÊNCIAS BIBLIOGRÁFICAS

1. Le Dran HF. *A treatise, or reflections drawn from practice on gun-shot wounds*. London: Printed for John Clarke, 1743.
2. Morris EA. *A practical treatise on shock after operations and injuries*. London: Hardwicke, 1867.
3. Fischer H. Ueber den Shock. *Samml Klin Vortr* 1870;10.
4. Maphoter ED. Shock: its nature, duration, and mode of treatment. *BMJ* 1879;2:1023.
5. Cannon WB. *Traumatic shock*. New York: D Appleton and Company, 1923.
6. Blalock A. Experimental shock: the cause of the low blood pressure produced by muscle injury. *Arch Surg* 1930;20:959-996.
7. *Report of the surgeon general of the army*, 1900. p. 318.
8. Tennant R, Wiggers CJ. The effect of coronary occlusion on myocardial contraction. *Am J Physiol* 1935;211:351-361.
9. Wiggers CJ. *The physiology of shock*. Cambridge: Harvard University Press, 1950.
10. Harkin DW, D'sa AA, Yassin MM, Young IS, McEneny J, McMaster D, et al. Reperfusion injury is greater with delayed restoration of venous outflow in concurrent arterial and venous limb injury. *Br J Surg* 2000;87:734-741.
11. Ince C, Sinaasappel M. Microcirculatory oxygenation and shunting in sepsis and shock. *Crit Care Med* 1999;27:1369-1377.
12. Fink MP. Cytopathic hypoxia: Is oxygen use impaired in sepsis as a result of an acquired intrinsic derangement in cellular respiration? *Crit Care Clin* 2002;18:165-175.
13. Veiga CM, Sharma VK, Dellinger RP, et al. Shock overview. Seminars in respiratory and critical care medicine. *Management of Shock* 2004;25(6):619-628.
14. Hochman JS, Boland J, Sleeper LA, Porway M, Brinker J, Col J, et al. Current spectrum of cardiogenic shock and effect of early revascularitazion on mortality: results of an international registry. *Circulation* 1995;91:873-881.
15. Goldberg RJ, Gore JM, Alpert JS, Osqanian V, de Groot J, Bade J, et al. Cardiogenic shock after acute myocardial infarction: incidence and mortality from a community-wide perspective, 1975 to 1988. *N Engl J Med* 1991;325:1117-1122.
16. Simoons ML, Vander Brand M, DeZwaan M. Improved survival after early thrombolysis in acute myocardial infarction. A randomised by the Interuniversity Cardiology Institute in The Netherlands. *Lancet* 1985;2:578.
17. Rackow EC, Falk JL, Fein IA, Siegel JS, Packman MI, Haupt MT, et al. Fluid resuscitation in circulatory shock: a comparison of the cardiorespiratory effects of albumin, hetarstach, and saline solutions in patients with hypovolemic and septic shock. *Crit Care Med* 1983;11:839.
18. Rush BF. Irreversibility in post-transfusion phase of hemorrhagic shock. *Adv Exp Med Bio* 1971;23:215.
19. Reilly JM Reilly JM, Cunnion RE, Burch-Whitman C, Parker MM, Shelhamer JH, Parrillo JE Reilly JM Reilly JM . A circulating myocardial depressant substance is associated with cardiac dysfunction and peripheral hypoperfusion (lactic acidemia) in patients with septic shock. *Chest* 1989 May;95(5):1072-80.
20. Vincent JL, Gris P, Coffernils M, Leon M, Pinsky M, Reuse C, et al. Myocardial depression characterizes the fatal course of septic shock. *Surgery* 1992 Jun;111(6):660-7.

21. Bochner BS, Lichtenstein LM. Anaphylaxis. *N Engl J Med* 1991;324:1785.
22. Pronovost PJ, Angus DC, Dorman T, Robinson KA, Dremsizov TT, Young TL. Physician staffing patterns and clinical outcomes in critically ill patients. A systematic review. *JAMA* 2002 Nov 6;288(17):2151-62.
23. Forrester JS, Diamond G, Swan JH. Correlative classification of clinical and hemodynamic function after acute myocardial infarction. *Am J Cardiol* 1977;31:137-145.
24. Rivers E, Nguyen B, Havstad S, Ressler J, Muzzin A, Knoblich B, et al. Early goal-directed therapy collaborative group. Early goal-directed therapy in the treatment of severe sepsis and septic shock. *N Engl J Med* 2001 Nov 8;345(19):1368-77.
25. Waxman K, Nolan LS, Shoemaker WC. Sequential perioperative lactate determination. Physiological and clinical implications. *Crit Care Med* 1982;10:96-99.
26. Gutierrez G, Palizas F, Doglio G, Wainsztein N, Gallesio A, Pacin J, et al. Gastric intramucosal pH as a therapeutic index of tissue oxygenation in critically ill patients. *Lancet* 1992 Jan 25;339(8787):195-9.
27. Gomersall CD, Joynt GM, Freebairn RC, Hung V, Buckley TA, Oh TE. Resuscitation of critically ill patients based on the results of gastric tonometry: a prospective, randomized, controlled trial. *Care Med* 2000 Mar;28(3):607-14.
28. Marik PE, Bankov A, et al. Sublingual capnometry versus traditional markers of tissue oxygenation in critically ill patients. *Crit Care Med* 2003 Mar;31(3):818-22.
29. Connors AF, Speroff T, Dawson NV, Thomas C, Harrell FE, Wagner D, et al. The effectiveness of right heart catheterisation in the initial care of critically ill patients. *J Am Med Assoc* 1996;276:889-97.
30. Gnaegi A, Feihl F, Perret C. Intensive care physicians insufficient knowledge of right heart catheterization at the bedside: time to act? *Crit Care Med* 1997;25:213-20.
31. Committee on Trauma of the American College of Surgeons. *Advanced trauma life support course for physicians*. Chicago: American College of Surgeons, 1993. p. 86.
32. Bickell WH, Wall MJ Jr, Pepe PE, Martin RR, Ginger VF, Allen MK, et al. Immediate versus delayed fluid resuscitation for hypotensive patients with penetrating torso injuries. *N Engl J Med* 1994;331:1105-1109.
33. Burris D, Rhee P, Kaufmann C, Pikoulis E, Austin B, Eror A, et al. Controlled resuscitation for uncontrolled hemorrhagic shock. *J Trauma* 1999;46:216-223.
34. Dellinger RP, Carlet JM, Masur H, Gerlach H, Calandra T, Cohen J, et al. Surviving sepsis campaign guidelines for management of severe sepsis and septic shock. *Crit Care Med* 2004;32:858-873.
35. Annanne D, Sébille V, Belissant E, Charpentier C, Bollaert PE, Francois B, Korach JM, et al. Effect of treatment with low doses of hydrocortisone and fludrocortisone on mortality in patients with septic shock. *JAMA* 2002;288(7).
36. Bernard GR, Vincent JI, Laterre PF, LaRosa SP, Dhainaut JF, Lopez-Rodriguez A, et al. Efficacy and safety of recombinant human activated protein C for severe sepsis. *N Engl J Med* 2001;344:699-709.
37. Goldberg RJ, Samad NA, Yarzebski J, Gurwitz J, Bigelow C, Gore JM, et al. Temporal trends in cardiogenic shock complicating acute myocardial infarction. *N Engl J Med* 1999;340:1162-1168.
38. The Gusto Investigators. An international randomized trial comparing four thrombolytic strategies for acute myocardial infarction. *N Engl J Med* 1993;329:673.
39. Hollemberg SM, Kavinsky CJ, Parrillo JE. Cardiogenic shock. *Ann Intern Med* 1999;131:47.
40. Hochman JS, Sleeper LA, Webbb JG, Sanborn TA, White HD, Talley JD, et al. Early revascularization in acute myocardial infarction complicated by cardiogenic shock.

SHOCK investigators. Should we emergently revascularize occluded coronaries for cardiogenic shock? *N Engl J Med* 1999;341:625.

41. Berger PB, Holmes DR Jr, Stebbins AL, Bates ER, Califf RM, Topol EJ . Impact of an aggressive invasive catheterization and revascularization strategy on mortality in patients with cardiogenic shock in the Global Utilization of Strepktokinase and Tissue Plasminogen Activator for Occluded Coronary Arteries(GUSTO-1) trial. An observational study. *Circulation* 1997;96:122.
42. Sorensen TI, Nielsens GG, Andersen PK, Teasdale TW. Genetic and enviromental influences on premature death in adult adoptees. *N Engl J Med* 1988;318:727-732.
43. Nadel S, Newport MJ, Booy R, Levin M. Variation in the tumor necrosis factor-alpha gene promoter region may be associated with death from meningococcal disease. *J Infect Dis* 1996;174:878-880.
44. Fink MP. Ethyl pyruvate: a novel treatment for sepsis and shock. *Minerva Anestesiol* 2004;70(5):365-71.
45. Deb S, Sun L, Martin B, Talens E, Burris D, Kaufmann C, et al. Lactated ringer's solution and hetastarch but not plasma resuscitation after rat hemorrhagic shock is associated with immediate lung apoptosis by the up-regulation of the Bax protein. *J Trauma* 2000;49:47-53.
46. Mattox KL, Maningas PA, Moore EE, Mateer JR, Marx JA, Aprahamian C, et al. Prehospital hypertonic saline/dextran infusion for post-traumatic hypotension. The U.S.A. Multicenter Trial. *Ann Surg* 1991 May;213(5):482-491.
47. Rhee P, Koustova E, Alam HB. Searching for the optimal resuscitation method: recommendations for the initial fluid resuscitation of combat casualties. *J Trauma* 2003,54:S52-S62.
48. Greenburg AG, Kim HW. Hemoglobin-based oxygen carriers. *Crit Care* 2004;8(Suppl 2):S61-S64.
49. Finfer S, Bellomo R, Boyce N, French J, Myburgh J, Norton R, et al. A comparison of albumin and saline for fluid resuscitation in the Intensive Care Unit. *N Engl J Med* 2004;350:2247-2256.
50. Rady MY, Rivers EP, Nowak RM. Resuscitation of the critically ill in the ED: responses of blood pressure, heart rate, shock index, central venous oxygen saturation, and lactate. *Am J Emerg Med* 1996;14:218-25.
51. Spronk PE, Ince C, Gardien MJ, Mathura KR, Oudemans-van Straaten HM, Zandstra DF. Nitroglycerin in septic shock after intravascular volume resuscitation. *Lancet* 2002;360:1395-6.
52. Cariou A, Vinsonneau C, Dhainaut JF. Adjunctive therapies in sepsis: an evidence-based review. *Crit Care Med* 2004;32(11 Suppl):S562-70.
53. Michard F, Teboul JL. Predicting fluid responsiveness in ICU patients. *Chest* 2002;121:2000-2008.
54. Bendjelid K, Romand JA. Fluid responsiveness in mechanically ventilated patients: a review of indices used in intensive care. *Intensive Care Med* 2003;29:352-360.
55. Boldt J. Clinical review: hemodynamic monitoring in the Intensive Care Unit. *Critical Care* 2002;6:52-59.
56. Kuntscher MV, Blome-Eberwein S, Pelzer M, Erdmann D, Germann G . Transcardiopulmonary vs pulmonary arterial thermodilution methods for hemodynamic monitoring of burned patients. *J Burn Care Rehabil* 2002;23:21-26.
57. Gan TJ. The esophageal Doppler as an alternative to the pulmonary artery. *Current Opinion in Critical Care* 2000;6:214-221.

58. Roeck M, Jakob SM, Boehlen T, et al. Change in stroke volume in response to fluid challenge: assessment using esophageal Doppler. *Intensive Care Med* 2003;29:1729-1735.
59. De Backer D, Creteur J, Preiser JC, Dubois MJ, Vincent JL. Microvascular blood flow is altered in patients with sepsis. *Am J Respir Crit Care Med* 2002;166(1):98-104.
60. Sakr YL, Dubois MJ, De Backer D, Creteur J, Vincent JL. Persistent microcirculatory alterations are associated with organ failure and death in patients with septic shock. *Crit Care Med* 2004;32:1825-1831.
61. Buwalda M, Ince C. Opening the microcirculation: can vasodilators be useful in sepsis? *Intensive Care Med* 2002;28:1208-1217.
62. Spronk PE, Zandstra DF, Ince C. Bench-to-bedside review: sepsis is a disease of the microcirculation. *Crit Care* 2004;8:462-468.
63. Levy MM, Pronovost PJ, Dellinger RP, Townsend S, Resar RK, Clemmer TP, et al. Sepsis change bundles: converting guidelines into meaningful change in behavior and clinical outcome. *Crit Care Med* 2004;32:S595-S597.
64. Gao F, Melody T, Daniels DF, Giles S, Fox S . The impact of compliance with 6-hour and 24-hour sepsis bundles on hospital mortality in patients with severe sepsis: a prospective observational study. *Critical Care* 2005;9:R764-R770.
65. Singer, Mervin. Metabolic failure. *Crit Care Med* 2005;33(12 Suppl):S540-2.

2

Lesão por Reperfusão e Radicais Livres de Oxigênio

Felipe Dal Pizzol

INTRODUÇÃO

Classicamente, a produção de espécies ativas de oxigênio (EAO) em patologias que envolvem lesões por isquemia-reperfusão tem seu principal componente durante a fase de reperfusão. Neste capítulo, iremos abordar primeiramente aspectos gerais da bioquímica das EAO e seus efeitos em biomoléculas e em rotas de sinalização intracelular, relevantes para o choque. Em seguida, abordaremos os mecanismos de geração de EAO durante a isquemia-reperfusão, as conseqüências destes fenômenos para a fisiopatologia do choque e aspectos relacionados ao uso de antioxidantes no choque.

ESPÉCIES ATIVAS DE OXIGÊNIO E DANO CELULAR

O oxigênio é, ao mesmo tempo, necessário e tóxico aos organismos. Em organismos aeróbios, o oxigênio é necessário para a respiração celular por ser o aceptor final da cadeia de transporte de elétrons, sendo então reduzido a água. Entretanto, a estrutura eletrônica do oxigênio permite sua redução em "passos de um único elétron", característica que pode levar à geração de EAO (Fig. 2-1), capazes de causar dano celular.[1] As EAO, ou produtos de seu metabolismo, são capazes de reagir indiscriminadamente com qualquer tipo de biomolécula, extraindo elétrons e gerando novos radicais livres em reações em cadeia altamente citotóxicas.[1] O radical hidroxil é provavelmente a mais reativa das EAO e o provável iniciador das reações em cadeia que formam os peróxidos de lipídios e os radicais orgânicos.[1] Proteínas, lipídios e ácidos nucléicos são alvos celulares dos danos oxidativos.[2] Em proteínas, os aminoácidos prolina, histidina, arginina, cisteína e metionina são particularmente suscetíveis ao ataque por radical hidroxil.[3] A oxidação de aminoácidos leva a fragmentação, carbonilação, *cross-linking* e agregação protéica, com conseqüente perda de função e proteólise. A peroxidação lipídica invariavelmente leva a danos na estrutura molecular de

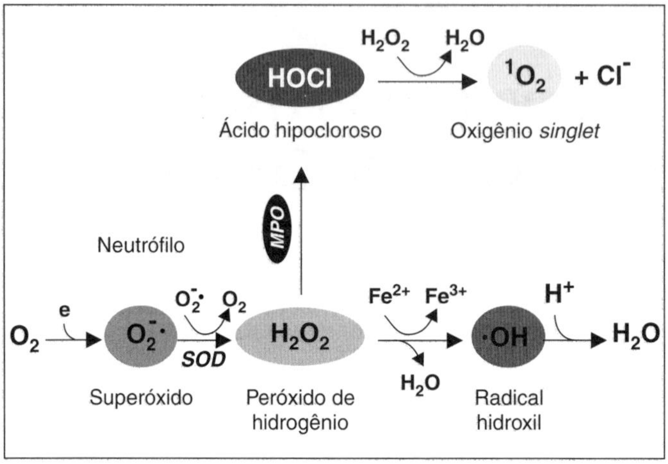

Fig. 2-1. Formação das principais espécies ativas de oxigênio.

lipídeos.[3] Quando fazem parte de membranas biológicas, o arranjo em bicamadas e sua organização estrutural geralmente são perdidos. As EAO também constituem uma grande fonte de danos ao DNA. Aproximadamente 20 diferentes tipos de moléculas de DNA modificadas foram até hoje identificadas, muitas delas reconhecidamente indicativas de mutações.[3]

Para se proteger contra os efeitos danosos das EAO, as células apresentam pequenas moléculas antioxidantes ou enzimas específicas que as atacam diretamente, formando produtos menos reativos.[4] Existem 3 enzimas antioxidantes clássicas em eucariotes superiores: superóxido dismutase, catalase e glutationa peroxidase (Fig. 2-2). A superóxido dismutase (SOD) converte o ânion superóxido em peróxido de hidrogênio e oxigênio molecular.[5] Todos os subtipos de SOD apresentam pelo menos um metal de transição em seu sítio ativo. A manganês-SOD é localizada na membrana mitocondrial interna, sendo sua expressão regulada por EAO. A cobre-zinco-SOD, por outro lado, apresenta uma localização citosólica. Apesar de importante linha de defesa contra as EAO, uma grande atividade da SOD está envolvida com o aumento de estresse oxidativo em diversos modelos animais, provavelmente por produzir peróxido de hidrogênio, além da capacidade de degradação da célula.[5]

A glutationa peroxidase (GPx), uma enzima selênio-dependente, é importante para a proteção contra peróxidos orgânicos e peróxido de hidrogênio.[6] Para sua atividade, a GPx necessita da presença de glutationa reduzida (GSH) para doar elétrons e oxida-se (GSSG) conforme a reação da Figura 2-2. A GPx parece ser a enzima-chave do sistema antioxidante em condições normais e durante o estresse oxidativo.[6]

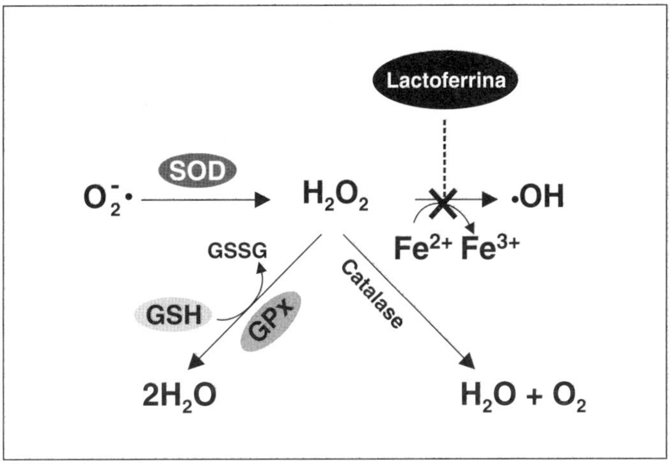

Fig. 2-2. Principais defesas antioxidantes enzimáticas celulares.

A catalase (CAT) tem o peróxido de hidrogênio como único substrato e sua atividade é intimamente relacionada com a concentração dessa EAO. Ela atua complementarmente à GPx e não permite a produção de radicais hidroxil a partir do peróxido de hidrogênio.[7]

Existe um equilíbrio entre a produção de EAO e sua detoxificação na célula normal.[7] Quando há um aumento na produção ou uma diminuição das defesas antioxidantes, existe uma condição chamada de estresse oxidativo. Dentre todas as formas de geração de estresse oxidativo, a produção de peróxido de hidrogênio parece ter um papel central, tanto na produção celular, através do metabolismo oxidativo, quanto na ação citotóxica de diversos agentes exógenos.[1] Entretanto, por ser o peróxido de hidrogênio um oxidante relativamente estável, se assume que seus efeitos biológicos sejam mediados pelo radical hidroxil.[8] A geração de hidroxil, a partir do peróxido de hidrogênio, é mediada com sua interação com íons ferro, através da reação de Fenton (Fig. 2-1). Por esta razão, organismos superiores desenvolveram estratégias para diminuir a quantidade intracelular de ferro reativo, ao mesmo tempo em que mantêm níveis suficientes de ferro para as necessidades metabólicas.[1]

ESPÉCIES ATIVAS DE OXIGÊNIO E SINALIZAÇÃO CELULAR

Além dos efeitos danosos das EAO, existe um papel para essas substâncias, recentemente descoberto, no controle de diversas vias de sinalização celular, algumas delas de relevância para o choque.[9,10] Os primeiros componentes de sinalização celular identificados como responsivos às EAO foram fatores de

Quadro 2-1. Alguns genes de interesse para a fisiopatologia do choque regulados pelo NF-κβ

Citocinas	TNF-α IL-2, IL-6, IL-8 GM-CSF
Moléculas de adesão	ICAM-1 VCAM-1
Proteínas de fase aguda	Fator de complemento B Fator de complemento C4
Enzimas	COX-2 iNOS

transcrição.[9] Dentre eles, o fator nuclear-κβ (NF-κβ) e o AP-1 são de grande importância para a expressão de mediadores no choque (Quadro 2-1).[9] A sinalização redox pode auxiliar a orquestrar a resposta inflamatória pela indução da síntese de citocinas, que afetam a função de macrófagos e induzem a migração de neutrófilos durante o choque.[9] Além de influenciar rotas inflamatórias, a ativação do NF-κβ tem relevância na adaptação de alguns tipos celulares à isquemia-reperfusão (Fig. 2-3). A ativação da rota das MAPK também pode ser mediada por EAO e assim levar à apoptose em situações de choque.[9]

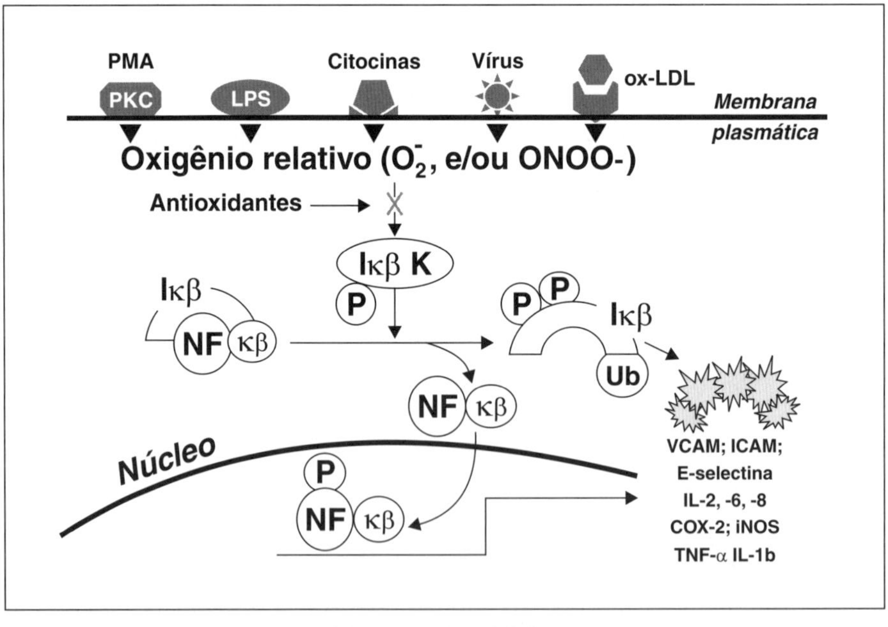

Fig. 2-3. Ativação do NF-κβ por espécies ativas de oxigênio.

GERAÇÃO DE ESPÉCIES ATIVAS DE OXIGÊNIO DURANTE A FASE DE ISQUEMIA

Tecidos que se tornam isquêmicos podem manter sua viabilidade por um período de tempo variável, dependendo do tecido em questão e da duração e gravidade da isquemia. A resposta à isquemia geralmente inclui aumento das taxas de glicólise anaeróbica que leva à produção de lactato e conseqüente acidose local. Com a queda dos níveis de ATP, sua degradação completa até AMP/adenosina leva ao acúmulo de hipoxantina, que na fase de reperfusão pode servir de substrato para a enzima xantina oxidase e conseqüente produção de EAO.[11]

Durante a fase de isquemia, existe um acúmulo de cálcio intracelular. O aumento intracelular de Ca^{+2} (um segundo mensageiro universal) inicia uma série de eventos citoplasmáticos e nucleares que colaboram para a morte celular.[12,13] Existe uma ativação de proteases que degradam as proteínas do citoesqueleto, assim como as proteínas da matriz extracelular. A ativação de fosfolipase A_2 e de ciclooxigenase inicia a geração de EAO que leva à peroxidação lipídica e ao dano em membranas.[14] Essa geração de EAO é secundária à atividade inespecífica de peroxidase dessas enzimas. Elas podem reduzir diferentes hidroperóxidos enquanto oxidam uma grande variedade de outros substratos.

Além do dano direto a biomembranas, as EAO atuam como sinalizadores intracelulares que podem iniciar resposta inflamatória e apoptose celular, amplificando desta maneira o dano inicial.[15,16] Pode existir também, dependendo do órgão envolvido no insulto isquêmico, a ativação da óxido nítrico sintase dependente de Ca^{+2}, com conseqüente aumento nos níveis de óxido nítrico,[17] que, por sua vez, reage com o radical superóxido e forma um radical altamente reativo, o peroxinitrito, que promove dano tissular.

A mitocôndria acumula grande parte do Ca^{+2} que entra na célula durante a isquemia. A internalização do Ca^{+2} pela mitocôndria pode levar à despolarização mitocondrial de duas maneiras. A primeira envolve uma despolarização parcial que ocorre como conseqüência do transporte do Ca^{+2} para a matriz mitocondrial, com conseqüente diluição do gradiente de prótons. Essa despolarização é revertida quando a acumulação de Ca^{+2} é completa e reflete uma população de mitocôndrias saudáveis e ativas. O segundo mecanismo é extremamente diferente e é resultado do dano induzido pelo acúmulo de Ca^{+2} e estresse oxidativo.[18] Esse segundo mecanismo leva à ativação do poro de permeabilidade transitória na membrana mitocondrial interna que induz ao extravasamento de Ca^{+2} para o citoplasma e, conseqüentemente, à morte celular.[19] A despolarização mitocondrial não afeta simplesmente a compartimentalização do Ca^{+2}. A função primária da mitocôndria é a geração de ATP, um processo que requer o potencial protônico para ser mantido em 80%-90% do valor máximo possível. Um colapso do potencial protônico irá abolir a síntese mitocondrial de ATP, além de desestruturar a

ATP sintase, o que leva a uma rápida depleção de ATP celular.[20] Além disso, a geração de EAO é dependente da manutenção de um alto potencial elétrico mitocondrial e a formação de EAO em mitocôndrias expostas a altas concentrações de cálcio parece estar relacionada a esse fenômeno. Diversas linhas experimentais sugerem que a perda da homeostasia do cálcio está relacionada à produção de radicais livres pela mitocôndria. Essas alterações mitocondriais culminam com liberação do citocromo C e apoptose.[21]

Além disso, os níveis de Ca^{+2} livre citoplasmático dependem também da atividade de uma Ca^{+2} ATPase dependente de calmodulina, localizada na membrana plasmática, que é responsável pela retirada do Ca^{+2} da célula. Esta enzima é particularmente suscetível ao estresse oxidativo, o que leva a um grande acúmulo de cálcio em situações de isquemia.

GERAÇÃO DE ESPÉCIES ATIVAS DE OXIGÊNIO DURANTE A FASE DE REPERFUSÃO

Se o período de isquemia foi insuficiente para causar lesão irreversível ao tecido, sua viabilidade pode ser restaurada através da reperfusão da área atingida e reintrodução de oxigênio e nutrientes, como é o caso da ressuscitação pós-choque. Entretanto, desde a década de 1980, tem-se demonstrado que a reintrodução de oxigênio a um tecido isquêmico pode causar uma lesão adicional, conhecida como lesão de reperfusão, que é em parte mediada pela produção de EAO. Diversas fontes de EAO têm sido descritas durante a lesão por reperfusão. A enzima xantina oxidase, classicamente utilizada em ensaios *in vitro* para geração de radicais superóxido, é uma delas.[22] Em organismos normais, a maioria da atividade de xantina oxidase é mantida na forma de desidrogenase (transferindo elétrons para o NAD^+, em vez de transferir para o oxigênio, com geração de superóxido) que oxida a xantina ou a hipoxantina até ácido úrico. Durante a isquemia, ou mesmo no processo de reperfusão, pode haver conversão de xantina desidrogenase a xantina oxidase pela oxidação de grupamentos –SH (pela geração de EAO ou espécies ativas de nitrogênio) ou por proteólise (secundária a ativação de proteases durante a fase de isquemia) e conseqüente geração de radical superóxido ou peróxido de hidrogênio. Esse processo se torna mais importante pelo fato de, durante a fase de isquemia, a degradação completa do ATP a adenosina levar ao acúmulo de hipoxantina, que pode ser rapidamente oxidada pela xantina oxidase, quando o tecido é submetido a reperfusão.

Outro mecanismo importante de produção de EAO durante a reperfusão é a disponibilidade de íons ferro capazes de catalisar a produção de radical hidroxil via reação de Fenton.[23] Essa disponibilidade de ferro se deve à morte celular, que leva ao extravasamento dos estoques intracelulares de ferro, proteólise de metaloproteínas, liberação do ferro da ferritina ou de proteínas com resíduos-SH pelo superóxido ou peróxido de hidrogênio.

O dano mitocondrial secundário à isquemia também pode ser fonte de geração de EAO, durante a fase de reperfusão.[24] A disponibilidade de oxigênio, em conjunto com alterações da cadeia de transporte de elétrons, leva ao desprendimento de elétrons dos citocromos ou semiquinona e conseqüente produção de radicais superóxido.

A ativação de fosfolipases na fase de isquemia tecidual (secundária ao acúmulo de cálcio, como descrito previamente) pode ser responsável por ativar o sistema imune e a resposta inflamatória na fase de reperfusão.[25] O tecido pós-isquêmico apresenta níveis elevados de leucotrienos, fator de ativação plaquetária, entre outras substâncias quimiotáticas, além de aumento de expressão de moléculas de adesão (mediado pela ativação do NF-κβ).[26] Essas alterações propiciam a migração e ativação de neutrófilos no tecido reperfundido e levam à produção de EAO, como o superóxido, o peróxido de hidrogênio e o ácido hipocloroso.

CONSEQÜÊNCIAS DA GERAÇÃO DE EAO PARA A FISIOPATOLOGIA DO CHOQUE

Além do dano direto a constituintes celulares (como lipídios, proteínas e DNA) descritos anteriormente, os quais podem levar a necrose ou apoptose, a geração de EAO tem outras conseqüências de importância na gênese do choque e da lesão por isquemia-reperfusão.

O superóxido parece ter papel central na resposta à isquemia-reperfusão (Fig. 2-4). Durante a fase de reperfusão, a grande produção de superóxido facilita sua reação com o óxido nítrico e a conseqüente geração de peroxinitrito, que, em conjunto com o radical hidroxil, são as espécies mais danosas para os

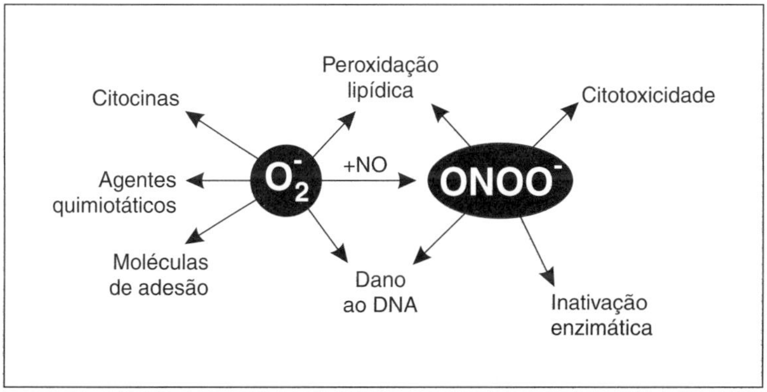

Fig. 2-4. Alterações bioquímicas relacionadas com a geração de superóxido.

tecidos reperfundidos.[27] Entre os seus efeitos deletérios, ressalta-se a ativação da enzima poli(ADP)-sintase (PARS). O dano ao DNA, secundário à geração de peroxinitrito ou radical hidroxil, ativa a PARS, que leva a depleção de NAD celular e à conseqüente diminuição de ATP, sendo esta uma via importante de morte celular durante a isquemia-reperfusão.[28]

A lesão endotelial durante o choque parece ter grande importância na resposta inflamatória secundária ao choque.[29,30] Durante a fase inicial da reperfusão, a P-selectina é liberada rapidamente do seu estoque intracelular, normalmente estimulada por peróxido de hidrogênio ou moléculas pró-inflamatórias, o que inicia a migração leucocitária para o tecido atingido. Além disso, algumas das citocinas listadas no Quadro 2-1 aumentam a expressão de ICAM-1, facilitando a migração leucocitária. A migração leucocitária é mais intensa na primeira hora após a reperfusão, e mantém-se por horas em taxas mais baixas.[29] A ativação do NF-κβ e conseqüente expressão de citocinas pró-inflamatórias, em conjunto com a expressão de moléculas de adesão, promovem a resposta inflamatória local ou sistêmica e a manutenção da produção de EAO durante estados de choque.[31]

Conseqüências importantes do choque circulatório incluem uma redução da responsividade de arteríolas e veias a catecolaminas endógenas e exógenas e disfunção miocárdica.[32,33] Antigamente, acreditava-se que o óxido nítrico era o principal mediador dessas alterações. Recentemente, muita atenção tem sido voltada para a produção de peroxinitrito e superóxido. Grande parte do óxido nítrico gerado durante os estados de choque é rapidamente convertida a peroxinitrito, pela reação com o superóxido. A prevenção da geração de superóxido evita grande parte das alterações cardiovasculares associadas ao choque.[32] Isso parece ser secundário à redução da lesão endotelial dependente do peroxinitrito e da oxidação das catecolaminas por superóxido. Além disso, alguns produtos da oxidação de catecolaminas, como por exemplo, o adenocromo, parecem ser cardiotóxicos e responsáveis em parte pela disfunção miocárdica secundária aos estados de choque e isquemia-reperfusão.[33]

POSSIBILIDADE DE USO DE ANTIOXIDANTES NO TRATAMENTO DO CHOQUE

A importância das EAO na fisiopatologia do choque e da lesão por isquemia-reperfusão pode ser evidenciada pelo uso de antioxidantes no tratamento dessas alterações.[34-38] O EUK-134 e o EUK-8, miméticos com atividade de SOD e CAT, protegem contra dano associado à endotoxina, em diferentes modelos animais.[39,40] O M40403 e o M40401, miméticos de SOD, protegem o coração e o intestino em modelos animais de isquemia-reperfusão.[41,42] Esses miméticos de

SOD protegem os órgãos do dano por isquemia-reperfusão, ao inibir a produção de peroxinitrito a partir da reação do superóxido com o óxido nítrico. A inibição da formação de peroxinitrito reduz a formação de nitrotirosina e isto parece ter papel relevante nas ações antiinflamatórias destes compostos.[43] Além disso, os efeitos antiinflamatórios desses compostos são secundários à redução da produção de diversas citocinas pró-inflamatórias (p. ex., leucotrieno B4, TNF-α, IL-1β, IL-6) e da ativação do NF-κβ secundária ao aumento de superóxido.[37] Os miméticos de SOD também reduzem a ativação da PARS em modelos animais de isquemia-reperfusão, o que protege a célula contra morte, como citado anteriormente.[44] Além disso, o aumento de disponibilidade do óxido nítrico permite que ele exerça alguns efeitos biológicos importantes na defesa contra a isquemia-reperfusão (p. ex., propriedades antiinflamatórias e de adaptação ao estresse). Esses efeitos positivos também são encontrados em modelos de choque. Em modelos animais de choque séptico, o uso de miméticos de SOD reduz a resposta inflamatória (por reduzir a ativação de NF-κβ e a expressão das citocinas e moléculas de adesão associadas), diminui a ativação da PARS e o dano celular.[45,46] Além disso, reduzem a hiporreatividade vascular por diminuir a inativação das catecolaminas pelo superóxido, o que determina melhora da mortalidade em modelos animais relevantes de choque séptico.[32]

Outro antioxidante relevante para o estudo da isquemia-reperfusão e choque é o tempol, um antioxidante de baixo peso molecular com capacidade de permear membranas biológicas.[36] O tempol interage com radicais superóxido, peróxido de hidrogênio, hidroxil, óxido nítrico e peroxinitrito. Ele se mostrou eficaz em reduzir o dano secundário à isquemia-reperfusão renal, miocárdica, entérica e do sistema nervoso central em modelos animais, com redução da resposta inflamatória, da ativação da PARS e da disfunção mitocondrial secundária à isquemia-reperfusão.[47,48] Da mesma maneira, o tempol mostrou-se eficaz no tratamento de choque séptico em diferentes modelos animais de choque por bactérias Gram-negativas e Gram-positivas e no choque hemorrágico.[49-51]

O etilpiruvato, antioxidante capaz de reagir com peróxido de hidrogênio e radicais hidroxil, também se mostrou eficaz no tratamento de lesão por isquemia-reperfusão em diferentes modelos animais de choque.[38] Diversos estudos demonstram a eficácia do etilpiruvato na proteção contra isquemia-reperfusão em miocárdio, intestino, fígado e rins.[38] Além disso, mostrou-se eficaz em diversos modelos animais de choque séptico e choque hemorrágico.[52,53] Esses efeitos são, em parte, secundários à redução da ativação do NF-κβ e da proteinocinase p38, diminuição da síntese de TNF-α, IL-6 e HMG-1, além de arrefecimento da atividade da COX-2.[38,54]

Estudos realizados pelo nosso grupo reforçam o papel das EAO no choque séptico, mais especificamente dos íons ferro e do peróxido de hidrogênio, em gerar radicais hidroxil através da reação de Fenton.[55] Demonstramos que, em um modelo animal de sepse, existe um desequilíbrio entre a atividade da SOD e da CAT e isso parece estar envolvido no acúmulo de peróxido de hidrogênio durante a sepse e mortalidade dos animais.[55] Neste sentido, demonstramos que o uso conjunto de N-acetilcisteína (um antioxidante com propriedade de ligar-se a radicais superóxido, hidroxil e peroxinitrito) e deferoxamina (um quelante de ferro) é superior ao uso isolado dos dois, em um modelo animal de choque séptico.[56] Sugerimos que durante a sepse exista acúmulo de peróxido de hidrogênio e ferro livre e que essas substâncias são importantes para a geração de radicais hidroxil, com conseqüente dano celular. Além de reduzir o dano oxidativo celular, esse esquema antioxidante reduz a resposta inflamatória e a disfunção mitocondrial associada ao choque séptico.[56]

CONCLUSÕES

A geração de EAO durante a isquemia-reperfusão pode ser responsável por diversas das alterações fisiopatológicas do choque. As EAO podem levar diretamente a dano e morte celular, provavelmente pela geração de radicais superóxido, peróxido de hidrogênio, radicais hidroxil (via reação de Fenton) e radicais peroxinitrito. Além disso, as EAO são indutoras de resposta inflamatória, tanto diretamente quanto por aumentar a expressão de genes de citocinas inflamatórias e moléculas de adesão (via ativação de NF-κβ, AP-1 e rotas de cinases), ou ativação de fosfolipases. As EAO também alteram a função mitocondrial e levam a desacoplamento da cadeia de transporte de elétrons, redução da produção de ATP, formação do poro de permeabilidade transitória e liberação de citocromo C. O dano celular pode ainda levar à ativação da PARS, com consumo de NAD e conseqüente redução da produção de ATP.

Neste sentido, o uso de antioxidantes parece ser uma alternativa importante no tratamento da isquemia-reperfusão e dos diferentes tipos de choque.

REFERÊNCIAS BIBLIOGRÁFICAS

1. Meneghini R. Iron homeostasis, oxidative stress, and DNA damage. *Free Radic Biol Med* 1997;23:783-792.
2. Brand MD, Affourtit C, Esteves TC, Green K, Lambert AJ, Miwa S, et al. Mitochondrial superoxide: production, biological effects, and activation of uncoupling proteins. *Free Radic Biol Med* 2004;37:755-767.
3. Halliwell B, Gutteridge JMC. *Free radicals in biology and medicine*. 3rd ed. New York: Oxford Science Publications, 1999.
4. Itoh K, Ishii T, Wakabayashi N, Yamamoto M. Regulatory mechanisms of cellular response to oxidative stress. *Free Radic Res* 1999;31:319-324.
5. Macmillan-Crow LA, Cruthirds DL. Invited review: manganese superoxide dismutase in disease. *Free Radic Res* 2001;34:325-336.

6. Brigelius-Flohe R. Tissue-specific functions of individual glutathione peroxidases. *Free Radic Biol Med* 1999;27:951-965.
7. Michiels C, Raes M, Toussaint O, Remacle J. Importance of Se-glutathione peroxidase, catalase, and Cu/Zn-SOD for cell survival against oxidative stress. *Free Radic Biol Med* 1994;17:235-248.
8. Mello-Filho AC, Meneghini R. Iron is the intracellular metal involved in the production of DNA damage by oxygen radicals. *Mutat Res* 1991;251:109-113.
9. Kamata H, Hirata H. Redox regulation of cellular signalling. *Cell Signal* 1999;11:1-14.
10. Nguyen A, Yaffe MB. Proteomics and systems biology approaches to signal transduction in sepsis. *Crit Care Med* 2003;31:S1-6.
11. Berry CE, Hare JM. Xanthine oxidoreductase and cardiovascular disease: molecular mechanisms and pathophysiological implications. *J Physiol* 2004;555:589-606.
12. Kristian T, Siesjo BK. Calcium in ischemic cell death. *Stroke* 1998;29:705-718.
13. Seta KA, Yuan Y, Spicer Z, Lu G, Bedard J, Ferguson TK, et al. The role of calcium in hypoxia-induced signal transduction and gene expression. *Cell Calcium* 2004;36:331-340.
14. Green CJ, Gower JD, Healing G, Cotterill LA, Fuller BJ, Simpkin S. The importance of iron, calcium and free radicals in reperfusion injury: an overview of studies in ischaemic rabbit kidneys. *Free Radic Res Commun* 1989;7:255-264.
15. Martindale JL, Holbrook NJ. Cellular response to oxidative stress: signaling for suicide and survival. *J Cell Physiol* 2002;192:1-15.
16. Victor VM, Rocha M, De la Fuente M. Immune cells: free radicals and antioxidants in sepsis. *Int Immunopharmacol* 2004;4:327-347.
17. Fleming I, Busse R. Molecular mechanisms involved in the regulation of the endothelial nitric oxide synthase. *Am J Physiol Regul Integr Comp Physiol* 2003;284:1-12.
18. Gunter T, Pfeiffer D. Mechanisms by which mitochondria transport calcium. *Am J Physiol* 1990;258:755-786.
19. Richter C, Gogvadze V, Laffranchi R, Schlapbach R, Schweizer M, Suter M, et al. Oxidants in mitochondria: from physiology to diseases. *Biochim Biophys Acta* 1995;1271:67-74.
20. Zamzami N, Marchetti P, Castedo M, Decaudin D, Macho A, Hirsch T, et al. Sequential reduction of mitochondrial transmembrane potential and generation of reactive oxygen species in early programmed cell death. *J Exp Med* 1995;182:367-377.
21. Zamzami N, Marchetti P, Castedo M, Zanin C, Vayssiere J-L, Perit P, et al. Reduction of mitochondrial potential constitutes an early irreversible step of programmed lymphocyte death in vivo. *J Exp Med* 1995;181:1661-1672.
22. Jarrar D, Chaudry IH, Wang P. Organ dysfunction following hemorrhage and sepsis: mechanisms and therapeutic approaches. *Int J Mol Med* 1999;4:575-583.
23. Shibahara S, Kitamuro T, Takahashi K. Heme degradation and human disease: diversity is the soul of life. *Antioxid Redox Signal* 2002;4:593-602.
24. Poderoso JJ, Carreras MC, Lisdero C, Boveris A. Nitric oxide inhibits electron transfer and increases superoxide radical production in rat heart mitochondrial and submitochondrial particles. *Arch Biochem Biophys* 1996;328:85-92.
25. Bulger EM, Maier RV. Lipid mediators in the pathophysiology of critical illness. *Crit Care Med* 2000;28(4 Suppl):N27-36.
26. Jones WK, Brown M, Ren X, He S, McGuinness M. NF-kappaB as an integrator of diverse signaling pathways: the heart of myocardial signaling? *Cardiovasc Toxicol* 2003;3:229-254.

27. Ischiropoulos H, al-Mehdi AB, Fisher AB. Reactive species in ischemic rat lung injury: contribution of peroxynitrite. *Am J Physiol* 1995;269:158-164.
28. Thiemermann C. Inhibition of the activity of poly (ADP-ribose) polymerase in ischemia-reperfusion injury. *Shock* 2000;14:142-143.
29. Edwards SW, Lloyd D. The relationship between superoxide generation, citichrome b and oxygen in activated neutrophils. *FEBS Lett* 1988;227:39-45.
30. Lo SK. Hydrogen peroxide-induced increase in endothelial adhesiveness is dependent on ICAM-1 activation. *Am J Physiol* 1993;264:406-411.
31. Zingarelli B, Sheehan M, Wong HR. Nuclear factor-kappaB as a therapeutic target in critical care medicine. *Crit Care Med* 2003;31(Suppl):S105–S111.
32. Macarthur H, Westfall TC, Riley DP, Misko TP, Salvemini D. Inactivation of catecholamines by superoxide gives new insights on the pathogenesis of septic shock. *Proc Natl Acad Sci USA* 2000;97:9753-9758.
33. Singal PK, Dhillon RE, Beamish RE, et al. Myocardial cell damage and cardiovascular changes due to i.v. infusion of adrenochrome in rats. *J Exp Pathol* 1982;63:167-175.
34. Pinsky MR. Antioxidant therapy for severe sepsis: Promise and perspective. *Crit Care Med* 2003;31:2697-2698.
35. Ritter C, Andrades M, Moreira JCF, Dal-Pizzol F. Antioxidants and sepsis: can we find the ideal approach? *Crit Care Med* 2004;32:1445-1446.
36. Thiemermann C. Membrane-permeable radical scavengers (tempol) for shock, ischemia-reperfusion injury, and inflammation. *Crit Care Med* 2003;31(Suppl):S76-S84.
37. Salvemini D, Cuzzocrea S. Therapeutic potential of superoxide dismutase mimetics as therapeutic agents in critical care medicine. *Crit Care Med* 2003;31(Suppl):S29-S38.
38. Fink MP. Ethyl pyruvate: A novel anti-inflammatory agent. *Crit Care Med* 2003;31(Suppl):S51-S56.
39. Bianca R, Wayman N, McDonald M. Superoxide dismutase mimetic with catalase activity, EUK-134, attenuates the multiple organ injury and dysfunction caused by endotoxin in the rat. *Med Sci Monit* 2002;8:BR1-BR7.
40. Gonzalez PK, Zhuang J, Doctrow SR. EUK-8, a synthetic superoxide dismutase and catalase mimetic, ameliorates acute lung injury in endotoxemic swine. *J Pharmacol Exp Ther* 1995;275:798-806.
41. Salvemini D, Wang ZQ, Zweier JL. A nonpeptidyl mimic of superoxide dismutase with therapeutic activity in rats. *Science* 1999;286:304-306.
42. Cuzzocrea S, Mazzon E, Dugo L. Protective effects of a new stable, highly active SOD mimetic, M40401 in splanchnic artery occlusion and reperfusion. *Br J Pharmacol* 2001;132:19-29.
43. Cuzzocrea S, Riley DP, Caputi AP, Salvemini D. Antioxidant therapy: a new pharmacological approach in shock, inflammation, and ischemia/reperfusion injury. *Pharmacol Rev* 2001;53:135-159.
44. Masini E, Cuzzocrea S, Mazzon E. Protective effects of M40403, a selective superoxide dismutase mimetic, in myocardial ischaemia and reperfusion injury in vivo. *Br J Pharmacol* 2002;136:905-917.
45. Salvemini D, Riley DP, Lennon PJ. Protective effects of a superoxide dismutase mimetic and peroxynitrite decomposition catalysts in endotoxin-induced intestinal damage. *Br J Pharmacol* 1999;127:685-692.
46. Salvemini D, Mazzon E, Dugo L. Pharmacological manipulation of the inflammatory cascade by the superoxide dismutase mimetic, M40403. *Br J Pharmacol* 2001;132:815-827.
47. Matthews RT, Klivenyi P, Mueller G. Novel free radical spin traps protect against malonate and MPTP neurotoxicity. *Exp Neurol* 1999;157:120-126.

48. Udassin R, Haskel Y, Samuni A. Nitroxide radical attenuates ischemia/reperfusion injury to the rat small intestine. *Gut* 1998;42:623-627.
49. Zacharowski K, Olbrich A, Cuzzocrea S. Membrane-permeable radical scavenger, tempol, reduces multiple organ injury in a rodent model of Gram-positive shock. *Crit Care Med* 2000;28:1953-1961.
50. Mota-Filipe H, McDonald MC, Cuzzocrea S. A membrane-permeable radical scavenger reduces the organ injury in hemorrhagic shock. *Shock* 1999;12:255-261.
51. Cuzzocrea S, McDonald MC, Mazzon E. Beneficial effects of tempol, a membranepermeable radical scavenger, on the multiple organ failure induced by zymosan in the rat. *Crit Care Med* 2001;29:102-111.
52. Ulloa L, Ochani M, Yang H. Ethyl pyruvate prevents lethality in mice with established lethal sepsis and systemic inflammation. *Proc Natl Acad Sci U S A* 2002;99:12351-12356.
53. Tawadrous ZS, Delude RL, Fink MP. Resuscitation from hemorrhagic shock with Ringer's ethyl pyruvate solution improves survival and ameliorates intestinal mucosal hyperpermeability in rats. *Shock* 2002;17:473-477.
54. Yang R, Gallo DJ, Baust JJ. Ethyl pyruvate modulates inflammatory gene expression in mice subjected to hemorrhagic shock. *Am J Physiol Gastrointest Liver Physiol* 2002;283:G212-G22.
55. Ritter C, Andrades M, Frota MLC, Bonatto F, Polydoro M, Pinho RA, et al. Oxidative parameters and mortality in sepsis induced by cecal ligation and perforation. *Intensive Care med* 2003;29:1782-1789.
56. Ritter C, Andrades M, Reinke A, Menna-Barreto S, Moreira JCF, Dal-Pizzol F. Treatment with *N*-acetylcysteine plus deferoxamine protects rats against oxidative stress and improves survival in sepsis. *Crit Care Med* 2004;32:342-349.

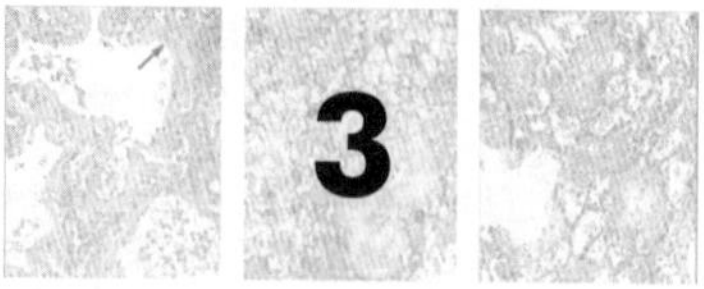

3

Alterações Endócrinas no Choque Circulatório

Rosângela Roginski Réa
Álvaro Réa-Neto

INTRODUÇÃO

Distúrbios endócrinos relevantes no paciente em choque incluem: alterações no eixo adrenal, somatotrófico, tireoidiano e gonadal, além da hiperglicemia, em suas variadas apresentações.

EIXOS HIPOTÁLAMO-HIPÓFISE E SUAS RESPECTIVAS GLÂNDULAS-ALVO

Eixo adrenal

A insuficiência adrenocortical ou hipoadrenalismo é uma condição rara. Entretanto, sua incidência em pacientes criticamente enfermos é estimada em aproximadamente 30% e atinge 50% a 60% em pacientes com choque séptico.[1]

Na fase aguda da doença ou trauma, acontece aumento na produção de cortisol (Quadro 3-1), de forma aproximadamente proporcional à gravidade da patologia subjacente. Esse aumento é devido ao incremento na secreção de hormônio liberador de corticotrofina (CRH) pelo hipotálamo, de ACTH (hormônio adrenocorticotrófico, corticotrofina) pela hipófise e pela resistência ou redução na retroalimentação negativa do cortisol. Em pacientes

Quadro 3-1. Comportamento dos hormônios nas duas principais fases da doença crítica

Hormônio/fase	*Cortisol*	*ACTH*	*GH*	*IGF-1*	*T3*	*T4*	*TSH*	*Testo*	*PRL*
Aguda	↑	↑	↑	↓	↓	N↓	N↓	↓	↑
Crônica	↑	↓	↓	↓	↓	N↓	N↓	↓	↓

Testo = testosterona; PRL = prolactina.

criticamente doentes, ainda é perdido o ritmo diurno do cortisol e a secreção de aldosterona encontra-se diminuída, apesar da ativação do sistema renina-angiotensina, o que representaria um mecanismo adaptativo adicional destinado a promover o aumento na produção de cortisol,[2] vital para estes pacientes.

Tem sido demonstrado que várias citocinas, em níveis elevados, modulariam a produção de cortisol e o número e a afinidade dos receptores dos glicocorticóides nesses pacientes. Além disso, a proporção geralmente inferior a 10% de cortisol livre, o único biologicamente ativo, encontra-se aumentada pela diminuição nos níveis da globulina ligadora de hormônios corticosteróides (CBG).

Com a duração mais longa da doença, os níveis de ACTH do paciente criticamente enfermo tornam-se reduzidos, enquanto os níveis de cortisol permanecem elevados, sugerindo que uma via não-mediada pelo ACTH possa estar envolvida.[3] Nessa fase, os níveis de CBG são recuperados, mas os valores de cortisol só normalizam na fase de recuperação.

Através do hipercortisolismo, ocorre aumento da provisão de energia, devido ao catabolismo de carboidratos, gorduras e proteínas, enquanto é suprimida a resposta inflamatória excessiva e melhora a situação hemodinâmica, pela indução da retenção de líquidos e sensibilização da resposta vasopressora às catecolaminas. Entretanto, níveis mantidos de hipercortisolismo podem contribuir para o aumento da susceptibilidade a infecções.

Em outro extremo estaria a insuficiência adrenocortical, também chamada crise adisoniana. No paciente crítico, as causas mais comuns de insuficiência adrenal são a sepse e a síndrome de resposta inflamatória sistêmica. Na maioria dos casos de insuficiência adrenocortical durante o choque séptico, a síndrome resultaria da supressão do eixo hipotálamo-hipófise-adrenal.[4] A supressão das respostas adrenocorticais ao ACTH em pacientes criticamente doentes pode ser parcialmente explicada pela estimulação quase máxima do córtex adrenal durante o estresse, como também pode refletir uma produção adrenal reduzida de cortisol ou uma redução da sensibilidade adrenal ao ACTH.[5] Nessa situação, o hipoadrenalismo é completamente reversível e ocorre restauração da função adrenal normal, uma vez que o paciente tenha se recuperado do episódio séptico.[6]

A apresentação aguda da insuficiência adrenocortical pode também ser causada pela interrupção da reposição de corticosteróides ou por uma doença ou estresse concomitantes, sem o necessário aumento na dose, em portadores de insuficiência adrenocortical crônica. Pode também acontecer em pacientes sem doença adrenal prévia, devido a uma lesão aguda, mais freqüentemente uma hemorragia, inflamação ou infecção adrenal. Nesses casos, além de importantes indicações clínicas para o diagnóstico da insuficiência adrenal, como a instabilidade hemodinâmica, apesar da reposição adequada de líquidos, podem ser encontrados sinais característicos de insuficiência adrenal primária em alguns pacientes, como a hiperpigmentação e o vitiligo.

Enquanto altos níveis de cortisol refletiriam um estresse mais grave, baixos níveis indicariam uma inabilidade para responder ao estresse, denominada insuficiência adrenocortical relativa, mais freqüente na fase crônica da doença crítica. Podem ainda contribuir para esse hipoadrenalismo relativo durante o choque séptico, a hipoperfusão ou o uso de agentes farmacológicos, como opiáceos e sedativos.[7]

Pelo que foi exposto, a avaliação da função adrenocortical no paciente criticamente doente é um assunto complexo e controverso. Em pacientes sem doença crítica, um valor de cortisol basal maior do que 15 μg/dl invariavelmente indica que o eixo hipotálamo-hipófise-adenal está intacto.[8] Na prática, em vez de esperar por testes basais insensíveis, todos os pacientes nos quais a insuficiência adrenal é suspeitada deveriam ser submetidos a um teste de estímulo com corticotrofina (TEC). Esse teste envolve a administração intramuscular ou endovenosa de 250 μg de ACTH sintético. São obtidas duas amostras de plasma para dosagem de cortisol, aos 30 e 60 minutos a partir da administração do medicamento, e geralmente se aceita que níveis de 18 μg/dl ou um incremento de pelo menos 9 μg/dl no nível de cortisol aos 30 e 60 minutos do teste sejam compatíveis com a normalidade.[9]

Acredita-se, entretanto, que valores estabelecidos para controles sadios e não estressados não apresentariam suficiente sensibilidade para o diagnóstico da insuficiência adrenocortical aguda no paciente criticamente enfermo. Por outro lado, o teste proposto com baixas doses de corticotrofina, como o de 1 μg em vez de 250 μg, não foi até o presente momento completamente validado em pacientes na Unidade de Terapia Intensiva (UTI). Outros estudos advogam o valor de 25 μg/dl para uma dosagem de cortisol obtida ao acaso, como uma resposta "adequada" ao estresse. O novo limiar foi proposto com base em observações de que, durante a doença crítica, a média dos valores geralmente excede 45 μg/dl, enquanto menos de 10% dos pacientes têm uma resposta do cortisol inferior a 25 μg/dl.[10] Por último, testes como o da hipoglicemia induzida pela insulina ou o teste do CRH são respectivamente perigosos ou não-validados no paciente com doença crítica.

Na presença de hemorragia adrenal devem ainda ser solicitados um hematócrito e contagem de plaquetas, estudos de coagulação e testes diagnósticos específicos, para auxiliar no estabelecimento do diagnóstico subjacente. Exames de imagem da adrenal no caso de insuficiência adrenal primária, e da hipófise no caso de insuficiência adrenal secundária, também devem ser solicitados.

Em relação ao prognóstico destes pacientes, tem sido demonstrado,[11] em pacientes com choque séptico, que aqueles com os maiores valores basais de cortisol (> 34 μg/dl) e uma resposta suprimida no TEC (≤ 9 μg/dL) apresentam taxas de mortalidade muito superiores aos demais pacientes. Para qualquer valor basal de cortisol, respostas ≤ 9 μg/dl às altas doses de corticotrofina no TEC implicam em pior prognóstico, o que pode significar que os pacientes com doença mais grave já maximizaram sua secreção de glicocorticóides e não podem responder positivamente ao estímulo. Assim sendo, pode-se afirmar que, em pacientes criticamente doentes, baixos níveis de cortisol têm sido associados à insuficiência adrenal, enquanto níveis elevados indicariam uma maior gravidade da doença, porém ambos estariam associados a um aumento da mortalidade.

Em função da gravidade da situação, o tratamento da insuficiência adrenal aguda não pode ser atrasado, enquanto se espera uma prova definitiva do diagnóstico. Caso a dosagem de cortisol ou o resultado do TEC não estejam rapidamente disponíveis, recomenda-se que antes do início da terapia com corticosteróides sejam também colhidas, além dos exames de rotina, amostras apropriadas para a posterior dosagem de ACTH e cortisol, que deverão ser úteis na decisão a respeito do tratamento substitutivo crônico.

O tratamento da insuficiência adrenal aguda é mais simples do que o diagnóstico e tipicamente consiste da terapia com glicocorticóides em dose compatível com o estresse, como hidrocortisona ou seu equivalente, em doses de 50 a 100 mg EV a cada 6 ou 8 horas. Se isto não for possível, a via intramuscular deve ser usada. Durante a fase inicial de tratamento, é geralmente necessário um suporte hemodinâmico e respiratório agressivo. O tratamento de emergência da hipopotassemia ou hiponatremia pode também estar indicado. Costuma-se ainda adicionar soro glicosado a todos os líquidos administrados por via endovenosa para prevenir ou tratar a hipoglicemia. A administração subseqüente de solução salina ou soro glicosado depende da monitorização bioquímica das condições do paciente. A terapêutica com mineralocorticóides deve ser considerada no caso de hipoadrenalismo primário.

Quando se suspeita de insuficiência adrenal relativa, em uma situação aguda, pode ser iniciado o tratamento empiricamente com glicocorticóides, como em pacientes hipotensos com sepse presumida e falha em responder ao tratamento inicial. Nesses casos, a administração de altas doses de glicocorticóides (doses superiores a 1 g de metilprednisolona) tem sido considerada inefetiva ou mesmo prejudicial. Por outro lado, estudos com doses suprafisiológicas, porém muito inferiores, de 200 a 300 mg de hidrocortisona/dia, a chamada terapia de reposição com dose baixa, reportaram efeitos benéficos naqueles pacientes com insuficiência adrenal relativa documentada.[12] Ainda, especula-se se o resultado negativo obtido com altas doses de glicocorticóides não seria devido ao agravamento da resistência à insulina, com a conseqüente hiperglicemia e seus efeitos deletérios, que serão descritos a seguir. Neste caso, o controle cuidadoso da glicemia poderia tornar a terapia com glicocorticóides na insuficiência adrenal relativa, mesmo em doses mais elevadas, uma alternativa novamente atraente.

EIXO SOMATOTRÓFICO

Anormalidades na secreção e ação do hormônio de crescimento (GH), no paciente criticamente doente, ainda não estão bem definidas, especialmente do ponto de vista de indicação de tratamento. Além disso, alterações na fase aguda da doença crítica são diferentes das observadas durante o internamento prolongado, o que poderá levar a diferentes abordagens, dependendo do tempo de permanência do paciente na UTI.

Na fase aguda do estresse ocorre aumento da resistência periférica ao GH,[13] com diminuição na secreção da proteína ligadora do GH circulante e na expressão do receptor do GH nos tecidos periféricos, o que seria em parte desencadeado por citocinas. Com a diminuição da retroalimentação negativa nesta fase da doença crítica, ocorre o aumento na secreção do GH, tanto pelo aumento na intensidade e freqüência dos picos de secreção deste hormônio, muito importantes para suas funções metabólicas, como também pelo aumento da secreção entre os pulsos. Assim, pelo menos na fase aguda, o aumento dos efeitos antagonizadores à insulina e dos lipolíticos, diretos do GH, com maior disponibilização de substrato como glicose e ácido graxos livres, seria compatível com uma resposta apropriada do eixo do GH na luta pela sobrevivência.

Durante um internamento prolongado, entretanto, ocorre reversão parcial dessa resistência e diminuição dos níveis de GH.[14] Essa redução ocorre por supressão da fração pulsátil do hormônio, enquanto a liberação não-pulsátil do GH permanece elevada. Porém, nas duas fases da doença crítica, permanecem diminuídas as concentrações do IGF-1 (fator de crescimento semelhante à insulina),[15] mediador dos efeitos somatotróficos e indiretos do GH, e das IGFBP-3 dependentes do GH, proteínas ligadoras de IGF e reguladoras da sua bioatividade.

Na fase crônica do estresse observa-se grande resposta hipofisária do GH a secretagogos do GH,[16] substâncias sinteticamente produzidas com capacidade de liberação do GH semelhante à do hipotálamo. Isto demonstra a habilidade dos somatotrofos hipofisários para secretar GH, posicionando a origem do hipossomatotrofismo relativo como hipotalâmica. Esse hipossomatotrofismo cursa com marcadores de alteração no anabolismo, como a diminuição na leptina, na osteocalcina e no próprio IGF-1, que contribuiriam para a síndrome de consumo nestes pacientes.

Entretanto, um estudo com a administração de doses farmacológicas de GH, em pacientes com doença crítica prolongada, mostrou um aumento na morbidade e mortalidade,[17] o que desencorajou outras tentativas. Neste caso, doses altas de GH podem ter sido administradas na fase em que esses níveis já se encontrariam diminuídos. Acredita-se ainda que os efeitos colaterais de drogas como a dopamina, que afetam os níveis circulantes da maior parte dos hormônios da hipófise anterior, podem ter colaborado para confundir os resultados destes e de outros estudos.

Da mesma forma, a eficácia da infusão de IGF-1 na inibição da quebra de proteínas e no estímulo da síntese protéica foi reduzida com a administração prolongada.[18] A sugestão de que a administração direta de GH ou do IGF-1 não permitiria a inibição fisiológica do eixo hipotalâmico ou os ajustes periféricos de responsividade ao hormônio levou a estudos nos quais se usou a infusão de secretagogos do GH. Estudos preliminares sugerem melhora na liberação pulsátil do GH durante a doença crítica e manutenção da atividade hormonal periférica do GH no tratamento com estes secretagogos, o que pode constituir uma alternativa para esse tipo de reposição, no futuro.

EIXO TIREOIDIANO

Virtualmente, todos os pacientes criticamente doentes apresentam níveis reduzidos de triiodotironina (T_3)[19] e de 40% a 50% também apresentam redução nos níveis de tiroxina (T_4). O T_3 é praticamente responsável pela atividade biológica dos hormônios tireoidianos (HT) e seu nível cai precocemente depois de um estresse físico grave, refletindo a gravidade da doença e correlacionando-se inversamente com a mortalidade.[20] A redução nos níveis de T_3 decorre da reduzida conversão extratireoidiana de T_4 a T_3, em função da diminuição da atividade da desiodase tipo 1, e pela produção aumentada de T_3 reverso (rT_3), o qual é biologicamente inativo e resulta da indução da desiodase tipo 3. Glicocorticóides, amiodarona e contrastes radiológicos iodados podem ainda contribuir para a reduzida conversão periférica dos HT nestes pacientes.

Em condições normais, a retroalimentação negativa dos HT levaria ao aumento na secreção de TSH (hormônio estimulante da tireóide ou tireoestimulante) pela hipófise, produzido sob o controle do TRH (hormônio liberador de tireotrofina), de origem hipotalâmica. No caso do paciente criticamente doente, entretanto, os baixos níveis de T_3 e T_4 podem estar associados a alterações na secreção e baixos níveis de TSH, como detalhado a seguir, constituindo a síndrome da doença não-tireoideana.[21]

Síndrome do T_3 baixo

A síndrome do T_3 baixo é a forma mais comum de alteração no eixo tireoidiano no paciente criticamente doente e ocorre em até 70% dos pacientes hospitalizados por uma doença grave, geralmente nas primeiras 24 horas. Nessa situação, os níveis de T_3 encontram-se diminuídos, porém os níveis de T_4 livre e T_4 total encontram-se geralmente normais.[22] Reconhece-se, entretanto, que os métodos usualmente utilizados para dosagem de T4 livre não têm especificidade diagnóstica absoluta na avaliação de pacientes com doença crítica. Os níveis médios de TSH são normais, mas o perfil de TSH é afetado, com ausência do pico noturno normal do TSH.

Síndrome do T_3 e do T_4 baixos

Menos comum que a deficiência isolada de T_3, a síndrome do T_3 e do T_4 baixos é ainda assim referida em até 50% dos pacientes que são admitidos nas UTIs. A redução concomitante nos níveis de T_4 parece relacionada com uma doença sistêmica mais grave ou prolongada. Mas, apesar de os níveis totais de T_4 estarem diminuídos, os níveis de T_4 livre estão geralmente normais ou até mesmo elevados nesta situação, embora possam estar diminuídos em pacientes tratados com dopamina ou corticosteróides.[23]

Síndrome do T_3, T_4 e TSH baixos

O achado de níveis de TSH baixos ou indetectáveis com níveis de T_3 e T_4 baixos sugere uma doença mais grave, mas deve ser novamente ressaltado que pode decorrer da administração de corticosteróides ou dopamina. Sugere ainda uma resposta hipofisária alterada aos HT, podendo ser observadas elevações nesses níveis, por ocasião da recuperação de um paciente com doença crítica, que provavelmente refletiriam a restauração da resposta hipotalâmica-hipofisária normal aos baixos níveis de HT.

Os mecanismos propostos para essas síndromes incluem a diminuição da produção de HT, baixas concentrações de globulina ligadora dos hormônios tireoidianos (TBG) e a inibição do transporte, do metabolismo e da ligação hormonal dos HT por ácidos graxos livres e bilirrubina.

Podem estar ainda envolvidos na patogênese, as citocinas, incluindo as interleucinas 1 (IL-1) e 6 (IL-6) e o fator de necrose tumoral-α (TNF).[24] As citocinas são capazes de mimetizar as alterações no eixo tireoidiano induzidas pelo estresse agudo, entretanto, seu antagonismo não restaura a disfunção do eixo tireoidiano. O efeito das citocinas também é menos provável na fase crônica do estresse, quando seus níveis diminuem bastante.

A existência de um quadro que consiste de valores simultaneamente baixos de T_3, T_4 e TSH, em pacientes criticamente doentes, implica em uma nova interpretação para estes achados, que não a do hipotireoidismo secundário (hipofisário) ou terciário (hipotalâmico). Alguns autores, inclusive, recomendam nestes casos a dosagem do rT_3, considerando-se que, exceto na presença de insuficiência renal, a diminuição do nível de rT_3 indicaria a necessidade de investigação de uma etiologia para o hipotireoidismo. Entretanto, a dosagem de rT_3 não costuma estar rapidamente disponível, nem é universalmente aceita como importante nesta situação.[25]

Como se reconhece atualmente que apenas casos graves de hipotireoidismo exigiriam tratamento de emergência, seu reconhecimento acaba sendo relativamente simples, na presença de níveis de TSH de no mínimo 20 mU/l, de baixos níveis de T_4 livre e T_4 total e de um bócio ou de anticorpos antitireoidianos. Na prática, um valor anormal de T_4 livre em paciente hospitalizado deve ser confirmado pela medição do T_4 total e apenas se ambos estiverem anormais, na mesma direção, deve-se considerar a existência de uma alteração tireoidiana.[26] Por fim, recomenda-se que esses testes de função tireoidiana, em pacientes com doença não-tireoidiana aguda ou crônica, sejam realizados apenas quando houver sinais inequívocos de disfunção da tireóide.

Tem sido sugerido que baixas concentrações de HT nos pacientes criticamente doentes seriam uma resposta fisiológica ao estresse em pacientes francamente catabólicos. Todavia, na síndrome do T_3 baixo e do T_3 e T_4 baixos, a magnitude da deficiência do HT tem sido associada à gravidade da doença e à mortalidade após a admissão na UTI, pelo que poderiam representar uma resposta mal adaptativa, que ameaçaria a função tissular. Mas em um estudo prospectivo e randomizado para determinar os efeitos do tratamento com T_4 endovenoso nessa situação, foi observada uma mortalidade mais precoce no grupo tratado, concluindo-se que tal intervenção pode ter sido prejudicial à recuperação da função tireoidiana, pela inibição da secreção de TSH.[27]

A resposta definitiva a esta questão parece não estar próxima, no entanto, não só em decorrência do número limitado de estudos como pela dificuldade de interpretação dos dados deles originados, considerando-se as múltiplas intervenções e situações de estresse simultâneo. De qualquer modo, a decisão mais lógica no tratamento desses pacientes seria a reposição com T_3 e não T_4, considerando-se a dificuldade de conversão de T_4 em T_3 nessa situação.[28] Nesses casos, existiria a preocupação com o efeito pró-arritmogênico do T_3 em pacientes anestesiados e com aumento da demanda de oxigênio por um miocárdio que eventualmente apresente lesão coronariana.

Outros autores postulam que, tendo em vista a hipoatividade uniforme dos eixos hipotalâmico-hipofisários, a administração de fatores liberadores como do eixo gonadal e tireoidiano simultaneamente, quando disponíveis, poderia induzir um efeito anabólico muito mais pronunciado.[3]

Por fim, a dosagem de T_3 (livre ou total) elevado é um indicador útil de hipertireoidismo em pacientes criticamente doentes, embora níveis normais ou baixos de T_3 não afastem o diagnóstico.

EIXO GONADAL E PROLACTINA

Os níveis de testosterona, o mais importante esteróide anabolizante e promotor da síntese de músculo esquelético, caem imediatamente em situações de estresse agudo. Isto poderia novamente corresponder ao esforço do organismo em concentrar o consumo de energia em funções de preservação da vida. Acredita-se ainda que a queda nos níveis de testosterona possa ser devida à supressão da produção de testosterona pelas células de Leydig por citocinas, uma vez que os níveis de LH, o estimulante hipofisário da produção, encontram-se aumentados nessa fase.

Na fase crônica do estresse, as concentrações de LH tornam-se suprimidas e os níveis de testosterona caem mais ainda. Este hipogonadismo hipogonadotrófico transitório é bastante comum em pacientes criticamente enfermos,[29] porém a avaliação do eixo gonadal não costuma ser considerada útil, uma vez que a eficácia e a segurança da administração de androgênios a esses pacientes não está ainda estabelecida.

As concentrações de estradiol têm sido encontradas baixas ou elevadas, mas ocorre diminuição nos níveis da globulina ligadora dos hormônios sexuais, o que aumentaria a quantidade de estradiol biodisponível.

De maneira análoga ao GH, situações de estresse agudo resultam em níveis elevados de prolactina, com potenciais efeitos estimulantes da imunidade.[30] Com a cronificação do estresse, ocorre redução da fração pulsátil e diminuição nos níveis de prolactina.

HIPERGLICEMIA

O aumento da glicemia observado na fase aguda da doença crítica, mesmo em pacientes sem diagnóstico de *diabetes mellitus*, tem sido atribuído, por um lado, ao aumento na glicogenólise hepática decorrente de níveis aumentados de glucagon, cortisol, hormônio de crescimento e catecolaminas. Por outro lado, seria devido ao quase desaparecimento da captação de glicose estimulada pelo exercício, em função da imobilização dos pacientes criticamente doentes e à inibição da captação de glicose estimulada pela insulina, a qual é impedida pela inibição do transportador-4 (GLUT-4) e da atividade da glicogênio sintetase.[31]

Pesquisas recentes sugerem que o controle glicêmico estrito pode ser particularmente benéfico no choque séptico.[32] Mecanismos pelos quais a hiperglicemia do diabetes predispõe à infecção incluem a inibição da liberação de IL-1 pelos macrófagos e de radicais livres de oxigênio pelos neutrófilos. A hiperglicemia pode também prejudicar a fagocitose pelos macrófagos.[33] Concordante com estas afirmações, foi observado que a manutenção da normoglicemia durante a doença crítica pode reduzir, para quase metade, a incidência de bacteremia, prevenindo largamente a mortalidade associada à sepse.

O controle glicêmico também seria um fator estimulante da imunidade, conforme demonstrado pela melhora na capacidade de eliminar invasores bacterianos em um novo modelo animal com doença crítica prolongada. Também tem sido demonstrado que o tratamento intensivo com insulina em pacientes criticamente doentes evita a inflamação excessiva, provavelmente por supressão da secreção e antagonismo dos efeitos deletérios do TNF, do fator inibidor da migração de macrófagos e do ânion superóxido.[34]

Além disso, tanto o *diabetes mellitus* como a doença crítica são estados de hipercoagulabilidade. Considerando-se então os significativos efeitos preventivos da terapia intensiva com insulina sobre a sepse, falência de múltiplos órgãos e mortalidade, supõe-se que um balanço favorável entre coagulação e fibrinólise seja instalado.

Mas a hiperglicemia em pacientes criticamente doentes era tratada apenas quando se tornava excessivamente elevada, até que um estudo publicado em 2001[35] indicou o benefício do tratamento intensivo da hiperglicemia em UTI. Este importante estudo analisou o controle estrito da glicemia em 1.548 pacientes cirúrgicos com e sem diabetes, sob ventilação mecânica, e foi encerrado após 1 ano por ter sido observada uma redução de 43% no risco de mortalidade do grupo tratado intensivamente com insulina (P = 0,036 após correção) e uma redução de 34% na mortalidade hospitalar (P = 0,005). O efeito foi particularmente observado em pacientes com doença crítica prolongada, entre os quais a mortalidade foi reduzida de 20,2% para 10,6%, sendo reduzida de 21% para 14% no subgrupo de pacientes tratados por no mínimo 3 dias.

Tratou-se de um estudo no qual era praticamente impossível o cegamento dos pesquisadores, pois a maior parte dos pacientes tinha sido submetida a cirurgia cardíaca, realizada em um único centro onde freqüentemente se administra nutrição parenteral a pacientes criticamente enfermos. Apesar destas reconhecidas limitações, era praticamente impossível ignorar os resultados encontrados e o controle agressivo da glicemia, tanto em diabéticos como em não-diabéticos, foi amplamente adotado em UTIs de todo o mundo, tornando-se inclusive referencial de qualidade de atendimento. Questionava-se então se estas recomendações poderiam ser estendidas a pacientes mais jovens e se eventualmente não deveriam ser instituídas até mesmo nas dependências do Serviço de Emergência, quando é esperado um atraso substancial no acesso a um leito de UTI e desde que uma adequada monitoração da glicemia pudesse ser assegurada.

Potenciais problemas relacionados à monitoração glicêmica de pacientes em choque vêm sendo estudados e já foram previamente revisados pela autora do referido estudo.[36] Estes problemas incluem erros operador-dependentes, como os relacionados ao tamanho e à colocação da amostra de sangue nas tiras reagentes, mãos contaminadas por glicose ou produtos como acetona, armazenamento inapropriado das tiras, utilização de tiras fora do prazo de validade, horários inadequados dos testes. Alguns glicosímetros atuais incluem a troca do *chip* a cada embalagem de fitas usada, outro motivo pelo qual se recomenda a demonstração de competência dos profissionais em todos os glicosímetros utilizados no serviço, duas vezes no primeiro ano e uma vez ao ano, nos anos seguintes.

Especificamente em relação ao paciente em choque, algumas situações receberam especial consideração, enquanto em alguns estudos o pequeno número de pacientes em choque impediu sua análise. Medidas da glicemia capilar em tiras reagentes, com leituras através de glicosímetros, podem ser imprecisas em pacientes gravemente hipotensos, valores especialmente baixos e altos de hematócrito podem superestimar ou subestimar as medidas de glicose e há necessidade de precaução quando é realizado o atendimento de pacientes críticos com acidemia, alcalemia ou estado ácido-base variável. Do ponto de vista prático, recomenda-se que uma amostra inicial de sangue arterial ou venoso seja encaminhada ao laboratório do hospital para dosagem da glicose, ao mesmo tempo em que é feita uma dosagem da glicemia por glicosímetro. Havendo alto grau de concordância entre ambos os valores (até 18,0 mg/dl, com uma concentração de glicose abaixo de 108,0 mg/dl e até 36,0 mg/dl, em concentrações mais elevadas), a forma de medição seria provavelmente aceitável. Se o teste inicial ou repetido demonstra uma concentração de glicose limítrofe baixa (p. ex., abaixo de 90,0 mg/dl), então uma avaliação laboratorial convencional deveria ser obtida e seguida posteriormente.

Mais recentemente, foi publicada a segunda parte do estudo sobre a terapia intensiva com insulina em UTI, desta vez em pacientes não-cirúrgicos.[37] Neste estudo foi demonstrada uma significativa redução na morbidade, porém sem qualquer redução na mortalidade. O resultado mais preocupante, entretanto, parece ter sido a mortalidade aumentada nos pacientes do grupo em terapia intensiva com insulina, que permaneceram na UTI por menos de 3 dias. Estes dados são concordantes com os do estudo VISEP,[38] um estudo que previa a randomização de 600 indivíduos com sepse grave, médica ou cirúrgica, e que teve de ser interrompido após o recrutamento de 488 indivíduos. A interrupção deveu-se aos freqüentes episódios de hipoglicemia, no grupo em terapia intensiva, em relação aos alocados para terapia convencional com insulina, além da ausência de diferença na mortalidade. O editorial que acompanhou o estudo[39] sugere, muito apropriadamente, que, neste momento, o mais indicado seria administrar insulina para alcançar valores de glicemia inferiores a 150 mg/dl, pelo menos durante os 3 primeiros dias na UTI, uma vez que não se pode prever a permanência do paciente na UTI por ocasião da sua admissão. Se a doença crítica persistir por mais que 3 dias, o objetivo de glicemia entre 80 e 110 mg/dl poderia então ser considerado. De qualquer modo, o mais indicado neste momento parece ser implementar o controle intensivo da glicemia que seja possível e seguro ao local onde será implementado, enquanto se aguarda o resultado de grandes estudos em andamento.

REFERÊNCIAS BIBLIOGRÁFICAS

1. Soni A, Pepper GM, Wyrwinski PM, et al. Adrenal insufficiency occurring during septic shock: incidende, outcome, and relationship to peripheral cytokine level. *Am J Med* 1995;98:266.
2. Zipser RD, Davenport MW, Martin KL, et al. Hyperreninemic hypoaldosteronism in the critically ill: a new entity. *J Clin Endocrinol Metabol* 1981;53:867.
3. Berghe GV, Vanhorebeek I. The neuroendocrine response to critical illness is a dynamic process. *Crit Care Clin* 2006;22:1.
4. Parker LN, Levin ER, Lifrak ET. Evidence for adrenocortical adaptation to severe illness. *J Clin Endocrinol Metabol* 1985;60:947.
5. Briegel J, Scheelling G, Haller M, et al. A comparison of the adrenocortical response during septic schock and after complete recovery. *Intensive Care Med* 1996;22:894.
6. Lamberts SWJ, Bruning HA, De Jong FH. Corticosteroid therapy in severe illness. *N Engl J Med* 1997;337:1285-92.
7. Marik PE, Zaloga,GP. Adrenal insufficiency in the critically-ill: a new look at an old problem. *Chest* 2002;122:1784.
8. Burke CW. Adrenocortical insufficiency. *Clin Endocrinol Metab* 1985;14:947-976.
9. Streeten DHP. What test for hypothalamic-pituitary-adrenocortical insufficiency? *Lancet* 1999;354:179.
10. Schein RMH, Sprung CL, Marcial E. Plasma cortisol levels in patients with septic shock. *Crit Care Med* 1990;18:259-63.
11. Annane D, Sebille V, Charpentier C. Effect of treatment with low doses of hydrocortisone and fludrocortisone on mortality in patients with septic shock. *JAMA* 2002;288:862-871.
12. Minneci PC, Deans KJ, Banks SM, et al. Meta-analysis: the effect of steroids on survival and shock during sepsis depends on the dose. *Ann Intern Med* 2004;141(1):47-56.
13. Ross R, Miell J, Freeman E, et al. Critically ill patients have high basal growth hormone levels with attenuated oscillatory activity associated with low levels of insulin-like growth factor-I. *Clin Endocrinol* 1991;35(1):47-54.

14. Baxter RC, Hawker FH, To C, et al. Thirty-day monitoring of insulin-like growth factor and their binding proteins in Intensive Care Unit patients. *Growth Horm IGF Res* 1998;(6):455-63.
15. Van den Berghe G. Dynamic neuroendocrine responses to critical illness. *Front Neuroendocrinol* 2002;23(4):370-91.
16. Van den Berghe G, de Zegher F, Veldhuis JD, et al. The somatotropic axis in critical illness: effect of continuous growth hormone (GH)-releasing hormone and GH-releasing peptide-2 infusion. *J Clin Endocrinol Metab* 1997;82(2):590-9.
17. Takala J, Ruokonen E, Webster NR, et al. Increased mortality associated with growth hormone treatment in critically ill adults. *N Engl J Med* 1999;341(11):785-92.
18. Russell-Jones DL, Umpleby AM, Hennessy TR, et al. Use of a leucine clamp to demonstrate that IGF-I actively stimulates protein synthesis in normal humans. *Am J Physiol* 1994;267:E591-8.
19. Wartofsky L, Burman KD. Alterations in thyroid function in patients with systemic illness: the "euthyroid sick syndrome". *Endocr Rev* 1982;3:164-21.
20. Maldonado LS, Murata GH, Hershman JM, Braunstein GD. Do thyroid function tests independently predict survival in the critically ill? *Thyroid* 1992;2:119-23.
21. Chopra IJ. Clinical review 86. Euthyroid sick syndrome: is it a misnomer? *J Clin Endocrinol Metab* 1997;82:329-34.
22. Van den Berghe G. Novel insights into the endocrinology of critical illness. *Eur J Endocrinol* 2000;143:1-13.
23. Van den Berge G, de Zegher F, Lauwers P. Dopamine and the sick euthyoird syndrome in critical illness. *Clin Endocrinol* 1994;41:731-7.
24. Papanicolaou DA. Euthyroid sick syndrome and the role of cytokines. *Rev Endocr Metab Disord* 2000;1:43-8.
25. Burmeister LA. Reverse T3 does not reliably differentiate hypothyroid sick syndrome from euthyroid sick syndrome. *Thyroid* 1995;5:435-41.
26. Burman KD, Wartofsky L. Thyroid function in the Intensive Care Unit setting. *Crit Care Clin* 2001;17:43-57.
27. Brent GA, Hershman JM. Thyroxine therapy in patients with severe nonthyroidal illness and low serum thyroxine concentration. *J Clin Endocrinol Metabol* 1986;62:1.
28. Weiss RE, Refetoff S. Thyroid disease. In: *Principles of critical care*. New York: The McGraw-Hill Companies, 2005.
29. Woolf PD, Hamill RW, McDonald JV, et al. Transient hypogonadotropic hypogonadism caused by critical illness. *J Clin Endocrinol Metab* 1985;60(3):444-50.
30. Russell DH. New aspects of prolactin and immunity: a lymphocyte-derived prolactin-like product and nuclear protein kinase C activation. *Trends Pharmacol Sci* 1989;10(1):40-4.
31. Watt MJ, Howlett KF, Febbraio MA, et al. Adrenaline increases skeletal muscle glycogenolysis, pyruvate dehydrogenase activation and carbohydrate oxidation during moderate exercise in humans. *J Physiol* 2001;534:269-278.
32. McCowen KC, Malhotra A, Bistrian BR. Stress-induced hyperglycemia. *Crit Care Clin* 2001;17:107-24.
33. Virkamaki A, Yki-Jarvinen H. Mechanisms of insulin resistance during acute endotoxemia. *Endocrinology* 1994;134:2072-2078.
34. Damas P, Reuter A, Gysen P, et al. Tumor necrosis factor and interleukin-1 serum levels during severe sepsis in humans. *Crit Care Med* 1989;17:975-978.
35. Van den Berghe G, Wouters P, Weekers F, et al. Intensive insulin therapy in critically ill patients. *N Engl J Med* 2001,345:1359-1367.

36. Rea R. Monitorização Glicêmica em UTI. In: *Monitorização em UTI.* Rio de Janeiro: Livraria e Editora Revinter, 2004.
37. Van den Berghe G, Wilmer A, Hermans G, et al. Intensive insulin therapy in the medical ICU. *N Engl J Med* 2006;354:449-61.
38. Brunkhorst FM, Kuhnt E, Engel C, Meier-Hellmann A, Ragaller M, Quintel M, el al. Intensive insulin therapy in patient with severe sepsis and septic shock is associated with an increased rate of hypoglycemia – results from a randomized multicenter study (VISEP). *Infection* 2005;33:19-20.
39. Malhotra A. Intensive insulin in intensive care. *N Engl J Med* 2006;354:516-18.

4

Microcirculação nos Estados de Choque

Fernando Suparregui Dias
Sergio Henrique Loss

MICROCIRCULAÇÃO NORMAL

A principal função do sistema circulatório ocorre na microcirculação, onde se dá o transporte de nutrientes para os tecidos e a remoção imediata das escórias do metabolismo. O fluxo sanguíneo para cada sistema ou órgão é determinado pelas arteríolas, que têm seu diâmetro controlado pelas condições metabólicas da área que suprem. Assim, cada sistema ou órgão controla seu próprio fluxo, de acordo com suas necessidades.[1] Entretanto, não basta simplesmente haver suprimento de oxigênio para um órgão como um todo, sendo necessário que haja uma distribuição de acordo com as necessidades de cada um dos seus segmentos.[2]

Do ponto de vista morfológico, a microcirculação está organizada para atender às demandas de cada sistema em particular. As arteríolas possuem uma camada muscular espessa, com um diâmetro que pode aumentar várias vezes, ao passo que as vênulas têm uma camada muscular mais frágil e um calibre maior. O interior de um capilar interage com o meio através de pequenas fendas, as quais estão adaptadas às características de cada tecido. Por exemplo, no cérebro, as junções entre as células que compõem os capilares são apertadas, permitindo a passagem apenas de água, oxigênio e gás carbônico, através do tecido cerebral. No fígado ocorre o oposto. As fendas nos capilares são maiores e permitem a passagem de toda a substância dissolvida no plasma, incluindo proteínas.[1]

O fluxo sanguíneo através dos capilares é feito de modo intermitente, em função da sua abertura e fechamento, em decorrência da contração intermitente das metarteríolas e dos esfíncteres pré-capilares. Este processo de abertura e fechamento é chamado de vasomotricidade, e o seu principal fator determinante é a concentração de oxigênio nos tecidos.[1,3]

O interior vascular é recoberto por uma parede fina de células rombóides, conhecida como endotélio, o qual, até meados da década de 1960, era considerado apenas uma barreira não-trombogênica relativamente inerte.[4] Hoje, sabemos que as células endoteliais exercem importantes funções, incluindo: controle da coagulação;[5] regulação da migração de leucócitos entre os tecidos;[5,6] modulação do fluxo na microcirculação, através do controle do tônus vascular;[5,7] manutenção da pressão arterial, através dos seus efeitos nas arteríolas; controle da permeabilidade vascular[5] e do balanço entre a produção de mediadores pró e antiinflamatórios.[7] Estas ações são mais bem dimensionadas quando verificamos que a extensão do endotélio é superior à área da superfície cutânea. Também são mais proeminentes em nível microvascular, onde a área da superfície endotelial, em relação à unidade da volemia é duas a 3 vezes maior que em vasos de maior calibre. Em outros termos, o endotélio exerce suas mais importantes funções no segmento vascular denominado microcirculação e a sua disfunção é um dos mais importantes elementos na patogenia da sepse.[2,7-9] O endotélio é fonte e alvo da inflamação na sepse[4] e tem um papel central na ampliação da resposta inflamatória e promoção de um ambiente de favorecimento à coagulação.[5,7,8] De maneira igualmente importante, está em íntimo contato com órgãos sólidos, desempenhando papel central na gênese da disfunção orgânica múltipla.[7,8,10]

Técnicas não-invasivas de imagem e avaliação do fluxo na microcirculação foram desenvolvidas recentemente. Imagens podem ser adquiridas por espectro de polarização ortogonal, no qual a luz polarizada é emitida para iluminar a área de interesse, com produção de imagens de alto contraste da microcirculação.[11] Com essa técnica, têm sido observadas alterações como diminuição da densidade vascular, vasos com perfusão parcial ou totalmente interrompida e heterogeneidade entre segmentos de perfusão. Importantemente, há uma correlação positiva entre intensidade da alteração de fluxo e desfecho clínico.[12,13] No choque cardiogênico, essa técnica de estudo da microcirculação mostrou claramente o predomínio da vasoconstrição, além da existência de uma resposta na forma de vasodilatação ao estímulo local com acetilcolina. Este dado permite a especulação de que ajustes locais da microcirculação poderiam estar esgotados e que a tentativa agressiva de promover vasodilatação nesses pacientes pode ser benéfica. Isto, no entanto, nem sempre é exeqüível, pois a presença de hipotensão, em um grande número deles, previne tal conduta.[13] Sakr *et al.*[14] demonstraram que a persistência de alterações no fluxo da microcirculação está associada a disfunção múltipla de órgãos e sistemas e morte, em pacientes com choque séptico. Um fator gerador de maior confusão consiste no fato de que os parâmetros macro-hemodinâmicos (pressão arterial média e freqüência cardíaca) não se alteram significativamente em muitos pacientes com anormalidades importantes de fluxo microcirculatório, de tal maneira que, se houver espera por anormalidades notáveis nesse nível de monitorização, a atuação provavelmente será tardia.[15]

FISIOLOGIA ENDOTELIAL

Fluxo de nutrientes na microcirculação

A passagem passiva de elementos celulares e fluidos entre a corrente sanguínea e o tecido é limitada pelo subendotélio, o que faz com que o fluxo através do endotélio seja apenas 0,05% do débito cardíaco.[4] Os determinantes do movimento de fluidos através da barreira vascular-intersticial (endotélio) são até hoje baseados nos princípios de Starling, que atestou, em 1896, que transudação e reabsorção são determinadas pela pressão hidrostática intracapilar e pela pressão oncótica sérica, respectivamente.[16] Esse é o modelo que basicamente explica o mecanismo que evita a geração de edema. Contudo, alguns estados patológicos quebram esse controle, primariamente em nível local (p. ex., foco infeccioso) e depois, globalmente (ação sistêmica característica da sepse), o que possibilita a passagem de grandes moléculas através das fendas existentes entre as células endoteliais e o conseqüente acúmulo de proteínas no interstício, o que determina o surgimento de edema. O substrato para essas modificações envolve o surgimento de produtos bacterianos, acúmulo de leucócitos e compostos gerados pelo sistema imune, além do próprio estado hiperdinâmico que se instala, já que a presença de um fluxo intracapilar aumentado também lesa o endotélio.[17-19] Tanto na sepse experimental como na clínica, o fluxo sanguíneo torna-se heterogêneo entre diferentes órgãos ou sistemas e até em um mesmo órgão. Essa alteração na distribuição do fluxo acredita-se ser provocada pela alteração na regulação vascular, decorrente da presença de mediadores inflamatórios, como as citocinas e o óxido nítrico. As unidades microvasculares podem tornar-se hipóxicas, levando a um déficit na extração de oxigênio, característico da sepse.[20]

O principal modo pelo qual um nutriente passa do plasma para o líquido intersticial, e vice-versa, é através da difusão. Ela resulta do movimento térmico das moléculas de água e das substâncias dissolvidas no plasma, além de íons, os quais se movem em todas as direções.[1] O oxigênio é transportado dentro da microcirculação por convecção (no sangue) e difusão (movimento livre ou combinado de moléculas de oxigênio). A convecção é o modo pelo qual uma quantidade significativa de oxigênio pode se mover rapidamente através de distâncias macroscópicas, enquanto a difusão é o meio de distribuição do oxigênio na microvasculatura.[21] O estímulo adrenérgico aumenta o tônus na microcirculação e é mediado pela diminuição na produção de ciclooxigenase, o que faz com que haja um aumento da sensibilidade desses vasos à noradrenalina. Quando há diminuição nos níveis de oxigênio, ocorre relaxamento vascular, o qual é mediado por prostaglandinas. Quando as concentrações de oxigênio se elevam, a produção de leucotrienos aumentará o tônus vascular e diminuirá o fluxo sanguíneo.[4] Assim, elementos gerados localmente (fatores intrínsecos) e outros produzidos à distância e que interferem com o fluxo sanguíneo local (fatores extrínsecos) compartilham da regulação do fluxo regional. Isto é importante, já que as terapêuticas adotadas em pacientes com perturbação no fluxo regional secundário à sepse ou choque séptico podem contribuir para piorar a perfusão e aumentar a disoxia tecidual, como no uso de vasopressores em pacientes não adequadamente ressuscitados.[22]

Função vasomotora

Como uma fração importante da pressão arterial total é dissipada no nível das arteríolas, esse segmento da microcirculação forma os chamados vasos de resistência. Esses vasos controlam o fluxo dentro e entre os órgãos, sob a influência de fatores extrínsecos. Os fatores intrínsecos têm um papel muito importante no equilíbrio da função vasomotora, como na auto-regulação da pressão e do fluxo e participação na ocorrência das hiperemias reativa e funcional.[23]

Provavelmente, os grandes avanços na fisiologia endotelial são a descoberta e a caracterização dos fatores vasoativos derivados do endotélio. São conhecidas inúmeras famílias de substâncias que estão associadas com a resposta vasomotora do endotélio: eicosanóides, óxido nítrico, radicais livres de oxigênio, endotelinas e angiotensina, entre outros.[4,7]

Os *eicosanóides,* que compreendem as prostaglandinas (PG), tromboxanos (TX) e leucotrienos (LT), são um grupo de lipídios biologicamente ativos derivados do ácido araquidônico (AA). Após sua síntese, o AA é metabolizado por inúmeras oxigenases, incluindo as ciclooxigenases e lipooxigenases. Pela rota da ciclooxigenase formam-se as PG e os TX e pela via da lipooxigenase, os LT.[24] A PGI_2 foi descoberta em 1976, a partir de estudos que documentaram sua síntese pelas células endoteliais. Subseqüentemente, foi demonstrada sua potente ação antiadesiva plaquetária, vasodilatadora e pró-fibrinolítica.[4,25] A PGI_2 age nas células da musculatura lisa, através da adenilciclase. Nas plaquetas, promove aumento nas concentrações de adenosina monofosfato cíclico (AMPc), inibindo a adesão e a síntese de substâncias vasoconstritoras e pró-agregantes, como o TXA_2, adenosina difosfato (ADP) e serotonina.[4] Reflexamente à produção de PGI_2, as células endoteliais também produzem TXA_2, um potente bronco e vasoconstritor que promove a agregação plaquetária,[4,24] além de inibir a quimiotaxia dos monócitos e estimular a mitogênese das células da musculatura lisa.[24] Os outros derivados do ácido araquidônico são os leucotrienos. Através da ação do LTB_4, provocam quimiotaxia dos neutrófilos, aderência dos polimorfonucleares e produção de RLO_2. Os outros membros são o LTC_4, LTD_4 e LTE_4, conhecidos como sulfidopeptídeos, que promovem vasoconstrição renal, pulmonar e coronariana, diminuem o débito cardíaco e aumentam a permeabilidade capilar.[24]

Quatro anos após a descoberta da PGI_2, Furchgott e Zawadzki[26] demonstraram que o relaxamento vascular era mediado por um fator endotélio-dependente, não-prostanóide, mais tarde chamado de *fator relaxante derivado do endotélio* (FRDE), o qual, em 1986, foi considerado como sendo o *óxido nítrico* (ON). O ON é sintetizado pela conversão da L-arginina em citrulina por pelo menos duas enzimas, a óxido nítrico-sintase (ONS) constitutiva (cONS) e a induzível (iNOS).[4] As formas constitutivas da ONS são expressas nos neurônios (nONS) e nas células do endotélio vascular (eONS), ao passo que a iNOS, como o próprio nome indica, é induzida por diversas citocinas nos macrófagos e várias outras células, como hepatócitos, células da musculatura lisa e da glia.[27,28] O ON tem potente ação vasodilatadora e detém um importante papel na hiporresponsividade das arteríolas aos agentes vasoativos[4,8] e inibe a agregação plaquetária.[4]

As células endoteliais contêm xantino desidrogenase e xantino oxidase. Os RLO_2 produzidos ou transferidos do espaço extracelular são reduzidos pela superoxidodismutase (SOD), catalase e glutationa das células endoteliais. Os radicais superóxidos podem induzir vasodilatação de inúmeros leitos vasculares, o que se acredita seja mediado pela produção de prostaciclina a partir das células endoteliais. Fisiologicamente, o balanço existente entre a produção de PGI_2/TxA_2 e ON/RLO_2 é que permite a manutenção do tônus vascular.[4]

A capacidade do endotélio em produzir substâncias vasoconstritoras foi estabelecida em 1988, quando Yanagisawa *et al.*[29] relataram a descoberta do polipeptídeo endotelina-1. Atualmente, sabe-se que existe uma família de endotelinas que são consideradas os mais potentes vasoconstritores já identificados.[4] Entre as principais ações das endotelinas, destacam-se: (a) vasodilatação e hipotensão inicial, seguida de vasoconstrição potente e efeito hipertensor sustentado, inotropismo e cronotropismo miocárdicos positivos e vasoconstrição coronariana; (b) aumento da resistência vascular renal, redução do fluxo plasmático renal e aumento da absorção de sódio, em função dos efeitos hemodinâmicos; (c) aumento dos níveis plasmáticos de catecolaminas, renina, aldosterona e fator atrial natriurético; (d) contração das células musculares lisas; e (e) efeitos pró-mitogênicos e na transcrição de genes.[30]

A angiotensina I pode ser sintetizada pelas células endoteliais e pode estimular a síntese de prostaglandinas em culturas de células. A angiotensina II é um potente vasoconstritor, formado a partir da conversão da angiotensina I pela enzima conversora da angiotensina (ECA) nas células endoteliais. A inibição da ECA produz uma diminuição da vasoconstrição mediada pela angiotensina II e potencializa a atividade da bradicinina, com aumento na produção de ON, o que resulta em diminuição no tônus vascular.[4]

Coagulação

O endotélio tem um papel importante na regulação da coagulação intravascular através de 4 mecanismos: (a) participação na separação das vias pró-coagulantes; (b) inibição das proteínas pró-coagulantes; (c) regulação da fibrinólise; e (d) produção de compostos da regulação da trombose.[4] Os mediadores inflamatórios, ao interagir com as células endoteliais, podem induzir a coagulação através da produção de vários co-fatores, incluindo o fator V, o fator VIII e o fator tecidual.[4,7]

A trombina é a principal enzima do sistema de coagulação. Catalisa a conversão de fibrinogênio em fibrina, além de possuir propriedades pró-coagulantes. Por outro lado, também apresenta atividade anticoagulante, a qual ocorre através da interação com a via da proteína C, fenômeno conhecido como paradoxo da trombina. Sua ação na coagulação é dependente de sua concentração sérica (Fig. 4-1).[31]

O balanço entre atividade pró-coagulante e anticoagulação, em nível endotelial, é regulado por inúmeros elementos. O fator tecidual é uma enzima pró-coagulante sintetizada pelo endotélio e encontrada principalmente no su-

	Concentração		Efeito	
	↑	→	Ativação da proteína C	→ Anticoagulação
Trombina	↑↑	→	Formação de fibrina	→ Coagulação
	↑↑↑	→	Ativação do TAFI	→ Antifibrinólise

Fig. 4-1. Paradoxo da trombina.

bendotélio. A produção basal de fator tecidual é baixa em comparação com a produção pelas células musculares lisas e fibroblastos. Entretanto, na presença de estímulo ou lesão, sua produção pode aumentar até 40 vezes. O endotélio exerce uma função de barreira, separando os fatores de coagulação (Fator VIIa) do fator tecidual, além de prevenir a exposição das plaquetas aos elementos pró-agregação originados no subendotélio, como o colágeno e o fator de Von Willebrand.[4]

A ativação da coagulação é inibida por 3 vias endógenas. A antitrombina III é um inibidor de serinas proteases que inativa vários fatores de coagulação. Com a trombina, forma um complexo que, quando se liga ao endotélio, inicia a síntese da prostaciclina, um inibidor da agregação plaquetária. O inibidor da via do fator tecidual é sintetizado pelas células endoteliais e inibe o fator Xa e o complexo fator VII-fator tecidual. Por último, a proteína C, a qual é sintetizada primariamente pelo fígado e também pelos rins e testículos, e circula na forma de um precursor inativo. A via da proteína C é ativada através da ligação da trombina à trombomodulina na superfície endotelial e gera a proteína C ativada, uma serina protease que forma um complexo com a proteína S, o qual inibe os fatores Va e VIIIa.[28]

Resposta inflamatória e imunológica

Em virtude da sua posição estratégica, o endotélio é um importante mediador e modulador das respostas inflamatória e imunológica. A adesão, ativação e migração celular envolvem uma interação entre as moléculas de adesão e células endoteliais, ativação de leucócitos e atividade local das citocinas.

As moléculas de adesão envolvidas nas interações das células endoteliais com os leucócitos pertencem a 3 famílias: as seletinas, que controlam a interação entre linfócitos e neutrófilos; as imunoglobulinas, incluindo os receptores dos antígenos específicos dos linfócitos T e B; e as integrinas, que são importantes na adesão plaquetária e migração celular.[4] Quando as células endoteliais são estimuladas pelas citocinas ou trombina, há expressão de ELAM-1 *(endothelial cell leucocyte adhesion molecule-1)* e ICAM-1 *(intercellular adhesion molecule-1)*. Uma vez ativadas, as células endoteliais também produzem o fator de ativação plaquetária (FAP), o qual modula a expressão das moléculas de adesão.[4,7] Essas alterações resultam em aumento na rolagem, adesão e migração dos leucócitos nos tecidos.[7]

O papel de agregados de leucócitos, sobretudo macrófagos, pode ser central no distúrbio do fluxo na microcirculação. Keller *et al.*[15] demonstraram, em modelo animal, que anormalidades do fluxo na microcirculação ocorrem tanto após trauma como em sepse, e que a junção desses 2 elementos determina piora adicional do fluxo.

A ablação de células de Kupffer (macrófagos residentes no fígado) através da administração de gadolínio prévia ao insulto se associava a menos alteração no fluxo regional (microcirculação hepática), o que confirma o seu papel amplificador de resposta inflamatória, disfunção endotelial e anormalidades nas funções da microcirculação, com geração de isquemia e disfunção orgânica.

As células de Kupffer podem causar redução da perfusão por síntese de PAF, juntamente com diminuição na produção de eicosanóides e fator de necrose tumoral, os quais determinam maior síntese de PAF. A adesão de leucócitos com o endotélio ocorre em função do ambiente inflamatório que se estabelece e sua estimulação para a expressão endotelial de seletinas que, como descrito anteriormente, são glicoproteínas que medeiam a aderência de leucócitos e determinam maior ativação do endotélio. Um dos mais importantes marcadores desse ambiente é a interleucina-6. A molécula de adesão de leucócitos ao endotélio (ELAM-1) é uma seletina somente expressa no endotélio, enquanto outras glicoproteínas, como molécula de adesão intercelular (ICAM-1) e a molécula de adesão celular vascular (VCAM-1), são expressas também em leucócitos e outras células. Muitos ensaios têm correlacionado os níveis dessas glicoproteínas com diagnóstico e desfecho de pacientes graves, não necessariamente sépticos.[10]

Contudo, é importante perceber que a inflamação deve ser uma resposta restrita, localizada, para combater a invasão bacteriana ou lesão. Deficiência ou excesso da resposta inflamatória coloca o organismo em risco.[32]

MICROCIRCULAÇÃO NO CHOQUE

Desde o início da década de 1940 havia um consenso sobre a existência de um "fator tóxico", envolvendo de alguma maneira a microcirculação, o qual era possivelmente responsável pelo desfecho fatal no colapso circulatório. O termo "tóxico" era empregado no contexto da perda de integridade capilar e considerava-se que alguns órgãos seriam mais suscetíveis do que outros.[33] Nos dias de hoje, com todo o conhecimento adquirido nas últimas décadas, a mortalidade nos estados de choque ainda é significativamente alta e está na dependência de inúmeras variáveis, que podem ser consideradas como vários "fatores tóxicos". Embora o mecanismo fisiopatológico não seja semelhante nos diferentes tipos de choque, o resultado final será sempre o mesmo, com falta de nutrientes às células e remoção insuficiente dos produtos finais do metabolismo, o que determina a disfunção orgânica e morte.

Choque hipovolêmico

No choque hemorrágico ocorre redução do volume sanguíneo efetivo circulante, o que provoca alterações cardiovasculares em maior magnitude do que se houvesse privação de água e sódio. A prioridade do organismo nesse momento é a preservação da integridade da circulação, muitas vezes à custa de sofrimento tecidual localizado. Em situações nas quais o fluxo sistêmico diminui significativamente, como no choque hemorrágico, a regulação do volume circulante torna-se a prioridade.

A constrição das arteríolas de médio calibre, em resposta ao estímulo simpático, aumenta a resistência vascular, na tentativa de restaurar a pressão arterial,[34] enquanto as arteríolas terminais podem apresentar dilatação.[35] Essa resposta é devida ao estímulo de barorreceptores, que promovem uma potente estimulação simpática, 30 segundos após a hemorragia.[36] Nessa circunstância, síntese de noradrenalina e contração das células da musculatura lisa é mediada pelos receptores alfa. No choque hipovolêmico associado ao trauma, pode haver indução da expressão de moléculas de adesão nos neutrófilos e endotélio, o que pode contribuir para a redução do fluxo.[35]

Se há progressão da hipotensão, com níveis de pressão abaixo de 50 mmHg, há estimulação do sistema nervoso central, o qual promove uma ativação simpática mais vigorosa[36] através do centro vasomotor localizado na substância reticular da medula e da ponte.[34] A redistribuição do fluxo reduz o volume vascular com o objetivo de preservar o volume sanguíneo funcional, para a manutenção da perfusão de órgãos vitais. Infelizmente, este mecanismo de compensação, se prolongado, pode comprometer a perfusão e resultar em lesão celular e disfunção orgânica.[34] A ativação de outros mecanismos para a manutenção da pressão arterial tem a participação dos rins, com a ativação do eixo renina-angiotensina-aldosterona e da hipófise e subseqüente produção de vasopressina.[34,36]

A renina é uma enzima proteolítica produzida pelas células justaglomerulares nos rins. Promove a clivagem do angiotensinogênio, uma glicoproteína produzida no fígado, em angiotensina I, a qual, por ação da ECA, produz angiotensina II, que é um potente vasoconstritor. A angiotensina II aumenta a pressão arterial através da vasoconstrição e do estímulo da síntese de catecolaminas pela medula adrenal, promove a redistribuição do fluxo sanguíneo, principalmente no território esplâncnico, aumenta o DC por ação cronotrópica e inotrópica direta sobre o miocárdio e restaura o volume do líquido extracelular pela reabsorção tubular renal de sódio e água, além de síntese de aldosterona.[34] A aldosterona é o principal mineralocorticóide do organismo. É sintetizada e secretada pela zona glomerulosa da adrenal, sendo sua principal função o transporte e a reabsorção de sódio e água nos túbulos renais. A secreção de aldosterona está aumentada na hemorragia, podendo elevar-se até três a quatro vezes acima do seu valor normal.[34]

A vasopressina (hormônio antidiurético) é produzida pela hipófise posterior[36] e seu papel fisiológico principal é a manutenção da água.[34] É produzida apenas quando ocorre hipotensão grave com a finalidade de promover vasoconstrição. A quantidade de perda sanguínea necessária para determinar síntese de vasopressina é da ordem de 10%, em modelos animais.[34]

Em modelos experimentais, a "progressão" do choque acarreta depressão miocárdica, perda da vasomotricidade, lentificação do fluxo sanguíneo na microcirculação, aumento da permeabilidade capilar, produção de mediadores tóxicos como histamina, serotonina e enzimas teciduais, desorganização celular generalizada e acidose metabólica.[36]

O bloqueio da microcirculação por trombos minúsculos leva a "progressão" e persistência do choque. Apesar do baixo fluxo sanguíneo, o metabolismo tecidual continua gerando grandes quantidades de ácido lático, deixando o sangue extremamente ácido. A soma de efeitos deste meio ácido mais os elementos tóxicos produzidos a partir dos tecidos isquêmicos provocam a aglutinação do sangue, tendo como resultado final a formação de microtrombos nos capilares da microcirculação. Após algumas horas de hipoxia tecidual e devido à falta de nutrientes, a permeabilidade capilar gradualmente aumenta, permitindo a passagem de grandes quantidades de líquido para o interstício. Esse fenômeno acarreta uma queda ainda maior no volume sanguíneo, com diminuição do DC e piora do quadro de choque.[36]

À medida que o choque persiste, há uma redução na oferta de oxigênio aos tecidos, o que diminui significativamente o metabolismo oxidativo. Quando isso ocorre, as células obtêm energia a partir de um processo anaeróbico conhecido como glicólise, o qual acarreta uma excessiva produção de substâncias ácidas. Além disso, em função do baixo fluxo sanguíneo, há insuficiente remoção do gás carbônico que, reagindo com a água, produz grande quantidade de ácido carbônico no compartimento intracelular. Esses eventos deterioram ainda mais a perfusão tecidual, levando a um círculo vicioso que piora o choque por um mecanismo de retroalimentação positiva. Persistindo o quadro de má perfusão tecidual, há um ponto crítico a partir do qual a reposição de conteúdo intravascular ou qualquer terapia torna-se incapaz de evitar a morte. Em raras ocasiões, a pressão arterial e o DC podem retornar ao normal por breves períodos de tempo, porém, o sistema circulatório continua a deteriorar e a morte ocorre em poucas horas. Neste ponto, as reservas de fosfatos de alta energia nos tecidos, especialmente no fígado e coração, estão gravemente debilitadas, principalmente a fosfocreatina e quase todo o ATP, que foram degradados a

ADP, AMP e, eventualmente, adenosina. À medida que a adenosina difunde-se na circulação, é convertida em ácido úrico, uma substância que não tem capacidade de entrar na célula para reconstituir o sistema dos fosfatos de alta energia. Um dos mais devastadores resultados do choque e talvez o mais significativo evento nos seus estágios finais é a depleção dos fosfatos de alta energia.[36]

Choque séptico

O achado macro-hemodinâmico característico da sepse na sua pior manifestação é o choque hiperdinâmico, que se caracteriza por aumento do DC e diminuição da resistência vascular sistêmica, principalmente na pele e no músculo esquelético. A redução na resistência vascular sistêmica ocorre a despeito do acentuado aumento nos níveis de catecolaminas endógenas e da administração exógena de vasopressores. A microcirculação constitui-se em um sistema ativo, onde interagem, de modo dinâmico, leucócitos, plaquetas, mastócitos e outros elementos, produzindo mediadores e atuando na regulação do tônus vascular.[37]

Em qualquer forma de choque, há aumento nos níveis séricos de catecolaminas e aumento importante na atividade do sistema renina-angiotensina. No específico caso do choque séptico, os achados característicos de vasodilatação e hipotensão são secundários à incapacidade da musculatura lisa em contrair-se. Muitos mecanismos têm sido descritos e envolvidos nesse evento, como o aumento na síntese do óxido nítrico, apoptose, atividade de prostaglandinas que causam vasodilatação e baixa concentração plasmática de vasopressina.[38]

Estudos realizados antes da década de 1960, com microscopia intravital, revelaram haver uma seqüência de eventos na microcirculação em nível esplâncnico, com a evolução de um estado compensado para um estado de descompensação durante o choque circulatório.[33] Modelos animais de sepse mostraram que ocorriam importantes distúrbios circulatórios, inicialmente na forma de intensa vasoconstrição arteriolar, à qual se seguia vasodilatação e notável lentidão do fluxo sanguíneo, leucopenia ou leucocitose, acúmulo de ácido láctico, hemorragia e necrose, culminando em choque e morte.[39]

Estudos subseqüentes, em inúmeros modelos animais, mostraram que a hipotensão era um achado freqüente, associada à diminuição ou aumento no DC, além de represamento de sangue nos vasos da periferia. Outro fenômeno detectado nesses modelos foi a presença de agregados de hemácias, que provocava obstrução do fluxo sanguíneo na microcirculação, perda de plasma, hemoconcentração e fechamento maciço dos pequenos vasos.[39] Hoje se sabe que o denominador comum na sepse e choque séptico é uma inflamação sistêmica que envolve principalmente a microcirculação, provocada pela ativação do endotélio, que passa de um estado normal anticoagulante para um estado pró-coagulante, com aumento na adesividade dos leucócitos e plaquetas.[7,40] A conseqüência desses eventos é uma disfunção microcirculatória caracterizada por heterogeneidade do fluxo sanguíneo, na qual alguns capilares se tornam hipoperfundidos, enquanto outros apresentam um fluxo sanguíneo extremamente elevado. As unidades funcionantes da microcirculação tornam-se hipóxicas, o que explica o déficit de extração de oxigênio associado à sepse.[41] A persistência destas alterações, a despeito do tratamento do choque com fluidos e vasopressores, associa-se a DMOS e morte.[42]

As principais alterações na microcirculação, provocadas pela sepse, estão relacionadas no Quadro 4-1.

Coagulação intravascular disseminada

Os mecanismos que regulam a expressão da inflamação estão intimamente relacionados àqueles que regulam a expressão da coagulação. Inúmeras linhas de evidências apontam para uma significativa alteração dos mecanismos da coagulação na sepse, levando à coagulação intravascular disseminada.

Redução da reologia das hemácias

A principal função das hemácias é transportar a hemoglobina, a qual, por sua vez, transporta o oxigênio dos pulmões para os tecidos. A hemácia normal tem uma forma bicôncava com um diâmetro médio de 7,8 micrômetros e pode alterar sua forma significativamente, à medida que transita entre os capilares.[42] A capacidade reológica (deformabilidade e fluidez das hemácias) é vital para a preservação da perfusão na microcirculação, principalmente quando a pressão de perfusão está diminuída. Quando há redução na deformabilidade, o tempo

Quadro 4-1. Alterações da microcirculação na sepse

- Coagulação intravascular disseminada
- Redução da reologia das hemácias
- Aumento da permeabilidade vascular
- Formação de edema
- Represamento intravascular
- Congestão e hemorragia
- Alteração no fluxo sanguíneo e resistência vascular
- Resposta adrenérgica anormal
- Ações do endotélio
- Redução da densidade capilar

necessário para a passagem das hemácias através dos capilares é aumentado, o que pode ocasionar bloqueio desses vasos.[39]

Essa capacidade das hemácias é afetada no choque, pela acidose e também pela hipotermia,[43] um achado que é indicativo de mau prognóstico. Os mecanismos implicados nas alterações das propriedades mecânicas das hemácias são inúmeros. Pode haver dano oxidativo e peroxidação lipídica da membrana celular,[23] além de seu enrijecimento, ou elevação da viscosidade da hemoglobina, a qual pode impedir o fluxo de hemácias.[6] A presença de leucócitos pode obstaculizar a entrada dos capilares e levar a aumento do tempo do fluxo sanguíneo, em situações de inflamação.[2,6] O resultado funcional dessas alterações são a estagnação e a obstrução do fluxo em nível capilar.[2,23]

Aumento da permeabilidade vascular

Os capilares são especializados em oferecer uma distância mínima entre o sangue e os tecidos, além de proporcionar trocas de algumas moléculas, ao mesmo tempo em que se opõem à permuta de outras.[44] Através dos vasos de trocas passam líquido e outros componentes do plasma filtrados para dentro do espaço intersticial. A filtração microvascular é determinada pela permeabilidade, pela área de troca e pelo gradiente de pressão microvascular hidrostático e oncótico.[45]

A permeabilidade aumentada é resultante da agregação leucocitária, da presença de substâncias como fator de ativação plaquetária e radicais livres de oxigênio e redução ou excesso nos níveis de óxido nítrico.[46] Uma das ações decorrentes do excesso de óxido nítrico é o influxo maciço de cálcio para o interior celular e a conseqüente redução do estoque de AMPc. Os espaços entre as células endoteliais podem também ser resultantes do nível do AMPc e a sua redução está relacionada ao aumento da permeabilidade vascular.[47] A transferência contínua de fluido do compartimento intra para o extravascular, durante o choque, é responsável pela progressiva redução do DC[39] e formação de edema.[23] A ocorrência de edema na sepse deve-se a extravasamento de proteína, afastamento das junções estreitas das células endoteliais, produção de agentes vasoativos e presença de leucócitos ativados.[23] No choque séptico em humanos, o volume plasmático circulante pode estar mais diminuído nos sobreviventes do que nos não-sobreviventes, provavelmente em função de uma maior infusão de fluidos nos pacientes que morrem.[45]

Christ *et al.*[48] estudaram o coeficiente de filtração, com o objetivo de determinar a permeabilidade microvascular à água, em pacientes com choque séptico e de outros tipos, através do emprego da pletismografia na congestão venosa. Os pacientes com choque séptico apresentaram um significativo aumento na média do coeficiente de filtração, em relação aos pacientes com outros tipos de choque ($p < 0{,}02$), o que demonstrou que o aumento da permeabilidade na microcirculação permite a passagem de grande quantidade de líquido, o que poderia explicar, pelo menos em parte, a necessidade de grande quantidade de infusão de volume nesses pacientes. Esse estudo também mostrou não haver correlação entre o coeficiente de filtração e as variáveis de monitorização hemodinâmica e oxigenação tecidual comumente empregadas no choque, como o IC, IRVS, DO_2 e VO_2.

A distribuição da água extracelular em pacientes com e sem choque séptico foi estudada por Marx *et al.*[49] O volume plasmático foi determinado com a indocianina verde e a água extracelular através de bioimpedância elétrica. Demonstraram que os níveis de água extracelular são maiores nos pacientes com choque séptico e que existe uma boa correlação entre os 2 métodos.[49]

Contudo, conclusões definitivas nessa área devem ser abordadas com cautela. Um estudo recente de van Eijk *et al.*[50] avaliou o comportamento da permeabilidade microvascular durante endotoxemia em voluntários humanos. Em todos os indivíduos que recebiam endotoxina havia aumento de citocinas pró-inflamatórias, temperatura e sintomas gerais (mal-estar), sem detecção concomitante de aumento da permeabilidade vascular. Os autores advertem que embora experimentos com endotoxina em humanos sejam freqüentemente usados como modelos para fisiopatologia associada à sepse, anormalidades referentes a aumento da permeabilidade microvascular em humanos podem não ser detectadas, tornando este modelo inadequado para tais estudos.[50]

Formação de edema

Além da ocorrência de represamento de sangue na circulação periférica e de hemorragia, a perda de líquido através do leito vascular ocorre na forma de edema em vários sistemas e órgãos durante o choque, como pulmões, rins, coração, cérebro, pele e musculatura esquelética.[39]

Independentemente da causa, o edema agrava o quadro de hipoxia tecidual, devido a aumento na distância entre o oxigênio ligado à hemoglobina e a célula, o que resulta em metabolismo anaeróbico. Na sepse grave, isso pode ocorrer em nível regional, com ou sem alterações significativas dos parâmetros globais de hemodinâmica e das variáveis de transporte de oxigênio.[51]

Represamento intravascular

Em modelos animais de endotoxemia, observa-se represamento de sangue no intravascular, em decorrência do relaxamento arteriolar e constrição venosa.[39] Observações microscópicas *in vivo* em modelos animais mostram que em 5 a 10 minutos após a injeção em bolo de endotoxina, a velocidade do fluxo sanguíneo diminui, particularmente nas vênulas. Ocorre também constrição arteriolar e dilatação venular, seguidas de dilação arteriolar sustentada, perda da vasomotricidade e constrição venular.[40]

A perda da vasomotricidade arteriolar altera a dinâmica na microcirculação, tendo impacto na fluidez do sangue e nas trocas transcapilares. Em conseqüência, a pressão de perfusão torna-se heterogênea e a relação entre o fluxo sanguíneo e a superfície capilar para a troca de nutrientes e metabólitos torna-se reduzida.[52]

A acidose tecidual contribui para alterar a resposta às catecolaminas, causando dilatação dos vasos de resistência pré-capilares, enquanto a constrição das vênulas pós-capilares é mantida. Além disso, o fluxo dos vasos pós-capilares é comprometido pela perda da fluidez do sangue, que provoca agregação celular com diminuição da velocidade do fluxo. O resultado final é o desvio de íons e líquido para o interstício e células, além de piora das condições do fluxo na microcirculação. O edema que ocorre no extravascular, com aumento do hematócrito intravascular, leva a um círculo vicioso deletério na microcirculação.[52]

Congestão e hemorragia

Em modelos animais de sepse ocorre congestão sanguínea principalmente nos pulmões e nas glândulas adrenais. Em primatas com choque séptico, a hemorragia das adrenais é um achado característico. As adrenais também são um dos locais mais freqüentes de hemorragia em humanos, o que levou alguns pesquisadores a postular que esse fenômeno seria devido às características anatômicas dessas glândulas, o que as tornaria suscetíveis à hemorragia. Também ocorre trombose, em virtude da estase circulatória e da concentração de catecolaminas nas veias das adrenais, o que facilita a adesividade plaquetária.[39]

Alteração no fluxo sanguíneo e resistência vascular

O estado hiperdinâmico que se observa na sepse reflete apenas um aumento no fluxo sistêmico total e não significa que esteja elevado em todos os sistemas ou órgãos.[39] Estudos experimentais e em humanos documentaram que o fluxo sistêmico está redistribuído entre e dentro dos órgãos no choque séptico, mesmo na presença de um fluxo sanguíneo total normal ou aumentado, embora existam variações nos experimentos.[45]

O fluxo sanguíneo na microcirculação varia de acordo com as alterações na pressão de perfusão e na resistência vascular e deve-se levar em conta que as alterações no DC e na resistência vascular total não predizem as alterações em um circuito da microcirculação, em particular.[39] Fica evidente que a diminuição da resistência vascular sistêmica está estreitamente relacionada com a má distribuição do fluxo sanguíneo na microcirculação[37] e que a incapacidade de contração da musculatura lisa das arteríolas e meta-arteríolas também tem um papel nesse contexto.[38]

O fluxo sanguíneo na circulação coronariana em humanos com sepse ou choque séptico foi avaliado com uma técnica que empregou a termodiluição contínua. Nos indivíduos com sepse, o fluxo sanguíneo está aumentado, particularmente quando a FC está elevada. O fluxo coronariano anormalmente elevado poderia estar relacionado a um defeito metabólico na auto-regulação, semelhante às alterações que ocorrem na circulação sistêmica. Também pode haver má distribuição do fluxo na circulação coronariana, com hiperperfusão em algumas áreas e hipoperfusão em outras.[53]

Por outro lado, em modelos animais de sepse, mesmo com elevação do DC, há importante redução na perfusão da circulação esplâncnica, em especial no fígado[37] e no intestino delgado.[39]

Em modelos animais de sepse, o fluxo sanguíneo na região esplâncnica tem sido extensamente estudado. Observações *in vivo* na circulação mesentérica de coelhos e suínos mostram que em 5 a 10 minutos após a injeção de endotoxina há redução na velocidade do fluxo sanguíneo, particularmente nas vênulas.[40] Usando a técnica de microscopia intravital, Nakagima *et al.*[54] documentaram que altas doses de endotoxina diminuem o fluxo nas vilosidades intestinais de ratos. Um outro achado interessante desse estudo é que, com a mesma intensidade de hipotensão, a hemodinâmica e a perfusão da mucosa são significativamente maiores no choque séptico do que no choque hemorrágico.

A microcirculação também está bastante alterada em nível hepático, na sepse.[55-57] Entretanto, os estudos que investigam o fluxo sanguíneo hepático na sepse experimental são difíceis de ser interpretados e comparados, devido à grande diversidade de animais utilizados nos modelos e dos diferentes métodos de provocar a sepse.[55] A sepse causa alterações importantes nos sinusóides hepáticos, que se tornam obstruídos por leucócitos, plaquetas e eritrócitos. As células de Kupffer aumentam em número, ocorrendo diminuição na área de perfusão pelos sinusóides e queda da velocidade do fluxo sanguíneo. Por último, ocorre dano das células endoteliais, com aderência e migração de leucócitos para dentro do parênquima hepático.[55] As células de Kupffer também desempenham um papel importante na resposta inflamatória, ao produzir citocinas pró-inflamatórias, como TNF-α, IL-1, IL-6, RLO_2 e eicosanóides. Esses mediadores não estão envolvidos apenas na destruição bacteriana e provocam também dano funcional nas células parenquimatosas hepáticas.[56] A depleção das células de Kupffer, como já descrito anteriormente, previne o incremento da resposta inflamatória, o que confirma o seu papel central na mediação e liberação de substâncias inflamatórias e pró-coagulatórias de pacientes críticos.[15]

A má distribuição do fluxo, juntamente com a ocorrência de *shunt* na circulação periférica são provavelmente responsáveis pela diminuição na utilização e extração de oxigênio, pela dependência patológica de fluxo e pela acidose lática no choque séptico.[45]

RESPOSTA ADRENÉRGICA ANORMAL

A microcirculação é afetada pela resposta dos receptores adrenérgicos à administração de endotoxina. Ocorre uma constrição progressiva e gradual das arteríolas e vênulas após a injeção de endotoxina em animais, devida à estimulação simpática. Entretanto, o limiar para as doses de noradrenalina administradas para testar um nível determinado de resposta dos receptores adrenérgicos aumenta progressivamente, enquanto a sensibilidade à noradrenalina diminui.[29] Em um modelo de sepse em ratos, Naziri *et al.*[57] estudaram os efeitos da exposição da microcirculação intestinal ao TNF-α. Demonstraram que esse mediador provoca vasodilatação persistente, mesmo na presença de noradrenalina.

Outro sistema importante na auto-regulação da microcirculação é o óxido nítrico. Na sepse, há uma alteração significativa do óxido nítrico, com expressão heterogênea da iNOS em áreas diferentes dos leitos vasculares, resultando em um fluxo com *shunt* patológico.[41]

A perda da sensibilidade e do tônus adrenérgico na sepse explica como as variáveis globais apresentam um perfil próximo da normalidade, enquanto áreas da microcirculação regional podem apresentar hipoxia.[58]

AÇÕES DO ENDOTÉLIO

As células endoteliais estão em íntimo contato com o sangue e podem agrupar, entre suas funções, a interação com mediadores inflamatórios, como a formação de fibrina. Provavelmente, as células endoteliais desempenham um papel-chave na patogênese da sepse, não somente pela sua influência na cascata inflamatória, mas também porque, ao interagir com esses mediadores, suas funções podem se alterar.[5] As células endoteliais, juntamente com os monócitos, macrófagos e outras células mielóides, formam a primeira linha de defesa da resposta imune inata. Essas células reconhecem invasores como os patógenos, através de receptores de reconhecimento que interagem com a estrutura microbiana. Esta interação entre os germes e as células do hospedeiro dá início a ativação das cascatas da inflamação e coagulação.[7]

Na evolução do choque séptico, a musculatura lisa vascular modifica seu metabolismo e o endotélio de todo o sistema vascular fica alterado, com comprometimento de grandes artérias, arteríolas, capilares e vênulas.[39] A reação inflamatória que ocorre em resposta à endotoxina, por exemplo, fica evidente de modo precoce e é exacerbada nos pulmões e fígado, órgãos que contêm um número significativo de macrófagos fixos, o que constitui o chamado eixo hepatopulmonar de macrófagos. A ativação das células de Kupffer no fígado e dos macrófagos alveolares leva à produção de substâncias que medeiam e contribuem para a resposta inflamatória microvascular nos pulmões, fígado e outros órgãos.[15] O fígado doente ou insuficiente produz mediadores inflamatórios, como as citocinas, eicosanóides, radicais livres de oxigênio, ON e enzimas proteolíticas, que quando transportados para os pulmões podem provocar um quadro de lesão pulmonar aguda (LPA).[40]

A dinâmica da resposta inflamatória hepática microvascular foi caracterizada diretamente com o emprego de imagens do fígado *in vivo* durante endotoxemia e sepse isolada ou em combinação com a ingestão de etanol. A resposta usual consiste no aumento no número de leucócitos e plaquetas, que se aderem aos sinusóides e provocam sua obstrução. Ocorre ainda diminuição do número de sinusóides com fluxo sanguíneo, redução na velocidade do fluxo e da capacidade fagocitária das células de Kupffer.[40]

Resumindo, o papel do endotélio vascular no choque séptico consiste em modular o tônus vascular, controlar o fluxo sanguíneo local, interferir na permeabilidade de líquido e proteína para o interstício, modular o acúmulo e o extravasamento de leucócitos nos tecidos e influenciar na ativação de leucócitos.[39]

REDUÇÃO DA DENSIDADE CAPILAR

A rede microvascular pode ser formada por até milhares de pequenos vasos, supridos por uma ou mais arteríolas; esse sistema é drenado por uma ou mais veias coletoras. Este arranjo tem o propósito de atender à demanda dos tecidos, de acordo com sua taxa metabólica. Por exemplo, a rede vascular é mais abundante nos rins e cérebro, os quais recebem 22% e 15% do DC em repouso, mas possuem apenas 0,4% e 2% do peso corporal, respectivamente.[44]

Inúmeros estudos animais mostram que, apesar de haver aumento no DC, a perfusão de órgãos esplâncnicos está importantemente reduzida.[37] Na sepse, ocorre uma seqüência de eventos que leva a uma redução da difusão, pelo edema intersticial, e da oferta de oxigênio, através de convecção, pela diminuição da capilaridade.[23]

Em modelo experimental, através da técnica de microscopia intravital, foi possível observar uma redução de 30% na densidade dos capilares perfundidos, com um aumento na heterogeneidade do fluxo naqueles restantes. Existem inúmeras explicações para essa alteração, como a oclusão dos capilares por células sanguíneas, a perda da deformabilidade das hemácias, a ocorrência de CIVD e o edema das células endoteliais.[59]

HIPOXIA CITOPÁTICA E DISFUNÇÃO MITOCONDRIAL

De acordo com a clássica divisão de Barcroft, a redução da disponibilidade de oxigênio, em nível celular, resulta de 3 mecanismos:

1. Inadequada tensão de oxigênio (hipoxia hipóxica).
2. Concentração insuficiente de hemoglobina (hipoxia anêmica).
3. Fluxo sanguíneo inadequado (hipoxia estagnante).

Entretanto, cada vez mais, há evidências de uma quarta via para o metabolismo anaeróbico celular, a assim chamada "hipoxia citopática" ou disoxia, a qual indica haver uma produção inadequada de ATP, apesar de uma quantidade suficiente de oxigênio à disposição da mitocôndria, dentro das células.[60] A geração de ATP pela via aeróbica ocorre na mitocôndria através de um processo conhecido como fosforilação oxidativa, na qual os 2 elementos produzidos durante a glicólise e o ciclo do ácido tricarboxílico, a nicotinamida dinucleotídeo reduzido (NADH) e a flavina adenina dinucleotídeo (FADH), são oxidadas pelo oxigênio.[61]

A produção de energia, a partir de uma molécula de glicose metabolizada em CO_2 e água, pela via da fosforilação oxidativa, corresponde à formação de 32 moléculas de ATP, enquanto pela via anaeróbica corresponde a 4 moléculas de ATP. É evidente que a produção de energia pela via do metabolismo oxidativo é mais eficiente. Havendo uma diminuição na oferta de oxigênio por qualquer razão, a célula tornar-se-á relativamente hipóxica e haverá comprometimento na produção de ATP.[61]

Vários mecanismos que agem em conjunto contribuem para a instalação da hipoxia citopática. Esses mecanismos incluem: redução da oferta de piruvato no ciclo do ácido tricarboxílico em nível mitocondrial, inibição de enzimas-chave envolvidas no ciclo do ácido tricarboxílico ou na cadeia de transporte de elétrons, ativação da enzima poli-ADP-ribosilpolimerase (PARP) ou colapso do gradiente de prótons através da membrana mitocondrial, o que provoca uma alteração na fosforilação oxidativa.[60]

Uma outra possibilidade para explicar a hipoxia citopática na sepse seria a disfunção mitocondrial.

Estudos experimentais sugerem que a respiração mitocondrial está prejudicada após a administração de LPS em ratos e que esse fenômeno é mediado, pelo menos em parte, pelo ON. Existem pelo menos 2 mecanismos potenciais para a disfunção mitocondrial na sepse. Um é o aumento na expressão de várias proteínas mitocondriais não-pareadas. São moléculas que promovem a entrada de prótons na matriz mitocondrial, independentemente da ATP sintetase, com isso dissipando o gradiente de prótons mitocondrial. O outro mecanismo é a permeabilidade mitocondrial transicional, provocada pela abertura dos canais não específicos na membrana mitocondrial, em condições de sobrecarga do cálcio ionizado.[60]

Várias linhas de evidência sustentam a idéia de que o metabolismo energético está comprometido na sepse, não em função de uma perfusão tecidual inadequada, mas de disfunção mitocondrial. Isso sugere que um dos mecanismos de disfunção orgânica na sepse seria decorrência da hipoxia citopática. Essa teoria, se correta, tem enormes implicações terapêuticas e concentra, obrigatoriamente, as pesquisas farmacológicas sobre a função mitocondrial e o metabolismo energético celular.[37] Outras considerações a respeito do metabolismo na sepse e alterações na produção de energia são revisadas no capítulo sobre alterações metabólicas na sepse.

A disoxia ainda pode ser decorrente de outros mecanismos, como presença de *shunt* arteriovenoso, alterações do fluxo intracelular de oxigênio, interferências nas rotas oxidativas da mitocôndria e excessivo metabolismo. No caso da hipoxia por *shunt*, existe um excessivo desvio do fluxo de metarteríolas para pequenas vênulas, sem perfusão de determinados leitos capilares, o que constitui a chamada redução de densidade capilar. Nessa situação, observa-se uma saturação venosa mista normal ou elevada; contudo, a tensão de oxigênio na extremidade capilar distal é reduzida, o que diminui o gradiente médio para difusão do oxigênio do eritrócito à mitocôndria. O *shunt* arteriovenoso na pele pode englobar mais do que 10% do débito cardíaco.[62]

Embora não exista um método específico que detecte a hipoxia citopática,[63] alguns autores utilizam os meios de monitorização disponíveis para identificar os seus marcadores, que podem ser agrupados em: (a) globais; (b) regionais; e (c) marcadores de disoxia celular em órgãos.[64] São considerados marcadores globais, as variáveis hemodinâmicas obtidas com o CAP, marcadores regionais, a tonometria gástrica e marcadores de disoxia celular em órgãos, as concentrações de 3-hidroxibutirato e acetoacetato.[64]

Recentemente, foi desenvolvida uma técnica que permite a avaliação direta da microcirculação, através da visualização com microscopia.[65] Este método cria imagens de contraste sem o emprego de corantes e baseia-se na reflexão da luz nos tecidos.[66] Com esse método, ao se comparar pacientes em choque cardiogênico e séptico com indivíduos normais, identificou-se uma redução na densidade capilar e na proporção de capilares perfundidos.[67]

A ressuscitação macro-hemodinâmica com persistência de alterações microcirculatórias e regionais dá origem à síndrome do desconforto microcirculatório e mitocondrial (SDMM). Este conceito foi criado para identificar os segmentos da circulação sistêmica com vulnerabilidade fisiológica responsáveis pelo transporte de oxigênio e respiração celular, os quais se tornam inoperantes na sepse e levam à disfunção de múltiplos órgãos e sistemas.[41]

A falência da microcirculação é um determinante importante de elevação dos níveis de lactato e de desequilíbrio ácido-base. A disfunção microcirculatória pode ocorrer na presença de macro-hemodinâmica normal e esse fenômeno é encoberto pela presença de *shunts* sistêmicos.[41] Assim, restaurar a microcirculação pode se associar a melhora de desfecho no choque séptico. Bihari *et al*[68] demonstraram que o aumento da oferta de oxigênio com vasodilatador que não coincide com aumento do consumo de oxigênio associa-se a maior sobrevida. Entretanto, se essa estratégia se associa a aumento do consumo de oxigênio, os pacientes morrem mais. Isso significa que, através do recrutamento da microcirculação, o oxigênio tornou-se disponível a tecidos hipóxicos.

Recentemente, a avaliação da microcirculação com a OPS em pacientes com choque séptico que atingiram a estabilidade macro-hemodinâmica com fluidos e vasopressor revelou que a administração de nitroglicerina aumenta o fluxo microvascular.[69] Essa estratégia levou alguns autores a acreditar que é possível recrutar ativamente a microcirculação e mantê-la permeável com fluidos e vasodilatadores.[66]

REFERÊNCIAS BIBLIOGRÁFICAS

1. Guyton AC, Hall JE. The microcirculatory and lynphatic system: capillary fluid exchange, intersticial fluid, and lymph flow. In: Guyton AC, editor. *Textbook of medical physiology*. 10th ed. Philadelphia: WB Saunders, 2000. p. 162-74.
2. Ellis CG, Jagger J, Sharpe M. The microcirculation as a functional system. *Crit Care* 2005;9(Suppl 4):S3-S8.
3. Vallet B. Endothelial cell dysfunction and abnormal tissue perfusion. *Crit Care Med* 2002;30(Suppl):S229-S34.
4. Davies MG, Hagen PO. The vascular endothelium. *Ann Surg* 1993;218:593-609.
5. Hack CE, Zeerlerder S. The endothelium in sepsis: source of and target for inflammation. *Crit Care Med* 2001;29(Suppl):S21-S27.
6. Lipowsky HH. Microvascular rheology and hemodynamics. *Microcirculation* 2005;12:5-15.
7. Aird WC. The role of the endothelium in severe sepsis and multiple organ dysfunction syndrome. *Blood* 2003;101:3765-77.
8. Bauer PR. Microvascular resonses to sepsis: clinical significance. *Pathophysiology* 2002;8:141-48.
9. Goyette RE, Key NS, Ely EW. Hematologic changes in sepsis and their therapeutic implications. *Semin Resp Crit Care Med* 2004;25:645-59.
10. Reinhart K, Bayer O, Brunkhorst F, Meisner M. Markers of endothelial damage in organ dysfunction and sepsis. *Crit Care Med* 2002;30(Suppl):S302-S12.

11. Mathura KR, Vollebregt KC, Boer K, et al. Comparison of OPS imaging and convencional capilarry microscopy to study the human microcirculation. *J Appl Physiol* 2001;91:74-78.
12. De Backer D, Creteur J, Preiser JC, et al. Microvascular blood flow is altered in patients with sepsis. *Crit Care Med* 2002;166:98-104.
13. De Backer D, Creteur J, Dubois MJ, et al. Microvascular alterations in patients withacute severe heart failure and cardiogenic shock. *Am Heart J* 2004;147:91-9.
14. Sakr Y, Dubois MJ, De Backer D, et al. Persintent microcirculatory alterations are associated with organ failure and death in patients with septic shock. *Crit Care Med* 2004;32:1825-31.
15. Keller SA, Paxian M, Ashburn JH, et al. Kupffer cell ablation improves hepatic microcirculation after trauma and sepsis. *J Trauma* 2005;58:740-51.
16. Starling E. On the absorption of fluids from the connective tissue spaces. *J Physiol London* 1896;19:312-326.
17. Grotte G. Passage of dextran molecules across de blood lymph barrier. *Acta Chur Scad* 1956;211:1-84.
18. Arfors KE, Rutili G, Svensjo E. Microvascular transport of macromolecules in normal and inflammatory conditions. *Acta Physiol Scand* 1979;463:93-03.
19. Ulevitch RJ, Tobias PS. Receptor-dependent mechanisms of cell stimulation by bacterial endotoxin. *Annu Rev Immunol* 1995;13:437-57.
20. Ince C, Sinaasappel M. Microcircualtory oxygenation and shunting in sepsis and shock. *Crit Care Med* 1999;27:1369-77.
21. Pittman RN. The microcirculation and tissue oxygenation. In: Sibbald WJ, Messmer KFW, Fink MP, editors. *Tissue oxygenation in acute medicine*. Heidelberg: Springer-Verlag, 2002. p. 36-55.
22. Thijs LG, Groeneveld ABJ. The circulatory and metabolic pathophysiology of septic shock. In: Dhainaut JF, Thijs LG, Park G, editors. *Septic shock*. London: WB Saunders, 2000. p. 129-210.
23. Nevière R, Sibbald W. Microcirculation Alterations in Sepsis. *Sepsis* 2000;4:81-88.
24. Makhlouf MA, Cook JA, Halushka PV. Fatty acids and prostaglandins as mediators of septic response. In: Fein AM, Abraham EM, Balk RA, et al, editors. *Sepsis and multiorgan failure*. Baltimore: Lippincott Williamns & Wilkins, 1997. p. 116-23.
25. Holtzman MJ. Arachidonic acid matabolism. *Am Rev Respir Dis* 1991;143:188-203.
26. Furchgott RF, Zawadzki JV. The obligatory role of endothelial cells in the relaxation of arterial smooth muscle by acetylcholine. *Nature* 1980;288:373-376.
27. Hack CE, Thijs LG. Role of inflammatory mediators in sepsis. In: Dhainaut JF, Thijs LG, Park G, editors. *Septic shock*. London: WB Saunders, 2000. p. 82-7.
28. Marshall JC. Inflammation, coagulopathy, and the pathogenesis of multiple organ dysfunction syndrome. *Crit Care Med* 2001;29(Suppl):S99-S106.
29. Yanagisawa M, Kurihara H, Kimura S, et al. A novel potent vasoconstrictor peptide produced by vascular endothelial cells. *Nature* 1988;332:411-5.
30. Clausell N, Brauner JS. Mecanismos celulares e moleculares na sepse. In: Friedman G, editor. *CBTI (sepse)*. 7a ed. São Paulo: Atheneu, 1999. p. 21-41.
31. Hack CE. The coagulation system in sepsis. In: Vincent JL, Carlet J, Opal SM. *The sepsis text*. Norwell: Kluwer Academic Publishers, 2002. p. 687-04.
32. Tracey KJ. The inflammatory reflex. *Nature* 2002;240:853-9.
33. Zweifach BW. Microcirculatory homeostasis 1930-1990: insight into microcirculatory readjustments provided by studies on the peripheral circulatory insufficiency of the shock syndrome. *Microcirc* 1995;2:245-51.

34. Harkema JM, Chaudry IH. Homeostasis. In: Geller ER, editor. *Shock and ressuscitation*. New York: McGraw Hill, 1993. p. 11-66.
35. Groeneveld ABJ. Hypovolemic shock. In: Parrillo JE, Dellinger RP. *Critical care medicine – Principles of diagnosis and management in the adult*. 2nd ed. St. Louis: Mosby, 2001. p. 465-500.
36. Guyton AC, Hall JE. Circulatory shock and physiology of its treatment. In: Guyton AC, Hall JE, editors. *Textbook of medical physiology*. 10th ed. Philadelphia: WB Saunders, 2000. p. 253-62.
37. Lehr HA, Bittinger FB, Kirkpatick CJ. Microcirculatory dysfunction in sepsis: a pathogenetic basis for therapy ? *J Pathol* 2000;190:373-86.
38. Landry DW, Oliver JA. The Pathogenesis of vasodilatory shock. *New Engl J Med* 2001;2001:588-95.
39. Hinshaw LB. Sepsis/Septic shock: participation of the microcirculation: an abbreviated review. *Crit Care Med* 1996;24:1072-8.
40. McCuskey RS, Urbaschek R, Urbaschek B. The microcirculation during endotoxemia. *Cardiovasc Res* 1996;32:752-763.
41. Ince C. The microcirculation is the motor of sepsis. *Crit Care* 2005;9(Suppl 4):S13-S19.
42. Guyton AC, Hall JE. Red blood cells, anemia, and polycythemia. In: Guyton AC, Hack CE, editors. *Textbook of medical physiology*. 10th ed. Philadelphia: WB Saunders, 2000. p. 382-91.
43. Ku J, Brasel KJ, Rutherford EJ. Triangle of death: hypothermia, acidosis, and coagulopathy. *New Horiz* 1999;7:61-72.
44. Popel AS, Johnson PC. Microcirculation and hemorheology. *Annu Rev Fluid Mech* 2005;37:43-69.
45. Groeneveld ABJ, Thijs LG. The Circulation and metabolic pathophysiology of septic shock. In: Dhainaut JF, Thijs LG, Park G, editors. *Septic shock*. Londres: WB Saunders, 2000. p. 129-210.
46. Granger DN, Kubes P. The microcirculation and inflammation: modulation of leukocyte-endothelial cell adhesion. *J Leukoc Biol* 1994;55:662-75.
47. Adamson RH, Liu B, Fry GN, et al. Microvascular permeability and number of tight junctions are modulated by CAMP. *Am J Physiol* 1998;274:1885-94.
48. Christ F, Gamble J, Gartside IB, Kox WJ. Increased microvascular water permeability in patients with septic shock, assessed with venous congestion plethysmography (VCP). *Intensive Care Med* 1998;24:18-27.
49. Marx G, Vangerow B, Burczyk C, et al. Evaluation of noninvasive determinants for capillary leakage syndrome in septic shock patients. *Intensive Care Med* 2000;26:1252-8.
50. Van EijK LT, Pickkers P, Smits P, et al. Microvascular permeability during experimental human endotoxemia: an open intervention study. *Crit Care* 2005;9:157-164.
51. Trzeciak S, Rivers EP. Clinical manifestations of disordered microcirculatory perfusion in severe sepsis. *Crit Care* 2005;9(Suppl 4):S20-S26.
52. Messmer KFW, Kreimeier U. Microcirculatory therapy in shock. *Resuscitation* 1989;18(Suppl):S51-S61.
53. Dhainaut JF, Cariou A, Gest V. Cardiac dysfuntion in sepsis. In: Fein AM, Abraham EM, Balk RA, et al, editors. *Sepsis and multiorgan failure*. Baltimore: Williams & Wilkins, 1997:209-19.
54. Nakagima Y, Baudry N, Duranteau J, Vicaut E. Microcirculation in intestinal villi. A comparison between hemorragic and endotoxin shock. *Am J Respir Crit Care* 2001;164:1526-30.

55. Smets D, Spapen H, Diltoer M, et al. Liver perfusion and hepatocellular inflammatory response in sepsis. *Acta Clinica Belg* 1999;54:201-6.
56. Ring A, Stremmel W. The hepatic microvascular responses to sepsis. *Semin Thromb Hemost* 2000;26:589-94.
57. Naziri W, Joshua IG. Role of tumor necrosis factor-alpha in small intestinal microcirculation. *Am Surg* 1998;64:203-210.
58. Ince C, Sinaasappel M. Microcirculatory oxygenation and shunting in sepsis and shock. *Crit Care Med* 1999;27:1369-77.
59. Sielenkämper AW, Kvietys P, Sibbald WJ. Microvascular alterations in sepsis. In: Vincent JL, Carlet J, Opal SM. *The sepsis text*. Boston: Kluwer Academic Publishers, 2002. p. 247-70.
60. Fink MP. Cytophatic hypoxia: mitochondrial dysfunction as a potential mechanism contributing to organ failure in sepsis. In: Vincent JL, editor. *Update in Intensive Care and Emergency Medicine*. Berlin: Springer-Verlang, 1998. p. 128-37.
61. Fink MP. Cytopathic hypoxia. In: Vincent JL, Carlet J, Opal SM, editors. *The sepsis text*. Boston: Kluwer Academic Publishers, 2002. p. 271-84.
62. Siggaard-Andersen O, Fogh-Andersen N, Gothgen IH, et al. Oxygen status of arteria and mixed venous blood. *Crit Care Med* 1995;23:1284-93.
63. Pinsky MR. Beyond global oxygen supply-demand relations: in search of measures of dysoxia. *Intensive Care Med* 1994;20:1-3.
64. Jaeger A, Proulx F, Yandza T, et al. Markers of cellular dysoxia during orthotopic liver transplantation in pigs. *Intensive Care Med* 1998;24:268-75.
65. Groner W, Winkelman JW, Harris AG, et al. Orthogonal polarization spectral imaging: a new method for study of the microcirculation. *Nat Med* 1999;5:1209-12.
66. Spronk PE, Zandstra DF, Ince C. Bench-to-bedside review: sepsis is a disease of the microcirculation. *Crit Care* 2004;8:462-68.
67. De Backer D, Dubois MJ. Assessment of the microcirculatory flow in patients in the Intensive Care Unit. *Curr Opin Crit Care* 2001;7:200-03.
68. Bihari D, Smithies M, Gimson A, Tinker J. The effects of vasodilation with prostacyclin on oxygen delivery and uptake in critically ill patients. *N Engl J Med* 1987;317:397-03.
69. Spronk PE, Ince C, Martin J, et al. Nitroglycerin in septic shock after intravascular volume resuscitation. *Lancet* 2002;360:12395-96.

5

UTILIZAÇÃO E TRANSPORTE DE OXIGÊNIO

Álvaro Réa-Neto

INTRODUÇÃO

O sistema cardiovascular deve suprir continuamente os tecidos de nutrientes para sustentar a vida. Nossas células são incapazes de armazenar oxigênio e necessitam desse substrato para gerar continuamente energia nas mitocôndrias e sustentar forças vitais, como o gradiente eletroquímico das membranas celulares, as contrações musculares e a síntese de macromoléculas complexas.[1] A falta de oxigênio pode causar lesão tecidual direta devido à exaustão de ATP ou outros intermediários de alta energia necessários para a manutenção da integridade estrutural das células. Além disso, lesões celulares também podem ser intensificadas por radicais livres quando a oferta de oxigênio segue um período de disoxia, com acúmulo de adenosina e outros metabólitos celulares.

Em organismos unicelulares, a captação de O_2 e a eliminação de CO_2 podem ser realizadas por difusão simples a partir do meio ambiente, por causa das distâncias curtas necessárias. Entretanto, organismos mais complexos, como o humano, nos quais há grandes distâncias a serem transpostas para que o transporte de gases seja levado a cabo, as limitações de difusão são sobrepujadas com estruturas especificamente projetadas para entregar O_2 e remover CO_2 dos bilhões de células do nosso corpo.[2] O modo ativo de vida do homem requer uma disponibilidade abundante e contínua de O_2 para prover energia necessária para trabalhar e dar apoio à vida. Várias estruturas realizam esta tarefa:[2] (1) os pulmões e sua rede de capilares, que proporcionam uma grande área de superfície para troca de gases com o ar do ambiente; (2) a hemoglobina, que funciona como portadora especializada para aumentar a capacidade de carregar O_2 através do sangue; e (3) um sistema circulatório, que consiste no coração e no sistema vascular, que transporta o sangue entre os capilares de troca pulmonares e teciduais.

TRANSPORTE DE OXIGÊNIO

A microcirculação tem um papel importante na oxigenação tecidual porque é através de suas paredes que o oxigênio passa do sangue para atingir as células dos tecidos periféricos.[3] Cada tecido possui uma arquitetura da microvasculatura que lhe é característica e que, provavelmente, foi adaptada para as necessidades específicas daquele tecido. O oxigênio trafega pelo sistema circulatório dos pulmões até as células por convecção e difusão.[4] Convecção é o processo pelo qual grandes quantidades de oxigênio podem ser transportadas em grandes distâncias (macroscópicas). Os grandes vasos do sistema circulatório são responsáveis pela distribuição eficiente do sangue oxigenado para todos os órgãos. A convecção continua sendo importante para a distribuição do oxigênio, mesmo dentro da rede de microvasos. A difusão é um mecanismo eficiente de transporte de oxigênio em pequenas distâncias (frações de mícron) e é o meio de transporte de oxigênio dos pequenos vasos e capilares para as células.

Uma das observações mais interessantes e intrigantes com relação ao transporte de oxigênio através dos capilares é o alto grau de heterogeneidade da perfusão neste nível.[2,4] Esta heterogeneidade se expressa pela grande variabilidade na velocidade de trânsito das hemácias e pelo número destas células que transitam pelos capilares na unidade de tempo. Isto se deve à falta de uniformidade nas dimensões dos capilares nos diversos tecidos.

Uma das funções mais importantes do sistema circulatório é fornecer uma oferta adequada de oxigênio (DO_2) a todos os tecidos do organismo.[2,4,5] Vários mecanismos existem para regular essa oferta em resposta às constantes modificações nas necessidades. Nas situações de exercício, há um aumento global na DO_2, regulada principalmente pelo sistema nervoso autônomo, com aumentos na contratilidade, na freqüência cardíaca e no débito cardíaco. Na microcirculação, o aumento na perfusão, em resposta a um tecido com demanda aumentada por oxigênio se dá por 2 mecanismos: (1) uma diminuição na resistência dos vasos pré-capilares, e (2) um aumento na taxa de extração de oxigênio.[3,4]

CASCATA DE OXIGÊNIO

A pressão parcial de oxigênio (PO_2) apresenta uma queda progressiva desde o ar ambiente até o interior das células, um preço pago pelos animais multicelulares de grande porte (Fig. 5-1).[2,6] A PO_2 no ar ambiente ao nível do mar é de aproximadamente 159 mmHg (PiO_2 no ar ambiente). Entretanto, no ar inspirado há uma queda na PO_2 para 149 mmHg à medida que o vapor de água é adicionado na via aérea superior. A PO_2 alveolar é de aproximadamente 104 mmHg, porque ar inspirado é diluído quando misturado com ar alveolar

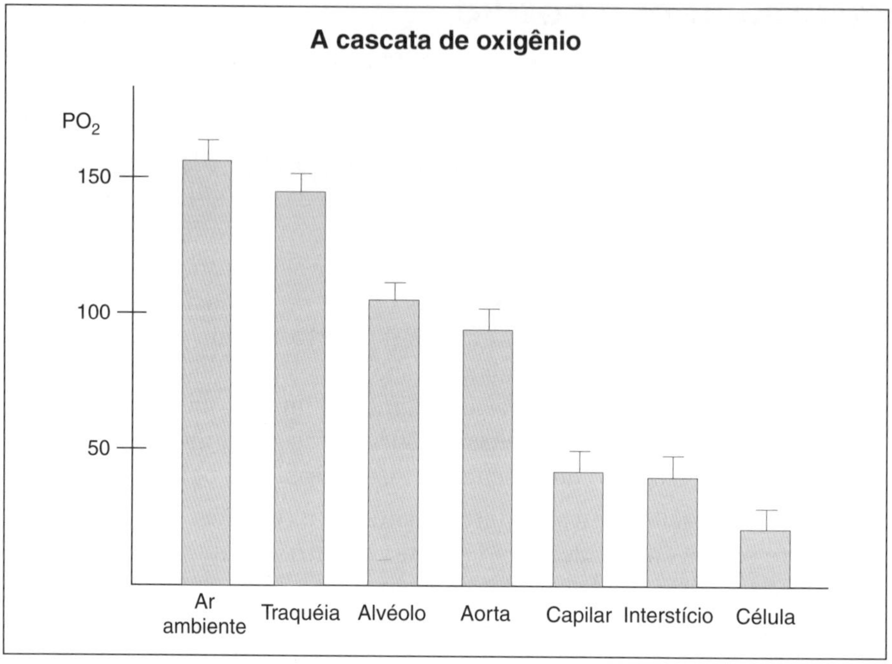

Fig. 5-1. Queda progressiva de pressão parcial de oxigênio (PO_2) desde o ar ambiente até as células.

rico em CO_2. Posteriormente, há mais um declínio na PO_2 entre o alvéolo (PAO_2) e o sangue arterial (PaO_2), o que é denominado de diferença alvéolo-arterial de O_2 ($D(A–a)O_2$), a qual, geralmente, é menor que 10 mmHg. Isto se deve ao pequeno *shunt* fisiológico intrapulmonar (cerca de 2% do débito cardíaco). No sangue arterial, a PO_2 normal é entre 95 e 100 mmHg, no nível do mar.

O transporte de moléculas livres de oxigênio entre 2 pontos é descrito pela primeira lei da difusão de Fick, que diz que a força de movimento é a diferença de PO_2 entre esses 2 pontos.[4,5] O local mais fácil de transporte de oxigênio do sangue para os tecidos é através dos capilares, devido a sua parede mais fina (praticamente uma única camada de células endoteliais), maior superfície de contato (relação volume/área), baixa velocidade das hemácias circulantes e uma menor distância de difusão entre os capilares e as células parenquimatosas. No começo do século passado, Krogh formulou um conceito matemático simples no qual os capilares eram rodeados por um cilindro concêntrico de tecido, e esse modelo foi usado para predizer a magnitude da diferença de PO_2 necessária para suprir o cilindro com oxigênio e transportar esse gás até as camadas mais externas do cilindro. Entretanto, nos últimos 30 anos, foi demonstrado que há perda de oxigênio já pelos vasos pré-capilares, embora os capilares continuem a ser os principais vasos de oxigenação tecidual.[4] Uma parte considerável do oxigênio perdido pelas arteríolas pré-capilares o é para as vênulas pós-capilares contíguas às arteríolas. Por isso, a PO_2 capilar é bem mais baixa que a das pequenas artérias. Em situações de grande consumo de oxigênio ou de hipoperfusão, uma parte considerável do oxigênio celular pode vir direto das arteríolas.[4]

Fisiologicamente, quando o sangue arterial sai dos pulmões e alcança a microcirculação, sua PO_2 ainda é de aproximadamente 95 mmHg, mas nos capilares e no líquido intersticial a PO_2 média é de 40 mmHg e cerca de somente 23 mmHg dentro das células. A PO_2 capilar média é a mesma do líquido intersticial e, conseqüentemente, a PO_2 média das vênulas também é de 40 mmHg. Portanto, do ponto de vista fisiológico, existe uma tremenda diferença de pressão inicial (cerca de 40 para 23 mmHg), o que leva o oxigênio a se difundir muito rapidamente do sangue aos tecidos.[1,2,6]

TRANSPORTE DE OXIGÊNIO NO SANGUE

Quando o sangue do capilar pulmonar se equilibra com ar alveolar, a quantidade de oxigênio dissolvido no plasma é de apenas 0,3 ml de O_2/100 ml de sangue (0,3 vol%). É essa pequena quantidade de oxigênio que é medida na PO_2 de 95 mmHg. Quase todo o oxigênio transportado pelo sangue está reversivelmente ligado à hemoglobina contida dentro das hemácias.[5,7] Dentro dos níveis normais de hemoglobina, 98% do oxigênio contido no sangue estão ligados nessa forma. Então, o movimento das hemácias representa uma forma substancial de transporte de oxigênio. A baixa solubilidade do oxigênio no plasma resulta numa quantidade negligenciável de seu transporte no sangue, exceto sob condições de alta tensão de oxigênio. O conteúdo arterial de oxigênio (CaO_2) é dado pela seguinte equação:[5]

$$CaO_2 = (Hb \times SaO_2 \times 1{,}34) + (PaO_2 \times 0{,}0031)$$

onde Hb é a concentração de hemoglobina no sangue (em g/dl), SaO_2 é a saturação arterial de oxigênio (em %), 1,34 é a capacidade máxima de oxigênio que 1 g de Hb é capaz de carregar, PaO_2 é a pressão parcial arterial de oxigênio e 0,0031 é o coeficiente de solubilidade do oxigênio no plasma. Em uma pessoa normal, o CaO_2 é $(15 \times 0{,}98 \times 1{,}34) + (95 \times 0{,}0031)$, ou 19,69 + 0,29, ou aproximadamente 20 ml de O_2/dl de sangue arterial. Embora quase todo o oxigênio seja transportado ligado à Hb, a PaO_2 é essencial porque é ela que determina a quantidade de oxigênio carregado por essa molécula (e, portanto, o conteúdo arterial de oxigênio).[7]

As hemácias são uma forma ideal de transporte de oxigênio. A hemácia tem a forma de um disco bicôncavo, o que permite expansão de volume e diminuição nas distâncias de difusão extracelular.[2,6] A membrana da hemácia é livremente permeável a H_2O, CO_2 e O_2 e exibe consideravelmente mais permeabilidade a ânions que a cátions. Esta membrana é impermeável a hemoglobina (Hb), seu principal constituinte. É a hemoglobina dentro da hemácia que se combina com o O_2 e o transporta aos tecidos. Cada molécula de Hb é capaz de se combinar com 4 moléculas de oxigênio. Isto fornece uma capacidade máxima de combinação de 1,34 ml de O_2/g de Hb.

Quando oxigênio se combina com a Hb, ela é apropriadamente denominada de oxiemoglobina (oxi-Hb). Quando a Hb está totalmente livre de O_2, ela tem uma afinidade relativamente baixa para o O_2. Entretanto, as cadeias de polipeptídeo da Hb interagem em tal maneira que, uma vez tendo a primeira molécula de O_2 unida à Hb, há um aumento na facilidade de união com outras moléculas de O_2. Essa característica explica a curva de dissociação de oxiemoglobina na forma sigmoidal (Fig. 5-2).[2] A quantidade de O_2 que se une à Hb é relacionada com a PO_2 do plasma adjacente. No capilar pulmonar normal, a PO_2 do plasma é normalmente quase a mesma da PO_2 alveolar.[7] A extensão da combinação do O_2 com a Hb é denominada de saturação da Hb e é medida em porcentagem da capacidade total (SO_2). A curva de dissociação de oxiemoglobina é formada pela plotagem da SO_2 como uma função da PO_2. A Hb torna-se aproximadamente 100% saturada com o O_2 (SO_2 = 100%) quando a PO_2 atinge cerca de 250 mmHg. Normalmente, a Hb arterial encontra-se tipicamente 97,5% saturada (SaO_2 de 97,5%) em uma PO_2 alveolar normal de 95-100 mmHg por causa da forma rara sigmoidal da curva de dissociação da oxi-Hb. O sangue venoso da artéria pulmonar tem uma PO_2 normal de 40 mmHg e a $S\bar{v}O_2$ normal é de 75%. Então, o conteúdo de O_2 aumenta no pulmão, de aproximadamente 15 ml/dl de sangue para 20 ml/dl. Normalmente, um paciente adulto com cerca de 70 kg, 15 g/dl de Hb e débito cardíaco de 5 l/min, acrescenta 250 ml de oxigênio no sangue do capilar pulmonar por minuto.[5]

A forma de sigmoidal da curva de dissociação de oxi-Hb tem importância fisiológica tanto para carregar a Hb de O_2 nos pulmões quanto para descarregar O_2 nos capilares teciduais.[2,6] É importante notar que a porção superior da curva, entre uma PO_2 de 70 a 100 mmHg, é quase plana. Essa porção da curva freqüentemente é referida como a parte de associação da curva, porque é importante no carregamento de O_2 (a associação do O_2 com a Hb) no capilar pulmo-

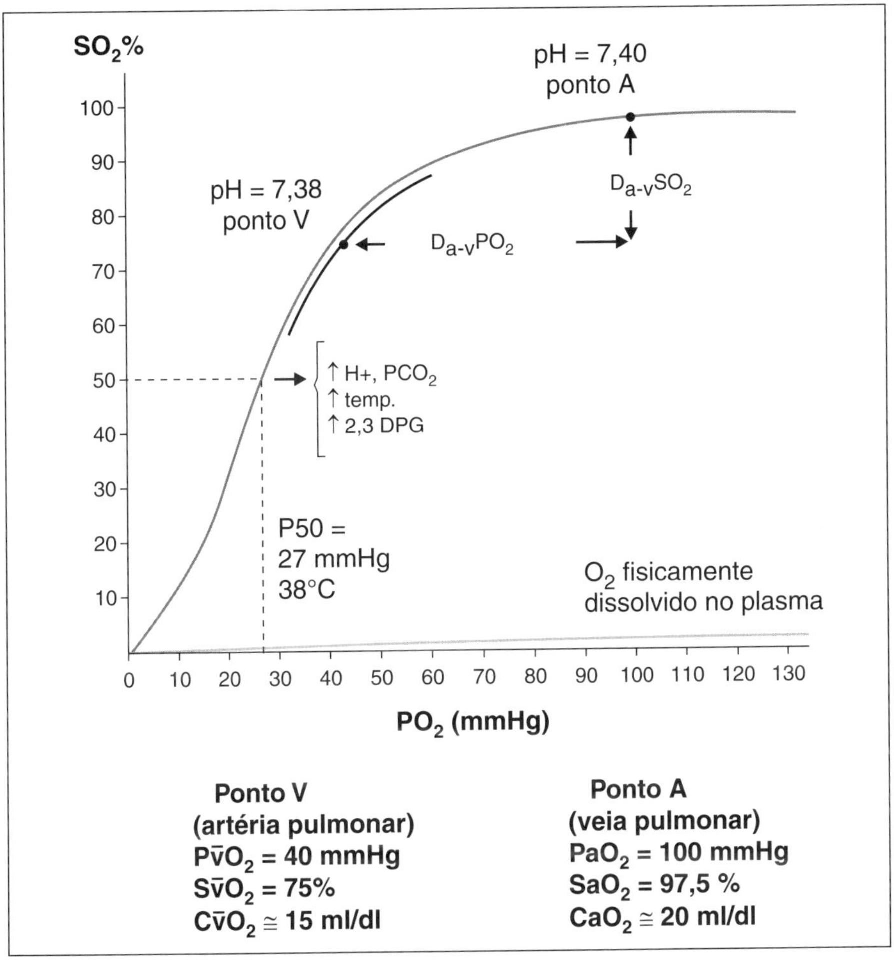

Fig. 5-2. Forma sigmoidal da curva de dissociação da oxiemoglobina.

nar. A parte de associação da curva assegura uma oxigenação da maior parte da Hb, mesmo quando a PO_2 alveolar é diminuída devido a altitude ou a doença pulmonar. A SO_2 diminui de 97,5%, numa PO_2 de 100 mmHg, para 92%, numa PO_2 de 70 mmHg, ou seja, uma mudança de apenas 1,0 ml/dl no conteúdo O_2 de sangue. Assim, essa porção plana da curva de dissociação de oxi-Hb assegura um carregamento quase normal da Hb com O_2, mesmo quando a PO_2 alveolar se encontra abaixo do normal.[2]

Por outro lado, a parte inclinada da curva, entre uma PO_2 de 20 a 50 mmHg, é denominada de porção de dissociação da curva. A porção de dissociação da curva é importante nos capilares teciduais onde uma quantia grande de O_2 pode ser descarregada com uma mudança relativamente pequena na PO_2. Por exemplo, uma diminuição na PO_2 de 50 a 20 mmHg reduz o conteúdo de O_2 de sangue para mais de 10 ml/dl, ou aproximadamente 50%. Assim, uma porção relativamente grande do O_2 carregada pela Hb estará disponível para uso pelos tecidos, mesmo com uma mudança relativamente pequena na PO_2. Em outras palavras, a Hb libera uma quantia consideravelmente grande de O_2 para uma mudança pequena na PO_2.[4] A transição da porção de associação para a porção de dissociação da curva ocorre normalmente numa PO_2 ao redor de 60 mmHg. A curva é muito inclinada para baixo e relativamente plana, acima dessa PO_2.

A P50 é definida como a PO_2 do sangue em que 50% da Hb estão saturados de oxigênio. Normalmente, a P50 normal é de 26,6 mmHg. A curva de dissociação de oxi-Hb é também capaz de se desviar à direita ou à esquerda.[2,4,6] Um aumento na PCO_2 do sangue ou na concentração do íon de hidrogênio (acidemia) desviam a curva para a direita, ao passo que uma diminuição em PCO_2 (alcalemia) desvia a curva para a esquerda. Esses desvios na dissociação de oxi-Hb devidos às variações na PCO_2 ou no pH do sangue são denominados de efeito Bohr. Um aumento na temperatura do sangue ou na concentração eritrocitária da 2,3-difosfoglicerato (2,3-DPG) também desvia a curva de dissociação de oxi-Hb para a direita, enquanto uma diminuição na temperatura ou na 2,3-DPG desvia a curva para a esquerda. Uma mudança na curva de dissociação de oxi-Hb para a direita significa que mais O_2 é liberado para uma dada diminuição na PO_2. Dito de outra forma, uma mudança na curva para a direita indica que a afinidade de Hb para O_2 é reduzida, de modo que para uma dada PO_2 no plasma, mais O_2 é libertado da Hb para os tecidos. Em contraste, uma mudança na curva para a esquerda significa que mais O_2 será unido à Hb (afinidade aumentada) para uma dada PO_2 e menos O_2 está disponível aos tecidos ou é libertado da Hb.

Pouca mudança significativa ocorre na porção de associação da curva de oxi-Hb com os desvios para a direita ou à esquerda, mas grandes modificações ocorrem na porção de dissociação da curva.[2] Desvios da curva para a direita significam maior PO_2 no plasma para um mesmo conteúdo de O_2 no sangue. Esta maior PO_2 plasmática na periferia aumenta o gradiente de oxigênio entre o capilar e as células, facilitando a oferta de O_2. Um tecido com aumento do seu metabolismo, como um músculo esquelético em exercício, tem aumento na liberação de CO_2 local, queda no pH microvascular e aumento na temperatura pelo aumento do metabolismo. Todos esses efeitos facilitam a liberação do oxigênio pela hemoglobina na microvasculatura e garantem uma oxigenação tecidual fisiológica.[1,5]

RELAÇÃO ENTRE A OFERTA E O CONSUMO DE OXIGÊNIO

A quantidade de oxigênio disponível para os tecidos do corpo em um minuto é denominada de oferta ou disponibilidade de oxigênio (DO_2) e é igual ao débito cardíaco vezes o conteúdo arterial de oxigênio ($DO_2 = DC \times CaO_2$). Essa quantidade é de aproximadamente 1.000 ml de oxigênio oferecidos para os tecidos periféricos por minuto.

Aproximadamente 250 ml de oxigênio são consumidos por minuto (consumo de oxigênio ou VO_2) por uma pessoa consciente em repouso, ou seja, aproximadamente 25% do oxigênio arterial disponibilizado ($VO_2 = DC \times C_{a\text{-}v}O_2$). Por isso, a saturação venosa de oxigênio ($S\bar{v}O_2$) é normalmente cerca de 70% (95% arterial menos 25% de extração).[5,8]

Em geral, existe uma maior oferta de O_2 aos tecidos do que eles realmente utilizam (reserva de DO_2). Quando o consumo de O_2 é alto (como no exercício ou na febre), a necessidade aumentada de O_2 pode ser suprida com um aumento na extração de O_2 ou no débito cardíaco. Entretanto, quando a DO_2 cai (por diminuição do débito cardíaco, da hemoglobina ou da SaO_2), o consumo só pode ser mantido através de um aumento da extração de oxigênio (queda da $S\bar{v}O_2$). Quando esse mecanismo de compensação se exaure, aparecem sinais de hipoperfusão tecidual e isquemia periférica. O resultado é metabolismo anaeróbico e acidose lática, o que ocorre quando a DO_2 cai abaixo do ponto "C" da Figura 5-3 (ponto crítico). Geralmente, nessa situação, a $S\bar{v}O_2$ cai abaixo de 65%-70%.[5,8]

USO METABÓLICO DO OXIGÊNIO PELAS CÉLULAS

Se o fluxo sanguíneo para um determinado tecido se torna aumentado ou seu metabolismo diminui, a PO_2 intersticial aumenta, assim como a PO_2 venular. As PO_2 intersticial e venular diminuem se houver queda do fluxo sanguíneo (vasoconstrição, queda do débito cardíaco etc.) ou se o metabolismo tecidual aumentar desproporcionalmente ao fluxo. Em suma, a PO_2 tecidual é determinada pelo equilíbrio entre a taxa de oferta de oxigênio aos tecidos e a sua taxa de consumo de oxigênio.[1,3,4]

O oxigênio, sendo incapaz de ser armazenado, é constantemente consumido pelas células. Portanto, a PO_2 intracelular é sempre menor que a PO_2 capilar e intersticial. Também, em muitos casos, existe uma considerável distância entre os capilares e as células. Isso explica porque a PO_2 normal intracelular pode variar desde valores tão baixos quanto 5 mmHg até valores próximos aos 40 mmHg dos capilares, com uma média de 23 mmHg. Desde que valores muito baixos de até somente 1 a 3 mmHg de pressão de oxigênio podem suportar um metabolismo

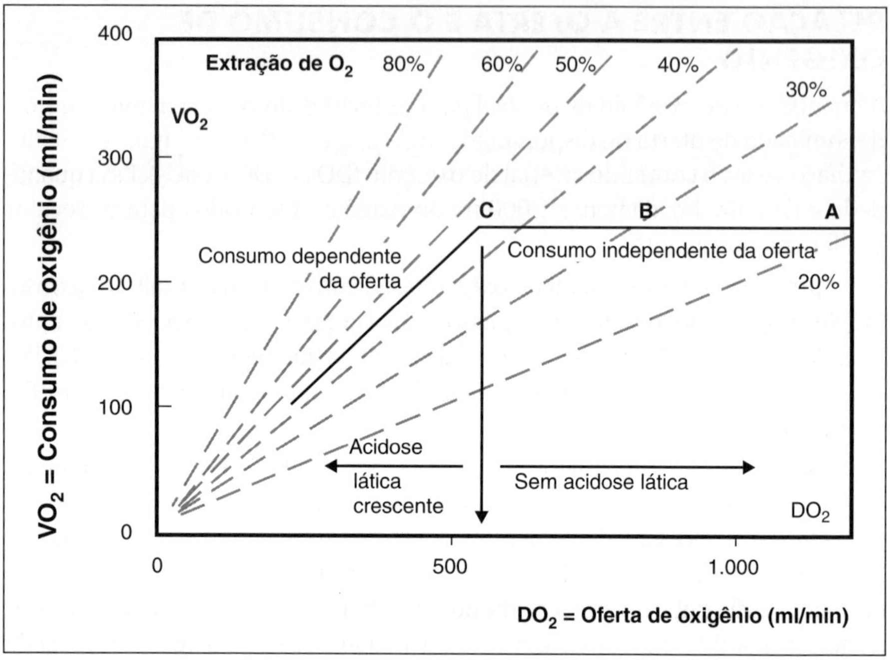

Fig. 5-3. Relação entre a oferta e o consumo de oxigênio.

celular aeróbico, pode-se ver que uma PO_2 de 23 mmHg é mais que adequada e fornece uma considerável reserva de segurança.[6]

Somente uma pequena quantidade de PO_2 é necessária para que as reações químicas normais intracelulares ocorram. A razão para isto é que o sistema de enzimas respiratório é movimentado mesmo quando a PO_2 intracelular é tão baixa quanto 1 a 3 mmHg. Numa PO_2 nesse nível, a disponibilidade de oxigênio deixa de ser o fator limitante para o metabolismo aeróbico. O principal fator limitante a partir daí passa a ser a concentração de ADP (adenosina difosfato).[2,6] Mesmo que a disponibilidade de oxigênio aumente, seu consumo aumentará somente se a concentração de ADP intracelular aumentar, o que significa um aumento nas necessidades de energia devido a um consumo aumentado do ATP celular. Somente em condições de hipoxia extrema a disponibilidade de oxigênio torna-se um fator limitante para o metabolismo aeróbico.

Quando o oxigênio é utilizado pelas células, a maior parte dele torna-se dióxido de carbono, com um aumento na PCO_2 intracelular. A partir daí, o CO_2 difunde-se das células para os capilares até os pulmões, onde ele é eliminado pela ventilação alveolar.[7] Então, em cada ponto da cadeia de transporte de gases, o CO_2 é transportado na direção exatamente oposta à do oxigênio. A maior diferença é que o CO_2 se difunde 20 vezes mais rapidamente que o oxigênio e, portanto, necessita de diferenças ainda menores de pressão parcial.[7]

Normalmente, a PCO_2 intracelular é de 46 mmHg, a PCO_2 intersticial e capilar é de 45 mmHg e a PCO_2 arterial é de 40 mmHg. O fluxo de sangue capilar e o metabolismo tecidual afetam a PCO_2 intersticial de forma exatamente oposta à que afetam a PO_2.[6]

TROCA DE GASES NO TECIDO

Os tecidos em constante metabolismo estão usando O_2 e produzindo CO_2. As células necessitam de um estoque contínuo de O_2 para metabolismo aeróbico e requerem remoção contínua de CO_2 para conservar o equilíbrio ácido-básico. O fluxo de sangue é essencial, tanto para transportar quanto para manter um gradiente de concentração de O_2 e remover CO_2 nos capilares teciduais. Nos capilares, o O_2 difunde-se para a célula, enquanto a difusão de CO_2 está na direção inversa. Ambos os gases se movem entre o tubo concêntrico de células por difusão simples, em resposta a um gradiente de concentração. Vários fatores podem, aguda ou cronicamente, aumentar a oferta de O_2 ou a remoção de CO_2 dos tecidos.[1,4]

O fluxo de sangue é o principal fator que afeta a oferta de O_2 aos tecidos.[3] Um aumento no fluxo de sangue tipicamente resulta em um incremento equivalente na entrega de O_2. Aumentar o número de capilares abertos ao fluxo de sangue é um outro meio de aumentar a entrega de O_2 a um tecido. Um aumento no gradiente de pressão parcial entre o capilar e o tecido também aumenta a entrega de O_2. As mudanças na curva de dissociação de oxi-Hb com relação às mudanças de equilíbrio ácido-básico característico do sangue também podem alterar a entrega de O_2 aos tecidos. Da mesma forma, um aumento no número de hemácias ou no hematócrito (e conseqüentemente, na concentração de hemoglobina) também eleva a quantia de O_2 entregue aos tecidos. Muitos dos fatores citados, que aumentam a entrega de O_2, também facilitam a remoção do CO_2 (Quadro 5-1).[2]

Quadro 5-1. Fatores que afetam a oferta de O_2 e a remoção de CO_2 dos tecidos

1. Fluxo de sangue tecidual
2. Número de capilares perfundidos
3. Gradiente de PO_2 ou PCO_2 entre os capilares e as células
4. Desvios da curva de dissociação da oxi-Hb
5. Concentração da hemoglobina no sangue

EQUIVALENTE CIRCULATÓRIO

Todos os tecidos consomem O_2 a uma taxa particular (VO_2) e têm taxas típicas de fluxo de sangue em repouso.[2,5,7] O equivalente circulatório (CEO_2) reflete quão bem o fluxo de sangue está equilibrado para o consumo de oxigênio do tecido (Quadro 5-2).[2] Como uma referência, o CEO_2 para o corpo inteiro é calculado dividindo-se o débito cardíaco total pelo consumo de oxigênio total do organismo (VO_2). O CEO_2 para o corpo todo é aproximadamente 20 (Quadro 5-2). Se algum órgão específico tem um CEO_2 maior que 20, pode-se considerar que ele está hiperperfundido para o seu VO_2. Nesse caso, a captação de oxigênio e a diferença arteriovenosa de O_2 seriam pequenas (é o que ocorre com os rins, por exemplo). Por outro lado, órgãos como o coração têm um CEO_2 muito baixo e são considerados hipoperfundidos com relação ao seu consumo de oxigênio. Um CEO_2 baixo resulta em uma grande diferença arteriovenosa de O_2 e uma $P\bar{v}O_2$ relativamente baixa. Esses tecidos têm uma taxa de extração de oxigênio aumentada.

Como se pode notar no Quadro 5-2, órgãos ou tecidos diferentes exibem CEO_2 com larga variação. Entretanto, o sangue de todos os tecidos, mesmo com CEO_2 bem diferente, mistura-se no coração direito e na artéria pulmonar, de modo que a diferença no conteúdo arteriovenoso de O_2 de todo o corpo é de aproximadamente 5,0 ml/dl em repouso. O sangue venoso misto entra no capilar pulmonar para oxigenação com um conteúdo de O_2 de 15,0 ml/dl e uma PO_2 de 40 mmHg. Assim, aproximadamente 3 quartos dos locais de ligação do O_2 na hemoglobina já estão ocupados antes de a oxigenação ser iniciada, no capilar pulmonar. Isso indica que, em repouso, apenas um quarto do conteúdo arterial total de O_2 foi removido pelos tecidos perfundidos pela circulação sistêmica. Assim, muitos tecidos podem extrair O_2 adicional se necessário, mesmo sem aumentar o fluxo de sangue, apenas aumentando a taxa de extração de

Quadro 5-2. Equivalente circulatório (CEO_2) em diversos órgãos do organismo

Órgão	*VO_2 (ml/min)*	*Q (ml/min)*	*CEO_2*	*CaO_2-$C\bar{v}O_2$ (ml/dl)*	*$C\bar{v}O_2$ (ml/dl) CaO_2 = 20*	*$P\bar{v}O_2$ (mmHg)*
Cérebro	46	700	15,3	6,5	13,0	34
Coração	30	250	8,4	11,6	8,0	22
Abdome	50	1.400	28	3,5	16,0	47
Rins	17	1.100	65	1,5	18,0	64
Músculos	50	850	17	6,0	13,5	36
Pele	12	400	33,3	3,0	16,5	49
Miscelânea	45	300	6,6	15,6	4,0	14
Total	250	5.000	20	5,0	15,0	40

oxigênio da hemoglobina.[5] Entretanto, a reserva de conteúdo de O_2 do sangue é mais alta em alguns órgãos (pele) que em outros (cérebro), como refletido por seus respectivos CEO_2.

REFERÊNCIAS BIBLIOGRÁFICAS

1. Schlichtig R. O_2 uptake, Critical O_2 Delivery and tissue wellness. In: Pinsky MR, Dhainaut JFA. *Pathophysiologic foundations of critical care*, Baltimore: Williams and Wilkins, 1993. p. 119-139.
2. Nunn JF. *Applied respiratory physiology*. 3rd ed. London: Butterworth, 1987. p. 207-239.
3. Berne RM, Levy MN. The microcirculation. In: *Cardiovascular physiology*, 8th ed. St Loius: Mosby, Inc, 2001. p. 155-174.
4. Pittman RN. The Microcirculation and tissue oxygenation. In: Sibbald WJ, Messner KFW, Fink MP. *Tissue oxygenation in acute medicine.* Berlin: Springer-Verlag, 1998. p. 36-54.
5. Bartlett RH. Oxygen kinetics: Integrating hemodynamics, respiratory, and metabolic physiology. In: Bartlett RH. *Critical care physiology.* Boston: Little, Brown and Company, 1996. p. 1-23.
6. Guyton AC, Hall JE. *Human physiology and mechanisms of disease*, 6th ed. Philadelphia: W.B. Saunders Company, 1997. p. 324-336.
7. West JB. *Respiratory physiology, the essentials*, 5th ed. Baltimore: Williams & Wilkins, 1995. p. 71-88.
8. Hameed SM, Aird WC, Cohn SM. Oxygen delivery. *Crit Care Med* 2003;31(12):S658-667.

II

Diagnóstico e Monitorização

6

EXAME CLÍNICO NO CHOQUE CIRCULATÓRIO

Iuri Christmann Wawrzeniak

INTRODUÇÃO

O paciente com choque circulatório e suas repercussões é um dos grandes desafios para os profissionais que trabalham em unidades de terapia intensivas ou emergências. A avaliação inicial desses pacientes é feita clinicamente, realizada através de uma eficiente anamnese e do exame físico. Estamos numa era de grandes avanços tecnológicos em Medicina, porém, atualmente, não há meios de substituir integralmente o exame clínico, em qualquer grupo de pacientes.

AVALIAÇÃO INICIAL

Anamnese

Geralmente, o paciente que se apresenta em estado de choque circulatório não nos dá muito tempo para a realização de um diagnóstico preciso e muitas das ações necessitam ser tomadas emergencialmente, como intubação endotraqueal, reposição volêmica e reanimação em uma parada cardiorrespiratória.[5] Ele, na maioria das vezes, apresenta-se inconsciente ou com dificuldade de expressar seus sintomas, devido à sua patologia vigente, pela hipoperfusão cerebral com alteração da consciência ou devido à presença de tubo endotraqueal e sedação.[5] Através de uma coleta de dados com os familiares ou pessoas que cuidam do paciente, além da revisão de boletins de atendimento ou do prontuário, as informações sobre a história do paciente podem ser disponibilizadas.[1] Os dados importantes que podem ajudar a estabelecer um diagnóstico estão apresentados no Quadro 6-1.

Quadro 6-1. Dados relevantes da anamnese[1]

1. Dados de identificação
2. Patologias preexistentes e tratamentos realizados
3. Internações e cirurgias prévias
4. Uso de medicamentos ou alergias
5. Fatores de risco para doenças cardiovasculares e hábitos de vida
6. História e cronologia da doença atual
7. Desejos do paciente sobre decisões de final de vida

EXAME FÍSICO

Exame inicial

Ao realizar o exame físico no paciente crítico, dados devem ser coletados para possibilitar a obtenção de hipóteses diagnósticas e, se indicado, o início do tratamento simultâneo. A inspeção começa a partir do momento em que o examinador entra no quarto do paciente. Uma visualização inicial pode trazer informações valiosas, como o nível de consciência, padrão respiratório, quantidade de diurese presente na bolsa coletora, tipos de soros e drogas, dieta infundida e o funcionamento de monitores e aparelhos em uso (oximetria de pulso, cardioscópio, ventilador mecânico, balão intra-aórtico e máquinas de diálise).[1]

Uma exposição completa do paciente é necessária e não se pode esquecer do exame de áreas pouco expostas, como a região dorsal e perineal, suscetíveis ao aparecimento de abscesso perineal, necrose de Fournier, fasciite necrotizante ou um projétil inicialmente não-visualizado.[1] Os pacientes em UTI geralmente possuem instalados acessos venosos e arteriais, sondas, drenos e tubos. A inspeção destes equipamentos, à procura de um foco infeccioso, e a averiguação do seu funcionamento são fundamentais no manuseio desse tipo de paciente.[1] É importante ressaltar que algumas das causas de internação em UTI exigem um alto grau de suspeição por parte do médico, como embolia pulmonar, coma mixedematoso, tireotoxicose e insuficiência adrenal.

Exame do sistema cardiovascular e estado volêmico

O manuseio do choque circulatório exige, inicialmente, que se procure descobrir sua causa, enquanto condutas terapêuticas simultâneas devem ser estabelecidas, envolvendo o suporte hemodinâmico e alguma terapêutica específica, conforme as hipóteses diagnósticas.[4,7-9] Didaticamente, o choque é classificado em 4 tipos: hipovolêmico, obstrutivo, distributivo (séptico, neurogênico e anafilático) e cardiogênico.[7-9] Alguns sinais e sintomas são comuns a todos os tipos de choque.[1-3,5,7-9] Caracterizam amiúde todos os tipos de choque circulatório: hipotensão, taquicardia, taquipnéia, oligúria, alteração do sensório e extremidades frias e cianóticas.[7-9] Essa última característica, entretanto, pode estar ausente nas fases iniciais do choque distributivo, quando, em fase hiperdinâmica e com volemia adequada, as extremidades podem estar quentes. Algumas manifestações clínicas podem ser específicas ao tipo de choque.[2,3,9] No choque séptico, o paciente pode ter associado um quadro infeccioso evidente de pneumonia ou peritonite, por exemplo.[2,3,7] No choque hipovolêmico, o paciente geralmente tem história de perda sanguínea ou de líquidos, em grandes quantidades, como na fístula intestinal, vômitos ou diarréia.[2,3,7] Alterações compatíveis com tamponamento cardíaco, sinais de trombose venosa profunda ou pneumotórax hipertensivo estão correlacionados ao choque obstrutivo.[2,3,7] Um ritmo de galope e sinais de insuficiência cardíaca descompensada podem acompanhar o choque cardiogênico.[2,3,7]

O exame do sistema cardiovascular é iniciado com a inspeção e palpação do precórdio. Também deve ser afastada a presença de turgência jugular. Logo em seguida, é realizada a ausculta do precórdio, com o intuito de identificar o ritmo cardíaco e avaliar bulhas, sopros e atrito pericárdico. Com a palpação dos pulsos periféricos, analisa-se sua freqüência, simetria e amplitude. A palpação dos pulsos pediosos faz pressupor uma pressão sistólica acima de 90 mmHg.[6]

As causas de dor torácica que devem ser pesquisadas para o diagnóstico diferencial do choque circulatório são várias e incluem: doença coronariana, dissecção aórtica, tromboembolismo pulmonar, pneumotórax hipertensivo, ruptura esofágica, pericardite aguda, miocardite, doença valvular, tamponamento cardíaco e causas gastrointestinais.[6] No paciente com isquemia miocárdica, o encontro de terceira bulha, galope, crepitações pulmonares e um novo sopro sistólico ou seu aumento indicam a complicação do processo isquêmico.[6] O abafamento de bulhas, pulso paradoxal (redução na pressão sistólica maior que 10 mmHg durante a inspiração) e turgência jugular sugerem tamponamento cardíaco.[6] A insuficiência de ventrículo direito (VD) pode ser manifestada por turgência jugular bilateral, *ictus* de VD palpável, hiperfonese da segunda bulha, galope de VD, com presença de terceira bulha.[6] Na ausculta cardíaca e palpação do pulso verificam-se o ritmo cardíaco e a presença de arritmias cardíacas.[6] Na presença de assimetria ou ausência de pulsos, devem ser descartadas dissecção aórtica e oclusão arterial.[6] Sopros novos ou mudanças devem ser encarados como suspeita de endocardite infecciosa, desde que no contexto de um quadro infeccioso, associado a fatores de risco como: presença de próteses cardíacas valvulares, febre reumática, uso de drogas endovenosas e de cateteres endovenosos.[6]

A avaliação do estado volêmico de um paciente crítico através somente do exame clínico é um desafio, visto que muitos pacientes se encontram com intensa resposta inflamatória sistêmica, vasodilatação e edema, o que geralmente causa diminuição do volume intravascular efetivo.[1,9] Com isso, os sinais de hipovolemia ou hipervolemia devem ser avaliados com cautela, porém, não desvalorizados. Na avaliação da volemia desses pacientes, devem ser pesquisados: diminuição do turgor cutâneo, presença de boca seca, aumento da freqüência cardíaca e respiratória, redução da pressão de pulso e da pressão arterial, alteração do estado mental e diminuição da perfusão periférica e da diurese.[1] Variações da pressão arterial média visualizadas no monitor podem indicar hipovolemia.[10] Alternância entre hipertensão e hipotensão é um forte indicador de hipovolemia, especialmente em pacientes com hipertensão crônica ou em doenças com disfunção autonômica, como tétano e síndrome de Guillain-Barré.[1] Com freqüência, esses sinais são analisados conjuntamente com informações provenientes de métodos invasivos (pressão venosa central, pressão de oclusão da artéria pulmonar, variação da pressão de pulso, volume diastólico final do ventrículo direito, entre outras), para que se obtenha uma maior precisão da informação sobre o estado volêmico.[10]

Exame neurológico

As principais manifestações do choque no exame neurológico são sinais de hipoperfusão cerebral, que se traduzem por sonolência, agitação psicomotora ou piora de algum déficit neurológico preexistente.

O exame neurológico, nessas circunstâncias, é realizado geralmente com pouca ou nenhuma colaboração do paciente e, portanto, exames mais elaborados, como o de sensibilidade, que exigem participação do examinado, são difíceis de executar. A avaliação neurológica se resume basicamente em exame do nível de consciência, avaliação de sinais relacionados ao tronco cerebral e busca de evidência de lesões focais.[1]

O nível de consciência pode ser alterado por múltiplas doenças, as quais o examinador deve ter em mente ao avaliar o paciente com choque, como infecções, distúrbios metabólicos, intoxicações, tumores, abscessos, doenças cerebrovasculares, trauma e período pós-ictal.[5] É importante correlacionar esses diagnósticos com o quadro de choque e suas implicações.

A avaliação através da escala de coma de Glasgow é a forma mais simples e difundida para averiguar o nível de consciência. Idealizada inicialmente em 1974, para avaliação de paciente pós-trauma, a escala de coma de Glasgow é hoje aplicada para a apreciação de todos os pacientes em UTI e consiste de 3 componentes: abertura ocular, resposta verbal e motora.[6] É graduada de no mínimo 3 a no máximo 15 pontos, sendo esta última a melhor pontuação, conforme o Quadro 6-2. A escala de coma de Glasgow pode ser falseada por sedação, principalmente em pacientes com insuficiência renal e hepática.[1]

O exame dos reflexos de tronco cerebral inclui:[5]

- Avaliação da reação pupilar.
- Pesquisa dos movimentos oculares.
- Exame motor e sensitivo facial.
- Pesquisa de reflexos de faringe e traquéia.
- Apreciação do padrão ventilatório.
- Teste de reação à dor.

Os sinais focais geralmente são vistos através da movimentação dos 4 membros e os movimentos posturais anormais podem ser sinais de patologias relacionadas com o sistema nervoso central.[1] Deve-se ter o cuidado ao avaliar pacientes que apresentam polineuropatia do paciente crítico, na qual há diminuição global da força muscular e nível de consciência preservado, geralmente.[1]

Exame do sistema respiratório

O exame do sistema respiratório de um paciente crítico consiste inicial e crucialmente na avaliação das vias aéreas, que é realizada através da visualização da sua patência. Com este intuito, deve-se averiguar se não há obstrução visível, provocada por corpos estranhos, alterações na cavidade oral ou obstrução da hipofaringe pela língua.[5] Em seguida, procede-se a inspeção do padrão ventilatório, com a verificação da freqüência respiratória, saturação de oxigênio, diaforese, uso da musculatura acessória e interação do paciente com a ventilação mecânica.[1] Procurar também sinais clínicos de hipoxemia, como ansiedade, agitação, cianose, sudorese, taquipnéia, hipertensão arterial e taquicardia.[2] O examinador deve ter familiaridade com os métodos de oxigenoterapia, tubos endotraqueais e ventiladores mecânicos, pois são parte importante na avaliação, assim como a radiografia de tórax.

Quadro 6-2. Dados importantes na monitorização clínica

1. Nível de consciência – sensório
2. Pressão arterial e freqüência cardíaca
3. Saturação de oxigênio
4. Perfusão esplâncnica – íleo adinâmico, coloração de ostomias e aceitação de dieta enteral
5. Diurese – quantidade e coloração
6. Perfusão periférica – aquecimento e enchimento capilar e pulsos (amplitude e presença)

Ao término desta inspeção, realizar a palpação, à procura de enfisema subcutâneo, o que levaria a cogitar um pneumotórax hipertensivo como causa de choque obstrutivo, hipoxemia ou ambos.[5] A ausculta dos campos pulmonares deve incluir atenção para a ausência de murmúrio vesicular em um dos hemitóraces, o que pode indicar atelectasia após intubação seletiva ou pneumotórax, cujo reconhecimento deve ser precoce, para evitar maiores danos ao paciente.[5] Também, a procura de ruídos adventícios é importante na suspeita de infecção, congestão pulmonar, broncoespasmo ou outras lesões do parênquima pulmonar.[5] A presença de sibilos localizados pode estar relacionada à aspiração de corpo estranho.[5] Na avaliação de um paciente com dispnéia em ventilação mecânica, deve-se lembrar: obstrução e secreção do tubo endotraqueal, pneumotórax, broncoespasmo, edema e embolia pulmonar, distensão abdominal, intubação seletiva, fístula traqueoesofágica, presença de autoPEEP, alteração do *drive* ventilatório, agitação, dor e problemas relacionados ao ventilador (circuitos, FiO_2, modo, fluxo, sensibilidade, pressão e volume corrente).[5]

Exame do sistema gastrointestinal

O exame se inicia com a inspeção do abdome, com avaliação da sua forma e se há presença de distensão abdominal. Em seguida, proceder à ausculta do abdome, à procura de ruídos intestinais normais. A sua ausência pode indicar um íleo adinâmico ou uma peritonite e, o aumento, uma obstrução intestinal em fase inicial ou um processo infeccioso que cursa com aumento da peristalse.[1,5] A percussão abdominal às vezes é preferida à palpação profunda na identificação de peritonite aguda, e também é capaz de revelar ascite, hepatoesplenomegalia e massas abdominais,[5] esses 2 últimos complementados com a palpação. No exame abdominal, é muito importante procurar sinais de peritonite (defesa abdominal, rigidez muscular e sinal de Blumberg) como causa da internação do paciente.[5] O exame pélvico e o toque retal devem ser realizados em todos os pacientes com dor abdominal.[1,5] Eles auxiliam no diagnóstico de doença inflamatória pélvica, gravidez ectópica, cisto ovariano, fecaloma, obstrução prostática, abscessos e massas retais e perineais.[5] O diagnóstico diferencial de dor abdominal deve incluir todas as possíveis causas, como colecistite aguda, pancreatite aguda, colangite, hepatite, úlcera péptica, pielonefrite, abscesso subfrênico, pneumonia, infarto do miocárdio, obstrução intestinal, trombose mesentérica, apendicite aguda, diverticulite, abscesso intra-abdominal, doença inflamatória pélvica, íleo adinâmico, síndrome de Ogilvie, megacólon tóxico, perfuração intestinal e, finalmente, peritonite,[5] cujo reconhecimento e tratamento são fundamentais. Outras peculiaridades no exame do sistema gastrointestinal são a avaliação de drenos e sondas, o aspecto de feridas operatórias e o estado nutricional do paciente e sua aceitação em relação à dieta enteral.[1]

Exame renal

A avaliação da função renal é fortemente indicada pelo volume urinário e o paciente com choque geralmente tem redução da diurese. O exame do estado volêmico do paciente é de fundamental importância para ajudar a preservar a função renal e é discutido no exame do sistema cardiovascular. Entretanto, os marcadores bioquímicos como eletrólitos, estado ácido-base e níveis de uréia e creatinina são mais precisos para avaliar a função renal.[1]

Exame das extremidades e pele

As extremidades são um dos primeiros locais a mostrar sinais de hipoperfusão tecidual, como retardo do enchimento capilar, livedo reticular, palidez, cianose e pele fria e pegajosa.[1,5]

A pele pode revelar sinais importantes para a avaliação de um paciente crítico. Lesões de pele, como *rash*, nódulos, abscessos e aquelas com aspectos flogísticos, devem ser valorizadas.[11] Lesões de pele características podem sugerir embolia séptica por meningococcemia ou endocardite infecciosa.[11] Crepitações no subcutâneo e presença de uma porta de entrada para infecção podem sugerir fasciite necrosante.[11] Úlceras de decúbito também devem ser inspecionadas à procura de sinais infecciosos. Os membros devem ser avaliados à procura de sinais de isquemia, fraturas e síndrome compartimental.[1]

AVALIAÇÃO CLÍNICA SEQÜENCIAL

Após a anamnese e o exame físico iniciais, o paciente deve ser avaliado freqüentemente à procura de novos achados e também para acompanhar a efetividade da terapêutica empregada. Além do exame físico já descrito, os dados de enfermagem são essenciais para a monitorização clínica. O exame seqüencial do paciente, juntamente com os sinais vitais e exames laboratoriais orientam a evolução do paciente. Os sinais de hipoperfusão orgânica, listados no Quadro 6-3, nunca devem ser esquecidos. No paciente crítico com choque ocorre uma redistribuição sanguínea para órgãos nobres (coração, cérebro e supra-renais) e com isso ocorre hipoperfusão tecidual de outros órgãos, como rins, intestino e pele.[12] Esse conceito de fisiopatologia do choque circulatório é fundamental para auxiliar em seu reconhecimento e acompanhamento, através do exame físico.

A presença de sudorese e agitação psicomotora é sinal de perfusão cerebral inadequada. O aumento da freqüência cardíaca pode ser o primeiro sinal de disfunção cardiovascular e, às vezes, o aparecimento da hipotensão arterial pode ser um evento cardiovascular tardio no choque.[9] Um aumento da freqüência respiratória pode ser decorrente de acidose metabólica por hipoperfusão tecidual. A oxigenação não se resume apenas a pressão parcial e saturação de oxigênio normais. O paciente pode ter sinais de franca insuficiência respiratória aguda (sudorese, taquipnéia e tiragem de músculos intercostais) e ainda assim apresentar normalidade desses parâmetros. Também, a avaliação da sincronia do paciente com a ventilação mecânica deve ser revisada.[1]

A administração adequada da dieta enteral sem desenvolvimento de distensão abdominal e ausência de íleo adinâmico fornece informações sobre o estado do sistema gastrointestinal. A presença de uma colostomia ou ileostomia permitem, através de visualização direta daquele segmento intestinal, uma avaliação relativamente confiável da perfusão hepatoesplâncnica. A monitorização clínica do sistema renal é feita através do volume de diurese e da sua coloração, já que a maioria dos pacientes em UTI possui sondagem vesical. O aquecimento da pele das extremidades e o enchimento capilar fornecem informação a respeito da perfusão em nível periférico.[1]

Além da monitorização clínica dos parâmetros já descritos, algumas questões devem ser pertinentemente adicionadas ao examinar um paciente na UTI: O paciente está normovolêmico? Há baixo débito cardíaco? Há alteração da oferta de oxigênio e, se há, é por déficit de oxigenação, anemia ou falha de origem cardíaca? Há outros diagnósticos ainda não descobertos? Há algum foco infeccioso não-identificado ou não-tratado? A sedação e a analgesia estão corretas? O paciente está recebendo as profilaxias necessárias para trombose venosa, hemorragia digestiva, úlceras de pressão e convulsões? O tratamento da(s) patologia(s) está adequado? Estas questões e outras devem ser repetidas no decorrer da evolução dos pacientes críticos, diariamente. Através de uma boa avaliação e monitorização clínicas, juntamente com outros dados fornecidos por métodos tecnológicos presentes nas unidades de terapia intensiva, o médico intensivista tem, a seu dispor, ferramentas valiosas na condução dos pacientes graves.

CONCLUSÃO

O conhecimento dos atuais avanços da terapia intensiva é de vital importância para melhorarmos o tratamento e o desfecho de nossos pacientes. Entretanto, estas novas tecnologias somente são aplicadas após uma avaliação inicial ou por meio da evolução seqüencial dos pacientes críticos. Isso somente é obtido através de uma anamnese a mais cuidadosa possível e de um exame físico rigoroso, tendo como objetivo um diagnóstico correto e precoce.

REFERÊNCIAS BIBLIOGRÁFICAS

1. Hillman K, Bishop G, Flabouris A. Patient examination in the Intensive Care Unit. In: Vincent JL. *Yearbook of intensive care and emergengy medicine*. 1st ed. Berlin: Springer-Verlang 2002. p. 942-50.
2. Parrillo JE. Schock. In: Isselbacher K, Braunwald E, Wilson J, Martin J, Fauci A, Kasper D. *Harrison: medicina interna*. 13ª ed. New York: McGraw-Hill, 1994. p. 196-201.
3. Luce JM. Abordagem do paciente em uma unidade de tratamento intensivo. In: Goldman L, Bennett JC. *Cecil tratado de medicina interna*. 21ª ed. Rio de Janeiro: Editora Guanabara Koogan, 2000. p. 536-8.
4. Rivers E, Nguyen B, Havstad S, Ressler J, Muzzin A, Knoblich B, et al. Early goal-directed therapy in the treatment of severe sepsis. *N Engl J Med* 2001;345:1368-77.
5. Caser EB, Domingues R. Exame clínico no paciente grave. In: David CM. *Medicina intensiva*.1ª ed. Rio de Janeiro: Editora Revinter, 2003. p. 142-59.
6. Teasdale G, Jennet B. Assessment of coma and impared consciousness. A practical scale. *Lancet* 1974;13:81.
7. Brauner JS. O exame clínico no choque. In: Dias FS. *Choque*. 1ª ed. Porto Alegre: EDIPUCRS, 2002. p. 191-7.
8. Fink MP. Shock: an overview. In: Rippe JM, Irwin RS, Fink MP, Cerra FB. *Intensive care medicine*. 3rd ed. Boston: Little, Brown and Co, 1996. p. 1857-77.
9. Shoemaker WC. Diagnosis and treatment of shock syndromes. In: Shoemaker WC. *Texbook of critical care*. 3rd ed. Philadelphia: WB Saunders Company, 1995. p. 85-102.
10. Michar F, Teboul JL. Predicting fluid responsiveness in ICU patients. A critical analysis of the evidence. *Chest* 2002;121:2000-8.
11. Badia M, Trujillano J, Gascó E, Casanova JM, Alvarez M, León M. Skin lesions in the ICU. *Intensive Care Med* 1999;25:1271-76.
12. Guyton AC, Hall JE. Circulatory shock and physiology of its treatment. In: Guyton AC, Hall JE. *Textbook of medical physiology*. 9th ed. Philadelphia: WB Saunders Company, 1996. p. 285-94.

7

Monitorização Hemodinâmica com Cateter de Artéria Pulmonar

Fernando Suparregui Dias
Ederlon Rezende

OBJETIVOS DA MONITORIZAÇÃO COM CAP

Ao se definir choque como deficiência de perfusão, o primeiro passo no seu manejo deve ser o reconhecimento da oferta inadequada de nutrientes aos tecidos. Como o oxigênio é o único nutriente que as células não conseguem estocar em quantidade significativa, choque pode ser considerado como uma condição de oferta inadequada de oxigênio. Existem inúmeros indicadores clínicos e laboratoriais da ocorrência de choque, porém, nenhum é específico,[1] o que pode dificultar seu diagnóstico, muitas vezes.

Há mais de duas décadas é reconhecido que o déficit de oxigênio pode anteceder em até 24 horas a ocorrência de hipotensão no choque séptico,[2] o que torna o tempo uma variável de grande importância. Recentemente, esse fato foi comprovado em estudo randomizado,[3] o que confere ao suporte hemodinâmico precoce e agressivo um papel-chave no desfecho favorável do paciente com choque.

O CAP é essencialmente um aparato que permite estudar a macro-hemodinâmica. As variáveis passíveis de determinação direta são relacionadas, os determinantes de pré e pós-carga, contratilidade, e, através da composição de equações apropriadas, a oferta e utilização global de oxigênio. Essas possibilidades conferem ao método uma singularidade que nenhum outro dispositivo apresenta, o que o torna uma valioso aliado do intensivista na abordagem do paciente em choque. Assim, a monitorização hemodinâmica com CAP do paciente em choque tem por objetivos: (1) identificar, (2) quantificar e (3) monitorizar os distúrbios macro-hemodinâmicos e a oferta e utilização de oxigênio em nível global, e (4) avaliar os efeitos das intervenções terapêuticas.

VARIÁVEIS OBTIDAS POR DETERMINAÇÃO DIRETA RELACIONADAS COM A PRÉ-CARGA

A pré-carga pode ser estimada através de variáveis pressóricas ou volumétricas.

Variáveis pressóricas

As pressões de enchimento ventricular são a pressão venosa central (PVC) e a pressão de oclusão da artéria pulmonar (POAP). A PVC dá informações úteis sobre o retorno venoso e pressão de enchimento do lado direito do coração[4] e na ausência de estenose tricúspide equivale à pressão diastólica final do ventrículo direito. Seu valor varia de 0 a 6 mmHg e está elevada quando há aumento da volemia, disfunção cardíaca, aumento da pressão intratorácica ou intra-abdominal, uso de vasopressores e infusão de fluidos. Está diminuída quando ocorre redução da pressão intratorácica, na hipovolemia e perda súbita de sangue ou fluidos.[5] A POAP permite estimar a pressão diastólica final do ventrículo esquerdo (PDFVE), logo, a pré-carga ventricular esquerda.

O princípio de que a POAP aproxima-se da PDFVE baseia-se na qualidade da pressão vascular ao longo de uma coluna de sangue em que não haja fluxo. Ao final da diástole, a POAP, a pressão venosa pulmonar (PVP), a pressão atrial esquerda (PAE) e a PDFVE tornam-se iguais, exceto nas seguintes condições: (1) complacência ventricular diminuída e contração atrial esquerda vigorosa, em que a POAP pode ser menor que a PDFVE em 5 mmHg ou mais; (2) lesão que cause obstrução de uma vaso pulmonar calibroso, entre o balonete ocluído e o átrio esquerdo, como no mixoma e na fibrose de mediastino, em que a PVP pode exceder a POAP; (3) quando a extremidade do CAP não estiver na zona III do pulmão. O valor normal da POAP varia de 2 a 12 mmHg, e deve ser, em média, 2 a 7 mmHg mais baixo que a pressão média na artéria pulmonar. A posição ideal do CAP para obter-se a POAP é em um grande ramo da artéria pulmonar, o que resultará em boa correlação POAP-PAE. A obtenção da POAP em um ramo pequeno da artéria pulmonar fornecerá uma POAP maior que a PAE. Vários outros fatores podem alterar a correlação entre POAP e a PAE, como posicionamento incorreto da extremidade do CAP, artefatos do transdutor, oclusão da artéria pulmonar com balonete excêntrico, doença pulmonar venosa oclusiva, valvulopatia cardíaca, tamponamento pericárdico, alteração da complacência ventricular e insuficiência mitral.[5] Quando a extremidade do CAP está abaixo do átrio esquerdo, o que pode ser confirmado com radiografia de tórax lateral (Fig. 7-1), mesmo com níveis elevados de PEEP pode-se obter uma medida precisa,[6] quando realizada ao final da expiração.[7]

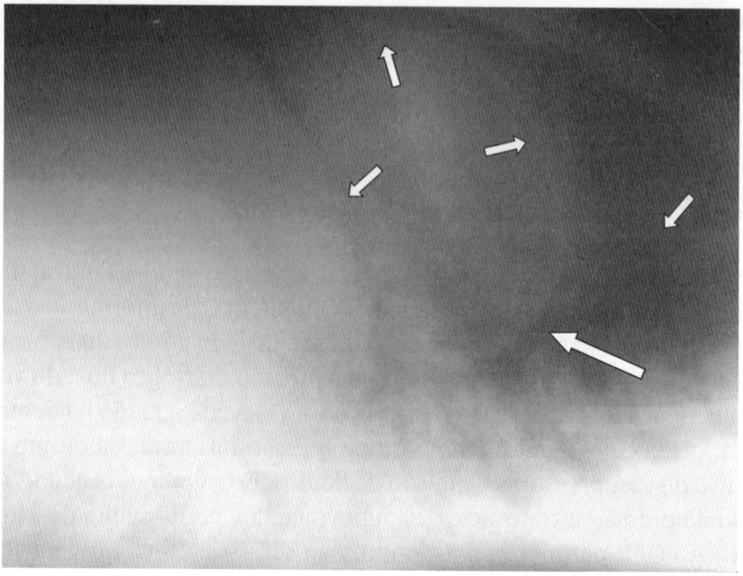

Fig. 7-1. Radiografia de tórax em perfil mostrando o CAP abaixo do átrio esquerdo. As setas pequenas indicam seu trajeto e a maior, sua extremidade.

Em um modelo experimental de LPA, a POAP não mostrou boa correlação com a PAE, mesmo com a extremidade do CAP abaixo do nível do átrio esquerdo durante ventilação mecânica com PEEP.[8]

Em humanos sadios, a estimativa da pré-carga através das pressões de enchimento não se mostrou fidedigna, o que levou à proposição de sua utilização em condições extremas do estado intravascular, isto é, na hipovolemia acentuada ou na insuficiência cardíaca grave.[9] Embora a determinação da POAP possa apresentar limitações, tanto na sua determinação como em seu significado hemodinâmico, é a única maneira de diferenciar se o edema é de origem hidrostática ou por aumento da permeabilidade.[10]

Variável volumétrica

O índice de volume diastólico final do ventrículo direito (IVDFVD) é considerado por muitos autores como excelente marcador da pré-carga.[11-14] Em uma série de pacientes críticos, Diebel *et al.*[11] construíram a curva de Frank-Starling comparando a POAP com o IVDFVD, e encontraram melhor correlação com o IVDFVD (R = 0,61) do que com a POAP (R = 0,42). Esse achado foi confirmado em outros estudos, em pacientes com trauma[12] e em pacientes que faziam uso de altos níveis de PEEP.[14] A margem de resposta ao volume para otimizar a pré-carga (pré-carga recrutável) (Fig. 7-2)[15] com o emprego do IVDFVD fica entre 90 e 140 ml/m^2.[11,13]

Entretanto, os resultados acerca de qual o melhor método para estimar a pré-carga são conflitantes. Alguns autores acreditam que, como em certas situações não há uma boa correlação entre a POAP e o IC, em função de alterações na complacência ventricular, além de elevações na pressão intratorácica e intra-abdominal,[16] o emprego do IVDFVD seria o método mais adequado para estimar a pré-carga através da monitorização com CAP. Por outro lado, outros demonstraram não haver boa precisão da resposta à infusão de volume através do IVDFVD, em comparação com a POAP, sugerindo que a adequação da pré-carga deveria ser feita em bases empíricas.[17]

Ao utilizar a POAP como guia o intensivista deve considerar, no momento da otimização da pré-carga com volume que está utilizando uma variável pressórica obtida de câmaras cardíacas esquerdas, e quando utiliza o IVDFVD, está empregando uma variável volumétrica obtida do lado direito do coração. A decisão de qual o melhor método, em uma situação particular, deve ser pautada na fisiopatologia, na reserva cardiovascular e na resposta à intervenção terapêutica.

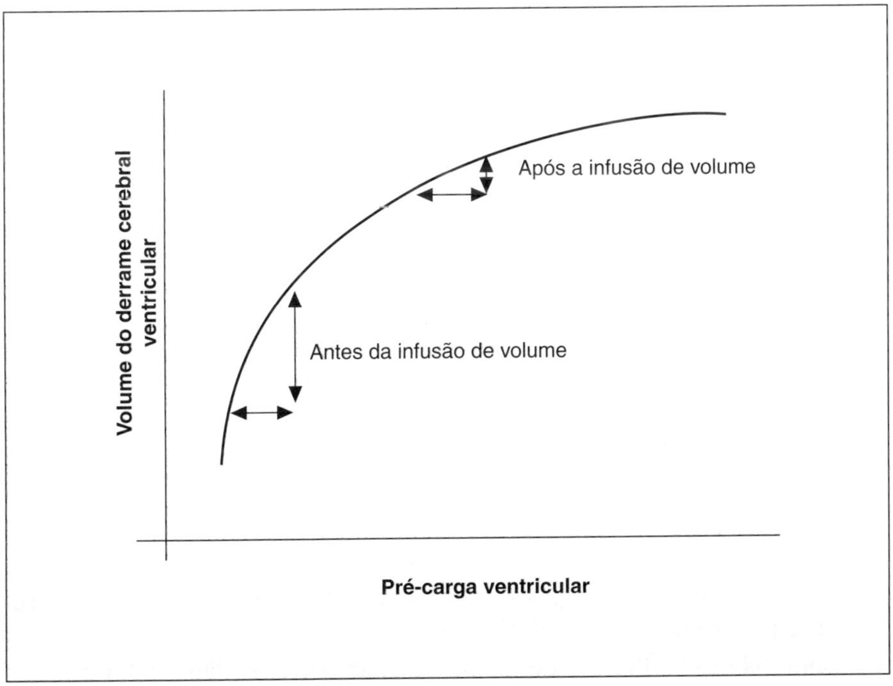

Fig. 7-2. Resposta da pré-carga à infusão de volume.

PRESSÃO VENTRICULAR DIREITA

A pressão ventricular direita resulta do somatório das pressões no átrio direito e na artéria pulmonar. Seus valores normais variam de 17 a 30/0 a 6 mmHg. A pressão no ventrículo direito deveria ser igual à pressão na artéria pulmonar durante a sístole, quando a válvula pulmonar está aberta. A valorização da pressão no ventrículo direito pode ser útil em casos específicos como comunicação interventricular, tamponamento cardíaco e tromboembolismo pulmonar, causas freqüentes de choque cardiogênico, além da insuficiência tricúspide.[5]

PRESSÃO ARTERIAL PULMONAR

A pressão na artéria pulmonar varia de 15 a 30/5 a 13 mmHg, com a pressão média variando entre 10 e 18 mmHg. Uma pressão arterial pulmonar média acima de 20 mmHg é compatível com hipertensão arterial pulmonar. A pressão diastólica da artéria pulmonar é virtualmente igual à POAP quando a resistência vascular pulmonar é normal. A pressão arterial pulmonar está diminuída no choque hipovolêmico e pode estar elevada no choque séptico e no choque cardiogênico.[5]

Um aspecto importante a considerar na verificação da pressão da artéria pulmonar é o gradiente entre a pressão diastólica na artéria pulmonar (PDAP) e a pressão atrial esquerda. Em condições normais, este gradiente é de 6 a 8 mmHg, sobe ligeiramente com o aumento do fluxo e diminui próximo a zero quando o fluxo sanguíneo pulmonar praticamente cessa durante a diástole. O alargamento deste gradiente é sinal de aumento do fluxo sanguíneo pulmonar, da resistência vascular pulmonar ou ambos, sendo um indicador de que a PCP poderá exceder a POAP nesta condição.[18] Outras situações que podem alargar o gradiente PDAP-POAP são taquicardia acima de 120 bpm, pulso da artéria pulmonar muito aumentado em decorrência de estados hiperdinâmicos, e quando a extremidade do CAP não estiver na zona III do pulmão.[19]

DÉBITO CARDÍACO

O DC é determinado pelo produto do volume sistólico (VS) pela FC e é o componente circulatório mais importante, pois é o principal determinante do transporte de oxigênio para os tecidos. Seu valor normal é de 5 a 6 l/min e, quando dividido pela SC, gera o IC, que tem como faixa normal valores entre 3,0 e 3,5 l/min/m^2,[25] estando aumentado ou diminuído em várias situações clínicas (Quadro 7-1).

O método de verificação do DC pela técnica da termodiluição foi descrito por Fegler em 1954.[20] Posteriormente, a incorporação de um termistor no CAP

Quadro 7-1. Causas de aumento e diminuição do débito cardíaco (Adaptado da ref. 18)

Débito cardíaco aumentado	*Débito cardíaco diminuído*
Hipervolemia	Hipovolemia
Hemodiluição	Hipertensão arterial pulmonar grave
SIRS	Falência miocárdica pós-infarto agudo
SARA	Isquemia miocárdica aguda
SEPSE/choque séptico	Miocárdio "atordoado"
Intoxicações agudas	Obstrução ao enchimento do coração
Drogas	Arritmias cardíacas graves
Febre	Pós-circulação extracorpórea
Feocromocitoma	Toxicidade miocárdica por drogas
Fístula arteriovenosa	Acidose
Beribéri	
Hepatite fulminante	

deu um impulso significativo para o emprego desta técnica, o que permitiu sua determinação à beira do leito.[21] A comparação entre o DC determinado pela técnica da termodiluição (TD) mostra uma correlação muito boa com outros métodos, como diluição com corantes, o método de Fick, uso de Doppler e fluxômetros radionucleares e eletromagnéticos. Com o emprego do método de Fick, Doppler e pela técnica de reinalação do CO_2, há uma tendência em superestimar o DC em comparação com a TD.[20]

A técnica da termodiluição emprega uma temperatura baixa para criar um gradiente térmico como variante da técnica da diluição. Um computador integra esta variável para definir a curva do DC, a qual tem uma área inversamente proporcional ao DC,[5] que pode ser determinado de modo intermitente (injeção em bolo) ou contínuo.

Determinação do DC de modo intermitente (em bolo)

A determinação do DC pela técnica da TD é uma variante da técnica de diluição com corante, sendo o "frio" empregado como marcador. O resfriamento do sangue é obtido com a injeção de soro glicosado a 5% e o princípio da TD é descrito pela equação de Stewart-Hamilton:

$$Q = \frac{Vi\,(Ts - Ti)\,K1K2}{Tb\,(t)\,dt}$$

onde:

Q = débito cardíaco;

Vi = volume injetado;

Ts = temperatura do sangue;

Ti = temperatura do soluto injetado;

K1 = fator de densidade;

K2 = constante de computação que inclui mudança de calor no trajeto, espaço morto do cateter e velocidade da injeção, ajustada para l/min.

$$\frac{\text{(calor específico) (gravidade específica) soluto injetado}}{\text{(calor específico) (gravidade específica) sangue}}$$

Volume injetado

O DC pode ser determinado injetando-se na via proximal 2,5 ml, 5 ml ou 10 ml de soro glicosado a 5%. O volume do soluto a ser injetado deve ser determinado de modo preciso,[20] já que um erro de 1,0 ml de uma injeção de 10 ml causará um erro de 10% na medida.[5] Em caso de utilização de uma via em separado para injeção do soro, ela deverá ter volume igual à parte proximal do CAP, ou a constante de computação (K2) deverá ser modificada.[20] A constante de computação deverá ser informada antes da medida. Varia com o fabricante e o tamanho do CAP, bem como com o volume a ser injetado e a temperatura do soluto.[5]

Temperatura do sangue

Uma temperatura sanguínea estável é essencial para a computação de uma curva de TD acurada. Atualmente, os computadores para determinar o DC utilizam um termistor para medir a temperatura. Em função das variações que podem ocorrer com a temperatura ao longo do ciclo respiratório, para diminuir a possibilidade de erro, as injeções dever ser realizadas no mesmo momento do ciclo respiratório,[20] preferencialmente no final da expiração.[22]

Temperatura do soro injetado

A informação correta da temperatura do soro injetado é de extrema importância para uma medida precisa do DC. A temperatura varia de 0°C à temperatura ambiente (19° a 24°C). O emprego de soro com temperaturas maiores requer um volume maior e termistores com maior sensibilidade do que quando se utilizam solutos com baixas temperaturas. Existem atualmente sistemas que mantêm a temperatura baixa em seringas de precisão para a injeção do soluto na via proximal do CAP.[20] Entretanto, a temperatura baixa pode provocar bradicardia.[23] O emprego de soro à temperatura ambiente resulta em diferença insignificante na reprodução e precisão em comparação com a injeção de soro a 0°C.[24]

Um outro aspecto importante é o tempo entre a retirada do soro e sua injeção na via proximal do CAP, o qual deve ser o menor possível, já que pode haver aquecimento pelo manuseio do operador.[20]

Constante de computação

A constante de computação combina vários componentes da equação de Stewart-Hamilton. Seu cálculo baseia-se no volume do soro injetado, na alteração de sua temperatura e na capacidade da extremidade do CAP onde é injetado o soro.[20]

Determinação contínua do DC

No início da década de 1990 foi agregada uma nova tecnologia, capaz de mensurar de modo quase contínuo o DC. Esta tecnologia utiliza a mudança de temperatura como um indicador para determinar o fluxo sanguíneo e, em vez de utilizar injeção de soro gelado ou à temperatura ambiente, vale-se da geração de alterações térmicas oriundas do aquecimento de um filamento de cobre no CAP. Este filamento está na porção do CAP que fica no AD e VD.[25] A geração de calor de modo intermitente produz pequenas elevações da temperatura do sangue, através das quais é possível determinar o DC.[26] O termômetro na extremidade distal do CAP detecta as alterações na temperatura sanguínea e o sinal de aquecimento é então analisado. Toda alteração na temperatura é detectada distalmente no CAP, sendo correlacionada de modo seqüencial entre as várias curvas originadas para fornecer uma curva de TD.[20]

Uma vez na posição correta, o CAP é conectado ao monitor, e tem início o processo de determinação contínua do DC. A primeira determinação do DC faz-se em alguns minutos, repetindo-se a cada 30 segundos com a leitura da mudança de temperatura.[20]

SATURAÇÃO DO OXIGÊNIO VENOSO MISTO

Os princípios da oximetria venosa foram desenvolvidos há várias décadas, com os primeiros experimentos atribuídos a Kramer, em 1934, até o surgimento do oxímetro com fibra óptica em 1962. Na atualidade, existem equipamentos capazes de monitorizar a $S\bar{v}O_2$ usando espectrometria com fibra óptica por refletância, para diferenciar a hemoglobina oxigenada da não-oxigenada.[27]

A $S\bar{v}O_2$ reflete tão-somente a extração global de oxigênio, sendo mensurada apenas após a mistura do sangue venoso proveniente de todos os órgãos no coração direito. Entretanto, uma $S\bar{v}O_2$ normal ou mesmo elevada não é capaz de descartar hipoxia tecidual em um órgão ou sistema em particular.[28] Por outro lado, uma queda na $S\bar{v}O_2$ usualmente significa anemia, dessaturação de oxigênio, diminuição do DC ou ambas.[29] É uma variável de fácil obtenção à beira do leito com o emprego do CAP, e pode ser obtida tanto de maneira intermitente pela retirada de amostra de sangue venoso misto, como de modo contínuo com CAP modificado com fibra óptica.[30]

A $S\bar{v}O_2$ pode ser influenciada por fatores como a SaO_2 e elementos mais complexos, como o DC, VO_2 e a taxa de hemoglobina. A $S\bar{v}O_2$ é determinada pelo balanço entre a DO_2 e o VO_2 e pode ser expressa pela equação:

$$S\bar{v}O_2 = SaO_2 - VO_2/(IC \times Hb)$$

Existe uma idéia errônea de que a $S\bar{v}O_2$ tenha uma relação linear com o DC, porém, do ponto de vista matemático, esta assertiva não é verdadeira, pois de acordo com o princípio de Fick, sua correlação com o DC é curvilinear[30] (Fig. 7-3).

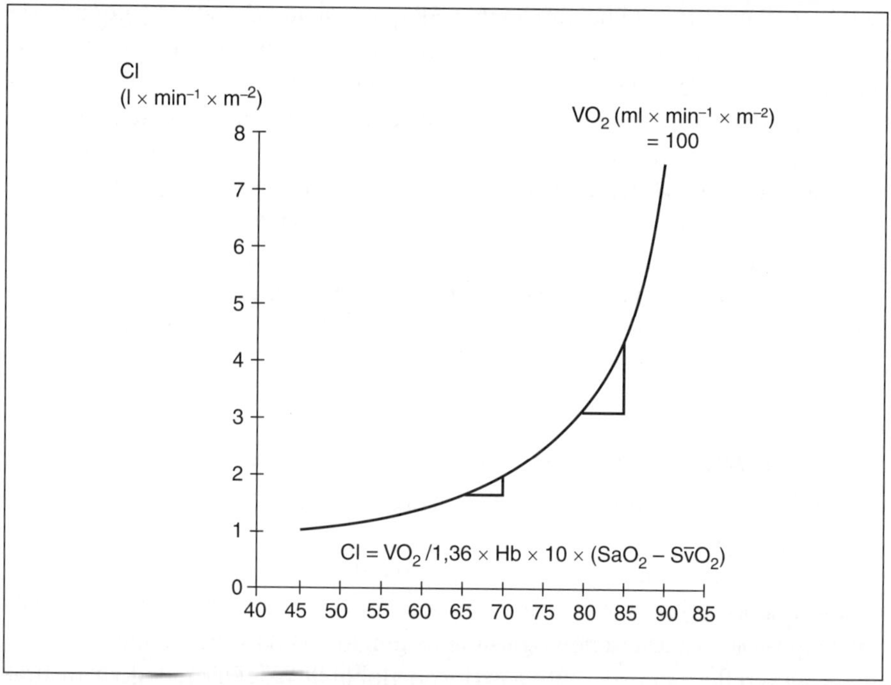

Fig. 7-3. Relação $S\bar{v}O_2$ e DC (Adaptado da referência 28).

A monitorização da $S\bar{v}O_2$ pode ser útil para: (1) selecionar o nível ótimo de PEEP; (2) ajustar os parâmetros de assistência circulatória mecânica; (3) ajustar as doses de drogas vasoativas; (4) auxiliar no manejo do desmame difícil da ventilação mecânica.[19] A técnica de mensuração contínua da $S\bar{v}O_2$ foi comparada com a saturação venosa central de oxigênio ($SvcO_2$) recentemente e a $SvcO_2$ mostrou uma correlação de 90% em 1.498 instâncias em pacientes críticos,[31] o que creditou confiabilidade ao método.

Em pacientes críticos em geral, a $S\bar{v}O_2$ mostra relação com desfechos. No IAM, a $S\bar{v}O_2$ não mostra relação com o DC,[32] porém, é um melhor previsor de hiperlactacidemia e sobrevida do que o próprio DC.[33] Em pacientes com trauma, a terapia pode ser orientada pela $S\bar{v}O_2$, sendo sua manutenção na faixa normal um bom indicador de metabolismo aeróbico e de sobrevida.[34] Em pacientes críticos, atingir níveis normais de $S\bar{v}O_2$ é mais fácil do que atingir níveis supranormais de DO_2, porém, não há diferença na morbidade e na mortalidade,[35] sugerindo que a normalização da $S\bar{v}O_2$ é um objetivo terapêutico a ser buscado.

VARIÁVEIS OBTIDAS POR DETERMINAÇÃO INDIRETA

Contratilidade

Índice de trabalho sistólico ventricular esquerdo (ITSVE)

O ITSVE expressa o trabalho necessário para pressurizar o volume ejetado durante a sístole, sendo expresso pela fórmula:

$$\text{ITSVE} = \text{IE} \times (\text{PAM} - \text{POAP}) \times 0{,}0136$$

onde:

IE = índice de ejeção = IC/FC × 1.000;

0,0136 = fator de correção para obter-se o resultado em $g/m/m^2$, assumindo-se que o IE é expresso em $ml.m^2$ e a PAM e POAP em mmHg.

À beira do leito, é uma medida simples e relativamente independente das condições de carga para avaliar a função ventricular, que pode ser feita através da relação POAP/ITSVE.[5]

Em pacientes com sepse, nos quais sabidamente há depressão da função miocárdica, o ITSVE está diminuído significativamente, principalmente nos não-sobreviventes em comparação com os sobreviventes ($p < 0{,}05$).[36] Recentemente, este achado foi corroborado em outro estudo, em que pacientes com choque séptico apresentaram um ITSVE médio em torno de 30 $g.m.m^2$, sendo a redução mais pronunciada nos primeiros 3 dias e tendendo à recuperação em 7 a 10 dias.[37] Assim, através da monitorização do ITSVE, pode-se monitorizar o grau de disfunção ventricular, sua resposta à terapia e sua evolução temporal.

Índice de trabalho sistólico ventricular direito (ITSVD)

Sua determinação obedece aos mesmos princípios utilizados para determinar o ITSVE, sendo um parâmetro da função ventricular direita. A fórmula para seu cálculo é:

$$\text{ITSVD} = \text{IE} \times (\text{PAPm} - \text{PAD}) \times 0{,}0136$$

Fração de ejeção ventricular direita

O avanço tecnológico no início dos anos 1990 permitiu a construção de um CAP capaz de medir a fração de ejeção do ventrículo direito. Houve uma melhora no sentido de tornar mais uniforme a dispersão do indicador no átrio direito, os cateteres receberam termistores de alta resposta, permitindo detectar as alterações na temperatura na artéria pulmonar, batimento a batimento e, com a agregação do eletrocardiograma, houve melhora na precisão do tempo da sístole ventricular. Através da estimativa precisa das alterações de temperatura, entre batimentos cardíacos consecutivos durante a fase logarítmica do retorno da curva de temperatura ao basal, o computador pode calcular a temperatura residual e a fração de ejeção ventricular direita.[25] Esta tecnologia permite a determinação da FEVD em pacientes com ritmo cardíaco regular e FC entre 45 e 150 bpm.[11]

A FEVD normal é em torno de 40%. Podem ser determinados o volume sistólico, o volume diastólico final e o volume sistólico final do VD com as equações:

$$\begin{gathered}\text{VS VD} = \text{DC/FC}\\ \text{VDF VD} = \text{VS VD/FEVD}\\ \text{VSF VD} = \text{VDF VD} - \text{VS VD}\end{gathered}$$

Assim, com o emprego do CAP volumétrico, pode-se obter as seguintes variáveis hemodinâmicas: DC, FEVD, pressões em AD, VD e de oclusão da artéria pulmonar.[20] A monitorização da FEVD através do CAP tem aplicação em vários subgrupos de pacientes críticos (Quadro 7-2).[38]

Quadro 7-2. Aplicações clínicas da monitorização da FEVD no paciente crítico (Adaptado da ref. 38)

Doença pulmonar	SARA, DPOC severa, asma grave, HAP primária, efeitos de drogas e suporte respiratório
Cirurgia cardíaca	Detecção e tratamento de isquemia de VD, melhora da proteção miocárdica, valvulopatias, cardiopatias congênitas
Tromboembolismo pulmonar agudo	Avaliar efeitos da terapêutica: trombólise, drogas vasoativas
Miocardiopatia dilatada	Avaliar função de VD e efeito de drogas
Doença arterial coronariana	Infarto agudo de VD
Choque séptico	Monitorização da infusão de volume e drogas vasoativas
Contusão miocárdica	Avaliar a função do VD e efeitos de drogas

Resistências vasculares

Índice de resistência vascular sistêmica

O índice de resistência vascular sistêmica é calculado de acordo com a fórmula:

$$IRSV = \frac{PAM - PAD}{IC}$$

Supostamente, o IRVS refere-se à oposição ao fluxo sanguíneo na circulação sistêmica. Entretanto, quando visto de acordo com a dinâmica cardiovascular, este conceito simplificado de resistência sofre críticas por 2 motivos. Primeiro, não considera o caráter pulsátil da circulação, o que faz a avaliação dos fatores que se opõem à ejeção ventricular ser incompleta. Segundo, assume-se que exista uma relação linear entre pressão e fluxo, o que não é verdade em todas as situações.[19]

O IRVS está aumentado quando há redução do DC, como no choque cardiogênico ou tamponamento cardíaco, ou quando há uma elevação primária do tônus arteriolar, como no feocromocitoma. Está diminuído quando há elevação do DC ou redução do tônus arteriolar, como no choque séptico ou choque anafilático.[19]

Índice de resistência vascular pulmonar

O cálculo do IRVP baseia-se no mesmo princípio do IRVS:

$$IRVP = \frac{PAPm - POAD}{IC}$$

Em condições de laboratório, a relação entre a pressão média na artéria pulmonar e o DC não é linear e sim, curvilínea. Na clínica, este fato ainda não foi demonstrado, porém, é possível que ocorra, o que exige cautela em sua interpretação.[30] No choque séptico, a ocorrência de disfunção ventricular parece não estar relacionada com aumento no IRVP. Estudos com radioisótopos e monitorização hemodinâmica com CAP não mostram diferença no IRVP dos sobreviventes com o dos óbitos, o que torna a utilidade desta variável nesta condição, limitada.[39]

OXIGENAÇÃO TECIDUAL GLOBAL

Considerando-se que o oxigênio não pode ser armazenado pela célula, a oxigenação tecidual é um tópico de extrema importância na abordagem do doente crítico. A hipoxia tecidual resulta de uma relação anormal entre a oferta e a demanda de oxigênio, sendo um dos principais fatores implicados no desenvolvimento e na propagação da DMOS.[40]

A determinação das variáveis de transporte de oxigênio propicia informações a respeito da quantidade de oxigênio transportado e extraído pelo organismo, porém, não fornece detalhes sobre hipoxia.[40] O oxigênio é transportado principalmente ligado à hemoglobina e uma pequena quantidade dissolvida no plasma,[41] o que é expresso pela equação do conteúdo arterial de oxigênio:

$$CaO_2 = (PaO_2 \times 0{,}003) + (Hb \times SaO_2 \times 1{,}34)$$

onde:

PaO_2 = pressão parcial de oxigênio no sangue arterial;
0,003 = coeficiente de solubilidade;
Hb = hemoglobina;
SaO_2 = saturação de hemoglobina no sangue arterial;
1,34 = capacidade de carrear oxigênio pela Hb saturada.

A distribuição de oxigênio (DO_2) é o produto do conteúdo arterial de oxigênio pelo volume de sangue que perfunde o organismo, ou seja, o DC:

$$DO_2 = CaO_2 \times DC$$

Assim, a DO_2 sofre a influência de fatores que afetem o DC, a saturação arterial de oxigênio e a concentração de hemoglobina. Uma queda na taxa de hemoglobina ou na SaO_2 necessariamente não resultará em queda na DO_2, já que o DC pode aumentar para compensar; por outro lado, uma queda no DC resultará em queda na DO_2, já que a hemoglobina e a SaO_2 não podem promover uma compensação agudamente.[40]

O VO_2 representa a soma de todos os processos metabólicos oxidativos no organismo, e é determinado através da equação:

$$VO_2 = (CaO_2 - C\bar{v}O_2) \times DC$$

De uma maneira simples, pode ser expresso assim:

$$VO_2 = DC \times 1{,}39 \times Hb \times (SaO_2 - S\bar{v}O_2)$$

A proporção da DO_2 que é utilizada representa a TEO_2, sendo expressa pela fórmula:

$$TEO_2 = \frac{CaO_2 - C\bar{v}O_2}{CaO_2}$$

Muitos estudos experimentais mostraram que à medida que a DO_2 cai, a TEO_2 aumenta, permitindo com isso que o VO_2 seja mantido. Entretanto, há um ponto (DO_2 crítica) abaixo do qual o aumento na TEO_2 não compensa mais a queda na DO_2 e o VO_2 também cai, tornando-se dependente da DO_2. Neste ponto o nível de lactato começa a elevar-se, o que é indicativo de oxigenação tecidual inadequada[40] (Fig. 7-4).

Em humanos, o nível crítico da DO_2 depende da condição clínica. Em pacientes anestesiados, submetidos à cirurgia, o nível crítico de DO_2 fica entre 300-330 ml/min.m^2[42,43] enquanto em pacientes criticamente enfermos sépticos e sem chances de sobrevivência, a retirada do suporte hemodinâmico acompanha-se de queda na DO_2 de modo semelhante aos sem sepse, não alterando o nível crítico para metabolismo anaeróbico ou a capacidade de extração de oxigênio.[44]

Nos últimos anos a utilização do cateter de artéria pulmonar diminuiu cerca de 10% nos EUA, Europa e Japão. Muito do desinteresse pelo uso desta técnica é conseqüência da falta de estudos randomizados e controlados que de-

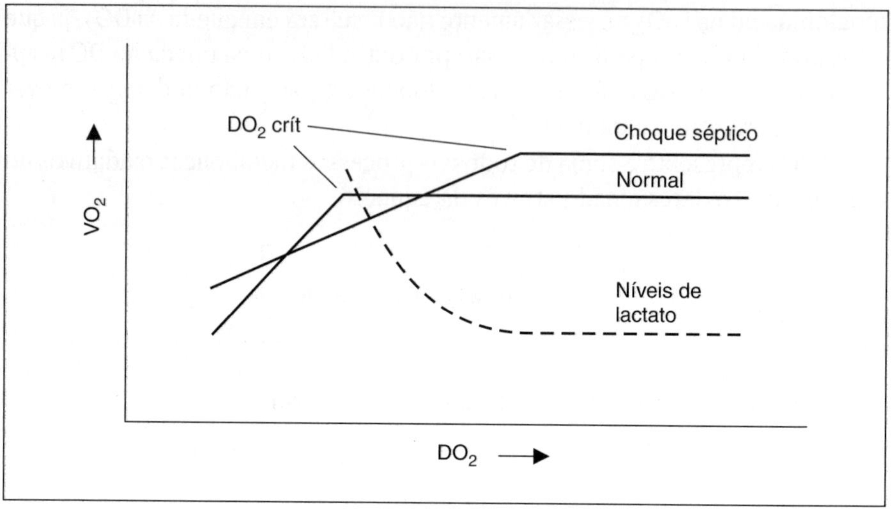

Fig. 7-4. Relação entre DO_2/VO_2.

monstrem benefícios de redução de mortalidade.[45] Entretanto, parece claro que não se pode deixar de utilizar esta ferramenta de monitorização que fornece importantes informações para o manejo de pacientes graves pela falta de demonstração de benefícios. Em primeiro lugar, deve-se ressaltar que nenhuma ferramenta de monitorização, seja simples ou sofisticada, pode contribuir para melhor evolução, exceto se vinculada a uma estratégia terapêutica adequada. Parece fundamental criar protocolos de ressuscitação para diferentes condições clínicas de acordo com a ferramenta de monitorização utilizada.[46]

O próprio Dr. Swan comenta, em interessante revisão, da dificuldade em se definir quem melhor pode se beneficiar com o CAP simplesmente a partir do resultado de ensaios clínicos, pois o benefício pode variar de um paciente a outro, dependendo da reserva funcional, da experiência do médico que maneja as informações, e também da freqüência com que este método de monitorização é utilizado no hospital.[47] Portanto, apenas médicos experientes podem decidir quem se beneficia a partir da interpretação destes diferentes aspectos.

O choque, quando não revertido, contribui para a disfunção múltipla de órgãos e morte. A monitorização hemodinâmica com o cateter de artéria pulmonar é uma importante ferramenta que contribui com informações valiosas para o manejo destes pacientes, porém, o benefício do uso deste método de monitorização considera seu uso precoce e estratégias terapêuticas que serão discutidas em outros capítulos deste livro.

REFERÊNCIAS BIBLIOGRÁFICAS

1. Dabowski GP, Steinberg SM, Ferrara JJ, Flint LM. A critical assessment of endpoints of shock resuscitation. *Surg Clin North Am* 2000;80:825-44.
2. Abraham E, Bland RD, Cobo JC, Shoemaker WC. Sequential Cardiorespiratory Patterns Associated with Outcome in Septic Shock. *Chest* 1984;85:75-80.
3. Rivers E, Nguyen B, Havstad S, et al. Early goal-directed therapy in the treatment of severe sepsis and septic shock. *N Engl J Med* 2001;345:1368-77.
4. Jardin F, Bourdarias JP. Right heart catheterization at bedside: a critical review. *Intensive Care Med* 1995;21:291-95.
5. Dias FS. Monitorização hemodinâmica e da perfusão tecidual. In: Dias FS. *Choque*. Porto Alegre: Edipucrs, 2002.
6. Shasby DM, Dauber IM, Pfister S, et al. Swan-Ganz catheter location and left atrial pressure determine the accuracy of the wedge pressure when Positive end-expiratory pressure is used. *Chest* 1981;80:666-70.
7. Pinsky MR. Pulmonary artery occlusion pressure. *Intensive Care Med* 2003;29:19-22.
8. Hasan FM, Weiss WB, Braman SS, Hoppin FG. Influence of lung injury on pulmonary wedge-left atrial pressure correlation during positive end-expiratory pressure ventilation. *Am Rev Respir Dis* 1985;131:246-50.
9. Kumar A, Anel R, Bunnell E et al. Pulmonary artery occlusion pressure and central venous pressure fail to predict ventricular filling volume, cardiac performanece, or the response to volume infusion in normal subjects. *Crit Care Med* 2004;32:691-99.
10. Pinsky MR, Vincent JL. Let us use the pulmonary artery catheter correctly and only when we need it. *Crit Care Med* 2005;33:1119-22.
11. Diebel LN, Wilson RF, Tagett MC, Kline RA. End-Diastolic Volume. A better indicator of preload in the critically Ill. *Arch Surg* 1992;127:817-22.
12. Chang MC, Blinman TA, Rutherford EJ, Nelson L. Morris Jr JA. Preload assessement in trauma patients during large-volume shock resuscitation. *Arch Surg* 1996;131:728-31.
13. Nelson LD. The new pulmonary arterial catheters. *Crit Care Clin* 1996;12:795-818.
14. Cheatham ML, Nelson LD, Chang MC, Safcsak K. Right ventricular end-diastolic volume index as a predictor of preload status in patients on positive end-expiratory pressure. *Crit Care Med* 1998;26:1801-06.
15. Bendjelid K, Romand JA. Fluid responsiveness in mechanically ventilated patients: a review of indices used in intensive care. *Intensive Care Med* 2003;29:352-60.
16. Safcsak K, Nelson LD. Right heart volumetric monitoring: measuring preload in the critically injured patient. *AACN* 1999;10:22-31.
17. Wagner JG, Leatherman JW. Right ventricular end-diastolic volume as a predictor of the hemodynamic response to a fluid challenge. *Chest* 1998;113:1048-54.
18. Takala J. Pulmonary capillary pressure. *Intensive Care Med* 2003;29:890-93.
19. Perret C, Tagan D, Feihl F, Marini JJ. *The pulmonary artery catheter in critical care*. Londres: Blackwell Science, 1996.
20. Hines RL, Griffin M. Pulmonary artery catheterization. In: Lake CL, Hines RL, Blitt CD. *Clinical monitoring*. Philadelphia: Saunders, 2001. p. 204-36.
21. Swan HJC. The pulmonary artery catheter in anesthesia practice. *Anesthesiology* 2005;103:890-93.
22. Stevens JH, Raffin TA, Mihm FG, Rosenthal MH, Stetz CW. Thermodilution cardiac output measurement. Effects of the Respiratory cycle on its reproducibility. *JAMA* 1985;253:2240-42.
23. Harris AP, Miller CF, Beattie C, Rosenfeld GI, Rogers MC. The slowing of sinus rhythm during thermodilution cardiac output determination and the effect of altering injectate temperature. *Anesthesiology* 1985;63:540-41.

24. Elkayam U, Berkley R, Azen S, Weber L, Geva B, Henry WL. Cardiac output by thermodilution technique. Effect of injectate's volume and temperature on accuracy and reproducibility in the critically Ill patient. *Chest* 1983;84:418-22.
25. Nelson LD. The new pulmonary arterial catheters. *Crit Care Clinics* 1996;12:795-818.
26. Lopes MR, Assunção MSC, Rezende EAC. Novas tecnologias de cateter de artéria pulmonar e suas indicações. In: Réa Neto A, Mendes CL, Rezende EAC, Dias FS. *Monitorização em UTI*. Rio de Janeiro: Revinter, 2004.
27. Cernaiau AC, Nelson LD. The Significance of mixed venous oxygen saturation and technical aspects of continuous measurement. In: Edwards JD, Shoemaker WC, Vincent JL. *Oxygen transport*. Londres: Saunders, 1993.
28. Reinhart K. Fiberoptic SvO_2 Monitoring as indicator of changes in whole body oxygen supply/demand relationship. In: Vincent JL. *Update in intensive care and emergency medicine - strategy in bedside hemodynamic monitoring*. Berlin: Springer-Verlag, 1991.
29. Kandel G, Aberman A. Mixed venous oxygen saturation. *Arch Intern Med* 1983;143:1400-02.
30. Dias FS. Interpretação dos dados hemodinâmicos obtidos com o cateter de artéria pulmonar. In: Réa Neto A, Mendes CL, Rezende EAC, Dias FS. *Monitorização em UTI*. Rio de Janeiro: Revinter, 2004.
31. Reinhart K, Kuhn HJ, Hartog C, Bredle DL. Continuous central venous and pulmonary artery oxygen saturation monitoring in the critically Ill. *Intensive Care Med* 2004;30:1572-78.
32. Kuff JV, Vaughn S, Yang SC, Raheja R, Puri VK. Continuous monitoring of mixed venous oxygen saturation in patients with acute myocardial infarction. *Chest* 1989;95:607-11.
33. Sumimoto T, Takayama Y, Iwasaka T et al. Mixed venous oxygen saturation as a guide to tissue oxygenation and prognosis in patients with acute myocardial infarction. *Am Heart J* 1991;122:27-33.
34. Kremzar B, Spec-Maran A, Kompan L, Cerovic O. Normal values of SvO_2 as therapeutic goal in patients with multiples injuries. *Intensive Care Med* 1997;23:65-70.
35. Gattinoni L, Brazzi L, Pelosi P et al. A trial of goal-oriented hemodynamic therapy in critically Ill patients. *N Engl J Med* 1995;333:1025-32.
36. Weisel RD, Vito L, Dennis RC, Valeri CR, Hechtman HB. Myocardial depression during sepsis. *Am J Surg* 1977;133:512-21.
37. Turner A, Tsamitros M, Bellomo R. Myocardial cell injury in septic shock. *Crit Care Med* 1999;27:1775-80.
38. Dhainaut JF, Brunet F, Lanore JJ. Validity and clinical applications of fast response thermitor for right ventricular ejection fraction monitoring. In: Vincent JL. *Update in intensive care and emergency medicine - strategy in bedside hemodynamic monitoring*. Berlin: Springer-Verlag, 1991.
39. Parker MM, McCarthy KE, Ognibene FP, Parrillo JE. Right ventricular dysfunction and dilatation, similar to left ventricular changes, characterize the cardiac depression of septic shock in humans. *Chest* 1990;97:126-31.
40. Vincent JL. The available clinical tools - oxygen-derived variables, lactate, and pHi. In: Vincent JL. *Update in intensive care and emergency medicine - tissue oxigenation in acute medicine*. Berlin: Springer-Verlag, 1998.
41. Little RA, Edwards JD. Applied physiology. In: Edwards JD, Shoemaker WC, Vincent JL. *Oxygen transport - principles and practice*. Londres: Saunders, 1993.
42. Komatsu T, Shibutani Okamoto K, et al. Critical level of oxygen delivery after cardiopulmonary bypass. *Crit Care Med* 1987;15:194-97.

43. Shibutani K, Komatsu T, Kubal K, Sanchala V, Kumar V, Bizzarri DV. Critical level of oxygen delivery in anesthetized man. *Crit Care Med* 1983;11:640-43.
44. Ronco JJ, Fenwick JC, Tweeddale MG et al. Identification of the critical oxygen delivery for anaerobic metabolism in critically ill septic and nonseptic humans. *JAMA* 1993;270:1724-30.
45. Shah MR, Hasselblad V, Stevenson LW et al. Impact of the pulmonary artery catheter in critically Ill patients. Meta-analysis of randomized clinical trials. *JAMA*. 2005;294:1664-1670.
46. Pinsky MR, Vincent JL. Let us use the pulmonary artery catheter correctly and only when we need it. *Crit Care Med* 2005;33:1119-1122.
47. Swan HJ. The pulmonary artery catheter in anesthesia practice. *Anesthesiology* 2005;103:890-896.

8

MONITORIZAÇÃO DAS TROCAS GASOSAS

Alexandre Marini Ísola
Luciano Narciso Sanches

INTRODUÇÃO

Normalmente, os tecidos do organismo humano utilizam oxigênio para produzir energia e dependem, portanto, do suprimento contínuo desse gás para manter suas funções fisiológicas.[1] O principal produto final da utilização do oxigênio e da obtenção de energia com a degradação da molécula de glicose é CO_2. Assim como o oxigênio tem que ser ofertado continuamente, CO_2 necessita ser retirado ininterruptamente dos tecidos. A essa troca de gases nos níveis alveolar e tecidual sistêmico dá-se o nome de hematose, que é essencial à vida. Quando o organismo humano se encontra em situação de choque, prejuízos à hematose ocorrem de forma mais ou menos intensa, a depender da gravidade. Detectar essas alterações, a fim de instituir condutas para sua correção, tem direta correlação com o prognóstico do paciente em choque. Assim sendo, a monitorização das trocas gasosas é tema básico no entendimento, diagnóstico e tratamento do paciente com choque de qualquer natureza.

FISIOLOGIA DA TROCA GASOSA

A principal função dos pulmões é realizar a hematose contínua entre o ar inspirado e o sangue da circulação pulmonar, a fim de obter oxigênio e retirar dióxido de carbono, que é eliminado dos pulmões através da expiração.[1-3]

Mesmo na vigência de alterações da troca gasosa ou de um ambiente desfavorável, a sobrevivência do indivíduo dependerá do grau de reserva nesse processo. Ou seja, na evolução da espécie, diversos mecanismos complexos se desenvolveram visando manter a integridade e a eficiência da hematose, ainda que em situação adversa.

O ar que respiramos é composto por vários gases, dentre eles destacam-se o oxigênio, que contribui com aproximadamente 21% da pressão parcial da mistura, e o nitrogênio, com 78%. Outros, como o dióxido de carbono e o vapor d'água, são parcela ínfima (1%) quando comparados com aqueles. Quando o ar ambiente chega à intimidade alveolar, há uma nova composição de frações, devido à utilização do oxigênio pelo organismo, à retirada do dióxido de carbono do sangue e ao acréscimo de vapor d'água, que atinge níveis muito maiores que os do ar ambiente. Levando-se em consideração a pressão atmosférica ao nível do mar (760 mmHg), temos que, em ar ambiente, a pressão de oxigênio será em torno de 149-156 mmHg e as do vapor d'água e do dióxido de carbono, quase nulas. Já na intimidade alveolar, a pressão alveolar do oxigênio (PAO_2) é em torno de 90 mmHg e, assim, a $PACO_2$, cerca do 40 mmHg e a PVH_2O aproximadamente 47 mmHg.

A troca de gases ocorre através da membrana alvéolo-capilar. Os alvéolos possuem uma superfície de área para efetuar a troca gasosa com o sangue pulmonar entre 50-100 m^2 e são dotados de uma membrana bastante fina, pela qual os gases podem se difundir. A solubilidade do oxigênio permite sua difusão através da membrana alvéolo-capilar normal e constitui-se num processo rápido e eficiente.[3-5] Em condições de repouso, o sangue capilar pulmonar entra em contato com o alvéolo por cerca de 0,75 segundo, atingindo completo equilíbrio com o oxigênio alveolar logo após cerca de 1/3 de seu caminho ao longo desse percurso. Mesmo havendo doença pulmonar que restrinja a difusão, ainda haverá tempo suficiente para o completo equilíbrio do oxigênio em repouso. Porém, durante o exercício físico, o fluxo sanguíneo pulmonar é mais rápido, o que diminui o tempo disponível para a troca gasosa. Dessa forma, os portadores de doença pulmonar são incapazes de oxigenar por completo o sangue pulmonar e apresentam limitação ao exercício. Em casos de doença mais grave, mesmo em repouso, pode haver prejuízo na troca a ponto de determinar o aparecimento de dispnéia (Fig. 8-1).

No caso do dióxido de carbono, cuja difusão através da membrana alvéolo-capilar é 20 vezes mais rápida que a do oxigênio, os fatores anteriormente relacionados influenciam bem menos sua troca entre sangue e alvéolo.

A velocidade da troca dos gases por uma membrana é determinada pela equação a seguir:

$$\text{Vgás a } \frac{A}{T} \text{ D } (P1 - P2)$$

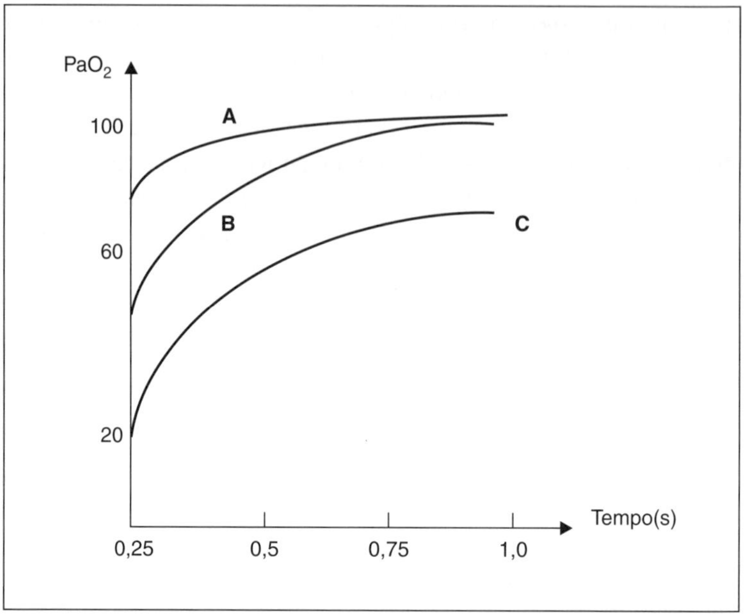

Fig. 8-1. Tempo de contato da hemácia com alvéolo x PaO_2. Na linha A, indivíduo normal. Na linha B: prejuízo nas trocas gasosas moderado, mas em repouso consegue manter a PaO_2. Na linha C, um caso mais grave: mesmo em repouso apresenta baixa PaO_2, com muita piora ao esforço.

onde:

Vgás = velocidade de difusão do gás;

A = superfície de troca;

T = espessura da membrana de troca;

D = coeficiente de difusibilidade do gás (explicação a seguir);

P1 – P2 = diferença de pressão do gás dos 2 lados da membrana.

O coeficiente de difusibilidade (D) é particular de cada gás e pode ser obtido pela fórmula:

$$D = \frac{\text{Solubilidade do gás}}{\text{Peso molecular}}$$

Para que o ar entre e saia dos alvéolos e estes sejam mantidos abertos, ou seja, sem que suas paredes colapsem, é necessária a ação do surfactante, substância produzida pelos pneumócitos tipo II, que diminui a tensão superficial do líquido intra-alveolar, impedindo o colapso alveolar. Mesmo a presença de pequena quantidade de material estranho ao alvéolo pode interferir com o fenômeno de troca gasosa (hematose). Por exemplo: a presença de líquido proveniente de evento aspirativo pode, por si, diluir o surfactante e permitir o colapso alveolar. Já a ação química do líquido de aspiração no alvéolo pode produzir uma reação inflamatória de intensidade variável que ocasionará edema na membrana alvéolo-capilar e conseqüente prejuízo à troca gasosa, o que pode causar um quadro de insuficiência respiratória aguda.

Uma questão muito importante a destacar e compreender, dada a influência nas trocas gasosas, é a relação ventilação/perfusão ($\dot{V}/\dot{Q}$) que ocorre nos pulmões.

No tocante à perfusão, a distribuição através do pulmão depende amplamente dos efeitos da gravidade. Assim, na posição ereta, a pressão de perfusão nas bases pulmonares é igual à pressão média da artéria pulmonar (15 a 20 cmH_2O) somada ao valor da pressão hidrostática entre a principal artéria pulmonar e a região da base (aproximadamente 15 cmH_2O). Já nos ápices pulmonares, a diferença da pressão hidrostática deve ser subtraída da pressão da artéria pulmonar, o que resulta em um valor muito baixo da pressão de perfusão. Tal valor pode, por vezes, ficar abaixo da pressão no alvéolo, acarretando compressão do vaso e interrupção intermitente do fluxo sanguíneo durante a diástole.[5]

Em uma área de baixa relação $\dot{V}/\dot{Q}$, o sangue que por ela passa será oxigenado de forma incompleta, o que ocasiona redução da quantidade de oxigênio presente no sangue arterial (hipoxemia). Essa situação denomina-se *shunt*, que ocorre fisiologicamente e é da ordem de 5% a 8%. Em situações de lesão pulmonar, com diluição de surfactante, com maciço e progressivo colapso alveolar, o *shunt* aumenta progressivamente, levando à piora da **troca gasosa**. Quando o colapso alveolar é total, ou seja, há somente perfusão, define-se situação de *shunt* naquele alvéolo ou grupo de alvéolos. Quando ainda resta alguma ventilação (há um predomínio de perfusão sobre ventilação) definimos que aquela área está sob "efeito *shunt*". Quanto maior o *shunt* num caso de insuficiência respiratória aguda, maior a gravidade do quadro, com necessidade de condutas cada vez mais agressivas para recuperar a capacidade de troca de gases do paciente e permitir a sobrevida. O colapso alveolar pode ser localizado ou envolver um grande número de unidades, o que piora o *shunt*, levando a uma grave hipoxemia arterial. Quanto mais extensa a área sob o *shunt*, mais difícil será a reversão da hipoxemia com aumento da FiO_2.[3,5,6]

As partes pulmonares bem ventiladas não conseguem compensar as zonas de *shunt*, pois a hemoglobina encontra-se quase completamente saturada sob uma PaO_2 normal. Um aumento da PaO_2 desse sangue não será capaz de incrementar substancialmente o conteúdo arterial de oxigênio. Portanto, no caso de grave *shunt*, a oxigenação adequada apenas poderá ser restabelecida através da restauração da ventilação nessas áreas a partir de medidas fisioterápicas, como a pressão expiratória final positiva (PEEP) ou CPAP, que recrutam áreas pulmonares colapsadas e permitem ao alvéolo manter-se aberto e ativo na hematose.

As atelectasias são definidas como áreas de parênquima pulmonar não ventiladas (por causas várias) e que, devido a isso, sofrem apenas ação da força elástica do parênquima pulmonar. Com a absorção dos gases alveolares, a pressão intra-alveolar na área afetada tende a diminuir, ficando menor que a pressão elástica, que prevalecerá, levando ao colapso, parcial ou total, daquela área. Isso pode ocorrer até em todo um pulmão, a depender da causa e do local da obstrução.

Por outro lado, a diminuição da circulação sanguínea, em determinada área, proporciona efeito inverso, ou seja, maior ventilação que perfusão, caracterizando o efeito **espaço morto**, que também exerce influência nas trocas gasosas. No desequilíbrio extremo da relação $\dot{V}/\dot{Q}$, uma área pulmonar que não receba perfusão apresentará o índice $\dot{V}/\dot{Q}$ de valor infinito, referido como *espaço morto alveolar* que, em conjunto com o espaço morto anatômico, forma o *espaço morto fisiológico.* A ventilação do espaço morto constitui-se, efetivamente, num desperdício da ventilação (Fig. 8-2).[3,4,7]

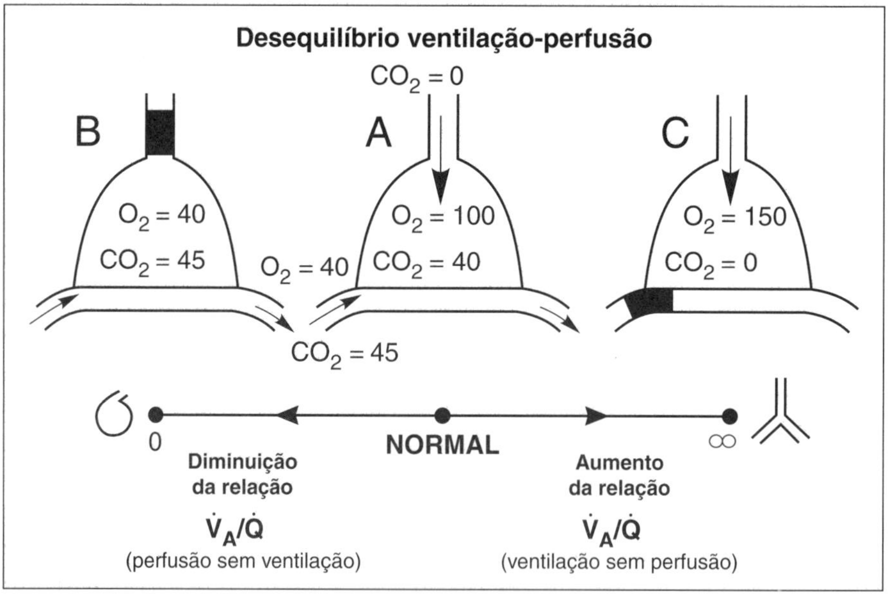

Fig. 8-2. Distúrbios da relação $\dot{V}/\dot{Q}$ intrapulmonar, desde o *shunt* total (B) até a ventilação de espaço morto alveolar (C).

Assim sendo, os pulmões constituem-se em órgão de interface entre o sangue e os gases, sejam eles provenientes do ar ambiente ou aqueles oriundos do próprio metabolismo do organismo, atingindo um equilíbrio dinâmico de trocas que, se alterado, poderá ser tolerado até determinados limites de reserva funcional.[3,8]

O adequado entendimento da fisiologia das trocas gasosas é fundamental para se poder estabelecer o raciocínio clínico e as condutas mais adequadas frente aos dados obtidos com a sua monitorização.

OXIGENAÇÃO TECIDUAL

A perfusão tecidual é determinada pelo fluxo de sangue e pela quantidade de nutrientes que são ofertados aos tecidos. A distribuição do sangue pelo organismo é controlada por alguns mecanismos, a saber:

- Fluxo central ou sistêmico (débito cardíaco).
- Fluxo regional (distribuição de fluxo entre os órgãos).
- Fluxo microrregional (distribuição de fluxo dentro do órgão).

A hipoperfusão tecidual é o principal fator responsável pelo desenvolvimento e manutenção da síndrome de disfunção de múltiplos órgãos e sistemas (SDMOS). Essencialmente, num estado de choque, há um desequilíbrio entre a oferta e o consumo de O_2, o que determina sofrimento tecidual, relacionado a uma queda na concentração celular de oxigênio. Tal fato resulta em declínio da produção aeróbica de adenosina trifosfato (ATP). Assim, a manutenção de um transporte de oxigênio adequado constitui-se em objetivo primário no tratamento de pacientes graves. Monitorizar a medida da oxigenação tecidual é muito importante para o médico intensivista.

O emprego da monitorização com cateter de artéria pulmonar associado a outros métodos de avaliação da perfusão e oxigenação permite identificar a chamada disoxia celular.

Pode-se dividir o comprometimento da oxigenação em 4 tipos principais:

- *Hipoxia hipóxica:* quando o comprometimento da oferta de O_2 deve-se a alterações na capacidade de troca em nível pulmonar, o que raramente é causa de hipoxia tecidual.
- *Hipoxia circulatória:* ocorre quando qualquer comprometimento da circulação limita a oferta de O_2 (por exemplo nos quadros de choque).
- *Hipoxia anêmica:* quando anormalidades da oxigenação tecidual decorrem de queda importante na taxa de hemoglobina.

- *Hipoxia citopática:* ocorre quando a produção de adenosina trifosfato a partir do metabolismo aeróbio é limitada não pela inadequada oferta de O_2, mas por alterações nos elementos celulares necessários para realização da fosforilação oxidativa. Ou seja, pela incapacitação de usar o O_2 como aceptor de elétrons para gerar ATP em níveis fisiológicos.

O transporte de oxigênio (TO_2) é função primordial do sistema cardiocirculatório. O perfeito entendimento dos processos fisiopatológicos envolvidos no transporte de oxigênio é fundamental para a correta interpretação clínica e laboratorial das manifestações apresentadas pelo paciente, o que facilita a intervenção com medidas terapêuticas adequadas.

Sob condições normais, a oferta de oxigênio às células é controlada pela taxa metabólica celular, processo denominado "oferta direcionada pela demanda". O tônus vascular da microcirculação atua de acordo com a necessidades celulares visando manter a PO_2 intracelular acima de um nível mínimo. Em várias doenças, o TO_2 pode, num dado momento, tornar-se inferior às necessidades celulares. Identificar essas situações é, portanto, vital na prática clínica diária, para ajustar e aperfeiçoar o TO_2.

A oferta de O_2 (DO_2) é a quantidade de O_2 oferecida aos tecidos por unidade de tempo e é determinada pelo produto do débito cardíaco ou perfusão sistêmica ($\dot{Q}$) multiplicado pelo conteúdo total de oxigênio no sangue arterial (CaO_2):

$$DO_2 = DC \times CaO_2 \times 10$$

O consumo sistêmico de O_2 (VO_2) pode ser definido pela diferença entre o conteúdo arterial e venoso de O_2 ou a diferença entre a DO_2 e o retorno na circulação venosa:

$$VO_2 = DC \times (C_{a-v}O_2) \times 10$$

A taxa de extração de O_2 (TEO_2) é a quantidade proporcional de O_2 consumido, dividida pela quantidade de O_2 ofertado. A TEO_2 em humanos, em repouso e na ausência de condições patológicas, varia entre 0,25 e 0,33, o que determina uma saturação da oxiemoglobina no sangue venoso misto (SvO_2) de 65% a 70%.

$$TEO_2 = VO_2/DO_2$$

A $S\bar{v}O_2$ é uma média da saturação venosa da oxiemoglobina proveniente de todos os leitos vasculares perfundidos. Assim sendo, territórios com alto fluxo sanguíneo e baixa taxa de extração de O_2 (p. ex., rins e intestino) têm maior influência que órgãos com alta taxa de extração de O_2 (p. ex., coração) no resultado final da $S\bar{v}O_2$. Por esta razão, torna-se mais difícil definir um valor de $S\bar{v}O_2$ que reflita uma inadequada oferta de O_2 regional. Uma variação da $S\bar{v}O_2$ entre 65% e 75% reflete equilíbrio entre a oferta e a demanda de O_2 global. A $S\bar{v}O_2$ cai se a oferta de O_2 estiver comprometida, ou então a demanda sistêmica de O_2 ultrapassa a sua disponibilidade. Quando os mecanismos compensatórios atingem seu máximo e ainda assim a $S\bar{v}O_2$ permanece baixa, tem início a hipoxia tecidual global e a conseqüente acidose lática.[9]

Os seres humanos apresentam a capacidade de manter constante o VO_2, dentro de determinada faixa de variação da DO_2. Quando a DO_2 cai abaixo de um nível crítico (DO_2crít), o VO_2 passa a ser dependente linearmente das variações de DO_2. Esta DO_2crít parece ser constante (para determinada demanda metabólica) e independe da maneira pela qual a DO_2 foi reduzida (seja por queda da perfusão, dos níveis de hemoglobina ou ainda da saturação da oxiemoglobina). Um dos mecanismos que explicam a manutenção constante do VO_2 com a queda da DO_2, antes do ponto de DO_2crít, é o aumento da TEO_2, ou seja, os tecidos conseguem extrair mais O_2 à medida que cai a DO_2, até um limite em que todos os mecanismos de aperfeiçoamento da extração são atingidos. A partir deste ponto (DO_2crít), a extração de O_2 é máxima, e futuras quedas na DO_2 não podem mais ser compensadas, levando à conseqüente redução do VO_2. Desta maneira, uma condição na qual a oferta diminuir além da DO_2crít cursará com queda no VO_2, dando início à hipoxia tecidual e desencadeando metabolismo anaeróbico, a fim de tentar suportar uma produção limitada de ATP e manter a vida celular. No entanto, tal via de produção de ATP é menos eficaz que a aeróbica e tem por resultado grande produção de lactato (Fig. 8-3).[10]

Esse fenômeno de uma relação bifásica entre DO_2 e VO_2, com o VO_2 independente da oferta com altos níveis de DO_2 e dependente de maneira linear quando a oferta de O_2 cai abaixo da DO_2crít, é chamada de dependência fisiológica da oferta de O_2.

Porém, na presença de sepse, devido ao aumento da demanda de O_2, a depressão miocárdica e a alteração na capacidade de aperfeiçoar a extração de O_2, há uma modificação nessa dependência, que passa a ser patológica, do VO_2 em relação à DO_2, mesmo quando a oferta não se apresenta tão reduzida. Em

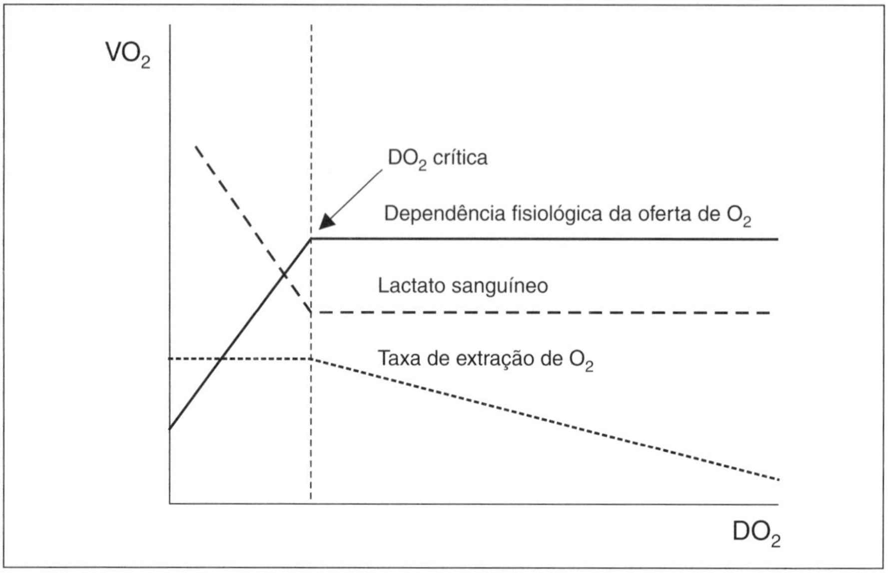

Fig. 8-3. Dependência fisiológica da oferta de O_2. Quando a queda na DO_2 atinge o ponto de DO_2crít, o VO_2 começa a cair com relação linear à queda na DO_2, e como a TEO_2 já atingiu sua máxima capacidade de compensação, a demanda metabólica de O_2 deixa de ser atendida, iniciando-se então metabolismo anaeróbico e elevação do lactato sanguíneo. Em condições anormais estas curvas sofrem alterações, com maior dependência do VO_2 em relação à DO_2.

suma, o organismo estará numa situação de VO_2 mais elevado e a DO_2crít estará deslocado anterior e superiormente no gráfico. Em outras palavras, um valor de DO_2crít muito maior que o fisiológico, antes de se iniciar a variação linear entre DO_2 e VO_2 (Fig. 8-4).

A determinação de uma relação bifásica entre DO_2 e VO_2 requer a medida de vários conjuntos de dados acima e abaixo da DO_2crít, o que algumas vezes inviabiliza essa observação. Um estudo realizado em pacientes sépticos foi capaz de demonstrar esta dependência patológica. Ao coletar medidas em uma fase A, na qual os pacientes se encontravam instáveis durante o período de ressuscitação e com oferta de O_2 abaixo da DO_2crít, observaram-se níveis de lactato elevados (na maioria dos pacientes) indicando metabolismo anaeróbico. Numa fase B, com os pacientes agora estáveis e DO_2 mais elevada, observou-se lactato normal (na maioria dos pacientes).[11]

DIFERENÇA VENOARTERIAL DE CO_2

A falência circulatória se acompanha de acúmulo tecidual de CO_2. O aumento do CO_2 tecidual se desenvolve como conseqüência do metabolismo aeróbico e

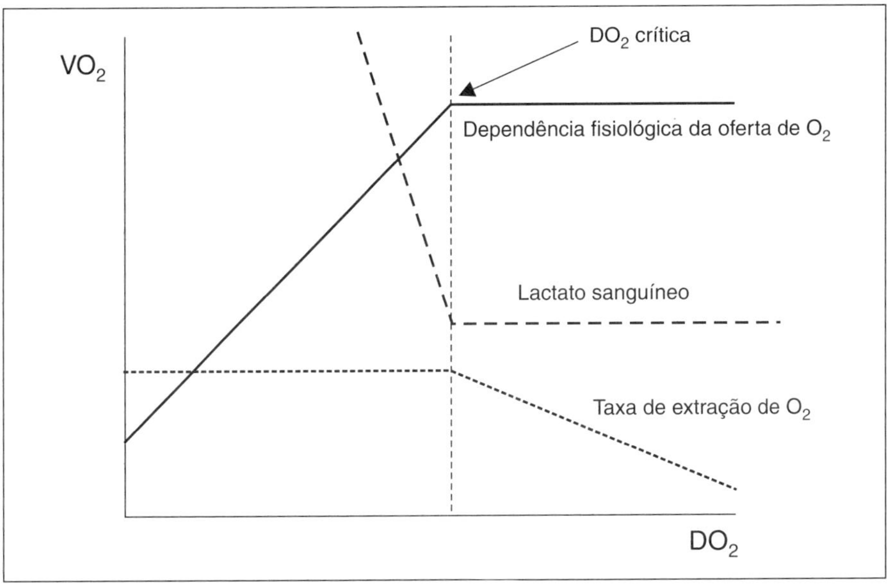

Fig. 8-4. Dependência patológica da oferta de O_2. Note que a demanda de VO_2 está muito aumentada e a DO_2 crítica deslocada, sendo muito mais precoce que na situação de normalidade (Fig. 8-3).

pelo efeito tampão do bicarbonato tecidual, necessário para corrigir o excesso de íons hidrogênio liberados a partir dos ácidos orgânicos, durante o metabolismo anaeróbico. O desenvolvimento da hipercapnia tecidual ocorre de maneira global. Em condições de metabolismo anaeróbico, espera-se que a queda na produção de CO_2 (VCO_2), seja menor que a queda no consumo de O_2 (VO_2). Em outras palavras, a relação VCO_2/VO_2 (quociente respiratório) deve aumentar. De acordo com a equação de Fick, o VO_2 depende do débito cardíaco e da diferença arteriovenosa de O_2, assim como a VCO_2 dependeria do débito cardíaco e da diferença venoarterial de CO_2. Assim, o quociente respiratório poderia ser representado pela relação entre a diferença venoarterial de conteúdo de CO_2 ($C_{v\text{-}a}CO_2$) e a diferença arteriovenosa do conteúdo de O_2 ($C_{a\text{-}v}O_2$). Em condições habituais, a variação do conteúdo de CO_2 apresenta uma relação linear com a tensão deste gás ($PaCO_2$ e $PvCO_2$). Em resumo, sob condições de metabolismo anaeróbico, o aumento do quociente respiratório poderá ser detectado utilizando-se a seguinte relação: $PvCO_2 - PaCO_2/C_{a\text{-}v}O_2$. Em estudo interessante, Mekontso-Dessap *et al.*, demonstraram que em condições de hipoperfusão tecidual, definida por um nível de lactato sanguíneo maior que 2,0 mmol/L, uma relação $PvCO_2 - PaCO_2/C_{a\text{-}v}O_2$ maior que 1,4 foi o melhor previsor de hiperlactatemia (ROC 0,85 ± 0,03) e um bom índice prognóstico.[12]

Em vista disso, podemos depreender a fundamental importância da monitorização dos marcadores de trocas gasosas. Os dados obtidos com tal monitorização embasarão, de forma influente, a conduta clínica diária do intensivista. É sabido que monitorizar apenas, sem estratégias terapêuticas conseqüentes, não faz muito sentido. Há que se raciocinar com os dados obtidos e estabelecer conduta. Esta sim, influirá na evolução final do paciente. No caso das trocas gasosas, o grande desafio reside no uso desses parâmetros para adequar intervenções terapêuticas, com o objetivo de corrigir o débito de oxigenação celular, comum aos estados de choque e hipoxia tecidual.

REFERÊNCIAS BIBLIOGRÁFICAS

1. Levitzki MG. *Pulmonary physiology.* 4th ed. New York: McGraw-Hill, 1995.
2. Nunn JF. *Applied respiratory physiology.* 3rd ed. London: Butterworth, 1987. p. 207-239.
3. West JB. *Respiratory physiology, the essentials.* 5th ed. Baltimore: Williams & Wilkins, 1995. p. 71-88.
4. Guyton AC, Hall JE. *Human physiology and mechanisms of disease.* 6th ed. Philadelphia: W.B. Saunders Company, 1997. p. 324-336.
5. Matthews LR. *Cardiopulmonary anatomy and physiology.* Philadelphia: Lippincott, 1996.
6. Power I, Kam P. *Principles of physiology for the anaesthetist.* London: Arnold Publishers, 2001.
7. Davidson C, Treacher D. *Respiratory critical care.* London: Arnold publishers, 2002.
8. Griffiths MJD, Evans TW. *Respiratory management in critical care.* Navarra: BMJ Publising Group, 2004.
9. Krenzar B. I. Normal values of SvO_2 as therapeutic goal in patients with multiple injuries. *Intensive Care Med* 1997;23:65-70.
10. Schlichtig R. O_2 Uptake, critical O_2 delivery and tissue wellness. In: Pinsky MR, Dhainaut JFA. *Pathophysiologic Foundations of Critical Care.* Baltimore: Williams and Wilkins, 1993. p. 119-139.
11. Friedman G, De Backer D, Shahla M, Vincent JL. Oxygen supply dependency can characterize septic shock. *Intensive Care Med* 1998;24:118-123.
12. Mekontso-Dessap A, et al. Combination of venoarterial PCO_2 difference with arteriovenous O_2 content difference to detect anaerobic metabolism in patients. *Intensive Care Med* 2002;28:272-277.

9

CAPNOMETRIA E TONOMETRIA

Eliezer Silva

INTRODUÇÃO

Disoxia tecidual, caracterizada pela incapacidade da célula em utilizar o oxigênio, é comum em pacientes graves e, provavelmente, é o fator principal que leva a disfunção orgânica e morte.[1,2] A detecção precoce e a correção da disoxia tecidual podem limitar a disfunção de órgãos, reduzir complicações e melhorar o prognóstico dos pacientes internados nas unidades de terapia intensiva.

Há algumas razões convincentes para se concentrar no intestino como objeto de averiguação da detecção de hipoxia tecidual oculta durante aparente estabilidade hemodinâmica.[3] Inicialmente, as células da mucosa intestinal encontram-se normalmente sob baixa tensão de O_2, porque o hematócrito efetivo nas vilosidades é diminuído devido a um fenômeno denominado *plasma skiwing*.[4] Além disso, as vilosidades têm uma arquitetura microvascular peculiar, caracterizada por um mecanismo de contracorrente de oxigênio, das arteríolas para as vênulas adjacentes, ao longo do seu comprimento (Fig. 9-1). Sob condições normais, esse desvio de oxigênio não é prejudicial às vilosidades. Entretanto, em condições nas quais o fluxo sanguíneo para o intestino se torna grandemente restrito, como no choque circulatório, o déficit de oxigênio nas extremidades das vilosidades pode tornar-se tão importante que pode causar a morte isquêmica e a desintegração destas estruturas.[4,5]

Em seguida, o intestino é um órgão com a mais alta oferta de oxigênio crítica (DO_2) no corpo, principalmente durante a sepse.[6] Além disso, o intestino é ricamente inervado pelo sistema nervoso simpático. Em resposta à diminuição na DO_2 global, a vasoconstrição intestinal é maior do que em muitos leitos vasculares, quando o sangue é redistribuído para os órgãos vitais, e pode persistir mesmo quando as variáveis hemodinâmicas tenham sido restabelecidas. Como a perfusão é o maior determinante da tolerância à disoxia, órgãos com grande capacidade de recrutamento de capilares têm grande controle sobre o fluxo sanguíneo regional e sobrevivem mais tempo sob condições disóxicas do que órgãos com menor densidade de capilares, predispostos à injúria anóxica.

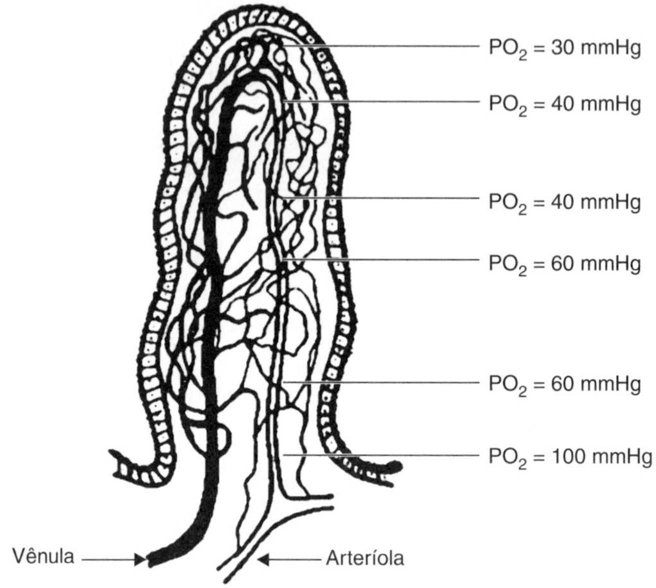

Fig. 9-1. Vilosidade intestinal – mecanismo de contracorrente de oxigênio entre arteríola e vênula.

Apesar desse conceito, a detecção de disoxia tecidual à beira do leito é excessivamente difícil; não existem sinais clínicos e laboratoriais simples e específicos. Índices globais de oferta (DO_2) e consumo de oxigênio (VO_2) não fornecem informações úteis quanto à adequação da oxigenação tecidual; lactato sanguíneo e $P\bar{v}O_2$ são índices insensíveis de balanço global de oxigênio. A limitação de dispositivos tradicionais de monitorização de UTI levou ao desenvolvimento de monitores órgão-específicos.

Tonometria gástrica é o único monitor órgão-específico de disoxia tecidual disponível atualmente, com base no princípio de que disoxia tecidual devida à redução da disponibilidade de oxigênio (hipoxia hipóxica, anêmica ou estagnante) ou diminuição da habilidade em utilizar oxigênio (hipoxia citopática) resultam em aumento na PCO_2 tecidual.[7,8]

O objetivo deste capítulo é revisar os princípios da tonometria e capnometria, nos diversos sítios anatômicos, além de sua aplicabilidade clínica na monitorização, prognóstico e como guia terapêutico na ressuscitação de pacientes graves, principalmente nos diversos estados de choque.

PCO_2 COMO MARCADOR DE FLUXO SANGUÍNEO E HIPOXIA TECIDUAL

Em modelos animais de hemorragia progressiva ou tamponamento cardíaco, nos quais a DO_2 foi reduzida através de diminuição no débito cardíaco, elevação no ΔPCO_2 venoarterial foi observada, enquanto o VO_2 e a produção de CO_2 permaneceram constantes.[9-11] Nessa condição de independência do suprimento de oxigênio, elevação do ΔPCO_2 venoarterial, após redução de fluxo, pode ser explicada simplesmente por estagnação de CO_2. Quando a DO_2 foi posteriormente reduzida, abaixo do seu valor crítico (DO_2crít), diminuição no VO_2 foi observada, sugerindo dependência da oferta de oxigênio e metabolismo anaeróbico conseqüente. Aumento na concentração de lactato confirmou esta suposição.[10,11] O alargamento progressivo e ainda maior no ΔPCO_2 venoarterial, por um aumento pronunciado na $PvCO_2$, aconteceu quando o decréscimo da DO_2 ultrapassou seu ponto crítico (ΔPCO_2 venoarterial em torno de 30 mmHg). Foi assumido que esse aumento agudo no ΔPCO_2 pode ser usado como marcador confiável de disoxia tecidual, visto que a DO_2crít, calculada tanto pelas relações entre VO_2 e DO_2, lactato e DO_2 ou ΔPCO_2 e DO_2 forneceram resultados similares.[10,11]

A despeito disso, em um estudo conduzido por Teboul *et al.*,[12] os autores destacaram que a produção aeróbica de CO_2 está teoricamente reduzida quando disoxia tecidual está presente (já que $VCO_2 = R \times VO_2$) e propuseram que hipercapnia tecidual e venosa, em estados de baixo fluxo, emerge da curvilinearidade da equação de Fick. Como já mencionado, se a produção anaeróbica de CO_2 ocorreu sob condições de disoxia tecidual, poderia resultar do tamponamento de um excesso de H^+ pelo HCO_3^-. Entretanto, como esclarecido por Teboul *et al.*,[12] estudos direcionados ao problema de detectar a disoxia tecidual pela análise do ΔPCO_2 usaram protocolos de redução de fluxo sanguíneo. O decréscimo acentuado no débito cardíaco age como uma variável de confusão, não permitindo conclusão definitiva. Com o intuito de esclarecer esta questão, Vallet *et al.*[13] usaram um modelo de perna traseira de cão inervada e mostraram que, quando a DO_2 era diminuída, tanto por redução no fluxo sanguíneo (hipoxia isquêmica), quanto por diminuição da PO_2 (hipoxia hipóxica), o ΔPCO_2 regional venoarterial aumentava somente quando o fluxo sanguíneo era reduzido. Isso acontecia independentemente de o mesmo déficit de oxigênio ter sido observado em ambos os protocolos. Os autores concluíram que a ausência de um ΔPCO_2 venoarterial aumentado não excluía a presença de disoxia tecidual. Desta forma, fluxo sanguíneo diminuído parece ser o maior determinante do ΔPCO_2 aumentado.

Apesar disso, uma conclusão simplista de que a hipercarbia tecidual significa necessariamente hipoperfusão ou metabolismo anaeróbico pode ser ilusória. A base lógica sob a tonometria é a suposição de que um gradiente de PCO_2 entre mucosa e artéria indica desequilíbrio entre perfusão e metabolismo. Isso assume que o gradiente de PCO_2 entre mucosa e artéria é um marcador substituto da diferença de conteúdo de CO_2 entre mucosa e artéria. Entretanto, quando a saturação de oxigênio, hemoglobina ou a diferença do pH arteriovenoso mudam, as relações entre PCO_2 e conteúdo de CO_2 não são lineares. Em particular, a condição na qual há aumento no fluxo, mas um maior aumento na produção de CO_2, igualando uma mudança respectiva no consumo de oxigênio, pode levar à dissociação dos gradientes de PCO_2 entre os leitos vasculares, com extração de oxigênio basal diferente. Jakob *et al.*[14] especularam que mudanças particulares na extração de oxigênio tecidual (efeito Haldane), poderiam explicar o aumento dos gradientes de PCO_2 entre mucosa e artéria, apesar da perfusão tecidual da mucosa estar preservada ou aumentada.

Em síntese, o maior determinante da PCO_2 tecidual é o fluxo sanguíneo. Entretanto, por causa do arranjo vascular peculiar das vilosidades, uma PCO_2 alta na mucosa gástrica pode ser marcador de disoxia, ao contrário de simplesmente identificar um fluxo sanguíneo desproporcionalmente baixo para o estado metabólico tecidual.

TONOMETRIA – PASSADO E PRESENTE

Desde o começo do século passado, foi demonstrado que, em uma víscera oca, o CO_2 tecidual difunde-se dos vasos sanguíneos regionais para seu lúmen.[15] Em 1959, Boda e Muranyi[16] publicaram o conceito de tonometria gástrica. Eles demonstraram uma relação bastante próxima entre PCO_2 gástrica e CO_2 expiratório final e, conseqüentemente, com a PCO_2 arterial, ao utilizar um cateter com um balão cheio de ar dentro do estômago de voluntários sadios para medir a PCO_2 do gás colhido do balão (Fig. 9-2). Quando introduziu uma amostra de salina no lúmen da vesícula biliar ou da bexiga, Bergofsky[17] demonstrou que a PCO_2 se equilibrava com a PCO_2 da parede dos órgãos. Um equilíbrio mais rápido entre a PCO_2 do fluido e a PCO_2 venosa, drenada da mucosa de uma alça ileal, foi observado por Dawson *et al.*[18] Mais recentemente, a habilidade de medir a PCO_2 através do método tonométrico foi claramente validada *in vitro* ao se utilizar soluções com concentrações de PCO_2 conhecidas.[19]

Fiddian-Green *et al.*[20] adotaram a técnica de tonometria salina para a avaliação da PCO_2 do lúmen intestinal e ampliaram seu uso para o cálculo do pH intramucoso gastrointestinal (pHi). Eles partiram do princípio de que o nível de bicarbonato arterial, medido pelo analisador de gases sanguíneos, era o

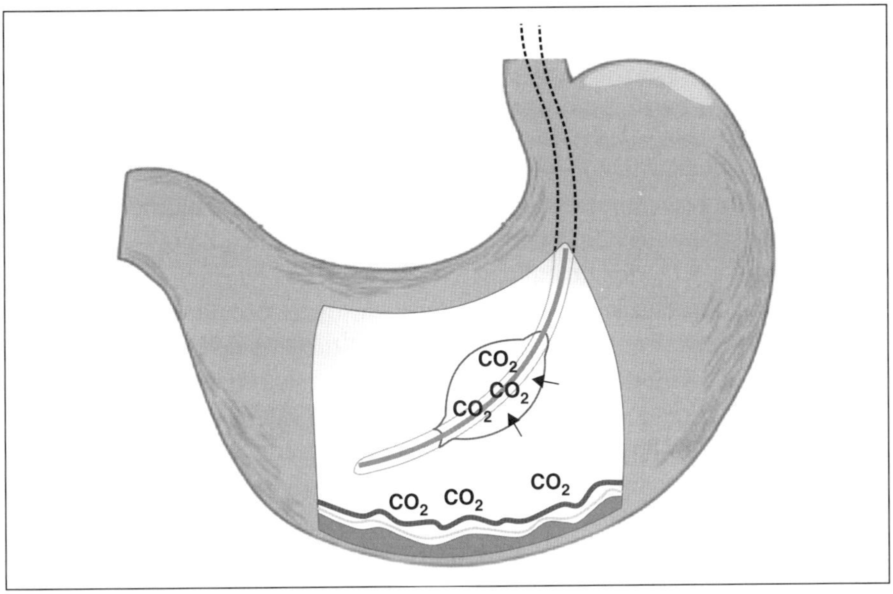

Fig. 9-2. O princípio da tonometria (teoria da víscera oca).

mesmo que o bicarbonato intramucoso, e calcularam o pHi pela equação de Henderson-Hasselbach, como se segue:

$$pHi = \frac{6,1 + \log [HCO_3^-]}{[PCO_2] \times 0,031}$$

onde $[HCO_3^-]$ corresponde à concentração de bicarbonato, calculada a partir da PCO_2 arterial e do pH, $[PCO_2]$ é a tensão de CO_2, medida na salina aspirada diretamente do estômago e 0,031 é o coeficiente de solubilidade do CO_2 no plasma. Subseqüentemente, esta técnica foi modificada para usar um cateter balão de silicone, permeável ao CO_2, do qual alíquotas de salina poderiam ser retiradas e avaliadas por analisadores de gases sanguíneos rotineiros.

A validade e a reprodutibilidade do pHi medido através da tonometria gástrica foram examinadas em modelos experimentais de sepse, hemorragia graduada e oclusão de artéria mesentérica; comparativamente à medida do pH feita com microeletrodos implantáveis, o pHi teve uma correlação bastante próxima.[21,22] Foi também demonstrado, por diferentes técnicas, que a diminuição no fluxo sanguíneo para o intestino era igualada por diminuições concordantes no pHi e aumentos na PCO_2 determinados pela tonometria.[23-27] Além disso, em pacientes gravemente enfermos, a perfusão da mucosa gástrica, medida pelo *laser* Doppler[28] ou pela espectroscopia de refletância,[29] foi menor quando um gradiente aumentado de $PgCO_2$–$PaCO_2$ ou um pHi abaixo do normal estavam presentes.

Dessa forma, a PCO_2 estimada pela tonometria deveria corresponder àquela da PCO_2 tecidual. Quando se instila fluido no lúmen de um órgão oco, o CO_2 gasoso equilibra-se com o CO_2 no fluido intersticial e nas células das camadas superficiais das paredes do órgão.[30] Entretanto, o estômago pode ser uma exceção, já que a PCO_2 do suco gástrico pode, em algumas circunstâncias, exceder a PCO_2 da parede gástrica e do sangue venoso gástrico. PCO_2 também é gerada no lúmen gástrico, a partir da neutralização do H^+ pelo bicarbonato contido no suco gástrico ou no fluxo reverso do fluido duodenal. Contradifusão de CO_2 na própria mucosa gástrica aumenta a PCO_2 da parede do estômago, independentemente do fluxo sanguíneo da sua mucosa.[31-33] Após bloqueio de H_2 por cimetidina, a produção de H^+ pelo estômago é reduzida e a PCO_2 do fluido luminal do estômago aproxima-se da PCO_2 do sangue venoso gástrico. Em conformidade, H^+ do suco gástrico interfere com as medidas tonométricas da PCO_2 e o bloqueio rotineiro é assim recomendado para minimizar este efeito.[31] Apesar de muitos pacientes gravemente enfermos serem tratados com agentes bloqueadores do receptor H_2 para a prevenção de úlceras de estresse, seus benefícios são questionados.

Na verdade, aumentos no CO_2 tecidual aparecem como um fenômeno universal quando o fluxo sanguíneo para os tecidos é criticamente reduzido durante os estados de choque. Inicialmente foram detectados aumentos desproporcionais na PCO_2 no sangue venoso misto durante os estados de baixo fluxo da ressuscitação cardíaca, com diminuição, ao invés de aumento, na PCO_2 arterial.[34,35] As PCO_2 do coração, parênquima hepático, rim e córtex cerebral aumentaram durante o estado de baixo fluxo do choque e durante ressuscitação cardíaca.[36-40]

Assim, alternativas para mensuração de PCO_2, como a sublingual, discutida neste capítulo, foram idealizadas.

LIMITAÇÕES DA TONOMETRIA GÁSTRICA SALINA

Há limitações inerentes ao uso de amostras de salina, tais como o tempo necessário para o equilíbrio entre a salina do balão do tonômetro e a parede gástrica. Experimentalmente, foi demonstrado que o nível de PCO_2 tecidual tem pouco efeito no período de equilíbrio.[26,41] Outra fonte de erro acontece quando a PCO_2 salina é medida com diversos analisadores de gases sanguíneos. Grande variação é observada, particularmente com níveis de PCO_2 mais elevados, o que subestima a PCO_2 do balão.[42] Ao se utilizarem outras soluções que não a salina, erros nas estimativas da PCO_2 foram atenuados.[42,43] Soluções tampões de fosfato foram sugeridas como opções para melhorar a precisão e a confiabilidade das medidas de PCO_2.[44]

Apesar disso, o uso do bicarbonato sistêmico, ao se assumir que seja igual à concentração de bicarbonato intramucoso, é a maior limitação ao uso do pHi calculado, no contexto clínico. Isquemia regional isolada pode resultar em níveis locais de bicarbonato baixos quando comparados aos valores sistêmicos. De maneira inversa, durante estados de choque, o bicarbonato intramucoso gástrico está consistentemente maior do que o do sangue arterial. Mais que isto, outras causas de hipercapnia sistêmica e acidose metabólica, sem hipoperfusão, podem também influenciar no cálculo do pHi, apesar da perfusão da mucosa estar preservada. Por todos esses empecilhos, o pHi deve ser trocado pelo gradiente de PCO_2 entre o sangue arterial e o tonômetro, denominado hiato da PCO_2 (do inglês, PCO_2-*gap*), para evitar os efeitos causadores de confusão decorrentes das alterações metabólicas sistêmicas e respiratórias. Contudo, Guzman *et al.*[45] mostraram que esse gradiente permanece estável durante a hipoventilação, mas pode aumentar durante a hiperventilação. Esses achados exigem interpretação cuidadosa do hiato da PCO_2 como indicador de perfusão de mucosa gástrica, durante hipocapnia sistêmica. Apesar dessa preocupação, o hiato da PCO_2 permanece como o marcador mais confiável de perfusão tecidual, atualmente, e deveria substituir o pHi de maneira definitiva.[46,47]

Novos avanços no método tonométrico foram alcançados por Salzman *et al.*,[24] que revisaram o conceito de que medidas de PCO_2 poderiam ser realizadas a partir de gás aspirado do estômago. A PCO_2 deste gás correlaciona-se com aquela medida em amostra de salina de um balão de tonômetro convencional, quando a perfusão é reduzida por tamponamento pericárdico. Durante acidose respiratória e na ausência de choque, houve alta correlação entre a PCO_2 do gás do estômago e aquela da amostra de salina do balão. Esse conceito de tonometria gasosa foi expandido por Guzman e Kruse,[48] os quais circularam gás através de um balão gástrico e mediram a PCO_2 continuamente, através de um capnômetro infravermelho. Recentemente, capnometria e tonometria convencional com balão foram combinadas e denominadas tonometria gasosa recirculante capnométrica (TGRC), superando limitações como o tempo de equilíbrio prolongado, amostra de salina e manipulação relativamente laboriosa. Ar é usado, em vez de salina, e o gás é então aspirado e analisado automaticamente por capnometria infravermelha após 10 minutos de equilíbrio, com um Tonocap® (Datex-Engstrom; Tonometrics; Tewksbury, Mass) comercialmente disponível. Em modelos experimentais, TGRC mostrou ser capaz de detectar mudanças na PCO_2 da mucosa gástrica logo após hipoxemia e hemorragias serem induzidas.[35] TGRC também foi validada em pacientes graves.[19,49]

PCO_2 DA MUCOSA GASTROINTESTINAL – ÍNDICE DE PERFUSÃO ESPLÂNCNICA?

Apesar do pHi e do hiato de PCO_2 serem freqüentemente considerados como índices de perfusão esplâncnica,[50,51] isto nunca foi demonstrado conclusivamente. Alguns estudos experimentais e clínicos falharam em demonstrar correlação linear entre PCO_2 da mucosa intestinal e fluxo sanguíneo hepatoesplâncnico. O hiato de PCO_2 reflete meramente as condições de perfusão, oxigenação ou ambas, da mucosa intestinal. Desta maneira, nós não podemos generalizar as medidas de CO_2 da mucosa intestinal para a área esplâncnica, pois a distribuição de fluxo sanguíneo pode variar amplamente entre os órgãos e dentro deles, principalmente na sepse.

Recentemente, um estudo[52] avaliou os efeitos da administração de grandes volumes na distribuição de fluxo sanguíneo esplâncnico, por meio da infusão de *E. coli* viva em cães. Após a infusão das bactérias, o índice cardíaco (IC) e o fluxo sanguíneo mesentérico (FSM, sonda de fluxo ultra-sônica) diminuíram. Em contraste, os gradientes de PCO_2 portal-arterial e PCO_2 gástrico-arterial (hiato de PCO_2) aumentaram. Após ressuscitação com fluidos, enquanto o IC e FSM aumentavam e o gradiente de PCO_2 portal-arterial diminuía, o hiato de PCO_2 permaneceu elevado (Fig. 9-3). Se o gradiente de CO_2 é usado como marcador de fluxo sanguíneo, pode-se analisar o comportamento do gradiente de CO_2 em diferentes compartimentos. Não houve correlação entre os gradientes de PCO_2 venoso-arterial, PCO_2 portal-arterial e hiato de PCO_2, provavelmente refletindo uma grande redistribuição de fluxo sanguíneo nesses compartimentos.

Achados similares também emergiram de estudos clínicos. Em pacientes sépticos estáveis, Creteur *et al.*[53] não encontraram correlação significativa entre o hiato de PCO_2 e o fluxo sanguíneo hepatoesplâncnico ou entre o hiato de PCO_2 e outras variáveis regionais derivadas do oxigênio, tais como saturação de oxigênio no sangue venoso supra-hepático e o gradiente de PCO_2 venoarterial mesentérico. Foram estudados os efeitos da infusão de noradrenalina e adrenalina[54] em variáveis hemodinâmicas sistêmicas, fluxo sanguíneo hepatoesplâncnico e PCO_2 da mucosa gástrica em pacientes com choque séptico e nenhuma correlação foi demonstrada entre eles. Por exemplo, a infusão de adrenalina aumentou mais o IC do que a de noradrenalina, mas o percentual do DC direcionado à região esplâncnica foi maior com noradrenalina. Se o aumento no fluxo sanguíneo esplâncnico ocorresse similarmente em todas as camadas do intestino, o hiato de PCO_2, bem como $\Delta S\bar{v}O_2$-ShO_2 deveriam decrescer proporcionalmente, visto que o gradiente $S\bar{v}O_2$-ShO_2 reflete o balanço da oxigenação na área esplâncnica. Entretanto, nenhuma correlação entre o hiato de PCO_2 e o gradiente de $\Delta S\bar{v}O_2$-ShO_2 (saturação venosa hepática de O_2) foi ob-

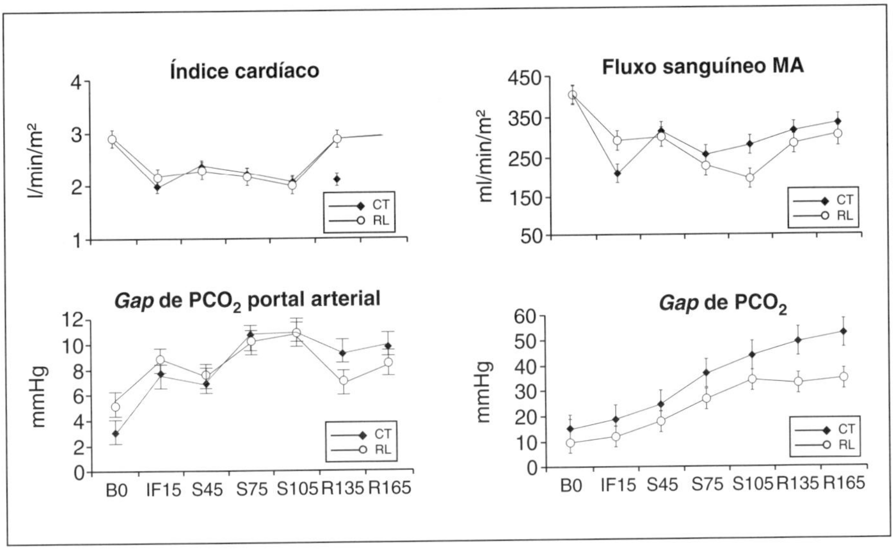

Fig. 9-3. Efeitos da infusão de *E. coli* viva durante 15 minutos (IF15). Após um período de 90 minutos (S45, S75, S105), os cães eram randomizados em 2 grupos: controle (CT), nenhum fluido e lactato de Ringer (RL), 32 ml/kg, em 60 minutos (R135, R165). A infusão de bactérias vivas induziu queda sustentada no IC e no fluxo sanguíneo da AM, enquanto os gradientes de PCO_2 portal-arterial e mucosa-arterial aumentavam uniformemente. Somente o gradiente de PCO_2 mucosa-arterial não foi restaurado após infusão de fluidos. (Adaptado da referência 52.)

servada (Fig. 9-4). Nossos achados apóiam o conceito de que há uma grande redistribuição de fluxo sanguíneo entre os órgãos e dentro deles, nos estados de sepse.

TONOMETRIA – DA VALIDAÇÃO À BEIRA DO LEITO

Acidose intramucosa gástrica, detectada durante a admissão na UTI, tem sido relacionada ao prognóstico, em alguns estudos envolvendo pacientes sépticos.[55-59] Seu valor preditivo, após um período inicial de tratamento na UTI, tem se mostrado conflitante. Entretanto, esses estudos têm algumas limitações. O número de pacientes que foram envolvidos não é suficiente para excluir erro alfa ou beta. Além disso, há grande heterogeneidade envolvendo os critérios de inclusão. Mortalidade foi o principal *endpoint*, sujeita a muitas outras influências, além daquelas diretamente relacionadas à restauração da perfusão orgânica. Finalmente, muitos estudos usaram o pHi calculado que incorpora bicarbonato sistêmico e, desta forma, prejudica a comparação entre os efeitos dos distúrbios de perfusão regional e sistêmica no prognóstico, como previamente discutido.

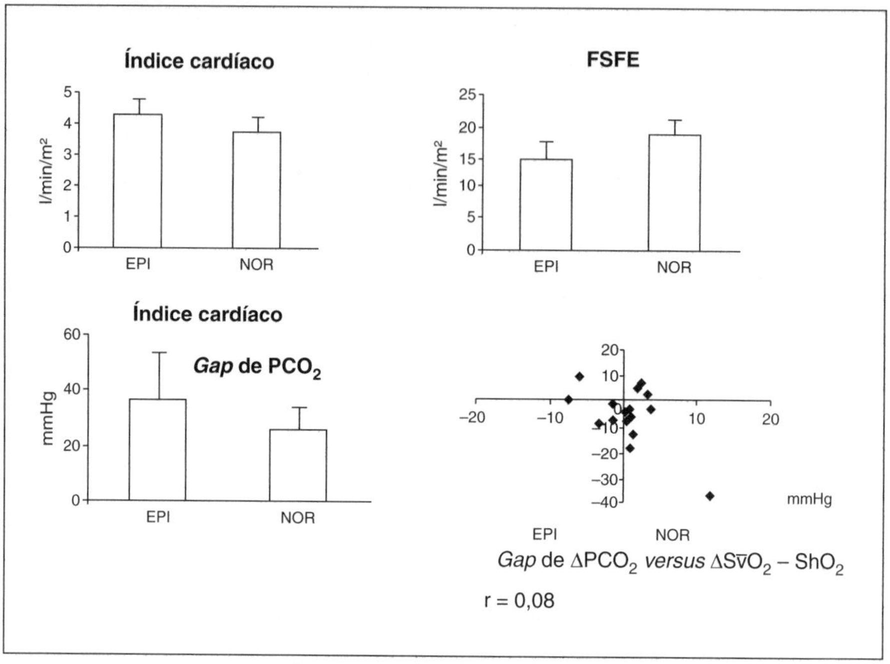

Fig. 9-4. Os efeitos da epinefrina (EPI) e da norepinefrina (NOR) no IC, no fluxo sanguíneo fracional esplâncnico (FSFE) e no hiato de PCO_2 em 20 pacientes com choque séptico. Correlação entre a variação do hiato de PCO_2 (hiato de ΔPCO_2) e variação da diferença entre saturação venosa mista e venosa hepática de O_2 ($\Delta S\bar{v}O_2 - ShO_2$). *$p < 0{,}05$.[54]

Marcador prognóstico

Fiddian-Green *et al.*[60] mostraram que o pH da mucosa gástrica foi um previsor altamente sensível para complicações em 85 pacientes após cirurgia cardíaca eletiva.

Um estudo prospectivo de Maynard *et al.*[50] avaliou 83 pacientes com choque nas primeiras 24 horas de admissão hospitalar. Embora o pH arterial e o excesso de base fossem significativamente diferentes entre sobreviventes e não-sobreviventes, foram menos preditivos de prognóstico do que o pHi gástrico.

Roumen *et al.*[61] avaliaram prospectivamente o pHi em 15 pacientes politraumatizados. Três de 8 pacientes com pHi < 7,32 morreram. Todos os 7 pacientes com pHi > 7,32 sobreviveram. Não houve correlação entre pHi e escores de gravidade (ISS, APACHE II), lactato ou déficit de base, o que sugere que a tonometria fornece informação independente dos índices convencionais.

Em pacientes com choque cardiogênico, Janssens *et al.*[62] estudaram o curso e o papel prognóstico da PCO_2 gástrica (regional) e do hiato de PCO_2 nos pacientes que necessitaram de balão intra-aórtico de contrapulsação e mostraram que a tonometria não foi capaz de discriminar os sobreviventes dos não-sobreviventes. Os pacientes com choque cardiogênico desenvolveram altos valores de PCO_2 gástrica, principalmente nas primeiras 24 horas.

Gomersall *et al.*[63] avaliaram 62 pacientes com taxa de mortalidade de 44% e mostraram que pHi, mas não o hiato de PCO_2, foi correlacionado com mortalidade. Miller *et al.*[64] estudaram 114 pacientes politraumatizados e também mostraram que o pHi, e não o hiato de PCO_2, foi diferente entre sobreviventes e não-sobreviventes, resultados compatíveis com os achados iniciais de Fiddian-Green.[60]

LIMIAR (PONTO DE CORTE) PATOLÓGICO

O recente estudo de Levy *et al.*[65] teve como principal objetivo determinar a relação entre o hiato de PCO_2 e a mortalidade em pacientes graves sob ventilação mecânica, passo importante antes de testar intervenções para manipular o hiato de PCO_2. Outro objetivo foi estabelecer o limiar *(ponto de corte)* patológico para o hiato, capaz de predizer a evolução final do paciente.

Para a população inteira do estudo (n = 95) a mortalidade em 28 dias foi de 44%. Em análise multivariada, previsores independentes de morte foram: escore de falência de múltiplos órgãos (OR 2,12; IC 95% 1,02-3,14), hiato de PCO_2 nas 24 h (OR 1,57; 1,10-2,24) e lactato nas 24 h (OR 1,48; IC 1,06-2,05).

Foi o *primeiro estudo* prognóstico a utilizar capnometria regional com tonômetro a gás. O ponto de corte encontrado foi de 20 mmHg (sensibilidade: 70% e especificidade: 72%), com cerca de 1/3 dos pacientes acima desse limiar após 24 h, o que resultou em mortalidade significativamente diferente dos demais (61% *vs.* 25%). Levy *et al.*[66] encontraram um hiato médio de 7 ± 5 mmHg em pacientes sob ventilação mecânica sem choque, sepse ou hiperlactatemia. Miller *et al.*[64] encontraram um ponto de corte de 18 mmHg em politraumatizados, todos abaixo do limiar de 25-35 mmHg descrito por Schlichtig *et al.*[46] para metabolismo anaeróbio.

Resultados preliminares de um estudo brasileiro, bicêntrico, prospectivo, envolvendo pacientes com sepse grave ou choque séptico (definições da Conferência de Consenso ACCP/SCCM), sugerem uma relação entre o hiato de PCO_2 e o desenvolvimento de disfunção de múltiplos órgãos, avaliada pelo escore SOFA.[67] Avaliamos 44 pacientes com idades que variaram entre 15 e 85 anos. A taxa de mortalidade foi de 40% e o escore APACHE II de 19. Os pacientes cujo hiato de PCO_2 era maior que 15 mmHg no terceiro dia após a ressuscitação ou tinham um escore SOFA alto (> 11), morreram até o décimo dia. Um achado interessante é que os pacientes com um hiato de PCO_2 persistentemente alto mostraram um aumento progressivo no risco relativo de morte nos dias 0, 1 e 2. Entretanto, deve-se ter cuidado ao interpretar estes resultados, pois a acidose de mucosa gástrica pode ser somente um marcador de disfunção do metabolismo celular induzida pela sepse, em vez de a causa da disfunção de múltiplos órgãos.

Intervenção hemodinâmica *vs.* capnometria

Para avaliar o efeito de uma tecnologia no diagnóstico ou de dispositivos para monitorização no prognóstico de um paciente, normalmente comparamos os dados obtidos através dessa tecnologia com uma intervenção terapêutica.

Dados de estudos clínicos são muito limitados. Em um pequeno grupo de pacientes sépticos hipovolêmicos, Forrest *et al.*[68] relataram que a carga de fluido não só não aumentou o pHi, como também não diminuiu o hiato de PCO_2. Ao avaliar a repercussão de uma infusão rápida de volume (500 ml de hetastarch em 30 minutos), nos parâmetros hemodinâmicos sistêmicos e no hiato de PCO_2 em pacientes com sepse grave ou choque séptico, Silva *et al.*[69] demonstraram uma diminuição no hiato de PCO_2 médio. Entretanto, variações individuais significativas na resposta do hiato de PCO_2 foram observadas e não houve correlação entre alterações nesta variável e no IC. As únicas variáveis capazes de predizer o comportamento do hiato de PCO_2 foram: PCO_2 da mucosa gástrica basal, nível de PEEP e utilização de drogas vasoativas. Estes dados sugerem que o hiato de PCO_2 não deve ser usado isoladamente para guiar a reposição de fluidos e que a presença de PCO_2 elevada da mucosa traduz uma hipoperfusão mais acentuada, que possivelmente se beneficiará de reposição volêmica.

Quando a oxigenação tecidual não é restaurada, apesar da reposição volêmica, drogas vasoativas são comumente utilizadas para aumentar a oferta de oxigênio e evitar a hipotensão. Apesar disso, elas induzem diferentes alterações no fluxo sanguíneo regional e sistêmico. Silva *et al.*[70] revisaram o efeito das drogas vasoativas no pHi gástrico. Diante das limitações com o uso do pHi, em muitos estudos, como índice de perfusão da mucosa intestinal, nós ressaltamos que: (a) apesar de os efeitos dopaminérgicos poderem aumentar o fluxo sanguíneo esplâncnico, dopamina em baixas doses usualmente diminui o pHi, o que sugere uma redistribuição do fluxo para longe da mucosa gástrica; (b) dobutamina muito comumente aumenta o fluxo sanguíneo esplâncnico e tende a aumentar o pHi em pacientes sépticos. Além disso, a dobutamina pode expor a presença de hipoperfusão esplâncnica grave em pacientes sépticos. Creteur *et al.*[71] mostraram que, em pacientes com baixo fluxo sanguíneo fracional esplâncnico (FSE/IC), o hiato de PCO_2 caiu significativamente com o aumento das doses de dobutamina; c) dopexamina mostrou aumentar a oxigenação esplâncnica, principalmente na sepse, mas pode também induzir hipotensão indesejável; d) dados em relação à norepinefrina são mais limitados, mas sugerem que ela pode aumentar o pHi em pacientes com choque séptico; e e) epinefrina poderia prejudicar a perfusão esplâncnica em pacientes com choque séptico. Muitos dados recentes apóiam os benefícios dos agentes betadrenérgicos na perfusão da mucosa gástrica.[72,73] Esses dados podem ser sumarizados por uma declaração comumente empregada: "efeitos betadrenérgicos têm um papel fundamental em aumentar o fluxo sanguíneo da mucosa intestinal na sepse".

Tonometria e a literatura científica

Recentemente, alguns estudos mostraram os efeitos da vasopressina e da terlipressina, muitas vezes utilizados para controle de hemorragias digestivas altas, na perfusão da mucosa gástrica, e relacionaram a sua utilização à alteração de parâmetros tonométricos em pacientes com choque séptico dependente de catecolaminas (terapia de resgate). Morelli *et al.*[74] demonstraram, em 15 pacientes, que uma dose de 1 mg de terlipressina produziu diminuição de débito cardíaco ($p < 0,05$), aumento da pressão arterial ($p < 0,05$), com conseqüente redução de altas doses de noradrenalina, aumento do fluxo da mucosa gástrica (através de fluxometria *laser*-Doppler) que se sustentou por 24 horas. O hiato de PCO_2 tendeu a diminuir e a diferença foi estatisticamente significativa após 8 horas. A terlipressina ainda induziu aumento significativo do débito urinário e do clareamento de creatinina.

No entanto, van Haren *et al.*[75] não mostraram os mesmos resultados favoráveis quando utilizaram vasopressina em infusão contínua (0,04 U/min) em 11 pacientes consecutivos que permaneciam hipotensos, a despeito de doses maiores ou iguais a 0,2 mg/kg/min de noradrenalina. Apesar do aumento da pressão arterial média, não houve diferenças significativas no índice cardíaco e a PCO_2 média aumentou de 5 mmHg (valor de base) para 19 mmHg após 4 horas de infusão ($p = 0,022$), relacionando-se a utilização da vasopressina como fator de piora da perfusão gastrointestinal.

Diebel *et al.*[76] conduziram um estudo experimental de choque hemorrágico, restaurando a volemia com infusão de cristalóides (hemodiluição normovolêmica aguda). Foram medidos PCO_2 gástrica, pHi e saturação de O_2 e CO_2 portal e os autores concluíram que a hemodiluição é bem tolerada pela região esplâncnica tão logo a volemia seja corrigida e que dúvida a respeito da perfusão intestinal não deve ser 'gatilho' para a transfusão sanguínea.

Um estudo comparativo entre tonometria a gás e salina em 19 pacientes com diagnóstico de choque cardiogênico comparou 90 amostras pareadas de PCO_2 regional gástrica.[77] PCO_2 mensurada pela técnica salina foi significativamente maior do que na tonometria gasosa ($p < 0,05$). Análises estatísticas mostraram que a concordância entre os 2 métodos diminuía com o aumento das concentrações de PCO_2 regional, portanto, futuros estudos para interpretar melhor esse resultado são necessários, apesar de a técnica ser considerada promissora.

Terapia guiada pela tonometria

Os estudos com a tonometria salina identificaram pHi < 7,35 como previsor de mortalidade em pacientes clínicos e cirúrgicos graves.[50,55] No entanto, os estudos que tentaram determinar se uma intervenção terapêutica capaz de aumentar o pHi (dobutamina, ressuscitação volêmica) poderia ter impacto no prognóstico mostraram resultados divergentes.

Poucos estudos controlados examinaram se o tratamento com o objetivo de melhorar o pHi teria impacto positivo no prognóstico. Nenhum deles avaliou pacientes sépticos de maneira exclusiva e somente 2 envolveram um número expressivo de pacientes, para permitir tirar alguma conclusão. Gutierrez *et al.*[57] realizaram um estudo clínico controlado e randomizado que comparou a terapia padrão (não especificada) à terapia adicional, descrita como administração de fluidos suplementar e transfusão de hemácias, juntamente com infusão de dobutamina, para corrigir o pHi de pacientes críticos. Eles demonstraram que a taxa de mortalidade foi significativamente reduzida naqueles pacientes com um pHi admissional maior que 7,35. Mais recentemente, Gomersall *et al.*,[78] usando um protocolo de ressuscitação mais controlado, testaram se uma terapia adicional, direcionada para corrigir um pHi baixo, melhoraria o prognóstico em pacientes críticos tratados convencionalmente. Neste estudo, a terapia guiada pelo pHi falhou em melhorar o prognóstico. Todavia, ambos os estudos envolveram grupos heterogêneos de pacientes. Como poderia se esperar, não é provável que uma intervenção isolada para diversos tipos de pacientes possa, por si só, gerar melhora prognóstica. No estudo de Gutierrez, a mortalidade no grupo-controle foi inesperadamente alta e não houve tentativa de padronizar o tratamento. No estudo de Gomersall, não houve diferença no pHi entre os grupos controle e intervenção nas horas 0, 12 e 24, quando a intervenção foi retirada. Nós demonstramos que acidose persistente da mucosa gástrica, além de 24 horas, é muito importante para predizer prognóstico.[67] Desta forma, o protocolo de tratamento poderia ser mantido até 48 a 72 horas após o começo da ressuscitação. Finalmente, como mencionado, o uso de pHi calculado incorpora variáveis respiratórias e metabólicas, o que compromete sua interpretação como um parâmetro regional a ser alcançado.

CAPNOMETRIA SUBLINGUAL

Marik *et al.*[79] compararam medidas sublinguais de CO_2 ($P_{SL}CO_2$) com medidas de mucosa gástrica ($PgCO_2$), bem como com índices tradicionais de oxigenação tecidual em pacientes hemodinamicamente instáveis de UTI, em um estudo prospectivo, de validação.

Setenta e seis conjuntos de dados foram obtidos de 22 pacientes consecutivamente internados com sepse grave, choque séptico ou choque cardiogênico, com necessidade de cateter de artéria pulmonar para monitorização hemodinâmica. Dez pacientes morreram; a diferença inicial $P_{SL}CO_2 - PaCO_2$ foi $9{,}2 \pm 5{,}0$ mmHg nos sobreviventes e $17{,}8 \pm 11{,}5$ mmHg nos não-sobreviventes ($p = 0{,}04$). A diferença inicial $PgCO_2 - PaCO_2$ foi $8{,}4 \pm 4{,}8$ mmHg nos sobreviventes e $16{,}1 \pm 13{,}7$ mmHg nos não-sobreviventes ($p = 0{,}08$, não significativo). A diferença inicial $P_{SL}CO_2 - PaCO_2$ correlacionou-se bem com o gradiente venoarterial de CO_2, mas não com a concentração de lactato, $P\bar{v}O_2$ e DO_2. As mensurações sublinguais correlacionaram-se bem com as da tonometria gástrica.

O dispositivo de capnometria sublingual (CapnoProbe®; Optical Sensors; Minneapolis, MN) consiste de um sensor descartável de PCO_2. Um cabo de fibra óptica conecta o sensor ao instrumento e um instrumento de monitorização de gás com *softwares* adequados. Uma membrana de silicone (permeável) com um corante sensível à concentração de CO_2 se localiza na extremidade da fibra óptica. A fluorescência e a emissão de luz do corante têm relação direta com a concentração de CO_2 presente. Os sinais luminosos são convertidos a valores de PCO_2 numéricos no instrumento.

A capnografia sublingual tem inúmeras vantagens sobre a tonometria gástrica. O procedimento é simples e não-invasivo (ou "tão invasivo" quanto medir a temperatura oral). Fornece um resultado quase instantâneo e não necessita de longos períodos de equilíbrio, além de poder ser realizada em qualquer área clínica incluindo UTI, centro cirúrgico e unidade de emergência. Não requer pré-medicação com terapia supressora da acidez gástrica nem descontinuação da alimentação enteral.

O estudo experimental de Povoas *et al.*[80] comparou tonometria a gás com medidas sublinguais. Foram utilizados em cada animal (5 porcos) 2 tonômetros gástricos, por via orogástrica ($PgCO_2$) e por inserção direta no antro gástrico através de minilaparotomia e gastrotomia antral ($PgCO_2$) e 2 sensores ópticos sublinguais (CapnoProbe®; Optical Sensors Inc; Minneapolis, MN) para obtenção de $P_{SL}CO_2$ e $P_{SL}CO_2$. Foi realizado controle intermitente de pH gástrico e ranitidina foi administrada aos animais.

Modelo de choque hemorrágico com reinfusão de sangue foi reproduzido nos animais e a PCO_2 foi obtida nos sítios, a cada 10 minutos. Os valores obtidos nos sítios $PgCO_2$ e $P_{SL}CO_2$ mostraram intercambiabilidade aceitável.

Houve grande correlação entre as medidas gástricas e sublinguais (Fig. 9-5), contrastando com o conceito de que aumento precoce de PCO_2 tecidual ocorre especificamente em víscera abdominal.[7,50] O aumento de $P_{SL}CO_2$ teve associação próxima com diminuição da PAM, aumento no gradiente venoarterial de PCO_2 e aumento no lactato arterial (Fig. 9-6).

Após a reinfusão (Fig. 9-7), todos os parâmetros retornaram ao basal ou próximo disso, exceto lactato arterial (*wash out* mais lento).

Pernat *et al.*[81] investigaram os efeitos de hiperventilação e hipoventilação na $PgCO_2$ e na $P_{SL}CO_2$ antes, durante e após a reversão do choque hemorrágico. Foi demonstrado que essas medidas de PCO_2 variavam diretamente com alterações da $PaCO_2$. Esses achados tiveram suporte no estudo de Marik *et al.*,[79] no qual o gradiente ($P_{SL}CO_2 - PaCO_2$) e não $P_{SL}CO_2$ isolado foi previsor do prognóstico.

Rackow *et al.*[82] avaliaram também a relação entre $P_{SL}CO_2$ e outros índices de perfusão, prospectivamente, em 25 pacientes (19 com sepse e 6 com insuficiência cardíaca). $P_{SL}CO_2$, $PgCO_2$, lactato arterial, DO_2 e VO_2 foram medidos nos tempos 0, 1, 3, 6, 12 e 24 horas após a inclusão no estudo. No tempo 0, $P_{SL}CO_2$ e $P_{SL}CO_2 - PaCO_2$ estavam aumentados, mas não havia diferença significativa. Após 24 horas, a $P_{SL}CO_2$ média era 45 ± 4 mmHg nos sobreviventes e 61 ± 4 mmHg nos não-sobreviventes ($p = 0{,}06$), enquanto a $P_{SL}CO_2 - PaCO_2$ era 14 ± 3 mmHg nos sobreviventes e 29 ± 4 mmHg nos não-sobreviventes ($p < 0{,}05$). Para todos os pacientes, correlações entre $P_{SL}CO_2$ e $PgCO_2$ ($r = 0{,}459$; $p < 0{,}05$) e índice cardíaco ($r = 0{,}285$; $p < 0{,}05$) foram observadas. O gradiente $P_{SL}CO_2 - PaCO_2$ também se correlacionou com $PgCO_2 - PaCO_2$ ($r = 0{,}323$; $p < 0{,}05$). A

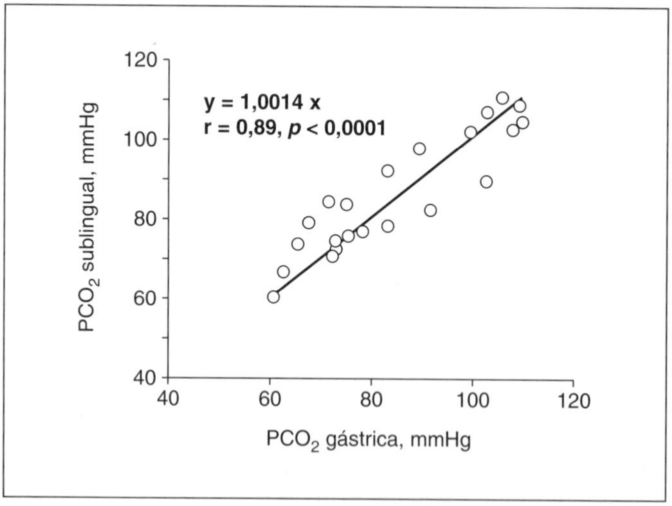

Fig. 9-5. Correlação entre as medidas gástricas e sublinguais. (Reproduzido de Povoas *et al.*[80])

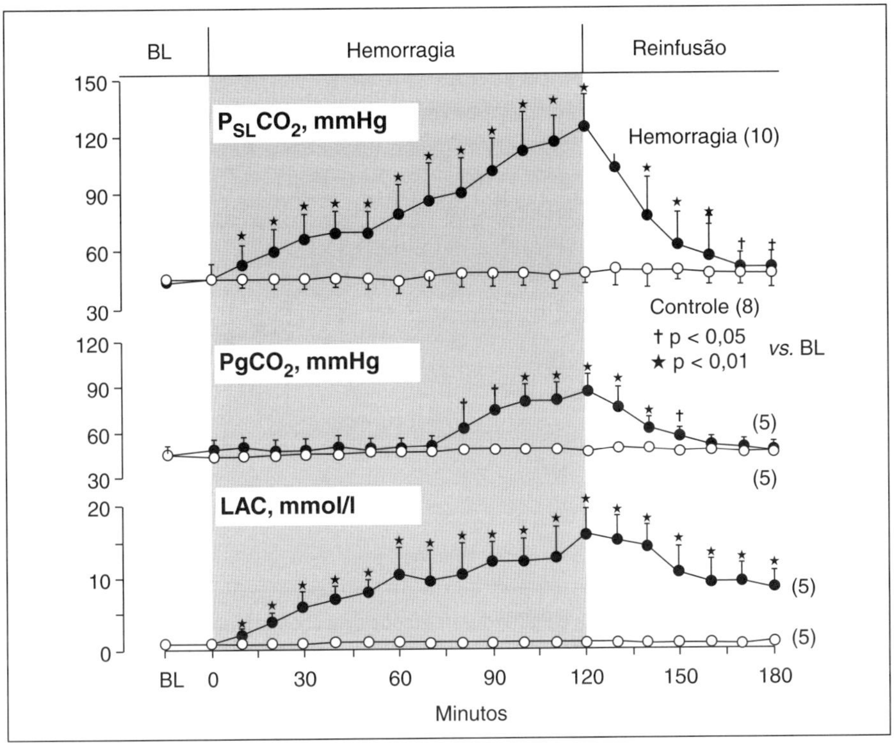

Fig. 9-6. O aumento de $P_{SL}CO_2$ teve associação próxima com diminuição da PAM, aumento no gradiente venoarterial de PCO_2 e aumento no lactato arterial. (Reproduzido de Povoas *et al.*[80]) BL = basal.

mortalidade neste estudo foi de 80%. Apesar de não ter sido desenhado para utilizar a $P_{SL}CO_2$ como índice prognóstico, em 24 horas, as diferenças entre $P_{SL}CO_2$ e o hiato de PCO_2 entre sobreviventes e não-sobreviventes alcançaram significância estatística (também presente nos dados de 3 e 6 horas), consistentemente com os dados de Weil *et al.*,[83] o que sugere um possível papel como índice de gravidade.

A principal dificuldade em avaliar o desempenho da capnografia sublingual é a inexistência de um "padrão-ouro" para comparação. Tonometria gástrica é o único instrumento de monitorização "metabólica" de órgão disponível. Podemos dizer que a capnometria sublingual é, portanto, tão boa quanto a gástrica. Como lactato arterial e $P\bar{v}O_2$ (sangue venoso misto) são marcadores deficientes de disoxia, particularmente em pacientes sépticos, pode ser uma técnica promissora e aguarda dados suficientes para determinar os valores "normais" e "anormais" para o gradiente (hiato de $P_{SL}CO_2$) e seu valor prognóstico.

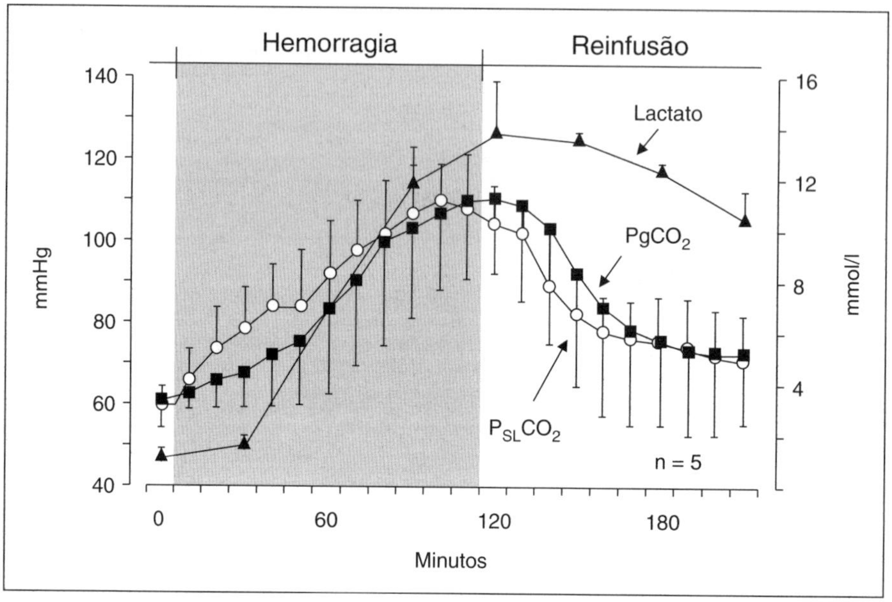

Fig. 9-7. Evolução do lactato, $P_{SL}CO_2$ e $PgCO_2$ durante modelo de choque hemorrágico e reinfusão. (Reproduzido de Povoas *et al.*[80])

CONCLUSÕES

É importante ressaltar que a tonometria mensura exclusivamente a PCO_2 da mucosa gástrica e traduz a perfusão das camadas mais superficiais do trato gastrointestinal. Embora utilizada em muitos estudos como marcador de perfusão esplâncnica, a tonometria não reflete a adequação do suprimento sanguíneo de outros órgãos, nem mesmo há relação entre perfusão da mucosa e das outras camadas do intestino.

A nova geração de tonômetros, que utiliza um sistema intermitente e automático de amostragem de gás, simplificou o procedimento. Apesar disso, a tonometria gástrica permanece como uma mensuração semi-invasiva e intermitente que é sujeita a erros por causa da interferência de efeitos do ácido gástrico e a demora no equilíbrio.

Como a PCO_2 da mucosa intestinal reflete o balanço entre fluxo e metabolismo, a tonometria seria uma ferramenta valiosa para monitorizar os efeitos regionais das intervenções hemodinâmicas e também dar informações relacionadas à heterogeneidade do fluxo sanguíneo no choque. O papel definitivo dessa "ferramenta" em predizer o prognóstico e guiar a terapia de pacientes graves deverá ser estabelecido em grandes estudos multicêntricos prospectivos.

REFERÊNCIAS BIBLIOGRÁFICAS

1. Shoemaker WC, Appel PL, Kram HB. Tissue oxygen debt as a determinant of lethal and nonlethal postoperative oxygen failure. *Crit Care Med* 1988;16:1117-20.
2. Beal AL, Cerra FB. Multiple organ failure syndrome in the 1990's: systemic inflammatory response and organ dysfunction. *JAMA* 1994;271:226-33.
3. Vallet B, Lund N, Curtis SE, et al. Gut and muscle tissue PO_2 in endotoxemic dogs during shock and resuscitation. *J Appl Physiol* 1994;76:793-800.
4. Marshall JC, Christou NV, Meakins JL. The gastrointestinal tract. The "undrained abscess" of multiple organ failure. *Ann Surg* 1993;218:111-119.
5. Guyton AC, Hall J. General principles of gastrointestinal function – motility, nervous control, and blood circulation. In: Guyton AC, Hall JE, editors. *Textbook of medical physiology*. 9th ed. Philadelphia: WB Saunders Company, 1996. p. 793-802.
6. Nelson DP, Samsel RW, Wood LD, Schumacker P. Pathological supply dependence of systemic and intestinal O_2 uptake during endotoxemia. *J Appl Physiol* 1988;64:2410-2419.
7. Dantzker DR. The gastrointestinal tract: the canary of the body? *JAMA* 1993;270:1247-8.
8. Gutierrez G, Brown SD. Gastrointestinal tonometry: a monitor of regional dysoxia. *New Horiz* 1996;4:413-9.
9. Bowles SA, Schlichtig R, Kramer DJ, Klions HA. Arteriovenous pH and partial pressure of carbon dioxide detect critical oxygen delivery during progressive haemorrhage in dogs. *J Crit Care* 1992;7:95-105.
10. Van Der Linden P, Rausin I, Deltell A, et al. Detection of tissue hypoxia by arteriovenous gradient for PCO_2 and pH in anesthetized dogs during progressive hemorrhage. *Anesth Analg* 1995;80:269-275.
11. Zhang H, Vincent JL. Arteriovenous difference in PCO_2 and pH are good indicators of critical hypoperfusion. *Am Rev Respir Dis* 1993;148:867-871.
12. Teboul JL, Michard F, Richard C. Critical analysis of venoarterial CO_2 gradient as a marker of tissue hypoxia. In: Vincent JL, editor. *Yearbook of intensive care and emergency medicine*. Berlin: Springer-Verlang, 1996. p. 296-307.
13. Vallet B, Teboul JL, Cain SM, Curtis SE. Veno-arterial CO_2 difference during regional ischemic or hypoxic hypoxia. *J Appl Physiol* 2000;89:1317-1321.
14. Jakob SM, Kosonen P, Ruokonen E, Parviainen I, Takala J. The Haldane effect – an alternative explanation for increasing gastric mucosal PCO_2 gradients? *Br J Anaesth* 1999;83:740-746.
15. McIver M. Gaseous exchange between the blood and the lumen of the stomach and intestine. *Am J Physiol* 1926;76:92-111.
16. Boda D, Muranyi L. "Gastrotonometry": an aid to the control of ventilation during artificial respiration. *Lancet* 1959;73:181-182.
17. Bergofsky EH. Determination of tissue O_2 tensions by hollow visceral tonometers: effects of breathing enriched O_2 mixtures. *J Clin Invest* 1964;43:193-200.
18. Dawson AM, Trenchard D, Guz A. Small bowel tonometry: assessment of small gut mucosal oxygen tension in dog and man. *Nature* 1965;206(987):943-944.
19. Creteur J, De Backer D, Vincent JL. Monitoring gastric mucosal carbon dioxide pressure using gas tonometry: in vitro and in vivo validation studies. *Anesthesiology* 1997;87:504-510.
20. Fiddian-Green RG. Tonometry: theory and applications. *Intensive Care World* 1992;9:60-65.

21. Antonsson JB, Engstrom L, Rasmussen I, Wollert S, Haglund UH. Changes in gut intramucosal pH and gut oxygen extraction ratio in a porcine model of peritonitis and hemorrhage. *Crit Care Med* 1995;23:1872-1881.
22. Antonsson JB, Boyle CC, Kruithoff KL, Wang HL, Sacristan E, Rothschild HR, et al. Validation of tonometric measurement of gut intramural pH during endotoxemia and mesenteric occlusion in pigs. *Am J Physiol* 1990;259(4 Pt 1):G519-G523.
23. Schlichting E, Lyberg T. Monitoring of tissue oxygenation in shock: an experimental study in pigs. *Crit Care Med* 1995;23:1703-1710.
24. Salzman AL, Strong KE, Wang H, Wollert PS, Vandermeer TJ, Fink MP. Intraluminal balloonless air tonometry: a new method for determination of gastrointestinal mucosal carbon dioxide tension. *Crit Care Med* 1994;22(1):126-134.
25. Sato Y, Weil MH, Tang W, Sun S, Xie J, Bisera J, et al. Esophageal PCO_2 as a monitor of perfusion failure during hemorrhagic shock. *J Appl Physiol* 1997;82(2):558-562.
26. Tang W, Weil MH, Sun SJ, et al. Gastric intramural PCO_2 as a monitor of perfusion failure during hemorrhagic and anaphylatic shock. *J Appl Physiol* 1994;76:572-577.
27. Neviere R, Chagnon JL, Vallet B, et al. Dobutamine improves gastrointestinal mucosal blood flow in a porcine model of endotoxic shock. *Crit Care Med* 1997;25:1371-1377.
28. Neviere R, Mathieu D, Chagnon JL, Lebleu N, Wattel F. The contrasting effects of dobutamine and dopamine on gastric mucosal perfusion in septic patients. *Am J Respir Crit Care Med* 1996;154(6 Pt 1):1684-1688.
29. Elizalde JI, Hernandez C, Llach J, Monton C, Bordas JM, Pique JM, et al. Gastric intramucosal acidosis in mechanically ventilated patients: role of mucosal blood flow [see comments]. *Crit Care Med* 1998;26(5):827-832.
30. Fiddian-Green RG, Pittenger G, Whitehouse WM Jr. Back-diffusion of CO_2 and its influence on the intramural pH in gastric mucosa. *J Surg Res* 1982;33:39-48.
31. Heard SO, Helmsoortel CM, Kent JC, et al. Gastric tonometry in health volunteers: effect of ranitidine on calculated intramural pH. *Crit Care Med* 1991;19:271-274.
32. Kolkman JJ, Groeneveld AB, Meuwissen SG. Effect of ranitidine on basal and bicarbonate enhanced intragastric PCO_2: a tonometric study. *Gut* 1994;35(6):737-741.
33. Stevens MH, Thirlby RC, Feldman M. Mechanisms for high PCO_2 in gastric juice: roles of bicarbonate secretion and CO_2 diffusion. *Am J Physiol* 1987;253(4 Pt 1):G527-530.
34. Grundler W, Weil MH, Rackow EC. Arteriovenous carbon dioxide and pH gradients during cardiac arrest. *Circulation* 1986;74:1071-1074.
35. Weil MH, Rackow EC, Trevino R, Grundler W, Falk JL, Griffel MI. Difference in acid-base state between venous and arterial blood during cardiopulmonary resuscitation. *N Engl J Med* 1986;315:153-156.
36. Weil MH, von Planta M, Gazmuri RJ, Rackow EC. Incomplete global myocardial ischemia during cardiac arrest and resuscitation. *Crit Care Med* 1988;16:997-1001.
37. Desai VS, Weil MH, Tang W, Gazmuri RJ, Bisera J. Hepatic, renal, and cerebral tissue hypercarbia during sepsis and shock in rats. *J Lab Clin Med* 1995;125:456-461.
38. Duggal C, Weil MH, Tang W, Sun S, Johnson B, Anderson J. Intra-hepatic CO_2 during CPR (abstract). *FASEB J* 1991;5:A1278.
39. Johnson BA, Weil MH, Tang W, Noc M, McKee D, Mc-Candless D. Mechanisms of myocardial hypercarbic acidosis during cardiac arrest. *J Appl Physiol* 1995;78:1579-1584.
40. Kette F, Weil MH, Gazmuri RJ, Bisera J, Rackow EC. Intramyocardial hypercarbic acidosis during cardiac arrest and resuscitation. *Crit Care Med* 1993;21:901-906.
41. Kette F, Weil MH, Gazmuri RJ, et al. Intramyocardial hyperbaric acidosis during cardiac arrest and resuscitation. *Crit Care Med* 1993;21:901-906.

42. Takala J, Parviainen I, Siloaho M, Ruokonen E, Hamalainen E. Saline PCO_2 is an important source of error in the assessment of gastric intramucosal pH. *Crit Care Med* 1994;22(11):1877-1879.
43. Riddington D, Venkatesh B, Clutton-Brock T, Bion J, Venkatesh KB. Measuring carbon dioxide tension in saline and alternative solutions: quantification of bias and precision in two blood gas analyzers [published erratum appears in 1994 Apr;22(4):722]. *Crit Care Med* 1994;22(1):96-100.
44. Knichwitz G, Kuhmann M, Brodner G, Mertes N, Goeters C, Brussel T. Gastric tonometry: precision and reliability are improved by a phosphate buffered solution. *Crit Care Med* 1996;24:512-516.
45. Guzman JA, Kruse JA. Gut mucosal-arterial PCO_2 gradient as an indicator of splanchnic perfusion during systemic hypo – and hypercapnia. *Crit Care Med* 1999;27:2760-2765.
46. Schlichtig R, Mehta N, Gayowski TJ. Tissue-arterial PCO_2 difference is a better marker of ischemia than intramural pH (pHi) or arterial pH-pHi difference. *J Crit Care* 1996;11:51-56.
47. Vincent JL, Creteur J. Gastric mucosal pH is definitely obsolete – please, tell us more about gastric mucosal PCO_2 [editorial]. *Crit Care Med* 1998;26:1479-1481.
48. Guzman JA, Kruse JA. Development and validation of a technique for continuous monitoring of gastric intramucosal pH. *Am J Respir Crit Care Med* 1996;153(2):694-700.
49. Heinonen PO. Validation of air tonometric measurement of gastric regional concentration of CO_2 in critically ill septic patients. *Intensive Care Med* 1997;23:524-529.
50. Maynard N, Bihari D, Beale R, Smithies M, Baldock G, Mason R, et al. Assessment of splanchnic oxygenation by gastric tonometry in patients with acute circulatory failure. *JAMA* 1993;270:1203-1210.
51. Maynard ND, Bihari DJ, Dalton RN, Smithies MN, Mason RC. Increasing splanchnic blood flow in the critically ill. *Chest* 1995;108:1648-1654.
52. Lagoa C, Cruz Jr R, Poli de Figueiredo L, Silva E, Rocha e Silva M. Systemic and splanchnic hemodynamics, metabolism and PCO_2-gap during septic shock induced by live E. coli infusion in dogs. *Critical Care* 2000;4(Suppl 1):P153.
53. Creteur J, De Backer D, Vincent JL. Does gastric tonometry monitor splanchnic perfusion? *Crit Care Med* 1999;27:2480-2484.
54. Silva E, Creteur J, De Backer D, Vincent JL. Effects of norepinephrine and epinephrine on splanchnic oxygen utilization in septic shock patients. *Crit Care Med* 2003;31:1659-1667.
55. Doglio GR, Pusajo JF, Egurrola MA, Bonfigli GC, Parra C, Vetere L, et al. Gastric mucosal pH as a prognostic index of mortality in critically ill patients. *Crit Care Med* 1991;19:1037-1040.
56. Mohsenifar Z. Gastric intramucosal acidosis during weaning from mechanical ventilation. *Adv Exp Med Biol* 1994;361:333-343.
57. Gutierrez G, Palizas F, Doglio G, Wainsztein N, Gallesio A, Pacin J, et al. Gastric intramucosal pH as a therapeutic index of tissue oxygenation in critically ill patients. *Lancet* 1992;339(8787):195-199.
58. Marik PE. Gastric intramucosal pH. A better predictor of multiorgan dysfunction syndrome and death than oxygen-derived variables in patients with sepsis. *Chest* 1993;104:225-229.
59. Joynt GM, Lipman J, Gomersall CD, Tan I, Scribante J. Gastric intramucosal pH blood lactate in severe sepsis. *Anaesthesia* 1997;52:726-732.

60. Bass BL, Schweitzer EJ, Harmon JW, et al. Intraluminal PCO_2: a reliable indicator of intestinal ischemia. *J Surg Res* 1985;39:351-60.
61. Roumen RM, Vreugde JP, Goris RJ. Gastric tonometry in multiple trauma patients. *J Trauma* 1994;36:313-316.
62. Janssens U, Graf J, Koch KC, vom Dahl, et al. Gastric tonometry in patients with cardiogenic shock and intra-aortic balloon counterpulsation. *Crit Care Med* 2000;28(10):3449-55.
63. Gomersall CD, Joynt GM, Ho KM, et al. Gastric tonometry and prediction of outcome in the critically ill: arterial to intramucosal pH gradient and carbon dioxide gradient. *Anaesthesia* 1997;52:619-23.
64. Miller PR, Kincaid EH, Meredith JW, et al. Threshold values of intramucosal pH and mucosal-arterial CO_2 gap during shock resuscitation. *J Trauma* 1998;45:868-72.
65. Levy B, Gawalkiewicz P, Vallet B, et al. Gastric capnometry with air-automated predicts outcome in critically ill patients. *Crit Care Med* 2003;31:474-80.
66. Levy B, Perrigault PF, Gawalkiewicz P, et al. Gastric versus duodenal feeding and gastric tonometrics measurements. *Crit Care Med* 1998;26:1991-94.
67. Silva E, Blecher S, Kai MH, Assumcao MC, Martins PS, Rigato Jr O, et al. Gastric-arterial PCO_2 gradient, but not lactate levels, is related to multiple organ dysfunction assessed by SOFA score in septic patients n septic shock. *Crit Care Forum* 2000;4:S88.
68. Forrest DM, Baigorri F, Chittock DR, Spinelli JJ, Russell JA. Volume expansion using pentastarch does not change gastric arterial CO_2 gradient or gastric intramucosal pH in patients who have sepsis syndrome. *Crit Care Med* 2000;28:2254-2258.
69. Silva E, De Backer D, Creteur L, Vincent JL. Effects of fluid challenge on gastric mucosal PCO_2 in septic patients. *Intensive Care Med* 2004;30:423-429.
70. Silva E, DeBacker D, Creteur J, Vincent JL. Effects of vasoactive drugs on gastric intramucosal pH. *Crit Care Med* 1998;26:1749-1758.
71. Creteur J, De Backer D, Vincent JL. A dobutamine test can disclose hepatosplanchnic hypoperfusion in septic patients. *Am J Respir Crit Care Med* 1999;160:839-845.
72. Duranteau J, Sitbon P, Teboul JL, Vicaut E, Anguel N, Richard C, et al. Effects of epinephrine, norepinephrine, or the combination of norepinephrine and dobutamine on gastric mucosa in septic shock. *Crit Care Med* 1999;27:893-900.
73. Levy B, Bollaert PE, Luchelli J-P, Sadoune L-D, Larcan A. Dobutamine improves the adequacy of gastric mucosal perfusion in epinephrine-treated septic shock. *Crit Care Med* 1997;25:1649-1654.
74. Morelli A, Rocco M, Conti G, et al. Effects of terlipressin on systemic and regional hemodynamics in catecholamine-treated hyperkinetic septic shock. *Intensive Care Med* 2004;30(4):597-604.
75. van Haren FM, Rozendaal FW, van der Hoeven JG. The effect of vasopressin on gastric perfusion in catecholamine-dependent patients in septic shock. *Chest* 2003;124(6):2256-60.
76. Diebel LN, Tyburski JG, Dulchavsky SA. Effect of acute hemodilution on intestinal perfusion and intramucosal pH after shock. *J Trauma* 2000;49(5):800-5.
77. Janssens U, Graf J, Koch KC, Hanrath P. Gastric tonometry: in vivo comparison of saline and air tonometry in patients with cardiogenic shock. *Br J Anaesth* 1998;81(5):676-80.
78. Gomersall CD, Joynt GM, Freebairn RC, Hung V, Buckley TA, Oh TE. Resuscitation of critically ill patients based on the results of gastric tonometry: a prospective, randomized, controlled trial. *Crit Care Med* 2000;28:607-614.
79. Marik P. Sublingual capnography: a clinical validation study. *Chest* 2001;120:923-927.

80. Povoas HP, Weil MH, Tang W, et al. Comparisons between sublingual and gastric tonometry during hemorrhagic shock. *Chest* 2000;118:1127-32.
81. Pernat A, Weil MH, Tang W, et al. Effects of hyper- and hypoventilation on gastric and sublingual PCO_2. *J Appl Physiol* 1999;87:933-7.
82. Rackow EC, O´Neil P, Astiz M, et al. Sublingual capnometry and indexes of tissue perfusion in patients with circulatory failure. *Chest* 2001;120:1633-38.
83. Weil MH, Nakagawa Y, Tang W, Sato Y, Ercoli F, Finegan R, et al. Sublingual capnometry: a new noninvasive measurement for diagnosis and quantitation of severity of circulatory shock. *Crit Care Med* 1999;27:1225-1229.

10

MONITORIZAÇÃO DINÂMICA DA CIRCULAÇÃO

Murillo Assunção
Marcel Rezende Lopes

INTRODUÇÃO

A monitorização hemodinâmica no paciente grave se torna obrigatória, seja realizada por métodos minimamente invasivos, ou através de métodos invasivos. O objetivo da monitorização é estabelecer a perfusão celular através de:

- Adequada reposição volêmica.
- Adequado fluxo sanguíneo, tanto sistêmico como regional.
- Adequada pressão de perfusão.

A avaliação hemodinâmica funcional é muito importante, e avalia-se através de alguns pontos:

- Se o paciente apresenta resposta à infusão de fluidos com aumento do débito cardíaco ou se a infusão de fluidos resultará em diminuição do débito cardíaco, levando ao prejuízo celular com diminuição do fluxo e perfusão.
- Se o tônus vascular está diminuído resultando em diminuição da pressão de perfusão ou se está aumentado devido ao volume intravascular retraído.
- Se a bomba cardíaca é capaz de manter o fluxo às necessidades do organismo com pressão de perfusão adequada. Caso isto não ocorra, o índice cardíaco apresentar-se-á inadequado, o que vem a caracterizar disfunção miocárdica.

Estes pontos são primordiais para a avaliação da ação hemodinâmica funcional e dinâmica.

A resposta à infusão de fluidos também pode ser avaliada pela pressão venosa central (PVC) e pela pressão de oclusão da artéria pulmonar (POAP), porém, estas duas variáveis, em alguns estudos, não se demonstraram confiáveis em predizer a reposta do aumento do débito cardíaco subseqüente à otimização da volemia através da infusão de fluidos.[1] Mesmo ao utilizar outra variável derivada do cateter de artéria pulmonar, o índice diastólico final de ventrículo direito (IDFVD), somente é seguro predizer quem será respondedor ou não respondedor nos valores extremos deste parâmetro, que correspondem a valores menores que 90 ml/m^2 e maiores que 140 ml/m^2.[2-4] Entretanto, os valores que se encontram entre os extremos dificilmente predizem se o paciente responderá com aumento do débito cardíaco à infusão de fluidos.

Outra ferramenta para avaliar a resposta hemodinâmica à infusão de fluidos é o ecocardiograma. Quando se aplica o ecocardiograma à beira do leito, medidas de volume ventricular esquerdo são mais confiáveis em predizer a resposta da pré-carga à infusão de fluidos. Os pacientes que apresentam volume diastólico final de ventrículo esquerdo diminuído, ou seja, restrição diastólica, podem apresentar resposta limitada à infusão de fluidos devido ao preenchimento das câmaras estar prejudicado. Isto pode ocorrer nos casos de tamponamento cardíaco, *cor pulmonale* ou alterações do relaxamento diastólico.

O emprego da ventilação mecânica associada à pressão expiratória final positiva (PEEP) freqüentemente dificulta a análise das pressões de enchimento devido a não dissociar entre o aumento da pressão intratorácica pela PEEP e a compressão que o coração sofre pela expansão pulmonar com aumento da POAP e da PAD.[5,6] Isto fica mais fácil de compreender ao imaginar quando um indivíduo se encontra dentro de uma piscina e sofre pressão da água por todos os lados, ou seja, sobre todo o corpo; com o coração pode-se imaginar que ocorra a mesma coisa, pois ele repousa na fossa cardíaca dentro da caixa torácica, e quando ocorre aumento das pressões intratorácicas, elas se distribuem sobre todo o coração, influenciando as pressões internas das câmaras cardíacas.

Com tantos métodos para avaliar a resposta à infusão de fluidos, a adequação do fluxo e a perfusão celular, necessita-se estabelecer o melhor método funcional para verificar a função cardiovascular por meio da monitorização hemodinâmica.[7] Pois todos apresentam suas limitações, não havendo ainda uma tecnologia ideal para avaliar a resposta dinâmica e funcional da hemodinâmica no paciente grave.

AVALIAÇÃO FUNCIONAL DA RESPOSTA À OTIMIZAÇÃO DA PRÉ-CARGA

Do ponto de vista funcional, a pressão de átrio direito (PAD) diminui durante a inspiração sob respiração espontânea, levando ao aumento transitório do retorno venoso e, por conseguinte, ao aumento do débito cardíaco. Nos casos em que o ventrículo direito não consegue dilatar e acomodar o sangue que chega pelo átrio direito, a PAD não se reduz mesmo que a pressão intratorácica diminua, caracterizando o sinal de Kussmaul, que ocorre nos casos de falência ou disfunção de ventrículo direito. A avaliação da PAD sob respiração espontânea é importante para avaliar a função de ventrículo direito, bem como pode ser utilizada para predizer alterações do débito cardíaco em resposta ao aumento da PEEP nos pacientes sob ventilação mecânica (Figs. 10-1 e 10-2).[8]

Magder *et al.*[9] avaliaram a resposta ao aumento do débito cardíaco utilizando como referência a variação da PAD durante a inspiração espontânea, e observaram que quando ocorre variação maior que 2 mmHg, ocorre aumento do débito cardíaco com a infusão de 250-500 ml de solução salina.

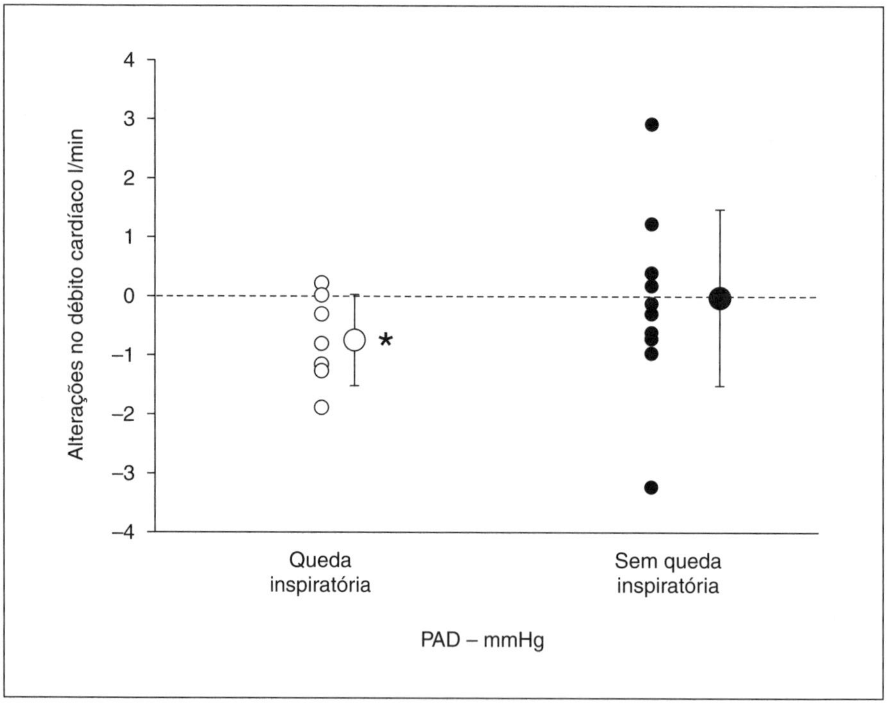

Fig. 10-1. Alteração do débito com o emprego de PEEP nos pacientes com diminuição da pressão de átrio direito durante a inspiração e sem alteração da PAD. Houve uma diminuição importante no débito cardíaco no grupo com diminuição da PAD durante a inspiração, mas não ocorreu alteração no grupo que não diminui a PAD com a inspiração. Entretanto, a variação foi grande em ambos os grupos e os grupos não diferiram, p < 0,05. As barras representam desvio-padrão em relação às médias. (Modificado de Magder *et al.*[8])

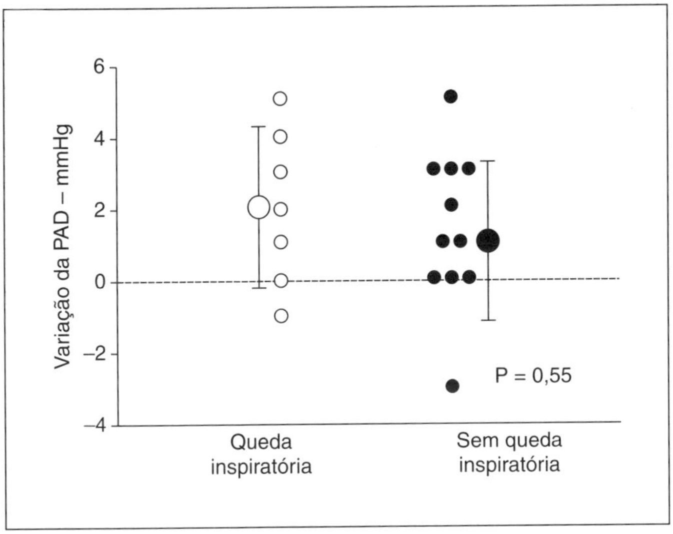

Fig. 10-2. Alterações na PAD com o emprego de PEEP em pacientes com diminuição da PAD durante a inspiração e em pacientes sem diminuição da PAD durante a inspiração. Não houve diferença significante entre os 2 grupos. As barras representam desvio-padrão em relação às médias. (Modificado de Magder *et al.*[8])

O uso da ventilação mecânica com pressão positiva leva a alterações do volume sistólico do ventrículo esquerdo (VE) e a alterações cíclicas do retorno venoso durante o ciclo respiratório. A magnitude das alterações do volume sistólico de VE se deve à amplitude das respirações em relação ao volume corrente, ao aumento subseqüente da pressão intratorácica e extensões que alteram o débito do ventrículo esquerdo determinado pela pressão de enchimento nesta câmara. Alterações do volume sistólico a cada batimento podem ser monitoradas pela variação da pressão de pulso (VPP) (Fig. 10-3), visto que os outros determinantes da pressão de pulso não podem variar o suficiente para alterá-la numa única respiração. A VPP é proporcional ao volume sistólico de VE,[10] logo, alterações causadas pela respiração sob ventilação mecânica com pressão positiva no volume sistólico de VE têm sido demonstradas na variação de pressão de pulso arterial periférica.[11]

Em pacientes sob ventilação mecânica com PEEP por lesão pulmonar aguda (LPA), Michard *et al.*, em elegante estudo, observaram a estreita relação entre VPP antes da expansão volêmica e o aumento percentual no débito cardíaco, em resposta à infusão de fluidos.[12] Em pacientes sob ventilação mecânica e sedação apresentando disfunção circulatória aguda devido a sepse, o mesmo grupo de Michard demonstrou que a VPP foi significantemente maior (24 ± 9 *vs.* 7 ±

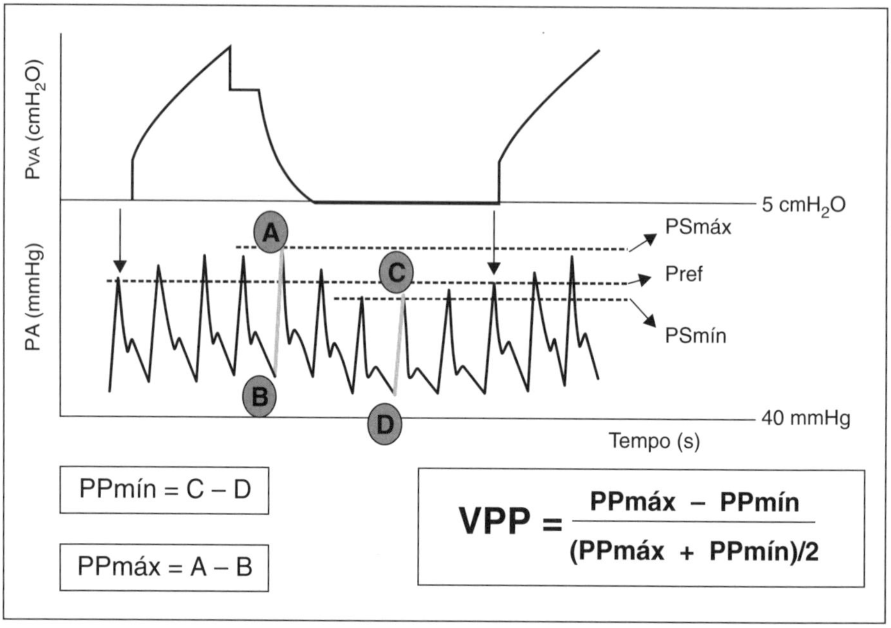

Fig. 10-3. Variação da pressão de pulso (VPP). PPmín = pressão de pulso mínima; PPmáx = pressão de pulso máxima.

3%, $p < 0{,}001$) nos respondedores do que nos não-respondedores e que o *cut off* da VPP foi de 13%, o qual permitiu discriminar entre os respondedores e não-respondedores, com valor preditivo positivo de 94% e valor preditivo negativo de 96% (Fig. 10-4). A relação entre a VPP e o aumento do débito cardíaco teve um $r^2 = 0{,}85$, $p < 0{,}001$.[13]

A variação da pressão sistólica entre um ciclo respiratório com pressão positiva definida e a fase apnéica é chamada de "Δ*down*", especificamente quando ocorre diminuição da pressão sistólica em relação à linha de base durante a apnéia. O "Δ*down*" é capaz de identificar diminuição do volume intravascular que pode ser minimizado através da oferta de fluidos (Fig. 10-5).[14]

Quando comparada a VPS com outras variáveis, como o índice da área diastólica final do ventrículo esquerdo e a pressão de oclusão da artéria pulmonar na predição de hipovolemia em pacientes sob ventilação controlada mecânica, a VPS mostrou ter maior acurácia em discriminar os pacientes que são respondedores dos não-respondedores à infusão de fluidos (Fig. 10-6).

O conceito da VPS assume que todas as alterações da pressão sistólica podem ser explicadas por alterações paralelas do volume sistólico de VE. Entre-

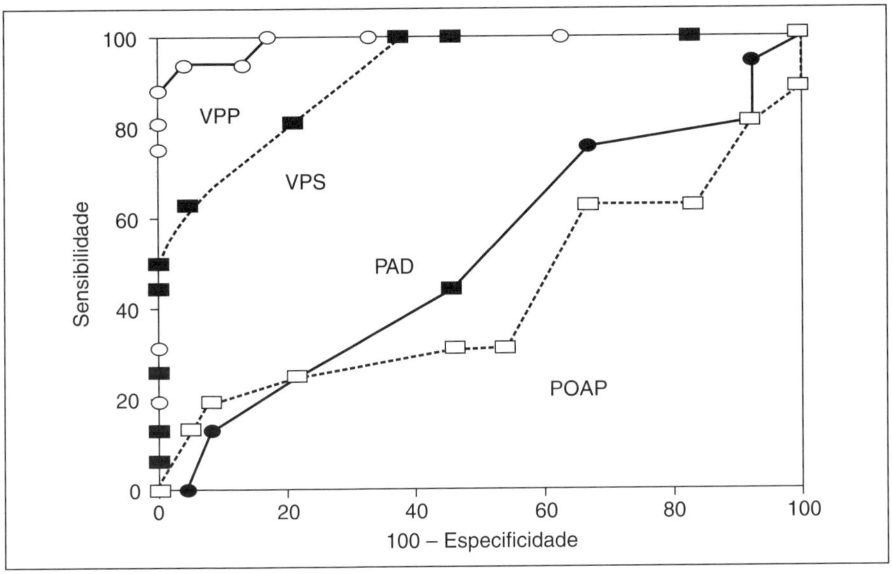

Fig. 10-4. Curvas ROC comparando a alteração da respiração sobre a variação da pressão de pulso (VPP), alteração da respiração sobre a variação da pressão sistólica VPS, a pressão de átrio direito (PAD) e a pressão de oclusão da artéria pulmonar em discriminar pacientes respondedores (aumento do índice cardíaco > 15%) e não-respondedores à expansão volêmica. (Modificado de Michard *et al.*[13])

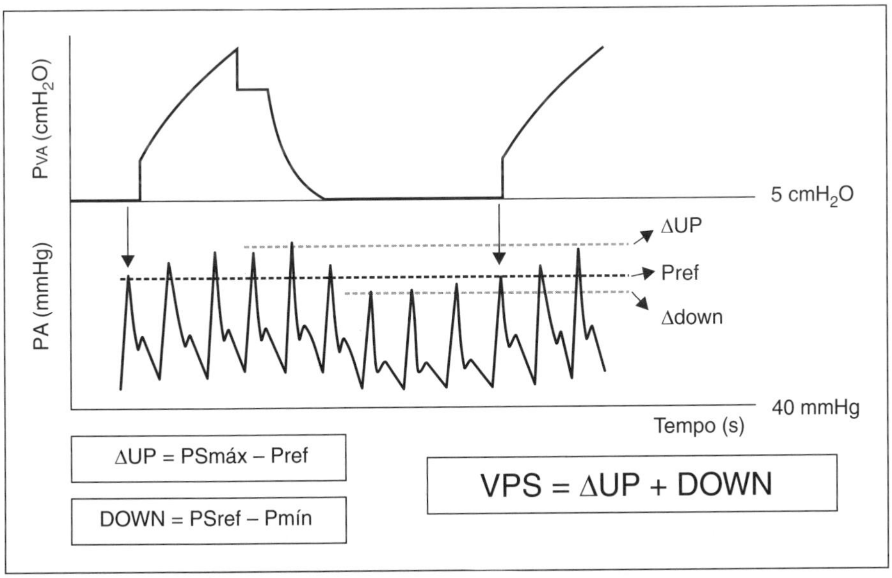

Fig. 10-5. Curva de pressão sanguínea arterial e pressão de via aérea. Cálculos da variação da pressão sistólica (VPS) onde PSmáx é a pressão sistólica máxima, PSmín é a menor pressão sistólica e Pref é a pressão tomada como referência imediatamente antes dos ciclos respiratórios.

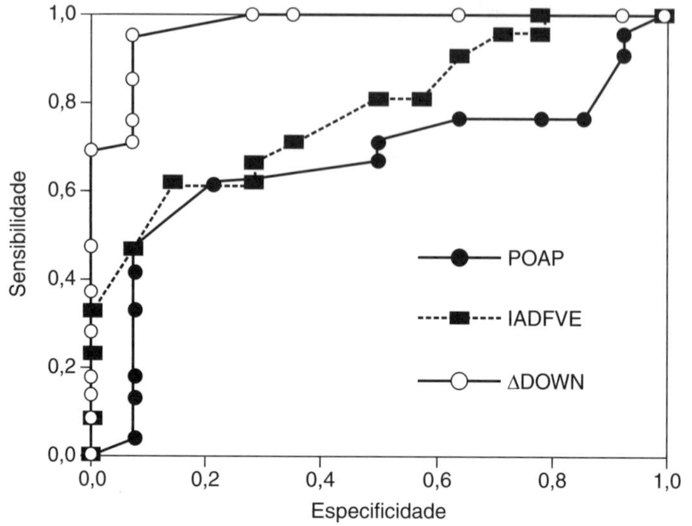

Fig. 10-6. Curvas comparando a habilidade da pressão de oclusão de artéria pulmonar ocluída (POAP), o índice da área diastólica final de ventrículo esquerdo (IADFVE), e o componente *delta down* (ΔDOWN) da variação da pressão sistólica em ventilação controlada com pressão positiva para discriminar entre resposta positiva (≥ 15% de aumento no índice de volume sistólico [IVS]; n = 21) e negativa (< 15% de aumento no IVS; n = 14) subseqüente a hidratação em 15 pacientes. Não há diferença significante entre IADFVE e POAP.[15]

tanto, alguns autores não conseguiram demonstrar esta relação através do volume sistólico de VE avaliado pelo ecocardiograma transesofágico, sugerindo que outros fatores além do volume sistólico contribuem para a VPS.[16] Estas alterações ocorrem porque a pressão sistólica depende da pressão diastólica (pressão sistólica = pressão diastólica + pressão de pulso) e porque a pressão diastólica pode aumentar durante a insuflação pulmonar com ventilação mecânica, devido ao aumento da pressão extramural aórtica. Logo, alterações significantes da pressão sistólica podem ser observadas independentemente de alterações na pressão de pulso e mesmo no volume sistólico (Fig. 10-7).[16,17]

A VPP e a VPS, quando apresentam valores ≥ 15%, são superiores em relação a PAD e a POAP em predizer um aumento da resposta do débito cardíaco a provas de volume (Fig. 10-4). A VPP tem um pouco mais de precisão e apresenta menos erros que a VPS.

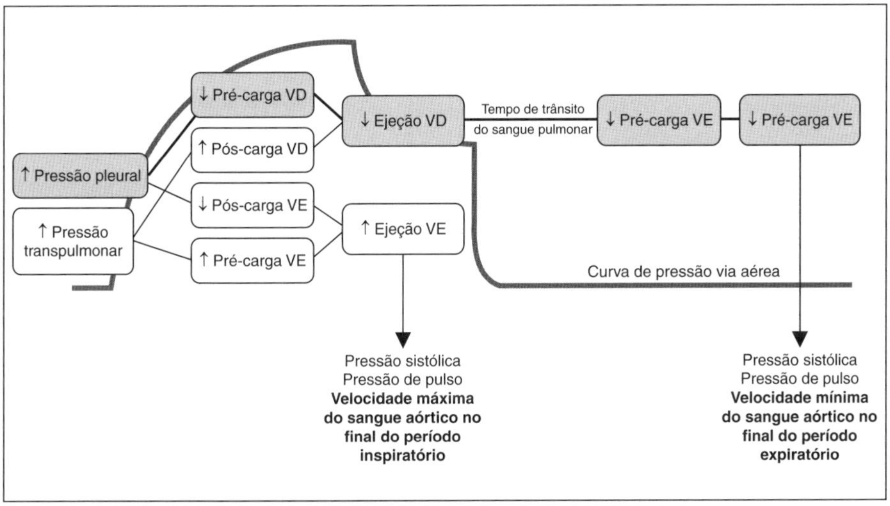

Fig. 10-7. Efeitos hemodinâmicos da insuflação pulmonar sob ventilação mecânica com pressão positiva. O volume sistólico de VE é máximo no final do período inspiratório e mínimo 2 a 3 batimentos após este período, isto ocorre durante a fase expiratória. As alterações cíclicas no volume sistólico VE são relacionadas à diminuição da pré-carga de VE na fase expiratória por causa da redução do enchimento e do débito de VD durante a fase inspiratória. (Modificado de Michard e Teboul.[18])

AVALIAÇÃO FUNCIONAL DO TÔNUS VASCULAR

A irrigação dos leitos vasculares não apresenta relação linear entre a pressão arterial e o fluxo regional, pois pode apresentar áreas que são mais perfundidas que outras,[19] ou seja, existem áreas com fluxo sanguíneo heterogêneo.

Para manter a pressão de perfusão cerebral (PPC), os barorreceptores regulam o tônus arterial, logo quando ocorre aumento do débito cardíaco (fluxo) ocorre diminuição do tônus e vice-versa, com o objetivo de proteger o cérebro através de adequada PPC. Com isto, ocorre uma relação entre a manutenção do tônus vasomotor com pressão de perfusão, logo a pressão arterial e o tônus vasomotor devem ser avaliados em duas etapas:

1. Estabelecer pressão de perfusão atual (momentânea).
2. Determinar o tônus arterial.[20]

A relação entre a VPP e a variação de volume sistólico (VVS) define o tônus arterial e permite a avaliação contínua do tônus, bem como permite avaliar o tratamento e o momento que deve ser feita a intervenção.

O tônus vascular gera a impedância do circuito arterial, o qual interage com o volume sistólico VE resultando na pressão de pulso, logo, se for avaliada a

Fig. 10-8. Efeito das alterações no tônus vasomotor arterial na relação entre pressão de pulso arterial e volume sistólico.

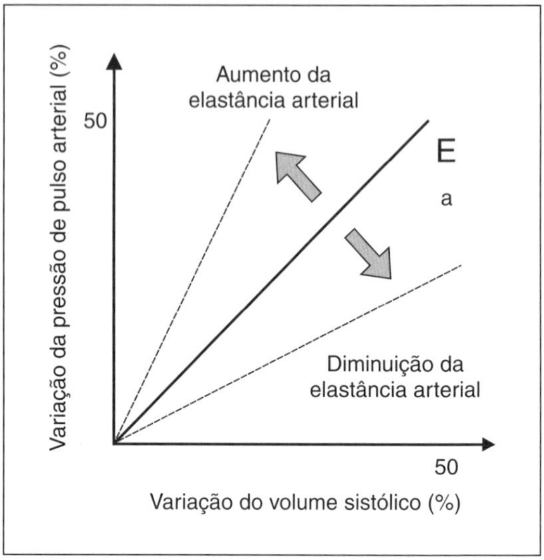

curva de variação entre a pressão de pulso arterial e o volume sistólico, consegue-se descrever o tônus arterial naquele momento, o que corresponde à elastância arterial (Ea) (Fig. 10-8).[20]

Ao avaliar dessa forma a variação do volume sistólico a cada batimento, se ocorrer um aumento de 20% no volume sistólico VE, isto implicará em um aumento da pressão de pulso arterial. Esta relação é proporcional e leva à avaliação do tônus, como anteriormente citado.

Para monitorizar a variação do volume sistólico a cada batimento (*beat to beat*) pode se utilizar o Doppler esofágico, o qual avaliará o fluxo aórtico que se correlaciona com o volume sistólico VE; outro método seria a utilização da análise do contorno de pulso utilizando modelo matemático para calcular o volume sistólico da pressão arterial em um ciclo cardíaco.[21] Através da associação da monitorização da VPP em pacientes submetidos à ventilação mecânica com pressão positiva é possível avaliar a Ea, e com isso monitorizar a evolução do tônus vascular.

AVALIAÇÃO FUNCIONAL DA CONTRATILIDADE E *PERFORMANCE* DO CORAÇÃO

A avaliação da função contrátil ventricular através da mensuração do débito cardíaco e da pressão arterial, por si só, não consegue esclarecer como se encontra a contratilidade miocárdica. Muitas vezes a mensuração do débito cardíaco isoladamente não avalia a eficácia da contratilidade ventricular, pois pacientes sépticos após a fase de ressuscitação, via de regra, apresentam valores elevados do débito cardíaco, porém isto não significa que não possa ocorrer diminuição funcional da contratilidade ventricular.

Para avaliar a função contrátil do VE, deve-se otimizar a pré-carga até que não seja mais responsiva à infusão de fluidos. A curva de Frank-Starling é um modo de avaliar a *performance* ventricular dependente da pré-carga (Fig. 10-9).

Como a função ventricular na curva de Frank-Starling apresenta grande dependência da pré-carga, a avaliação da contratilidade acaba sendo falha. Para minimizar estes erros, pode-se utilizar o índice de trabalho sistólico de VE (ITSVE) na curva de Frank-Starling (Fig. 10-10), em vez de utilizar o volume sistólico de VE. Isto, porém não elimina a fraca relação na avaliação da contratilidade do VE através da curva de Frank-Starling. O índice de trabalho sistólico é o produto entre o volume sistólico (VS) e a pressão arterial.

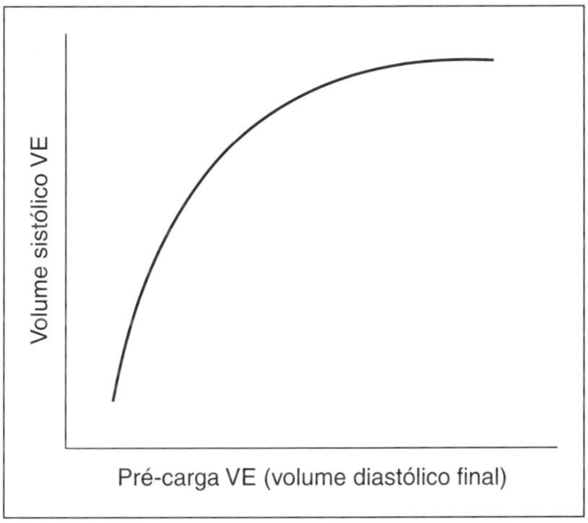

Fig. 10-9. Curva de Frank-Starling. Relação entre a pré-carga (volume diastólico final VE) e o volume sistólico VE.

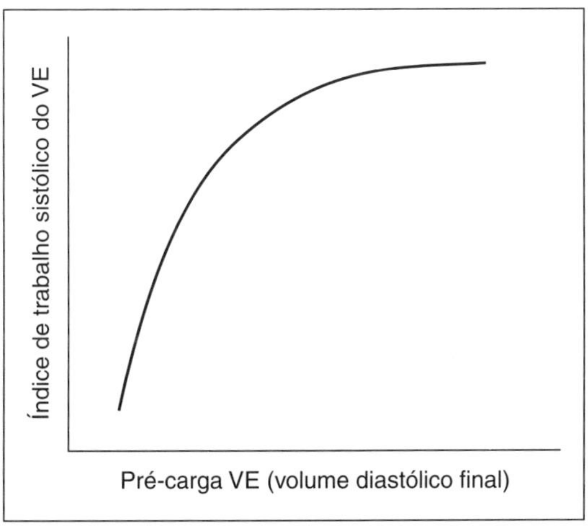

Fig. 10-10. Curva de Frank-Starling. Relação entre pré-carga (volume diastólico do VE) e a fase ejetiva do índice de trabalho sistólico do VE. Este é o mesmo conceito que o da Figura 10-9, exceto que agora ambos, a pressão e o fluxo, estão incluídos na fase ejetiva. (Modificado de Pinsky.[20])

O melhor método para avaliar a contratilidade é aquele que não é afetado por alterações tanto no volume do coração, na fase pré-sistólica – final diastólico – quanto pelas tensões nas paredes musculares. Estas tensões são geradas a fim de atingir níveis pressóricos suficientes para conseguir desenvolver a pressão ejetiva durante a contração e vencer a pós-carga.

Para avaliar a contratilidade, calcula-se o produto entre o pico de fluxo aórtico e a pressão arterial média, ou pelo volume sistólico através da pressão de pulso arterial, encontrando a função cardíaca máxima. Entretanto, deve-se levar em consideração que este método é falho por não avaliar simultaneamente o estado da pré-carga, visto que esta é o fator primário à contratilidade cardíaca. Logo, para calcular a função cardíaca máxima deve-se certificar de que a pré-carga (volume diastólico final de VE) está otimizada.

Se o ITSVE e a pré-carga estão ambos diminuídos, isto infere que o ITSVE está diminuído devido ao preenchimento inadequado, em vez de alteração na contratilidade. Porém, se o paciente não responder à otimização da pré-carga e mantiver diminuído o ITSVE, então se assume que o ITSVE diminuído é devido à disfunção miocárdica.

A função primordial do coração é receber o volume sanguíneo de um sistema de baixas pressões de enchimento e transportá-lo para o sistema arterial sob altas pressões, com o objetivo de gerar fluxo adequado e garantir a perfusão para todas as células do organismo, as quais consumiram O_2 e liberaram CO_2, que será lavado pelo fluxo oriundo do coração.

CONCLUSÃO

É claro para o leitor que o entendimento da fisiologia aplicada na monitorização é fundamental para a adequada interpretação dos dados hemodinâmicos obtidos, sendo este entendimento extremamente importante para conseguir o raciocínio correto. Soma-se o fato de que cada paciente apresenta uma resposta individual dependendo de como se encontram os parâmetros hemodinâmicos, além da própria patologia existente. Então, se faz necessário o reconhecimento e o envolvimento dos componentes das variáveis que informam continuamente o *status* intravascular do paciente grave, através de treinamento adequado aos profissionais da área, para que, juntamente com o raciocínio clínico à beira do leito, minimizem-se os erros e obtenha-se o melhor resultado da otimização hemodinâmica no impacto da morbimortalidade.

REFERÊNCIAS BIBLIOGRÁFICAS

1. Lichtwarck-Aschoff M, Zeravik J, Pfeiffer UJ. Intrathoracic blood volume accurately reflects circulatory volume status in critically ill patients with mechanical ventilation. *Intensive Care Med* 1992;18:137-138.

2. Wagner JG, Leatherman JW. Right ventricular end-diastolic volume as a predictor of the hemodynamic response to a fluid challenge. *Chest* 1998;113:1048-1054.
3. Diebel L, Wilson RF, Heins J, et al. End-diastolic volume versus pulmonary artery wedge pressure in evaluating cardiac preload in trauma patients. *J Trauma* 1994;37:950-955.
4. Diebel LN, Wilson RF, Tagett MG, Kline RA. End-diastolic volume. A better indicate of preload in critically ill. *Arch Surg* 1992;127:817-822.
5. Pinsky MR, Vincent JL, DeSmet JM. Estimating left ventricular filling pressure during positive end-expiratory pressure in humans. *Am Rev Respir Dis* 1991;143:25-31.
6. Jardin F, Vieillard-Baron A. Right ventricular function and positive pressure ventilation in clinical practice: from hemodynamic subsets to respirator settings. *Intensive Care Med* 2003;29:1426-1434.
7. Pinsky MR. Functional hemodynamic monitoring. *Intensive Care Med* 2002;28:386-388.
8. Magder S, Lagonidis D, Erice F. The use of respiratory variations in right atrial pressure to predict the cardiac output response to PEEP. *J Crit Care* 2001;16:108-114.
9. Magder S, Georgiadis G, Cheong T. Respiratory variations in right atrial pressure predict the response to fluid challenge. *J Crit Care* 1992;7:76-85.
10. Chemla D, Coirault C, et al. Total arterial compliance estimated by the stroke volume-to-aortic pulse pressure ratio in humans. *Am J Physiol* 1998;274:H500-H505.
11. Jardin F, Farcot JC, Gueret P, Prost JF, Ozier Y, Bourdarias JP. Cyclic changes in arterial pulse during respiratory support. *Circulation* 1983;68:266-274.
12. Michard F, Chemla D, Richard C, Wysocki M, Pinsky MR, Lecarpentier Y, Teboul JL. Clinical use of respiratory changes in arterial pulse pressure to monitor the hemodynamic effects of PEEP. *Am J Respir Crit Care Med* 1999;159:935-939.
13. Michard F, Boussat S, Chemla D, Anguel N, Mercat A, Lecarpentier Y, Richard C, et al. Relation between respiratory changes in arterial pulse pressure and fluid responsiveness in septic patients with acute circulatory failure. *Am J Respir Crit Care Med* 2000;162:134-138.
14. Perel A, Pizov R, Cotev S. Systolic blood pressure variation is a sensitive indicator of hypovolemia in ventilated dogs subjected to graded hemorrhage. *Anesthesiology* 1987;67:498 502.
15. Coriat P, Vrillon M, Perel A, Baron JF, Le Bret F, Saada M, et al. A comparison of systolic blood pressure variations and echocardiographic estimates of end-diastolic left ventricular size in patients after aortic surgery. *Anesth Analg* 1994;78(1):46-53.
16. Denault AY, Gasior TA, Gorcsan J, Mandarino WA, Deneault LG, Pinsky MR. Determinants of aortic pressure variation during positive-pressure ventilation in man. *Chest* 1999;116:176-186.
17. Robotham JL, Mitzner W, et al. A re-evaluation of the hemodynamic consequences of intermittent positive pressure ventilation. *Crit Care Med* 1983;11:783-793.
18. Michard F, Teboul JL. Using heart-lung interactions to assess fluid responsiveness during mechanical ventilation. *Crit Care* 2000;4:282-289.
19. Ince C, Sinaasappel M. Microcirculatory oxygenation and shunting in sepsis and shock. *Crit Care Med* 1999;27:1369-1377.
20. Pinsky MR. Functional hemodynamic monitoring: applied physiology at the bedside. In: Vincent JL, editor. *Year book intensive care and emergency medicine*. New York: Springer, 2002. p. 537-552.
21. Assunção MU, et al. Termodiluição transpulmonar. In: Rea-Neto A, Rezende EAC, Dias FS, Mendes CL, editor. *Monitorização em UTI*. 1ª ed. Rio de Janeiro: Livraria e Editora Revinter, 2004. p. 119-126.

11

Marcadores Inflamatórios no Choque

Suzana M. A. Lobo

MARCADORES INFLAMATÓRIOS NO CHOQUE

As taxas de mortalidade de pacientes com choque variam de acordo com a causa, situando-se em torno de 55% a 65% em pacientes com choque séptico e mais de 80% naqueles com choque cardiogênico.[1] A mortalidade do choque hipovolêmico varia de acordo com a etiologia.

A fisiopatologia da síndrome da resposta inflamatória sistêmica (SRIS) caracteriza-se por uma reação inflamatória generalizada com concorrente ativação de mecanismos antiinflamatórios compensatórios.[2] Na sepse, fagócitos mononucleares ligam-se a estruturas microbianas, o lipopolissacarídio (LPS), através de seus receptores CD-14 e *toll-like*, sinalizando para a produção de vários mediadores pró e antiinflamatórios por meio da ativação do fator nuclear NF-κβ.[2-5] Segue-se a produção de citocinas pró-inflamatórias como interleucina-1 (IL-1), fator de necrose tumoral alfa (TNF-α), IL-6, IL-8; e antiinflamatórias, como a IL-10 e seus receptores solúveis (rIL-2, rTNFFR55 e rTNFFR75). Na circulação, estes mediadores induzem febre ou hipotermia, leucocitose ou leucopenia e a síntese de proteínas de fase aguda, como a proteína C-reativa (PCR) e a procalcitonina (PCT).[6] O aumento desses mediadores coloca o paciente sob risco de choque e disfunção de múltiplos órgãos (DMO).

A resposta inflamatória vista em outros tipos de lesão, como no trauma acidental e operatório, na pancreatite e na circulação extracorpórea é semelhante à observada na infecção. Nessas condições, é provável que a resposta inflamatória seja o resultado da translocação de bactérias e toxinas do trato gastrointestinal para a corrente sanguínea.[7]

Os níveis séricos das principais citocinas pró-inflamatórias e antiinflamatórias, assim como de dezenas de outros marcadores celulares ou moléculas bioativas circulantes, são potenciais marcadores biológicos que poderiam ajudar a caracterizar a presença e a gravidade da sepse e do choque (Quadro 11-1). Todavia,

Quadro 11-1. Principais marcadores da resposta inflamatória

Produtos bacterianos
Endotoxina
Reagentes de fase aguda
Proteína-C reativa Procalcitonina
Citocinas
FNT-α IL-1 IL-6 IL-8
Receptores solúveis
Receptores solúveis do TNF Receptores solúveis das IL Moléculas de adesão solúveis
Marcadores celulares
CD11b CD40 CD63 CD64 Selectina-E
Miscelânea
Elastase de neutrófilos Mieloperoxidase Nitrito e nitrato Lactato Mediadores da coagulação

a dosagem de muitos destes marcadores biológicos não é um método prático a ser utilizado, encontrando-se atualmente restrito aos trabalhos de pesquisa.

ENDOTOXINA E PRODUTOS BACTERIANOS

A endotoxina é uma porção da parede externa da bactéria Gram-negativa. Níveis plasmáticos de endotoxina são relatados no curso de cirurgias de grande porte, na pancreatite, na sepse por bactérias Gram-positivas, Gram-negativas e por fungos e em manipulações do TGI. Contudo, níveis circulantes de anticorpos antiendotoxina correlacionam-se melhor com o prognóstico do que os níveis plasmáticos de endotoxina.[8,9] Muitas intervenções terapêuticas sobre a endotoxina falharam em mostrar resultados, o que provavelmente se deve a dificuldade de uma intervenção precoce, uma vez que a cascata inflamatória já foi iniciada.

REAGENTES DE FASE AGUDA

A PCR e a PCT têm sido os marcadores biológicos mais utilizados na prática clínica.[6] A PCR é um marcador de fase aguda sintetizada no fígado. A IL-1, a IL-6 e o TNF-α são mediadores que regulam a síntese de PCR.[10-12] É um indicador extremamente sensível de inflamação. Com exceção dos casos de insuficiência hepática grave, a PCR aumenta sempre que processos inflamatórios, infecciosos ou não, estiverem presentes e seus níveis séricos dependem somente da intensidade do estímulo e da taxa de síntese.[10,11] Os níveis de PCR não sofrem interferência da patologia de base e não são modificados por terapêuticas dialíticas. Somente a intervenção que afeta os processos inflamatórios, responsáveis pelas reações de fase aguda, pode alterar o nível de PCR.

Elevações significativas nas concentrações séricas de PCR são vistas em infecções invasivas, tanto causadas por bactérias Gram-positivas, Gram-negativas, assim como infecções fúngicas sistêmicas, mesmo em pacientes imunodeficientes.[10] Outras condições que comumente levam a aumentos significativos da PCR incluem: pancreatite aguda (PA), trauma acidental ou cirúrgico, queimaduras, necrose tecidual, doenças imunológicas e câncer em estado avançado.

O valor de uma única medida de PCR no diagnóstico de infecção e sepse foi investigado em alguns estudos e níveis séricos entre 5 e 10 mg/dl têm sido sugeridos como ponto de corte para o diagnóstico de sepse.[13-15] Níveis mais elevados ocorrem na sepse grave e no choque séptico (Fig. 11-1). Em um estudo realizado em

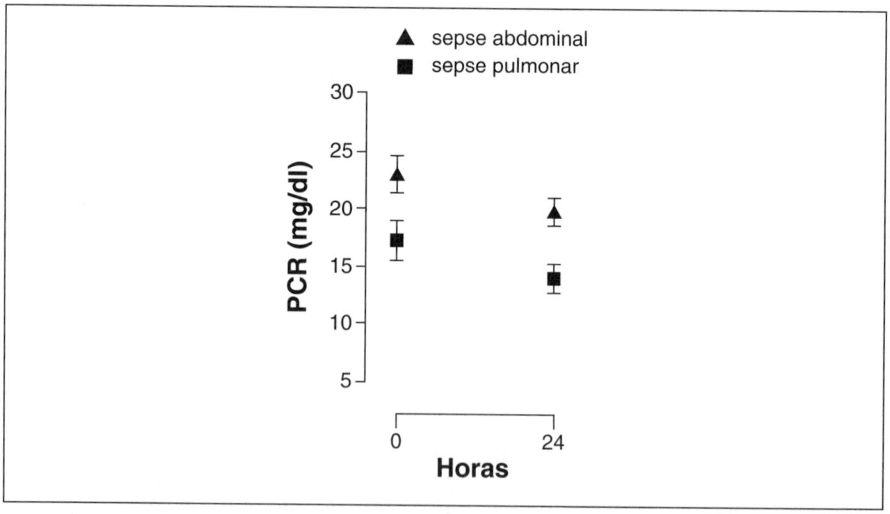

Fig. 11-1. Concentrações séricas de PCR na admissão e após 24 h, em pacientes com sepse grave e choque séptico (70 pacientes com sepse abdominal e 65 pacientes com sepse pulmonar – UTI-HB-FAMERP).

pacientes com sepse e cultura positiva, um decréscimo de 25% ou mais nos níveis de PCR, em relação ao dia anterior, foi um bom marcador de resolução da sepse (sensibilidade de 97%, especificidade de 95%).[16] Em nossa casuística, o decréscimo das concentrações de PCR em mais de 20% do valor inicial, nas primeiras 24 horas do curso da sepse grave ou choque séptico, foi um fator independente de melhor sobrevida em uma análise de regressão logística.[17] Quando níveis séricos persistem elevados ou aumentam, complicações devem ser investigadas.[18]

Pacientes críticos idosos, não-sobreviventes, tiveram concentrações séricas médias de PCR, na admissão da UTI, significativamente maiores do que os sobreviventes (7 mg/dl e 1,8 mg/dl, respectivamente).[19] Em pacientes com sepse os níveis plasmáticos de PCR e IL-6 declinam progressivamente entre o primeiro e o quarto dia de evolução nos sobreviventes.[20] Em uma coorte de 128 pacientes consecutivos, internados na UTI HB-FAMERP, pacientes com SRIS, infecção localizada e sepse grave ou choque séptico apresentaram níveis médios de PCR na admissão, de 3,3 mg/dl, 7 mg/dl e 20 mg/dl, respectivamente. Sobreviventes e não-sobreviventes de sepse grave e choque séptico tinham valores médios de PCR similares na admissão na UTI (20 mg/dl). Contudo, nas 24 horas seguintes, não-sobreviventes apresentaram níveis significativamente maiores do que os sobreviventes (20 ± 11 mg/dl *vs.* 14,6 ± 6,8 mg/dl, respectivamente).[21]

Alguns estudos têm sugerido que níveis elevados de PCR podem indicar uma evolução com falências orgânicas. Em uma coorte de 313 pacientes críticos, uma concentração sérica elevada de PCR na admissão na UTI foi um dos mais importantes fatores de risco de insuficiência respiratória aguda.[22] Na pancreatite aguda, níveis elevados de PCR associaram-se a DMO e mortalidade.[23-25] Pacientes com choque que desenvolveram coagulação intravascular disseminada (CIVD) apresentaram níveis médios de PCR significativamente mais elevados no segundo dia de internação (18,5 mg/dl) do que os que não desenvolveram CIVD (9,8 mg/dl), apesar de níveis similares na admissão.[26]

Nós investigamos a relação entre as concentrações séricas de PCR e a gravidade das disfunções orgânicas e mortalidade em um grupo heterogêneo de 304 pacientes críticos.[27] Nesse estudo, concentrações elevadas de PCR relacionaram-se com a presença de falências orgânicas, necessidade de terapia dialítica, maior tempo de internação na UTI e altas taxas de infecção e de mortalidade. Concentrações de PCR superiores a 10 mg/dl na admissão associavam-se a uma mortalidade particularmente elevada. Níveis persistentemente elevados relacionaram-se com maior mortalidade e sugerem persistência da resposta inflamatória e prognóstico reservado (Fig. 11-2).

Embora haja uma boa correlação entre valores isolados de PCR com a evolução, o uso de medidas seriadas de PCR, mais do que uma única medida, é um

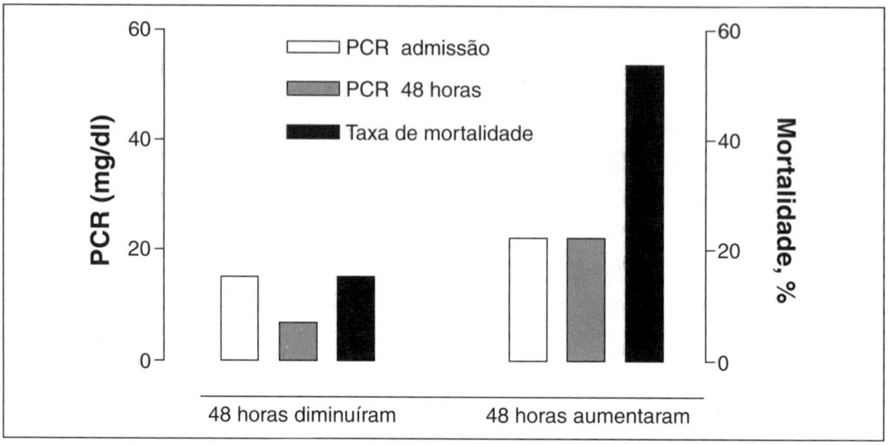

Fig. 11-2. Concentrações séricas de PCR e taxas de mortalidade de pacientes com níveis de PCR maiores que 10 mg/dl na admissão e cujos níveis diminuíram (< 10 mg/dl) ou aumentaram (> 10 mg/dl) após 48 h.

valioso instrumento no diagnóstico e acompanhamento de pacientes críticos. A persistência de níveis elevados ou crescentes de PCR indica uma resposta terapêutica inadequada, presença de complicações cirúrgicas ou grave doença não-infecciosa associada. A ocorrência de um padrão bimodal, caracterizado por um primeiro aumento, seguido de queda e de um novo incremento, pode indicar recorrência ou nova infecção.

A procalcitonina (PCT) é um polipeptídio de 116 aminoácidos, precursor do hormônio calcitonina. A administração de endotoxina em voluntários sadios induz uma rápida liberação de TNF-α e IL-6, imediatamente seguida de um aumento da concentração plasmática de PCT.[10,28] PCT é detectada no plasma 3 a 4 horas após um estímulo inflamatório, atinge o pico em 14 horas e permanece elevada por cerca de 24 horas. Níveis altos de PCT têm sido relatados em pacientes com infecções graves e em diferentes condições como: trauma acidental e cirúrgico, lesão térmica, choque cardiogênico, pancreatite, meningite e pneumonia bacteriana.[28-40] Elevações importantes da PCT ocorrem nas infecções bacterianas sistêmicas, SARA e no choque séptico.[38] O comportamento das concentrações plasmáticas de PCT em pacientes com insuficiência renal aguda não é ainda bem conhecido e devemos considerar que seus níveis diminuem após sucessivas sessões de diálise.[41,42]

Alguns estudos demonstraram que a PCT é um bom marcador biológico na sepse. As concentrações plasmáticas de PCT apresentaram uma correlação linear com o diagnóstico de SRIS, sepse e choque séptico.[31,38] Em uma coorte de 185 pacientes, os níveis séricos de PCT encontrados foram 1,3 ± 0,2 ng/ml na

SRIS, 2,0 ± 0 na sepse, 8,7 ± 2,5 na sepse grave e 38,6 ± 5,9 no choque séptico.[39] Em pacientes com politraumatismo, os níveis de PCT atingem o pico máximo no terceiro dia após o trauma e podem permanecer em níveis elevados por muitos dias.[40] Os níveis plasmáticos mais elevados de PCT ocorrem em pacientes que desenvolvem sepse e DMO. Em pacientes com pancreatite aguda, demonstramos que há uma boa correlação de altos níveis de PCT na admissão com a gravidade da doença e DMO.[37]

CITOCINAS, RECEPTORES SOLÚVEIS E MARCADORES CELULARES

Várias citocinas têm sido propostas como marcadores de resposta inflamatória. Tanto a IL-6 como o TNF-α são conhecidos por seu valor na avaliação do prognóstico da sepse.[43] A IL-10, uma citocina antiinflamatória, também se correlaciona com prognóstico.[44] Polimorfismos múltiplos têm sido detectáveis em TNF, IL-1b e IL-1ra com relação à gravidade.[45]

Os receptores antagonistas solúveis correlacionam-se com a contagem periférica dos monócitos e com a concentração de PCR e são, provavelmente, bons indicadores de infecções e outras reações inflamatórias relacionadas com os monócitos.[46] Contudo, os estudos clínicos ainda são escassos para recomendar o uso de citocinas ou de receptores para citocinas na prática diária.

As moléculas de adesão celular (CAMs) são glicoproteínas expressas na superfície celular, responsáveis pela adesão intercelular, adesão celular ao epitélio e recrutamento e migração de células inflamatórias até o local da inflamação. Aumento maciço na expressão de moléculas E-selectinas, ICAM-1 e VCAM-1 foi demonstrado em voluntários, após administração de LPS. Níveis significativamente mais elevados de E-selectinas foram correlacionados com uma evolução complicada com choque, falência orgânica e maior mortalidade em pacientes críticos.[46-50]

O HLA-DR (antígeno leucocitário humano) é um antígeno de superfície dos monócitos. Os monócitos desempenham um papel central, tanto na liberação de citocinas quanto na apresentação de antígenos aos linfócitos T, atividade esta que requer a expressão do HLA-DR, além de moléculas co-estimulatórias, como o CD-54. A resposta pró-inflamatória é balanceada por mecanismos antiinflamatórios concomitantes que atuam através da desativação dos monócitos, o que pode ser caracterizado por uma redução na expressão do HLA-DR, do CD-54 e na liberação de citocinas como a IL-10. A sepse e as infecções graves suprimem a expressão monocítica do HLA-DR. O grau de supressão correlaciona-se com a gravidade e o prognóstico da sepse.[51]

MISCELÂNEA

Outros potenciais marcadores incluem a elastase, um marcador da ativação dos polimorfonucleares e a neopterina, um marcador da ativação de macrófagos. A elastase neutrofílica é uma proteinase liberada dos granulócitos neutrofílicos cujos níveis séricos aumentam durante a sepse e o trauma. As concentrações de elastase pouco se correlacionam com a gravidade da doença, tendo sua utilidade clínica muito limitada.[52]

A hiperlactatemia é freqüente, mas não exclusivamente conseqüência do metabolismo anaeróbico, e deve sugerir o diagnóstico de insuficiência circulatória aguda. Nos choques hipovolêmico e cardiogênico, há uma relação inversa entre concentrações séricas de lactato e oferta de O_2. Todavia, no choque séptico, existe uma pobre correlação entre essas variáveis.[53] O aumento do lactato na sepse pode resultar de outras alterações que não hipoxia, como a inibição do metabolismo do piruvato pela disfunção da enzima piruvato-desidrogenase, e não deve, portanto, ser interpretado somente como produto de oxigenação tecidual inadequada. O prolongamento do tempo de normalização da concentração sérica de lactato foi o melhor previsor independente de mortalidade no pós-operatório de cirurgia de abdome e apresentou uma boa correlação com o desenvolvimento de falência renal aguda.[54] Concentrações séricas de lactato muito elevadas, acima de 4 mEq/l, correlacionam-se com alta mortalidade.[55]

O sistema da coagulação sofre profundas alterações durante a SRIS.[56-58] Citocinas, em particular IL-1, IL-6 e TNF, estimulam a liberação do fator tecidual (FT) pelas células endoteliais, macrófagos e monócitos. O FT desencadeia os eventos hemostáticos que culminam com a CIVD. Na CIVD, há consumo de fibrinogênio, prolongamento dos tempos de protrombina e da tromboplastina ativada e plaquetopenia. O início da sepse é marcado por um declínio imediato na atividade do FVIIa, sendo mais pronunciado nos pacientes com choque séptico. Essa redução na atividade do FVIIa é acompanhada por um progressivo aumento nos níveis plasmáticos de F1+2 e do complexo trombina-antitrombina (TAT). Níveis séricos elevados de TAT correlacionam-se com a DMO, choque e mortalidade.

Os níveis plasmáticos dos inibidores naturais da coagulação, como a antitrombina (AT) e a proteína C, estão marcadamente diminuídos durante a sepse e choque séptico. Os pacientes com níveis plasmáticos diminuídos da proteína C apresentam maior mortalidade.

O sistema fibrinolítico parece ser influenciado pelo processo séptico, de forma independente da coagulação. Embora o nível plasmático do ativador do plasminogênio tecidual (t-PA) encontre-se elevado em pacientes sépticos, sua atividade está quase completamente inibida pelo PAI-1.[56-58] Os leucócitos de pacientes com sepse grave contêm maior concentração de PAI-1. Pacientes com CIVD têm quase 5 vezes maior probabilidade de morrer do que os pacientes que não apresentaram CIVD.[26] A CIVD é um forte previsor de DMO e mortalidade.[56-58]

Entre tantos outros marcadores estudados, encontram-se ainda em níveis elevados: troponina, NO e selênio.[59-61] Troponina elevada correlaciona-se a níveis mais elevados de IL-6 e TNF-α, pior função do miocárdio e maior mortalidade em pacientes críticos. O choque circulatório estimula a liberação de grandes concentrações de NO. Níveis elevados de nitritos e nitratos estão relacionados com uma resposta pobre a vasopressores e mortalidade no choque séptico. O selênio é um componente essencial do mecanismo intracelular antioxidante. Um aumento de 3 vezes na mortalidade foi correlacionado com uma queda significativa na concentração plasmática de selênio, em pacientes críticos com SRIS. Contudo, a importância clínica desses marcadores ainda é incerta.

REFERÊNCIAS BIBLIOGRÁFICAS

1. Wheeler AP, Bernard GR. Treating patients with severe sepsis. *N Engl J Med* 1999;340(3):207-14.
2. Marshall JC, Vincent JL, Fink MP, Cook DJ, Rubenfeld G, Foster D, et al. Measures, markers, and mediators: toward a staging system for clinical sepsis. A report of the Fifth Toronto Sepsis Roundtable, Toronto, Ontario, Canada, October 25-26, 2000. *Crit Care Med* 2003;31(5):1560-7.
3. Takala A, Nupponen I, Kylanpaa-Back ML, Repo H. Markers of inflammation in sepsis. *Ann Med* 2002;34(7-8):614-23(10).
4. Martin CBC, Haccoun M, Thomachot L, Mege JL. Patterns of cytokine evolution (tumor necrosis factor-alpha and interleukin-6) after septic shock, hemorrhagic shock, and severe trauma. *Crit Care Med* 1997;25:1813-19.
5. Thyjs LG, Hack CE. Time course of cytokine levels in sepsis. *Intensive Care Med* 1995;21(Suppl 2):S258-S263.
6. Baumann H, Gauldie J. The acute phase response. *Immunol Today* 1994;15:74-80.
7. Brinkmann A, Calzia E, Trager K, Radermacher P. Monitoring the hepato-splanchnic region in the critically ill patient. Measurement techniques and clinical relevance. *Intensive Care Med* 1998;24:542-56.
8. Venet C, Zeni F, Viallon A, Ross A, Pain P, Gery P, et al. Endotoxaemia in patients with severe sepsis or septic shock. *Intensive Care Med* 2000;26(5):538-44.
9. Maury E, Blanchard HS, Chauvin P, Guglielminotti J, Alzieu M, Guidet B, et al. Circulating endotoxin and antiendotoxin antibodies during severe sepsis and septic shock. *J Crit Care* 2003;18(2):115-20.
10. Povoa P. C-reactive protein: a valuable marker of sepsis. *Intensive Care Med* 2002;28(3):235-43.
11. Maury CP. Monitoring the acute phase response: comparison of tumour necrosis factor (cachectin) and C-reactive protein responses in inflammatory and infectious diseases. *J Clin Pathol* 1989;42(10):1078-82.
12. Gabay C, Kushner I. Acute-phase proteins and other systemic responses to inflammation. *N Engl J Med* 1999;340:448-454.

13. Povoa P, Almeida E, Moreira P, Fernandes A, Mealha R, Aragao A, et al. C-reactive protein as an indicator of sepsis. *Intensive Care Med* 1998;24:1052-1056.
14. Soares AJC, David CMN. A avaliação do comportamento da Proteína C-reativa em pacientes com sepse na UTI. *RBTI* 2003;14:156-165.
15. Ugarte H, Silva E, Mercan D, De Mendonca A, Vincent JL. Procalcitonin used as a marker of infection in the Intensive Care Unit. *Crit Care Med* 1999;27:498-504.
16. Yentis SM, Soni N, Sheldon J. C-reactive protein as an indicator of resolution of sepsis in the Intensive Care Unit. *Intensive Care Med* 1995;21(7):602-5.
17. Rezende Junior DC, Oliveira MGL, Spegiorin MA, Polachini CA, Crhistiano AC, Lobo SM, et al. Concentrações sericas de PCR nas primeiras 24h do curso da sepse grave e choque séptico. *RBTI* 2004;S1:18.
18. Eriksson S, Olander B, Pira U, Granstrom L. White blood cell count, leucocyte elastase activity and serum concentrations of interleukin-6 and C-reactive protein after open appendicectomy. *Eur J Surg* 1997;163:123-127.
19. Cox ML, Rudd AG, Gallimore R, Hodkinson HM, Pepys MB. Real-time measurement of serum C-reactive protein in the management of infection in the elderly. *Age Ageing* 1986;15:257-266.
20. Presterl E, Staudinger T, Pettermann M, Lassnigg A, Burgmann H, Winkler S, et al. Cytokine profile and correlation to the APACHE III and MPM II scores in patients with sepsis. *Am J Respir Crit Care Med* 1997;156(3 Pt 1):825-32.
21. Miranda JM, Oliveira NE, Mariano RF, Spegiorin MA, Polachini CA, Lobo SM, et al. Proteina C-Reativa como marcador de uma evolução complicada em pacientes críticos. *RBTI* 2004;S1:113.
22. Lobo SM, Lobo FRM, Lopes-Ferreira F, Peres Bota D, Melot C, Vincent JL. Risk factors for early and late onset acute respiratory failure. In press.
23. Pinilla JC, Hayes P, Laverty W, Arnold C, Laxdal V. The C-reactive protein to prealbumin ratio correlates with the severity of multiple organ dysfunction. *Surgery* 1998;124:799-805.
24. Ikei S, Ogawa M, Yamaguchi Y. Blood concentrations of polymorphonuclear leucocyte elastase and interleukin-6 are indicators for the occurrence of multiple organ failures at the early stage of acute pancreatitis. *J Gastroenterol Hepatol* 1998;13:1274-1283.
25. de Beaux AC, Goldie AS, Ross JA, et al. Serum concentrations of inflammatory mediators related to organ failure in patients with acute pancreatitis. *Br J Surg* 1996;83:349-353.
26. Lobo SM, Lobo FR, Pradier O, Wijns W, Yaguchi A, Vincent JL. Disseminated intravascular coagulation in ICU: predictors and outcome. *Intensive Care Medicine* 2001;27:S2.
27. Lobo SM, Lobo FR, Bota DP, Lopes-Ferreira F, Soliman HM, Melot C, et al. C-reactive protein levels correlate with mortality and organ failure in critically ill patients. *Chest* 2003;123(6):2043-9.
28. Assicot M, Gendrel D, Carsin H, Raymond J, Guilbaud J, Bohuon C. High serum procalcitonin concentrations in patients with sepsis and infection. *Lancet* 1993;341:515-518.
29. Vincent JL. Procalcitonin: THE marker of sepsis? *Crit Care Med* 2000;28:1226-1228.
30. Reinhart K, Karzai W, Meisner M. Procalcitonin as a marker of the systemic inflammatory response to infection. *Intensive Care Med* 2000;26:1193-1200.
31. Muller B, Becker KL, Schachinger H, Rickenbacher PR, Huber PR, Zimmerli W, et al. Calcitonin precursors are reliable markers of sepsis in a medical Intensive Care Unit. *Crit Care Med* 2000;28:977-983.

32. Meisner M, Tschaikowsky K, Hutzler A, Schick C, Schuttler J. Postoperative plasma concentrations of procalcitonin after different types of surgery. *Intensive Care Med* 1998;24:680-684.
33. Mimoz O, Benoist JF, Edouard AR, Assicot M, Bohuon C, Samii K. Procalcitonin and C-reactive protein during the early posttraumatic systemic inflammatory response syndrome. *Intensive Care Med* 1998;24:185-188.
34. Hensel M, Volk T, Docke WD, Kern F, Tschirna D, Egerer K, et al. Hyperprocalcitonemia in patients with noninfectious SIRS and pulmonary dysfunction associated with cardiopulmonary bypass. *Anesthesiology* 1998;89:93-104.
35. Cheval C, Timsit JF, Garrouste-Orgeas M, Assicot M, De Jonghe B, Misset B, et al. Procalcitonin (PCT) is useful in predicting the bacterial origin of an acute circulatory failure in critically ill patients. *Intensive Care Med* 2000;26:S153-S158.
36. Rau B, Steinbach G, Baumgart K, Gansauge F, Grünert A, Beger HG. The clinical value of procalcitonin in the prediction of infected necrosis in acute pancreatitis. *Intensive Care Med* 2000;26:S159-S164.
37. Lobo SM, Meirelles RF, Pires MD, Kuga ML, Beolchi G. Increased procalcitonin serum levels as predictive parameter of multiple organ failure and outcome in acute pancreatitis patients. *Critical Care* 1999;3:P093.
38. Oberhoffer M, Karzai W, Meier-Hellmann A, Bogel D, Fassbinder J, Reinhart K. Sensitivity and specificity of various markers of inflammation for the prediction of tumor necrosis factor-alpha and interleukin-6 in patients with sepsis. *Crit Care Med* 1999;27:1814-1818.
39. Brunkhorst FM, Wegscheider K, Forycki ZF, Brunkhorst R. Procalcitonin for early diagnosis and diferentiation of SIRS, sepsis, severe sepsis, and septic shock. *Intensive Care Med* 2002;28(3):235-43.
40. Wanner GA, Keel M, Steckholzer U, Beier W, Stocker R, Ertel W. Relationship between procalcitonin plasma levels and severity of injury, sepsis, organ failure, and mortality in injured patients. *Crit Care Med* 2000;28:950-957.
41. McIntyre C, Harper I, Macdougall IC, Raine AE, Williams A, Baker LR. Serum C-reactive protein as a marker for infection and inflammation in regular dialysis patients. *Clin Nephrol* 1997;48:371-374.
42. Dahaba AA, Rehak PH, List WF. Procalcitonin and C reactive protein plasma concentrations in nonseptic uremic patients undergoing hemodialysis. *Intensive Care Med* 2003;29(4):579-83.
43. Martin C, Boisson C, Haccoun M, Thomachot L, Mege JL. Patterns of cytokine evolution (tumor necrosis factor-alpha and interleukin-6) after septic shock, hemorrhagic shock, and severe trauma. *Crit Care Med* 1997;25(11):1813-9.
44. Friedman G, Jankowski S, Marchant A, Goldman M, Kahn RJ, Vincent JL. Blood interleukin 10 levels parallel the severity of septic shock. *J Crit Care* 1997;12(4):183-187.
45. Holmes CL, Russell JA, Walley KR. Genetic polymorphisms in sepsis and septic shock: role in prognosis and potential for therapy. *Chest* 2003;124(3):1103-15.
46. Berner R, Niemeyer CM, Leititis JU, Funke A, Schwab C, Rau U, et al. Plasma levels and gene expression of granulocyte colony-stimulating factor, tumor necrosis factor-alpha, interleukin (IL)-1beta, IL-6, IL-8, and soluble intercellular adhesion molecule-1 in neonatal early onset sepsis. *Pediatr Res* 1998 Oct;44(4):469-77.
47. Huang ZS, Chiang BL, Hsu KL. Serum level of soluble tumor necrosis factor receptor II (sTNF-R75) is apparently an index of overall monocyte-related infectious and inflammatory activity. *Am J Med Sci* 2000;320(3):183-187.

48. Kayal S, Jais JP, Aguini N, Chaudiere J, Labrousse J. Elevated circulating E-selectin, intercellular adhesion molecule 1, and von Willebrand factor in patients with severe infection. *Am J Respir Crit Care Med* 1998;157(3 Pt 1):776-84.
49. Friedman G, Jankowski S, Shahla M, Goldman M, Rose RM, Kahn RJ, et al. Administration of an antibody to E-selectin in patients with septic shock. *Crit Care Med* 1996;24(2):229-33.
50. Boldt J, Wollbruck M, Kuhn D, Linke LC, Hempelmann G. Do plasma levels of circulating soluble adhesion molecules differ between surviving and nonsurviving critically ill patients? *Chest* 1995;107(3):787-92.
51. Le Tulzo Y, Pangault C, Amiot L, Guilloux V, Tribut O, Arvieux C, et al. Monocyte human leukocyte antigen-DR transcriptional downregulation by cortisol during septic shock. *Am J Respir Crit Care Med.* 2004;169(10):1144-51.
52. Pacher R, Redl H, Frass M, Petzl DH, Schuster E, Woloszczuk W. Relationship between neopterin and granulocyte elastase plasma levels and the severity of multiple organ failure. *Crit Care Med* 1989 Mar;17(3):221-6.
53. Ronco JJ, Fenwick JC, Wiggs BR, Phang PT, Russell JA, Tweeddale MG. Oxygen consumption is independent of increases in oxygen delivery by dobutamine in septic patients who have normal or increased plasma lactate. *Am Rev Respir Dis* 1993;147(1):25-31.
54. Husain FA, Martin MJ, Mullenix PS, Steele SR, Elliott DC. Serum lactate and base deficit as predictors of mortality and morbidity. *Am J Surg* 2003;185(5):485-91.
55. Bakker J, Coffernils M, Leon M, Gris P, Vincent JI. Blood lactate levels are superior to oxygen-derived variables in predicting outcome in human septic shock. *Chest* 1991;99(4):956-62.
56. Fourrier F, Chopin C, Goudemand J, Hendrycx S, Caron C, Rime A, et al. Septic shock, multiple organ failure, and disseminated intravascular coagulation. Compared patterns of antithrombin III, protein C, and protein S deficiencies. *Chest* 1992;101(3):816-23.
57. Vervloet MG, Thijs LG, Hack CE. Derangements of coagulation and fibrinolysis in critically ill patients with sepsis and septic shock. *Semin Thromb Hemost* 1998;24(1):33-44.
58. Levi M, Ten Cate H. Disseminated intravascular coagulation. *N Engl J Med* 1999;19;341(8):586-92.
59. Ammann P, Maggiorini M, Bertel O, Haenseler E, Joller-Jemelka HI, Oechslin E, et al. Troponin as a risk factor for mortality in critically ill patients without acute coronary syndromes. *J Am Coll Cardiol* 2003;41(11):2004-9.
60. Groeneveld AB, Hartemink KJ, de Groot MC, Visser J, Thijs LG. Circulating endothelin and nitrate-nitrite relate to hemodynamic and metabolic variables in human septic shock. *Shock* 1999;11(3):160-6.
61. Forceville X, Vitoux D, Gauzit R, Combes A, Lahilaire P, Chappuis P. Selenium, systemic immune response syndrome, sepsis, and outcome in critically ill patients. *Crit Care Med* 1998;26(9):1536-44.

III

TRATAMENTO E SUPORTE

12

Correção Hemodinâmica Precoce em Pacientes com Sepse

Ederlon Rezende
João Manoel da Silva Júnior

INTRODUÇÃO

A resposta inflamatória presente nos pacientes com sepse tem como conseqüências alterações circulatórias graves, que levam a um desequilíbrio entre a oferta e a demanda de oxigênio, o que proporciona hipoxia tecidual. Esta condição, por sua vez, deverá ser identificada e tratada precocemente, para prevenir a disfunção orgânica e morte celular.[1]

A transição para uma condição grave e irreversível ocorre nas horas iniciais, geralmente desperdiçadas no departamento de emergência, em enfermarias ou mesmo nas unidades de terapia intensiva (UTI).[2]

O controle inicial do paciente instável baseia-se em variáveis fisiológicas, tais como pressão arterial, freqüência cardíaca e débito urinário, entretanto, alguns pacientes apresentam desequilíbrio importante na oxigenação tecidual, mesmo com esses parâmetros ainda não comprometidos.[3] Variáveis como a saturação venosa mista de oxigênio ($S\bar{v}O_2$) são mais precisas em analisar precocemente a oxigenação tecidual. Desta forma, quando a oferta de oxigênio não está adequada ou a demanda excede a oferta, a $S\bar{v}O_2$ apresenta-se baixa.[4,5]

Com base nessas premissas, a implantação de uma estratégia de reanimação, iniciada precocemente e baseada na manipulação de pré-carga, pós-carga e contratilidade miocárdica, com o objetivo de corrigir as variáveis de perfusão tecidual, mostrou benefícios incontestáveis.[6]

Desse modo, a monitorização hemodinâmica é fundamental na unidade de terapia intensiva, pois proporciona medidas de parâmetros que sugerem insuficiência cardiovascular, hipovolemia, vasoplegia ou obstrução, o que define tratamentos específicos para cada tipo de choque.

IMPORTÂNCIA DA CORREÇÃO HEMODINÂMICA NAS HORAS INICIAIS DA SEPSE

A presença inicial de sepse, sepse grave e choque séptico envolve sinais e sintomas inespecíficos[7-9] em pacientes que se apresentam com quadro clínico inicial de infecção e podem, em poucas horas, evoluir para uma doença muito grave.

A transição de sepse para sepse grave ou choque séptico ocorre freqüentemente nas primeiras 24 horas de hospitalização, o que traz como conseqüências aumento na morbidade[10] e também na mortalidade, de 20% para 46%.[11] Ainda assim, a diminuição da oferta de oxigênio (DO_2) e a insuficiência cardiovascular que ocorrem nessa transição podem não ser detectadas pelos sinais vitais.[12]

Desta forma, atrasos na identificação e no manejo de pacientes com sepse estão associados a taxas aumentadas de mortalidade[13] e recursos hospitalares.[14]

Nos últimos 5 anos, surgiram novas terapêuticas no tratamento da sepse. O tempo passou a ser ferramenta importante na abordagem de pacientes com sepse, como demonstrado pelo estudo de Emanuel Rivers *et al.*, no qual houve redução de mortalidade quando a correção hemodinâmica foi obtida nas primeiras horas após identificação da doença, isto é, ainda no pronto socorro.[6]

Este período, conhecido por "horas de ouro" (do inglês, *golden hours*)[15] ou "dia de prata" (também do inglês, *silver day*),[16] é uma nova perspectiva na reanimação precoce de pacientes com sepse, assim como o é no tratamento tradicionalmente aplicado aos pacientes com trauma.

Essa visão foi incorporada a uma iniciativa multinacional, o *Surviving Sepsis Campaign*, na qual se recomendou o protocolo idealizado por Rivers *et al.* para o tratamento da sepse dentro das primeiras 24 horas de sua identificação.[17]

Assim, estratégias de ressuscitação em pacientes com sepse grave e choque séptico têm sido intensamente estudadas e debatidas através dos anos.[18] Investigações,[19] cujo objetivo foi manter parâmetros fisiológicos em valores ditos "supranormais" nos pacientes críticos internados em UTI além de 72 horas, obtiveram resultados negativos ou deletérios. Porém, metanálises de estudos que envolveram ressuscitação em pacientes com sepse indicam que intervenções precoces,[20] antes do início da disfunção orgânica,[21] alcançaram melhores resultados.

O estudo conduzido por Rivers *et al.*,[6] com sua estratégia de reanimação precoce e correção dos parâmetros hemodinâmicos em pacientes com sepse, revelou significância estatística na diminuição da mortalidade observada (16,5%).

FISIOLOGIA DA OTIMIZAÇÃO HEMODINÂMICA

As células ativas requerem energia na forma de oxigênio, primariamente obtida através da degradação da adenosina trifosfato (ATP). O oxigênio precisa estar presente na mitocôndria em quantidade suficiente para a manutenção de concentrações efetivas de ATP no sistema de transporte de elétrons.[22]

As células têm uma série de atividades essenciais para a sobrevivência, incluindo transporte de membranas, crescimento, reparação e processo de manutenção celular.

Além disso, as células têm funções facultativas, como contratilidade, transporte de eletrólitos e proteínas, motilidade e várias atividades biossintéticas. Quando a viabilidade do oxigênio é limitada, o consumo de oxigênio (VO_2) diminui e a suplementação torna-se dependente, proporcionando inicialmente alterações nas funções facultativas das células, o que traz como conseqüência a disfunção de órgãos e, com o agravamento dessa situação, danos irreversíveis podem ocorrer.

Então, é fundamental a manutenção de DO_2 adequada à célula, pois a hipoxia é danosa e leva à disfunção e morte celular.[22]

A DO_2 à célula é determinada por mecanismos centrais e periféricos. Mecanismos centrais estão envolvidos com a adequada função cardiorrespiratória (índice cardíaco e PaO_2) e concentrações de hemoglobina, de acordo com a equação:

$$DO_2 = \text{Índice cardíaco} \times \text{Hemoglobina} \times \text{Saturação arterial de oxigênio} \times \text{Constante} \times 10$$

Mecanismos periféricos são relacionados com a redistribuição do débito cardíaco para os órgãos e com a regulação da microcirculação.[22]

Entre os fatores centrais, o débito cardíaco é o mais importante determinante da DO_2, pois alterações nas concentrações de hemoglobina (Hb) ou na saturação arterial de oxigênio (SaO_2) podem ser compensadas com o aumento do débito cardíaco, enquanto o contrário não é verdadeiro. De fato, o oxigênio é ofertado para o organismo como um produto do débito cardíaco e do conteúdo arterial de oxigênio, entretanto, a transfusão de sangue, por exemplo, não aumenta sistematicamente a DO_2, porque o débito cardíaco usualmente diminui pelo aumento de viscosidade sanguínea. Portanto, o débito cardíaco precisa ser adaptado constantemente para as necessidades de oxigênio dos órgãos.[22]

Já os mecanismos periféricos podem ser alterados em condições inflamatórias, como na sepse, o que torna o controle do tônus vascular alterado e proporciona formação de microtrombos. Esses, por sua vez, levam ao comprometimento da circulação capilar e a distribuição irregular do fluxo sanguíneo.

Assim, em situações de hipovolemia, choque cardiogênico ou obstrutivo, a hipoxia celular tem sua causa facilmente identificada e ocorre como resultado da diminuição do débito cardíaco. No entanto, na sepse, alterações de perfusão são conseqüência do anormal controle microvascular e da má distribuição do fluxo sanguíneo, mesmo com o débito cardíaco aumentado. Alterações celulares na sepse também resultam de importante resposta inflamatória, com o envolvimento de múltiplos mediadores, como o óxido nítrico, por exemplo.[23]

Portanto, na sepse, metas terapêuticas são mais difíceis de definir do que outras formas de hipoperfusão, nas quais a redução do fluxo sanguíneo é o problema dominante. Desse modo, a monitorização hemodinâmica torna-se indispensável para auxiliar no diagnóstico e na terapêutica de pacientes com sepse (Fig. 12-1).

MONITORIZAÇÃO HEMODINÂMICA

A monitorização hemodinâmica pode ser invasiva ou não-invasiva, intermitente ou contínua, pode mensurar variáveis fisiológicas diretamente ou parâmetros derivados.

Variáveis mensuradas diretamente de forma não-invasiva incluem a temperatura corporal, freqüência cardíaca, pressão sanguínea e freqüência respiratória. Variáveis não-invasivas mensuradas indiretamente incluem o eletrocardiograma, o ecocardiograma, a oximetria de pulso, o dióxido de carbono expirado e a pletismografia respiratória não-invasiva.

A técnica de monitorização hemodinâmica invasiva consta da inserção percutânea de um cateter no espaço vascular, cujo objetivo é detectar curvas pressóricas. Essa informação requer experiência do examinador na interpretação dos dados. Dentre os parâmetros pressóricos monitorizados há as pressões arterial, venosa central (PVC) e da artéria pulmonar (PAP).

Recentemente, as variações da pressão arterial comumente observadas em pacientes sob ventilação invasiva têm sido analisadas como estimativas de pré-carga e responsividade, despertando o interesse na interação hemodinâmica entre coração e pulmões.[24]

Esse achado significa que mudanças na pressão arterial sistólica ou na pressão arterial de pulso, induzidas pelo ciclo respiratório, podem predizer se haverá ou não aumento do débito cardíaco em resposta à ressuscitação por fluidos. Entretanto, restam dúvidas sobre quais metas seriam mais adequadas para serem atingidas nesses pacientes.[25]

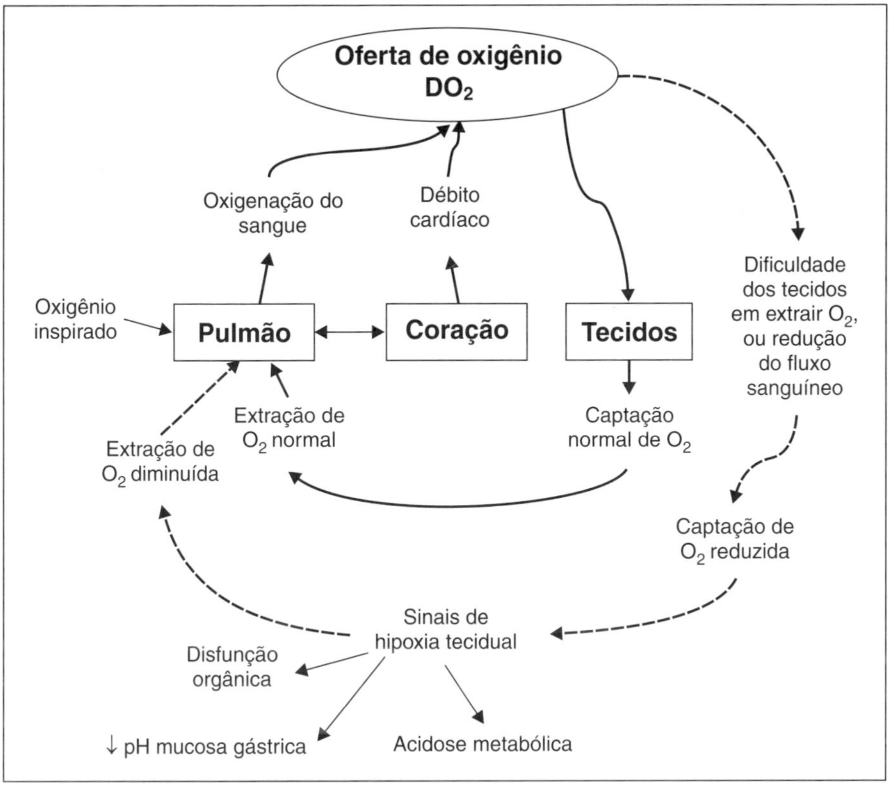

Fig. 12-1. Metabolismo normal de oxigênio (–) e durante estados de choque (- - -), quando observa-se hipoxia tecidual. A oferta de oxigênio é determinada pelo produto do conteúdo arterial de oxigênio pelo débito cardíaco.

Além disso, por vários anos, a PVC tem sido utilizada para monitorizar o volume venoso central. No entanto, diversos estudos não confirmaram essa informação. Embora valores elevados supostamente possam se correlacionar com um volume sanguíneo venoso total adequado, isso não significa que pacientes com PVC elevadas precisem de menores quantidades de fluidos na reanimação. Pacientes com infarto agudo de ventrículo direto caracterizam muito bem esta afirmação. Entretanto, valores limites de PVC ainda podem ser utilizados como previsores de instabilidade hemodinâmica e necessidade de aumento do volume intravascular.

Jellinek *et al.*[26] demonstraram que, invariavelmente, em pacientes sob ventilação mecânica invasiva e lesão pulmonar com valores de PVC menores que 10 mmHg havia queda do débito cardíaco quando se aumentava a pressão expiratória final. Em contrapartida, pacientes com PVC maiores que 10 mmHg não apresentavam tal comportamento. Magder *et al.*[27] demonstraram que pacientes que apresentavam queda da PVC durante a inspiração aumentavam o débito cardíaco em resposta ao desafio de fluidos e pacientes cuja PVC não diminuía não responderam à reanimação com líquidos.

Porém, da mesma forma que a análise da variação da pressão arterial, a monitorização da PVC, quando aperfeiçoada, não significa necessariamente suprimento adequado de oxigênio aos órgãos, ao mostrar resposta positiva do débito cardíaco.

Quanto ao cateter de artéria pulmonar, existe uma grande controvérsia em relação ao seu uso. Defensores do método citam o arrazoado fisiológico de diagnóstico e titulação de tratamentos complexos em pacientes críticos, enquanto os oponentes apontam para a escassez de dados que comprovem benefícios com a técnica.

Todavia, o acúmulo de evidências converge para afiançar o uso do cateter de maneira precoce, sempre por profissionais treinados e com base em metas terapêuticas bem estabelecidas, o que proporcionaria, desta forma, melhores desfechos.[28] Em uma revisão de 21 estudos controlados e randomizados, a utilização do cateter de artéria pulmonar para correção hemodinâmica precoce demonstrou redução significativa de mortalidade.[21]

Assim, a monitorização hemodinâmica é uma ferramenta essencialmente diagnóstica que se propõe a determinar parâmetros fisiológicos relevantes sobre o estado cardiovascular dos pacientes. Porém, o mais importante é ajustar os parâmetros hemodinâmicos às necessidades de cada paciente. Mensurações de variáveis de perfusão tecidual são, todavia, necessárias.

PERFUSÃO TECIDUAL NA OTIMIZAÇÃO HEMODINÂMICA PRECOCE

Os tecidos extraem uma porcentagem da oferta de oxigênio para a respiração celular e a parte restante do sangue oxigenado retorna à circulação venosa. Essa alíquota de oxigênio restante pode, por sua vez, ser mensurada através de amostra sanguínea colhida na artéria pulmonar (saturação venosa mista de oxigênio, $S\bar{v}O_2$) ou do átrio direito (saturação venosa central de oxigênio, $SvcO_2$).

A $S\bar{v}O_2$ somente pode ser medida através do cateter de artéria pulmonar, no entanto, a $SvcO_2$ pode ser adquirida com um cateter venoso central com a ponta localizada na veia cava superior ou no átrio direito. A $S\bar{v}O_2$ representa a mistura da oxigenação venosa de todo o organismo, enquanto os valores de $SvcO_2$ são de 5% a 6% mais elevados.[29] A $S\bar{v}O_2$ ou a $SvcO_2$ são dependentes do débito cardíaco, da demanda de oxigênio, da hemoglobina e da saturação arterial de oxigênio.

Quando a DO_2 não consegue suprir o VO_2, ocorre hipoxia tecidual, com o decorrente aumento nas concentrações de lactato, secundário à respiração anaeróbica celular, além de queda na $S\bar{v}O_2$ (< 65%) ou $SvcO_2$ (< 70%). Este fenômeno é a mais precoce manifestação de desequilíbrio entre oferta e demanda de O_2 nos estado de sepse.[6]

Em relação ao uso do lactato, embora haja questionamentos,[30] já foi evidenciado que a persistência de valores aumentados está relacionada com maior morbidade e mortalidade.[31-32]

Além disso, valores de $S\bar{v}O_2$ e $SvcO_2$ normais ou aumentados não são necessariamente tranqüilizadores, pois podem significar *shunt* microvascular, falência microcirculatória ou disfunção mitocondrial, esta última responsável pela hipoxia tecidual citopática,[33] associada a maior morbidade e mortalidade (Fig. 12-2).[34-35]

TERAPIA DE CORREÇÃO HEMODINÂMICA PRECOCE

O objetivo da correção hemodinâmica precoce é restaurar o balanço entre a oferta e o consumo de oxigênio. Para esse intuito, utiliza-se a $SvcO_2$ como guia, res-

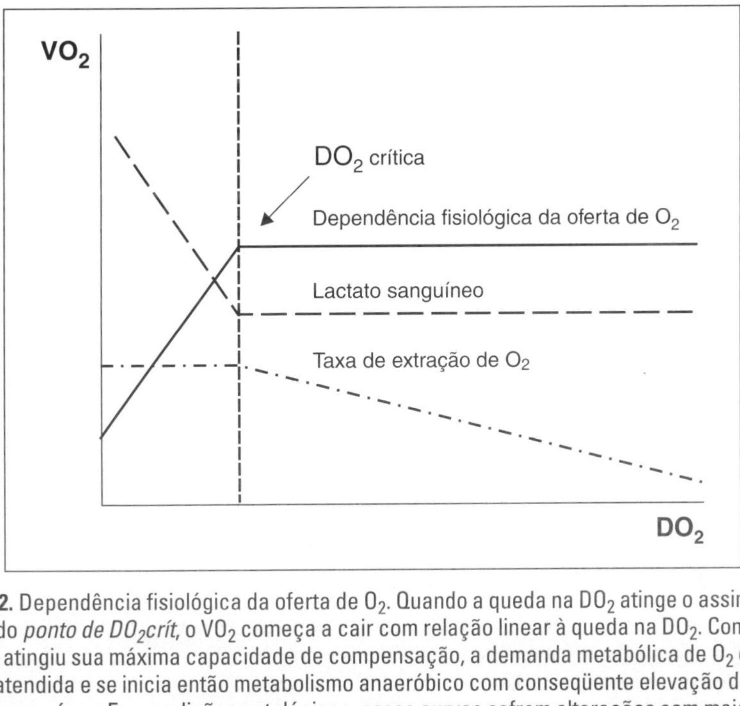

Fig. 12-2. Dependência fisiológica da oferta de O_2. Quando a queda na DO_2 atinge o assim chamado *ponto de DO_2crít*, o VO_2 começa a cair com relação linear à queda na DO_2. Como a TEO_2 já atingiu sua máxima capacidade de compensação, a demanda metabólica de O_2 deixa de ser atendida e se inicia então metabolismo anaeróbico com conseqüente elevação do lactato sanguíneo. Em condições patológicas, essas curvas sofrem alterações com maior dependência do VO_2 em relação à DO_2.

taura-se a volemia sob orientação da monitoração da PVC (pré-carga), além de se melhorar a pressão arterial média (pós-carga) e a contratilidade miocárdica.

A primeira meta na terapia de ressuscitação precoce em pacientes com sepse é a restauração do volume intravascular. A expansão de volume deve ser separada dos fluidos de manutenção. Terapia de reposição volêmica precoce precisa ser realizada com infusões rápidas, em intervalos de tempo menores que 30 minutos, de 500 a 1.000 ml de cristalóides ou 20 a 40 ml/kg de colóides, a fim de atingir uma PVC entre 8 e 12 mmHg.[6] Esse processo requer grandes quantidades de fluidos em curto período de tempo. Pacientes com sepse, devido à intensa vasodilatação e extravasamento capilar, necessitam de contínua e agressiva ressuscitação, durante até as primeiras 24 horas de tratamento.

Entretanto, a reanimação volêmica precisa de monitorização rigorosa, a fim de avaliar a resposta do paciente e evitar complicações como edema pulmonar.

Depois de alcançada uma PVC-alvo e o paciente permanecer hipotenso, drogas vasoativas podem ser necessárias para manter a pressão arterial média acima de 65 mmHg. O uso dessas drogas pode estar associado a efeitos deletérios, como hipoperfusão esplâncnica, taquicardia excessiva e isquemia miocárdica.[36-37]

Além disso, se a $SvcO_2$ permanecer baixa mesmo após aperfeiçoamento de ambas, pré-carga e pós-carga, a transfusão sanguínea está indicada, mesmo com valores de hemoglobinas de outra forma considerados seguros, em diversos estudos.[38-39]

Ainda assim, de 10% a 15% dos pacientes com sepse desenvolverão depressão miocárdica e a utilização de suporte inotrópico pode melhorar o quadro.[40]

Também, estratégias para diminuir o consumo de oxigênio podem ser consideradas, inclusive intubação endotraqueal e ventilação mecânica, analgesia, sedação, além de controle da febre.

CONCLUSÃO

Otimização hemodinâmica, quando realizada precocemente, de forma agressiva e baseada em protocolos de ressuscitação da perfusão tecidual, reduz a mortalidade e previne a falência de órgãos.

REFERÊNCIAS BIBLIOGRÁFICAS

1. Beal AL, Cerra FB. Multiple Organ failure syndrome in the 1990s: Systemic inflammatory response and organ dysfunction. *JAMA* 1994;271(3):226-233.
2. Lundberg JS, Perl TM, Wiblin T, et al. Septic shock: an analysis of outcomes for patients with onset on hospital wards versus Intensive Care Units. *Critical Care Medicine* 1998;26(6):1020-1024.

3. Meregalli A, Oliveira RP, Friedman G, et al. Occult hypoperfusion is associated with increased mortality in hemodynamically stable, highrisk, surgical patients. *Crit Care* 2004;8:R60-R65.
4. Ronco JJ, Fenwick JC, Tweeddale MG, et al. Identification of the critical oxygen delivery for anaerobic metabolism in critically ill septic and nonseptic humans. *JAMA* 1993;270:1724-1730.
5. Reinhart K, Kuhn HJ, Hartog C, Bredle DL. Continuous central venous and pulmonary artery oxygen saturation monitoring in the critically ill. *Intensive Care Med* 2004;30:1572-1578.
6. Rivers E, Nguyen B, Havstad S, et al. Early goal-directed therapy in the treatment of severe sepsis and septic shock. *N Engl J Med* 2001;345:1368-77.
7. American College of Chest Physicians/Society of Critical Care Medicine Consensus Conference. Definitions for sepsis and organ failure and guidelines for the use of innovative therapies in sepsis. *Crit Care Med* 1992;20:864-74.
8. Levy MM, Fink MP, Marshall JC, Abraham E, Angus D, Cook D, et al. 2001 SCCM/ESICM/ACCP/ATS/SIS International Sepsis Definitions Conference. *Crit Care Med* 2003;31:1250-6.
9. Astiz ME, Rackow EC, Falk JL, Kaufman BS, Weil MH. Oxygen delivery and consumption in patients with hyperdynamic septic shock. *Crit Care Med* 1987;15:26-8.
10. Estenssoro E, Gonzalez F, Laffaire E, Canales H, Saenz G, Reina R, et al. Shock on admission day is the best predictor of prolonged mechanical ventilation in the ICU. *Chest* 2005;127:598-603.
11. Balk RA. Severe sepsis and septic shock. Definitions, epidemiology, and clinical manifestations. *Crit Care Clin* 2000;16:179-92.
12. Rady MY, Rivers EP, Nowak RM. Resuscitation of the critically ill in the ED: responses of blood pressure, heart rate, shock index, central venous oxygen saturation, and lactate. *Am J Emerg Med* 1996;14:218-25.
13. Lundberg JS, Perl TM, Wiblin T, Costigan MD, Dawson J, Nettleman MD, et al. Septic shock: an analysis of outcomes for patients with onset on hospital wards versus Intensive Care Units. *Crit Care Med* 1998;26:1020-4.
14. Engoren M. The effect of prompt physician visits on Intensive Care Unit mortality and cost. *Crit Care Med* 2005;33:727-32.
15. Bledsoe BE. The Golden Hour: fact or fiction? *Emerg Med Serv* 2002;31:105.
16. Blow O, Magliore L, Claridge JA, Butler K, Young JS. The golden hour and the silver day: detection and correction of occult hypoperfusion within 24 hours improves outcome from major trauma. *J Trauma* 1999;47:964-9.
17. Dellinger RP, Carlet JM, Masur H, Gerlach H, et al. Surviving sepsis campaign guidelines for management of severe sepsis and septic shock. *Crit Care Med* 2004;32:858-72.
18. Gattinoni L, Brazzi L, Pelosi P, Latini R, Tognoni G, Pesenti A, et al. A trial of goal-oriented hemodynamic therapy in critically ill patients. SvO2 Collaborative Group. *N Engl J Med* 1995;333:1025-32.
19. Shoemaker WC, Appel PL, Kram HB, Waxman K, Lee TS. Prospective trial of supranormal values of survivors as therapeutic goals in high-risk surgical patients. *Chest* 1988;94:1176-86.
20. Boyd O, Bennett ED. Enhancement of perioperative tissue perfusion as a therapeutic strategy for major surgery. *New Horiz* 1996;4:453-65.
21. Kern JW, Shoemaker WC. Meta-analysis of hemodynamic optimization in high risk patients. *Crit Care Med* 2002;30:1686-92.

22. Vincent JL, Backer D. Oxygen transport – the oxygen delivery controversy. *Intensive Care Med* 2004;30:1990-1996.
23. Vincent JL. Hemodynamic support in septic shock. *Intensive Care Med* 2001;27:S80-S92.
24. Michard F, Boussat S, Chemla D, et al. Relation between respiratory changes in arterial pulse pressure and fluid responsiveness in septic patients with acute circulatory failure. *Am J Respir Crit Care Med* 2000;162:134-138.
25. Gunn SR, Pinsky MR. Implications of arterial pressure variation in patients in the Intensive Care Unit. *Curr Opin Crit Care* 2001;7:212-217.
26. Jellinek H, Krafft P, Fitzgerald RD, et al. Right atrial pressure predicts hemodynamic response to apneic positive airway pressure. *Crit Care Med* 2000;28:672-678.
27. Magder S, Lagonidis D, Erice F. The use of respiratory variations in right atrial pressure to predict the cardiac output response to PEEP. *J Crit Care* 2001;16:108-114.
28. Williams G, Grounds M, Rhodes A. Pulmonary artery catheter. *Current Opinion in Critical Care* 2002;8:251-256.
29. Wo CC, Shoemaker WC, Appel PL, Bishop MH, Kram HB, Hardin E. Unreliability of blood pressure and heart rate to evaluate cardiac output in emergency resuscitation and critical illness. *Crit Care Med* 1993;21:218-23.
30. James JH, Luchette FA, McCarter FD, Fischer JE. Lactate is an unreliable indicator of tissue hypoxia in injury or sepsis. *Lancet* 1999;354:505-8.
31. De Backer D. Lactic acidosis. *Minerva Anestesiol* 2003;69:281-4.
32. Nguyen HB, Rivers EP, Knoblich BP, Jacobsen G, Muzzin A, Ressler JA, et al. Early lactate clearance is associated with improved outcome in severe sepsis and septic shock. *Crit Care Med* 2004;32:1637-42.
33. Fink MP. Bench-to-bedside review: cytopathic hypoxia. *Crit Care* 2002;6:491-9.
34. Sakr Y, Dubois MJ, De Backer D, Creteur J, Vincent JL. Persistent microcirculatory alterations are associated with organ failure and death in patients with septic shock. *Crit Care Med* 2004;32:1825-31.
35. Kruse JA, Haupt MT, Puri VK, Carlson RW. Lactate levels as predictors of the relationship between oxygen delivery and consumption in ARDS. *Chest* 1990;98:959-62.
36. Bourgoin A, Leone M, Delmas A, Garnier F, Albanese J, Martin C. Increasing mean arterial pressure in patients with septic shock: Effects on oxygen variables and renal function. *Crit Care Med* 2005;33:780-6.
37. LeDoux D, Astiz ME, Carpati CM, Rackow EC. Effects of perfusion pressure on tissue perfusion in septic shock. *Crit Care Med* 2000;28:2729-32.
38. Hebert PC, Wells G, Blajchman MA, Marshall J, Martin C, Pagliarello G, et al. A multicenter, randomized, controlled clinical trial of transfusion requirements in critical care. Transfusion Requirements in Critical Care Investigators, Canadian Critical Care Trials Group. *N Engl J Med* 1999;340:409-17.
39. Vincent JL. Endocrine support in the critically ill. *Crit Care Med* 2002;30:702-3.
40. Parrillo JE, Burch C, Shelhamer JH, Parker MM, Natanson C, Schuette W. A circulating myocardial depressant substance in humans with septic shock. Septic shock patients with a reduced ejection fraction have a circulating factor that depresses in vitro myocardial cell performance. *J Clin Invest* 1985;76:1539-53.

13

REPOSIÇÃO VOLÊMICA NO PACIENTE CRÍTICO

Flávio Eduardo Nácul
Fernando Gutierrez
Rubens do Carmo Costa Filho

INTRODUÇÃO

Hipovolemia é um evento muito comum em pacientes críticos e ocorre geralmente devido a sangramentos, aumento da permeabilidade capilar e vasodilatação. Mais de um mecanismo pode estar envolvido, como por exemplo na sepse, onde ocorre vasodilatação associada a aumento da permeabilidade capilar com conseqüentes hipovolemia e edema intersticial. A importância da reposição volêmica no paciente crítico é universalmente aceita, embora a estratégia mais adequada ainda não esteja definida. A reposição volêmica visa a restaurar a volemia e otimizar a perfusão tecidual. Ela pode ser realizada através da utilização de soluções cristalóides (soro fisiológico e soluções de Ringer) e colóides (albumina, amidos, gelatinas e dextran).

COMPARTIMENTOS

A água é o principal componente dos fluidos do corpo humano e representa cerca de 60% do peso de um indivíduo normal. Ela se distribui no organismo basicamente em 2 compartimentos, intracelular (IC) e extracelular (EC). O compartimento EC é ainda dividido em intravascular (IV) e intersticial (ITS). Dois terços de toda a água corpórea estão no compartimento intracelular e apenas 1/3 no extracelular. Deste volume, 3/4 estão no espaço intersticial (ITS) e 1/4 no intravascular (IV) (Fig. 13-1).[1] Assim, por exemplo, um paciente adulto de 70 kg tem 60% de seu peso composto por água, que se distribui da seguinte forma: IC = 28 l; EC = 14 l; ITS = 10,5 l; IV = 3,5 l.[2-6]

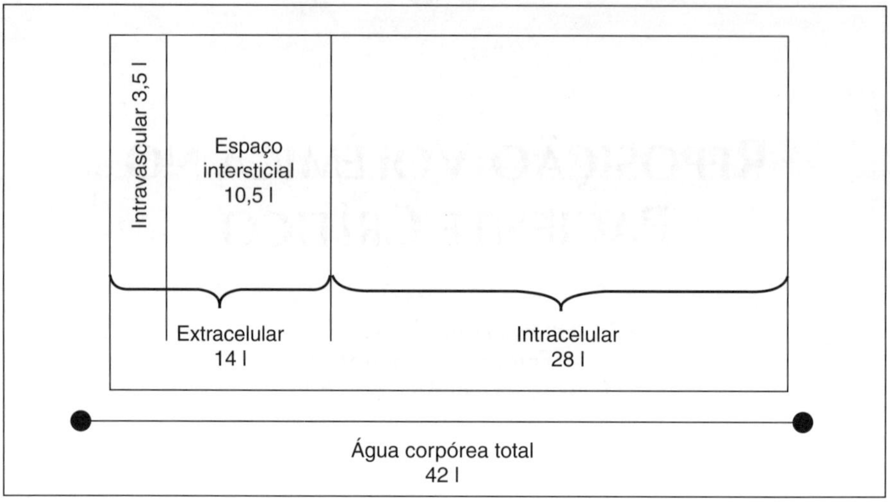

Fig. 13-1. Distribuição de água nos compartimentos IC, EC, ITS, IV.

CRISTALÓIDES

Soluções cristalóides possuem o sódio como sua principal partícula osmoticamente ativa. Podem ser isotônicas, hipotônicas e hipertônicas, sendo as isotônicas mais utilizadas. São as soluções geralmente escolhidas para o tratamento inicial de hipotensão e choque nos pacientes críticos.

As soluções cristalóides mais utilizadas são o Ringer lactato (RL) e a salina a 0,9% (SF). Em indivíduos normais adultos, aproximadamente 1/4 do volume infundido permanece no espaço intravascular 1 hora após a infusão. O equilíbrio com o espaço extracelular ocorre em 20 a 30 minutos. No paciente crítico, apenas 1/5 do volume infundido permanece na circulação cerca de 1 a 2 horas após a infusão. O paciente em choque deve receber reposição volêmica imediata enquanto é avaliada a sua condição clínica. Dois a 3 litros de cristalóides administrados de forma rápida normalmente são suficientes para se restaurar a pressão arterial e a perfusão periférica, sendo que em pacientes com perda de 1 litro de sangue, podem ser necessários até 5 litros de cristalóides. A administração excessiva de cristalóides pode levar à formação de edema pulmonar e periférico, já que pelo menos 3/4 do volume infundido se distribuem no espaço intersticial nas primeiras horas. O desenvolvimento de edema é esperado e não deve ser interpretado como uma sobrecarga de volume no compartimento intravascular. A adequação da reposição volêmica deve ser avaliada por parâmetros clínicos e laboratoriais usuais de perfusão tecidual: pressão arterial média estável entre 70 e 80 mmHg, freqüência cardíaca menor que 100 bpm, extremidades aquecidas, enchimento capilar preservado, débito urinário superior a 0,5 a 1 ml/kg/h, ausência de acidose metabólica, concentração de lactato sérico normal e saturação venosa de oxigênio superior a 70%.[7-9]

Solução salina a 0,9%

A solução salina a 0,9% (SF) contém 154 mEq/l de sódio e 154 mEq/l de cloro que produzem uma osmolaridade de 308 mOsm/kg. Pode produzir hipercloremia com conseqüente produção de acidose metabólica secundária à redução do *strong ion difference.*

Ringer lactato

A solução de Ringer foi inventada em 1880 pelo médico inglês Sydney Ringer quando estudava os mecanismos da contração cardíaca. Em 1930, um pediatra americano chamado Alexis Hartmann adicionou lactato à solução de Ringer. O Ringer lactato (RL) contém não somente sódio (130 mEq/l) e cloro$^-$ (109 mEq/l), como também lactato (28 mEq/l), potássio (4 mEq/l) e cálcio (3 mEq/l), constituindo-se numa solução com composição mais semelhante à do plasma. A osmolaridade é de 274 mOsm/kg. É semelhante ao SF em relação aos seus efeitos hemodinâmicos, duração da expansão volêmica e custo, porém apresenta um menor conteúdo de cloreto. O RL possui 28 mEq de lactato que se transforma em bicarbonato no fígado. Em pacientes com insuficiência renal, esta fonte de bicarbonato pode ser útil como tampão de radicais ácidos, entretanto, diante de hiperpotassemia deve-se ter cuidado com a quantidade de potássio existente na solução. Nestas situações, bem como em condições de hipercalcemia, assim como nos estados hiponatrêmicos, deve-se dar preferência à solução salina. Em condições de acidose hiperclorêmica, deve-se preferir o RL à solução salina para combater a acidose e evitar uma elevação maior ainda do cloro plasmático.[7]

Soluções salinas hipertônicas

Em função da sua hipertonicidade, promovem uma restauração mais rápida de parâmetros hemodinâmicos e perfusionais desejados (pressão arterial média, perfusão tecidual e oferta de oxigênio aos tecidos) com um menor volume infundido do que as soluções cristalóides isotônicas. As soluções salinas hipertônicas aumentam o volume EC seqüestrando fluidos do compartimento IC. Imediatamente após a infusão de uma solução salina a 7,5%, existe um movimento de fluidos do compartimento intracelular para o extracelular da ordem de 7 ml de água livre para cada 1 ml de solução hipertônica infundida. Portanto, após uma infusão de 200 ml de solução salina hipertônica ocorre um aumento do volume do extracelular de cerca de 1.600 ml (200 ml infundidos e 1.400 ml recrutados). No entanto, o efeito hemodinâmico de expansão do IV se dissipa em cerca de 15 minutos com o equilíbrio dos fluidos por todos os compartimentos EC, IV e ITS.[7-11]

A solução salina também parece promover o aumento do débito cardíaco de forma independente do aumento da pré-carga decorrente à expansão volêmica. Este aumento pode também ser secundário à diminuição da pós-carga causada pela dilatação capilar visceral. Outra teoria é que a solução salina hipertônica aumenta a complacência ventricular em comparação com a solução salina isotônica, uma vez que esta pode aumentar a quantidade de água no músculo, o que diminuiria a complacência.[7,10,11]

Os modelos de pacientes que parecem mais se beneficiar das soluções hipertônicas são os pacientes com choque hemorrágico, trauma crânio-encefálico (TCE), cirurgia cardíaca e os grandes queimados. Nos pacientes com TCE pode ocorrer um aumento da pressão arterial e do fluxo cerebral. Ao contrário de outros cristalóides, no entanto, a solução hipertônica previne a formação de edema cerebral e o conseqüente aumento da pressão intracraniana e pode assim elevar a pressão de perfusão cerebral.[7,10,11]

A solução salina hipertônica tem o potencial de provocar hipernatremia, hipercloremia e hipopotassemia. Estes efeitos, no entanto, não parecem ser grandes problemas quando o volume administrado não ultrapassa 4 ml/kg. Pode também provocar o desenvolvimento de edema pulmonar se demasiado volume for utilizado. A solução salina hipertônica aumenta a força iônica do plasma, podendo afetar as funções enzimáticas e o metabolismo celular, o que pode levar a uma deterioração do sistema de coagulação.[7]

Segundo os trabalhos realizados, a dose recomendada consiste numa infusão de 4 ml/kg ou um volume máximo de 250 ml em bolo.[7,11]

COLÓIDES

O termo colóide se refere a uma substância de grande peso molecular que normalmente não ultrapassa a barreira capilar. Como os colóides ficam retidos mais tempo no intravascular, eles tendem a restabelecer a volemia de forma mais duradoura.

Albumina

É produzida no fígado e representa cerca de 50% da produção hepática de proteínas. O peso molecular varia de 66.300 a 69.000 daltons. É a principal proteína plasmática oncoticamente ativa, contribuindo com cerca de 80% da pressão oncótica produzida pelo plasma. Uma diminuição da concentração de albumina plasmática em 50% reduz a pressão oncótica plasmática em cerca de 1/3.

A albumina é importante no transporte de drogas, ácidos graxos, hormônios e enzimas. Em um adulto, cerca de 4 a 5 g de albumina encontram-se disponíveis no espaço extracelular, sendo que 30% a 40% desses estão presentes no compartimento IV e aproximadamente 50% a 60% no espaço ITS. A albumina livre situada no espaço ITS retorna ao espaço IV pelo sistema linfático. Em situações de hipovolemia, ocorre aumento do retorno da albumina livre proveniente do espaço ITS e da síntese e secreção hepática. Situações de catabolismo normalmente aumentam o metabolismo da albumina, o que pode contribuir com a hipoalbuminemia do paciente crítico. Nas situações de estresse ocorre uma diminuição da síntese de albumina, com aumento da produção de proteínas de fase aguda (globulinas, fibrinogênio, haptoglobinas).[7]

Albumina exógena

O principal uso clínico da albumina é como expansor plasmático, existindo pelo menos 50 anos de evidência experimental que documentam sua efetividade. O aumento do volume plasmático resultante da infusão de albumina está associado à melhora hemodinâmica. A albumina administrada se distribui pelo espaço EC de forma mais lenta que os cristalóides. A meia-vida é de aproximadamente 16 horas. Após 2 horas, cerca de 90% da albumina permanecem no espaço IV.

Um grama de albumina normalmente atrai 8 ml de água do EC, pela sua atividade oncótica. A albumina é disponível clinicamente em soluções de 5% e 25% diluída em soluções salinas isotônicas. A administração de 100 ml de uma solução de 25% (25 g de albumina) produz um aumento do volume intravascular de 450 ml em 30 a 60 minutos. Esta expansão do IV ocorre à custa de uma translocação de 350 ml de fluido intersticial para o espaço intravascular, acrescidos do volume de 100 ml da própria solução.[7]

A albumina pode ser utilizada pelas suas propriedades oncóticas para ressuscitação volêmica de pacientes com uma diminuição aguda do espaço intravascular. Apresenta efeitos benéficos quanto à viscosidade e pode ser usada como auxiliar no *prime* de circulação extracorpórea em casos de cirurgia cardíaca.

A administração de albumina pode provocar edema pulmonar, diminuição do cálcio iônico sérico com conseqüente efeito inotrópico negativo no coração, coagulopatia e anafilaxia. A incidência de anafilaxia induzida pela albumina é de 0,47% a 1,53%. Essas reações são de curta duração e podem provocar urticária, calafrios, febre e, muito raramente, hipotensão arterial. Não existe risco de hepatite com o seu uso. As preparações são aquecidas por 10 horas a 60°C, o suficiente para inativar os vírus da hepatite. Também não existe risco conhecido de aquisição de vírus da síndrome da imunodeficiência adquirida.[7]

Em função do seu uso aparentemente indiscriminado e do seu alto custo, algumas revisões foram feitas na tentativa de compreender melhor as indicações do uso da albumina. No paciente com choque, um dos principais objetivos é restabelecer o volume intravascular, numa tentativa de garantir uma perfusão adequada. A albumina poderia ser utilizada devido ao seu grande poder oncótico. Numa ressuscitação volêmica vigorosa (em que se estima uma perda superior a 30% do volume sanguíneo), colóides como a albumina podem ser utilizados como parte da estratégia de ressuscitação. O volume total de cristalóide a ser administrado e, portanto, o potencial de distribuição de líquidos pelo espaço intersticial pode ser limitado com o uso de albumina a 5% como parte da ressuscitação volêmica.[7] No caso do paciente com edema, recomenda-se o uso de albumina a 25% para mobilizar o líquido intersticial. Deve-se ter cuidado com a possibilidade de edema pulmonar em função do aumento do volume intravascular de forma aguda. Na maioria das situações, uma pressão oncótica ≥ 20 mmHg, albumina sérica ≥ 2,5 g/dl ou proteína total sérica ≥ 5 g/dl indicam uma atividade oncótica adequada.[7,12]

Amidos

O hidroxietilamido (HES) é um colóide sintético derivado de polissacarídios naturais. Possui resultados hemodinâmicos comparáveis aos da albumina, mas com efeito mais prolongado na expansão plasmática.[5,10,13] Como as soluções de amido natural são instáveis e rapidamente hidrolisadas pela α-amilase, a hidroxilação de moléculas de glicose é utilizada pelos fabricantes para retardar a hidrólise e a conseqüente inativação do HES.[10]

Os HES são classificados de acordo com o peso molecular *in vitro* em: (a) alto peso molecular: 450 kDa; (b) médio peso molecular: 200 kDa; e (c) baixo peso molecular: 130 kDa.

Os HES parecem também inibir a ativação endotelial e limitar efeitos sobre a permeabilidade capilar, quando comparadas com albumina, além de reduzir a aderência leucocitária, que tem papel importante nas lesões de reperfusão pós-isquêmicas.[14,15] Schmand *et al.* não identificaram qualquer efeito negativo nas funções imunológicas celulares ou dos macrófagos, após ressuscitação em modelo de choque hemorrágico.[16] As soluções de HES parecem portanto possuir algum efeito benéfico no aspecto imunológico, não relacionado ao aspecto coloidosmótico na ressuscitação volêmica.[10]

Os efeitos deletérios sobre a coagulação parecem estar relacionados aos HES de maior peso molecular *in vivo*, já que as soluções de menor peso molecular parecem não produzir efeitos adversos sobre a coagulação.[10,13] A diminuição dos níveis séricos de fator VIII e de fator de von Willebrand, após se ligarem às moléculas de HES e serem retirados da circulação, contribuem para o prolongamento do PTT. Outros mecanismos que podem também estar relacionados aos efeitos sobre a coagulação parecem referir-se à função plaquetária e à formação de coágulos de fibrina.

Gelatinas

São colóides sintéticos que não parecem interferir com a função renal e provavelmente melhoram a perfusão tecidual. Schortgen *et al.* analisaram os efeitos da ressuscitação de 129 pacientes com sepse e choque séptico e verificaram que os pacientes tratados com gelatinas desenvolviam menos insuficiência renal do que pacientes que receberam amido de peso molecular médio.[23] Por outro lado, Asfar *et al.*, avaliando a perfusão tecidual através da tonometria, documentaram um aumento do Phi com o uso de gelatinas.[24]

Dextran

Dextran é um polímero da glicose. Na sua forma nativa é um polissacarídio ramificado contendo cerca de 200.000 unidades de glicose. Após hidrólise parcial produz polissacarídios de tamanhos menores com peso molecular médio de 40.000 daltons (D 40) ou 70.000 daltons (D 70).

As soluções de dextran distribuem-se pelo espaço extracelular, em especial no intravascular. O tamanho das partículas de dextran vai determinar o tempo de permanência no intravascular e de expansão volêmica. O principal mecanismo responsável pela diminuição das partículas no intravascular é a filtração glomerular renal. Partículas de pequeno peso molecular (< 15.000 daltons) são rapidamente retiradas da circulação, enquanto partículas maiores permanecem mais tempo no intravascular, porém, exercendo menor força osmótica.[7,10]

As soluções são classificadas de acordo com o seu peso molecular: dextran 70 (70.000 Da), dextran 60 (60.000 Da) e dextran 40 (40.000 Da). O dextran 40 e o 70 possuem partículas que podem variar de 10.000 a 80.000 e 40.000 a 100.000 daltons, respectivamente. A meia-vida na circulação das partículas de dextran vai variar de acordo com seu tamanho. Aproximadamente 60% a 70% do dextran D 40 e 30% a 40% do dextran D 70 são eliminados da circulação após cerca de 12 horas da sua administração. No caso de insuficiência renal, as partículas menores se acumulam na circulação. As partículas maiores são retiradas pelo sistema reticuloendotelial ou metabolizadas no plasma em dióxido de carbono e água. Outras partículas que passam para o espaço intersticial são drenadas pelo sistema linfático e retornam à circulação.[7,10]

Na prática clínica, tem sido usado como expansor plasmático na prevenção do tromboembolismo e para aumentar o fluxo sanguíneo periférico. Possui efeitos benéficos na ressuscitação volêmica devido a sua alta força oncótica. Um grama de dextran pode reter de 25 a 30 ml de água. Alguns ensaios demonstraram aumento da sobrevida e melhora de parâmetros hemodinâmicos em pacientes com choque.[7,8,10] Quando comparados a outros expansores plasmáticos, também demonstraram efeitos benéficos.[7,8,10] O grau de expansão volêmica vai depender do tipo de dextran utilizado e da situação clínica. A infusão de dextran vai promover um aumento da volemia em um volume igual ou maior que o infundido, mas pode ter seus efeitos limitados devido a diurese osmótica. Um bolo de 500 ml de D 40 produz uma expansão volêmica de 750 ml em 1 hora e de 1.050 ml em 2 horas.[7] Algum grau de expansão volêmica pode permanecer por até 8 horas. Cerca de 4 a 6 horas após a infusão de dextran D 40 ou D 70, a expansão volêmica é aproximadamente semelhante ao volume infundido.

Além de expansor volêmico, o dextran promove outros efeitos no nível da microcirculação. Através de um mecanismo de "recobrimento do endotélio", o dextran reduz a interação entre os elementos do sangue e a parede celular.[7,10] O depósito e agregação celular vistos neste nível em pacientes com choque ficam reduzidos pela diminuição da viscosidade celular. Ocorre diminuição de agregação, adesividade e degranulação plaquetária que limita a ativação dos fatores de coagulação e da formação de trombos. Mesmo os trombos formados nesta situação parecem ser mais suscetíveis a lise endógena.[7] O uso de soluções de dextran tem comprovada eficácia na prevenção de tromboembolismo venoso nos pacientes em pós-operatório de grandes cirurgias e cirurgias de prótese de quadril, mesmo quando comparado a outras medidas terapêuticas, embora o uso da heparina prevaleça.[7]

Em pacientes com hipovolemia não reconhecida, o dextran pode induzir o desenvolvimento de insuficiência renal. O mecanismo parece ser secundário a uma síndrome hiperoncótica aguda relacionada com a concentração e a precipitação do dextran nos túbulos renais.[7,10] Três condições são necessárias para que este mecanismo ocorra: (a) redução da pressão de perfusão renal; (b) presença de dextran nos túbulos renais; e (c) um estímulo continuado para reabsorção de água.

Podem ocorrer também reações anafiláticas ao dextran. Elas ocorrem normalmente nas primeiras horas de infusão e são caracterizadas por urticária, *rash* cutâneo, náuseas, vômitos e até mesmo hipotensão arterial e choque.[7,10]

PONTOS IMPORTANTES A SEREM CONSIDERADOS NA REPOSIÇÃO VOLÊMICA

No momento da escolha do produto a ser utilizado para a reposição volêmica, deve-se considerar as suas ações nos seguintes sistemas: (a) coagulação; (b) função renal; (c) microcirculação e oxigenação tecidual; (d) equilíbrio ácido-básico; e (e) resposta inflamatória.

Coagulação

Existem algumas evidências de que as soluções cristalóides apresentam um efeito pró-coagulante devido a uma redução da antitrombina[17,18] e um estudo mostrou que o uso de cristalóides estava associado a uma incidência maior de trombose venosa profunda.[19] Enquanto os amidos de primeira geração apresentam um efeito anticoagulante e seu uso está associado a uma maior tendência a sangramentos,[20] os amidos de segunda e terceira geração que apresentam um peso molecular menor têm menos efeitos adversos sobre a coagulação.[21]

Função renal

O uso de dextran e amidos está associado a uma redução da função renal através de vários mecanismos, que incluem a insuficiência renal hiperoncótica. Por outro lado, o uso de gelatinas parece não interferir com a função renal. Um estudo randomizado multicêntrico avaliou 129 pacientes com sepse e choque séptico que receberam gelatina ou amido de médio peso molecular e mostrou que os últimos desenvolveram mais insuficiência renal (42% *vs.* 23%; $p < 0,028$).[22]

Microcirculação e oxigenação tecidual

Um estudo que avaliou a perfusão tecidual através de tonometria mostrou que o uso de gelatinas aumentou o Phi, enquanto os amidos o reduziram.[23] Um outro estudo mostrou que os amidos elevaram o débito cardíaco, as pressões de enchimento e a oferta tecidual de oxigênio, mas não melhoraram o pHi nem o hiato de PCO_2, avaliados através de tonometria.[24] Um terceiro estudo evidenciou que a PO_2 tecidual aumentava nos pacientes tratados com amidos e diminuía naqueles que receberam RL.[25]

Equilíbrio ácido-básico

Os pacientes que recebem reposição com volumes elevados de soro fisiológico apresentam acidose metabólica hiperclorêmica.[26] O mesmo fenômeno não ocorre com o uso de Ringer lactato.

Resposta inflamatória

Estudos recentes mostram que os cristalóides aumentam a resposta inflamatória, enquanto os colóides a diminuem.[21] Esta observação pode ter muita importância na síndrome da resposta inflamatória e na sepse.

CONCLUSÃO

Não existe até o momento uma estratégia única amplamente aceita para a reposição volêmica do paciente crítico. Na avaliação da eficácia de diferentes esquemas terapêuticos de reperfusão volêmica com uma solução específica em um determinado paciente, devem-se considerar:

1. Atua-se de forma direta apenas sobre o compartimento IV, o que representa normalmente apenas 1/12 do volume de água corpórea. A atuação sobre a homeostase celular, dessa forma, se faz indiretamente.
2. A distribuição dos líquidos por todo o organismo depende inicialmente de características do sistema cardiovascular que também apresentam uma grande variação intra e interpacientes. A distribuição dos líquidos pelo organismo depende ainda das relações e propriedades estabelecidas entre os compartimentos intra e extracelular. Esta relação pode variar em diferentes locais ou órgãos de um mesmo paciente e entre pacientes.
3. São também relevantes as propriedades e características físicas e químicas das soluções.
4. A maioria dos pacientes críticos que vão ter sua volemia reposta pode desenvolver reações relacionadas com a própria reposição volêmica. A reperfusão e seus mecanismos de lesão tecidual ou de salvamento de tecidos viáveis variam de acordo com outras muitas variáveis: tempo de hipofluxo/hipoperfusão, extensão da hipoperfusão, grau de evolução de doença crônica associada e expressão imunológica.
5. A terapêutica de reposição volêmica deve ser individualizada. Não existe produto que seja eficaz para todos os tipos de paciente.[21]

Dessa forma, a análise de eficácia ou mesmo de segurança (efeitos colaterais) de uma estratégia de reperfusão volêmica baseada apenas no tipo de fluido escolhido parece, no mínimo, uma medida insegura. Sob o ponto de vista clínico e prático, o mais importante na definição de uma estratégia de reposição volêmica é a de um esquema para cada indivíduo, considerando variáveis como a doença de base do paciente, sua idade, estado físico e imunológico e condições complicadoras. Muitas vezes a Medicina tem dificuldade em encontrar respostas precisas para algumas questões que surgem constantemente na sua prática. Questões mal formuladas terão sempre dificuldade de encontrar respostas precisas. Em vez de tentar responder a questões como a que se refere à controvérsia entre colóides e cristalóides, dever-se-ia reformulá-la e perguntar para qual paciente devemos usar colóide ou cristalóide. Ou ainda, qual a melhor forma de se administrar uma determinada solução numa estratégia de reposição volêmica.

AGRADECIMENTOS

Agradecemos a Carolina D. Conti, Paula C. Pimenta e Renata F. Pessôa pela colaboração na elaboração do capítulo.

REFERÊNCIAS BIBLIOGRÁFICAS

1. Stanton BA, Koeppen BM. Control of body fluid osmolality and volume. In: Berne RM, Levy MN, editors. *Physiology*. 4th ed. St Louis, MO: Mosby, 1998. p. 715-743.
2. Guyton AC, Hall EJ, editors. *Transport of ions and molecules through the cell membrane textbook of medical physiology*. 9th ed. Phyladelphia, PE: WB Saunders, 1996. p. 43-56.
3. Guyton AC, Hall EJ, editors. *Transport of ions and molecules through the cell membrane textbook of medical physiology*. 9th ed. Philadelphia, PE: WB Saunders, 1996:297-314.
4. Taylor AE, Moore TM. Capillary fluid exchange. In: Belloni FL, editor. *Advances in physiology education (special issue)*. Philadelphia, PA: Lippincott Publishing Co., 1999. v. 22. p. S203-S210.
5. Fontana JR, Rainey TG, Fluid resuscitation. In: O'Donnell J, Nácul F, editors. *Surgical intensive care medicine*. Boston: Kluwer Academic, 2001. p. 51-69.
6. Shoemaker WC, Parsa MH. Invasive and noninvasive physiologic monitoring. In: Shoemaker WC, Ayres SM, Grenvik A, Holbrook PR, editors. *Textbook of critical care*. 3rd ed. Pensylvania: W B Saunders 1995. p. 252-266.
7. Rainey TG, Read CA. Pharmacology of colloids and crystalloids. In: Chernow B. *The pharmacologic approach to the critically ill patient*. 3rd ed. Maryland: Williams and Wilkins, 1994. p. 272-290.
8. Haljamäe H, Lindgren S. Fluid therapy: present controversies. In: *Year book of critical care medicine*. Berlon/Heidelberg: Springer, 2000. p. 429-442.
9. Task Force of the American College of Critical Care Medicine, Society of Critical Care Medicine. Practice paramenters for hemodynamic support of sepsis in adult patients. *Crit Care Med* 1999;27(3):639-660.
10. Baron JF. Crystalloids versus colloids in the treatement of hypovolemic shock. In: *Year book of critical care medicine*. Berlon/Heidelberg: Springer, 2000. p. 443-466.
11. Tølløfsrud S, Kramer GC. Intraoperative use of hypertonic solutions. In: *Year book of critical care medicine*. Berlon/Heidelberg: Springer, 2000. p. 476-485.
12. Boldt J. Human albumin on the Intensive Care Unit: can we live without it? In: *Year book of critical care medicine*. Berlon/Heidelberg: Springer, 2000. p. 467-475.
13. Treib J, Baron JF, Grauer MT, Strauss RG. An international view of hydroxyethyl starches. *Intensive Care Med* 1999;25:258-268.
14. Collis RE, Collins PW, Gutteridge CN, et al. The effect of hydroxyethyl starch and other plasma volume substitutes on endothelial cell activation; an in vitro study. *Intensive Care Med* 1994;20:37-41.

15. Boldt J, Muller M, Heesen M, Neumann K, Hempelmann GG. Influence of different volume therapies and pentoxiphylline infusion on circulating soluble adhesion molecules in critically ill patients. *Crit Care Med* 1996;24:385-391.
16. Schmand JF, Ayala A, Morrison MH, Chaundry IH. Effects of hydroxyethyl starch after trauma-hemorragic shock: restoration of macrophage integrity and prevention of increasead circulating interleukin-6 levels. *Crit Care Med* 1995;23:806-814.
17. Ng KFJ, lam CCK, Chan LC. In vivo effect of haemodilution with saline on coagulation: a randomized controlled trial. *Br J Anaesth* 2002;88:475-480.
18. Ruthamann TG, James MFM, Finlayson J. Effects on coagulation of intravenous crystalloid or colloid in patients undergoing peripheral vascular surgery. *Br J Anaesth* 2002;89:226-230.
19. Janvin SB, Davies G, Greenhalgh RM. Postoperative deep vein thrombosis caused by intravenous fluids during surgery. *Br J Surg* 1980;67:690-693.
20. Knutson JE, Deering JA, Hall FW, et al. Does intraoperative hetastarch administration increase blood loss and transfusion requirements after cardiac surgery? *Anesth Analg* 2000;90:801-807.
21. Boldt J. New light on intravascular volume replacement regimens: what did we learn from the past three years. *Anesth Analg* 2003;97:1595-15604.
22. Schortgen F, Lacherade JC, Bruneel F, et al. Effects of hydroxyethylstrarch and gelatin on renal function in severe sepsis: a multicenter randomized study. *Lancet* 2001;357:911-916.
23. Asfar P, Kerkeni N, Labadie F, et al. Assessement of hemodynamic and gastric mucosal acidosis with modified fluid gelatin versus hydroxyethil starch: a propective, randomized study. *Intensive Care Med* 2000;28:2254-2258.
24. Forest DB, Baigorri F, Chittock DR, et al. Volume expansion using pentastatch does not change gastric-arterial PCO2 gradient or gastric intramucosal pHi in patients who have sepsis syndrome. *Crit Care Med* 2000;28:2254-2258.
25. Lang K, Boldt J, Suttner S, Haish G. Colloids versus crystalloids and tissie oxygen tension in patients undergoing major abdominal surgery. *Anesth Analg* 2001;93:405-409.
26. Prough DS, Bidani A. Hyperchloremic metabolic acidosis is a predicatble consequences of intraoperative infusion on 0.9% saline. *Anesthesiology* 1999;90:1247-1249.

14

TRANSFUSÕES DE HEMÁCIAS

Ciro Leite Mendes

INTRODUÇÃO

O sangue, através da história, sempre foi fonte de mistério e fascinação, e a sua relação com a vida é amiúde ressaltada em relatos antigos. Na China, em 1000 a. C., acreditava-se que a alma era contida no sangue. Egípcios banhavam-se em sangue para obter boa saúde. Plínio e Celsus descrevem romanos bebendo sangue de gladiadores feridos para adquirir força e vitalidade e curar a epilepsia. Entre os nobres de Roma, *taurobolium*, a prática de se banhar em sangue que jorrava de touros sacrificiais, era relativamente comum. Na Bíblia, as referências são inúmeras: "...a vida da carne está no sangue..." Leviticus 17:11. "Da carne com vida, a qual é aquela com sangue, não devereis comer." Gênesis 9:4. "Este é o meu sangue. Bebei todos vós para a remissão dos pecados." Mateus 26.

A história real das transfusões começa em 1616, com o entendimento do sistema circulatório como nós o vemos hoje, pelo médico e fisiologista inglês William Harvey (1578-1657) (Fig. 14-1). Essa descoberta foi publicada em 1628 com o título: *"Exercitatio Anatomica de Motu Cordis et Sanguinis in Animabilus"* (Estudo Anatômico sobre o Movimento do Coração e do Sangue em Animais).

As primeiras transfusões efetivamente levadas a cabo foram realizadas por Richard Lower (1631-1691), anatomista assistente de Sir Thomas Willis, em Oxford, Inglaterra. Lower realizou diversas transfusões em cães, entre 1665 e 1667.

Mas coube a um francês, Jean-Baptiste Denis (1640?-1704) realizar a primeira transfusão da história em humanos. Em 15 de junho de 1667, "...um homem jovem com febre e letargia recebeu aproximadamente 12 onças (cada onça equivale a pouco mais de 28 gramas [nota do editor]) de sangue de uma ovelha...". Após o experimento, o jovem "...recuperou-se rapidamente de sua letargia, ficou mais gordo e tornou-se objeto de surpresa e perplexidade para todos que o conheciam...".[1]

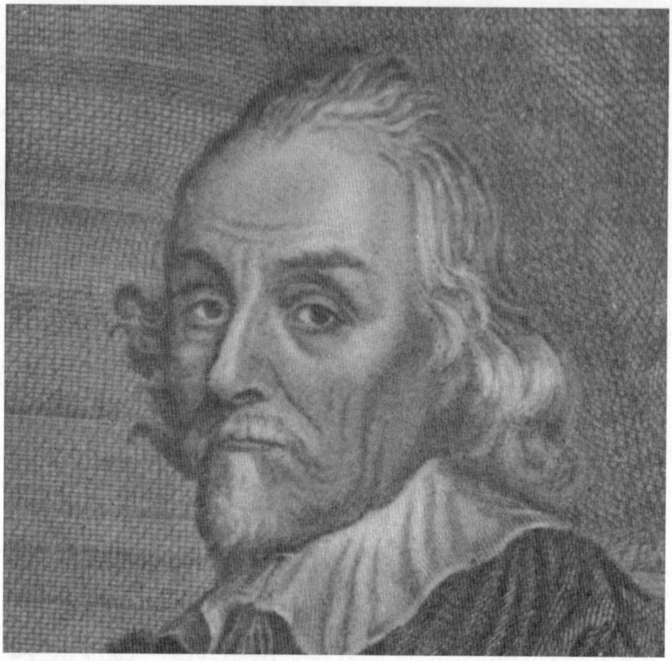

Fig. 14-1. William Harvey, que apesar de ter provocado indignação com suas teorias anatômicas revolucionárias, foi reconhecido como uma liderança médica incontestável em seus dias.

Foi também Jean-Baptiste Deniz quem descreveu a primeira reação hemolítica da história, ao transfundir sangue de novilho em um paciente que sofria de psicose luética: "Tão logo o sangue começou a entrar em suas veias, ele sentiu um forte calor em seu braço e embaixo de suas axilas... Seu pulso imediatamente acelerou e logo observamos uma quantidade grande de suor sobre seu rosto. Seu pulso variava extremamente nesse instante e ele se queixava de forte dor em seus rins, de que não estava bem do estômago e que estava prestes a sufocar, a não ser que o soltassem... Quando acordou... Fez uma grande quantidade de urina, de cor negra, como se a tivessem misturado com a fuligem das chaminés". Sua loucura pareceu melhorar e ele foi submetido a outra transfusão, desta vez fatal. Sua viúva acusou Jean-Baptiste de envenená-lo, o que levou à exoneração do médico de suas funções. Posteriormente, a viúva seria presa sob a acusação de ela mesma ter envenenado o marido. Esse incidente, entretanto, levaria o parlamento francês a proibir as transfusões, em 1678. Antes disso, a *British Royal Society* (1668) e o Vaticano (1669) já tinham promulgado leis proibindo as transfusões. Estas proibições e o medo de reações adversas levaram a um hiato quase completo de 150 anos, nos quais a utilização de sangue transfundido foi abolida.

Em 1900, o alemão radicado nos EUA, Karl Landsteiner (1868-1943) (Fig. 14-2) demonstrou que o soro de alguns indivíduos podia se aglutinar ou hemolisar as hemácias de outros, mas não de todos os indivíduos. Ele dividiu estes tipos em 3, denominando-os tipos A, B e C, hoje em dia conhecidos por A, B e O.

Guiando-se pelos trabalhos do doutor Landsteiner, o médico americano Reuben Ottenberg (1882-1959), do *Mount Sinai Hospital*, realizou, em 1907, as primeiras transfusões bem-sucedidas em humanos.[2]

Da Primeira para a Segunda Guerra Mundial, cientistas e médicos imprimiram um rápido progresso na estocagem e utilização do sangue. Estas guerras criaram uma grande demanda por transfusões e toda uma metodologia de estocagem e distribuição teve que ser desenvolvida.

Em 1943, Beeson descreveu a hepatite pós-transfusional. Em 1959, o doutor Max Perutz, trabalhando na Universidade de Cambridge, desvendou a estrutura da hemoglobina.

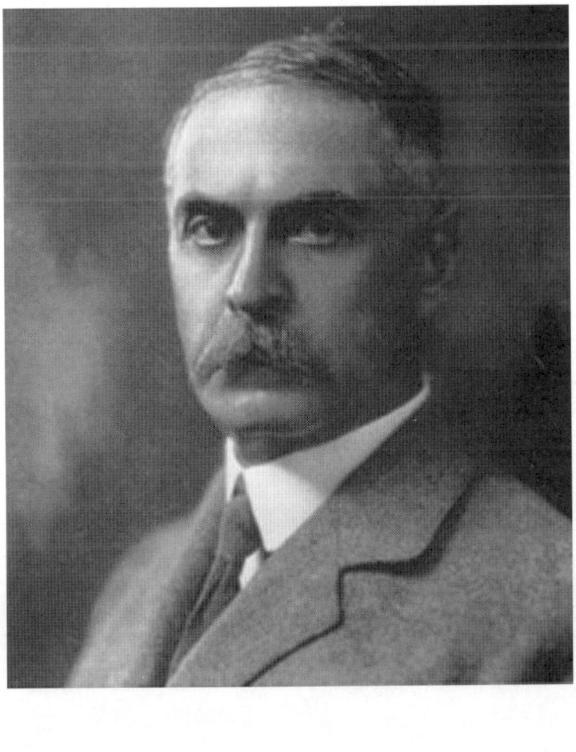

Fig. 14-2. Karl Landsteiner, um dos primeiros cientistas a estudar os processos físicos da imunidade. Ele é mais conhecido pela identificação dos grupos sanguíneos humanos A, B e O, mas as suas contribuições foram muito além disso, envolvendo as áreas de imunologia, bacteriologia e patologia. Foi agraciado com o prêmio Nobel de Medicina em 1930, por seus trabalhos com a tipagem do sangue humano.

Em 1981, foram descritos os primeiros casos de uma síndrome inicialmente denominada GRID (*Gay-related Immunedeficiency Disease*), devido a sua prevalência entre homens homossexuais. Foi posteriormente rebatizada de AIDS (*Acquired Immune Deficiency Syndrome*).[3]

Os últimos anos têm-se caracterizado por um arrefecimento nas recomendações de utilização das transfusões sanguíneas. A descoberta das viroses e outras patologias transmissíveis por transfusão, evidências de imunodepressão, interferência de crenças religiosas e o iminente colapso na disponibilidade de sangue e seus derivados levaram os diversos setores envolvidos a estabelecer políticas direcionadas à racionalização no uso desses produtos. As Unidades de Terapia Intensiva, nas quais a indicação muitas vezes demasiada das transfusões é fato preocupantemente corriqueiro, foram também envolvidas nesse processo, o que tem levado a avanços nessa área, principalmente nos últimos 10 anos. O desenvolvimento de pesquisas epidemiológicas e de intervenção conduziu à quebra de antigos paradigmas e a novas proposições, que serão pormenorizadas no decorrer deste capítulo.

FISIOLOGIA DA OFERTA DE OXIGÊNIO

Só existe uma maneira de o oxigênio trafegar dos pulmões, onde é difundido a partir da atmosfera, aos tecidos: através do sangue. Assim, a quantidade de oxigênio ofertada aos tecidos depende inicial e primordialmente do montante de sangue que passa pelos pulmões e vai à intimidade dos tecidos. A cada batimento, o coração ejeta uma quantidade de sangue que é denominada volume sistólico. Esse volume, multiplicado pela freqüência cardíaca, determina a alíquota de sangue ofertada pelo coração aos tecidos a cada minuto, o que se de-

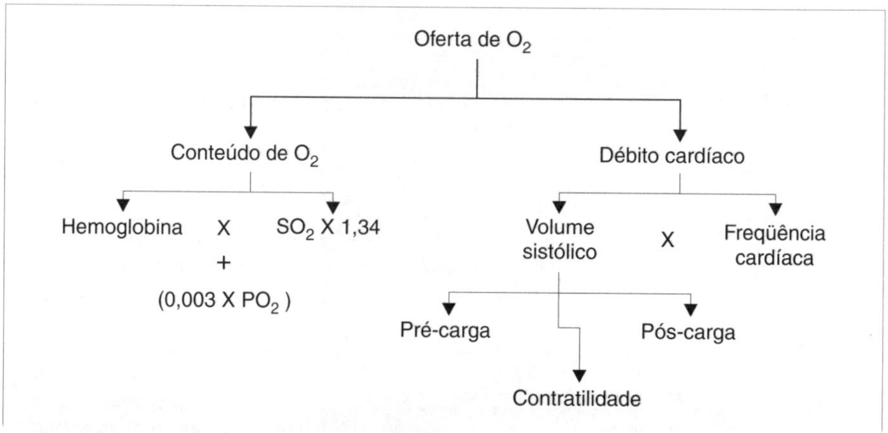

Fig. 14-3. Determinantes da oferta de oxigênio.

nomina débito cardíaco. De uma maneira bem simplista, os fatores que determinam a quantidade de sangue ejetada pelos ventrículos a cada batimento são: a quantidade de sangue que chega aos ventrículos na diástole (denominada pré-carga), a força de contração do músculo miocárdico durante a sístole (contratilidade) e a resistência ao esvaziamento do ventrículo exercida pelo leito arterial (pós-carga), como se vê na Figura 14-3.

Por outro lado, a quantidade de oxigênio transportada em cada ml de sangue vai ser determinada, essencialmente, pela pressão parcial do gás no plasma. As moléculas de um gás, devido a sua alta energia cinética, chocam-se constantemente umas às outras e é a "quantidade de choques" entre as moléculas que determina a pressão que o gás irá exercer em um recipiente ou quando dissolvido em um líquido. A pressão parcial de um gás em uma mistura de gases ou no interior de um líquido é determinada pela quantidade de moléculas presentes na mistura. Ocorre que o oxigênio se dilui pessimamente em líquidos e não pode ser transportado em grandes quantidades dessa forma. Há, assim, a necessidade de um carreador, que "acalme" as moléculas de oxigênio e acomode-as para o transporte. Este carreador, nos seres humanos, é a hemoglobina (Hb).

A Hb é uma grande invenção da natureza para transportar oxigênio. Trata-se de uma molécula constituída por 4 moléculas polipeptídicas, denominadas globinas (α_1, β_1, α_2, β_2), conectadas entre si por ligações não-covalentes e cada qual ligada a um grupo heme, que contém um átomo de Fe^{++}. É esse grupo heme que se liga ao oxigênio. Tanto a ligação do oxigênio à Hb quanto a sua liberação são acompanhadas por notáveis alterações de conformação na estrutura dessa molécula. À medida que a Hb é transportada nas hemácias entre os pulmões e os capilares, oscila continuamente entre 2 extremos de conformação de estrutura: a primeira, a desoxi-Hb, tem pouca afinidade pelo oxigênio, e a outra, a oxi-Hb, tem uma afinidade cem vezes maior. Como ilustrado na Figura 14-4, a quantidade de oxigênio ligado à Hb, isto é, a fração de saturação (Ya), é medida como uma função da pressão parcial de O_2 no ambiente ao redor, ou pO_2.

Dessa forma, é irresistível a analogia de que a Hb funcionaria como uma verdadeira "esponja" de oxigênio. A medida de saturação é a quantidade de oxigênio que a esponja é capaz de "absorver". Como a ligação da Hb ao oxigênio é um processo dinâmico, a "esponja" da Hb ou está sendo constantemente "ensopada" com oxigênio ou está sendo "espremida" para liberar todo ou parte do seu O_2. Em outras palavras, a Hb é forçada a se "expandir" ou "contrair" entre as suas duas disposições de conformação, oxi e desoxi. Além disso, quando uma molécula de Hb se liga a uma de O_2, sua mudança de conformação faz

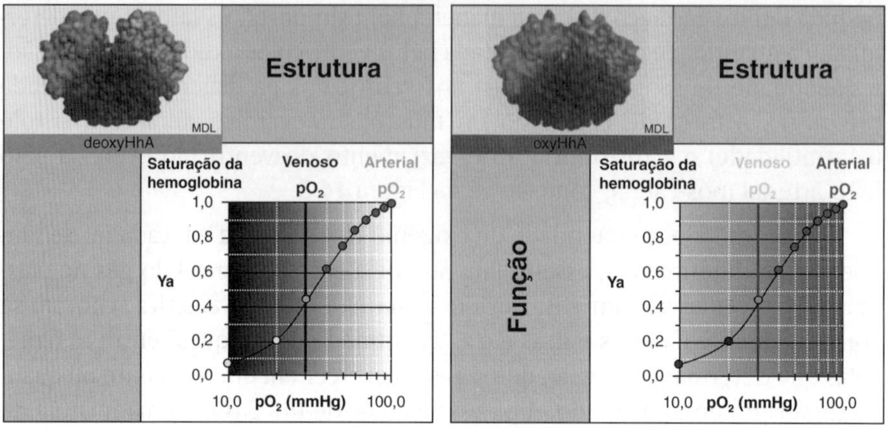

Fig. 14-4. As mudanças de conformação da Hb ao ligar-se com o oxigênio determinam a sua afinidade *(Ver Prancha em Cores).*

com que se torne mais "ávida" por oxigênio, o que explica a relação curvilinear entre a fração de saturação e a pressão parcial de oxigênio no sangue (PaO_2).[4]

Alguns fatores aumentam e outros diminuem a afinidade da Hb pelo oxigênio. Por exemplo, em meio ácido (pH baixo), há mudanças de conformação da Hb, com tendência à liberação de oxigênio pela molécula ("espreme-se a esponja" ou, em terminologia menos ordinária, ocorre diminuição da afinidade da Hb pelo oxigênio). Isso faz muito sentido, pois esses meios ácidos geralmente o são por serem ricos em CO_2, o qual é produto final da glicólise aeróbica. Ou seja, são tecidos cujas células já fizeram uso de O_2 e produziram CO_2 (em última instância, H^+) para a produção de energia. Esses tecidos estão precisando de O_2 e a Hb diligentemente o libera. É assim também com o aumento da temperatura. Nessa circunstância, ocorre aumento do metabolismo e do gasto energético, maior produção de CO_2 e menor pH, resultando em maior necessidade de O_2. Esse fenômeno é denominado efeito Bohr. O oposto é verdadeiro para todos esses eventos: aumento de pH, diminuição de íons H^+, de CO_2, da temperatura e da quantidade de 2,3 difosfoglicerato, todos aumentam a afinidade da Hb pelo O_2.

O 2,3 difosfoglicerato é uma substância que, ao ligar-se com as moléculas de globina, diminui a afinidade da hemoglobina pelo O_2. Essa molécula é produzida pelo ciclo de Embden-Meyerhof (principal via de degradação anaeróbica dos carboidratos) nas hemácias e "espreme a esponja" da Hb nas situações de baixa quantidade de O_2.[5]

A grosso modo, um grama de Hb carreia, quando plenamente saturado de oxigênio, 1,39 ml de O_2. Entretanto, se for considerada a capacidade de transporte ineficiente de uma pequena fração da Hb circulante, representada por algumas formas (metemoglobina, carboxiemoglobina) que se ligam mal ao O_2, teremos 1,34 ml de O_2 como mais representativa da capacidade de ligação de todo o conjunto da Hb circulante.[6]

Dando progresso à análise dos determinantes da oferta de oxigênio, já sabemos que o oxigênio dissolvido no plasma é uma quantidade absolutamente negligenciável, dado o seu baixo coeficiente de solubilidade (0,003). Assim, com uma pressão parcial arterial de O_2 de 90 mmHg, teremos uma quantidade dissolvida de 90 mmHg × 0,003 ml/100 ml/mmHg = 0,27 ml de O_2 a cada 100 ml de sangue. Quase nada, quando comparado à demanda geral do organismo.

Portanto, a quase totalidade do O_2 transportado através do sangue aos tecidos o faz ligada à Hb. Na realidade, existe muito mais Hb no sangue do que o necessário para realizar o transporte de O_2 usualmente requerido. Essa massa em excesso poderia consistir em uma sobrecarga desnecessária ao sistema cardiovascular, mas a quantidade de Hb "excedente" tem outra importante função, que é o transporte de CO_2 e o tamponamento dos íons H^+ que são produzidos como resultado da hidratação do CO_2 nas hemácias, pela anidrase carbônica. A Hb tem sua capacidade de tamponamento máxima quando se encontra na forma desoxi-Hb, o que faz sentido do ponto de vista funcional: um sangue pobre em O_2 é teoricamente rico em CO_2.

Finalizando a discussão sobre oferta de O_2, resta estabelecer o conceito de consumo de oxigênio. Para isto, é necessário esclarecer a noção de diferença arteriovenosa do conteúdo de oxigênio. Essa diferença ($C_{a\text{-}v}O_2$) representa a quantidade de oxigênio que é extraída pelos tecidos e órgãos do corpo. A $C_{a\text{-}v}O_2$ é calculada como se segue: $C_{a\text{-}v}O_2$ = diferença arteriovenosa do conteúdo de oxigênio = $CaO_2 - C\bar{v}O_2 \approx 5$ ml O_2/dl de sangue. A $C_{a\text{-}v}O_2$, quando multiplicada pelo débito cardíaco, fornece-nos a estimativa do consumo global de O_2, da seguinte forma:

$$VO_2 = \text{Consumo de oxigênio} = (C_{a\text{-}v}O_2) \times (DC) \times (10\ dl/l) \approx 150\ ml\ O_2/min/m^2$$

FISIOLOGIA DOS ERITRÓCITOS

O eritrócito maduro é uma das células mais especializadas de todas. Ele não tem núcleo, mitocôndria, ribossomos e, portanto, não pode se dividir nem sintetizar novas proteínas. Noventa e cinco por cento da sua proteína citoplasmática é hemoglobina. O resto constitui-se de enzimas destinadas à manutenção da hemoglobina em um estado estável. Ou seja, é um verdadeiro "operário zumbi", cuja única função, do nascimento à senescência, é carrear hemoglobina através dos vasos sanguíneos. Sua forma é a de um disco bicôncavo (Fig. 14-5), com um diâmetro de 7 a 8 μm e um volume médio de 90 fl.

A forma dos eritrócitos é muito bem ajustada à sua função. A relação entre superfície e volume é a máxima possível em tal forma, o que facilita tanto a transferência de gás quanto a deformabilidade das células, à medida que elas atravessam a microcirculação. O plano do disco bicôncavo se orienta em dire-

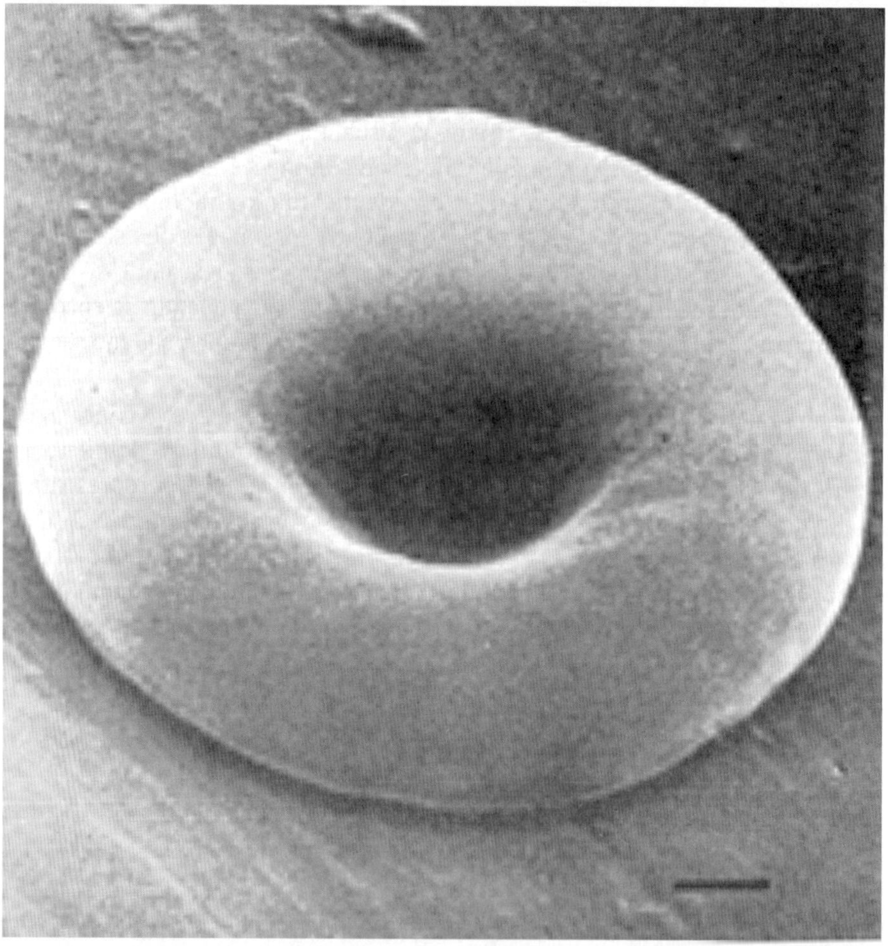

Fig. 14-5. O eritrócito maduro normal visualizado por microscopia eletrônica de varredura (× 9.800).

ção ao fluxo, como o de um pára-quedas visto de lado (Fig. 14-6). Quando se deforma dessa maneira, o eritrócito pode passar através de um vaso de até 4 μm.

As vantagens em se manter a hemoglobina encapsulada em corpúsculos são diversas: primeiramente, evita a sua ação coloidosmótica. Se a Hb circulasse livremente, exerceria uma ação coloidosmótica 5 vezes maior do que a exercida pelas proteínas plasmáticas; mantém a viscosidade do sangue baixa; e evita a sua degeneração oxidativa. Além disso, experiências com substitutos de hemoglobina e hemoglobina livre levaram à maciça captação de óxido nítrico, com elevações perigosas na pressão arterial.

ANEMIA EM PACIENTES CRÍTICOS

Os 2 principais tipos de anemia de interesse ao intensivista e que serão abordados neste capítulo são a anemia da perda sanguínea aguda e a anemia no paciente em choque sem perda aguda.

Anemia da perda sanguínea aguda

Uma hemorragia de grande monta representa uma ameaça dupla à homeostasia do organismo. Há a perda de volume sanguíneo, que pode levar ao colapso cardiovascular e à morte. Nessas circunstâncias, a perda das hemácias circulantes é muito menos importante do que a depleção abrupta do volume sanguíneo. Estudos em testemunhas de Jeová evidenciaram que, durante cirurgias eletivas, o nível de hemoglobina só se tornava um previsor significativo de mortalidade quando chegava abaixo de 3,0 g/dl.[8] Por outro lado, quando a hemorragia é mais gradual, a massa de eritrócitos circulantes pode se tornar tão depletada, a ponto de determinar prejuízo significativo da oferta de oxigênio aos órgãos vitais.

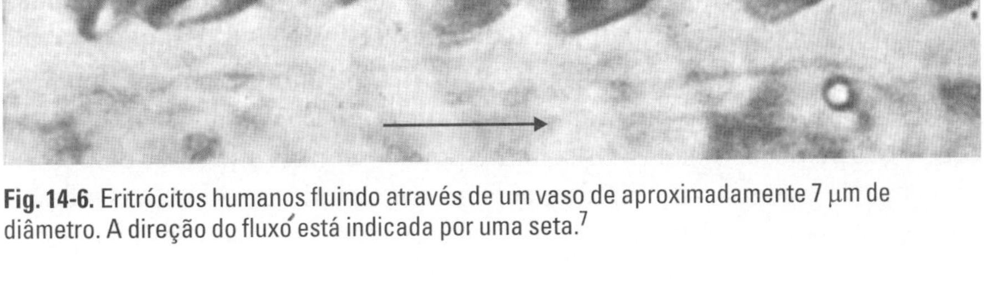

Fig. 14-6. Eritrócitos humanos fluindo através de um vaso de aproximadamente 7 μm de diâmetro. A direção do fluxo está indicada por uma seta.[7]

As manifestações clínicas da perda de volume sanguíneo refletem ajustes no débito cardíaco e no tono vascular, com o objetivo de prevenir o colapso circulatório e manter o suprimento de oxigênio. Um indivíduo normal pode perder até 20% do volume sanguíneo agudamente, sem que haja alterações notáveis no exame clínico. A partir daí, começam a surgir sinais e sintomas de alterações cardiovasculares decorrentes da diminuição do retorno venoso e do débito cardíaco. Inicialmente, há aumento da freqüência cardíaca e alterações da pressão arterial com a mudança de postura. Quando a perda alcança 30% a 40%, começa a haver queda do débito cardíaco e o colapso cardiovascular gradativamente toma forma. Ocorre agitação psicomotora, "fome de ar", pulso acelerado, pele fria e úmida. Se a hemorragia não cessar e uma terapia efetiva não for iniciada nesse momento, ocorrerá dano orgânico e morte. Uma perda sanguínea aguda e rápida de 50% ou mais está relacionada com uma probabilidade de morte extremamente alta, a não ser que reposição volêmica vigorosa seja iniciada. Nessas situações, hematócrito e hemoglobina não irão refletir adequadamente a perda sanguínea real.

Por ocasião de uma perda mais gradual de sangue, pode ocorrer restauração espontânea do volume plasmático suficientemente eficaz para evitar o colapso cardiovascular. Entretanto, o processo de expansão volêmica plasmática é lento. Numa perda súbita mais significativa, serão necessárias várias horas ou dias para que haja restauração volêmica ao normal, através da reposição endógena de plasma. Por causa disso, o hematócrito cai apenas lentamente no decorrer de 2 a 3 dias após uma perda aguda e única de sangue.

Tratamento

A primeira providência do intensivista frente *a uma anemia aguda por perda sanguínea em um paciente internado em UTI* é assegurar uma reposição volêmica adequada às perdas. Isto pode ser conseguido com salina, solução de Ringer, gomas, gelatinas, albumina ou sangue. O que importa é restaurar a volemia o mais rapidamente possível, para assegurar uma oferta de oxigênio adequada.

Apesar da terapêutica inicial da anemia da perda sanguínea aguda ser direcionada primordialmente à resolução sintomática, o clínico não deve perder de vista o diagnóstico etiológico da hemorragia, tomando inicialmente medidas gerais com o objetivo de controlar ou minimizar as perdas sanguíneas.

Visto que as soluções cristalóides se distribuem entre os compartimentos intra e extravascular, elas precisam ser infundidas em um volume duas a 3 vezes àquele das perdas estimadas. Os colóides podem ser mais eficientes para repor a volemia de maneira mais rápida e com menor quantidade de fluidos infundidos, o que poderia ser vantajoso em pacientes idosos ou naqueles com pobre reserva cardíaca. Essa vantagem, entretanto, é puramente especulativa, não tendo sido demonstrada de maneira fundamentada.[9]

O uso de sangue total ou de concentrado de hemácias junto com plasma fresco congelado para o tratamento da perda sanguínea aguda deve ser desencorajado. É caro e constitui um gasto de recursos desnecessário, além de não oferecer benefícios em relação às outras soluções destinadas à reposição volêmica.

Já que o benefício da reposição volêmica agressiva independe do tipo de fluido utilizado, resta saber qual o melhor método para monitorizar essa reposição. Os parâmetros clínicos, como pressão arterial, pulso, diurese, entre outros, podem dar uma pista da eficiência da nossa terapia, porém, são reconhecidamente falhos em detectar débito oculto de oxigênio.

A queda nas pressões de enchimento [pressão de átrio direito (PAD), ou pressão diastólica final de ventrículo esquerdo (PD_2VE) refletida pela pressão de oclusão da artéria pulmonar (POAP)] é proporcional à hemorragia, mas é de pouca monta. Tanto que, em uma hemorragia de aproximadamente 50%, a queda na PAD é, em média, de aproximadamente 3,1 mmHg e de 5 mmHg na PD_2VE. Se levarmos em consideração os erros de medida comumente relacionados com essas pressões na prática clínica diária, é fácil notar que não são parâmetros por demais confiáveis para mensurar a importância da hemorragia.[10]

Podemos utilizar parâmetros de oxigenação global, derivados do cateter de artéria pulmonar, tais como medidas da oferta (DO_2) e consumo de O_2 (VO_2), como guias terapêuticos. Porém, dada a premência que envolve a resolução do choque hemorrágico, nem sempre há tempo hábil para se utilizar dessa ferramenta, nesse cenário.

O lactato sérico, como um índice de hipoperfusão, pode também ser utilizado, porém, apresenta algumas limitações, por ser a hiperlactatemia de etiologia multifatorial. Para que haja aumento significativo nos níveis séricos de lactato, é necessário que a sua produção e a liberação na circulação sistêmica excedam a captação no fígado, nos rins e músculos esqueléticos. Assim, além da sua formação pela glicólise anaeróbica, decorrente de hipoperfusão, pode ser elevado por glicólise aeróbica, aumentada em estados hipermetabólicos; utilização de catecolaminas e hiperventilação; entre outros. Apesar disso, é freqüentemente utilizado como um indicador prognóstico e pode ser previsor de um desfecho favorável, se ocorrer normalização em 48 horas.[11,12]

Finalmente, a saturação venosa central tem despontado como um marcador de oxigenação tecidual global bastante factível e que pode já ser utilizado na sala de emergência.[13]

Anemia no paciente em choque sem perda aguda

A anemia do paciente crítico sem perda aguda é geralmente multifatorial. Muitos deles não têm perda sanguínea manifesta e uma das principais causas é a retirada repetitiva de amostras para realização de exames.[14] Além disso, os pacientes críticos têm resposta atenuada à eritropoetina e pouca produção desse hormônio.[15]

Dois grandes estudos epidemiológicos, um feito na Europa[16] e outro, nos EUA,[17] indicaram que as médias de hemoglobina à admissão na UTI são de aproximadamente 11 g/dl. Esta média tende a cair com o decorrer da internação, principalmente nos primeiros 3 dias, a uma taxa média de 0,66 g/dl por dia.[18]

A habilidade do paciente em tolerar a anemia depende de sua condição clínica e da presença de co-morbidades. Nessa condição, a conservação de um volume circulante efetivo apropriado é de importância crucial, bem como de uma DO_2 adequada às demandas.

A iniciativa de indicar uma transfusão sanguínea sofre, dessa forma, a influência de diversos fatores contextuais que fazem com que a precisão de tal indicação nem sempre seja clara. A começar pelos parâmetros que utilizamos para diagnosticar anemia (hematócrito e hemoglobina), que são marcadores indiretos da massa total de hemácias (esse sim, o real marcador de anemia), cuja confiabilidade já discutimos anteriormente neste capítulo e depende do volume plasmático.

A própria relação da anemia com a oxigenação tecidual é complexa. Sabe-se, pela lei de Pouiseille, que o débito cardíaco, e conseqüentemente, a oferta de O_2, é inversamente proporcional à viscosidade sanguínea, a qual é determinada pela massa de hemácias. Desse modo, um aumento nessa massa (e em Ht e Hb) pode não necessariamente significar uma melhora na oferta tissular de oxigênio.

Além disso, o fluxo sanguíneo, em resposta a uma queda na massa de hemácias, é regulado em 3 níveis de circulação: central (isto é, aumento do débito cardíaco); regional (redistribuição de fluxo sanguíneo entre os órgãos); e microrregional (redistribuição de fluxo na intimidade do órgão). Essas correlações funcionam como mais um fator de confusão ao entendimento fisiopatológico da anemia e suas conseqüências e, subseqüentemente, das indicações de transfusão de hemácias.

Tudo isso posto, não é à toa que se tenha demonstrado uma grande variabilidade, tanto individual quanto regional e principalmente institucional, nas indicações de transfusão no paciente crítico, em estudos observacionais.[14] Essa falta de diretrizes era provavelmente a responsável por 66% das transfusões serem consideradas como inadequadas, há algum tempo. Essa situação, apesar das novas evidências divulgadas nos últimos anos, ainda carece de ser aperfeiçoada.[19]

Acredita-se, assim, que as práticas transfusionais no paciente crítico têm sofrido algumas modificações nos últimos anos, principalmente em resposta à divulgação de um estudo prospectivo multicêntrico randomizado que envolveu 25 centros do Canadá, publicado em 1999, e que não demonstrou diminuição na mortalidade de doentes críticos, quando comparou uma estratégia liberal de transfusão com uma mais restritiva. Esse estudo, denominado *Transfusion Requirements in Critical Care* (TRICC *Trial*),[20] envolveu 838 pacientes críticos em euvolemia com concentrações de hemoglobina menores que 9,0 g/dl após 72 horas de internação. Quatrocentos e dezoito pacientes foram randomizados para uma estratégia dita restritiva, na qual se utilizava um nível-gatilho de hemoglobina de 7,0 g/dl para desencadear a transfusão, com o objetivo de mantê-la entre 7,0 e 9,0 g/dl. Outros 420 pacientes foram aleatoriamente alocados para serem transfundidos de maneira liberal, o que significou utilizar uma hemoglobina de 10,0 g/dl como gatilho de transfusão, tendo como objetivo mantê-la entre 10,0 a 12,0 g/dl. Como resultado dessas estratégias, a Hb média no grupo restritivo foi de 8,4 g/dl, enquanto no grupo liberal foi de 10,7 g/dl. Houve uma redução de 54% no número de transfusões no grupo restritivo (5,2 unidades por paciente *vs.* 2,5 unidades por paciente). Escores de disfunção orgânica foram significativamente menores no grupo de estratégia restritiva. Todos os resultados de mortalidade (30 dias, UTI, hospital) favoreceram o grupo restritivo, apesar não ter havido significância estatística nesse achado.

Quando foi feita a análise de alguns subgrupos, como, por exemplo, os pacientes mais jovens (com idade menor que 55 anos) ou aqueles menos graves (escore APACHE II < 20), a diferença de mortalidade se mostrou significativamente menor no grupo restritivo. Além disso, a taxa de complicações (notavelmente edema pulmonar, tanto cardiogênico como não-cardiogênico) foi maior no grupo liberal, não houve diferença para os 2 grupos entre os pacientes com doença cardíaca ou doença isquêmica do coração, como também no tempo de ventilação mecânica.

Esse aumento na mortalidade hospitalar no grupo liberal não pode ser justificado exclusivamente pela maior incidência de edema pulmonar. Outros efeitos colaterais associados às transfusões de hemácias alogênicas também foram identificados, como maior risco de infecção nosocomial,[21-24] resposta inflamatória, vasoconstrição sistêmica e pulmonar relacionada com a idade do sangue e captação aumentada de óxido nítrico pela hemoglobina, além de imunossupressão.[25,26]

As hemácias do sangue estocado sofrem uma série de alterações corpusculares que, em conjunto, são denominadas *"lesões de estocagem"*[27-29] e que incluem depleção de adenosina trifosfato (ATP) e 2,3 DPG,[30] vesiculação[31] e peroxidação lipídica da membrana da hemácia,[32,33] juntamente com perda da sua deformabilidade.[28] Apesar de as conseqüências da transfusão desse tipo de hemácias sobre a DO_2 não terem sido completamente elucidadas, especula-se que o uso de grandes quantidades de hemácias depletadas de 2,3-DPG poderia ter conseqüências clínicas adversas sobre a oferta de oxigênio, naqueles pacientes com balanços precários entre oferta e demanda de O_2.[34]

Em contraposição a esses achados do TRICC, vêm-se postar os do estudo levado a cabo pelo Dr. Emmanuel Rivers *et al.* Nele, a transfusão de hemácias, com o objetivo de elevar o hematócrito a 30%, pelo menos, fez parte de uma estratégia de correção precoce da oferta de oxigênio em pacientes admitidos em serviço de emergência com quadro de sepse/SIRS grave. O uso de transfusões de hemácias foi estatisticamente superior no braço do tratamento e essa estratégia provou ter benefícios significativos com relação à mortalidade e à morbidade.[13]

As explicações para essa aparente contradição talvez residam em 2 aspectos principais desses estudos. O primeiro, é que, nos pacientes incluídos no estudo TRICC, uma das características era já estarem internados em UTI por pelo menos 72 horas e em euvolemia. Sendo assim, eles já teriam tido sua oferta de oxigênio supostamente corrigida e a "busca frenética" por um aperfeiçoamento na relação entre oferta e consumo de O_2 não faria mais sentido, principalmente por meio de transfusões sanguíneas. O segundo aspecto é que não há garantias de que a transfusão, em meio a uma série de medidas, tenha tido uma participação realmente efetiva na diminuição da morbidade e mortalidade desses pacientes. Quem garante que, se esses pacientes tivessem sua correção complementada por outra medida que não a transfusão, os resultados não seriam ainda melhores? Só um estudo comparando correção com e sem transfusão daria-nos essa resposta.

Apesar desses questionamentos, as recomendações do *Surviving Sepsis Campaign*[35] para utilização de transfusão de concentrado de hemácias na sepse grave refletem as evidências trazidas à luz por esses 2 estudos. De tal forma, que, na sessão referente à ressuscitação inicial, estabelece: "Durante as primeiras 6 horas de ressuscitação da sepse grave ou choque séptico, se uma saturação venosa central ou mista de oxigênio de 70% não é atingida com reanimação com fluidos para uma PVC de 8 a 12 mmHg, então transfunda concentrado de hemácias para atingir um hematócrito de 30%..."

Já na sessão referente aos produtos sanguíneos, determina: "Uma vez que a hipoperfusão tissular tenha sido resolvida e na ausência de circunstâncias extenuantes, tais como doença coronariana grave, hemorragia aguda ou acidose lática, as transfusões de hemácias devem ocorrer apenas quando o nível de hemoglobina diminuir abaixo de 7,0 g/dl, para atingir uma meta de 7,0 a 9,0 g/dl".[35]

Como se pode notar, não há contradição entre essas duas recomendações, já que as duas indicações são relacionadas com momentos distintos no manuseio do doente crítico: uma para a fase de reanimação, nas primeiras 6 horas de apresentação da patologia, e outra já numa fase mais tardia, na qual o paciente se encontra equilibrado na relação entre oferta e consumo de oxigênio.

Dessa forma, os achados desses estudos estabeleceram novos paradigmas para as transfusões de hemácias e indicaram novas rotas a serem percorridas, tanto na pesquisa do tema, quanto na nossa prática clínica diária. As expectativas em relação aos benefícios das transfusões de hemácias encontram-se atualmente em um patamar mais aceitável e o uso indiscriminado desse recurso terapêutico, apesar de ainda alto, é cada vez mais cerceado pelas novas evidências.

Em nosso meio, as atuais recomendações para transfusões de hemácias parecem estar sendo obedecidas, pelo menos na maioria das vezes. Em estudo prospectivo conduzido nas principais unidades de terapia intensiva de nossa cidade, que envolveu 614 pacientes, observamos que a média da Hb nos pacientes transfundidos foi de $6,9 \pm 1,9$ g/dl. Os pacientes menos doentes (APACHE II < 10) tiveram maior precisão nas suas indicações de transfusão de hemácias, com um motivo específico (Hb $< 7,0$ g/dl ou sangramento ativo) em 94,8% das vezes ($p < 0,03$). Nos pacientes mais graves (APACHE II > 20), uma hemoglobina baixa ($< 7,0$ g/dl) foi a indicação mais predominante (71,7%) ($p = 0,038$).[36]

Apesar disso, recentes estudos epidemiológicos na Europa e nos EUA demonstraram um limiar pré-transfusional ainda pouco abaixo de 9,0 g/dl.[16,17] Isso nos indica um longo caminho a percorrer, até que as indicações de transfusões de concentrados de hemácias nas UTI ao redor do mundo sejam dimensionadas às evidências atuais para sua utilização.

CONCLUSÃO

Apesar de terem sido e ainda serem uma ferramenta poderosa para a correção da oferta de oxigênio em pacientes críticos, as transfusões de hemácias têm tido seu uso cada vez menos respaldado em algumas situações nas quais anteriormente se imaginava que fossem imprescindíveis. Entre essas, destaca-se o manuseio do paciente com anemia da doença crítica, cuja volemia esteja assegurada e que apresente equilíbrio, atestado pelos parâmetros de oxigenação global, entre oferta e consumo de oxigênio.

O uso de transfusões de hemácias, no entanto, é ainda plenamente justificado nas situações em que há desequilíbrio entre a oferta e o consumo de oxigênio, na vigência de hemorragias ativas e nos casos de doença vascular coronariana e cerebral agudas. Nessas circunstâncias, apesar dos riscos envolvidos com a transfusão, ainda não dispomos de um substituto mais eficiente.

REFERÊNCIAS BIBLIOGRÁFICAS

1. Deniz JB. *Lettre escrite à ...montmor... touchant une nouvelle manière de guérir plusieurs maladies par la transfusion du sang, confirmée par deux expériences faites sur des hommes*. Paris, 1667.
2. The Gustave L, Janet W. *Levy Library, Mount Sinai School of Medicine*. [cited; Available from: http://www.mssm.edu/library/services/archives
3. Red Gold. *Blood History Lifetime*. [cited; Available from: http://www.pbs.org/wnet/redgold/history/index.html
4. *Overview of Hemoglobin's Structure/Function Relationships* [cited; Available from: http://tutor.lscf.ucsb.edu/instdev/sears/biochemistry/tw-hbn/hba-overview.htm
5. *Winthrobe´s Clinical Hematology*. 11 ed. Lippincott, Williams & Wilkins, 2004.
6. Marino P. *ICU Book*. 3 ed. Lippincott-Raven Publishers, 2006.
7. Skalak R, Branemark PI. Deformation of red blood cells in capillaries. *Science* 1969;164(880):717-9.
8. Spence RK, Costabile JP, Young GS, Norcross ED, Alexander JB, Pello MJ, et al. Is hemoglobin level alone a reliable predictor of outcome in the severely anemic surgical patient? *American Surgeon* 1992;58(2):92-5.
9. The SAFE Study Investigators. A comparison of albumin and saline for fluid resuscitation in the intensive care unit. *N Engl J Med* 2004;(350):2247-56.
10. Forsyth RP, Hoffbrand BI, Melmon KL. Redistribution of cardiac output during hemorrhage in the unanesthetized monkey. *Circulation Research* 1970;27(3):311-20.
11. Fall P, Szerlip H. Lactic acidosis: from sour milk to septic shock. *J Intensive Care Med* 2005;20(5):255-71.
12. Jakob S, Suistomaa M, Takala J. *Lactate, Lactate/Pyruvate Ratio, Low Tissue Perfusion and Outcome*. Springer-Verlag, 2001.
13. Rivers E, Nguyen B, Havstad S, Ressler J, Muzzin A, Knoblich B, et al. Early goal-directed therapy in the treatment of severe sepsis and septic shock. *N Engl J Med* 2001;345(19):1368-77.
14. Corwin H, Parsonnet K, Gettinger A. RBC Transfusion In the ICU: Is there a reason? *Chest* 1995;(108):767-71.
15. McLellan SA, McClelland DB, Walsh TS. Anaemia and red blood cell transfusion in the critically ill patient. *Blood Reviews* 2003;17(4):195-208.
16. Vincent J, Baron J, Reinhart K, Gattinoni L, Thijs L, Webb A, et al. Anemia and blood transfusion in critically Ill patients. *JAMA* 2002;288:1499-1507.
17. Corwin H, Gettinger A, Pearl R, Fink M, Levy M, Abrahan E, et al. The CRIT Study: Anemia and blood transfusion in the critically ill—Current clinical practice in the United States. *Crit Care Med* 2004. 2004;32(1):39-52.
18. Nguyen BV, Bota DP, Melot C, Vincent JL. Time course of hemoglobin concentrations in nonbleeding intensive care unit patients. *Critical Care Medicine* 2003;31(2):406-10.

19. Ely EW, Bernard GR. Transfusions in critically ill patients – Editorial. *New England Journal of Medicine* 1999;340(6):467-8.
20. Hebert PC, Wells G, Blajchman MA, Marshall J, Martin C, Pagliarello G, et al. A multicenter, randomized, controlled clinical trial of transfusion requirements in critical care. Transfusion Requirements in Critical Care Investigators, Canadian Critical Care Trials Group. *New England Journal of Medicine* 1999;340(6):409-17.
21. Taylor RW, Manganaro L, O'Brien J, Trottier SJ, Parkar N, Veremakis C. Impact of allogenic packed red blood cell transfusion on nosocomial infection rates in the critically ill patient.[see comment]. *Critical Care Medicine* 2002;30(10):2249-54.
22. Tang R, Chen HH, Wang YL, Changchien CR, Chen JS, Hsu KC, et al. Risk factors for surgical site infection after elective resection of the colon and rectum: a single-center prospective study of 2,809 consecutive patients. *Annals of Surgery* 2001;234(2):181-9.
23. Duggan J, O'Connell D, Heller R, Ghosh H. Causes of hospital-acquired septicaemia–a case control study. *Quarterly Journal of Medicine*. 1993;86(8):479-83.
24. Shorr AF, Duh MS, Kelly KM, Kollef MH, Group CS. Red blood cell transfusion and ventilator-associated pneumonia: A potential link? *Critical Care Medicine* 2004;32(3):666-74.
25. Blajchman MA, Dzik S, Vamvakas EC, Sweeney J, Snyder EL. Clinical and molecular basis of transfusion-induced immunomodulation: summary of the proceedings of a state-of-the-art conference. *Transfusion Medicine Reviews* 2001;15(2):108-35.
26. Napolitano L. Scope of the problem: epidemiology of anemia and use of blood transfusions in critical care. *Critical Care* 2004;8(S2):S1-8.
27. Chin-Yee I, Arya N, d'Almeida MS. The red cell storage lesion and its implication for transfusion. *Transfusion Science* 1997;18(3):447-58.
28. Card RT, Mohandas N, Perkins HA, Shohet SB. Deformability of stored red blood cells. Relationship to degree of packing. *Transfusion* 1982;22(2):96-101.
29. Wolfe LC. The membrane and the lesions of storage in preserved red cells. *Transfusion* 1985;25(3):185-203.
30. Valeri CR, Collins FB. Physiologic effects of 2,3-DPG-depleted red cells with high affinity for oxygen. *Journal of Applied Physiology* 1971;31(6):823-7.
31. Greenwalt T, Bryan D, Dumaswala U. Erythrocyte membrane vesiculation and changes in membrane components during storage in citrate-phosphate-dextrose-adenine-1. *Vox Sang* 1984;47:261-270.
32. Knight JA, Searles DA. The effects of various antioxidants on lipid peroxidation in stored whole blood. *Annals of Clinical & Laboratory Science* 1994;24(4):294-301.
33. Knight JA, Voorhees RP, Martin L, Anstall H. Lipid peroxidation in stored red cells. *Transfusion* 1992;32(4):354-7.
34. Sugerman HJ, Davidson DT, Vibul S, Delivoria-Papadopoulos M, Miller LD, Oski FA. The basis of defective oxygen delivery from stored blood. *Surgery, Gynecology & Obstetrics* 1970;131(4):733-41.
35. Dellinger R, Carlet J, Mansur H, Gerlach H, Cassandra T, Cohen J, et al. Surviving Sepsis Campaign guidelines for management of severe sepsis and septic shock. *Crit Care Med* 2004;32(3):858-73.
36. Mendes CL, Filho JMC, Corrêa CRB, Mendes JCA, Dias FOM, Holmes LH, et al. Transfusional practices: what have we learnt with Transfusion Requirements In Critical Care (TRICC). *Critical Care* 2003;7(Suppl 3):82.

15

DROGAS VASOATIVAS

Rodrigo Sfredo Kruger
Álvaro Réa-Neto

INTRODUÇÃO

Drogas vasoativas são utilizadas desde 1940 em pacientes críticos sob estados clínicos em que a perfusão tecidual se encontra prejudicada. São indicadas quando a reposição volêmica falha em atingir metas de perfusão tecidual. Têm sido utilizadas especialmente no choque distributivo, no qual o desequilíbrio entre hipovolemia absoluta e relativa, vasoplegia, hipotensão arterial, contratilidade reduzida e alterações regionais de fluxo contribuem para a hipoperfusão tecidual.

Essas medicações objetivam estabelecer o controle hemodinâmico em um nível que mantenha uma pressão arterial média e um fluxo tecidual adequados. Para avaliar o estado de hipoperfusão, é primordial o conhecimento da fisiologia do transporte de oxigênio e das alterações de fluxo secundárias ao estado de choque, como por exemplo, a redução dos fluxos mesentérico e renal, privilegiando a perfusão de órgãos vitais como cérebro e coração.

Um controle contínuo das variáveis clínicas, dos parâmetros laboratoriais de perfusão e de dados retirados de novas tecnologias que avaliam perfusão sistêmica e regional, determina condutas rápidas e eficazes no manejo moderno do choque. O conhecimento dos seus mecanismos de ação, dosagens, indicações e efeitos colaterais é fundamental para seu emprego correto.

MECANISMO DE AÇÃO

As drogas vasoativas agem principalmente na resistência vascular periférica e no inotropismo cardíaco. Suas características de infusão endovenosa, meia-vida curta e necessidade de monitorização contínua demandam um controle preciso e graduado dos efeitos desejados.

A dose ideal de cada medicação deve ser titulada conforme a resposta clínica, hemodinâmica e metabólica. Freqüentemente, esses parâmetros são complementados por medidas invasivas (pressão arterial média, pressão venosa central, pressão de oclusão da artéria pulmonar, débito cardíaco, transporte de oxigênio etc.).

CARACTERÍSTICAS DAS DROGAS

As drogas vasoativas incluem catecolaminas (noradrenalina, adrenalina, dopamina, dopexamina, dobutamina, isoproterenol) e não-catecolaminas (p. ex., fenilefrina, vasopressina).

As catecolaminas agem diretamente nas células efetoras simpáticas, pela ligação a receptores específicos, localizados na membrana celular. Os efeitos da estimulação de receptores adrenérgicos β_1 e β_2 se fazem pela ativação da adenilciclase, o que determina aumento dos níveis de adenosina 3'-5'-monofosfato (AMP-cíclico). As conseqüências da estimulação alfadrenérgica parecem se dever em parte à mobilização de Ca^{++} ou formação de inositol-3-fosfato (receptores α_1) e da inibição da adenilciclase (receptores α_2) (Quadro 15-1).

Quadro 15-1. Catecolaminas: doses e grau de estimulação dos receptores

Catecolamina		*Dose (μg/kg/min)*
Noradrenalina	α_1, α_2, β_1	0,05-2,0
Adrenalina	α_1, α_2, β_1, β_2	0,05-2,0
Dopamina	α_1, α_2, β_1, dopa	1-3 (dopa) 3-10 (beta) > 10 (alfa)
Dopexamina	β_1, β_2, dopa	0,5-6,0
Dobutamina	β_1, β_2	5-10
Isoproterenol	β_1, β_2	0,05-2,0
Fenoldopam	Dopa-1	0,1-1,6

Catecolamina	α_1	α_2	β_1	β_2	*Dopa*
Noradrenalina	++++	+++	++	+	–
Adrenalina	+++	+++	+++	+++	–
Dopamina	+++	+	++/+++	+	+++
Dobutamina	–/+	–	+++	++	–
Dopexamina	–	–	+	++/+++	+++
Isoproterenol	–	–	+++	+++	-
Fenoldopam	–	–	–	–	++++

CARACTERÍSTICAS DOS RECEPTORES

Para compreender as ações e efeitos colaterais das drogas, devemos conhecer os principais receptores celulares:

- α_1 – (pós-sinápticos): sua estimulação promove vasoconstrição arteriolar, principalmente em níveis cutâneo, renal e esplâncnico, com conseqüente aumento da pressão arterial sistêmica e das pressões de perfusão coronariana e cerebral.
- α_2 – (pré-sináptico): sua estimulação promove retroalimentação negativa da noradrenalina nas terminações nervosas.
- β_1: sua estimulação leva a um aumento da função cardíaca, com efeitos inotrópico, cronotrópico e dromotrópico positivos.
- β_2: sua estimulação promove vasodilatação arteriolar, principalmente em nível muscular, broncodilatação e acentua os efeitos cronotrópicos dependentes dos receptores β_1. Pode levar à diminuição da pressão arterial sistêmica.
- *Dopa-1 (DA1)* – (pós-sinápticos): localizados principalmente em níveis renal, esplâncnico, coronariano e cerebral. Sua estimulação produz vasodilatação e, ainda, em nível renal, inibição da aldosterona e do ADH, com aumento de diurese e natriurese.
- *Dopa-2 (DA2):* localizados no corpo carotídeo, trato gastrintestinal e glândula pituitária anterior. Sua estimulação leva a uma diminuição da resposta ventilatória, hipoxemia e inibição da secreção de TSH e prolactina.
- *V1:* são estimulados pela vasopressina. Ligados à proteína G, são encontrados em vasos sanguíneos, trato gastrintestinal, útero, fígado, adrenais, plaquetas e hipófise. São responsáveis por vasoconstrição e adesão plaquetária.
- *V2:* também se ligam à proteína G, porém com AMP-cíclico de mensageiro intracelular. É encontrado nos rins, endotélio e vasos sanguíneos. Responsáveis por controle osmótico e vasodilatação.

METAS DE PERFUSÃO

Pressão arterial média (PAM)

A PAM é usada como parâmetro substituto de perfusão de órgãos, no entanto, os valores recomendados no choque ainda são controversos. O aumento da PAM com drogas vasopressoras melhora a perfusão tecidual, mas carrega consigo o risco de vasoconstrição regional. Em estudo prospectivo randomizado envolvendo pacientes com choque séptico, cujo objetivo foi aumentar a PAM de 65 para 85 mmHg por intermédio de aumento das doses de norepinefrina, foi observado aumento de índice cardíaco, porém, não houve alteração do consumo de oxigênio, lactato e parâmetros de perfusão renal.[1]

A maioria dos estudos[2] sugere que uma PAM maior que 65 mmHg é conveniente para a grande parte dos estados de choque. Porém, considera-se a possibilidade de ser individualizada para valores maiores, conforme algumas características clínicas e laboratoriais, como em pacientes com hipertensão arterial grave e nos idosos.

Fluxo sanguíneo

O fluxo sanguíneo é a quantidade de sangue transportada por segundo a um determinado órgão. O problema é que não existe ainda um método contínuo de medida de fluxo regional. Assim sendo, estimamos o fluxo indiretamente, ao quantificar parâmetros de metabolismo como lactato e saturação venosa regional ou sistêmica.

Evidentemente, o fluxo sanguíneo não é uniforme, mesmo em situações fisiológicas. No choque, essas discrepâncias de fluxo regional são exacerbadas e algumas vezes pioradas com o uso inapropriado de drogas vasoativas, como, por exemplo, quando são utilizadas antes de um aperfeiçoamento da pré-carga.

O fluxo sanguíneo sistêmico é proporcional ao débito cardíaco e, em algumas estratégias de perfusão, o aperfeiçoamento do fluxo com volume, vasopressores e inotrópicos confere resultados favoráveis na redução da mortalidade.[3]

DOPAMINA

Sintetizada em 1910, a dopamina se tornou uma das drogas mais usadas nas UTI e continua como droga de primeira linha em estados de choque com baixa resistência periférica. Apresenta efeitos em múltiplos receptores adrenérgicos (ação direta) e, através da liberação de noradrenalina pelas terminações simpáticas cardíacas, manifesta efeito cronotrópico adicional (ação indireta).

Seus efeitos são dose-dependentes e atua em receptores dopaminérgicos, β_1, β_2 e alfadrenérgicos. Sua meia-vida aproximada é de 2 a 3 minutos.

Na dose de 0,5 a 3 µg/kg/min, apresenta efeito dopaminérgico renal e esplâncnico. Leva a natriurese por vasodilatação renal e inibição da secreção de ADH e aldosterona. Em um estudo com pacientes apresentando disfunção renal precoce associada à resposta inflamatória sistêmica, no qual foram designados aleatoriamente 328 pacientes para receberem uma dose de dopamina de 2 µg/kg/min ou placebo, não houve efeitos benéficos renais e em outras variáveis.[4]

Na dose de 3,0 a 10 μg/kg/min, iniciam-se os efeitos betadrenérgicos, traduzidos com aumento da freqüência cardíaca e da pressão arterial sistêmica.

Com aumento da dose, gradativamente aparecem efeitos alfadrenérgicos (aumento da resistência vascular sistêmica e pulmonar), classicamente atribuídos a doses acima de 10 μg/kg/min. Entretanto, grande variabilidade individual dose-efeito pode ser observada em pacientes críticos.[5]

Recentemente, um estudo prospectivo multicêntrico com 110 indivíduos, que envolveu pacientes com choque séptico, demonstrou utilidade da avaliação da dose-resposta da dopamina como fator prognóstico. A resistência à dopamina, definida como PAM menor que 70 mmHg, apesar de uma dose de 20 μg/kg/min, está associada a uma mortalidade de 78%, em comparação a 16% do grupo que apresentou resposta com a dopamina. A resistência à dopamina associada a níveis de lactato maiores que 3,5 mmol/l conferiu, neste estudo, uma sensibilidade de 90% e especificidade de 92%, como previsor de mortalidade.[6]

A dopamina aparentemente possui um efeito cronotrópico mais acentuado que a dobutamina.[7] E parece ter maior interferência com o eixo hipotálamo-hipófise quando comparada com a noradrenalina, porém sem relevância clínica nitidamente estabelecida.[8-12]

A dopamina apresenta 2 potenciais efeitos deletérios na função respiratória, como interagir negativamente com o centro respiratório por ação no corpo carotídeo[13] e também por poder reduzir a saturação de oxigênio através de piora na relação $\dot{V}/\dot{Q}$ regional.[14] Ambos os mecanismos são sinérgicos e geralmente são contrabalançados pelo aumento da oferta de oxigênio. Em pacientes sob ventilação mecânica, esses efeitos colaterais não parecem ter relevância clínica.

Em ensaios comparativos entre dopamina e norepinefrina, não foi demonstrada superioridade de nenhuma delas.[15] São descritas reduções de fluxo sangüíneo mesentérico[16,17] e da mobilidade intestinal[18] relacionadas com o uso de dopamina, porém sua relevância clínica ainda é indeterminada.

Doses. Em infusão IV contínua, inicia-se com doses de 1,0 a 3,0 μg/kg/min, titulando-se a dose de acordo com o efeito hemodinâmico desejado.

- *1-3 μg/kg/min:* efeitos predominantemente dopaminérgicos.
- *3,0-10,0 μg/kg/min:* efeitos predominantemente betadrenérgicos.
- *> 8,0-10,0 μg/kg/min:* manifestação dos efeitos alfadrenérgicos.

Modo de preparo e administração. Dilui-se em SG 5% ou SF. Padronizam-se 5 ampolas (250 mg) diluídas para 250 ml de solução, o que resulta numa concentração de 1.000 μg/ml. Utiliza-se bomba de infusão contínua para maior segurança.

Cuidados. Não se administra juntamente com soluções alcalinas na mesma via de infusão (risco de inativação parcial). Via exclusiva de administração é fundamental. Monitorações do ECG e hemodinâmica são recomendáveis. Pode promover arritmias cardíacas graves e agravamento da vasoconstrição pulmonar hipóxica.

Apresentação. Ampolas de 10 ml com 50 mg (5 mg/ml).

NORADRENALINA

Noradrenalina ou norepinefrina foi descoberta em 1907 como precursora da adrenalina e também como neurotransmissor. Apresenta efeitos vasoconstritores potentes na circulação periférica, induzidos por estímulo α_1 (efeito predominante) e efeitos cardíacos induzidos pelo estímulo dos receptores β_1. Conforme a dose utilizada, existe aumento no volume sistólico, diminuição reflexa da freqüência cardíaca (estimulação do barorreceptor atrial direito) e vasoconstrição periférica, resultando no aumento das pressões arteriais sistólica e diastólica. É uma droga de ação rápida e meia-vida curta (2 a 3 minutos), o que permite um ajuste de doses a cada 10 minutos (cerca de 3 meias-vidas), durante infusão contínua.

Também tem sido considerada droga de primeira linha no choque com baixa resistência vascular periférica, em que a hipotensão não respondeu à reposição volêmica adequada.[2,19] Usada como medicação de resgate em outros tipos de choque, nos quais as pressões de perfusão cerebral ou coronariana estejam reduzidas. Durante a ressuscitação cardiorrespiratória não possui indicação estabelecida.

Em um estudo envolvendo pacientes com choque séptico que usaram norepinefrina em comparação àqueles com trauma craniano nos quais a droga foi usada para manutenção de perfusão cerebral, o uso de norepinefrina associou-se ao restabelecimento de diurese e melhora da creatinina no grupo com choque séptico, comparativamente ao grupo de trauma cerebral, no qual não houve alteração dos parâmetros renais.[20]

Uma comparação com norepinefrina, dopamina e epinefrina em choques moderado e grave constatou efeitos similares entre as 3 drogas, mas a última mostrou poder afetar adversamente a circulação esplâncnica no choque grave, ainda que sem importância clínica significativa.[21]

Doses. Inicia-se a infusão IV contínua em doses de 0,05 a 0,1 µg/kg/min e aumenta-se progressivamente até atingir o efeito hemodinâmico desejado ou até que apareçam efeitos colaterais importantes. Doses máximas situam-se em torno de 1,5 a 2,0 µg/kg/min. Pode ocorrer taquifilaxia durante infusões prolongadas.

Modo de preparo e administração. Dilui-se em SG 5% ou SF. Padronizam-se 3 ampolas (4 ml/4 mg) em 250 ml de solução, o que resulta numa concentração final de 48 μg/ml. Utiliza-se bomba de infusão contínua, para maior segurança, sempre por via endovenosa profunda.

Cuidados. Evita-se a administração com soluções alcalinas na mesma via; evita-se o extravasamento em tecido subcutâneo (risco de necrose isquêmica). Aconselha-se também, como para as demais drogas vasoativas, usar via exclusiva para a sua administração. Nunca administrar medicamentos em bolo pela via utilizada para infusão de drogas vasoativas, especialmente se as soluções são muito concentradas, pelo risco que se corre de, ao lavar o equipo, infundir-se rapidamente altas doses de fármacos, com o aparecimento de efeitos colaterais graves. Pode provocar graves lesões renais, esplâncnicas, cutâneas e mesmo cardíacas, em decorrência de vasoconstrição excessiva.

Apresentação. Ampolas de 4 ml (1 mg/ml).

DOBUTAMINA

Droga de escolha em pacientes com baixa contratilidade miocárdica. Possui analogia estrutural ao isoproterenol. Tem efeito seletivo em receptores β_1, com afinidade aos receptores β_2 e é isenta de efeitos em receptores alfadrenérgicos. Possui efeitos inotrópico e cronotrópico dose-dependentes, aumenta a fração de ejeção do ventrículo esquerdo e contribui para o aumento do débito cardíaco. Sua ação no receptor β_2 causa vasodilatação e diminuição da pós-carga do ventrículo esquerdo. Seu efeito na pressão arterial depende principalmente das condições de volemia e pode causar hipotensão arterial por vasodilatação periférica, principalmente em pacientes hipovolêmicos. Possui meia-vida de 2 a 3 minutos e não apresenta efeitos seletivos no fluxo sanguíneo renal e esplâncnico. Indicada em pacientes com choque cardiogênico, ICC ou sepse (geralmente associada a drogas com efeito alfa).

Embora o índice cardíaco seja habitualmente mantido em pacientes com choque séptico tratados com volume, existem evidências de deterioração cardíaca, como queda da fração de ejeção e dilatação ventricular.[22,23] Essa disfunção cardíaca é atribuída à ação do fator de necrose tumoral alfa.[24]

Em modelos animais de choque, os efeitos no metabolismo esplâncnico e sistêmico associados ao uso de vasopressores, como a redução do fluxo sanguíneo portal e o aumento de lactato, foram antagonizados com o uso concomitante de dobutamina para aperfeiçoamento do débito cardíaco.[25]

Uma estratégia de manejo precoce do choque séptico e melhora da pressão, do fluxo e transporte de oxigênio, na qual Rivers[3] usou dobutamina como agente inotrópico, associada a outros aspectos do protocolo, demonstrou redução significativa de mortalidade. Dobutamina era indicada durante as primeiras 6 horas de ressuscitação da sepse grave ou choque séptico se a saturação venosa central ($SvcO_2$) não atingisse um valor maior ou igual a 70%, com uso de volume e vasopressores para manter uma PVC entre 8 e 12 mmHg e uma PAM maior ou igual a 65 mmHg, além de transfusão de hemácias com o objetivo de manter o hematócrito acima de 30%.

Apesar de a dobutamina aumentar o débito cardíaco, seu uso em pacientes com insuficiência cardíaca descompensada está relacionado a um pior prognóstico.[26] O uso rotineiro da dobutamina na dose de 4 μg/kg/min mostrou aumento significativo da mortalidade quando comparado a um placebo.[27]

Doses. Em infusão IV contínua, inicia-se com doses de 1,0 a 2,0 μg/kg/min e titula-se a dose de acordo com o efeito hemodinâmico desejado. As doses médias de uso, em geral, situam-se entre 5,0-10,0 μg/kg/min.

Modo de preparo e administração. Dilui-se em SG 5% ou SF. Padroniza-se uma ampola (250 mg-20 ml) diluída para 230 ml de solução, o que dá uma concentração de 1.000 μg/ml. Deve-se utilizar bomba de infusão contínua para maior segurança e controle.

Cuidados. Como as demais catecolaminas, não deve ser administrada pela mesma via de soluções alcalinas. São recomendáveis a monitorização do ECG, ecocardiograma e monitorização hemodinâmica invasiva. Pode promover arritmias cardíacas graves e acentuar grandemente a hipotensão, em condições de hipovolemia.

Apresentação. Ampolas com 250 mg (20 ml).

ADRENALINA

Adrenalina ou epinefrina foi o primeiro hormônio a ser isolado. Foi colocado no mercado por *Farbwerke Hoechst* em 1900 com o nome de Suprarenin. Em 1901 inicia-se a fabricação da *Adrenalin* pelo laboratório *Parke-Davis*. Em 1906, iniciou a fabricação sintética com aumento da capacidade de produção e queda dos preços. Embora inicialmente a substância tenha sido lançada como vasoconstritor, foi utilizada principalmente em choque cirúrgico e no tratamento da asma.

A adrenalina é comumente usada em reanimação cardiopulmonar, para aumentar a pressão de perfusão coronariana durante a massagem cardíaca externa, e em estados anafiláticos e broncoespasmos graves. Indicada também em infusão contínua endovenosa nos choques com redução da resistência arterial periférica.

Em doses baixas (menores que 0,2 μg/kg/min) produz efeitos cardíacos (β_1) e vasculares (β_2), como a queda da pressão diastólica. Doses mais elevadas são associadas a efeitos alfadrenérgicos e β_1-adrenérgicos, como o aumento da pressão diastólica, do débito cardíaco e da freqüência cardíaca. Também se associa a broncodilatação e vasoconstrição renal e esplâncnica.[28] Aumenta os níveis séricos de ácidos graxos, da glicose e do lactato. Reduz níveis séricos de potássio, aldosterona e aminoácidos. Possui meia-vida sérica de cerca de 3 minutos.

No choque séptico não é considerada droga de primeira linha, por efeitos hemodinâmicos e perfusionais regionais[2] e deve ser reservada para casos refratários ou de colapso circulatório.

A adrenalina possui efeitos metabólicos indesejáveis, como hiperlactatemia sistêmica relacionada a alterações na relação lactato/piruvato.[29] Também foi relacionada a uma redução do fluxo portal, apesar da manutenção do fluxo esplâncnico avaliado pela PCO_2 gástrica. Esses efeitos não foram observados quando a noradrenalina foi administrada, tendo a mesma pressão arterial média como meta.[30]

Doses. Infusão EV contínua, inicia-se com doses de 0,05 a 0,1 µg/kg/min, que podem ser aumentadas a cada 10 minutos, até a obtenção dos efeitos hemodinâmicos desejados. No entanto, não se aconselham doses acima de 1,5 a 2,0 µg/kg/min. Durante as manobras de reanimação cardiopulmonar, a dose padronizada é de 1 mg (uma ampola) IV a cada 3 a 5 minutos, ou 2,5 a 3,0 mg, diluídos em 20 ml de água destilada estéril ou SF, por via intratraqueal. Doses maiores (até 0,2 mg/kg) podem ser utilizadas naqueles casos refratários à terapêutica-padrão.

Modo de preparo e administração. Dilui-se em SG 5% ou SF. Padronizam-se 12 ampolas (12 mg) em 200 ml de solução, o que resulta numa concentração de 60 µg/ml. Utiliza-se preferencialmente a via venosa profunda e bomba de infusão contínua.

VASOPRESSINA

A arginina vasopressina (AVP) é um peptídeo de 9 aminoácidos, sintetizado na neuro-hipófise e também conhecido com hormônio antidiurético. Foi sinteticamente preparada em 1954, apesar das propriedades constritoras já serem conhecidas desde 1898. Estruturalmente semelhante à desmopressina e à ocitocina. Não possui efeitos adrenérgicos e na concentração sérica habitual não possui efeito vasoconstritor.[31]

Indicada no tratamento de *diabetes insipidus*, distúrbios plaquetários, sangramento digestivo e, mais recentemente, na parada cardíaca[32] e no choque séptico refratário.[33,34]

A vasopressina tem emergido como opção de tratamento no choque séptico.[35] Em modelos clínicos experimentais, foi detectado que os pacientes apresentavam níveis baixos quando comparados com pacientes com choque de outra etiologia.[36,37]

A infusão de vasopressina foi testada em pacientes com choque refratário a catecolaminas, com resultados positivos. Em estudo prospectivo com 48 pacientes, a associação de vasopressina à noradrenalina proporcionou melhor perfusão intestinal quando avaliada pela tonometria gástrica, maior pressão arterial, aumento de bilirrubina e menor necessidade de outras drogas vasoconstritoras, quando comparada com tratamento exclusivo com norepinefrina.[38]

Quando comparada com drogas habituais para tratamento do choque séptico, a vasopressina mostrou resultados semelhantes quanto à pressão arterial média e a mortalidade.[39] Vale ressaltar que pacientes com baixo débito cardíaco foram excluídos dos estudos que avaliaram a vasopressina.

Efeitos adversos da droga são relacionados com suas propriedades vasoconstritoras, como diminuição do débito cardíaco, hipoperfusão intestinal, elevação de transaminases e bilirrubinas e queda na contagem plaquetária. Também se atribui à droga um aumento da resistência vascular pulmonar e redução da contratilidade do ventrículo direito.[40] Essas alterações foram encontradas em pacientes com disfunção de múltiplos órgãos e é difícil atribuir a uma causa isolada.

Pode ser utilizada no choque séptico resistente a catecolaminas até a dose de 0,01 a 0,04 U/min, que corresponde aproximadamente à dose fisiológica. O estudo em andamento VASST *(Vasopressin and Septic Shock Trial)* poderá esclarecer seu papel como monoterapia no choque séptico.[41]

Em animais com choque hemorrágico e plano de hemostasia cirúrgica, o uso de vasopressina, comparada à reposição volêmica[42,43] e adrenalina,[44] demonstrou redução da mortalidade atribuída à redistribuição do fluxo sanguíneo para áreas nobres.

Possui derivado sintético, a terlipressina, análoga da vasopressina, porém com meia-vida de 6 horas. Pelas características da droga, ela deve ser infundida em bolo e, portanto, seus efeitos não podem ser revertidos facilmente. A terlipressina apresenta características hemodinâmicas e perfusionais semelhantes à vasopressina.[45,46]

Doses. A dose deve ser limitada a 0,01 a 0,04 U/min, pelo risco de isquemia esplâncnica e coronária e queda do débito cardíaco.

Modo de preparo e administração. Dilui-se em SG 5% ou SF. Padroniza-se uma ampola (20 U) em 250 ml de solução, o que dá uma concentração de 0,08 U/ml.

Apresentação. Ampolas de 0,5-1,0-10,0 ml (20 U/ml).

CHOQUE REFRATÁRIO

Choque refratário, ou choque resistente a catecolaminas, pode ser considerado como um estado no qual o endotélio perde sua característica vasoconstritora, apesar do estímulo adrenérgico das drogas vasoativas e do índice cardíaco adequado. A queda da resistência arterial sistêmica pode ter relação com estoques de ATP na musculatura vascular e com a interação com mecanismos dependentes de óxido nítrico. Essa vasoplegia pode ocorrer no choque hemorrágico grave, choque séptico e no pós-operatório de cirurgia cardíaca.

Esta situação clínica grave tem levado a vários relatos de casos, estudos não-controlados e análises retrospectivas, em que a vasopressina e o azul de metileno reverteram a hipotensão refratária. Porém, existem varias dúvidas em relação às doses, associações, efeitos colaterais e, principalmente, redução de mortalidade.[38,47]

O azul de metileno é um inibidor da guanilato-ciclase, portanto suprime a geração de óxido nítrico (um potente vasodilatador endógeno). Em estudo multicêntrico, prospectivo, controlado com placebo, em pós-operatório de cirurgia cardíaca em que os pacientes com características de vasoplegia (hipotensão arterial, índice cardíaco normal ou aumentado, resistência periférica baixa e necessidade de vasopressores) foram randomizados para receber 1,5 mg/kg de azul de metileno ou placebo (N = 56). Houve redução significativa de mortalidade (0% *vs.* 21,4%) do grupo-controle (p = 0,01). A duração média da vasoplegia foi menor que 6 horas em todos os pacientes que receberam azul de metileno, quando comparada a um intervalo maior que 48 horas, em vários casos no grupo-controle.[48]

O uso de baixas doses de hidrocortisona (200 a 300 mg/dia) tem sido recomendado como terapia adjuvante no tratamento do choque séptico. O corticóide parece aumentar a responsividade vascular a agentes vasopressores, por um mecanismo de ação ainda não bem elucidado, principalmente, quando associado a uma insuficiência adrenal absoluta ou relativa.[49] Em 2002, Annane, *et al.*[50] demonstraram redução no uso de drogas vasoativas com o uso de hidrocortisona em baixa dose durante uma semana, na fase inicial do choque séptico.

Não existem evidências seguras de que o uso de altas doses de corticóides tenha benefício em pacientes com choque séptico. Nestes, a atual evidência é de que o tratamento com baixa dose de hidrocortisona por 7 dias reduz os sintomas da resposta inflamatória, reduz a duração do choque e aumenta a sobrevida (principalmente nos pacientes com insuficiência adrenal relativa, isto é, que apresentam elevação de cortisol < 9 µg/dl após 250 µg de corticotrofina).[51] (Quadro 15-2).

Quadro 15-2. Opções de tratamento para choque refratário

Hidrocortisona	50 mg IV cada 6 horas por 7 dias
Combinação de catecolaminas	Adrenalina, dopamina, noradrenalina, fenilefrina
Vasopressina	0,01 a 0,04 U/min
Terlipressina	1 a 2 bolos de 1 mg
Azul de metileno	1,5 a 3,0 mg/kg

CONCLUSÃO

O estado de choque freqüentemente necessita de drogas vasoativas. Porém, existem ainda muitas dúvidas quanto às metas de perfusão e sobre qual a droga ou combinação delas teria mais vantagens, principalmente nas perfusões regionais mesentérica e renal. Devido a diferenças fisiopatológicas de cada tipo de choque, a decisão ainda deve ser individualizada. A finalidade primordial do uso de drogas vasoativas na UTI é o aperfeiçoamento da relação entre oferta e consumo de oxigênio, com atendimento ao metabolismo celular, na tentativa de evitar piora clínica progressiva, que culmina em disfunção mitocondrial e, clinicamente, em disfunção de múltiplos órgãos e sistemas.

REFERÊNCIAS BIBLIOGRÁFICAS

1. Bourgoin A, Leone M, Delmas A, et al. Increasing mean arterial pressure in patients with septic shock: effects on oxygen variables and renal function. *Crit Care Med* 2005;33:780-786.
2. Dellinger RP, Carlet JM, Masur H, et al. Surviving sepsis campaign guidelines for management of severe sepsis and septic shock. *Crit Care Med* 2004;32:858-873.
3. Rivers E, Nguyen B, Havstad S, et al. Early goal-directed therapy in the treatment of severe sepsis and septic shock. *N Engl J Med* 2001;345:1368-1377.
4. Bellomo R, Chapman M, Finfer S, et al. Low-dose dopamine in patients with early renal dysfunction: A placebo-controlled randomised trial. Australian and New Zealand Intensive Care Society (ANZICS) Clinical Trials Group. *Lancet* 2000;356:2139-2143.
5. Holmes CL, Walley KR. Bad medicine: low-dose dopamine in the ICU. *Chest* 2003;123:1266-1275.
6. Levy B, Dusang B, Annane D, Gibot S, Bollaert PE; College Interregional des Reanimateurs du Nord-Est. Cardiovascular response to dopamine and early prediction of outcome in septic shock: a prospective multiple-center study. *Crit Care Med* 2005;33:2172-2177.
7. Shoemaker WC, Appel PL, Kram HB, et al. Comparison of hemodynamic and oxygen transport effects of dopamine and dobutamine in critically ill surgical patients. *Chest* 1989;96:120-6.
8. Bailey AR, Burchett KR. Effect of low-dose dopamine on serum concentrations of prolactin in critically ill patients. *Br J Anaesth* 1997;78:97-99.
9. Van den Berghe G, de Zegher F, Lauwers P, et al. Growth hormone secretion in critical illness: Effect of dopamine. *J Clin Endocrinol Metab* 1994;79:1141-1146.

10. Van den Berghe G, de Zegher F, Lauwers P, et al. Luteinizing hormone secretion and hypoandrogenaemia in critically ill men: effect of dopamine. *Clin Endocrinol* 1994;41:563-569.
11. Van den Berghe G, de Zegher F, Lauwers P: Dopamine and the sick euthyroid syndrome in critical illness. *Clin Endocrinol* 1994;41:31-737.
12. Van den Berghe G, de Zegher F, Wouters P, et al. Dehydroepiandrosterone sulphate in critical illness: Effect of dopamine. *Clin Endocrinol* 1995;43:457-463.
13. Van de Borne P, Oren R, Somers VK. Dopamine depresses minute ventilation in patients with heart failure. *Circulation* 1998;98:126-31.
14. Johnson RL Jr. Low-dose dopamine and oxygen transport by the lung. *Circulation* 1998 Jul 14;98(2):126-31.
15. Mullner M, Urbanek B, Havel C, Losert H, Waechter F, Gamper G. Vasopressors for shock. *Cochrane Database Syst Rev* 2004;(3):Review.
16. Meier-Hellmann A, Bredle DL, Specht M, et al. The effects of low-dose dopamine on splanchnic blood flow and oxygen uptake in patients with septic shock. *Intensive Care Med* 1997;23:31-37.
17. Neviere R, Mathieu D, Chagnon JL, et al. The contrasting effects of dobutamine and dopamine on gastric mucosal perfusion in septic patients. *Am J Respir Crit Care Med* 1996;154:1684-1688.
18. Dive A, Foret F, Jamart J, et al. Effect of dopamine on gastrointestinal motility during critical illness. *Intensive Care Med* 2000;26:901-907.
19. Stanchina ML, Levy MM. Vasoactive drug use in septic shock. *Semin Respir Crit Care Med* 2004;25:673-681.
20. Marik PE. Renal dose norepinephrine! *Chest* 2004;126:335-337.
21. De Backer D, Creteur J, Silva E, et al. Effects of dopamine, norepinephrine, and epinephrine on the splanchnic circulation in septic shock: Which is best? *Crit Care Med* 2003;31:1659-1667.
22. Vincent JL, Reuse C, Frank RN, et al. Right ventricular dysfunction in septic shock: assessment by measurements of right ventricular ejection fraction using the thermodilution technique. *Acta Anaesthesiol Scand* 1989;33:34-38.
23. Parker MM, McCarthy KE, Ognibene FP, et al. Right ventricular dysfunction and dilatation, similar to left ventricular changes, characterize the cardiac depression of septic shock in humans. *Chest* 1990;97:126-131.
24. Kumar A, Thota V, Dee L, et al. Tumor necrosis factor and interleukin Ib are responsible for in vitro myocardial depression induced by human septic shock serum. *J Exp Med* 1996;183:949-958.
25. Martikainen TJ, Uusaro A, Tenhunen JJ, Ruokonen E. Dobutamine compensates deleterious hemodynamic and metabolic effects of vasopressin in the splanchnic region in endotoxin shock. *Acta Anaesthesiol Scand* 2004;48:935-943.
26. Abraham WT, Adams KF, Fonarow GC, Costanzo MR, Berkowitz RL, LeJemtel TH. ADHERE Scientific Advisory Committee and Investigators; ADHERE Study Group. In-hospital mortality in patients with acute decompensated heart failure requiring intravenous vasoactive medications: an analysis from the Acute Decompensated Heart Failure National Registry (ADHERE). *J Am Coll Cardiol* 2005 Jul 5;46(1):57-64.
27. O'Connor CM, Gattis WA, Uretsky BF, Adams KF Jr, McNulty SE, Grossman SH, et al. Continuous intravenous dobutamine is associated with an increased risk of death in patients with advanced heart failure: insights from the Flolan International Randomized Survival Trial (FIRST). *Am Heart J* 1999 Jul;138(1 Pt 1):78-86.

28. Di Giantomasso D, Bellomo R, May CN. The haemodynamic and metabolic effects of epinephrine in experimental hyperdynamic septic shock. *Intensive Care Med* 2005;31:454-462.
29. Levy B, Bollaert PECharpentier C, et al. Comparison of norepinephrine and dobutamine to epinephrine for hemodynamics, lactate metabolism, and gastric tonometric variables in septic shock: a prospective, randomized study. *Intensive Care Med* 1997 Mar;23(3):282-7.
30. Martikainen TJ, Tenhunen JJGiovannini I, et al. Epinephrine induces tissue perfusion deficit in porcine endotoxin shock: evaluation by regional CO(2) content gradients and lactate-to-pyruvate ratios. *Am J Physiol Gastrointest Liver Physiol* 2005 Mar;288(3):G586-92.
31. Cheryl L, Holmes MD, Bhavesh M, Patel MD, James A, Russell MD, et al. Physiology of vasopressin relevant to management of septic shock: *Chest* 2001;120:989-1002.
32. Wenzel V, Krismer AC, Arntz HR, Sitter H, Stadlbauer KH, Lindner KH, et al. A comparison of vasopressin and epinephrine for out-of-hospital cardiopulmonary resuscitation. *N Engl J Med* 2004,350:105-113.
33. Landry DW, Levin HR, Gallant EM, et al. Vasopressin deficiency contributes to the vasodilation of septic shock. *Circulation* 1997;95:1122-1125.
34. Landry DW, Levin HR, Gallant EM, et al. Vasopressin pressor hypersensitivity in vasodilatory septic shock. *Crit Care Med* 1997;25:1279-1282.
35. Holmes CL, Walley KR. Vasopressin in the ICU. *Curr Opin Crit Care* 2004;10:442-448.
36. Landry DW, Levin HR, Gallant EM, et al. Vasopressin deficiency contributes to the vasodilation of septic shock. *Circulation* 1997;95:1122-1125.
37. Reid IA. Role of vasopressin deficiency in the vasodilation of septic shock. *Circulation* 1997;95:1108-1110.
38. Dunser MW, Mayr AJ, Ulmer H, et al. Arginine vasopressin in advanced vasodilatory shock: a prospective, randomized, controlled study. *Circulation* 2003;107:2313-2319.
39. Hall LG, Oyen LJ, Taner CB, Cullinane DC, Baird TK, Cha SS, et al. Fixed-dose vasopressin compared with titrated dopamine and norepinephrine as initial vasopressor therapy for septic shock. *Pharmacotherapy* 2004 Aug;24(8):1002-12.
40. Holmes CL, Patel BM, Russell JA, et al. Physiology of vasopressin relevant to management of septic shock. *Chest* 2001;120:989-1002.
41. Cooper DJ, Russell JA, Walley KR, et al. Vasopressin and septic shock trial (VASST): Innovative features and performance. *Am J Respir Crit Care Med* 2003;167:A838.
42. Stadlbauer KH, Wagner-Berger HG, Raedler C, et al. Vasopressin, but not fluid resuscitation, enhances survival in a liver trauma model with uncontrolled and otherwise lethal hemorrhagic shock in pigs. *Anesthesiology* 2003;98:699-704.
43. Raedler C, Voelckel WG, Wenzel V, et al. Treatment of uncontrolled hemorrhagic shock after liver trauma: fatal effects of fluid resuscitation versus improved outcome after vasopressin. *Anesth Analg* 2004;98:1759-1766.
44. Voelckel WG, Raedler C, Wenzel V, et al. Arginine vasopressin, but not epinephrine, improves survival in uncontrolled hemorrhagic shock after livertrauma in pigs. *Crit Care Med* 2003;31:1160-1165.
45. Leone M, Albanese J, Delmas A, et al. Terlipressin in catecholamine-resistant septic shock patients. *Shock* 2004; 22:314-319.
46. Morelli A, Rocco M, Conti G, et al. Effects of terlipressin on systemic and regional haemodynamics in catecholamine-treated hyperkinetic septic shock. *Intensive Care Med* 2004;30:597-604.

47. Donati A, Conti G, Loggi S, Munch C, Coltrinari R, Pelaia P, et al. Does methylene blue administration to septic shock patients affect vascular permeability and blood volume? *Crit Care Med* 2002 Oct;30(10):2271-7.
48. Levin RL, Degrange MA, Bruno GF, Del Mazo CD, Taborda DJ, Griotti JJ, et al. Methylene blue reduces mortality and morbidity in vasoplegic patients after cardiac surgery. *Ann Thorac Surg* 2004 Feb;77(2):496-9.
49. Ligtenberg JJ, Zijlstra JG. The relative adrenal insufficiency syndrome revisited: which patients will benefit from low-dose steroids? *Curr Opin Crit Care* 2004 Dec;10(6):456-60. Review
50. Annane D, Sebille V, Charpentier C, et al. Effect of treatment with low doses of hydrocortisone and fludrocortisone on mortality in patients with septic shock. *JAMA* 2002;288:862-871.
51. Annane D. Glucocorticoids in the treatment of severe sepsis and septic shock. *Curr Opin Crit Care* 2005 Oct;11(5):449-53.

16

Ventilação Mecânica

Silvia Regina Rios Vieira

INTRODUÇÃO

Ventilação mecânica (VM) pode ser definida como a manutenção da oxigenação e da ventilação em pacientes dependentes de suporte ventilatório, realizada artificialmente através de um aparelho (o ventilador mecânico), até que os pacientes possam assumi-las espontaneamente. É denominada invasiva quando o ventilador é conectado ao paciente através de um tubo endotraqueal (TET) ou de uma cânula de traqueostomia, e de não-invasiva quando essa conexão é realizada por interfaces como máscaras ou capacetes, que não ultrapassam as barreiras naturais de defesa orgânica.

Indicações da ventilação mecânica

As indicações de VM são aquelas em que se deseja diminuir o trabalho respiratório, além de corrigir hipoxemia ou acidose respiratória grave,[1-3] incluindo: insuficiência respiratória aguda (IRA) secundária a lesão pulmonar aguda (LPA) ou síndrome da angústia respiratória aguda (SARA); IRA secundária a insuficiência cardíaca, pneumonia, sepse, asma; IRA secundária a complicações cirúrgicas e trauma; exacerbações de insuficiência respiratória crônica como descompensação de doença pulmonar obstrutiva crônica; parada respiratória e cardiorrespiratória; coma e doenças neuromusculares.

Em muitos pacientes, principalmente naqueles menos graves e ainda conscientes, o suporte ventilatório pode ser tentado de forma não-invasiva. No entanto, na maioria dos casos, principalmente naqueles mais graves e sem estímulo respiratório, é necessário o uso da VM invasiva. Pacientes graves, que se apresentam em choque, necessitam seguidamente ser colocados sob VM, apresentando como indicação freqüente o desenvolvimento de LPA/SARA.

Objetivos da ventilação mecânica

Nas primeiras décadas de uso da VM, ela visava normalizar os gases arteriais sem causar alterações hemodinâmicas concomitantes, utilizando grandes volumes correntes (VC), de 10 a 15 ml/kg associados a pressão expiratória final positiva (PEEP) para recrutar alvéolos colabados e aumentar a pressão transalveolar, não havendo preocupações maiores com as pressões de vias aéreas.[4-8] Nos últimos anos, no entanto, ficou evidente que a VM, por si só, pode ocasionar baro e volutrauma, além de causar ou piorar lesão pulmonar aguda.[9-16] Vários estudos foram desenvolvidos, seja em nível experimental ou clínico, buscando métodos ventilatórios que fossem eficazes em assegurar ventilação e oxigenação adequadas e que, ao mesmo tempo, minimizassem a lesão pulmonar induzida pelo ventilador.

Os objetivos da VM, desde a Conferência de Consenso Americana e Européia,[7] passaram a ser: (1) utilizar um método ventilatório capaz de ventilar e oxigenar adequadamente o paciente com o qual o médico assistente tenha experiência; (2) assegurar uma oferta de oxigênio apropriada aos órgãos vitais, mantendo uma saturação arterial de oxigênio aceitável (≥ 90%); (3) assegurar remoção suficiente de CO_2, aceitando, porém, elevações dos níveis da $PaCO_2$ desde que não haja contra-indicações; (4) minimizar a toxicidade do oxigênio, utilizando os menores níveis possíveis de FiO_2 (preferencialmente abaixo de 60%); (5) garantir recrutamento alveolar com o uso de PEEP; (6) maximizar pressões de via aérea sem exceder pressões transalveolares de 25 a 30 cmH_2O, o que normalmente corresponde a pressões de platô de 30 a 40 cmH_2O (média: 35 cmH_2O), dependendo da complacência pulmonar e torácica.

Neste capítulo, abordaremos alguns modos de VM invasiva que têm se mostrado eficientes e seguros e que têm sido mais comumente usados clínica ou experimentalmente em Centros de Tratamento Intensivo. Será enfatizado o manejo da LPA e da SARA, situações freqüentes em pacientes graves que se apresentam em choque e que, em algumas circunstâncias, podem impor extrema dificuldade de manejo ventilatório.

VENTILAÇÃO MECÂNICA CONVENCIONAL

Ventilação convencional é aquela cujos parâmetros ventilatórios eram utilizados até recentemente:[3] (1) modo volume assistido-controlado; (2) volumes correntes elevados (10 ml/kg ou mais); (3) PEEP para manter FiO_2 menor que 60% sem prejuízo hemodinâmico; (4) $PaCO_2$ entre 25 e 38 mmHg; (5) pressão máxima de vias aéreas não-limitadas; e (6) sem manobras de recrutamento alveolar.

Esta estratégia ventilatória associa-se a uma maior possibilidade de barotrauma e volutrauma, principalmente em pacientes portadores de LPA/SARA, o que leva à necessidade de se utilizar outros métodos que protejam o pulmão da ocorrência desses efeitos.[9-16]

Pacientes sem lesão pulmonar prévia e submetidos a VM por outros motivos, como coma ou doenças neuromusculares, podem ainda ser ventilados com parâmetros próximos dos convencionais, podendo ser atingidos volumes maiores (até 10 ml/kg) desde que as pressões de vias aéreas sejam controladas.[3]

VENTILAÇÃO PROTETORA PULMONAR E HIPERCAPNIA PERMISSIVA

Ventilação protetora pulmonar

É a estratégia ventilatória atualmente mais recomendada e utilizada, principalmente no manejo da LPA/SARA. Utiliza menores volumes correntes e maior controle de pressões de via aérea, sendo ao mesmo tempo permissiva com relação à hipercapnia. Alguns trabalhos recentes que utilizaram limite de pressão e de volume associados a elevados níveis de PEEP, acima do ponto de inflexão inferior (Pinf) das curvas pressão-volume (P-V), evidenciaram redução de morbidade e de mortalidade, pelo menos nos primeiros 28 dias de tratamento ventilatório.[17] Embora outros estudos prospectivos e randomizados realizados na mesma época não tenham confirmado tal redução de mortalidade com essa estratégia protetora,[18,19] um estudo mais recente, no qual não foi utilizada a técnica da determinação do Pinf pela curva P-V e empregada ventilação com limite de volume e de pressões nas vias aéreas, demonstrou uma diminuição significativa da mortalidade.[20] A tendência atual, portanto, ao ventilar pacientes com LPA/SARA, é utilizar volumes correntes menores, limitar as pressões para evitar barotrauma e associar níveis adequados de PEEP.

As recomendações da ventilação protetora incluem:[7,17,20]

1. Empregar modos ventilatórios com os quais o médico-assistente esteja mais acostumado e utilizar modos limitados à pressão.
2. Utilizar volumes correntes reduzidos (6 a 8 ml/kg).[17]
3. Ajustar os demais parâmetros do ventilador a uma freqüência entre 12 e 26 ciclos por minuto, uma pausa inspiratória de até 0,2 a 0,4 segundo e um fluxo inspiratório de 50 a 70 l/min, com um padrão de fluxo preferentemente desacelerante.
4. Utilizar PEEP em níveis adequados, com vistas a manter recrutamento alveolar.[17,21] Os níveis de PEEP podem ser escolhidos com base nas seguintes alternativas: (a) realizar curvas P-V e colocar valores de PEEP acima do Pinf quando esse estiver presente ou em torno de 10 cmH_2O quando

ausente;[21] (b) experimentar diferentes valores de PEEP entre 8 e 20 cmH_2O e escolher aquele que se correlacionar com a melhor complacência; (c) utilizar os valores da PEEP que se correlacionem com a melhor oxigenação sem prejuízo hemodinâmico concomitante, método este mais tradicional, mas com menor precisão.

5. Manter pressões máximas de vias aéreas abaixo de 40 cmH_2O e pressões de platô abaixo de 30 e no máximo 35 cmH_2O, visando evitar hiperdistensão.[21-23] Preferencialmente, se houver possibilidade de realização das curvas P-V, a pressão de platô deve ficar abaixo do ponto de inflexão superior obtido a partir delas. Com esta limitação e dependendo da complacência pulmonar individual, poderão ser gerados volumes correntes baixos, dificultando a extração de CO_2 pelos pulmões e produzindo acidose respiratória.
6. Permitir $PaCO_2$ de até 40 até 80 cmH_2O (hipercapnia permissiva).[17]
7. Considerar a realização de manobras de recrutamento alveolar entre as quais temos: (a) uso de CPAP, com pressões de 30 a 40 cmH_2O por um período de 30 a 40 segundos, manobra de recrutamento que mais tem sido utilizada e que tem se mostrado eficaz na melhora da oxigenação, podendo seu efeito durar até aproximadamente 4 horas; (b) uso de suspiros, liberando ventilações com grandes volumes correntes, quer via respirador, quer manualmente. Tais manobras podem melhorar a oxigenação, mas seu efeito pode ser curto, durando apenas 30 minutos; (c) uso de ciclos ventilatórios com PEEP e pressões de platô crescentes por curtos períodos de tempo, manobras que têm se mostrado eficazes em melhorar a oxigenação e em promover recrutamento alveolar medido por tomografia pulmonar, mas que estão ainda em fase experimental;
8. Manter cuidados gerais como: (a) iniciar ventilação assistida apenas após estabilidade hemodinâmica; (b) evitar assincronia entre o paciente e o ventilador; e (c) evitar pneumonia de aspiração.

Hipercapnia permissiva

A ventilação protetora pode causar elevação da $PaCO_2$, ou seja, hipercapnia permissiva.[17,24] Esta, quando aguda, pode ter efeitos deletérios, mas geralmente existe boa tolerabilidade durante a hipercapnia crônica. As técnicas protetoras que cursam com hipercapnia permissiva têm sido utilizadas na ventilação de pacientes com LPA/SARA sem maiores problemas.[25] No entanto, existe consenso na contra-indicação do uso de hipercapnia em pacientes com edema cerebral, doença arterial coronariana, acidose metabólica e hipoxemia grave, pois a hipercapnia tem efeitos deletérios como acidose respiratória, liberação de catecolaminas com conseqüentes taquiarritmias, redução da contratilidade miocárdica, vasodilatação, redução da resistência vascular sistêmica, aumento do débito cardíaco, hipertensão arterial pulmonar, hipertensão intracraniana e edema cerebral.[26,27] Considerando esses efeitos colaterais, outras estratégias ventilatórias podem ser necessárias, pelo menos em alguns pacientes, para garantir ventilação e oxigenação adequadas, com proteção ao desenvolvimento de lesão pulmonar e redução dos efeitos prejudiciais da hipercapnia permissiva. Entre essas podemos considerar a insuflação traqueal de gases e a circulação extracorpórea.

OUTRAS ESTRATÉGIAS VENTILATÓRIAS

Inversão da relação inspiração/expiração (I/E)

A inversão da relação I/E pode ser tentada quando, a despeito de parâmetros ventilatórios máximos, não se conseguem valores de oxigenação adequados com FiO_2 inferior a 60%.[28-31] A relação I/E geralmente utilizada durante VM é de 1:2 a 1:4. Na inversão da relação I/E em geral se inicia com relação 1:1; podendo-se tentar 2:1; 3:1 e, raramente, 4:1, com isso prolongando o tempo inspiratório.

Esta técnica só deve ser tentada com aparelhos que disponham de pressão controlada ou dispositivos de escape de pressão, devendo-se garantir volumes e pressões adequados. Visa promover recrutamento alveolar, aumentando as pressões médias de via aérea, porém minimizando as pressões inspiratórias máximas. O tempo inspiratório prolongado proporcionado por este método permite um bom recrutamento alveolar, expresso por uma melhora nas trocas gasosas que costuma surgir após cerca de 2 a 6 horas de ventilação e persistir ao longo do tempo. Pode ser efetivo para o controle da hipoxemia arterial, principalmente quando resulta num certo nível proposital de PEEP intrínseca (autoPEEP), já que o curto tempo expiratório não permite que as pressões alveolares retornem a zero no final da expiração.[30,31] Como efeitos indesejáveis, pode causar pressões intratorácicas muito elevadas, motivo pelo qual se recomenda uma rigorosa monitorização hemodinâmica e respiratória.[30]

Ventilação de alta freqüência

A ventilação de alta freqüência, do inglês, *high frequency ventilation* (HFV), é uma modalidade ventilatória que foi testada na década de 1980,[32,33] quase abandonada durante algum tempo, e que mais recentemente retornou ao interesse dos investigadores pelo seu potencial de melhorar a oxigenação e minimizar a lesão pulmonar induzida pelo ventilador.[34-38] Baseia-se no uso de pequenos volumes correntes e de altas freqüências, com pressões mínimas acima do ponto de inflexão inferior das curvas P-V, pressões máximas abaixo do ponto de inflexão superior e altas pressões médias de vias aéreas. O fato de propiciar o uso de baixos volumes correntes, com altas pressões médias de via aérea e, portanto, com preservação de recrutamento alveolar, faz com que esteja novamente sendo estudada no manejo da SARA.

A HFV pode ser realizada de diferentes modos, como ventilação com pressão positiva de alta freqüência – *high frequency positive pressure ventilation* (HFPPV), ventilação a jato de alta freqüência – *high frequency jet ventilation* (HFJV) e oscilação de alta freqüência – *high frequency oscilation* (HFO).[37,39] Todos os tipos de HFV induzem um efeito de PEEP cuja intensidade depende de fatores relacionados aos parâmetros ventilatórios colocados, como relação I/E, pressões e freqüência respiratória, além daqueles relacionados ao próprio paciente. Com parâmetros ventilatórios fixos, quanto mais alta a complacência respiratória, maior o efeito PEEP e maior, portanto, a possibilidade de hiperdistensão. Devido a este efeito PEEP, é importante que as pressões de vias aéreas sejam monitoradas.

Suas indicações incluem situações de SARA grave com hipoxemia grave refratária, devendo nesse caso ser combinada a alguns ciclos de ventilação convencional. Além disso, pode ser usada em situações de emergência quando a intubação for impossível, em casos de fístulas broncopleurais com grandes perdas aéreas e em alguns casos de lesões traqueais. Como a HFV tem se mostrado estar relacionada com menor instabilidade hemodinâmica, pode ser útil em situações de choque circulatório e insuficiência ventricular aguda. Suas contra-indicações são: doença pulmonar obstrutiva crônica, asma e doença unilateral, pelo risco de hiperdistensão.[39] Estudo multicêntrico randomizado recente não mostrou melhora da sobrevida em adultos com SARA.

Insuflação traqueal de gases

A insuflação traqueal de gases ou *tracheal gas insufflation* (TGI) pode ser aplicada juntamente com a hipercapnia permissiva para reduzir as concentrações de CO_2, pois é capaz de reduzir a relação espaço morto/volume corrente.[27,41] Como efeito colateral, pode causar aumento das pressões aéreas, o que limita seu uso em pacientes com risco de baro e volutrauma, principalmente se os valores da PEEP extrínseca não forem reduzidos.

Durante o uso da TGI, em adição ao volume corrente liberado pelo ventilador, o gás é insuflado diretamente na traquéia, seja continuamente durante todo o ciclo respiratório (fluxo contínuo), ou durante a fase inspiratória (lavagem inspiratória), ou ainda durante a fase expiratória (lavagem expiratória). A insuflação contínua costuma elevar a pressão da via aérea por ocasionar aumento no volume corrente e limitação do fluxo expiratório. A insuflação pan-expiratória e com fluxo suficiente é mais efetiva do que a lavagem inspiratória na redução da $PaCO_2$,[42] mostrou-se efetiva em humanos e, embora não leve a aumento do volume corrente, causa elevação das pressões aéreas, secundária ao incremento na PEEP intrínseca, devido ao fluxo expiratório superimposto.[27] Uma possibilidade para compensar esse efeito colateral é reduzir o nível da PEEP extrínseca durante toda a aplicação da lavagem expiratória, de forma a manter constantes as pressões de platô.[41]

Ao ser comparado o uso da lavagem pan-expiratória com controle da PEEP extrínseca, com a ventilação convencional realizada de maneira ótima (obtida pelo aumento da freqüência respiratória, até o limite da PEEP intrínseca, e pela diminuição do espaço morto instrumental) e com a combinação de ambas,[41] observou-se que a lavagem pan-expiratória e a VM aperfeiçoada tiveram efeitos similares na redução da $PaCO_2$, aumento do pH e redução da pressão arterial pulmonar média, e que a combinação de ambas teve efeitos aditivos. No entanto, PEEP extrínseca permaneceu inalterada durante VM ótima, mas teve que ser reduzida durante lavagem expiratória para manter a pressão de platô inspiratória constante. Isto causou uma leve, mas não significativa, deterioração da oxigenação arterial.

Remoção extracorpórea de CO_2

A circulação extracorpórea (CEC) foi proposta há vários anos como alternativa para ventilação e oxigenação de pacientes com SARA grave e hipoxia refratária,[43] não tendo havido resultados positivos quando empregada a CEC convencional.

Já o uso da CEC com baixos fluxos, associada à ventilação com baixa freqüência, mostrou resultados promissores.[44,45] Nessa estratégia, o pulmão é colocado em repouso, as excursões respiratórias são reduzidas ao mínimo, mas algum grau de ventilação é mantido e cabe à CEC a remoção de importante parcela da produção de CO_2.

Apesar de alguns autores não recomendarem seu uso como terapia de suporte na SARA,[46] a técnica de CEC para remoção de CO_2 continua sendo utilizada por alguns grupos como uma alternativa para aperfeiçoar a terapêutica da SARA grave e refratária a despeito das dificuldades de realização do método e apesar da sua eficácia terapêutica não estar bem esclarecida.

Ventilação líquida parcial ou total

A ventilação líquida parcial ou total é uma alternativa ventilatória estudada nos últimos anos.[49-53] É feita com instilação parcial ou total de perfluorocarbono nos pulmões e manutenção da VM nos parâmetros habituais. O perfluorocarbono dissolve grandes volumes de oxigênio e gás carbônico, pode representar um papel de clareador de substâncias indesejáveis nas vias aéreas e diminuir a resposta inflamatória alveolar.

O uso potencial da ventilação líquida parcial em pacientes com SARA grave consiste na melhora das trocas gasosas devida à abertura, ocasionada pelo líquido, de unidades alveolares nas regiões dependentes do pulmão, e ao redirecionamento do fluxo sanguíneo para as regiões não-dependentes. Apesar dos seus possíveis efeitos benéficos, os resultados de ensaios clínicos randomizados não têm demonstrado melhora na sobrevida dos pacientes adultos com SARA que receberam essa modalidade ventilatória.[54]

Ventilação pulmonar independente

A ventilação habitual pode se tornar difícil em pacientes que apresentem comprometimento pulmonar assimétrico, como por exemplo, em casos de pneumonia de aspiração unilateral, havendo uma tendência de se ventilar apenas o pulmão menos comprometido. Uma alternativa para ventilar adequadamente essa situação é realizar ventilação pulmonar independente.[3] Para sua efetivação, deve ser realizada uma intubação seletiva, com uma cânula de duplo lume e um *cuff* de baixa pressão *(broncocath)*. Após a localização adequada da cânula, o paciente deve ser conectado a 2 ventiladores, preferencialmente sincronizados. Os modos ventilatórios, os tempos inspiratórios e os níveis de PEEP serão ajustados para cada pulmão, de acordo com suas condições mecânicas. Após a melhora do paciente, a cânula de duplo lume deverá ser retirada, uma cânula simples recolocada e os parâmetros ventilatórios reajustados de forma habitual.

Posição prona

Em cerca de 50% a 80% dos casos, pacientes com SARA colocados em posição prona apresentam melhora da oxigenação. Isto torna esta estratégia uma técnica promissora como adjuvante na ventilação desses doentes, principalmente em situações de hipoxemia refratária.[55-59]

Esta melhora da oxigenação costuma ser explicada por: (1) redistribuição das densidades pulmonares com uma distribuição mais homogênea da ventilação e um recrutamento das regiões dorsais do pulmão com uma melhora da relação ventilação/perfusão;[55,60] (2) redução do efeito do peso cardíaco sobre o pulmão;[61] e (3) melhora na drenagem das secreções. Além dessas, ainda se pode considerar a possibilidade de que a posição prona possa prevenir lesão pulmonar adicional, talvez por evitar hiperdistensão em áreas de pulmão normal.[62]

Os efeitos da posição prona em geral ocorrem rapidamente, alguns minutos após a mudança de decúbito, embora alguns pacientes possam responder apenas tardiamente. A melhora da oxigenação pode diminuir quando o paciente é recolocado em posição supina ou pode persistir por tempo mais prolongado. Episódios repetidos de posição prona podem ter um efeito cumulativo. Embora a freqüência ideal de mudança de decúbito ainda permaneça desconhecida, em geral é mantida por até 6 horas, principalmente para evitar complicações como a formação de possíveis úlceras de decúbito e permitir cuidados médicos e de enfermagem.[56]

As complicações com a posição prona são poucas, incluindo: lesões cutâneas e de mucosas, edema em áreas dependentes da gravidade, remoção inadvertida de cateteres e tubos e, raramente, hipotensão e arritmias. Para reduzir tais complicações, a mudança de decúbito deve ser feita com cautela e por equipe especializada, muita atenção deve ser prestada aos cateteres e tubos e a manutenção de um rígido controle hemodinâmico deve ser assegurada.[56]

As contra-indicações à mudança de decúbito incluem pacientes muito instáveis do ponto de vista hemodinâmico, com hipertensão intracraniana, fraturas vertebrais ou pélvicas instáveis e patologias intra-abdominais importantes.[63]

De um modo geral, a posição prona é bastante segura, simples, efetiva, de baixo custo e com poucas contra-indicações, o que tem feito com que sua utilização venha se expandindo rapidamente. Apesar dos efeitos positivos da posição prona na oxigenação, estudo multicêntrico recente não demonstrou redução de mortalidade com esta estratégia ventilatória.[64]

DROGAS INALATÓRIAS ASSOCIADAS À VENTILAÇÃO MECÂNICA

Drogas inalatórias vasodilatadoras e intravenosas têm sido associadas à VM, entre as quais se destacam o óxido nítrico, a prostaciclina, o surfactante e a almitrina.

O óxido nítrico inalado atinge principalmente alvéolos ventilados e causa vasodilatação seletiva dos vasos que perfundem estes alvéolos, melhorando a relação ventilação-perfusão e, conseqüentemente, a oxigenação na maioria dos pacientes. As doses utilizadas em geral são baixas (5 a 10 partes por milhão), com as quais apresenta baixa toxicidade. Como efeitos colaterais há a formação de metemoglobina e oxidação com formação de NO_2. De um modo geral, constitui uma opção efetiva e segura como um vasodilatador pulmonar seletivo visando melhorar a hipoxia refratária. Embora o óxido nítrico tenha se mostrado efetivo em melhorar a oxigenação, ensaios clínicos randomizados não demonstraram redução de mortalidade associada ao seu uso.[67]

A almitrina endovenosa é freqüentemente usada em associação com o óxido nítrico.[68,69] Causa vasoconstrição, principalmente em territórios pulmonares não-ventilados, reduz o efeito *shunt* e melhora a relação ventilação-perfusão. Suas doses habituais são de 4 µg/kg/min, devendo ser reduzidas, em pacientes hipotensos, para 2 µg/kg/min. Essas doses baixas não costumam estar associadas a efeitos tóxicos.

A prostaciclina é outra droga em investigação para uso por via inalatória com o objetivo de promover vasodilatação pulmonar seletiva com melhora da oxigenação.[70-72] Pode melhorar as trocas gasosas, mas não tem sido associada a redução de mortalidade.

O surfactante exógeno pode também ser usado por via inalatória. Em recém-nascidos com síndrome da membrana hialina, tal uso demonstrou importantes benefícios com melhora da função pulmonar e da sobrevida. Em adultos com SARA em que também ocorrem alterações do surfactante, os resultados são igualmente promissores, havendo melhora na expansão pulmonar, na manutenção de unidades alveolares abertas e na complacência pulmonar. No entanto, ainda existem dúvidas quanto à melhor forma de administração, à antigenicidade do material, ao volume e à dose a serem administrados. Além disso, apresenta como grande inconveniente o alto custo do produto de origem bovina ou porcina e o fato de em geral ser inativado ao ser instilado em pacientes com SARA.

CONCLUSÕES

A VM de pacientes criticamente enfermos, principalmente daqueles com LPA/SARA, tem evoluído nos últimos anos a partir do melhor conhecimento de sua fisiopatologia e do entendimento das alterações decorrentes dos diferentes modos ventilatórios. As estratégias atualmente preconizadas para o manejo ventilatório destas entidades clínicas incluem estratégias protetoras pulmonares que preconizam o uso de baixos volumes e baixas pressões de platô, níveis adequados de PEEP, possibilidade do uso de manobras de recrutamento e maior tolerabilidade a níveis mais elevados de CO_2. Novos estudos continuam sendo realizados para aprimorar ainda mais o manejo ventilatório dos pacientes graves dependentes de ventilação mecânica.

REFERÊNCIAS BIBLIOGRÁFICAS

1. Tobin MJ. Advances in mechanical ventilation. *N Engl J Med* 2001;344(26):1986-96.
2. Frutos F, Alia I, Esteban A, Anzueto A. Evolution in the utilization of the mechanical ventilation in the critical care unit. *Minerva Anestesiol* 2001;67(4):215-22.
3. Vieira SRR. Ventilação mecânica invasiva na insuficiência respiratória aguda. In: Pinheiro CTS, Carvalho WT, editores. *Programa de atualização em Medicina Intensiva – Ciclo 1 – Módulo 1.* 1a ed. Porto Alegre: ARTMED, 2003. p. 39-75.
4. Slutsky AS. Report of a consensus conference on mechanical ventilation. *Chest* 1993;104:1833-59.

5. Marini JJ. Ventilating ARDS: looking for mr goodmode. *Anesthesiology.* 1994;80:972-5.
6. Kollef MH, Schuster DP. The acute respiratory distress syndrome. *N Engl J Med* 1995;332:27-37.
7. Artigas A, Bernard GR, Carlet J, Dreyfuss D, Gattinoni L, Hudson L, et al. The american-european consensus conference on ARDS, part 2. Ventilatory, pharmacologic, supportive therapy, study design strategies and issues related to recovery and remodeling. *Intensive Care Med* 1998;24:378-98.
8. Fernnández-Mondéjar E, Vazques-Mata G. PEEP: more than just support? *Intensive Care Med* 1998;24:1-2.
9. Hernandez LA, Coker PJ, May S, Thompson AL, Parker JC. Mechanical ventilation increases microvascular permeability in oleic-acid injured lung. *J Appl Physiol* 1990;69:2057-61.
10. Tsuno K, Prato P, Kolobow T. Acute lung injury from mechanical ventilation at moderately high airway pressure. *J Appl Physiol* 1990;69:956-61.
11. Dreyfuss D, Saumon G. Barotrauma is volotrauma, but which volume is the one responsible? *Intensive Care Med* 1992;18:139-41.
12. Dreyfuss D, Saumon G. Role of tidal volume, FRC, and end-inspiratory volume in the development of pulmonary edema following mechanical ventilation. *Am Rev Respir Dis* 1993;148:1194-203.
13. Rouby JJ, Lherm T, Martin de Lassale E, Poète P, Bodin L, Finet JF, et al. Histologic aspects of pulmonary barotrauma in critically ill patients with acute respiratory failure. *Intensive Care Med* 1993;20:187-92.
14. Dreyfuss D, Soler P, Saumon G. Mechanical ventilation-induced pulmonary edema. Interaction with previous lung alterations. *Am J Resp Crit Care Med* 1995;151:1568-75.
15. Tremblay L, Valenza F, Ribeiro SP, Li J, Slutsky AS. Injurious ventilatory strategies increase cytokines and c-fos m-RNA expression in an isolated rat lung model. *J Clin Invest* 1997;99(5):944-52.
16. Ranieri VM, Suter PM, Tortorella C, De Tullio R, Dayer JM, Brienza A, et al. Effect of mechanical ventilation on inflammatory mediators in patients with acute respiratory distress syndrome: a randomized controlled trial. *JAMA* 1999;282(1):54-61.
17. Amato MBP, Barbas CSV, Medeiros DM, Magaldi RB, Schettino GPB, Lorenzi-Filho G, et al. Effect of a protective-ventilation strategy on mortality in the acute respiratory distress syndrome. *N Engl J Med* 1998;338:347-54.
18. Brochard L, Roudot-Thoraval F, Roupie E, Delclaux C, Chastre J, Fernandez-Mondéjar E, et al. Tidal volume reduction for prevention of ventilator-induced lung ionjury in acute respiratory distress syndrome. *Am J Respir Crit Care Med* 1998;158:1831-8.
19. Stewart TE, Meade MO, Cook DJ, Granton JT, Hodder RV, Lapinsky SE, et al. Evaluation of a ventilation strategy to prevent barotrauma in patients at high risk for acute respiratory distress syndrome. *N Engl J Med* 1998;338:355-61.
20. Ventilation with lower tidal volumes as compared with traditional tidal volumes for acute lung injury and the acute respiratory distress syndrome. The Acute Respiratory Distress Syndrome Network. *N Engl J Med* 2000;342(18):1301-8.
21. Vieira SRR, Putbasset L, Lu Q, Richecoeur J, Cluzel P, Coriat P, et al. A scannographic assessment of pulmonary morphology in acute lung injury: signification of the lower inflection point detected on the lung pressure-volume curve. *Am J Resp Crit Care Med* 1999;159:1612-23.

22. Dambrosio M, Roupie E, Mollet JJ, Angalde MC, Vasile N, Lemaire F, et al. Effects of positive end-expiratory pressure and different tidal volumes on alveolar recruitment and hyperinflation. *Anesthesiology* 1997;87:495-503.
23. Vieira SRR, Puybasset L, Richecoeur J, Lu Q, Cluzel P, Gusman PB, et al. A lung computed tomographic assessment of positive end-expiratory pressure-induced lung overdistension. *Am J Resp Crit Care Med* 1998;158:1571-77.
24. Hickling KG, Walsh J, Henderson S, Jackson R. Low mortality rate in adult respiratory distress syndrome using low-volume, pressure limited ventilation with permissive hypercapnia: a prospective study. *Crit Care Med* 1994;22:1568-78.
25. Carvalho CRR, Barbas CSV, Medeiros DM, Magaldi RB, Filho GL, Kairalla RA, et al. Temporal hemodynamic effects of permissive hypercapnia associated with ideal PEEP in ARDS. *Am J Respir Crit Care Med* 1997;156:1458-66.
26. Puybasset L, Stewart TE, Rouby JJ, Cluzel P, Mourgeon E, Belin MF, et al. Inhaled nitric oxide reverses the increase in pulmonary vascular resistance induced by permissive hypercapnia in patients with ARDS. *Anesthesiology* 1994;80:1254-67.
27. Kalfon P, Umamaheswara R, Gallart L, Puybasset L, Coriat P, Rouby JJ. Permissive hypercapnia with and without expiratory wash out in patients with severe acute respiratory distress syndrome. *Anesthesiology* 1997;87:6-17.
28. Armstrong BW Jr, MacIntyre NR. Pressure-controlled, inverse ratio ventilation that avoids air trapping in the adult respiratory distress syndrome. *Crit Care Med* 1995;23(2):279-85.
29. Zavala E, Ferrer M, Polese G, Masclans JR, Planas M, Milic-Emili J, et al. Effect of inverse I:E ratio ventilation on pulmonary gas exchange in acute respiratory distress syndrome. *Anesthesiology* 1998;88(1):35-42.
30. McCarthy MC, Cline AL, Lemmon GW, Peoples JB. Pressure control inverse ratio ventilation in the treatment of adult respiratory distress syndrome in patients with blunt chest trauma. *Am Surg* 1999;65(11):1027-30.
31. Gore DC. Hemodynamic and ventilatory effects associated with increasing inverse inspiratory-expiratory ventilation. *J Trauma* 1998;45(2):268-72.
32. Brichart JF, Rouby JJ, Viars P. Intermittent positive pressure ventilation with either positve end-expiratory pressure or high frequency jet ventilation (HFJV) or HFJV alone in human acute respiratory failure. *Anesth Analg* 1986;65:1135-42.
33. Mal H, Rouby JJ, Benhamou D, Viars P. High frequency jet ventilation in acute respiratory failure: Which ventilator settings? *Br J Anaesth* 1986;58:18-23.
34. Fort P, Farmer C, Westerman J, Johannigman J, Beninati W, Dolan S, et al. High-frequency oscillatory ventilation for adult respiratory distress syndrome – A pilot study. *Crit Care Med* 1997;25:937-47.
35. Froese AB. High-frequency oscillatory ventilation for adult respiratory distress syndrome: Let's get it right this time! *Crit Care Med* 1997;25:906-8.
36. Herridge MS, Slutsky AS, Colditz GA. Has high-frequency ventilation been inappropriately discarded in adult acute respiratory distress syndrome? *Crit Care Med* 1998;26(12):2073-7.
37. Ribeiro SP, Tremblay L, Slutsky AS. High frequency ventilation. Principles and practice. In: Marini JJ, Slutsky AS, editors. *Physiological basis of ventilatory support*. New York: Marcel Dekker; 1998. p. 889-920.
38. Mehta S, Lapinsky SE, Hallett DC, Merker D, Groll RJ, Cooper AB, et al. Prospective trial of high-frequency oscillation in adults with acute respiratory distress syndrome. *Crit Care Med* 2001;29(7):1360-9.

39. Rouby JJ, Viars P. Clinical use of high frequency ventilation. *Acta Anaesthesiol Scand* 1989;90:134-9.
40. Derdak S, Mehta S, Stewart TE, Smith T, Rogers M, Buchman TG, et al. High-frequency oscillatory ventilation for acute respiratory distress syndrome in adults: a randomized, controlled trial. *Am J Respir Crit Care Med* 2002;166(6):801-8.
41. Richecoeur J, Lu Q, Vieira SRR, Puybasset L, Kalfon P, Coriat P, et al. Expiratory washout x optimisation of mechanical ventilation during permissive hypercapnia in patients with severe acute respiratory distress syndrome. *Am J Resp Crit Care Med* 1999;160:77-85.
42. Burke WC, Nahum A, Ravenscraft SA, Nakos G, Adams AB, Marcy TW, et al. Modes of tracheal gas insufflation. Comparison of continuous and phase-specific gas injection in normal dogs. *Am Rev Respir Dis* 1993;148:562-8.
43. Gattinoni L, Pesenti A, Masheroni D, Marcolin R, Fumagalli R, Rossi F, et al. Low frequency positive pressure ventilation with extracorporeal CO2 removal in severe acute respiratory failure. *JAMA* 1986;256:881-86.
44. Brunet F, Mira JP, Belghith M, Monchi M, Renaud B, Fierobe L, et al. Extracorporeal carbon dioxide removal technique improves oxygenation without causing overinflation. *Am J Respir Crit Care Med* 1994;149(6):1557-62.
45. Habashi NM, Borg UR, Reynolds HN. Low blood flow extracorporeal carbon dioxide removal (ECCO2R): a review of the concept and a case report. *Intensive Care Med* 1995;21(7):594-7.
46. Morris AH, Wallace CJ, Menlove RL, Clemmer TP, Orme JFJ, Weaver LK, et al. Randomized clinical trial of pressure-controlled inverse ratio ventilation and extracorporeal CO_2 removal for adult respiratory distress syndrome. *Am J Respir Crit Care Med* 1994;149:295-305.
47. Kolla S, Awad SS, Rich PB, Schreiner RJ, Hirschl RB, Bartlett RH. Extracorporeal life support for 100 adult patients with severe respiratory failure. *Ann Surg* 1997;226(4):544-64; discussion 65-6.
48. Zwischenberger JB, Conrad SA, Alpard SK, Grier LR, Bidani A. Percutaneous extracorporeal arteriovenous CO_2 removal for severe respiratory failure. *Ann Thorac Surg* 1999;68(1):181-7.
49. Hirschl RB, Pranikoff T, Wise C, Overbeck MC, Gauger P, Schreiner RJ, et al. Initial experience with partial liquid ventilation in adult patients with the acute respiratory distress syndrome. *JAMA* 1996;275(5):383-9.
50. Weis CM, Wolfson MR, Shaffer TH. Liquid-assisted ventilation: physiology and clinical application. *Ann Med* 1997;29(6):509-17.
51. Hirschl RB, Conrad S, Kaiser R, Zwischenberger JB, Bartlett RH, Booth F, et al. Partial liquid ventilation in adult patients with ARDS: a multicenter phase I-II trial. Adult PLV Study Group. *Ann Surg* 1998;228(5):692-700.
52. Croce MA, Fabian TC, Patton JH Jr, Melton SM, Moore M, Trenthem LL. Partial liquid ventilation decreases the inflammatory response in the alveolar environment of trauma patients. *J Trauma* 1998;45(2):273-80; discussion 80-2.
53. Schuster DP, Lange NR, Tutuncu A, Wedel M. Clinical correlation with changing radiographic appearance during partial liquid ventilation. *Chest* 2001;119(5):1503-9.
54. Hirschl RB, Croce M, Gore D, Wiedemann H, Davis K, Zwischenberger J, et al. Prospective, randomized, controlled pilot study of partial liquid ventilation in adult acute respiratory distress syndrome. *Am J Respir Crit Care Med* 2002;165(6):781-7.

55. Fridrich P, Krafft P, Hochleuthner H, Mauritz W. The effects of long-term prone positioning in patients with trauma-induced adult respiratory distress syndrome. *Anesth Analg* 1996;83:1206-11.
56. Chatte G, Sab J, Dubois J, Sidorot M, Gaussorgues P, Dominique R. Prone position in mechanically ventilated patients with severe acute respiratory failure. *Am J Crit Care Med* 1997;155:473-8.
57. Flaatten H, Aardal S, Hevry O. Improving oxygenation using the prone position in patients with ARDS. *Acta Anaesthesiol Scand* 1998;42:329-34.
58. Papazian L, Bregeon F, Gaillat F, Thirion X, Gainnier M, Gregoire R, et al. Respective and combined effects of prone position and inhaled nitric oxide in patients with acute respiratory distress syndrome. *Am J Respir Crit Care Med* 1998;157:580-5.
59. Pelosi P, Tubiolo D, Mascheroni D, Vicardi P, Crotti S, Valenza F, et al. Effects of the prone position on respiratory mechanics and gas exchange durin acute lung injury. *Am J Crit Care Med* 1998;157:387-93.
60. Dries DJ. Prone position in acute lung injury. *J Trauma* 1998;45:849-52.
61. Malbouisson LM, Cornelius J, Puybasset L, Qin L, Cluzel P, Rouby J. Role of the heart in the loss of aeration characterizing lower lobes in acute respiratory distress syndrome. *Crit Care Med* 2000;161:2005-12.
62. Tanskanen P, Kyttä J, Randell T. The effect of patient positioning on dynamic lung compliance. *Acta Anaesthesia Scand* 1997;41:602-6.
63. Stocker R, Neff T, Stein S, Ecknauer E, Trentz O, Russi E. Prone positioning and low-volume pressure-limited ventilation improve survival in patients with severe ARDS. *Chest* 1997;111:1008-17.
64. Gattinoni L, Tognoni G, Pesenti A, Taccone P, Mascheroni D, Labarta V, et al. Effect of prone positioning on the survival of patients with acute respiratory failure. *N Engl J Med* 2001;345(8):568-73.
65. Puybasset L, Rouby JJ, Mourgeon E, Stewart TE, Cluzel P, Belin MF, et al. Inhaled nitric oxide in acute respiratory failure: Dose-response curves. *Intensive Care Med* 1994;20:319-27.
66. Puybasset L, Rouby JJ, Mourgeon E, Cluzel P, Law-Koune JD, Stewart T, et al. Factors influencing cardiopulmonary effects of inhaled nitric oxide in acute respiratory failure. *Am J Resp Crit Care Med* 1995;152:318-28.
67. Taylor RW, Zimmerman JL, Dellinger RP, Straube RC, Criner GJ, Davis K Jr, et al. Low-dose inhaled nitric oxide in patients with acute lung injury: a randomized controlled trial. *Jama* 2004;291(13):1603-9.
68. Lu Q, Mourgeon E, Law-Koune JD, Roche S, Vézinet C, Abdenour L, et al. Dose-response of inhaled NO with and without intravenous almitrine in adult respiratory distress syndrome. *Anesthesiology* 1995;83:929-43.
69. Gallart L, Lu Q, Puybasset L, Umamaheswara-Rao G, Coriat P, Rouby J-J, et al. Intravenous almitrine combined with inhaled nitric oxide for acute respiratory distress syndrome. *Am J Respir Crit Care Med* 1998;158:1770-77.
70. Pappert D, Busch T, Gerlach H, Lewandowski K, Radermacher P, Rossaint R. Aerosolized prostacyclin versus inhaled nitric oxide in children with severe acute respiratory distress syndrome. *Anesthesiology* 1995;82:1507-11.
71. van Heerden PV, Barden A, Michalopoulos N, Bulsara MK, Roberts BL. Dose-response to inhaled aerosolized prostacyclin for hypoxemia due to ARDS. *Chest* 2000;117(3):819-27.

72. Domenighetti G, Stricker H, Waldispuehl B. Nebulized prostacyclin (PGI2) in acute respiratory distress syndrome: impact of primary (pulmonary injury) and secondary (extrapulmonary injury) disease on gas exchange response. *Crit Care Med* 2001;29(1):57-62.
73. Lewis JF, Jobe AH. Surfactant and the adult respiratory distress syndrome. *Am Rev Respir Dis* 1993;147:218-33.
74. Wiswell TE, Smith RM, Katz LB, Mastroianni L, Wong DY, Willms D, et al. Bronchopulmonary segmental lavage with Surfaxin (KL(4)-surfactant) for acute respiratory distress syndrome. *Am J Respir Crit Care Med* 1999;160(4):1188-95.
75. Taeusch HW. Treatment of acute (Adult) respiratory distress syndrome. The holy grail of surfactant therapy. *Biol Neonate* 2000;77(Suppl 1):2-8.

17

Terapia Nutricional no Choque Séptico

João Wilney Franco Filho

INTRODUÇÃO

O paciente criticamente enfermo, seja ele séptico, traumatizado, em pós-operatório ou em estado inflamatório (SIRS – síndrome da resposta inflamatória sistêmica), apresenta um estado de hipermetabolismo mediado por hormônios, citocinas e outros produtos celulares como proteases, espécies reativas de oxigênio, eicosanóides, reagentes de fase aguda e fatores de crescimento.[1] Tal resposta gera catabolismo aumentado de proteínas, hiperglicemia e hiperinsulinemia,[2] estado descrito por Cerra *et al.*[3] como "autocanibalismo séptico". As conseqüências deste quadro incluem reduzidas mobilidade e absorção intestinal, maior permeabilidade intestinal, redução da função imune, translocação bacteriana e conseqüente disfunção de múltiplos órgãos e sistemas (DMOS).[4] A prevalência de desnutrição entre pacientes hospitalizados em nosso país chega a 48,1% e a percepção da desnutrição é baixa.[5] Assim, pacientes críticos estão sob risco nutricional e devem ser avaliados para que suas necessidades nutricionais sejam repostas, atenuando as complicações da desnutrição.[6-8]

RESPOSTA HIPERMETABÓLICA

Cuthbertson descreveu, há mais de 50 anos,[9] a resposta clássica à lesão, dividindo-a em duas fases: *ebb phase* e *flow phase* – estados pré e pós-ressuscitação. Define-se choque como a inadequada oferta de oxigênio às células e inadequada remoção dos produtos do metabolismo celular. O estado pré-ressuscitação, causado por hipovolemia e hemorragia, caracteriza a *ebb phase* hipometabólica. Os achados clínicos dessa fase incluem temperatura corporal reduzida, perfusão tecidual pobre, pele fria e pegajosa. Débito cardíaco (DC) e gasto energético estão diminuídos, enquanto a resistência vascular sistêmica (RVS) está aumentada. Após a ressuscitação do quadro de choque, predomina a *flow phase*, caracterizada por hipermetabolismo e profundo catabolismo protéico.[9,10] As características clínicas dessa fase incluem pele quente e rosada, elevação da temperatura corporal e aumento do DC e do gasto energético. Em contraste com a *ebb phase*, cujo objetivo é a preservação do volume sanguíneo, durante a *flow phase* o objetivo é a reparação tecidual.

O dano tecidual, no trauma e na SIRS, ou os produtos bacterianos (toxinas e antígenos), na sepse, ativam os macrófagos, leucócitos polimorfonucleares e linfócitos para a secreção de vários mediadores inflamatórios que incluem citocinas (fator de necrose tumoral-α, interleucina-1 e interleucina-6), fator ativador de plaquetas (PAF) e óxido nítrico, com conseqüente liberação de espécies reativas de oxigênio, enzimas proteolíticas, leucotrienos, eicosanóides e ativação do sistema cinina-calicreína e por sua vez liberação de angiotensina II, bradicinina e plasminogênio ativado.[1,11]

A lesão (trauma, sepse, SIRS), por estimulação do hipotálamo através das vias espinotalâmicas, promove a liberação dos "hormônios contra-reguladores": catecolaminas, glucagon e cortisol.[12] O balanço dessa liberação hormonal é o desenvolvimento de um meio que promove hiperglicemia, hiperinsulinemia secundária e limitação da lipólise periférica, o que ocorre no jejum sem estresse.[2]

A epinefrina é o mediador hormonal primário da *flow phase*, estimulando proteólise e glicogenólise, bem como a gliconeogênese mediada pelo glucagon. Promove também lipólise, secreção de hormônio do crescimento (GH) e ativação do sistema renina-angiotensina-aldosterona (SRAA) com potente vasoconstrição, particularmente intestinal. O aumento do débito cardíaco induzido pela epinefrina permite mobilização dos depósitos de proteína tissular para gerar reagentes de fase aguda, gliconeogênese e reparo das estruturas.[1]

Os níveis de glucagon são uniformemente elevados em todos os estados de choque.[13] O glucagon, liberado das ilhotas pancreáticas sob estímulo adrenérgico, atua no hepatócito, promovendo gliconeogênese acelerada a partir do esqueleto carbonado dos aminoácidos liberados da massa corporal magra e do lactato.[3,12]

O cortisol reduz a captação de glicose na periferia e tem efeito de deposição de glicogênio, ainda que o efeito glicolítico da epinefrina predomine, promovendo glicólise principalmente no sistema imune, feridas, pulmão e músculo esquelético.[14] Em conjunto com a ativação do SRAA, promove retenção hídrica. A elevação dos níveis de glicose estimula a liberação de insulina pelas células β, mas a persistência de hiperglicemia sugere resistência insulínica.[1] A hiperinsulinemia resultante inibe a formação de corpos cetônicos e a liberação de ácidos graxos.

Mediadores inflamatórios, tais como citocinas e eicosanóides, afetam rotas metabólicas diretamente, em nível celular, ou indiretamente, por alterar o fluxo sanguíneo regional. As citocinas (fator de necrose tumoral-α, interleucina-1 e interleucina-6) regulam a síntese de proteínas de fase aguda no fígado, aceleram a gliconeogênese, a degradação protéica, o aumento do gasto energético e reduzem a síntese de proteína muscular, a atividade da lipase lipoprotéica e o clareamento de VLDL.[14]

O resultado de tal liberação hormonal é que, no momento de demanda energética máxima, o paciente com sepse/SIRS tem mínimo acesso ao maior depósito de energia – gorduras – dirigindo-se às proteínas para alimentar o hipermetabolismo. A inibição da lipólise periférica e a queima de proteínas são o que separa os pacientes sob estresse metabólico e o jejum sem agressão, como visto no Quadro 17-1.[15] Além destes mediadores humorais, um baixo nível de atividade física contribui para as alterações metabólicas dos pacientes.[14]

O consumo de combustíveis (carboidrato, lipídios e proteínas) aumenta no paciente hipermetabólico de modo não-uniforme. O aumento do consumo de proteínas é tal que a razão entre as calorias não-protéicas por grama de nitrogênio (CNP:N) cai do seu usual 300-350:1 para 100-150:1. O nitrogênio resultante da desaminação dos aminoácidos é metabolizado pelos hepatócitos em uréia, a qual é filtrada nos rins e excretada através da urina. Assim, elevada excreção de uréia de 24 horas é a primeira aproximação do catabolismo protéico endógeno, desde que a função renal seja normal.[16] Essa aproximação pode ser equivocada se o paciente apresenta perdas significativas nitrogenadas não-urinárias (p. ex., fístulas gastrointestinais).[17]

Quadro 17-1. Metabolismo do jejum e da sepse

	Jejum	*Sepse*
Gasto energético	–	++
Ativação de mediadores	+	+++
Quociente respiratório	0,7	0,8-0,85
Substrato energético	CHO/LIP	Misto
Gliconeogênese	+	+++
Síntese protéica	+	+
Catabolismo	–	+++
Oxidação de aminoácido	±	+++
Ureiagênese	+	+
Cetose	+++	+
Resposta ao estímulo	+++	+
Intensidade da desnutrição	+	+++

Reproduzida de Negro F, Cerra FB. Nutritional monitoring in the ICU: Rational e practical application. *Crit Care Med* 1988;4:559-572.

O consumo de aminoácidos não é uniforme e alanina e glicina freqüentemente são utilizadas pelo fígado para a gliconeogênese.[18] A musculatura esquelética utiliza preferencialmente aminoácidos de cadeia ramificada (valina, leucina e isoleucina). A glutamina, produzida no pulmão, é o combustível preferencial dos enterócitos, fonte de energia importante para o sistema imune, e é crítica para a síntese de glutationa no fígado,[19,20] podendo tornar-se um aminoácido essencial, já que sua taxa de síntese e seus depósitos podem ser rapidamente reduzidos.[14] Seifter *et al.* demonstraram que a arginina torna-se um aminoácido essencial seguindo a lesão.[21] A importância da suplementação de AA na imunomodulação do processo inflamatório será discutida oportunamente neste capítulo.

NECESSIDADES NUTRICIONAIS E A DISTRIBUIÇÃO PROTÉICO-CALÓRICA

No paciente criticamente enfermo, o objetivo da terapia nutricional é a manutenção da massa celular corporal, não a repleção nutricional. A tentativa de converter catabolismo em anabolismo com terapia nutricional pode exacerbar o processo hipermetabólico, tornando-se prejudicial.[22] Assim, o aporte nutricional deve ser planejado para atender às necessidades dessa população, evitando os riscos da hipo e hiperalimentação – ver Quadros 17-2 e 17-3.

O aporte calórico pode ser estimado a partir de equações, calorimetria indireta (CI) ou da "fórmula-de-bolso". A partir de voluntários sadios, em 1919, Harris e Benedict[23] propuseram fórmulas baseadas em sexo, idade, altura e peso para o cálculo do gasto energético basal (GEB). Para a estimativa do gasto energético em repouso (GER) – pacientes sob estresse – é necessária a utilização de fatores de estresse e atividade – ver Quadro 17-4.[24] A utilização da equação de Harris-Benedict é fácil, porém tende a hiperestimar as necessidades calóricas.[25]

Quadro 17-2. Riscos da hiperalimentação

- Aumento da taxa metabólica
- Aumento do consumo de oxigênio
- Hiperglicemia
- Desidratação secundária a diurese osmótica
- Esteatose hepática
- Aumento da produção de CO_2
- Dependência do ventilador
- Imunossupressão
- Sobrecarga hídrica
- Desequilíbrio eletrolítico

Quadro 17-3 Conseqüências da desnutrição

- Aumento de tendências às infecções
- Redução da cicatrização das feridas
- Menor força tênsil das suturas
- Hipoproteinemia
- Redução da motilidade intestinal
- Fraqueza muscular
- Aumento da mortalidade
- Aumento da morbidade
- Hospitalização prolongada
- Convalescença prolongada
- Aumento dos custos

A CI é mais fidedigna, porém apresenta alguns problemas: o equipamento apresenta alto custo, é trabalhoso, complexo e exige pacientes em total estabilidade.[12,25] Além disso, vantagem de protocolos utilizando as medidas obtidas com a CI ainda necessita ser demonstrada convincentemente.[22,26] Burke *et al.*,[27] estudando grandes queimados, descobriram que ofertas acima de 25 kcal/kg elevam a produção de CO_2 e a deposição de gorduras no fígado. Desse modo, esse nível é freqüentemente recomendado como ponto inicial de oferta nos pacientes críticos ou traumatizados, podendo ser utilizadas até 35 kcal/kg ("fórmula-de-bolso").[28,29]

Quadro 17-4. Equação de Harris-Benedict

- Gasto energético basal
  H = 66,5 + 13,8 (P) + 5,0 (A) – 6,8 (I)
  M = 655,1 + 9,5 (P) + 1,8 (A) – 4,7 (I)
- Gasto energético em repouso

Fator de lesão	
Paciente não-complicado	1,0
Pós-operatório de câncer	1,1
Fratura	1,2
Sepse	1,3
Peritonite	1,4
Politrauma – reabilitação	1,5
Politrauma + sepse	1,6
Queimadura 30%-50%	1,7
Queimadura 50%-70%	1,8
Queimadura 70%-90%	2,0

O peso a ser utilizado nesses cálculos (equação de Harris-Benedict ou "fórmula-de-bolso") deve ser o peso ideal ou o peso ajustado, no caso de indivíduos obesos, a fim de se evitar hiperalimentação. Em indivíduos com menos de 80% do peso ideal, deve ser também utilizado o peso atual, para evitar a hiperalimentação de pacientes emagrecidos.[25]

As necessidades protéicas são, como já descrito, elevadas nos pacientes criticamente enfermos, devendo-se procurar uma relação calorias não-protéicas: grama de nitrogênio entre 100 a 150:1, ofertando-se aproximadamente 1,5 a 2,0 g de proteínas/kg/dia.[12,22,30] A utilização do balanço nitrogenado (BN) e do índice de catabolismo (IC) proposto por Bistrian[31] pode ser útil na otimização da oferta protéica. Ambos são calculados a partir de coleta de urina de 24 horas, como se segue:

$$BN = (\text{Ingestão protéica } \{g\}/6{,}25) - (\text{Uréia urinária 24 h}/2{,}16 + 4)$$
$$IC = (\text{Uréia urinária 24 h}/2{,}16) - (0{,}5 \times \text{Nitrogênio ingerido} + 3)$$

Valores de IC abaixo de 0 significam ausência de estresse; entre 0 e 5, estresse moderado; e maior que 5, estresse grave. Devido à imobilização, ao hipermetabolismo e à presença de tecidos injuriados, obter BN positivo logo após a lesão é bastante difícil e o objetivo deve ser BN entre 0 e 5. O BN somente deve ser medido após o paciente estar completamente adaptado à oferta protéico-calórica.[14]

A maioria do requerimento nutricional de proteínas é para suportar a rotação *(turnover)* protéica, em vez da síntese de novas proteínas, pelo menos em adultos. Desse modo, a utilização de CI, equação de Harris-Benedict ou "fórmula-de-bolso", estima as calorias totais.[32] As demais calorias devem ser divididas entre lipídios e carboidratos.

Durante a década de 1970, foram utilizadas as primeiras infusões de soluções de lipídios, inicialmente para reposição de ácidos graxos essenciais. Ainda que lipídios sejam isosmóticos, ricos em calorias, reduzam o quociente respiratório (Quadro 17-5) e as necessidades de glicose e conseqüentemente os riscos da hiperglicemia (esteatose hepática, descompensação de diabete, diurese osmótica), seu uso tem sido associado ao risco aumentado de infecções, devido

Quadro 17-5. Quociente respiratório (QR)

Fonte energética	*QR*
Carboidratos	1,00
Proteína	0,82
Gorduras	0,70

às suas complexas interações com o sistema imune. A oferta de lipídios, desta forma, não deve ultrapassar 1g a 1,5 g/kg/dia e, para evitar deficiência de ácidos graxos essenciais, não menos de 5% das calorias totais.[12,22] A fonte de lipídios utilizada pelo paciente criticamente enfermo pode ser importante. Triglicérides de cadeia média (TCM) são mais bem absorvidos na luz intestinal e são clareados mais rapidamente da circulação sanguínea, diminuindo tanto a sobrecarga ao sistema reticuloendotelial (SRE) como os níveis de triglicérides na corrente sanguínea. Os TCM não requerem carnitina para oxidação no interior da mitocôndria.[33,34] Os ácidos graxos poliinsaturados de cadeia longa (PUFA – ácido linoléico e linolênico) são substratos para a síntese de eicosanóides (prostaglandinas, leucotrienos e tromboxanos) que são importantes e potentes mediadores da resposta inflamatória. Os produtos gerados na rota das ciclooxigenases e lipooxigenases, a partir do ácido linolênico (ω-3), possuem efeitos mais fracos ou opostos aos gerados a partir do ácido linoléico (ω-6), os quais são mediadores inflamatórios e vasoconstritores mais potentes.[33-35]

Como já descrito, os pacientes críticos apresentam tendência à hiperglicemia e resistência insulínica. Assim, a taxa de infusão de glicose (TIG) deve permanecer entre 3 mg e 5 mg/kg/min ou, em dieta enteral, até 5 g/kg/dia. Um mínimo de 100 g a 150 g de glicose deve ser ofertado para se evitar cetose. Em pacientes diabéticos, a oferta de glicose deve ser limitada em 200 g/dia – em geral TIG de 3 mg/kg/min; em pacientes com tolerância adequada, havendo necessidade de maior oferta calórica, essa poderá ser elevada até 300 g de glicose por dia.[28,30,34] Pacientes diabéticos apresentam riscos aumentados de complicações relacionadas à terapia nutricional, como infecção de cateter e hipertrigliceridemia.[36] Van der Berghe *et al.*[37] realizaram um ensaio clínico, randomizado, prospectivo e controlado envolvendo 1.548 pacientes adultos em UTI e sob ventilação mecânica, sendo a maioria (60%) dos pacientes submetida a cirurgia cardíaca. Nesse grupo de pacientes, o controle estrito da glicemia sanguínea reduziu as taxas de mortalidade em 34%, a necessidade de hemodiálise em 41%, o número de transfusões em 50% e a incidência de polineuropatia em 44%. Assim, os pacientes críticos devem ser mantidos com controle estrito da glicemia – entre 80 e 110 mg/dl – muitas vezes com necessidade de infusões endovenosas de insulina.[36-38]

A oferta de multivitaminas e de elementos-traço deve ser de 1 × RDA; é sugerido que pacientes com fístulas entéricas de alto débito e os pacientes com doença inflamatória intestinal em atividade devam receber ofertas maiores de micronutrientes.

Vários estudos na literatura relatam a diferença entre o aporte calculado e aquele que é na verdade ofertado aos pacientes,[39,40] variando entre 50% e 71%. Por isso, é importante a consideração da equipe quanto ao aporte que está sendo administrado aos pacientes, já que ofertas reduzidas são associadas a aumento da incidência de infecções.[41]

TERAPIA NUTRICIONAL PRECOCE

O momento do início da terapia nutricional no paciente crítico, bem como a rota a ser utilizada – enteral ou parenteral – são controversos. Estudos já demonstraram que a terapia nutricional pode modular a resposta hipermetabólica do paciente agudamente enfermo ou traumatizado.[12,22] Entretanto, recentemente, vêm sendo relatados casos de necrose intestinal não-oclusiva (NINO) em pacientes críticos, o que suscita a discussão sobre a segurança da terapia nutricional enteral neste grupo.[42,43] Trauma, choque, lesão isquemia-reperfusão e a resposta do trato digestivo a esses insultos têm sido relacionados à gênese da disfunção de múltiplos órgãos e sistemas (DMOS) e da lesão pulmonar.[44] As características da circulação intestinal, funcionando como "leito de reserva", e o mecanismo de contracorrente da vilosidade intestinal tornam a mucosa intestinal suscetível às variações do fluxo esplâncnico, alterando a sua permeabilidade e ativando leucócitos polimorfonucleares que produzem espécies reativas de oxigênio, além de outros produtos tóxicos.[44,45] No entanto, Braga *et al.*[46] demonstraram que a oxigenação intestinal melhora, no pós-operatório, com a introdução precoce de alimentos no lúmen intestinal, e essa estratégia pode ser segura. Os sinais clínicos de NINO são inespecíficos, assemelhando-se grandemente a sepse/SIRS muitas vezes já instalada, com febre e taquicardia em 92% e leucocitose em 85% dos pacientes, em determinada série.[43] O objetivo, quando o quadro estiver estável e for seguro, é ofertar energia e proteínas necessárias para modular a resposta metabólica do organismo, e não repor déficits nutricionais prévios.[47] A terapia nutricional precoce deve ser iniciada nos seguintes grupos de pacientes: a. pacientes com desnutrição prévia; b. pacientes com bom estado nutricional que têm apresentado ingestão de nutrientes abaixo de 50% de suas necessidades nos últimos 7 a 10 dias; c. antecipação de retardo de ingestão adequada por pelo menos 7 dias.[47] Considerando os riscos de NINO nessa população, uma abordagem racional seria: a. não usar nutrição enteral nos pacientes muito instáveis, ou seja, no período em que estão sendo ressuscitados ou com choque de difícil controle (ressuscitação adequada, mesmo com necessidade de drogas vasoativas, não seria contra-indicação); b. introduzir a nutrição enteral de forma contínua, lenta e gradativa; c. observar a tolerância metabólica e funcional do paciente (distensão, refluxo, vômitos, piora do choque ou dos sinais de sepse/SIRS); d. preferir inicialmente fórmulas enterais elementares ou semi-elementares, cuja absorção requer menor demanda energética.

NUTRIÇÃO ENTERAL *VS.* PARENTERAL

O debate sobre a rota ideal para a oferta da terapia nutricional continua, com cada uma das rotas apresentando vantagens e desvantagens (Quadros 17-6 e 17-7). Quando o trato digestivo se encontra funcional, a rota enteral deve ser a preferida por ser mais fisiológica e mais econômica. A falta de alimentação enteral resulta em atrofia da mucosa gastrointestinal, supercrescimento bacteriano, permeabilidade intestinal aumentada e translocação de bactérias e/ou produtos bacterianos.[48] Moore demonstrou que, em pacientes traumatizados, a rota enteral pode ser bem tolerada e reduz a incidência de complicações sépticas,[49-51] possivelmente por evitar a translocação bacteriana (ainda que sua relevância clínica seja discutível), reduzir os níveis glicêmicos, manter o estímulo trófico à mucosa intestinal e ao sistema GALT, modulando assim a resposta inflamatória. Braga *et al.*,[52] estudando 591 pacientes em pós-operatório de cirurgias oncológicas abdominais, relataram boa tolerância à terapia nutricional enteral precoce liberada no jejuno. Setenta e um por cento de seus pacientes toleraram a oferta proposta com uma progressão em 4 dias, do jejum até a oferta calculada. A rota de alimentação é mais importante do que a quantidade de alimentação provida.[30] Ofertas protéicas de 0,6 g/kg/ dia ou até mesmo 15% das necessidades calóricas através da via intestinal são suficientes para mostrar benefício em relação às complicações sépticas, translocação bacteriana e manutenção da integridade e função imune do trato digestório.[22,53] Nos pacientes que não toleram a oferta plena de nutrientes por via entérica, a nutrição parenteral pode ser utilizada simultaneamente.[12,30,50,54] Assim, na maioria dos estu-

Quadro 17-6. Nutrição enteral

Vantagens	*Desvantagens*
Fisiológica	Necessita mais tempo para atingir as metas
Preserva função imune	Depende do funcionamento do trato digestório
Menor custo que a NPT	Múltiplas contra-indicações: obstrução intestinal, instabilidade hemodinâmica, fístulas de alto débito, diarréia grave
Pode modular a resposta inflamatória	

Quadro 17-7. Nutrição parenteral

Vantagens	*Desvantagens*
Disponível quando a rota enteral é contra-indicada	Atrofia intestinal
	Maior morbidade séptica
Pode complementar rota enteral inadequada	
Oferta plena em 24 horas	
Poucas contra-indicações	

dos clínicos, parece existir uma vantagem de liberar nutrientes via trato digestório, incluindo redução das complicações infecciosas e um retorno mais precoce das funções gastrointestinais. Se um acesso apropriado é obtido, existe má nutrição, ou o grau de estresse e insulto é significante para requerer terapia nutricional, na maioria das circunstâncias a nutrição enteral será comparável, senão melhor, que a nutrição parenteral.[55]

IMUNONUTRIÇÃO

O hipermetabolismo persistente representa uma regulação metabólica anormal que resulta em persistência da resposta inflamatória e supressão associada do sistema imune, o que contribui para o aumento da morbidade, mortalidade e custos associados à infecção.[56,57] Além desses fatos, o jejum a que tais pacientes são submetidos é um potente supressor da função imune e predispõe à infecção.[57] Existem várias tentativas, no ambiente da terapia intensiva, de modular a resposta metabólica do paciente crítico, sendo algumas delas a partir dos alimentos que são ofertados. Revisaremos quais são esses alimentos, suas funções no organismo e as evidências clínicas de sua administração.

Glutamina. Classificado como aminoácido não-essencial porque pode ser sintetizado a partir do glutamato e do ácido glutâmico, é o combustível preferencial para o intestino delgado de ratos e é extraído pela circulação esplâncnica em quantidades significativas pelo jejuno humano – a partir da luz intestinal ou da circulação. A glutamina estimula a proliferação de células crípticas no íleo e no cólon, é importante para a proliferação celular do sistema imune, síntese de glutationa no fígado e é precursor de nucleotídeos. É o aminoácido mais freqüente na circulação plasmática e tem sua concentração sérica reduzida em pós-operatório, sepse, trauma múltiplo e queimaduras extensas.[56,58-60] A ausência de nutrição por via enteral leva à atrofia do GALT, redução da altura da vilosidade intestinal, aumento da permeabilidade da mucosa e redução dos níveis de IgA intestinal.[58,61,62] A suplementação de glutamina tem mostrado benefício em alguns trabalhos em transplante de medula óssea, cirurgias abdominais de grande porte, síndrome do intestino curto, NPT prolongada e queimados, bem como melhora da função linfocitária e imune, além de preservação da atrofia intestinal.[58,63,64] Outras séries não têm demonstrado tais benefícios e têm questionado a relevância clínica dessas alterações.[58,63,65,66] Os estudos que sugerem sua utilização propõem doses na faixa de 0,3 g/kg/dia, mas não definiram qual a melhor via, enteral ou parenteral. Duas revisões recentes[67,68] abordam o uso da suplementação de glutamina e sugerem que sejam realizados ensaios clínicos com poder suficiente para esclarecer as hipóteses geradas nos estudos anteriores.

Arginina. Aminoácido não-essencial que apresenta suas necessidades aumentadas durante crescimento e estados pós-traumáticos. É um precursor da síntese de poliaminas, histidina e ácidos nucléicos; promotor do crescimento do timo e secretagogo para liberação de hormônio do crescimento (GH), prolactina, insulina, glucagon, somatostatina e polipeptídio pancreático, os quais podem ter efeito trófico na mucosa intestinal; promove também retenção nitrogenada. Os hepatócitos produzem óxido nítrico, vasodilatador importante e mensageiro celular, a partir da oxidação da arginina. Estudos clínicos demonstram aumento das respostas blastogênicas a mitógenos no timo e linfócitos periféricos, aumento do peso e do conteúdo de linfócitos no timo, e sugerem redução do tempo de internação após grandes cirurgias oncológicas. Carecemos de estudos que demonstrem benefícios da suplementação de arginina, no que concerne à mortalidade, no entanto fórmulas contendo arginina podem reduzir complicações infecciosas, particularmente em pacientes cirúrgicos. Sugere-se que, quando administrada, a dose não deva exceder 5% do GET.[56,60-62,68]

Nucleotídios. Purinas e pirimidinas são precursores de DNA e RNA, os quais são necessários para síntese protéica e mitose celular; participam também da síntese de ATP, AMP cíclico e de moléculas de transferência de energia (NAD, NADP e FAD). Restrição dietética de nucleotídeos resulta em imunodepressão, no entanto, não existe evidência de que seu uso isolado modifique o desfecho dos pacientes.[56]

Ácidos graxos ω-3. Os ácidos graxos de cadeia longa (14 a 24 átomos de carbono) representam os lipídios mais importantes na membrana celular e são os precursores para uma variedade de moléculas reguladoras (prostaglandinas, leucotrienos e tromboxanos). O organismo dos mamíferos é incapaz de sintetizar ácidos graxos poliinsaturados (PUFA) das séries ω-3 e ω-6, devendo obtê-los a partir da dieta – estes são os chamados ácidos graxos essenciais – ácido linoléico, ω-6, e ácido linolênico, ω-3. As duas maiores rotas para a síntese de eicosanóides a partir dos PUFA são a rota das ciclooxigenases (prostaglandinas e tromboxanos) e das lipooxigenases (leucotrienos). Ácidos linoléico e araquidônico, são os principais precursores de prostaglandinas dienóicas (PGE_2), tromboxanos (TXA_2) e leucotrienos tetraenóicos (LTB_4). O ácido linolênico, ω-3, e seus derivados, são precursores de prostanóides trienóicos (PGE_3) e leucotrienos pentaenóicos (LTB_5). Em geral, eicosanóides derivados dos PUFA ω-3 têm efeitos inflamatórios opostos ou mais fracos em relação aos derivados da série ω-6.[33,35] Com base nestas rotas, vários trabalhos com suplementação de ácidos graxos ω-3 têm sido realizados em sepse, SDRA, pós-operatório, desordens auto-imunes, rejeição de enxertos, psoríase, esclerose múltipla e cardiopatia isquêmica, com resultados diversos.

Nos últimos anos, alguns trabalhos têm sido realizados com o intuito de estabelecer se há benefício clínico do uso de dietas imunoestimulantes – suplementadas com glutamina, arginina, nucleotídeos e ácidos graxos ω-3. Muitos desses trabalhos foram realizados comparando grupos com características diferentes, inclusive no que concerne à oferta protéico-calórica – grupos com dietas não-isoprotéicas e isocalóricas. Na tentativa de elucidar a importância dessas dietas, algumas metanálises foram conduzidas por Zaloga,[57] Beale[69] e Heyland.[70] Os resultados desses trabalhos mostram que as dietas imunoestimulantes promovem redução de complicações infecciosas, tempo de ventilação mecânica e tempo de internação, mas não há benefícios quanto à mortalidade em geral. Tais benefícios são mais evidentes nas populações cirúrgicas. Galban,[71] em estudo multicêntrico, analisando 181 pacientes sépticos, encontrou no subgrupo com escores APACHE entre 10 e 15, benefícios quanto à mortalidade, número de episódios de bacteremia e infecções nosocomiais, com o uso de dieta imunoestimulante. No presente, tais dietas não podem ser recomendadas para uso generalizado nas unidades de terapia intensiva (UTI). Para estarmos certos de não produzirem riscos, devem ser reservadas para uso peroperatório e em trauma, no qual cirurgia está envolvida.[70,72]

TERAPIA NUTRICIONAL NAS FALÊNCIAS ORGÂNICAS

Insuficiência renal. No paciente com insuficiência renal aguda, em oposto ao paciente crônico, não há necessidade de reduzir a oferta protéica, visto serem estes pacientes hipercatabólicos. Tampouco se deve modificar a composição protéica administrada. Há que ser lembrado que os métodos dialíticos removem também proteínas, e a diálise peritoneal aumenta a oferta de glicose – que deve entrar no cálculo das calorias. A oferta calórica deve ser de 30 a 40 kcal/dia e a protéica, naqueles em método dialítico, de 1,5 a 2,0 g/kg/dia.[51,73,74]

Insuficiência hepática. Os pacientes com insuficiência hepática crônica tendem a ser desnutridos em conseqüência de múltiplas infecções, restrições hidrossalinas, procedimentos realizados e a própria doença hepática crônica. Nos momentos de descompensação, com conseqüente encefalopatia portossistêmica (EPS), deve-se fazer restrição protéica para 20 g/dia, com aumentos de 10 g a cada 2 dias e observar os sinais de recidiva da EPS; o objetivo deve ser atingir 1,2 g/kg/dia. Nos pacientes que desenvolvem EPS com o aumento da oferta protéica, ditos intolerantes à proteína, podemos lançar mão da suplementação de aminoácidos de cadeia ramificada.[51,75,76]

Insuficiência respiratória. A incidência de desnutrição entre os pacientes com doença pulmonar obstrutiva crônica (DPOC) oscila entre 19% e 74%[51] e o estado nutricional alterado parece afetar adversamente a função muscular por meio da redução da massa muscular e de outros fatores independentes. Perda de peso ocorre freqüentemente em pacientes com DPOC e é causada por aumento do gasto energético em repouso (GER), ingestão de nutrientes insuficiente e metabolismo ineficiente. Estudos clínicos suportam o conceito de que oferta adequada de nutrientes resulta em melhora da força muscular e *endurance*. O excesso de calorias ofertadas aumenta a produção de CO_2 e uma maior oferta de lipídios pode reduzir o quociente respiratório se a produção de CO_2 for aumentada. Não se conhece a razão exata entre carboidratos e lipídios que deve ser mantida e não há ensaios clínicos demonstrando um claro benefício de maior oferta de lipídios. Gadek[77] estudou 146 pacientes com síndrome da angústia respiratória aguda (SARA) de causas múltiplas e comparou a administração de dieta enteral rica em ácidos graxos ω-3 e antioxidantes com uma dieta isocalórica e isonitrogenada. O grupo da intervenção mostrou redução do tempo de ventilação mecânica, melhora das trocas gasosas (relação PaO_2/FiO_2), redução do recrutamento de neutrófilos no pulmão e no tempo de internação na UTI, sugerindo um efeito benéfico da suplementação de ácidos graxos ω-3 e antioxidantes, em pacientes com SARA. Não houve efeito sobre a mortalidade. Assim, terapia nutricional deve ter por objetivos: (a) atingir plenamente as necessidades protéico-calóricas calculadas; (b) evitar a hiperalimentação; (c) ofertar plenamente micronutrientes (cálcio, fósforo, potássio e magnésio); (d) iniciar precocemente (24 a 48 horas de internação na UTI); (e) considerar a utilização de fórmulas suplementadas com ácidos graxos ω-3 em pacientes com SARA; e (f) utilizar fórmulas com restrição hídrica em pacientes com SARA cujo estado hemodinâmico necessite restrição de fluidos.[51,78]

REFERÊNCIAS BIBLIOGRÁFICAS

1. Kim PK, Deutschman CS. Inflamatory responses and mediators. *Surg Clin North Am* 2000;80:885-894.
2. Fry DE, Borzotta AP. Options in nutritional support of the surgical of the surgical patient. *Prob Gen Surg* 1987;4:427-440.
3. Cerra FB, Siegel JH, Coleman B, Border JR, McMenamy RR. Septic autocannibalism: a failure of exogenous nutritional support. *Ann Surg* 1980;192:570-580.
4. Swank GM, Deitch EA. Role of the gut in multiple organ failure: bacterial translocation and permeability changes. *World J Surg* 1996;20:411-417.
5. Waitzberg DL, Caiaffa WT, Correia MITD. Hospital Malnutrition. The Brazilian National Survey (IBRANUTRI). A study of 4000 patients. *Nutrition* 2001;17:573-80.
6. ASPEN Board of Directors and The Clinical Guidelines Task Force. Guidelines for the use of parenteral and enteral nutrition in adults and pediatric patients. *JPEN* 2002;26:1SA-138SA.
7. Hadfield RJ, Sinclair DG, Houldsworth PE, Evans TW. Effects of enteral and parenteral nutrition on gut mucosal permeability in the critical ill. *Am J Respir Crit Care Med* 1995;152:1545-1548.

8. Koretz RL. Nutritional supplementation in the ICU. How critical is nutrition for the critically ill? *Am J Respir Crit Care Med* 1995;151:570-573.
9. Cuthbertson DP. Postshock metabolic response. *Lancet* 1942;1:433-437.
10. Frayn KN. Hormonal control of metabolism in trauma and sepsis. *Clin Endocrinol* 1986;24:577-599.
11. Botha AJ, Moore FA, Moore EE, et al. Postinjury neutrophil priming and activation states: therapeutic challenges. *Shock* 1995;3:157-166.
12. Clevenger FW. Nutritional Support in the patient with the systemic inflamatory response syndrome. *Am J Surg* 1993;165:68s-74s.
13. Nelson KM, Long CL. Physiologic basis for nutrition in sepsis. *Nutr Clin Pract* 1989;4:6-15.
14. Biolo G, Grimble G, Preiser JC, et. al. Metabolic basis of nutrition in Intensive Care Unit patients: ten critical questions. *Intensive Care Med* 2002;28:1512-20.
15. Negro F, Cerra FB. Nutritional monitoring in the ICU: rational and practical application. *Crit Care Med* 1988;4:559-572.
16. Clevenger FW, Rodriguez DJ, Demarest GB, et al. Protein and energy tolerance by stressed geriatric patient. *J Surg Res* 1992;52:135-139.
17. Konstantinides FN, Konstantinides NN, Li JC, Cerra FB. Can urinary urea nitrogen be substituted for total urinary nitrogen when calculating nitrogen balance in clinical nutrition. *J Parenter Enteral Nutr* 1988;12:18s.
18. Shaw JH, Klein S, Wolfe RR. Assessment of alanine, urea and glucose interrelantionships in normal subjects and in patients with sepsis with stable isotopic tracers. *Surgery* 1985;97:557-568.
19. Cerra FB, Blackburn G, Hirsch J, Mullen K, Luther W. The effect of stress level, amino acid formula, and nitrogen dose on nitrogen retention in traumatic and septic stress. *Ann Surg* 1987;205:282-287.
20. Pulmley DA, Souba WW, Hautamaki RD, et al. Accelerated lung amino acid release in hyperdinamic septic surgical patients. *Arch Surg* 1990;125:57-62.
21. Seifter E, Rettura G, Barbul A, Levenson SM. Arginine: an essential amino acid for injured rats. *Surgery* 1987;84:224-230.
22. Dabrowski GP, Rombeau JL. Practical nutritional support in the trauma Intensive Care Unit. *Surg Clin North Am* 2000;80:921-932.
23. Harris JA, Benedict FG. *A biometric study of basal metabolism in man*. Washington, DC: Carnegie Institute of Washington, 1919. n. 279.
24. Waitzberg DL, Rodrigues JJG. Gasto energético e cálculo de necessidades calórico-protéicas. In: Waitzberg DL. *Nutrição enteral e parenteral na prática clínica*. 2ª ed. São Paulo: Ed. Atheneu, 1995. p. 166-73.
25. Makk L, McClave S, Creech P, et al. Clinical application of the metabolic cart to the delivery of total parenteral nutrition. *Crit Care Med* 1990;18:1320-1327.
26. Joosten KFM. Why indirect calorimetry in critically ill patients: what do we want to measure? *Intensive Care Med* 2001;27:1107-09.
27. Burke JF, Wolfe RR, Mullany CJ, et al. Glucose requirements following burn injury. *Ann Surg* 1979;190:274-285.
28. Escallón J, et al. *Manual do Programa* TNT. Abbott Laboratories, 1997.
29. DeBiasse MA, Wilmore DW. What is optimal nutritional support? *New Horiz* 1994;2(2):122-130.
30. Souba WW. Nutritional support. *New Engl J Med* 1997;336:41-48.
31. Bistrian BR, Blackburn GL, Hallowell R. Protein status of general surgical patients. *JAMA* 1974;230:858.

32. Van Way, CW III. Total calories vs nonprotein calories. *Nutrition in Clinical Practice* 2001;16:271-72.
33. Zaloga GP, Marik P. Endocrine and metabolic dysfunction syndromes in the critically ill: lipid modulation and systemic inflammation. *Crit Care Clinics* 2001;17(1).
34. Pomposelli JJ, Bistrian BR. Is total parenteral nutrition immunosuppressive? *New Horinz* 1994;2(2):224-228.
35. Mizock BA. Nutritional support in acute lung injury and acute respiratory distress syndrome. *Nutrition in Clinical Practice* 2001;16:319-28.
36. Boord JB, Graber AL, Christman JW, Powers AC. Pratical management of diabetic in critically ill patients. *Am J Respir Cirt Care Med* 2001;164:1763-67.
37. Van den Berghe G, Wouters P, Weekers F, Verwaest C, Bruyninckx F, Schetz M, et al. Intensive insulin therapy in critically ill patients. *N Engl J Med* 2001;345:1359-67.
38. Clement S, Braithwaite SS, Magee MF, Ahmann A, Smith EP, Schafer RG, et al. Management of diabetes and hyperglycemia in hospitals. *Diabetes Care* 2004;27:553-91.
39. Krishnan JA, Parce PB, Martinez A, Diette GB, Brower RG. Caloric intake in medical icu patients: consistency of care with guidelines and relantionship to clinical outcomes. *Chest* 2003;124:297-305.
40. DeJonghe B, Appere-De-Vechi C, Fournier M, et al. A prospective survey of nutritional support practices in Intensive Care Unit patients. What is precribed? What is delivered? *Crit Care Med* 2001;29:8-12.
41. Rubinson L, Diette GB, Song X, Brower RG, Krishnan JA. Low Caloric intake is associated with nosocomial bloodstream infections in patients in the medical Intensive Care Unit *Crit Care Med* 2004;32:350-57.
42. Munshi IA, Steingrub JS, Wolpert L. Small bowel necrosis associated with early postoperative jejunal tube feeding in a trauma patient. *J Trauma* 2000;49:163-65.
43. Marvin RG, McKinley BA, McQuiggan M, Cocanour CS, Moore FA. Nonocclusive bowel necrosis in critically ill trauma patients receiving enteral nutrition manifests no reliable clinical signs for early detection. *Am J Surg* 2000;179:7-12.
44. Kudsk KA. Current aspects of mucosal immunology and its influence by nutrition. *Am J Surg* 2002;183:390-98.
45. Ribeiro PC. Nutrição enteral em situações de instabilidade hemodinâmica e fluxo sangüíneo limítrofe. In: Ferro HC, Azevedo JRA, Loss SH. *Nutrição parenteral e enteral em UTI*. São Paulo: Atheneu, 2001. p. 151-60.
46. Braga M, Gianotti L, Gentilini O, Parisi V, Salis C, Di Carlo V. Early postoperative nutrition improves gut oxygenation and reduces cost compared with total parenteral nutrition. *Crit Care Med* 2001;29(2):242-48.
47. Rodríguez CJG. Nutrition support of the septic patient. In: Pichard C, Kudsk KA. *From nutritional support to pharmacological nutrition in the ICU*. Berlin: Springer-Verlag, 2002. p. 348-60.
48. Marik PE, Pinsky M. Death by parenteral nutrition. *Intensive Care Med* 2003;29:867-69.
49. Moore EE, Jones TN. Benefits of immediate jejunal feeding after major abdominal trauma – a prospective randomized study. *J Trauma* 1986;26:874-881.
50. Moore FA, Moore EE, Jones TN, McCroskey BL, Peterson VM. TEN versus TPN following major abdominal trauma – reduced septic morbidity. *J Trauma* 1989;29:916-923.
51. ASPEN Board of Directors and the Clinical Guidelines Task Force. Guidelines for the use of parenteral and enteral nutrition in adult and pediatric patients. *JPEN* 2002;26:1SA-138SA.

52. Braga M, Gentilini O, Gianotti L, Liotta S, Di Carlo V. *Safety and feasibility of postoperative early enteral nutrition*. ESPEN. 22nd Congress – educational programee, 2000. p. 33-36.
53. Moore R, Cerra FB. Sepsis. In: Fischer JE. *Total parenteral nutrition*. Boston: Little, Brown, 1991. p. 347-365.
54. DeBiasse MA, Wilmore DW. What is optimal nutritional support? *New Horinz* 1994;2(2)122-130.
55. Kudsk KA. Enteral versus parenteral feeding in critical illness. In: Pichard C, Kudsk KA. *From nutritional support to pharmacological nutrition in the ICU*. Berlin: Springer-Verlag, 2002. p. 115-24.
56. Cerra FB. Nutrient modulation of inflammatory and immune function. *Am J Surg* 1991;161:230-234.
57. Zaloga GP. Immune-enhancing enteral diets. Where's the beef? *Crit Care Med* 1998;26:1143-1146.
58. Buchman A. Glutamine: commercially essential or conditionally essential? A critical appraisal of the human data. *Am J Clin Nutr* 2001;74:25-32.
59. Van Acker BA, Hulsewe KW, Wagenmakers AJ, von Meyenfeldt MF, Soeters PB. Response of glutamine metabolism to glutamine-supplemented parenteral nutrition. *Am J Clin Nutr* 2000;72:790-795.
60. Aminoácidos "condicionalmente indispensables" em la alimentación enteral y el concepto "dipéptidos". *Lecturas sobre nutrición* 2000;7:23-40.
61. Kudsk KA, et al. Glutamine-enriched nutrition maintains intestinal interleukin-4 and mucosal immunoglobulin A levels. *J Parenter Enteral Nutr* 2000;24:270-275.
62. Keith Hanna M, et al. Individual neuropeptides regulate gut-associated lymphoid tissue integrity, intestinal immunoglobulin A levels, and respiratory antibacterial immunity. *J Parenter Enteral Nutr* 2000;24:261-268.
63. Sandifer DP. An alternative method to supplement glutamine in parenteral nutrition? *Crit Care Med* 2000;28(11).
64. Wischmeyer PE, Lynch J, Liedel J, Wolfson R, Riehm J, Gottlieb L, et al. Glutamine adminstration reduces Gram-negative bacteremia in severely burned patients: a prospective, randomized, double-blind trial versus isonitrogenous control. *Crit Care Med* 2001;29:2075-80.
65. Muscaritoli M, Grieco G, Capria S, Iori AP, Fanelli FR. Nutritional and metabolic support in patients undergoing bone marrow transplantation. *Am J Clin Nutr* 2002;75:183-90.
66. Hall JC, Dobb G, Hall J, de Sousa R, Brennan L, McCauley R. A Prospective randomized trial of enteral glutamine in critical illness. *Intensive Care Med* 2003;29:1710-16.
67. Novak F, Heyland DK, Avenell A, Drover JW, Su X. Glutamine supplementation in serious illness: a systematic review of the evidence. *Crit Care Med* 2001;30:2022-29.
68. Duggan C, Gannon J, Walker WA. Protective nutrients and functional foods for the gastrointestinal tract. *Am J Clin Nutr* 2002;75:798-808.
69. Beale RJ, Bryg DJ, Bilhari JD. Immunonutrition in the critically: A systematic review of clinical outcome. *Crit Care Med* 1999;27:2799-2805.
70. Heyland DK, et al. Should immunonutrition become routine in critically ill patients? *JAMA* 2001;286,944-953.
71. Galban C, et al. An immune-enhancing enteral diet reduces mortality rate and episodes of bacteremia in septic Intensive Care Unit patients. *Crit Care Med* 2000;28,643-648.

72. Griffiths RD. Specialized nutrition support in critically ill patients. *Curr Opin Crit Care* 2003;9:249-59.
73. Agrawal M. Acute Renal Failure. *Am Fam Phisician* 2000;61(7).
74. Bellomo R, Ronco C. How to feed patients with renal dysfunction. *Curr Opin Crit Care* 2000;6:239-46.
75. Pfau PR, Rombeau JL. Nutrition. *Med Clinics North Am* 2000;84(5).
76. Bernstein D, Tripodi J. Fulminant hepatic failure. *Crit Care Clinics* 1998;14(2)181-197.
77. Gadek JE, et al. Effect of enteral feeding with eicosapentaenoic acid, gamma-linolenic acid, and antioxidants in patients with acute respiratory distress syndrome. *Crit Care Med* 1999;27:1409-1420.
78. Heyland DK, Dhaliwal R, Drover JW, Gramlich L, Dodek P. Canadian clinical guidelines for nutrition support in mechanically ventilated, critically ill adult patients. *JPEN* 2003;27:355-73.

18

Analgesia e Sedação

Jacqueline Abel Balestrin Froemming
Marcelo Silveira Canabarro

INTRODUÇÃO

Os pacientes que necessitam de cuidados intensivos freqüentemente experimentam sensações desagradáveis como dor e ansiedade. São diversas as situações capazes de desencadear esses sentimentos desconfortáveis como, por exemplo: pós-operatório, trauma, imobilização prolongada no leito, presença de sondas, drenos e tubo endotraqueal, realização de procedimentos terapêuticos e diagnósticos e os próprios cuidados de rotina como higiene, troca de decúbito, aspirações de secreções, entre outros.

A dor, embora seja um mecanismo protetor que leva o indivíduo a evitar o estímulo doloroso, ajudando-o a preservar a sua integridade física, quando persistente, desencadeia diversas respostas fisiológicas que são conhecidas como resposta ao estresse. Essas respostas fisiológicas são deletérias para o paciente crítico e contribuem para aumentar morbidade e mortalidade nas unidades de terapia intensiva. É possível citar rapidamente algumas dessas respostas, como a estimulação do sistema nervoso autonômico, que aumenta o trabalho cardíaco e conseqüentemente eleva o consumo de oxigênio pelo miocárdio, podendo causar isquemia e infarto. A alteração na síntese e liberação de alguns hormônios produz aumento da resistência à insulina, aumento da taxa metabólica e catabolismo protéico acentuado, além de alterações no sistema de coagulação, com aumento de fatores pró-coagulantes. Além disso, a dor pode contribuir diretamente para aumentar a taxa de complicações pulmonares, ao impedir uma tosse efetiva, bem como impedir o sono tranqüilo, o que causa aumento da ansiedade e agitação psicomotora.

Diante disso, fica claro que o manejo da dor e da ansiedade no paciente crítico é fundamental não apenas para proporcionar seu bem-estar, mas também porque esses estímulos podem desencadear respostas que sabidamente contribuem para o aumento da sua morbidade e mortalidade.

Neste capítulo, abordaremos especificamente a analgesia e sedação no paciente com choque circulatório, enfatizando o intuito de não agravar a instabilidade hemodinâmica e conseqüentemente a oferta de oxigênio aos órgãos e tecidos.

FISIOPATOLOGIA DA DOR

A dor é um mecanismo de proteção corporal, que ocorre sempre que há lesão tecidual e leva o indivíduo a evitar o estímulo doloroso.[1,2] Diversas condições podem causar dano tecidual: calor, frio, isquemia ou espasmo muscular. Após lesão tecidual de qualquer etiologia, ocorre a liberação de diversos mediadores como, por exemplo, bradicinina, substância P, prostaglandinas e potássio. Algumas destas substâncias causam dano direto às terminações nervosas, especialmente as enzimas proteolíticas e outras, como bradicinina e algumas prostaglandinas, que causam estimulação direta e intensa das fibras, sem necessariamente lesá-las. O dano tecidual também provoca liberação de histamina e serotonina, que diminuem o limiar para estimulação dos receptores da dor.[1,2]

No trajeto das vias de condução da dor, podem ser gerados reflexos capazes de produzir respostas deletérias ao organismo, como a estimulação simpática acompanhada de aumento do trabalho cardíaco, do consumo de oxigênio e da produção de ácido láctico, bem como alterações endócrinas que aumentam a secreção de hormônios catabolizantes e diminuem a de anabolizantes, entre outras.[3-5]

A dor é uma experiência comum aos pacientes internados em UTI e está relacionada tanto à patologia quanto aos procedimentos diagnósticos e/ou terapêuticos.[4,6] Diversas situações desencadeiam o estímulo doloroso no paciente crítico: trauma, pós-operatório, imobilização prolongada, presença de tubo endotraqueal, sonda vesical ou drenos.[7] Como não é possível, em diversas situações, evitar o estímulo doloroso, a farmacoterapia é necessária para reduzir a percepção da dor. Além disso, existem situações que podem diminuir o limiar da dor como a privação do sono, ansiedade e delírio. Por isso, é importante minimizar os estímulos que perturbem o padrão normal do sono, como por exemplo, barulho, luz artificial, temperaturas extremas, verificação freqüente dos sinais vitais e procedimentos invasivos. O tratamento da ansiedade e do delírio também é importante, como veremos à frente.[3]

AVALIAÇÃO DA DOR

Embora a maioria dos pacientes receba analgésicos rotineiramente, a dor é uma experiência comum em unidades de terapia intensiva.[8]

A dor é uma experiência subjetiva, sendo difícil para o observador estimar sua intensidade a partir do conhecimento da extensão da agressão experimentada e a melhor maneira de avaliá-la é através da informação do paciente.[5,7]

Nos pacientes conscientes e em condições de se comunicar, a intensidade da dor pode ser avaliada de forma objetiva e prática através de escalas analógico-visuais, numérico-verbais ou descritivo-verbais. Já nos pacientes impossibilitados de comunicar-se, a avaliação é totalmente subjetiva e fica por conta da observação de comportamentos que podem estar associados à dor, como expressão facial, agitação e sinais de ativação simpática como taquicardia, hipertensão e piloereção.[5,9]

A avaliação da dor, bem como da resposta terapêutica, deve ser feita de forma sistemática através de escalas apropriadas e, na impossibilidade de utilizá-las, a equipe deve saber identificar comportamentos ou indicadores fisiológicos que sugiram a presença de dor.[7,9]

OBJETIVO TERAPÊUTICO

O principal objetivo da analgesia é garantir o conforto do paciente e secundariamente atenuar os efeitos deletérios da resposta à dor, incluindo o hipermetabolismo, aumento do consumo de oxigênio, alterações da função imune e da coagulação.[2,5,8]

A analgesia constitui parte importante do manejo do paciente crítico e deve sempre ser abordada de forma individualizada.[7] Neste capítulo, abordaremos especificamente a analgesia no paciente em choque, em que é necessário manter o conforto do paciente sem agravar a instabilidade hemodinâmica e as necessidades de oxigênio.[10]

TRATAMENTO FARMACOLÓGICO

Diante de um paciente em choque, devemos optar pelo fármaco que interfira minimamente no sistema cardiovascular, a fim de não agravar a instabilidade hemodinâmica.[10] Nesses casos, a via preferencial de administração é a parenteral, já que a hipoperfusão regional causada pelo choque e o edema muitas vezes presentes podem alterar a absorção de drogas administradas pelas vias oral, subcutânea ou intramuscular. Podem ser administrados contínua ou intermitentemente, com dose extras em bolo quando necessário.[9,10]

Os principais grupos de analgésicos são os opióides, os antiinflamatórios não-esteróides e o acetaminofen, que serão descritos a seguir.[7]

Opióides

Opióide é o termo genérico utilizado para definir toda substância natural ou sintética cuja ação ocorre pela interação com receptores específicos no sistema nervoso central, os receptores opióides.[5,11]

Antigamente, esse grupo farmacológico era conhecido como narcóticos, o que era uma incorreção, pois analgesia e não hipnose é a ação principal destes fármacos.

Os opióides são os fármacos mais comumente utilizados para analgesia dos pacientes internados em UTI, devido ao seu rápido início de ação, fácil titulação e baixo custo.[5,7]

Os efeitos adversos mais freqüentes desses agentes são: depressão respiratória em pacientes com respiração espontânea; hipotensão, especialmente, em pacientes hipovolêmicos; diminuição do nível de consciência, com prejuízo à avaliação neurológica; retenção urinária; e hipomotilidade intestinal.[7,10]

São eliminados através do metabolismo hepático e excretados por via renal. Se ocorrer disfunções nesses órgãos, poderá haver acúmulo desses agentes ou de seus metabólitos ativos, prolongando seus efeitos.[10]

Morfina

A morfina é o agente analgésico mais freqüentemente utilizado em UTI, devido a seu baixo custo, potência e eficácia analgésica. A morfina pode provocar a liberação de histamina, promovendo vasodilatação e hipotensão e deve ser evitada em pacientes com instabilidade hemodinâmica. A metabolização da morfina produz um metabólito ativo que pode se acumular e causar sedação excessiva em pacientes com falência renal.[7,9,10]

Morfina	
Dose inicial	1-4 mg
Dose de manutenção	1-10 mg/h

Fentanil

Fentanil é mais potente e tem início de ação mais rápido que a morfina. Tem paraefeitos semelhantes a outros opióides, como depressão respiratória em pacientes com ventilação espontânea, retenção urinária e constipação. A administração rápida de altas doses de fentanil pode estar associada a bradicardia e rigidez da parede torácica. No entanto, não provoca a liberação de histamina, o que explica a baixa ocorrência de hipotensão quando comparado à morfina. Devido a esta propriedade, o fentanil é a droga que tem sido recomendada para analgesia em pacientes com instabilidade hemodinâmica. Além disso, a farmacocinética do fentanil não é significativamente alterada na presença de disfunção hepática ou renal, e não há produção de metabólitos ativos durante sua metabolização.[7,9,10]

Fentanil	
Dose inicial	25-100 μg
Dose de manutenção	25-200 μg/h

Meperidina

É outro fármaco que pertence ao grupo dos analgésicos opióides, ainda muito utilizado para analgesia pós-operatória. No entanto, seu uso em terapia intensiva não é recomendado, já que pode provocar hipotensão pela liberação de histamina e principalmente porque produz um metabólito ativo, a normeperidina, que causa excitação do SNC e pode precipitar convulsões.[9,10]

Antiinflamatórios não-esteróides

Os antiinflamatórios não-esteróides (AINE) agem através da inibição da síntese de prostaglandinas e têm propriedades antiinflamatórias, analgésicas e antipiréticas.[7,9]

A sua utilização é restrita em UTI devido aos freqüentes paraefeitos, como sangramento digestivo por lesão gástrica, outros sangramentos por inibição da agregação plaquetária e desenvolvimento de insuficiência renal aguda. Os pacientes idosos, hipovolêmicos ou hipoperfundidos são os mais suscetíveis a insuficiência renal induzida por AINE.[7,9]

Acetaminofen

É um analgésico com baixa potência que pode ser usado em combinação com opióides para produzir um efeito analgésico maior. O papel do acetaminofen em pacientes críticos é limitado para controle da dor leve ou desconforto associado ao repouso prolongado no leito. Outro fator limitante é sua apresentação exclusiva para uso oral.[7]

Outros agentes

Dexmedetomidina

Dexmedetomidina é um agonista adrenérgico dos receptores α-2, altamente seletivo. Promove sedação e analgesia, sem depressão respiratória. Do ponto de vista hemodinâmico, apresenta um comportamento bifásico. Em menores doses, produz diminuição da freqüência cardíaca, da pressão arterial média e da resistência vascular periférica. Em doses maiores, causa aumento da resistência vascular sistêmica, com conseqüente elevação da pressão arterial e diminuição reflexa da freqüência cardíaca.[12] Em função dos efeitos sobre o sistema cardiovascular, o uso rotineiro não está indicado para analgesia de pacientes instáveis hemodinamicamente.[5,7]

Quetamina

Quetamina é um agente anestésico intravenoso com propriedades analgésicas. Provoca liberação de catecolaminas, causando elevação da pressão arterial, da freqüência cardíaca e do débito cardíaco. Em pacientes graves com internação prolongada pode causar depleção de catecolaminas e conseqüente depressão miocárdica.[13] Devido a essas interações no sistema cardiovascular, o seu uso não é rotineiro em UTI, especialmente em pacientes instáveis. É uma opção para pacientes asmáticos em função da sua ação broncodilatadora e como analgésico para procedimentos de curta duração com dor intensa. Suas vantagens são o rápido início de ação e o mínimo efeito depressor sobre a respiração.[5,14]

SEDAÇÃO

INTRODUÇÃO

Na UTI, o paciente está exposto a outras fontes de estresse além da dor, como por exemplo: medo, ansiedade, privação do sono, ruído constante, ventilação mecânica, incapacidade de comunicar-se adequadamente, entre outras.[11] Sendo assim, a sedação na UTI minimiza o desconforto do paciente ao diminuir a resposta ao estresse, ansiedade, melhorar a tolerância ao suporte ventilatório e facilitar os cuidados de enfermagem.[15-17]

O paciente exposto ao estresse aumenta sua taxa metabólica, o que leva a incremento no consumo de oxigênio e a necessidade de eliminar dióxido de carbono, o que, conseqüentemente, aumenta o trabalho dos sistemas cardiovascular e respiratório.[18,19] Algumas intervenções, como por exemplo, fisioterapia respiratória, podem aumentar o consumo de oxigênio em 50%, com conseqüente acréscimo na freqüência cardíaca e na ventilação-minuto.[17]

Pacientes criticamente enfermos, com sistema cardiovascular e respiratório comprometidos, não toleram esse incremento no consumo de oxigênio, que piora ainda mais a sua condição clínica. Por isso, é importante mantermos o paciente com instabilidade hemodinâmica em um nível adequado de sedação, a fim de não agravarmos sua condição clínica.

Na sepse, a depressão da consciência, do controle neural da respiração e da atividade autonômica são agravados pelo uso de sedativos. Além disso, essas drogas alteram a resposta imunológica, aumentando o risco de infecções e sepse.

Alterando a resposta imunológica, sedativos e analgésicos facilitariam infecções e contribuiriam para a eclosão da sepse. Os benzodiazepínicos afetam a função linfocitária; o propofol parece estimular, enquanto o midazolam suprime a produção de interleucinas IL-1β, IL-6 e TNF-α, ao mesmo tempo em que ambos suprimem a produção de IL-8. Através de mecanismos diversos, o tiopental também afeta a resposta imunológica. A estimulação dos receptores α_2 pela dexmedetomidina pode, *in vitro*, induzir a agregação plaquetária. Além disso, *in vivo*, a dexmedetomidina promove liberação do óxido nítrico do endotélio vascular e diminuição da liberação de catecolaminas, por retroalimentação negativa, ao estimular os adrenorreceptores α_2 pós-sinápticos. Além do mais, foi observada diminuição da liberação de ACTH, insulina e renina, assim como redução da resposta inflamatória no trauma. Quando comparada ao propofol, a infusão contínua de dexmedetomidina resultou em uma liberação menor de IL-6.[12] Em razão da instabilidade hemodinâmica associada à sepse, faz-se fundamental, ao prescrever sedativos, atentar para seus efeitos cardiovasculares.

Alguns pacientes podem apresentar períodos de desorientação e comportamento psicótico, relacionados ao uso de medicações, sepse, febre, encefalopatia metabólica ou síndrome de abstinência.[20] Em trabalho realizado por Ely *et al.*, foi reportada incidência de 83% de delírio em pacientes internados em UTI. Delírio é caracterizado por alteração aguda ou flutuação do *status* mental, desatenção, pensamento desagregado e alteração do nível de consciência associado ou não a agitação psicomotora e é também uma indicação para sedação em UTI.[20,21]

AVALIAÇÃO DA SEDAÇÃO

Tanto sedação insuficiente como demasiadamente profunda são prejudiciais para o doente crítico. Como já foi descrito anteriormente, a avaliação do paciente grave é dificultada pela impossibilidade de comunicação direta.[9]

Diversas escalas foram desenvolvidas para a avaliação da sedação. A escala mais utilizada na prática clínica, para ser usada à beira do leito, é a de Ramsay, devido a sua facilidade de utilização.[9,20]

Escala de Ramsay
1. Ansiedade e/ou agitação
2. Tranqüilidade, cooperação e orientação
3. Responsividade ao comando verbal
4. Resposta franca à estimulação auditiva intensa ou compressão da glabela
5. Resposta débil à estimulação auditiva intensa ou compressão da glabela
6. Irresponsividade

Nos últimos anos, muitas ferramentas para avaliação do grau de sedação foram desenvolvidas e validadas. Entre elas, destacam-se: *Sedation Agitation Scale* (SAS); *Motor Activity Assessment Scale; Vancouver Interactive and Calmness Scale* (VICS); e outras. As escalas de sedação recentemente validadas, como a *Richmond Agitation Sedation Scale* (RASS), baseiam-se na simples observação da resposta dos pacientes a estímulos, e possuem múltiplos níveis que podem facilitar a titulação dos sedativos.[22,23]

Richmond Agitation-Sedation Scale (RASS)	
+4	Combativo
+3	Muito agitado
+2	Agitado
+1	Impaciente
0	Alerta e calmo
–1	Sonolento
–2	Sedação leve
–3	Sedação moderada
–4	Sedação pesada
–5	Irresponsividade

O nível ideal de sedação deve ser individualizado conforme a condição clínica do paciente. No caso do paciente que se encontra em choque, o mais importante é reduzir consumo de energia, mesmo que inicialmente necessitemos manter um nível mais profundo de sedação.

Brook *et al.* demonstraram significativa redução no tempo de ventilação, internação em UTI e hospitalar e necessidade de traqueostomia, utilizando protocolos para sedação em UTI.[24] A interrupção diária da sedação pode reduzir o número de complicações relacionadas. Estudos demonstraram que houve uma redução no tempo de ventilação mecânica e de internação em UTI. A estratégia da interrupção diária da sedação facilita a titulação do nível ideal de sedação, evitando a sedação excessiva e os seus paraefeitos. Exceção a esta recomendação inclui os pacientes que necessitam de bloqueio neuromuscular e que devem ser mantidos sedados até a suspensão dos agentes paralisantes.[22]

OBJETIVO

Depois de uma analgesia adequada, é de fundamental importância a sedação do paciente. Os principais objetivos da sedação são a ansiólise, a hipnose e a amnésia. O agente sedativo ideal deve ser de fácil administração, rápida reversibilidade e eliminação previsível. Além de ser capaz de trazer ao paciente tranqüilidade, manter sua consciência, facilitar sua colaboração e adaptação à ventilação mecânica e ao tubo endotraqueal, deve manter seu padrão de sono normal, bloquear a resposta neuroendócrina e metabólica ao estresse, não induzir tolerância ou dependência, não causar depressão respiratória e, principalmente, não causar depressão cardiovascular nos pacientes em choque.[9,15]

TRATAMENTO FARMACOLÓGICO

Benzodiazepínicos

São os agentes sedativos mais utilizados. Agem no SNC através da facilitação da atividade inibitória do ácido gama-aminobutírico, têm efeito sedativo, ansiolítico, amnésico, anticonvulsivante e relaxante muscular.[7,9,19,25-27]

Seus efeitos hemodinâmicos são mínimos, mas incluem: diminuição da pressão arterial e aumento da freqüência cardíaca, diminuição da resistência vascular sistêmica, redução da pré e pós-carga, diminuição do débito cardíaco e consumo de oxigênio.[19,27] Podem ocasionar hipotensão em pacientes hipovolêmicos e reduzir a resposta metabólica e hemodinâmica em pacientes submetidos a um aumento na demanda de oxigênio.[19]

Diazepam

O diazepam possui meia-vida de eliminação prolongada, metabólitos farmacologicamente ativos, é pouco hidrossolúvel, necessita de grandes volumes de diluentes para infusão contínua e é altamente esclerosante, podendo causar tromboflebite. Além disso, altas doses de diazepam podem causar acidose metabólica devido ao seu componente de propilenoglicol.[9,28] Pode ser utilizado para sedação em longo prazo.[29]

Lorazepam

Bastante utilizado para sedação de pacientes em ventilação mecânica, tem baixo custo, metabólitos inativos, poucos efeitos adversos, é pouco lipossolúvel, sua penetração na barreira hematoencefálica é lenta, o que resulta em início de ação lento e duração mais prolongada. Quando comparado a outros benzodiazepínicos, é a droga de escolha para sedação contínua de longa duração.[7,9,27,28] Não é disponível para uso parenteral no Brasil.

Midazolam

Possui rápido início de ação, meia-vida de eliminação curta e é 3 a 4 vezes mais potente que o diazepam. Alguns estudos demonstraram que o midazolam é a droga sedativa mais utilizada,[29] tendo como vantagem causar um menor grau de depressão cardiovascular.[7,9,15,25,26,30] É a droga de escolha para sedação contínua de curta duração.[7,9,27]

Propofol

Substância hipnótica, de rápido início de ação, possui meia-vida de eliminação rápida, prejudica a formação da memória (amnésia anterógrada) e caracteriza-se pelo rápido despertar após interrupção da infusão e poucos efeitos cumulativos. Seu mecanismo de ação é através da ativação dos receptores GABA, principal neurotransmissor inibitório do SNC. Seu emprego pode ser limitado nos pacientes com instabilidade hemodinâmica, devido ao seu perfil hemodinâmico, pois reduz a freqüência cardíaca, pressão arterial e resistência vascular sistêmica.[29,31] O propofol causa mais depressão cardiovascular, induz mais hipotensão, a recuperação da pressão após seu uso é mais lenta, e induz pior qualidade de sedação e tranqüilidade após suspensão da sedação.[15,25,29] Possui como importante paraefeito a hipertrigliceridemia e pode ocorrer também elevação de enzimas pancreáticas. Pacientes recebendo propofol devem ser monitorizados para acidose metabólica inexplicada e arritmias cardíacas. É uma droga recomendada para sedação contínua de curta duração.[7,9,28]

Outros fármacos

Haloperidol

Antipsicótico empregado no tratamento de delírio, estados confusionais e agitação psicomotora. Inibe a recaptação de catecolaminas nas terminações nervosas, e antagoniza efeitos da dopamina e outros neurotransmissores. Pode causar sintomas extrapiramidais e síndrome neuroléptica maligna.[7,9,32]

Quetamina

Agente anestésico dissociativo, em doses subanestésicas pode promover analgesia. Tem como efeitos colaterais alucinações, delírios, aumento da pressão intracraniana e convulsões. Possui efeito broncodilatador, atua sobre o sistema cardiovascular produzindo aumento da freqüência cardíaca, pressão arterial e aumento do IC devido à ativação adrenérgica conseqüente a uma inibição neuronal e extraneuronal de catecolaminas.[9,32]

α_2-agonistas

A clonidina e uma droga mais recente, a dexmedetomidina, são compostos sedativos com efeito α_2-agonista.[7,9,33] A dexmedetomidina é um α_2-agonista potente e altamente seletivo, apresenta propriedades sedativas e ansiolíticas e sua capacidade de ligação aos receptores adrenérgicos é 8 vezes maior do que a clonidina. Sofre metabolização hepática e sua excreção é renal e fecal.[34] Por causa de seu efeito α_2-adrenérgico, podem causar hipotensão, bradicardia e diminuição do DC, principalmente em pacientes hipovolêmicos ou com tônus simpático aumentado.[7,29,33-35] A infusão rápida de dexmedetomidina pode causar elevação transitória na pressão arterial.[29] Sua utilização em pacientes com instabilidade hemodinâmica deve ser evitada.[7]

Isoflurano

É um gás anestésico utilizado desde 1970. Excetuando-se a hipertermia maligna, não apresenta nenhum paraefeito grave. É considerado uma das drogas anestésicas mais seguras e é utilizado na prática clínica em pacientes com disfunção renal e hepática. Sua eliminação é por via inalatória e independe da função renal ou hepática. A utilização do isoflurano exige equipamento adequado, volume considerável do gás e presença de pessoal treinado, o que torna sua aplicação mais cara e complicada.[36]

Agentes sedativos	
Diazepam	
Dose inicial	5-20 mg
Dose de manutenção	2 a 8 mg/h
Midazolam	
Dose inicial	0,03 a 0,3 mg/kg
Dose de manutenção	0,012 a 0,6 mg/kg/h
Propofol	
Dose inicial	0,5 a 3 mg/kg
Dose de manutenção	3 a 12 mg/kg/h
Haloperidol	
Dose	0,5 a 10 mg a cada 2 a 8 horas
Ketamina	
Dose inicial	0,25 a 0,5 mg/kg
Dose de manutenção	0,5 a 1 mg/kg/h

REFERÊNCIAS BIBLIOGRÁFICAS

1. Guyton AC, Hall JE. Somatic sensations: II pain, headache and thermal sensations. In: Guyton AC, Hall JE. *Textbook of medical physiology*. Philadelphia, PA: WB Saunders Co., 1996. 9th ed. p. 609-617.
2. Carr DB, Goudas LC. Acute pain. *Lancet* 1999;353:2051.
3. Lewis KS, Whipple JK, Michael KA, Quebbeman EJ. Effect of analgesic treatment on the physiological consequences of the acute pain. *Am J Hosp Pharm* 1994;51:1539-1554.
4. Epstein J, Breslow MJ. The stress response of critical illness. *Crit Care Clin* 1999;15:17-33.

5. Liu LL, Gropper MA. Postoperative analgesia and sedation in the adult intensive care unit. *Dugs* 2003;63:755-767.
6. Shapiro BA, Warren J, Egol AB, et al. Practice parameters for intravenous analgesia and sedation for adult patient in the intensive care unit: an executive summary. *Crit Care Med* 1995;23:1596-1600.
7. American College of Critical Care Medicine, American Society of Health-System Pharmacists, American College of Chest Physicians. Clinical practice guidelines for the sustained use of sedatives and analgesics in the critically ill adult. *Crit Care Med* 2002;30:S119-S141.
8. Bensenor FEM, Cicarelli DD. Sedação e analgesia em terapia intensiva. *Rev Bras Anestesiol* 2003;5:680-693.
9. Amaral JLG, Issy AM, Conceição NA, et al. *II Consenso Brasileiro: recomendações da associação brasileira de medicina intensiva sobre sedação, analgesia e bloqueio neuromuscular em terapia intensiva*. São Paulo: AMIB, 1999.
10. Vender JS, Szokol JW, Murphy GS, Nitsun M. Sedation, analgesia and neuromuscular blockade in sepsis: An evidence-based rewiew. *Crit Care Med* 2004;32(Suppl):554-561.
11. Hassen-Flaschen JH, Brazinsky S, Lanken PN. Use of sedating drugs and neuromuscular blocking agents in patients requiring mechanical ventilation for respiratory failure. *JAMA* 1991;266:2870-2875.
12. Amaral JLG, Guimarães HP, et al. *Analgesia e sedação em sepse*. Consenso Brasileiro de Sepse.
13. Waxman K, Shoemaker W, Lippmann M. Cardiovascular effects of anesthetic induction with ketamine. *Anesth Analg* 1980;59:355-358.
14. Corssen G, Gutierrez J, Reves J. Ketamine in the anesthetic management of asthmatic patients. *Anesth Analg* 1972;51:588-596.
15. Ostermann ME, Keenan SP, Seifeling RA. Sedation in intensive care unit. A systematic review. *JAMA* 2000;283:1451-1459.
16. Tung A, Rosenthal M. Patients requering sedation. *Crit Care Clin* 1995;11:791-802.
17. Durbin CG. Sedation in critically ill patient. *New Horiz* 1994;2:64-74.
18. Weissman C, Kemper M. Stressing the critically ill patient: the cardiopulmonary and metabolic responses to an acute increase in oxygen consumption. *J Crit Care* 1993;8:100-108.
19. Harding J, Kemper M, Weissman C. Midazolam attenuates the metabolic and cardiopulmonary responses to an acute increase in oxygen demand. *Chest* 1994;106:194-200.
20. Kress JP, Pohlman AS, Hall JB. Sedation and analgesia in the intensive care unit. *Am J Respir Crit Care Med* 2002;166:1024-1028.
21. Ely EW, Inouye SK, Bernard GR, Gordon S, Francis J, May L, et al. Delirium in mechanically ventilated patients: validity and reliability of the confusion assessment method for the intensive care unit (CAM-ICU). *JAMA* 2001;286:2703-2710.
22. Sessler CN. Sedation scales in the ICU. *Chest* 2004;126(6):1727-1730.
23. Sessler CN, Gosnell MS, Grap MJ, Brophy GM, O'Neal PV, Keane KA, et al. The Richmond Agitation-Sedation Scale: validity and reliability in adult intensive care unit patients. *Am J Respir Crit Care Med* 2002;166:1338-1344.
24. Brook AD, Ahrens TS, Schaff R, Donna MSN, Glenda RN, Shannon W, et al. Effect of a nursing-implemented sedation protocol on the duration of mechanical ventilation. *Critical Care Medicine* 1999;27(12):2609-2615.
25. Weinbroum AA, Halpern P, Rudick V, Sorkine P, Freedman M, Geller E. Midazolan versus propotol for long-term sedation in the ICU: a randomized prospective comparison. *Intensive Care Med* 1997;23:1258-1263.

26. Shafer A. Complications of sedation with midazolam in the intensive care unit and a comparison with other sedative regimens. *Critical Care Medicine* 1998;26:947-956.
27. Cernaianu AC, DelRossi AJ, Flum DR, Vassilidze TV, Ross SE, Cilley JJ, et al. Lorazepam and midazolam in the intensive care unit: a randomized, prospective, multicenter study of hemodynamics, oxygen transport, efficacy, and cost. *Critical Care Med* 1996;24:222-228.
28. Young C, Knudsen N, Hilton A, Reves JG. Sedation in the intensive care unit. *Critical Care Med* 2000;28:854-864.
29. Christensen BV, Thunedborg LP. Use of sedatives, analgesics and neuromuscular blocking agents in Danish ICUs 1996/97. *Intensive Care Med* 1999;25:186-191.
30. Carrasco G, Cabre L, Sobrepere G, Costa J, Molina R, Cruspinera A, et al. Synergistic sedation with propofol and midazolam in intensive care patients after coronary artery bypass grafting. *Critical Care Medicine* 1998;26:844-851.
31. Taniguchi T, Yamamoto K, Ohmoto N, Ohta K, Kobayashi T. Effects of propofol on hemodynamic and inflammatory responses to endotoxemia in rats. *Crit Care Med* 2000;28:1101-1106.
32. Szokal JW, Vender JS. Anxiety, delirium, and pain in the Intensive Care Unit. *Crit Care Clin* 2001;17(4):821-842.
33. Maze M, Scarfini C, Cavaliere F. New agents for sedation in the Intensive Care Unit. *Crit Care Clin* 2001;17(4):881-897.
34. Venn MR, Bradshaw CJ, Spencer R, Brealey D, Caudwell E, Naughton C, et al. Preliminary UK experience of dexmedetomidine, a novel agent for posoperative sedation in the Intensive Care Unit. *Anaesthesia* 1999;54:1136-1142.
35. Ebert TJ, Hall JE, Barney JA, Uhrich TD, Colinco MD. The effects of increasing plasma concentrations of dexmedetomidine in humans. *Anesthesiology* 2000;93:382-394.
36. Sackey PV, Martling CR, Granath F, Radell P. Prolonged isoflurane sedation of Intensive Care Unit patients with the Anesthetic Conseving Device. *Crit Care Med* 2004;32(11):2241-2246.

19

CUIDADOS DE ENFERMAGEM NO CHOQUE

Renata Andréa Pietro Pereira

INTRODUÇÃO

Em 1858, Florence Nightingale definia que o principal objetivo da enfermagem era manter o paciente na melhor condição para que a natureza pudesse agir sobre ele.[1]

A condição de choque apresentou, no decorrer do tempo, inúmeras definições. Há pouco mais de um século era caracterizado por "breve pausa no ato de morrer", evidenciado por sudorese fria, pegajosa e pulso filiforme.[2] No final do século XIX, estudos experimentais feitos por Crile relatavam queda da pressão venosa central e a atribuíam à falência do sistema nervoso autônomo.[3]

Hoje, podemos contar com tecnologia e padronização das ações de enfermagem para que a "natureza" minimize problemas interdependentes e favoreça a assistência prestada.

"Problemas interdependentes são certas complicações fisiológicas que o enfermeiro monitoriza para detectar o início ou mudança de estado. A enfermagem aborda os problemas interdependentes usando a prescrição médica e as intervenções prescritas para minimizar as complicações dos eventos."[4]

Assim, o foco principal do enfermeiro é monitorizar o paciente quanto ao início de complicações ou alterações preexistentes, pois quanto mais precoces as intervenções, melhores as chances de sobrevida.

DEFINIÇÃO DE CHOQUE

Define-se choque como um distúrbio complexo (ou síndrome), ameaçador à vida, caracterizado pelo insuficiente suprimento de sangue para tecidos e células do corpo.[5] O fluxo sanguíneo aos tecidos apresenta-se ameaçado ou interrompido quando houver o comprometimento de um dos seguintes componentes: bomba cardíaca, sistema circulatório e volume circulatório sanguíneo.[6] Por isso, quando pensarmos em choque devemos ter em mente a diminuição da pressão arterial, hipoperfusão tecidual e disfunção orgânica.[5,7]

O choque pode ser complicação de muitos distúrbios e, portanto, todos os pacientes podem desenvolver choque em algum momento da evolução.[5]

DEFINIÇÕES E CUIDADOS DE ENFERMAGEM NA CLASSIFICAÇÃO DOS ESTADOS DE CHOQUE QUANTO AO ESTÁGIO EVOLUTIVO

Para melhor compreender a resposta fisiológica ao choque, podemos didaticamente classificá-lo, com relação ao seu estágio evolutivo, em 3 grupos:[8]

- Choque compensado (fase I).
- Choque descompensado (fase II).
- Choque irreversível (fase III).

Quanto mais precoce for o diagnóstico, o tratamento clínico e as intervenções de enfermagem, além do menor número de disfunções orgânicas, melhores serão as chances de sobrevida do paciente.[9]

Choque compensado (fase I)

Nesta fase, a pressão arterial pode apresentar níveis aceitáveis (paciente normotenso). A manutenção do débito cardíaco ocorre através da vasoconstrição, aumento da contratilidade e da freqüência cardíaca, decorrentes da estimulação do sistema nervoso simpático e da liberação de catecolaminas.[10] O sangue é desviado de órgãos "não-essenciais", como pele, pulmões, rins e trato gastrointestinal, o que promove a redistribuição do fluxo sanguíneo e assegura um suprimento minimamente adequado para cérebro e coração.[11] Esse desvio torna a pele fria e pegajosa, os ruídos intestinais menos perceptíveis e o débito urinário também diminui, em resposta à liberação de aldosterona e hormônio antidiurético (ADH).[5]

A perfusão inadequada induz ao metabolismo anaeróbico e acúmulo de ácido lático, o que determina o surgimento de acidose metabólica. Em resposta à acidose metabólica, ocorre aumento da freqüência respiratória, o qual serve para remover o excesso de CO_2 e elevar o pH sanguíneo, mas pode gerar alcalose respiratória compensatória. A alcalose, por sua vez, pode determinar alterações no sistema nervoso central, como confusão mental.[5,10]

Quanto mais precoce o diagnóstico e tratamento nesta fase, melhor o prognóstico.[12]

Destaques nos cuidados de enfermagem

No choque compensado, a intervenção precoce da enfermagem se mostra eficiente ao reconhecer os sinais clínicos descritos e alertar a equipe médica, antes de ocorrer instabilidade da pressão arterial.[12] Torna-se primordial:

- Avaliar nível de consciência.
- Estimar a perfusão tecidual e pele.
- Monitorizar os sinais vitais; considerar a pressão arterial como método indireto de monitorização da hipoxia tissular.
- Medir o débito urinário.
- Solicitar e avaliar exames laboratoriais.
- Fornecer informações ao paciente sobre procedimentos e terapias, a fim de reduzir o estresse e a ansiedade; quando alterados podem falsear a avaliação do nível de consciência.

Choque descompensado (fase II)

Ocorre falência dos mecanismos compensatórios e as disfunções orgânicas tornam-se acentuadas. As principais disfunções são: cardiovascular, renal, metabólica, pulmonar e neurológica.[8]

Neste estágio, todo sistema orgânico sofre hipoperfusão, o coração sobrecarregado torna-se isquêmico e gera insuficiência cardíaca, mesmo que o choque não seja de origem cardiogênica. Ocorre aumento da permeabilidade capilar e vasodilatação, resultado da ausência de resposta da função auto-reguladora da microcirculação e de numerosos mediadores químicos liberados pelas células.[5,13] O prognóstico do paciente piora.[12]

Destaques nos cuidados de enfermagem

O enfermeiro deve realizar exame físico minucioso e oferecer monitorização cuidadosa dos parâmetros:

- Hemodinâmicos.
- Eletrocardiográfico.
- Avaliação do nível de consciência.
- Perfusão tecidual e da pele.
- Débito urinário.
- Exames laboratoriais, atentar aos valores dos gases sanguíneos arteriais e níveis séricos dos eletrólitos.
- Uso de ventilação mecânica, diálise e balão intra-aórtico pode ocasionalmente ser necessário.
- Fornecer informações ao paciente a fim de reduzir o estresse e a ansiedade.

Choque irreversível (fase III)

Estágio caracterizado pela ausência da resposta cardiovascular à infusão de volume e drogas vasoativas.[8] Mecanismos de reserva para novos suprimentos foram destruídos, as reservas de ATP mostram-se exauridas e o metabolismo anaeróbico contribui para piora da acidose lática.[9]

A disfunção de múltiplos órgãos decorre da progressão do choque não-revertido.[13]

Destaques nos cuidados de enfermagem

Como nas fases I e II, as atenções do enfermeiro devem estar voltadas para monitorização adequada, correção volêmica e prevenção das complicações.

As chances de sobrevida do paciente são maiores quanto mais precoces forem o diagnóstico, o tratamento clínico e as intervenções da equipe multidisciplinar, assim como menor o número de disfunções orgânicas.[9] Por isso, devemos estar sempre atentos a possíveis alterações do nível de consciência, oligúria e acidose.[12]

O Quadro 19-1 faz uma comparação entre achados clínicos dos 3 estágios do choque.[5]

DEFINIÇÕES E CUIDADOS DE ENFERMAGEM NA CLASSIFICAÇÃO DOS ESTADOS DE CHOQUE QUANTO AO PADRÃO HEMODINÂMICO

Os estados de choque também podem didaticamente ser divididos em 4 grandes grupos: choque hipovolêmico, cardiogênico, obstrutivo e distributivo.[8] A equipe de enfermagem deve estar atenta a cuidados de rotina e às peculiaridades definidas em cada tópico seguinte.

Quadro 19-1. Comparação entre achados clínicos dos 3 estágios do choque

	Compensado	*Descompensado*	*Irreversível*
Nível de consciência	Confusão	Letargia	Inconsciente
Pressão arterial	Normal	PAS < 80-90 mmHg	Exige suporte
Freqüência cardíaca	> 100 bpm	> 150 bpm	Instável ou assistolia
Freqüência respiratória	> 20 rpm	Curtas e rápidas	Exige intubação
Débito urinário	Diminuído	< 20 ml/h	Anúrico/diálise
Pele	Fria e pegajosa	Petéquias	Icterícia
Equilíbrio ácido-básico	Alcalose respiratória	Acidose metabólica	Acidose metabólica profunda

Choque hipovolêmico

O choque hipovolêmico leva à redução do volume intravascular efetivo, que proporciona diminuição do retorno venoso ao coração e, conseqüentemente, queda do volume sistólico. Logo, os tecidos não serão perfundidos de forma adequada.[14]

Qualquer distúrbio que resulte em perda de fluidos pode levar ao choque hipovolêmico, que é o mais frequente tipo de choque em terapia intensiva e entre pacientes que sofreram traumas.[5,14]

O Quadro a seguir lista distúrbios responsáveis pelo risco de choque hipovolêmico.[5]

Perdas hídricas externas	Traumatismo, cirurgia, vômitos, diarréia
	Diurese e *diabetes insipidus*
Perdas hídricas internas	Hemorragia interna, queimaduras
	Ascite e peritonite

Destaques nos cuidados de enfermagem

Os cuidados de enfermagem no choque hipovolêmico iniciam-se com:[12,15]

- Acompanhamento rigoroso na admissão, onde o histórico de enfermagem e o exame físico vão direcionar a assistência. A prescrição deve estar focada para cuidados como: presença de sangramento na incisão cirúrgica (em casos de pós-operatório), débito de drenos, controle de diurese, ingesta hídrica e sinais vitais.
- A reposicão hídrica deve ser iniciada assim que prescrita, a enfermagem necessita assegurar correta e adequada reposição.
- Garantir administração segura de hemoderivados, quando prescritos;
- Monitorização hemodinâmica:
  Sinais vitais: atentar-se para a pressão arterial.
  Eliminações vesicais: controlar rigorosamente o débito urinário.
  Exames laboratoriais: garantir a coleta imediata e observar níveis de hemoglobina e hematócrito.

Choque cardiogênico

Ocorre quando a capacidade do coração em bombear sangue está comprometida.[16] Esse tipo de choque pode acontecer em diversas situações, a mais freqüente é associada ao infarto agudo do miocárdio (IAM).[8]

O Quadro a seguir lista os distúrbios responsáveis pelo risco de choque cardiogênico.[5]

Coronárias	Infarto agudo do miocárdio
Não-coronárias	Miocardiopatias, lesão valvar
	Tamponamento cardíaco
	Arritmias

Destaques nos cuidados de enfermagem

Os principais cuidados ressaltados no choque cardiogênico:[15,17]

- Monitorização hemodinâmica:
  Sinais vitais: atentar para freqüência cardíaca, oximetria de pulso, pressão arterial, ausculta cardíaca e pulmonar.
- Realizar eletrocardiograma conforme protocolo do serviço.
- *Administração de líquidos:* a enfermagem desempenha papel crítico, cuja correta e segura administração previne sobrecarga hídrica e edema pulmonar.
- *Observar a presença de sangramento:* principalmente em pacientes submetidos a tratamento com trombolíticos. Avaliar locais de punções arteriais e venosas.
- *Observar e avaliar infusões venosas:* pode ocorrer necrose tissular e descamação, caso o medicamento infiltre nos tecidos.
- *Eliminações vesicais:* monitorizar devido à possibilidade de diminuição da função renal secundária aos efeitos do choque cardiogênico ou seu tratamento.
- *Exames laboratoriais:* uréia e creatinina devem ser monitoradas, assim como lactato arterial e marcadores de necrose miocárdica.
- *Balão intra-aórtico:* caso ocorra uso, avaliar constantemente a perfusão do membro implantado, pois há risco de comprometimento circulatório. Garantir o perfeito funcionamento do aparelho; curvas adequadas e ausência de vazamento do gás evitam obstrução.
- *Mudança de decúbito e posicionamento adequado:* favorecem a ventilação por reduzirem ansiedade, sem diminuir a pressão arterial. Produzem conforto e diminuem a incidência de úlcera de pressão.

Choque distributivo

O choque distributivo ou vasoplégico ocorre por liberação de mediadores inflamatórios que levam à diminuição do volume sanguíneo, que é anormalmente deslocado do sistema vascular. Esse deslocamento causa hipovolemia e conseqüente queda da pré-carga, que por sua vez proporciona diminuição do débito cardíaco e gera perfusão tissular deficiente.[18] O choque distributivo pode ser classificado em: vasoplégico, neurogênico, anafilático, por hipotireoidismo, hipocortisolismo e choque por hiperviscosidade.[8]

O Quadro a seguir lista distúrbios responsáveis pelos principais tipos de choque distributivo.[5,8]

Choque vasoplégico	Hipotensão prolongada, parada cardiorrespiratória, sepse, doenças mitocondriais, intoxicação por CO, cianeto e metformina
Choque neurogênico	Lesão medular, anestesia espinhal
	Lesão do sistema nervoso
Choque anafilático	Sensibilidade à penicilina, reação transfusional, alergia à picada de abelha
Choque séptico	Imunossupressão, extremos de idade (< 1 ano e > 65 anos), desnutrição, doença crônica, procedimentos invasivos

Choque neurogênico

Há vasodilatação decorrente da perda do tônus simpático. Pode também ocorrer devido ao efeito depressor de medicamentos ou deficiência de glicose, por exemplo, reação ou choque insulínico.[19]

Destaques nos cuidados de enfermagem

Os cuidados devem estar direcionados para o suporte das funções cardiovasculares e neurológicas:[19]

- *Pacientes submetidos a anestesia espinhal:* elevar a cabeceira da cama em 15° a 20°, para evitar o escoamento ascendente do anestésico através do canal medular.
- *Suspeita de lesão medular:* imobilizar o paciente, para evitar seu agravamento.
- *Confirmação de lesão medular:* neste caso, o paciente pode não referir dor decorrente de lesões internas. A enfermagem deve monitorizar sinais de sangramento interno que podem desencadear choque hipovolêmico.
- *Prevenir formação de trombos:* meias elásticas e elevação dos pés da cama podem diminuir o acúmulo de sangue nos membros inferiores, evitando a formação de trombos.

Choque anafilático

Causado por grave reação alérgica quando o indivíduo que já produziu anticorpos a uma substância estranha (antígeno), desenvolve reação antígeno-anticorpo sistêmica. Essa reação faz com que os mastócitos liberem substâncias vasoativas (p. ex., histamina e bradicinina), que causam vasodilatação disseminada e aumento da permeabilidade capilar.[5]

Destaques nos cuidados de enfermagem

O enfermeiro desenvolve papel importante na prevenção do choque anafilático, resaltando-se:[19]

- Avaliação de todos os pacientes quanto à existência de alergias ou reações anteriores a medicamentos, derivados de sangue, alimentos e contrastes.
- Acompanhar e observar a administração de medicamentos intravenosos, por exemplo, penicilina, cuja alergia decorrente da sua administração é a mais importante causa de choque anafilático.

Choque séptico

É o choque distributivo mais comum e tem como causa uma resposta disseminada à infecção.

Apesar da crescente sofisticação nas terapias, a incidência do choque séptico tem crescido durante os últimos 50 anos, sendo a causa mais comum de morte nas unidades de tratamento intensivo não-coronarianas.[20,21]

Destaques nos cuidados de enfermagem

O enfermeiro deve avaliar os riscos e a alta mortalidade associados ao choque séptico e, como nas outras formas de choque, monitorizar as condições hemodinâmicas, ingesta e eliminação de líquidos,[22] além de:

- *Procedimentos invasivos:* realizar com técnica correta de assepsia e lavagem das mãos.[9]
- *Monitorizar sinais de infecção:* nas linhas intravenosas, locais de punção arterial e venosa, incisões cirúrgicas, feridas traumáticas, cateteres urinários e úlceras de pressão, pois o índice de infecção nosocomial entre os pacientes criticamente enfermos tem variado entre 15% e 25%.[23]
- *Hipotermia:* pode ocorrer em alguns pacientes, devido à redução do metabolismo em casos como hipotireoidismo, desnutrição, anemia grave, choque, trauma e exposição ao frio.[24]
- *Exames laboratoriais:* importantes para diagnóstico e acompanhamento do paciente. Permitem monitorizar a função respiratória, oferta e utilização de oxigênio e o estado ácido-base.[25] No choque séptico o lactato é marcador precoce e confiável.[26,27]

CUIDADOS GERAIS DE ENFERMAGEM NA AVALIAÇÃO INICIAL DO CHOQUE

Em qualquer tipo de choque, a finalidade da assistência de enfermagem volta-se para manutenção dos parâmetros hemodinâmicos e alterações que possam comprometer o estado do paciente. Tanto na fase inicial como em estágios mais avançados, poderá haver necessidade de monitorização hemodinâmica com cateter de artéria pulmonar (CAP), para fornecer dados como pressão de oclusão de artéria pulmonar (POAP), pressão venosa central (PVC) e débito cardíaco (DC).[28,29]

Diagnóstico de enfermagem

Fazer diagnóstico de enfermagem requer análise, síntese e acurácia do enfermeiro ao interpretar e realizar intervenções clínicas e transformá-las em diagnóstico de enfermagem.

Através da *North American Nursing Diagnosis Association* (NANDA),[31] define-se como diagnóstico de enfermagem no choque:

1. Alteração da perfusão cerebral, cardiopulmonar, renal, gastrointestinal e periférica, relacionada com a hipovolemia e transtornos respiratórios graves. Em decorrência do déficit de suprimento sanguíneo, ocorre diminuição na nutrição e oxigenação tecidual.
2. Troca de gases prejudicada, relacionada com o desequilíbrio na relação ventilação-perfusão.
3. Padrão respiratório ineficaz, relacionado com a fadiga respiratória.
4. Risco para a diminuição do débito cardíaco: a oferta de sangue proveniente do coração é insuficiente para manter a perfusão tecidual.
5. Risco para alteração da temperatura corporal, devido a metabolismo alterado, traumas, infecção, inflamação e circulação reduzida.
6. Risco para prejuízo da integridade da pele, relacionado com alterações circulatórias, hipotermia, hipertermia e infecções.
7. Risco para intolerância de atividades relacionado com problemas cardiovasculares.
8. Risco para função respiratória alterada, relacionado com a secreção traqueobrônquica.
9. Risco para fadiga, alterações metabólicas e oxigenação tissular inadequada.
10. Risco para alteração da mucosa oral, relacionado com trauma mecânico, como intubação orotraqueal ou língua saburrosa.
11. Risco para infecção, relacionado com dispositivos invasivos, como cateteres, drenos e sondas.
12. Risco para aspiração, por diminuição do nível de consciência, presença de tubo orotraqueal e redução dos reflexos de tosse e deglutição.
13. Síndrome do déficit do autocuidado, devido à incapacidade de realizar cuidados a si mesmo.

14. Comunicação prejudicada, relacionada com intubação orotraqueal, dispnéia ou sedação.

Intervenções de enfermagem

Após realização do diagnóstico de enfermagem, as intervenções se tornam primordiais, pois os problemas foram detectados.

As principais intervenções no choque são:[9,15,17,30-41]

- Monitorizar sinais vitais: principalmente quando em uso de drogas vasoativas.
- Oferecer cuidados de higiene e conforto ao paciente, promovendo sempre hidratação da pele e mucosa, a fim de prevenir ressecamento e formação de úlceras de pressão. A higiene oral previne formação de crostas e proliferação de bactérias.
- Realizar troca do curativo em inserção de cateteres, drenos e incisão cirúrgica a cada 24 horas, além de observar sinais flogísticos.
- Realizar troca de eletrodos e rodízio, visando prevenir possíveis alterações no traçado e lesões na pele.
- Mudança de decúbito e uso de colchão perfilado previnem úlceras de pressão e proporcionam melhor ventilação, circulação e conforto.
- Manter cateter de artéria pulmonar (CAP) fixado próximo ao local de inserção, a fim de evitar deslocamento.
- Manter o balonete do cateter de artéria pulmonar (CAP) desinsuflado, prevenindo infarto pulmonar.
- Manter permeabilidade das vias do cateter de artéria pulmonar (CAP) com solução fisiológica a 0,9%.
- Aspirar orofaringe, tubo orotraqueal ou traqueostomia, sempre que necessário, e manter a permeabilidade das vias aéreas.
- Trocar posição e fixação do tubo orotraqueal evita formação de úlcera de pressão na comissura labial.
- Mensurar a pressão do *cuff* evita deslocamento ou isquemia caso esteja pouco insuflado ou hiperinsuflado. A pressão deve ser mantida em 20 mmHg.
- Monitorização glicêmica através de insulina intravenosa, conforme protocolo do serviço, para retardo e prevenção de complexidades crônicas. Padronizar horários de troca da solução e equipos para monitorização efetiva.
- Realizar a calibração e cuidados quando houver monitorização por tonometria e capnometria.

- Manter cuidados com sonda nasoenteral e testar e verificar posicionamento, antes de qualquer administração. Elevar a cabeceira e, ao término, lavar a sonda com água filtrada.
- Manter acesso central exclusivo para nutrição parenteral total (NPT) e controle rigoroso do gotejamento. Drogas como α-drotecogina ativada devem ter cuidados especiais, assim como via exclusiva para infusão, devidos à complexidade do medicamento.
- Realizar controle rigoroso de diurese através de sondagem vesical de demora.
- Manter decúbito semi-recumbente, a fim de previnir possíveis infecções nosocomiais.

CONSIDERAÇÕES FINAIS

Destacar os principais cuidados de enfermagem em cada fase do choque permite valorizar e priorizar as ações, sem esquecer os cuidados primordiais ressaltados nas intervenções de enfermagem.

O enfermeiro necessita conhecer não somente a fisiopatologia, mas saber detectar, avaliar e atuar nas principais alterações de cada fase do choque. Tal correlação torna possível efetivar os cuidados, diagnóstico e intervenções, provendo uma assitência precisa e eficiente.

REFERÊNCIAS BIBLIOGRÁFICAS

1. Drew JC. Health maintenance organizations: History, evolution, and survival. *Nurs Health Care* 1990 March;11(3):145-9.
2. Fink MP. Shock: an overview. In: Rippe JM, Irwin RS, Alpert JS, Finck MP. *Intensive Care Medicine*. Boston: Little, Brown, 1991.
3. Geller ER. In: *Shock and resuscitation*. New York: McGraw Hill, 1993.
4. Carpenito LJ. *Nursing diagnosis: Application to clinical practic*e 5th ed. Philadelphia: JB Linppincott, 1994.
5. Rice V. Shock, a clinical syndrome: An update. Part I. *Crit Care Nurse* 1991;11(4):20-7.
6. Guthrie M. *Contemporary issues in critical care nursing: Shock*. v. II. New York: Churchill Livingstone, 1982.
7. Holcomb SS. Cardiogenic shock: A success story. *Crit Care Nurse* 2002 Nov/Dec;21(6):232-5.
8. Knobel E. *Terapia intensiva: Hemodinâmica*. São Paulo: Atheneu, 2003. p. 167-85.
9. Houston MC. Pathophysiology of shock. *Crit Care Nurs Clin North Am* 1990;2(2):143-9.
10. Summers G. The clinical and hemodinamic presentation of the shock patient. *Crit Care Nurs Clin North Am* 1990;2(2):161-5.
11. Rice V. Shock a clinical syndrome: An update. Part 2. *Crit Care Nurse* 1991;11(5):74-85.
12. Lancaster LE, Rice V. Nursing care planning. Overview and application to the patient in shock. *Crit Care North Am* 1990;2(2):279-86.
13. Cipolle MD. Secondary organ dysfuntion. *Crit Care Clin* 1993;9(2):261-98p.

14. Robins EV. Burn shock. *Crit Care Nurs Clin North Am* 1990;2(2):299-309.
15. Blansfield J. Emergency autotransfusion in hypovolemia. *Crit Care Nurs Clin North Am* 1990;2(2):195-9.
16. Fallon WF. Complications of hemorrhagic shock. *Trauma Q* 1992 Jul;8(4):78-90.
17. Schott KE. Intra aortic ballon counterpulsation as a therapy for shock. *Crit Care Nurs Clin North Am* 1990;2(2):187-93.
18. Rice V. Shock, a clinical syndrome: An update. Part 3. *Crit Care Nurse* 1991;11(6):34-9.
19. Rice V. Shock, a clinical syndrome: An update. Part 4. *Crit Care Nurse* 1991;11(7):28-40.
20. Bone RC, Balk RA, Cerra FB, Dellinger RP, Fein AM, Knaus WA, et al. Definitions for sepsis and organ failure and guidelines for the use of innovative therapies in sepsis. *Crit Care Med* 1992;20:964-74.
21. Rivers E, Nguyen B, Havstad S, Ressler J, Muzzin A, Knoblich B, et al. Early goal directed therapy in the treatment of severe sepsis and septic shock. *N Engl J Med* 2001;345:1368-77.
22. Lekander BJ, Cerra FB. The syndrome of multiple organ failure. *Crit Care Nurs Clin North Am* 1990;2(2):331-42.
23. Hoyt NJ. Preventing septic shock. Infection control in the intensive care unit. *Crit Care Nurs Clin North Am* 1990;2(2):287-97.
24. Shoemaker WC, Parsa MH. Invasive and noninvasive monitoring. In: Shoemaker, Ayres, Grenvik & Holbrook. *Textbook of critical care*. 4th ed. Philadelphia: Saunders, 2000. p. 74-91.
25. Araújo MRE, Lopes FOB, Pinheiro Fº DR, Kalil J. O laboratório no choque. In: Dias FS. *Choque*. Porto Alegre: Edipucrs, 2002. p. 199-237.
26. Bakker J, Coffernils M, Leon M, Gris P, Vincent JL. Blood lactate levels are superior to oxygen derived variables in predicting outcome in human septic shock. *Chest* 1991;99:956-62.
27. Bernardin G, Pradier C, Tiger F, Deloffre P, Mattei M. Blood pressure and arterial lactate level are early indicators of short term survival in human septic shock. *Intensive Care Med* 1996;22:17-25.
28. Dalen JE, Boné RC. Is it to pull the pulmonary artery catheter. *JAMA* 1996;276:916-18.
29. Nunes WA. *Assistência de enfermagem ao paciente crítico*. São Paulo: Atheneu, 2000. 29-43p.
30. Lefrant JY, Muller L, Coussaye JE, Benbabaali M, Lebris C, Zeiton N, et al. Temperature measurement in intensive care patients: comparison of urinary bladder, oesophageal, rectal, axillary and inguinal methods versus pulmonary artery core method. *Intensive Care Med* 2003;29(3):414-18.
31. North American Nursing Association. *Diagnóstico de Enfermagem da NANDA: definições e classificação – 2001-2002*. Porto Alegre: Artmed, 2002.
32. Robins EV. Burn Shock. *Crit Care Nurs Clin North Am* 1990;2(2):299-309.
33. Curry K, Casady L. The relationship between extended periods of immobility and decubitus ulcer formation in the acutely spinal cord injured individual. *J Neurosci Nurs* 1992 Apr;24(4):185-89.
34. Mirvis DM, Berson AS, Goldberger AL, Green LS, Heger JJ, Hinohara T, et al. Instrumentation and practice standards for electrocardiographic monitoring in special care units. A report for health professionals by a task force of the council on clinical cardiology, American heart association. *Circulation* 1989;79:464-71.

35. Hill Mn and Grim CM. How to take a precise blood pressure. *Am J Nurs* 1991 Feb;91(2):38-42.
36. Holder C and Alexander J. A new and improved guide to IV therapy. *Am J Nurs* 1990 Feb;90(2):43-7.
37. Freichels TA. Cardiopulmonary effects of artificial ventilatory support. *Dimen Crit Care Nurs* 1993 Jul-Aug;12(4):170-81.
38. Metchick LN, Petit Jr WA, Inzucchi SE. Inpatient management of diabetes mellitus. *Am J Med* 2002;32:317-23.
39. Van Den Berghe G, Wounters P, Weekers F, Verwaest C, Bruyninckx F, Schetz M, et al. Intensive insulin therapy in critically ill patients. *N Engl J Med* 2001;345:1359-67.
40. Bernard GR, Vicent JL, Laterre PF, LaRosa SP, Dhainaut JF, Lopez Rodruigurs A, et al. Recombinant human protein C worldwide evaluation in severe sepsis (PROWESS) study group. Efficacy and safety of recombinant human activated protein C for severe sepsis. *N Engl J Med* 2001;344:699-709.
41. Nunes WA. Choque. In: Cintra EA, Nishide MV, Nunes WA. *Assitência de enfermagem ao paciente crítico*. São Paulo: Atheneu, 2000. p. 29-43.

20

MANIPULAÇÃO DA OFERTA TISSULAR DE OXIGÊNIO EM PACIENTES CRÍTICOS

Hilde R. de Geus MD.
Jan Bakker MD, PhD.
Tradução: Ciro Leite Mendes

INTRODUÇÃO

A manutenção de uma oferta de oxigênio adequada às células para suprir as suas demandas contínuas é uma função crucial do sistema cardiorrespiratório. A oferta de oxigênio às células é controlada por sua taxa metabólica, de tal forma que este é um processo dirigido por demanda. No choque, o sistema cardiorrespiratório é tipicamente incapaz de suprir as demandas dos tecidos por oxigênio. Assim, o manuseio de uma importante parte do transporte de oxigênio (TO_2) é uma intervenção freqüente nos pacientes críticos. Entretanto, TO_2 é somente uma parte do processo envolvido na oferta final de oxigênio aos tecidos e células (DO_2). Este fenômeno essencialmente envolve a ligação de oxigênio à hemoglobina nos pulmões e a entrega da hemoglobina oxigenada à microcirculação, onde o oxigênio é liberado dela. Nós agora começamos a entender que a microcirculação é um alvo importante na fisiopatologia do choque e na sua subseqüente reanimação.

Algumas abordagens podem ser usadas para aperfeiçoar o TO_2 em pacientes. Primeiro, pode-se diminuir a demanda por oxigênio na tentativa de restaurar o balanço entre a sua oferta e consumo. Segundo, as ofertas global e regional de oxigênio podem ser aumentadas para alcançar a demanda tecidual. Ao nível da microcirculação, melhora do fluxo sanguíneo e descarregamento de oxigênio resultam em aumento da DO_2. Entretanto, a manipulação dessas variáveis da oferta de O_2 é difícil de ser monitorada na prática clínica.

Neste capítulo, discutiremos os diferentes aspectos do TO_2 e da DO_2, bem como as intervenções mais comumente usadas para aperfeiçoar o TO_2.

MANIPULANDO A DEMANDA DE OXIGÊNIO

A doença crítica é tipicamente associada a aumento do consumo de oxigênio e do gasto energético basal.[1] Em pacientes com sepse, a demanda metabólica é ainda mais aumentada, mesmo durante sedação e na ausência de febre (Quadro 20-1).[2-4] Durante a falência circulatória aguda (choque) e respiração espontânea, os músculos respiratórios consomem uma parte substancial do VO_2 corporal total.[5] Desta forma, colocar os músculos em repouso por paralisia e ventilação mecânica diminui o VO_2 total, redistribui o débito cardíaco para outros órgãos e melhora a sobrevida em condições experimentais.[5-7] A introdução de ventilação mecânica em pacientes é associada a uma diminuição na demanda de oxigênio e nos níveis de lactato sanguíneo.[8,9] Em pacientes com choque cardiogênico, a adição de ventilação mecânica à terapia com balão de contrapulsação aórtico (BCPA) aumentou a taxa de descontinuação desta intervenção e foi associada a melhora no prognóstico.[10]

Aumentos súbitos na demanda por oxigênio devido a fisioterapia respiratória[11,12] ou reaquecimento no período pós-operatório[13,14] são usualmente neutralizados por aumentos no TO_2, O_2ER ou ambos. Sedação[15] e paralisia,[11] ao limitar o estresse circulatório, podem atenuar esses aumentos na demanda de O_2. A administração de morfina para aliviar dor e estresse tem sido associada à diminuição na demanda de oxigênio, tanto após cirurgia[16] como em pacientes críticos.[17]

Resfriar pacientes críticos com febre até à temperatura normal é associado com diminuição no consumo de oxigênio, gasto energético e débito cardíaco, o que sugere uma diminuição na demanda por O_2.[18] Apesar de a doença crítica associada à hipotermia carrear um mau prognóstico, isso pode estar relacionado à gravidade da doença subjacente,[19,20] pois, apenas quando grave, a hipotermia está associada a efeitos deletérios ao fluxo sanguíneo regional e colapso circulatório.[21] Hipotermia leve induzida por hemofiltração, em pacientes com sepse, está associada à diminuição no consumo de oxigênio, sem efeitos hemodinâmicos significativos.[22] Não obstante, a hipotermia leve está associada a um desvio à esquerda na curva de dissociação da hemoglobina como também a uma diminuição na extração de oxigênio durante anestesia.[23] Dados experimentais sugerem que esse nível de hipotermia poderia ter efeitos benéficos na hemodinâmica e na oxigenação tecidual.[24,25] Assim, diminuir a temperatura

Quadro 20-1. Manipulação da demanda de O_2 elevada

- Sedação e ventilação mecânica
- Balão de contrapulsação intra-aórtico
- Analgesia
- Hipotermia induzida
- Antipirexia

corporal em pacientes febris com comprometimento hemodinâmico poderia aliviar o sistema cardiorrespiratório e ter efeitos benéficos no balanço entre oferta e consumo de O_2. Entretanto, baixar a demanda por oxigênio usualmente não restaura completamente o balanço entre oferta e consumo e o TO_2 tem que ser aumentado para aperfeiçoar a oferta de oxigênio aos tecidos.

MANIPULANDO O TRANSPORTE DE OXIGÊNIO GLOBAL

A equação 1 é uma descrição matemática que se usa para calcular o TO_2. Ela contém alguns elementos que podem ser manipulados (Quadro 20-2) para melhorar o transporte de oxigênio no paciente crítico.

Equação 1:

$$TO_2 = CaO_2 \times CO$$
$$= [(SaO_2 \times Hb \times 1{,}39) + 0{,}003 \times PaO_2] \times CO$$

onde:

CaO_2 = conteúdo arterial de oxigênio;
CO = débito cardíaco;
SaO_2 = saturação arterial de oxigênio;
Hb = nível de hemoglobina;
PaO_2 = pressão parcial de oxigênio.

Quadro 20-2. Manipulação da oferta de O_2 diminuída

Manipulação do conteúdo de O_2	*Manipulação do fluxo sanguíneo e DC*
Aumento da FiO_2	Aumento da pró-carga com fluidos ou diminuição da pós-carga
Aumento da PEEP	Inotrópicos
Aumento da Hb	Vasodilatadores no desarranjo da microcirculação com $SvcO_2$ elevada e lactato aumentado ou baixo débito cardíaco com pós-carga aumentada
Aumento do 2,3-DPG nas hemácias	

FiO_2 = fração inspirada de oxigênio; PEEP = pressão expiratória final positiva; Hb = hemoglobina; $SvcO_2$ = saturação venosa central de oxigênio.

Conteúdo arterial de oxigênio

Pressão parcial e saturação arterial de oxigênio

O oxigênio é transportado no sangue dissolvido no plasma e ligado à hemoglobina. Somente uma porção muito pequena do oxigênio é transportada na forma dissolvida e é linearmente correlacionada à pressão parcial de oxigênio (PaO_2), obedecendo à lei de Henry ($C = 0{,}003 \times PO_2$). Apesar de aumentos na PaO_2 serem freqüentemente fáceis de alcançar, alguns autores têm demonstrado efeitos negativos da hiperoxia. Experimentalmente, hiperoxia foi associada à vasoconstrição aumentada, o que resultou em uma diminuição no consumo de oxigênio e aumento nos níveis de lactato sanguíneo,[26,27] possivelmente relacionados à inibição dos fatores de relaxamento derivados do endotélio, o que ocasiona aumento no tono vascular.[28] Apesar disso, em um modelo de hemorragia grave, hiperoxia foi vinculada a aumento da sobrevivência[29] e acredita-se que a vasoconstrição provavelmente contribuiu para a manutenção da pressão sanguínea e o subseqüente benefício na sobrevida. Entretanto, em modelos de sepse, hiperoxia resultou em aumento da mortalidade.[30] Esse fenômeno poderia estar relacionado a um decréscimo no fluxo sanguíneo esplâncnico durante a hiperoxia, em condições sépticas.[31] Em humanos, a hiperoxia também foi associada à diminuição no VO_2, na extração do oxigênio e no fluxo sanguíneo esplâncnico.[32-34]

Na vigência de uma PaO_2 normal, até cem vezes mais oxigênio pode ser transportado ligado à hemoglobina do que dissolvido no plasma. Tanto o carregamento quanto o descarregamento do oxigênio são facilitados pela estrutura tridimensional da molécula de hemoglobina, o que resulta na forma sigmóide da curva de dissociação de oxigênio. A P50, o ponto no qual 50% da hemoglobina encontram-se saturados por oxigênio, descreve melhor a capacidade da hemoglobina para carreá-lo. Teoricamente, um aumento na P50 facilita a descarga de oxigênio na microcirculação. Alguns fatores podem desviar a curva de dissociação do oxigênio. Acidose, hipercapnia e febre desviam a curva de dissociação de oxigênio para a direita (aumento na P50).[35] Adicionalmente, aumentos no 2,3-difosfoglicerato (2,3-DPG) resultam em um desvio à direita da curva de dissociação do oxigênio.[36] Sob condições normais, a concentração de 2,3-DPG não tem um papel importante na fisiologia da ligação e dissociação da oxiemoglobina. Entretanto, no sangue estocado, as concentrações de 2,3-DPG podem diminuir significativamente, resultando em uma P50 baixa.[37,38] Em pacientes críticos, a P50 encontra-se tipicamente diminuída.[39] Apesar de uma P50 baixa poder resultar em DO_2 prejudicada, aumento na carga de oxigênio e mudanças no fluxo sanguíneo regional, geralmente há preservação de oxigenação tecidual após uma diminuição da P50.[40] Além disso, administração de fosfato, que resulta em aumento na P50, não demonstrou melhorar a oxigenação tecidual em coelhos e humanos.[41,42]

Níveis de hemoglobina

O papel da hemoglobina no transporte de oxigênio aos tecidos não será aqui discutido e reportamos o leitor a um excelente artigo de revisão sobre o assunto.[43] Usualmente, uma queda no hematócrito é bem tolerada, especialmente quando o volume circulante efetivo é mantido, como na hemodiluição normovolêmica.[44] Quando o volume circulante também diminui, como na hemorragia, a circulação tenta se adaptar e o débito cardíaco (através de aumento na freqüência cardíaca), juntamente com a extração de oxigênio, aumentam, para poder manter o VO_2.[45] Entretanto, esses mecanismos compensatórios irão por fim fracassar e hipoxia tissular irá ocorrer com ou sem as características clínicas de choque.

Em pacientes críticos, anemia está freqüentemente presente e a deformabilidade das hemácias pode estar diminuída.[46] Assim, a infusão de hemácias frescas poderia melhorar a oxigenação tissular nesses pacientes, já que a deformabilidade geralmente melhora após transfusão.[47] Entretanto, em pacientes com sepse, trauma, choque cardiogênico e níveis normais ou alterados de lactato sanguíneo, transfusão de hemácias falhou em melhorar o VO_2.[48-52] Isso pode estar correlacionado com alguns fatores. Primeiramente, a deformabilidade das hemácias e os níveis de 2,3-DPG estão diminuídos no sangue estocado.[38,49,51,53] Assim, quando as células vermelhas são transfundidas durante hipoxia tissular, o VO_2 melhora e os níveis de lactato sanguíneo caem.[54] Em segundo lugar, os níveis basais de VO_2 podem já ser suficientes em muitos pacientes, de tal forma que aumentos subseqüentes no TO_2 não trariam incrementos no VO_2. Em pacientes em pós-operatório de cirurgia cardíaca, o TO_2 basal e os níveis de VO_2 foram realmente relacionados aos efeitos da transfusão de hemácias nestes parâmetros de oxigenação tissular.[55]

Essa inconsistência, e em muitos casos, ineficiência das transfusões de hemácias em melhorar a oxigenação tissular poderia explicar porque estudos prospectivos recentes que avaliaram os efeitos de estratégias restritivas, em comparação a liberais, de uso de transfusões de hemácias, falharam em mostrar aumento na morbidade e mortalidade, com uma política de transfusão restritiva.[56,57] Um estudo prospectivo aleatório envolvendo mais de 800 pacientes críticos chegou a mostrar que uma política de transfusões restritiva (transfusão deflagrada por um nível de hemoglobina menor que 7,0 g/dl) foi associada a melhor prognóstico, em comparação com uma estratégia mais liberal (transfusão deflagrada por um nível de hemoglobina menor que 10,0 g/dl). Em um grande estudo retrospectivo (envolvendo mais de 4.400 pacientes críticos), a presença de anemia em pacientes com doença cardíaca foi associada a mortalidade aumentada.[57] Nesses pacientes, transfusão de hemácias pareceu diminuir o risco de morte.

A ineficiência das transfusões de hemácias para melhorar a oxigenação tissular poderia ser resolvida ao se utilizar soluções de hemoglobina, tais como hemoglobina natural livre de estroma, hemoglobina com ligação cruzada à diaspirina (DCLHb) e conjugado piridoxalatado de hemoglobina polietilenada (PHP).

Apesar de esses produtos terem capacidades limitadas de carregamento de oxigênio, em comparação à hemoglobina contida nas hemácias,[58] a oferta dessas soluções de hemoglobina à microcirculação é mais eficiente. Isto pode ser benéfico ao aperfeiçoar a oferta de oxigênio tissular. Alguns estudos experimentais demonstraram que a infusão de pequenos volumes de hemoglobina em animais sépticos e hipovolêmicos realmente aumentou, de maneira significativa, a oxigenação tissular.[54,59] A rápida inativação do óxido nítrico pela hemoglobina livre resulta em aumentos da pressão arterial, tanto no efeito de choque séptico experimental quanto clínico.[60,61] Como o *shunt* microvascular tem um importante papel nas capacidades limitadas de extração de oxigênio que caracterizam a sepse e o choque séptico,[62] esses agentes poderiam ter efeitos benéficos na oxigenação tissular, em circunstâncias clínicas. Mais estudos experimentais e clínicos são necessários, para poder provar os benefícios dessas substâncias em pacientes críticos.

MANIPULANDO O FLUXO SANGUÍNEO

A manipulação do fluxo sanguíneo (débito cardíaco) é uma das intervenções mais freqüentes nos pacientes críticos. Alguns procedimentos podem resultar em aumento do débito cardíaco. Quando o aperfeiçoamento da pré-carga com ressuscitação hídrica não resulta em um débito cardíaco adequado, agentes inotrópicos e vasoativos podem ser úteis em melhorar a função miocárdica e os fluxos sanguíneos global e regional.

Ressuscitação hídrica para aperfeiçoar a oxigenação tissular

A administração de fluidos com o intuito de aperfeiçoar a pré-carga miocárdica é a intervenção de escolha quando a oxigenação tissular está comprometida.[63,64] A ressuscitação hídrica tem sido reconhecida, há tempos, como uma importante intervenção para aperfeiçoar a hemodinâmica de pacientes com falência circulatória.[65] Muitos estudos têm demonstrado que a ressuscitação hídrica com o uso tanto de colóides como de cristalóides pode efetivamente aumentar o TO_2 e melhorar a oxigenação tecidual em muitos estados de doença.[66-69] O diagnóstico clínico de hipovolemia, com o uso de parâmetros não-invasivos, é muito difícil, já que somente grandes desvios da normalidade podem adequadamente prever sua presença.[70] Além disso, muitos parâmetros de pré-carga cardíaca, obtidos de maneira invasiva, são pobremente relacionados ao débito cardíaco.[71,72]

Recentemente, o volume diastólico final de ventrículo direito (VD_2VD) calculado a partir de medidas da fração de ejeção de ventrículo direito (FEVD) obtidas através de cateter de artéria pulmonar com termistor rápido (CAP volumétrico), mostrou ser um melhor indicador de débito cardíaco do que os parâmetros co mumente utilizados, tais como pressão venosa central (PVC), pressão de átrio direito (PAD) e pressão de oclusão da artéria pulmonar (POAP).[73,74] Em um estudo recente com 64 pacientes com choque séptico, descobriu-se que o VD_2VD foi um melhor indicador de débito cardíaco do que a PAD e a POAP. Em 29 pacientes com uma FEVD normal (maior que 40%), PAD, POAP e VD_2VD foram significativamente relacionados ao índice cardíaco. Entretanto, em pacientes com uma baixa FEVD (menor que 40%), somente o índice de VD_2VD (IVD_2VD) relacionou-se de forma significativa com o índice cardíaco. Outros investigadores também mostraram que medidas de VD_2VD poderiam ser benéficas em aperfeiçoar a pré-carga cardíaca e a oxigenação tecidual em pacientes críticos.[75]

Recentemente, foi lançada uma medida de volumes cardíacos e volume sanguíneo intratorácico (em inglês, ITBV) por diluição de duplo indicador.[76] Essa técnica utiliza uma injeção venosa central de solução de indocianina verde resfriada e um sistema de fibra óptica arterial para medir mudanças na temperatura arterial e a concentração do contraste. Tanto experimental quanto clinicamente, ITBV parece ser um melhor parâmetro para avaliar a pré-carga do que PAD e POAP.[77-79] Em um estudo recente, a relação entre volume sistólico e alguns indicadores de pré-carga foram comparados através do uso do método de diluição de contraste e CAP volumétrico, em 30 pacientes críticos.[80] Os autores descobriram que ITBV foi um melhor indicador de volume sistólico do que PAD, POAP e IVD_2VD, apesar de a relevância clínica desse achado ter sido limitada. Estudos clínicos utilizando ITBV como *end point* foram recentemente iniciados.

Mudanças na pressão arterial sistólica (PAS) durante ventilação mecânica são relacionadas a alterações definidas pela pré-carga sobre o volume sistólico do ventrículo esquerdo, em condições experimentais.[81,82] Em pacientes, a magnitude da variação da PAS (VPS) foi relacionada a mudanças na área diastólica final do ventrículo esquerdo, medida através da ecocardiografia transesofágica.[83] Durante hipotensão deliberada em pacientes cirúrgicos de coluna vertebral, somente as mudanças na VPS foram relacionadas a alterações no débito cardíaco, enquanto PAD e POAP não se modificaram.[84] Recentemente, o valor do uso da VPS em guiar a terapia com fluidos em pacientes com choque séptico foi estudado.[85] Neste estudo, mudanças na VPS foram os melhores indicadores de mudança no volume sistólico após desvio hídrico (valores preditivos positivos e negativos: 95% e 93%, respectivamente).

Medidas mais diretas de pré-carga cardíaca através da ecocardiografia mostraram refletir adequadamente pré-carga cardíaca baixa e ser superiores a parâmetros derivados da monitorização hemodinâmica invasiva.[86-88] Em pacientes críticos monitorados com cateter de artéria pulmonar (CAP), informações oriundas da ecocardiografia freqüentemente levaram a mudanças na terapia. Em um estudo recente, Poelaert *et al.*[86] mostraram que parâmetros de pré-carga derivados da ecocardiografia transesofágica (ETE) mudaram a terapia em 41% de pacientes em pós-operatório de cirurgia cardíaca e em 54% dos pacientes com sepse. Entretanto, essas técnicas não são rapidamente disponíveis em muitas unidades de terapia intensiva, apesar de intensivistas poderem ser rapidamente treinados em usar objetivos terapêuticos dirigidos pela ETE, em pacientes críticos.[89] Usando um programa de treinamento limitado, intensivistas podem rápida e confiavelmente avaliar anormalidades na motilidade da parede do ventrículo esquerdo e o estado volumétrico intracardíaco, o que resulta em alteração na agenda de freqüentes intervenções determinadas pelo CAP, em pacientes críticos.[89]

Recentemente, aperfeiçoamento da pré-carga com medidas do fluxo sanguíneo da aorta descendente, por meio de um sistema Doppler esofágico durante cirurgias de alto risco, foi associado à melhora da oxigenação regional e diminuição na morbidade desses pacientes.[90,91] Entretanto, o valor dessas técnicas em pacientes de UTI carece de mais estudos.

Agentes vasoativos

Se a ressuscitação com volume não resulta em oferta de oxigênio tecidual ótima, agentes vasoativos são freqüentemente utilizados para aumentar ainda mais o TO_2. Na próxima seção, serão discutidos os agentes usados mais comumente na prática clínica.

Dobutamina

Dobutamina é uma catecolamina sintética com efeitos β_1-adrenérgicos importantes e efeitos β_2 e α-adrenérgicos fracos. Esses efeitos α e β combinados resultam dos 2 isômeros da sua mistura racêmica, na qual o L-isômero tem efeitos α-adrenérgicos predominantes e o D-isômero exerce predominantemente um efeito β-adrenérgico.[92] Assim, a dobutamina tem um pequeno efeito final no leito vascular. Entretanto, ao se combinar dobutamina com o inibidor da óxido nítrico sintetase, N^G-metil-L-arginina, o resultado é um aumento nos efeitos α-adrenérgicos, em estudos experimentais.[93] O aumento no inotropismo após a administração de dobutamina resulta tanto dos efeitos α quanto β-adrenérgicos no coração. À medida que a freqüência cardíaca aumenta em decorrência dos efeitos β_1-adrenérgicos, a dobutamina exerce proporcionalmente maiores efeitos inotrópicos do que cronotrópicos.[94] Dobutamina aumenta o débito cardíaco, o volume sistólico e, em doses maiores, a freqüência cardíaca em pacientes críticos com uma variedade de estados de doença. Visto que o aumento no débito cardíaco é usualmente associado a uma diminuição na resistência vascular sistêmica, a pressão arterial comumente não se altera (Fig. 20-1).[95-101]

A administração de dobutamina foi associada a aumento na mistura venosa e diminuição na pressão parcial de oxigênio arterial de até 30%.[98,102] Entretanto, esse efeito adverso na oxigenação arterial pode ser revertido pela aplicação de PEEP nesses pacientes.[102]

Os efeitos da dobutamina no TO_2 e na oxigenação tissular foram relatados em muitos estudos originais. O mais notável nesses estudos é o aumento consistente no débito cardíaco e no TO_2 após a administração de uma dose limitada de dobutamina (5-10 μg/kg/min). Um aumento no consumo de oxigênio após a administração de dobutamina foi documentado tanto em pacientes com lactato sanguíneo normal quanto alterado.[97,103,104] O debate a respeito da existência e importância da dependência da oferta de oxigênio está além do escopo deste capítulo e foi recentemente discutido em outro artigo.[105] Apesar de a dependência da oferta global não estar usualmente presente em pacientes hemodinamicamente estáveis sem acidose láctica,[106] hipoxia tissular regional pode ainda assim existir. Dobutamina mostrou revelar hipoxia tissular regional (gastrointestinal) na presença de hemodinâmica global estável e níveis de lactato normais em pacientes com sepse.[103,107] Apesar de doses limitadas de dobutamina melhorarem a perfusão gastrointestinal, ela não tem efeito no clareamento hepatocítico, medido pelo clareamento da indocianina verde.[108] À medida que a perfusão hepática melhora[107] e assim a oferta de indocianina verde ao fígado também aumenta após administração de dobutamina, mudanças no metabolismo hepatocelular provavelmente limitam o clareamento hepatocítico na sepse. Em pacientes com sepse, a dobutamina é mais efetiva em aperfeiçoar o fluxo sanguíneo gastrointestinal do que a infusão de concentrado de hemácias.[48] Além disso, o fluxo sanguíneo gastrointestinal prejudicado associado à administração de vasoconstritores em pacientes com choque séptico pode ser melhorado com uma dose limitada de dobutamina.[109,110]

Em pacientes cirúrgicos criticamente doentes, pacientes com sepse e choque séptico e naqueles com insuficiência respiratória aguda, a dobutamina mostrou ter efeitos mais consistentes e superiores na hemodinâmica e na oxigenação tissular do que dopamina.[98,100,101] Em pacientes com choque séptico refratário à dopamina, a administração de dobutamina melhorou a hemodinâmica global e o TO_2.[111] Além disso, a dobutamina em baixas doses melhora o fluxo sanguíneo microcirculatório em pacientes com choque séptico, independentemente dos seus efeitos na macrocirculação.[112] Quando o débito cardíaco e o TO_2 necessitam ser aumentados, a dobutamina parece ser o agente de escolha em muitos estudos.[98,100,101,113]

Dopamina

Dopamina, um precursor da norepinefrina que ocorre naturalmente, estimula não somente receptores α e β-adrenérgicos, mas também receptores dopaminérgicos específicos.[114] Em doses menores, a dopamina estimula α_1, α_2, β_1, β_2 e receptores adrenérgicos DA_2. Em doses maiores, a dopamina estimula principalmente os receptores adrenérgicos α_1, β_1 e DA_1, usualmente de maneira dose-dependente.[115-117] Em pacientes com falência de baixo débito, a dopamina efetivamente aumenta o débito cardíaco, enquanto os efeitos na função renal podem ser de valor nos pacientes com sobrecarga hídrica concomitante.[114,116]

O uso de dopamina como um agente "protetor renal" tem sido objeto de debates por muitos anos[114,118-122] e está fora do escopo deste capítulo. Dopamina em baixas doses (menos de 4 µg/kg/min) aumenta o fluxo sanguíneo renal e assim, a oferta de oxigênio renal.[113,123] Em pacientes com choque séptico ressuscitados com fluidos e tratados com pelo menos 0,1 µg/kg/min de norepinefrina para manter uma pressão arterial média acima de 80 mmHg, a retirada de dopamina em dose de 2,5 µg/kg/min resultou em queda significativa no índice cardíaco (17%), excreção de sódio (29%) e produção de urina (40%), que retornaram ao basal quando a dopamina foi reiniciada. Entretanto, outros estudos mostraram efeitos limitados da dopamina em baixas doses no débito cardíaco e, conseqüentemente, no TO_2.[124,125] Em condições clínicas e experimentais, dopamina em baixas doses foi associada a isquemia intestinal durante hipovolemia e estados de baixo fluxo.[126,127] Todavia, em pacientes críticos bem ressuscitados, Meier-Hellmann *et al.*[128] demonstraram que dopamina em baixas doses não afetou adversamente o fluxo sanguíneo esplâncnico.

Em doses maiores, a dopamina aumenta tanto o débito cardíaco quanto a pressão de perfusão em pacientes críticos (Fig. 20-1).[100] Dopamina usada para aumentar a PAM em pacientes sépticos foi, no entanto, associada à piora na oxigenação da mucosa intestinal. Marik *et al.*[129] demonstraram que a dopamina titulada para aumentar a PAM acima de 75 mmHg em pacientes com sepse hiperdinâmica resultou em decréscimo no pH mucoso intestinal.[129] Em pacientes com choque séptico, a noradrenalina aumentou a PAM mais efetiva e consistentemente do que a dopamina,[130,131] sem diminuir a oxigenação esplâncnica.[129,132]

A administração de dopamina foi associada a diversos efeitos colaterais. Apesar de tanto a dopamina quanto a dobutamina aumentarem a mistura venosa, administração de dopamina está associada a um aumento mais pronunciado na mistura venosa e piora da oxigenação arterial, quando comparada à dobutamina.[133-135] De acordo com o *Sepsis Occurrence in Acutely Ill Patients* (SOAP), um estudo observacional recente, a dopamina pode estar associada ao aumento das taxas de mortalidade no choque.[136]

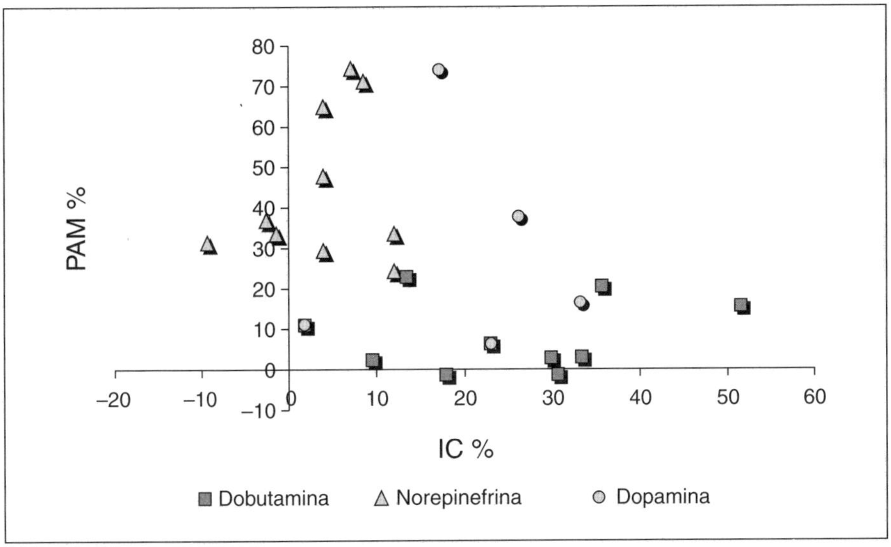

Fig. 20-1. Efeitos de diferentes agentes vasoativos na pressão arterial média (PAM) e índice cardíaco (IC). Os números mostram as mudanças em ambas as variáveis determinadas pela administração de dopamina, norepinefrina e dobutamina em pacientes com choque séptico. Dados extraídos de estudos originais.

Estudos recentes têm se concentrado nos efeitos da dopamina no estado hormonal dos pacientes críticos. Van den Berghe *et al.* demonstraram que a administração de dopamina em pacientes críticos foi associada à piora da função hormonal dependente da hipófise e piora da síndrome eutireóide doente.[137-140]

Em suma, segundo alguns autores, o uso da dopamina em pacientes críticos necessita ser revisto,[122,136] enquanto outros reservam a dopamina para o choque "eu ainda não sei".[141]

Noradrenalina

Noradrenalina é uma catecolamina que ocorre naturalmente, liberada principalmente por fibras pós-ganglionares. A administração de norepinefrina tem sido largamente associada com um potente efeito α-adrenérgico.[142] Entretanto, a noradrenalina é também um β_1-agonista muito potente, com efeito inotrópico miocárdico associado. Os efeitos α-adrenérgicos usualmente cancelam o efeito β adrenérgico de tal forma, que a PAM aumenta com efeitos limitados no débito cardíaco (Fig. 20-1),[130,142] apesar de aumentos profundos na pós-carga poderem resultar em diminuição do débito cardíaco. Um reflexo barorreceptor associado a aumento na PAM limita o aumento e até mesmo resulta em decréscimo na freqüência cardíaca durante a administração de noradrenalina.[130,142,143]

Noradrenalina é mais freqüentemente usada em pacientes com tono vascular diminuído na sepse e no choque séptico,[130,131,142-145] apesar de alguns médicos usarem noradrenalina para tratar hipotensão em estados de baixo fluxo.[146] Em pacientes com choque séptico, a noradrenalina mostrou aumentar tanto a pressão de perfusão quanto a função ventricular direita.[143,147]

Por muito tempo temeu-se que os efeitos α-adrenérgicos potentes da noradrenalina pudessem induzir hipoxia regional tecidual, mas estudos experimentais e clínicos recentes mostraram que, após ressuscitação hídrica adequada, a administração de noradrenalina na realidade aumenta a oferta de oxigênio renal e esplâncnica e a oxigenação tissular.[113,129,148,149] Assim, a função renal (avaliada pela produção de urina e pelo clareamento da creatinina) aumentou durante a administração de noradrenalina, em pacientes com choque séptico ressuscitados por volume.[142,145,150-152] Dados experimentais sugerem que essa melhora na função renal não é resultado de aumento na pressão de perfusão apenas, mas também depende do estado da vasculatura.[153] Em alguns pacientes, a função renal pode piorar,[154] de forma que a resposta à terapia vasopressora deve ser monitorada rigorosamente. Pacientes individuais podem experimentar aumentos marcados na PAM após somente uma dose limitada de noradrenalina, provavelmente ilustrando diferenças no tono vascular basal.

Epinefrina

Epinefrina é um hormônio adrenal endógeno com efeitos α e β_1-adrenérgicos potentes e β_2-adrenérgicos apenas moderados. Em doses menores, seus efeitos β-adrenérgicos predominam e resultam em aumento da freqüência cardíaca, volume sistólico e débito cardíaco. Em doses maiores, seus efeitos α-adrenérgicos predominam e determinam o proeminente papel da epinefrina durante a ressuscitação cardíaca.

Em pacientes com choque séptico submetidos a ressuscitação hídrica, a epinefrina aumenta a freqüência cardíaca, PAM, volume sistólico, índice de trabalho sistólico de VE, TO_2 e consumo de oxigênio.[110,117,155] Entretanto, devido aos seus efeitos colaterais, administração de adrenalina em pacientes críticos é usualmente limitada à hipotensão refratária em pacientes com choque séptico grave.[155,156]

A administração de adrenalina é associada a aumento de acidose lática, perfusão esplâncnica prejudicada e acidose de mucosa gástrica.[109,157,158] Em pacientes com choque séptico, alguns investigadores demonstraram que a combinação de noradrenalina e dobutamina foi tão efetiva quanto a epinefrina em restaurar a pressão de perfusão, ao mesmo tempo em que manteve débito cardíaco.[132,158] Entretanto, apesar de hemodinâmica global similar, a administração de adrenalina foi associada à hipoxia de mucosa gástrica.[132] Meier-Hellmann *et al.*[158] demonstraram que esse aumento na hipoxia de mucosa gástrica é provavelmente relacionado a um decréscimo no fluxo sanguíneo esplâncnico. Quando a epinefrina é ainda necessária, a adição de uma dose limitada de dobutamina (5 μg/ kg/min) pode restaurar parcialmente a oxigenação mucosa gástrica comprometida.[109]

Inibidores da óxido nítrico sintetase

Um grande número de evidências demonstra claramente o papel proeminente do óxido nítrico em pacientes com sepse, choque séptico e outras patologias.[159,160] Em condições experimentais, os inibidores da óxido nítrico sintetase (ONS) mostraram restaurar a hemodinâmica, tanto em condições sépticas quanto em outras doenças,[161,162] além de aumento na sobrevida.[163] Contudo, em condições hipovolêmicas, a administração de inibidores da ONS foi associada a aumento na hipoxia tecidual e dano orgânico.[164] Além disso, a administração de inibidores da ONS em choque séptico experimental foi associada à piora da hipoxia tecidual e aumento na mortalidade.[159] Inibidores da ONS têm sido utilizados para aumentar a PAM em pacientes com choque séptico. Avontuur *et al.*[165,166] relataram que a administração de L-NAME, em pacientes com choque séptico, resultou em aumento da PAM com diminuição concomitante do índice cardíaco. Apesar da diminuição no TO_2, o consumo de oxigênio foi mantido por um aumento na extração de oxigênio.[166] Um relato recente de um estudo não-cego de escalonamento de dose, a respeito dos efeitos do hidrocloreto de N^G-metil-L-arginina (546C88) em pacientes com choque séptico, mostrou que a administração dessa droga restaurou o tono vasomotor e permitiu a retirada de vasopressores.[167] De maneira interessante, não houve relação clara com a resposta à dose. Doses maiores de 546C88 não foram associadas a maiores aumentos em PAM, apesar de a inibição da ONS, que foi avaliada através de mensuração do nitrato, ter sido mais pronunciada.[167] Esses dados são similares aos resultados de um grande estudo multicêntrico fase II sobre os efeitos da 546C88 em pacientes com choque séptico.[168] Entretanto, o estudo fase III sobre o uso desse inibidor da ONS foi recentemente interrompido de maneira prematura, pois o tratamento mostrou aumentar a mortalidade, provavelmente relacionada com o uso de doses maiores da droga.[169] Curiosamente, análises de subgrupos, neste estudo, mostraram que tratamento com baixas doses de inibidores da ONS foi associado à melhora da sobrevida.

Alguns autores estudaram alternativas à inibição da ONS por bloqueio da guanilato ciclase, o que leva a inibição dos efeitos da produção aumentada de óxido nítrico. Os efeitos do azul de metileno foram estudados em pacientes adultos e pediátricos com choque séptico e mostraram efeitos benéficos na hemodinâmica e função miocárdica, mas não houve efeitos significativos na oxigenação tecidual.[170-174] Como os dados em humanos ainda são poucos e o uso de vasoconstritores potentes pode ser associado à mortalidade aumentada, o uso rotineiro desses agentes não pode ser recomendado.

Uma medida alternativa para diminuir a produção de óxido nítrico é bloquear a produção de ONS. Esteróides são conhecidos por bloquear a síntese de RNAm e limitar a produção da ONS induzível, sem afetar a atividade da ONS.[175] Alguns estudos recentes mostraram que a administração de esteróides em choque séptico é associada a uma diminuição da necessidade de vasoconstritores e resolução do choque.[176-180] Apesar de esses efeitos benéficos dos esteróides poderem ser relatados a outros mecanismos, tais como a prevenção da dessensibilização dos β-receptores[181] ou aumento no número de receptores,[182,183] seu efeito na produção de óxido nítrico e o papel central desta substância no choque séptico provavelmente têm uma importante atribuição nesse contexto.

Vasopressina

A vasopressina (ou hormônio antidiurético) é um nanopeptídeo de ocorrência natural sintetizado nos neurônios do hipotálamo, com uma meia-vida muito curta (10 a 15 minutos). Sua liberação é regulada pela osmolaridade do plasma e por depleção volumétrica sentidas por barorreceptores atriais, em grandes veias, artérias e pulmões. Em várias formas de choque, a liberação aumentada de vasopressina é um importante mecanismo para restauração da pressão arterial, que é principalmente decorrente das suas capacidades vasoconstritoras nas artérias e, em uma menor extensão, da sua capacidade de restauração hídrica no rim. Terlipressina, um análogo sintético triglicílico da vasopressina, tem uma meia-vida maior (6 horas).

Níveis de vasopressina anormalmente baixos, possivelmente devidos a secreção prejudicada, têm sido associados a pior prognóstico em pacientes com choque séptico.[184] Contudo, em um grupo misto de pacientes críticos, os níveis séricos de vasopressina mostraram uma complexa relação com parâmetros hemodinâmicos e necessidade de vasopressores.[185]

Em casos de choque séptico com hipotensão refratária, a adição de uma dose baixa de vasopressina pode ser segura e aumentar a pressão arterial e o débito urinário.[186,187] Entretanto, alguns estudos relataram uma diminuição significativa no débito cardíaco e no VO_2, com o uso de vasopressina ou terlipressina, além de uma parada completa do fluxo sanguíneo microcirculatório.[188] Este é o motivo pelo qual o uso clínico dessas drogas permanece duvidoso, atualmente, e só pode ser recomendado como terapia de salvamento.[189-192]

Agentes vasodilatadores

Em pacientes críticos, o uso de agentes vasodilatadores é geralmente limitado pela presença de hipotensão sistêmica, e é assim reservado para pacientes com pós-carga aumentada do ventrículo esquerdo. Entretanto, estudos mostraram que alguns agentes vasodilatadores podem ser administrados de maneira segura a pacientes críticos.

Prostaciclina e prostaglandina E_1 podem ter efeitos benéficos na oxigenação tecidual, sem comprometer gravemente a PAM.[193,194] Entretanto, em pacientes com sepse grave ou choque séptico, prostaciclina em uma dose de 5 a 10 ng/kg/min foi associada a uma diminuição significativa na PAM e na PaO_2.[195,196] Nesses pacientes, a administração de uma dose limitada de dobutamina teve efeitos mais consistentes na oferta de oxigênio sistêmica e foi mais bem tolerada do que a prostaciclina.[197] Alguns estudos verificaram os efeitos da administração da N-acetilcisteína. Ao lado de seus efeitos vasodilatadores, a N-acetilcisteína foi também associada à diminuição nos níveis de TNF e melhora no fluxo sanguíneo gastrointestinal, durante choque séptico experimental.[198-200] Em humanos, a administração de N-acetilcisteína foi acompanhada por aumento, algumas vezes transitório, no TO_2 e na oxigenação tecidual.[201-203] Além disso, a N-acetilcisteína mostrou atenuar a vasoconstrição induzida pela hiperoxia.[204]

Dopexamina é um agonista DA_1 e DA_2 que também exerce efeitos β_2-adrenérgicos. A administração de dopexamina tem um efeito dependente de dose na perfusão gástrica, em condições experimentais.[205] Em pacientes críticos e naqueles com choque séptico, dopexamina melhora a oxigenação intramucosa gástrica,[206,207] apesar de outros autores não terem demonstrado efeitos superiores da dopexamina, em relação a administração de colóide[208] e terem inclusive demonstrado uma piora, dependente da dose, na perfusão mucosa gástrica.[209]

Dopexamina é usada principalmente, no cenário clínico, em pacientes com falência circulatória de baixo débito decorrente de doença cardíaca e, nessas circunstâncias, é similarmente efetiva, quando comparada à dobutamina[210,211] e possivelmente mais efetiva do que a dopamina, após cirurgia cardíaca.[212]

Recentemente, o uso de nitroglicerina em pacientes com choque séptico mostrou melhorar o fluxo sanguíneo microcirculatório.[213]

Apesar de esses agentes vasodilatadores terem efeitos benéficos em diferentes grupos de pacientes críticos, o papel dessas drogas no seu manuseio ainda não está definido.

CONCLUSÕES

Aumentar o transporte global de oxigênio para aperfeiçoar a oxigenação tissular é uma intervenção freqüente em pacientes críticos. Ressuscitação hídrica ótima pode ser o primeiro passo para adequar a pré-carga e assim, o débito cardíaco e o TO_2. Apesar de o aumento da oxigenação tecidual ser uma maneira relativamente fácil para aumentar o TO_2, hiperoxia é associada a piora da hipoxia tecidual e não deve ser rotineiramente usada em pacientes críticos. Anemia é um achado freqüente em pacientes críticos. Entretanto, o aumento nos níveis de hemoglobina acima do normal não está provavelmente indicado e anemia leve é usualmente bem tolerada em muitos pacientes. A manutenção de níveis normais de hemoglobina pode ser de valor nos pacientes críticos com doença cardíaca. Apesar de não estarem ainda disponíveis para uso clínico, os fluidos de substituição de hemoglobina têm propriedades importantes para aperfeiçoar a oxigenação tecidual e podem provar ser uma boa saída. Depois da ressuscitação hídrica adequada e aperfeiçoamento do conteúdo arterial de oxigênio, os agentes vasoativos são usualmente administrados para aumentar ainda mais o TO_2, quando necessário. Dobutamina é o agente de escolha, quando o débito cardíaco necessita ser aumentado em pacientes críticos. Quando a hipotensão persiste após ressuscitação hídrica, noradrenalina e dopamina podem ser usadas de maneira segura para melhorar a pressão de perfusão. Epinefrina e vasopressina devem ser reservadas para casos nos quais norepinefrina, dopamina, dobutamina ou as 3 falharam em restaurar a hemodinâmica e não devem ser usadas como agentes de primeira escolha. Finalmente, apesar de muito efetivos para aumentar a pressão de perfusão, o lugar dos inibidores da ONS ainda não está definido.

REFERÊNCIAS BIBLIOGRÁFICAS

1. Weissman C, Kemper M. Metabolic measurements in the critically ill. *Crit Care Clin* 1995;11(1):169-197.
2. Moriyama S, Okamoto K, Tabira Y, Kikuta K, Kukita I, Hamaguchi M, et al. Evaluation of oxygen consumption and resting energy expenditure in critically ill patients with systemic inflammatory response syndrome. *Crit Care Med* 1999;27(10):2133-2136.
3. Frankenfield DC, Wiles CE, Bagley S, Siegel JH. Relationships between resting and total energy expenditure in injured and septic patients. *Crit Care Med* 1994;22(11):1796-1804.
4. Martich GD, Parker MM, Cunnion RE, Suffredini AF. Effects of ibuprofen and pentoxifylline on the cardiovascular response of normal humans to endotoxin. *J Appl Physiol* 1992;73(3):925-931.
5. Hussain SN, Graham R, Rutledge F, Roussos C. Respiratory muscle energetics during endotoxic shock in dogs. *J Appl Physiol* 1986;60(2):486-493.
6. Aubier M, Viires N, Syllie G, Mozes R, Roussos C. Respiratory muscle contribution to lactic acidosis in low cardiac output. *Am Rev Respir Dis* 1982;126(4):648-652.
7. Viires N, Sillye G, Aubier M, Rassidakis A, Roussos C. Regional blood flow distribution in dog during induced hypotension and low cardiac output. Spontaneous breathing versus artificial ventilation. *J Clin Invest* 1983;72(3):935-947.
8. Bursztein S, Taitelman U, De Myttenaere S, Michelson M, Dahan E, Gepstein R, et al. Reduced oxygen consumption in catabolic states with mechanical ventilation. *Crit Care Med* 1978;6(3):162-164.
9. Gil A, Carrizosa F, Herrero A, Martin J, González J, Jareño A, et al. Influence of mechanical ventilation on blood lactate in patients with acute respiratory failure. *Intensive Care Med* 1998;24(9):924-930.

10. Kontoyannis DA, Nanas JN, Kontoyannis SA, Stamatelopoulos SF, Moulopoulos SD. Mechanical ventilation in conjunction with the intra-aortic balloon pump improves the outcome of patients in profound cardiogenic shock. *Intensive Care Med* 1999;25(8):835-838.
11. Weissman C, Kemper M, Harding J. Response of critically ill patients to increased oxygen demand: hemodynamic subsets. *Crit Care Med* 1994;22(11):1809-1816.
12. Weissman C, Kemper M. The oxygen uptake-oxygen delivery relationship during ICU interventions. *Chest* 1991;99:430-435.
13. Rodriguez JL, Weissman C, Damask MC, Askanazi J, Hyman AI, Kinney JM. Physiologic requirements during rewarming: suppression of the shivering response. *Crit Care Med* 1983;11(7):490-497.
14. Routsi C, Vincent JL, Bakker J, De Backer D, Lejeune P, d'Hollander A, et al. Relation between oxygen consumption and oxygen delivery in patients after cardiac surgery. *Anesth Analg* 1993 Dec;77(6):1104-10.
15. Harding J, Kemper M, Weissman C. Midazolam attenuates the metabolic and cardiopulmonary responses to an acute increase in oxygen demand. *Chest* 1994;106(1):194-200.
16. Bernard JM, Bourreli B, Pinaud M. Effects of systemic morphine and epidural bupivacaine on postoperative oxygen consumption during rewarming. *J Clin Anesth* 1988;1(2):81-86.
17. Rouby JJ, Eurin B, Glaser P, Guillosson JJ, Nafziger J, Guesde R, et al. Hemodynamic and metabolic effects of morphine in the critically ill. *Circulation* 1981;64(1):53-59.
18. Manthous CA, Hall JB, Olson D, Singh M, Chatila W, Pohlman A, et al. Effect of cooling on oxygen consumption in febrile critically ill patients. *Am J Respir Crit Care Med* 1995;151(1):10-14.
19. Fine MJ, Smith MA, Carson CA, Mutha SS, Sankey SS, Weissfeld LA, et al. Prognosis and outcomes of patients with community-acquired pneumonia. A meta-analysis. *JAMA* 1996;275(2):134-141.
20. Gee MH, Gottlieb JE, Albertine KH, Kubis JM, Peters SP, Fish JE. Physiology of aging related to outcome in the adult respiratory distress syndrome. *J Appl Physiol* 1990;69(3):822-829.
21. Steen PA, Milde JH, Michenfelder JD. The detrimental effects of prolonged hypothermia and rewarming in the dog. *Aneshesiology* 1980;52(3):224-230.
22. Matamis D, Tsagourias M, Koletsos K, Riggos D, Mavromatidis K, Sombolos K, et al. Influence of continuous haemofiltration-related hypothermia on haemodynamic variables and gas exchange in septic patients. *Intensive Care Med* 1994;20(6):431-436.
23. Bacher A, Illievich UM, Fitzgerald R, Ihra G, Spiss CK. Changes in oxygenation variables during progressive hypothermia in anesthetized patients. *J Neurosurg Anesthesiol* 1997;9(3):205-210.
24. Sinard JM, Vyas D, Hultquist K, Harb J, Bartlett RH. Effects of moderate hypothermia on O_2 consumption at various O_2 deliveries in a sheep model. *J Appl Physiol* 1992;72(6):2428-2434.
25. Meyer DM, Horton JW. Effect of moderate hypothermia in the treatment of canine hemorrhagic shock. *Ann Surg* 1988;207(4):462-469.
26. Cassuto Y, Farhi LE. Circulatory response to arterial hyperoxia. *J Appl Physiol* 1979;46(5):973-977.
27. Lodato RF. Decreased O_2 consumption and cardiac output during normobaric hyperoxia in conscious dogs. *J Appl Physiol* 1989;67(4):1551-1559.

28. Rubanyi GM, Vanhoutte PM. Superoxide anions and hyperoxia inactivate endothelium-derived relaxing factor. *Am J Physiol* 1986;250(5 Pt 2):822-827.
29. Bitterman H, Reissman P, Bitterman N, Melamed Y, Cohen L. Oxygen therapy in hemorrhagic shock. *Circ Shock* 1991;33(3):183-191.
30. Garner WL, Downs JB, Reilley TE, Frolicher D, Kargi A, Fabri PJ. The effects of hyperoxia during fulminant sepsis. *Surgery* 1989;105(6):747-751.
31. Muhvich KH, Piano MR, Piano G, Myers RA, Ferguson JL, Marzella L. Splanchnic blood flows in a rat model of antibiotic-controlled intra-abdominal abscess during normoxia and hyperoxia. *Circ Shock* 1989;27(3):253-262.
32. Reinhart K, Bloos F, Konig F, Bredle D, Hannemann L. Reversible decrease of oxygen consumption by hyperoxia. *Chest* 1991;99(3):690-694.
33. Reinhart K, Specht M, Föhring U, Mayr O, Eyrich K. Einflub der präoxygenierung auf hämodynamik und sauerstoffverbrauch. *Anaesthesist* 1989;38:233-237.
34. Spies C, Giese C, Meier-Hellmann A, Specht M, Hannemann L, Schaffartzik W, et al. The effect of prophylactically administered n-acetylcysteine on clinical indicators for tissue oxygenation during hyperoxic ventilation in cardiac risk patients. *Anaesthesist* 1996;45(4):343-350.
35. Kilmartin JV, Rossi-Bernardi L. Interaction of hemoglobin with hydrogen ions, carbon dioxide, and organic phosphates. *Physiol Rev* 1973;53:836-889.
36. Benesch R, Benesch RE. Intracellular organic phosphates as regulators of oxygen release by haemoglobin. *Nature* 1969;221:618-622.
37. Wranne B, Woodson RD, Detter RD. Bohr effect: interaction between H^+, CO_2, and 2-3 DPG in fresh and stored blood. *J Appl Physiol* 1972;32:749-754.
38. Hasan RA, Sarnaik AP, Meert KL, Dabbagh S, Simpson P, Makimi M. Alterations in plasma phosphorus, red cell 2,3-diphosphoglycerate and P50 following open heart surgery. *J Cardiovasc Surg* (Torino) 1994;35(6):491-497.
39. Myburgh JA, Webb RK, Worthley LI. The P50 is reduced in critically ill patients. *Intensive Care Med* 1991;17(6):355-358.
40. Woodson RD, Auerback S. Effect of increased oxygen affinity and anemia on cardiac output and its distribution. *J Appl Physiol* 1982;53:1299-1306.
41. Gutierrez G, Andry JM. Increased hemoglobin O_2 affinity does not improve O_2 consumption in hypoxemia. *J Appl Physiol* 1989;66(2):837-843.
42. Fisher JN, Kitabchi AE. A randomized study of phosphate therapy in the treatment of diabetic ketoacidosis. *J Clin Endocrinol Metab* 1983;57(1):177-180.
43. Hsia CC. Respiratory function of hemoglobin. *N Engl J Med* 1998;338(4):239-247.
44. Laks H, Pilon RN, Anderson W, McCallum JR, O`Connor NE. Intraoperative prebleeding in man: effect of colloid hemodilution on blood volume, lung water, hemodynamics, and oxygen transport. *Surgery* 1975;78(2):130-137.
45. Malmberg PO, Woodson RD. Effect of anemia on oxygen transport in hemorrhagic shock. *J Appl Physiol* 1979;47(4):882-888.
46. Hurd TC, Dasmahapatra KS, Rush BF, Machiedo GW. Red blood cell deformability in human and experimental sepsis. *Arch Surg* 1988;123(2):217-220.
47. Friedlander MH, Simon R, Machiedo GW. The relationship of packed cell transfusion to red blood cell deformability in systemic inflammatory response syndrome patients. *Shock* 1998;9(2):84-88.
48. Silverman HJ, Tuma P. Gastric tonometry in patients with sepsis. Effects of dobutamine infusions and packed red blood cell transfusions. *Chest* 1992;102(1):184-188.
49. Marik PE, Sibbald WJ. Effect of stored-blood transfusion on oxygen delivery in patients with sepsis. *JAMA* 1993;269(23):3024-3029.

50. Lorente JA, Landín L, De Pablo R, Renes E, Rodríguez-Díaz R, Liste D. Effects of blood transfusion on oxygen transport variables in severe sepsis. *Crit Care Med* 1993;21(9):1312-1318.
51. Shah DM, Gottlieb ME, Rahm RL, Stratton HH, Barie PS, Paloski WH, et al. Failure of red blood cell transfusion to increase oxygen transport or mixed venous PO_2 in injured patients. *J Trauma* 1982;22(9):741-746.
52. Dietrich KA, Conrad SA, Hebert CA, Levy GL, Romero MD. Cardiovascular and metabolic response to red blood cell transfusion in critically ill volume-resuscitated nonsurgical patients. *Crit Care Med* 1990;18(9):940-944.
53. Fitzgerald RD, Martin CM, Dietz GE, Doig GS, Potter RF, Sibbald WJ. Transfusing red blood cells stored in citrate phosphate dextrose adenine-1 for 28 days fails to improve tissue oxygenation in rats. *Crit Care Med* 1997;25(5):726-732.
54. Sielenkämper AW, Chin-Yee IH, Martin CM, Sibbald WJ. Diaspirin crosslinked hemoglobin improves systemic oxygen uptake in oxygen supply-dependent septic rats. *Am J Respir Crit Care Med* 1997;156(4 Pt 1):1066-1072.
55. Casutt M, Seifert B, Pasch T, Schmid ER, Turina MI, Spahn DR. Factors influencing the individual effects of blood transfusions on oxygen delivery and oxygen consumption. *Crit Care Med* 1999;27(10):2194-2200.
56. Hebert PC, Wells G, Marshall J, Martin C, Tweeddale M, Pagliarello G, et al. Transfusion requirements in critical care. A pilot study. Canadian Critical Care Trials Group. *JAMA* 1995;273(18):1439-1444.
57. Hebert PC, Wells G, Tweeddale M, Martin C, Marshall J, Pham B, et al. Does transfusion practice affect mortality in critically ill patients? Transfusion Requirements in Critical Care (TRICC) Investigators and the Canadian Critical Care Trials Group. *Am J Respir Crit Care Med* 1997;155:1618-1623.
58. Baron JF. Haemoglobin therapy in clinical practice: use and characteristics of DCLHb. *Br J Anaesth* 1998;81(Suppl 1):34-37.
59. van Iterson M, Sinaasappel M, Burhop K, Trouwborst A, Ince C. Low-volume resuscitation with a hemoglobin-based oxygen carrier after hemorrhage improves gut microvascular oxygenation in swine. *J Lab Clin Med* 1998;132(5):421-431.
60. Bone HG, Schenarts PJ, Fischer SR, McGuire R, Traber LD, Traber DL. Pyridoxalated hemoglobin polyoxyethylene conjugate reverses hyperdynamic circulation in septic sheep. *J Appl Physiol* 1998;84(6):1991-1999.
61. Reah G, Bodenham AR, Mallick A, Daily EK, Przybelski RJ. Initial evaluation of diaspirin cross-linked hemoglobin (DCLHb) as a vasopressor in critically ill patients. *Crit Care Med* 1997;25(9):1480-1488.
62. Ince C, Sinaasappel M. Microcirculatory oxygenation and shunting in sepsis and shock. *Crit Care Med* 1999;27(7):1369-1377.
63. Matthay MA, Chatterjee K. Bedside catheterization of the pulmonary artery: risks compared with benefits. *Ann Intern Med* 1988;109(10):826-834.
64. Sibbald WJ. Myocardial function in the critically ill: factors influencing left and right ventricular performance in patients with sepsis and trauma. *Surg Clin North Am* 1985;65(4):867-893.
65. Cohn JN, Luria MH. Studies in clinical shock and hypotension. *JAMA* 1964;190:113-118.
66. Astiz ME, Rackow EC, Falk JL. Oxygen delivery and consumption in patients with hyperdynamic septic shock. *Crit Care Med* 1987;15:26-28.
67. Haupt MT, Gilbert EM, Carlson RW. Fluid loading increases oxygen consumption in septic patients with lactic acidosis. *Am Rev Respir Dis* 1985;131(6):912-916.

68. Kaufman BS, Rackow EC, Falk JL. The relationship between oxygen delivery and consumption during fluid resuscitation of hypovolemic and septic shock. *Chest* 1984;85:336-340.
69. Gilbert EM, Haupt MT, Mandanas RY, Huaringa AJ, Carlson RW. The effect of fluid loading, blood transfusion, and catecholamine infusion on oxygen delivery and consumption in patients with sepsis. *Am Rev Respir Dis* 1986;134(5):873-878.
70. McGee S, Abernethy WB III, Simel DL. Is this patient hypovolemic? *JAMA* 1999;281(11):1022-1029.
71. Calvin JE, Driedger AA, Sibbald WJ. Does the pulmonary capillary wedge pressure predict left ventricular preload in critically ill patients? *Crit Care Med* 1981;9:437-443.
72. Knobel E, Akamine N, Fernandes J, Plastino FR, Kasinski N, Andrei AM. Reliability of right atrial pressure monitoring to assess left ventricular preload in critically ill septic patients. *Crit Care Med* 1989;17(12):1344-1345.
73. Reuse C, Vincent JL, Pinsky MR. Measurements of right ventricular volumes during fluid challenge. *Chest* 1990;98(6):1450-1454.
74. Diebel LN, Wilson RF, Tagett MG, Kline RA. End-diastolic volume. A better indicator of preload in the critically ill. *Arch Surg* 1992;127:817-822.
75. Chang MC, Meredith JW. Cardiac preload, splanchnic perfusion, and their relationship during resuscitation in trauma patients. *J Trauma* 1997;42(4):577-582.
76. Kisch H, Leucht S, Lichtwarck-Aschoff M, Pfeiffer UJ. Accuracy and reproducibility of the measurement of actively circulating blood volume with an integrated fiberoptic monitoring system. *Crit Care Med* 1995;23(5):885-893.
77. Lichtwarck-Aschoff M, Beale R, Pfeiffer UJ. Central venous pressure, pulmonary artery occlusion pressure, intrathoracic blood volume, and right ventricular end-diastolic volume as indicators of cardiac preload. *J Crit Care* 1996;11(4):180-188.
78. Lichtwarck-Aschoff M, Zeravik J, Pfeiffer UJ. Intrathoracic blood volume accurately reflects circulatory volume status in critically ill patients with mechanical ventilation. No differences in the outcome data studied where found between a restrictive use and liberal use of red blood cells. This study however lacked power to detect a small but significant difference. *Intensive Care Med* 1992;18(3):142-147.
79. Sakka SG, Bredle DL, Reinhart K, Meier-Hellmann A. Comparison between intrathoracic blood volume and cardiac filling pressures in the early phase of hemodynamic instability of patients with sepsis or septic shock. *J Crit Care* 1999;14(2):78-83.
80. Hartman BJ, Rommes JH, Bakker J. Comparison of pulmonary and femoral artery thermo-dilution cardiac indices in critically ill patients. *Intensive Care Med* 1997;23,S89.
81. Perel A, Pizov R, Cotev S. Systolic blood pressure variation is a sensitive indicator of hypovolemia in ventilated dogs subjected to graded hemorrhage. *Aneshesiology* 1987;67(4):498-502.
82. Pizov R, Cohen M, Weiss Y, Segal E, Cotev S, Perel A. Positive end-expiratory pressure-induced hemodynamic changes are reflected in the arterial pressure waveform. *Crit Care Med* 1996;24(8):1381-1387.
83. Coriat P, Vrillon M, Perel A, Baron JF, Le Bret F, Saada M, et al. A comparison of systolic blood pressure variations and echocardiographic estimates of end-diastolic left ventricular size in patients after aortic Surgery. *Anesthesia & Analgesia* 1994;78(1):46-53.
84. Pizov R, Segal E, Kaplan L, Floman Y, Perel A. The use of systolic pressure variation in hemodynamic monitoring during deliberate hypotension in spine surgery. *J Clin Anesth* 1990;2(2):96-100.

85. Tavernier B, Makhotine O, Lebuffe G, Dupont J, Scherpereel P. Systolic pressure variation as a guide to fluid therapy in patients with sepsis-induced hypotension. *Aneshesiology* 1998;89(6):1313-1321.
86. Poelaert JI, Trouerbach J, De Buyzere M, Everaert J, Colardyn FA. Evaluation of transesophageal echocardiography as a diagnostic and therapeutic aid in a critical care setting. *Chest* 1995;107(3):774-779.
87. Leung JM, Levine EH. Left ventricular end-systolic cavity obliteration as an estimate of intraoperative hypovolemia. *Aneshesiology* 1994;81(5):1102-1109.
88. Hansen RM, Viquerat CE, Matthay MA, Wiener-Kronish JP, DeMarco T, Bahtia S, et al. Poor correlation between pulmonary arterial wedge pressure and left ventricular end-diastolic volume after coronary artery bypass graft surgery. *Aneshesiology* 1986;64(6):764-770.
89. Benjamin E, Griffin K, Leibowitz AB, Manasia A, Oropello JM, Geffroy V, et al. Goal-directed transesophageal echocardiography performed by intensivists to assess left ventricular function: comparison with pulmonary artery catheterization. *J Cardiothorac Vasc Anesth* 1998;12(1):10-15.
90. Mythen MG, Webb AR. Perioperative plasma volume expansion reduces the incidence of gut mucosal hypoperfusion during cardiac surgery. *Arch Surg* 1995;130(4):423-429.
91. Sinclair S, James S, Singer M. Intraoperative intravascular volume optimisation and length of hospital stay after repair of proximal femoral fracture: randomised controlled trial [see comments]. *Br Med J* 1997;315(7113):909-912.
92. Ruffolo RR, Spradlin TA, Pollock GD, Waddell JE, Murphy PJ. Alpha and beta adrenergic effects of the stereoisomers of dobutamine. *J Pharmacol Exp Ther* 1981;219(2):447-452.
93. Kilbourn RG, Cromeens DM, Chelly FD, Griffith OW. NG-methyl-L-arginine, an inhibitor of nitric oxide formation, acts synergistically with dobutamine to improve cardiovascular performance in endotoxemic dogs. *Crit Care Med* 1994;22:1835-1840.
94. Colucci WS, Wright RF, Braunwald E. New positive inotropic agents in the treatment of congestive heart failure. Mechanisms of action and recent clinical developments. 1. *N Engl J Med* 1986;314(5):290-299.
95. Teboul JL, Annane D, Thuillez C, Depret J, Bellissant E, Richard C. Effects of cardiovascular drugs on oxygen consumption/oxygen delivery relationship in patients with congestive heart failure. *Chest* 1992;101(6):1582-1587.
96. Teboul JL, Graini L, Boujdaria R, Berton C, Richard C. Cardiac index vs oxygen-derived parameters for rational use of dobutamine in patients with congestive heart failure. *Chest* 1993;103(1):81-85.
97. Vincent JL, Roman A, Kahn RJ. Dobutamine administration in septic shock: Addition to a standard protocol. *Crit Care Med* 1990;18:689-693.
98. Molloy DW, Ducas J, Dobson K, Girling L, Prewitt RM. Hemodynamic management in clinical acute hypoxemic respiratory failure. Dopamine vs dobutamine. *Chest* 1986;89(5):636-640.
99. Krachman SL, Lodato RF, Morice R, Gutierrez G, Dantzker DR. Effects of dobutamine on oxygen transport and consumption in the adult respiratory distress syndrome. *Intensive Care Med* 1994;20(2):130-137.
100. Shoemaker WC, Appel PL, Kram HB, Duarte D, Harrier HD, Ocampo HA. Comparison of hemodynamic and oxygen transport effects of dopamine and dobutamine in critically ill surgical patients. *Chest* 1989;96(1):120-126.

101. Shoemaker WC, Appel PL, Kram HB. Oxygen transport measurements to evaluate tissue perfusion and titrate therapy: Dobutamine and dopamine effects. *Crit Care Med* 1991;19:672-688.
102. Jardin F, Sportiche M, Bazin M, Bourokba A, Margairaz A. Dobutamine: a hemodynamic evaluation in human septic shock. *Crit Care Med* 1981;9(4):329-332.
103. De Backer D, Creteur J, Noordally O, Smail N, Gulbis B, Vincent JL. Does hepato-splanchnic VO_2/DO_2 dependency exist in critically ill septic patients? *Am J Respir Crit Care Med* 1998;157(4 Pt 1):1219-1225.
104. Vincent JL, Roman A, De Backer D, Kahn RJ. Oxygen uptake/supply dependency. Effects of short-term dobutamine infusion. *Am Rev Respir Dis* 1990;142(1):2-7.
105. Schumacker PT. Oxygen supply dependency in critical illness: an evolving understanding [editorial]. *Intensive Care Med* 1998;24(2):97-99.
106. Bakker J, Vincent JL. The oxygen supply dependency phenomenon is associated with increased blood lactate levels. *J Crit Care* 1991;6:152-159.
107. Creteur J, De Backer D, Vincent JL. A dobutamine test can disclose hepatosplanchnic hypoperfusion in septic patients. *Am J Respir Crit Care Med* 1999;160(3):839-845.
108. Joly LM, Monchi M, Cariou A, Chiche JD, Bellenfant F, Brunet F, et al. Effects of dobutamine on gastric mucosal perfusion and hepatic metabolism in patients with septic shock. *Am J Resp Crit Care Med* 1999;160:1983-1986.
109. Levy B, Bollaert PE, Lucchelli J-P, Sadoune L-O, Nace L, Larcan A. Dobutamine improves the adequacy of gastric mucosal perfusion in epinephrine-treated septic shock. *Crit Care Med* 1997;25:1649-1654.
110. Duranteau J, Sitbon P, Teboul JL, Vicaut E, Anguel N, Richard C, et al. Effects of epinephrine, norepinephrine, or the combination of norepinephrine and dobutamine on gastric mucosa in septic shock. *Crit Care Med* 1999;27(5):893-900.
111. Tell B, Majerus TC, Flancbaum L. Dobutamine in eldery septic shock patients refractory to dopamine. *Intensive Care Med* 1987;13:14-18.
112. De Backer D, Creteur J, Dubois MJ, Sakr Y, Koch M, Verdant C, et al. The effects of dobutamine on microcirculatory alterations in patients with septic shock are independent of its systemic effects. *Crit Care Med* 2006;34(2):403-408.
113. Hannemann L, Reinhart K, Grenzer O, Meier-Hellmann A, Bredle DL. Comparison of dopamine to dobutamine and norepinephrine for oxygen delivery and uptake in septic shock. *Crit Care Med* 1995;23(12):1962-1970.
114. Goldberg LI. Cardiovascular and renal actions of dopamine: potential clinical applications. *Pharmacol Rev* 1972;24(1):1-29.
115. Smit AJ. Dopamine and the kidney. *Neth J Med* 1989;34(1-2):47-58.
116. Beregovich J, Bianchi C, Rubler S, Lomnitz E, Cagin N, Levitt B. Dose-related hemodynamic and renal effects of dopamine in congestive heart failure. *Am Heart J* 1974;87(5):550-557.
117. Day NP, Phu NH, Bethell DP, Mai NT, Chau TT, Hien TT, et al. The effects of dopamine and adrenaline infusions on acid-base balance and systemic haemodynamics in severe infection. *Lancet* 1996;348(9022):219-223.
118. Vincent JL. Do we need a dopaminergic agent in the management of the critically ill? *J Auton Pharmacol* 1990;10(Suppl 1):123-127.
119. Girbes AR, Smit AJ. Use of dopamine in the ICU. Hope, hype, belief and facts. *Clin Exp Hypertens* 1997;19(1-2):191-199.
120. Vendeqna TR, Anderson RJ. Are dopamine and/or dobutamine renoprotective in intensive care unit patients? [editorial; comment]. *Crit Care Med* 1994;22(12):1893-1894.

121. Denton MD, Chertow GM, Brady HR. "Renal-dose" dopamine for the treatment of acute renal failure: scientific rationale, experimental studies and clinical trials. *Kidney Int* 1996;50(1):4-14.
122. Cottee DB, Saul WP. Is renal dose dopamine protective or therapeutic? No. *Crit Care Clin* 1996;12(3):687-695.
123. Girbes AR, Lieverse AG, Smit AJ, van Veldhuisen DJ, Zwaveling JH, Meijer S, et al. Lack of specific renal haemodynamic effects of different doses of dopamine after infrarenal aortic surgery. *Br J Anaesth* 1996;77(6):753-757.
124. Lherm T, Troche G, Rossignol M, Bordes P, Zazzo JF. Renal effects of low-dose dopamine in patients with sepsis syndrome or septic shock treated with catecholamines. *Intensive Care Med* 1996;22(3):213-219.
125. Allen EM, Van Boerum DH, Olsen AF, Dean JM. Difference between the measured and ordered dose of catecholamine infusions. *Ann Pharmacother* 1995;29(11):1095-1100.
126. Segal JM, Phang PT, Walley KR. Low-dose dopamine hastens onset of gut ischemia in a porcine model of hemorrhagic shock. *J Appl Physiol* 1992;73(3):1159-1164.
127. Schneider M, Valentine S, Hegde RM, Peacock J, March S, Dobb GJ. The effect of different bypass flow rates and low-dose dopamine on gut mucosal perfusion and outcome in cardiac surgical patients. *Anaesth Intensive Care* 1999;27(1):13-19.
128. Meier-Hellmann A, Bredle DL, Specht M, Spies C, Hannemann L, Reinhart K. The effects of low-dose dopamine on splanchnic blood flow and oxygen uptake in patients with septic shock. *Intensive Care Med* 1997;23(1):31-37.
129. Marik PE, Mohedin M. The contrasting effects of dopamine and norepinephrine on systemic and splanchnic oxygen utilization in hyperdynamic sepsis. *JAMA* 1994;272:1354-1357.
130. Martin C, Papazian L, Perrin G, Saux P, Gouin F. Norepinephrine or dopamine for the treatment of hyperdynamic septic shock? [see comments]. *Chest* 1993;103(6):1826-1831.
131. Meadows D, Edwards JD, Wilkins RG, Nightingale P. Reversal of intractable septic shock with norepinephrine therapy. *Crit Care Med* 1988;16:663-666.
132. Levy B, Bollaert PE, Charpentier C, Nace L, Audibert G, Bauer P, et al. Comparison of norepinephrine and dobutamine to epinephrine for hemodynamics, lactate metabolism, and gastric tonometric variables in septic shock: a prospective, randomized study. *Intensive Care Med* 1997;23(3):282-287.
133. Worthley LIG, Tyler P, Moran JL. A comparison of dopamine, dobutamine and isoproternol in the treatment of shock. *Intensive Care Med* 1985;11:13-19.
134. Regnier B, Safran D, Carlet J, Teisseire B. Comparative haemodynamic effects of dopamine and dobutamine in septic shock. *Intensive Care Med* 1979;5:115-120.
135. Rennotte MT, Reynaert M, Clerbaux Th, Willems E, Roeseleer J, Veriter J, et al. Effects of two inotropic drugs, dopamine and dobutamine, on pulmonary gas exchange in artificially ventilated patients. *Intensive Care Med* 1989;15:160-165.
136. Sakr Y, Reinhart K, Vincent JL, Sprung CL, Moreno L, Ranieri M, et al. Does dopamine administration in shock influence outcome? Results of the sepsis occurrence in acutely ill patients (SOAP) study. *Critical Care Medicine* 2006;34:589-597.
137. Van den Berghe G, de Zegher F, Lauwers P, Veldhuis JD. Luteinizing hormone secretion and hypoandrogenaemia in critically ill men: effect of dopamine. *Clin Endocrinol (Oxf)* 1994;41(5):563-569.
138. Van den Berghe G, de Zegher F, Lauwers P. Dopamine and the sick euthyroid syndrome in critical illness. *Clin Endocrinol (Oxf)* 1994;41(6):731-737.

139. Van den Berghe G, de Zegher F, Lauwers P, Veldhuis JD. Growth hormone secretion in critical illness: effect of dopamine. *J Clin Endocrinol Metab* 1994;79(4):1141-1146.
140. Van den Berghe G, de Zegher F, Wouters P, Schetz M, Verwaest C, Ferdinande P, et al. Dehydroepiandrosterone sulphate in critical illness: effect of dopamine. *Clin Endocrinol (Oxf)* 1995;43(4):457-463.
141. Girbes ARJ, Hoogenberg K. The use of dopamine and norepinephrine in the ICU. In: Vincent JL, editor. *Yearbook of intensive care and emergency medicine*. Berlin: Springer, 1998. p. 178-187.
142. Desjars P, Pinaud M, Potel G, Tasseau F, Touze MD. A reappraisal of norepinephrine therapy in human septic shock [see comments]. *Crit Care Med* 1987;15(2):134-137.
143. Martin C, Perrin G, Saux P, Papazian L, Gouin F. Effects of norepinephrine on right ventricular function in septic shock patients. *Intensive Care Med* 1994;20(6):444-447.
144. Hesselvik JF, Brodin B. Low dose norepinephrine in patients with septic shock and oliguria: Effects on afterload, urine flow and oxygen transport. *Crit Care Med* 1989;17:179-180.
145. Redl-Wenzl EM, Armbruster C, Edelmann G, Fischl E, Kolacny M, Wechsler-Fördös A, et al. The effects of norepinephrine on hemodynamics and renal function in severe septic shock states [see comments]. *Intensive Care Med* 1993;19(3):151-154.
146. Strauer BE. [Physiopathology and clinical aspects of pulmonary embolism]. *Internist (Berl)* 1984;25(2):108-125.
147. Schreuder WO, Schneider AJ, Groeneveld ABJ, Thijs LG. Effect of dopamine vs norepinephrine on hemodynamics in septic shock. Emphasis on right ventricular performance. *Chest* 1989;95:1282-1288.
148. Meier-Hellmann A, Specht M, Hannemann L, Hassel H, Bredle DL, Reinhart K. Splanchnic blood flow is greater in septic shock treated with norepinephrine than in severe sepsis. *Intensive Care Med* 1996;22(12):1354-1359.
149. Zhang H, Smail N, Cabral A, Rogiers P, Vincent JL. Effects of norepinephrine on regional blood flow and oxygen extraction capabilities during endotoxic shock. *Am J Respir Crit Care Med* 1997;155(6):1965-1971.
150. Martin C, Saux P, Eon B, Aknin P, Gouin F. Septic shock: a goal-directed therapy using volume loading, dobutamine and/or norepinephrine. *Acta Anaesthesiol Scand* 1990;34(5):413-417.
151. Desjars P, Pinaud M, Bugnon D, Tasseau F. Norepinephrine therapy has no deleterious renal effects in human septic shock [see comments]. *Crit Care Med* 1989;17(5):426-429.
152. Martin C, Viviand X, Arnaud S, Vialet R, Rougnon T. Effects of norepinephrine plus dobutamine or norepinephrine alone on left ventricular performance of septic shock patients. *Crit Care Med* 1999;27(9):1708-1713.
153. Bellomo R, Kellum JA, Wisniewski SR, Pinsky MR. Effects of norepinephrine on the renal vasculature in normal and endotoxemic dogs. *Am J Respir Crit Care Med* 1999;159(4 Pt 1):1186-1192.
154. Fukuoka T, Nishimura M, Imanaka H, Taenaka N, Yoshiya I, Takezawa J. Effects of norepinephrine on renal function in septic patients with normal and elevated serum lactate levels. *Crit Care Med* 1989;17(11):1104-1107.
155. Moran JL, O'Fathartaigh MS, Peisach AR, Chapman MJ, Leppard P. Epinephrine as an inotropic agent in septic shock: A dose- profile analysis. *Crit Care Med* 1993;21:70-77.
156. Bollaert PE, Bauer Ph, Audibert G, Lambert H, Larcan A. Effects of epinephrine on hemodynamics and oxygen metabolism in dopamine resistant shock. *Chest* 1990;98:949-953.

157. Teno J, Lynn J, Connors AF, Wenger N, Phillips RS, Alzola C, et al. The illusion of end-of-life resource savings with advance directives. SUPPORT Investigators. Study to Understand Prognoses and Preferences for Outcomes and Risks of Treatment [see comments]. *J Am Geriatr Soc* 1997;45(4):513-518.
158. Meier-Hellmann A, Reinhart K, Bredle DL, Specht M, Spies CD, Hannemann L. Epinephrine impairs splanchnic perfusion in septic shock. *Crit Care Med* 1997;25(3):399-404.
159. Kilbourn RG, Szabó C, Traber DL. Beneficial versus detrimental effects of nitric oxide synthase inhibitors in circulatory shock: lessons learned from experimental and clinical studies. *Shock* 1997;7(4):235-246.
160. Loscalzo J, Welch G. Nitric oxide and its role in the cardiovascular system. *Prog Cardiovasc Dis* 1995;38:87-104.
161. Booke M, Hinder F, Traber LD, McGuire R, Traber DL. S-ethylisothiourea, a nonamino acid inhibitor of nitric oxide synthase, reverses septic vasodilation in sheep. *Shock* 1995;4:274-351.
162. Lorente JA, Landin L, Canas P, Delgado MA, Albaya A, Renes E, et al. Effects of nitric oxide synthase inhibition on the cardiovascular response to low output shock. *Crit Care Med* 1996;24:482-407.
163. Aranow JS, Zhuang J, Wang H, Larkin V, Smith M, Fink MP. A selective inhibitor of inducible in nitric oxide synthase prolongs survival in a rat model of bacterial peritonitis: comparison with two nonselective strategies. *Shock* 1996;5:116-131.
164. Harbrecht BG, Wu B, Watkins SC, Marshall HP J, Peitzman AB, Billiar TR. Inhibition of nitric oxide synthase during hemorrhagic shock increases hepatic injury. *Shock* 1995;4:332-307.
165. Avontuur JA, Tutein N, van Bodegom JW, Bruining HA. Prolonged inhibition of nitric oxide synthesis in severe septic shock: a clinical study. *Crit Care Med* 1998;26(4):660-667.
166. Avontuur JA, Tutein N, Buijk SL, Kanhai KJ, Bruining HA. Effect of L-NAME, an inhibitor of nitric oxide synthesis, on cardiopulmonary function in human septic shock. *Chest* 1998;113(6):1640-1646.
167. Grover R, Zaccardelli D, Colice G, Guntupalli K, Watson D, Vincent JL. An open-label dose escalation study of the nitric oxide synthase inhibitor, N(G)-methyl-L-arginine hydrochloride (546C88), in patients with septic shock. Glaxo Wellcome International Septic shock Study Group. *Crit Care Med* 1999;27(5):913-922.
168. Bakker J, Grover R, McLuckie A, Holzapfel L, Andersson J, Lodato R, et al. Administration of the nitric oxide synthase inhibitor NG-methyl-L-arginine hydrochloride (546C88) by intravenous infusion for up to 72 hours can promote the resolution of shock in patients with severe sepsis: results of a randomized, double-blind, placebo-controlled multicenter study (study no. 144-002. *Crit Care Med* 2004;32(1):1-12.
169. Lopez A, Lorente JA, Steingrub J, Bakker J, McLuckie A, Willatts S, et al. Multiple-center, randomized, placebo-controlled, double-blind study of the nitric oxide synthase inhibitor 546C88: effect on survival in patients with septic shock. *Crit Care Med* 2004;32(1):21-30.
170. Brown G, Frankl D, Phang T. Continuous infusion of methylene blue for septic shock. *Postgrad Med J* 1996;72:612-614.
171. Daemen-Gubbels CR, Groeneveld PH, Groeneveld AB, Van Kamp GJ, Bronsveld W, Thijs LG. Methylene blue increases myocardial function in septic shock. *Crit Care Med* 1995;23:1363-1370.

172. Driscoll W, Thurin S, Carrion V, Steinhorn RH, Morin FC. Effect of methylene blue on refractory neonatal hypotension [see comments]. *J Pediatr* 1996;129:904-908.
173. Gachot B, Bedos JP, Veber B, Wolff M, Regnier B. Short-term effects of methylene blue on hemodynamics and gas exchange in humans with septic shock. *Intensive Care Med* 1995;21:1027-1031.
174. Preiser JC, Lejeune P, Roman A, Carlier E, De Backer D, Leeman M, et al. Methylene blue administration in septic shock: a clinical trial. *Crit Care Med* 1995;23(2):259-264.
175. Radomski MW, Palmer RM, Moncada S. Glucocorticoids inhibit the expression of an inducible, but not the constitutive, nitric oxide synthase in vascular endothelial cells. *Proc Natl Acad Sci U S A* 1990;87(24):10043-10047.
176. Bollaert PE, Charpentier C, Levy B, Debouverie M, Audibert G, Larcan A. Reversal of late septic shock with supraphysiologic doses of hydrocortisone. *Crit Care Med* 1998;26(4):645-650.
177. Briegel J, Forst H, Haller M, Schelling G, Kilger E, Kuprat G, et al. Stress doses of hydrocortisone reverse hyperdynamic septic shock: a prospective, randomized, double-blind, single-center study [see comments]. *Crit Care Med* 1999;27(4):723-732.
178. Schneider AJ, Voerman HJ. Abrupt hemodynamic improvement in late septic shock with physiological doses of glucocorticoids [letter] [see comments]. *Intensive Care Med* 1991;17(7):436-437.
179. Briegel J, Forst H, Hellinger H, Haller M. Contribution of cortisol deficiency to septic shock [letter]. *Lancet* 1991;338(8765):507-508.
180. Sprung CL, Caralis PV, Marcial EH, Pierce M, Gelbard MA, Long WM, et al. The effects of high-dose corticosteroids in patients with septic shock. A prospective, controlled study. *N Engl J Med* 1984;311(18):1137-1143.
181. McMillan M, Chernow B, Roth BL. Hepatic alpha 1-adrenergic receptor alteration in a rat model of chronic sepsis. *Circ Shock* 1986;19(2):185-193.
182. Saito T, Takanashi M, Gallagher E, Fuse A, Suzaki S, Inagaki O, et al. Corticosteroid effect on early beta-adrenergic down-regulation during circulatory shock: hemodynamic study and beta-adrenergic receptor assay. *Intensive Care Med* 1995;21(3):204-210.
183. Barnes PJ. Beta-adrenergic receptors and their regulation. *Am J Respir Crit Care Med* 1995;152(3):838-860.
184. Lin IY, Ma HP, Lin AC, Chong CF, Lin CM, Wang TL. Low plasma vasopressin/norepinephrine ratio predicts septic shock. *Am J Emerg Med* 2005;23(6):718-724.
185. Jochberger S, Mayr VD, Luckner G, Wenzel V, Ulmer H, Schmid S, et al. Serum vasopressin concentrations in critically ill patients. *Crit Care Med* 2006;34(2):293-299.
186. Tsuneyoshi I, Yamada H, Kakihana Y, Nakamura M, Nakano Y, Boyle WA III. Hemodynamic and metabolic effects of low-dose vasopressin infusions in vasodilatory septic shock. *Crit Care Med* 2001;29(3):487-493.
187. Holmes CL, Walley KR. Vasopressin in the ICU. *Curr Opin Crit Care* 2004;10(6):442-448.
188. Boerma EC, van der Voort PH, Ince C. Sublingual microcirculatory flow is impaired by the vasopressin-analogue terlipressin in a patient with catecholamine-resistant septic shock. *Acta Anaesthesiol Scand* 2005;49(9):1387-1390.
189. Holmes CL. Vasoactive drugs in the intensive care unit. *Curr Opin Crit Care* 2005;11(5):413-417.
190. Albanese J, Leone M, Delmas A, Martin C. Terlipressin or norepinephrine in hyperdynamic septic shock: a prospective, randomized study. *Crit Care Med* 2005;33(9):1897-1902.

191. Delmas A, Leone M, Rousseau S, Albanese J, Martin C. Clinical review: Vasopressin and terlipressin in septic shock patients. *Crit Care* 2005;9(2):212-222.
192. Beale RJ, Hollenberg SM, Vincent JL, Parrillo JE. Vasopressor and inotropic support in septic shock: an evidence-based review. *Crit Care Med* 2004;32(11 Suppl):S455-S465.
193. Appel PL, Shoemaker WC, Kram HB. Effects of prostaglandin E1 in postoperative surgical patients with circulatory deficiency. *Chest* 1991;99:945-950.
194. Bihari D, Smithies M, Gimson A, Tinker J. The effects of vasodilation with prostacyclin on oxygen delivery and uptake in critically ill patients. *N Engl J Med* 1987;317:397-403.
195. Hannemann L, Reinhart K, Meier-Hellmann A, Bredle DL. Prostacyclin in septic shock. *Chest* 1994;105(5):1504-1510.
196. De Backer D, Berre J, Zhang H, Kahn RJ, Vincent JL. Relationship between oxygen uptake and oxygen delivery in septic patients: effects of prostacyclin versus dobutamine. *Crit Care Med* 1993;21(11):1658-1664.
197. Myers PR, Minor RL, Guerra R, Bates JN, Harrison DG. Vasorelaxant properties of the endothelium-derived relaxing factor more closely resemble S-nitrosocysteine than nitric oxide. *Nature* 1990;345:161-163.
198. Bakker J, Zhang H, Depierreux M, van Asbeck S, Vincent JL. Effects of N-acetylcysteine in endotoxic shock. *J Crit Care* 1994;9(4):236-243.
199. Zhang H, Spapen H, Nguyen DN, Benlabed M, Buurman WA, Vincent JL. Protective effects of N-acetyl-L-cysteine in endotoxemia. *Am J Physiol* 1994;266(5 Pt 2):1746-1754.
200. Zhang H, Spapen H, Nguyen DN, Rogiers P, Bakker J, Vincent JL. Effects of N-acetyl-L-cysteine on regional blood flow during endotoxic shock. *Eur Surg Res* 1995;27:292-300.
201. Spies CD, Reinhart K, Witt I, Meier-Hellmann A, Hannemann L, Bredle DL, et al. Influence of N-acetylcysteine on indirect indicators of tissue oxygenation in septic shock patients: results from a prospective, randomized, double-blind study. *Crit Care Med* 1994;22(11):1738-1746.
202. Keays R, Harrison PM, Wendon JA, Forbes A, Gove C, Alexander GJM, et al. Intravenous acetylcysteine in paracetamol induced fulminant hepatic failure: a prospective controlled clinical trial. *Br Med J* 1991;303:1026-1029.
203. Harrison PM, Wendon JA, Gimson AES, Alexander GJM, Williams R. Improvement by acetylcysteine of hemodynamics and oxygen transport in fulminant hepatic failure. *N Engl J Med* 1991;324:1852-1857.
204. Reinhart K, Spies CD, Meier-Hellmann A, Bredle DL, Hannemann L, Specht M, et al. N-acetylcysteine preserves oxygen consumption and gastric mucosal pH during hyperoxic ventilation. *Am J Respir Crit Care Med* 1995;151(3 Pt 1):773-779.
205. Biro GP, Douglas JR, Keon WJ, Taichman GC. Changes in regional blood flow distribution induced by infusions of dopexamine hydrochloride or dobutamine in anesthetized dogs. *Am J Cardiol* 1988;62(5):30-36.
206. Smithies M, Yee TH, Jackson L, Beale R, Bihari D. Protecting the gut and the liver in the critically ill: Effects of dopexamine. *Crit Care Med* 1994;22:789-795.
207. Temmesfeld-Wollbruck B, Szalay A, Mayer K, Olschewski H, Seeger W, Grimminger F. Abnormalities of gastric mucosal oxygenation in septic shock: partial responsiveness to dopexamine. *Am J Respir Crit Care Med* 1998;157(5 Pt 1):1586-1592.
208. Trinder TJ, Lavery GG, Fee JP, Lowry KG. Correction of splanchnic oxygen deficit in the intensive care unit: dopexamine and colloid versus placebo. *Anaesth Intensive Care* 1995;23(2):178-182.

209. Meier-Hellmann A, Bredle DL, Specht M, Hannemann L, Reinhart K. Dopexamine increases splanchnic blood flow but decreases gastric mucosal pH in severe septic patients treated with dobutamine. *Crit Care Med* 1999;27(10):2166-2171.
210. Baumann G, Felix SB, Filcek SA. Usefulness of dopexamine hydrochloride versus dobutamine in chronic congestive heart failure and effects on hemodynamics and urine output. *Am J Cardiol* 1990;65(11):748-754.
211. MacGregor DA, Butterworth JF, Zaloga CP, Prielipp RC, James R, Royster RL. Hemodynamic and renal effects of dopexamine and dobutamine in patients with reduced cardiac output following coronary artery bypass grafting. *Chest* 1994;106(3):835-841.
212. Rosseel PM, Santman FW, Bouter H, Dott CS. Postcardiac surgery low cardiac output syndrome: dopexamine or dopamine? *Intensive Care Med* 1997;23(9):962-968.
213. Spronk PE, Ince C, Gardien MJ, Mathura KR, Oudemans-van Straaten HM, Zandstra DF. Nitroglycerin in septic shock after intravascular volume resuscitation. *Lancet* 2002;360(9343):1395-1396.

IV

Tipos Específicos de Choque

21

Tratamento Inicial do Choque Hemorrágico

Evandro Luis Assis Ferreira
Renato Giuseppe Giovanni Terzi

INTRODUÇÃO

O choque hemorrágico é a principal causa de choque hipovolêmico e é secundário a uma perda rápida de sangue, que pode geralmente ser provocada por trauma ou sangramentos gastrointestinais.

O trauma é uma entidade prevalente na prática da medicina contemporânea. Os acidentes de trânsito e a violência urbana têm sido apontados como os principais responsáveis pelo aumento recente e significativo da incidência de mortes pelo trauma[1,2] e são a principal causa de morte em pacientes jovens, com idade inferior a 45 anos.[3]

O diagnóstico precoce do choque hemorrágico, a identificação de sua causa e seu respectivo tratamento são importantes para a redução da morbidade e mortalidade nessa situação, pois a instituição precoce de medidas terapêuticas que obtenham a estabilidade hemodinâmica do paciente melhoram seu prognóstico.

O diagnóstico do choque hemorrágico é facilmente identificado pela história clínica do paciente e por um rápido exame físico, em que pode ser observada a presença dos seguintes sinais clínicos: pulso filiforme, pele fria, hipotensão arterial e enchimento capilar lento. Outras alterações que podem ser observadas são sudorese, diminuição do débito urinário, confusão mental e agitação. No paciente politraumatizado, a presença de taquicardia, hipotensão e pele fria deve ser interpretada como choque hemorrágico até prova em contrário.

Realizada esta avaliação inicial, os pacientes em choque hemorrágico podem ser classificados, segundo o *American College of Surgeons* (ACS),[4] com base na perda hemorrágica estimada, em 4 grupos ou classes (Quadro 21-1). Essa classificação é importante, pois serve de base para a conduta a ser instituída no paciente.

Quadro 21-1. Perda sanguínea estimada para um paciente de 70 kg – (ACS[4])

	Grau I	*Grau II*	*Grau III*	*Grau IV*
Perda sanguínea (ml)	Até 750	750-1.500	1.500-2.000	> 2.000
Perda sanguínea (%)	Até 15	15-30	30-40	> 40
Pulso	100	100	120	140
Pressão arterial	Normal	Normal	Diminuída	Diminuída
Freqüência respiratória	14-20	20-30	30-40	> 40
Débito urinário (ml/hora)	30	20-30	5-15	< 5
Estado mental	Pouco ansioso	Ansioso	Confuso	Letárgico

O estabelecimento de um acesso venoso, a expansão rápida da volemia e o controle da hemorragia são os princípios básicos do tratamento do choque hemorrágico.

A reposição volêmica consiste em uma modalidade terapêutica essencial e prioritária no manuseio de pacientes politraumatizados. A restauração e a manutenção de um fluxo sanguíneo que propicie um transporte de oxigênio adequado para os tecidos de forma a satisfazer as necessidades metabólicas regionais e globais estão diretamente relacionadas à melhor sobrevida do paciente.

Embora cerca de 50% dos óbitos ocorram no local do acidente, sem qualquer possibilidade de resgate, aproximadamente 20% das mortes ocorrem nas 2 primeiras horas após o trauma (Fig. 21-1).[5]

Nessa população, a causa do óbito ocorre por comprometimento dos sistemas cardiorrespiratório, levando a hipoperfusão e hipoxia tecidual.[6] Sabe-se também que, quanto mais rapidamente for resgatado o paciente e restabelecido o equilíbrio hemodinâmico e respiratório, menor será o risco de óbito, que não se limita somente à fase inicial, mas também ocorre na fase tardia, quando o paciente é transferido para a unidade de terapia intensiva. Admite-se hoje que os óbitos tardios que ocorrem em pacientes traumatizados que permanecem em choque hemorrágico prolongado devem-se à lesão celular induzida por um estado protraído de má perfusão que envolve a liberação de radicais livres, ativação de leucócitos, translocação bacteriana e todo o complexo descrito por Bone[7,8] como síndrome de resposta inflamatória sistêmica (SIRS – *systemic inflammatory reaction syndrome*). A despeito de todo o suporte avançado de vida da moderna UTI, a falência de múltiplos órgãos e sistemas e as infecções secundárias que acompanham a SIRS são fatores determinantes do óbito tardio, na maioria destes pacientes.

Tom Shires demonstrou, na década de 1960, uma menor mortalidade em animais submetidos ao choque hemorrágico quando, além da retransfusão de sangue, também recebiam solução balanceada de sal em quantidade corres-

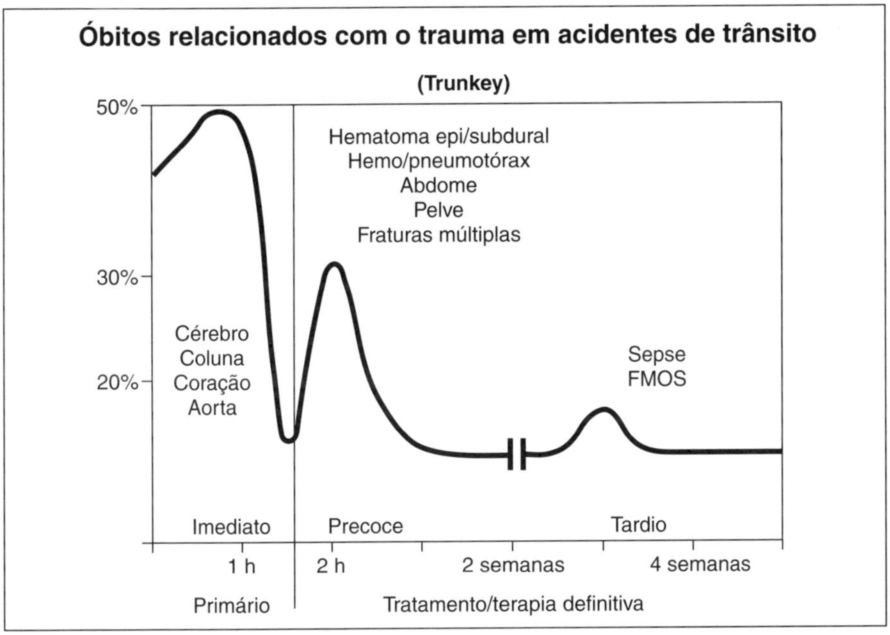

Fig. 21-1. Óbitos precoces ocorrem por sangramento intracraniano, sangramento maciço em tórax, abdome e pelve. Aqui, a eficiência do atendimento inicial pré-hospitalar pode reduzir significativamente a mortalidade. (Adaptado de Trunkey.)[5] FMOS = falência múltipla de órgãos e sistemas.

pondente a três vezes o volume de sangue perdido. A necessidade de se repor um volume maior que o de sangue efetivamente perdido foi atribuída ao fato de ocorrer uma contração do espaço extracelular, como demonstrado por Shires em elegantes estudos com radioisótopos.[9,10]

A recomposição do volume extracelular com soluções cristalóides, como originalmente enunciado por Shires em modelos experimentais, foi posteriormente aplicada à medicina militar na guerra do Vietnã[11] e a seguir estendida à população civil, sendo finalmente incorporada como recomendação do *American College of Surgeons* (ACS) que, em seu Curso de ATLS *(American Trauma Life Suport)*, recomenda que a reposição volêmica no choque hemorrágico deva ser feita com a pronta administração da 2.000 ml de Ringer com lactato para o traumatizado adulto e um volume de 20 ml/kg de peso para a criança.

Para evitar períodos prolongados de choque e de hipoperfusão tecidual nos casos em que a perda de sangue supera 40% do volume circulante (hemorragia classe IV), tem sido recomendada a pronta administração de fluidos com o intuito de se recuperar, rapidamente, a estabilidade hemodinâmica. Embora, para essas hemorragias que ameaçam a vida, a melhor reposição volêmica ainda seja o sangue, esse produto não está imediatamente disponível na sala de emergência e muito menos para a equipe de resgate, no local do acidente.

O líquido ideal para a reposição do paciente em choque hemorrágico seria aquele que pudesse proporcionar expansão rápida e duradoura do volume plasmático, melhora no transporte e consumo de oxigênio, correção de distúrbios ácido-básicos, sem acarretar piora ou complicações em outros setores que eventualmente já estejam comprometidos, tais como pulmão, coração, sistema nervoso central e rins.

Além da reposição volêmica, deve-se assegurar, também, ventilação e oxigenação adequadas, o que pode ser realizado pela utilização de oxigênio suplementar e ventilação mecânica, se necessário. Assim, de forma objetiva, o tratamento do choque hemorrágico deve constituir-se de: (1) expansão da volemia; (2) controle da hemorragia; (3) oxigenoterapia; e (4) restauração da oferta de oxigênio aos tecidos.

ATENDIMENTO INICIAL – FASE PRÉ-HOSPITALAR

O tratamento do paciente em choque hemorrágico freqüentemente se inicia no local do acidente. Tem como objetivos prevenir danos adicionais, providenciar o transporte do paciente tão rapidamente quanto possível e iniciar o tratamento apropriado.

A instituição de um atendimento pré-hospitalar adequado ao doente traumatizado favoreceu o aumento de número de doentes que chegam aos Serviços de Emergência que outrora morriam no local do acidente.

O uso de suporte básico ou avançado de vida e em particular, da infusão de fluidos no ambiente pré-hospitalar para vítimas de trauma é controverso e pouco é conhecido sobre os eventuais benefícios na evolução do doente.[12-19] O resgate do paciente traumatizado hipotenso está cercado de incertezas quanto à causa da hipotensão. Se ela for obviamente hemorrágica (sangramento evidente, ferimentos contusos ou perfurantes de tronco) ainda permanece a incerteza se esta hemorragia é controlada ou não. A dúvida seguinte é a de se proceder ou não à reposição volêmica e, neste caso, com qual tipo de solução, qual volume e qual velocidade de infusão.

Alguns autores defendem a denominada política *load and go*, em que preconizam que a quantidade de fluidos infundidos durante a remoção de pacientes traumatizados para uma unidade de emergência é insignificante quando comparada com a quantidade de sangue perdida em caso de hemorragia grave, classe IV,[20-22] devendo o paciente ser rapidamente transportado *(scoop and run)*. Outros autores consideram que o tempo de remoção do paciente para o hospital é curto e que o procedimento de acesso venoso poderia retardar o início do tratamento definitivo.[23-25] Um outro argumento aponta para lesões cirúrgicas que se deterioram rapidamente, cujo retardo na intervenção aumentaria a mortalidade, como relatado no tamponamento cardíaco e nas rupturas aórticas.[26]

Contudo, outros autores acreditam que a infusão de fluidos no local do acidente *(stay and play)* e durante o transporte de pacientes vítimas de trauma produz, além de uma melhora dos parâmetros hemodinâmicos, uma melhor sobrevida.[27-33] Como não existem consensos com recomendações baseadas em evidências, ainda há controvérsias quanto à justificativa de se proceder à canulação venosa e à infusão de fluidos em pacientes traumatizados, no ambiente pré-hospitalar.

O uso de fluidos na fase pré-hospitalar, visando a estabilização hemodinâmica com resultante redução na intensidade e na duração do estado de choque, poderia limitar a resposta inflamatória sistêmica e, conseqüentemente, melhorar a sobrevida do paciente. Wiencek *et al.*[34] demonstraram que pacientes vítimas de trauma com um quadro de hipotensão sustentada inferior a 70 mmHg por um período maior que 30 minutos têm uma mortalidade em torno de 60%. Obviamente, um paciente em estado de choque terá um risco ainda maior, visto que o choque prolongado pode evoluir com SIRS e, eventualmente, com falência múltipla de órgãos e sistemas (FMOS).[7,8,35]

Cowley,[36] em 1981, com base em dados coletados nos Centros de Trauma nos Estados Unidos, descreveu e definiu o termo *golden hour.* Ele relatou que os doentes que receberam cuidado definitivo (controle da hemorragia na sala operatória), em um período até uma hora após o trauma, apresentavam uma maior taxa de sobrevida quando comparados àqueles tratados tardiamente. Da mesma forma, Shoemaker *et al.*[37] observaram que o índice de sucesso da ressuscitação em traumatizados graves com choque hemorrágico é maior quando a ressuscitação se concentra nos 10 minutos iniciais *(platinum hour).*

O tipo de ressuscitação volêmica que deve ser instituído, na presença de uma hemorragia não controlada, é controverso. Nesses casos, a administração agressiva de fluidos pode perpetuar a hemorragia e estar associada a um aumento da perda sanguínea. Nessas condições, o controle cirúrgico da hemorragia é prioritário.[38]

Diversos autores preconizam que a administração agressiva de fluidos em situações de hemorragia não-controlada é acompanhada de aumento de sangramento por aumento da pressão arterial e venosa, diluição dos fatores de coagulação e diminuição da viscosidade sanguínea.[39-46] Modelos experimentais de hemorragia não-controlada em porcos,[39,42,46] carneiros[44] e ratos[41,45] têm demonstrado um aumento da hemorragia quando o objetivo da ressuscitação volêmica foi atingir uma pressão sistólica normal. A maioria destes estudos também documentou uma diminuição da sobrevida destes animais.

Capone *et al.*,[47] avaliando o efeito do uso de fluidos na fase pré-hospitalar em modelo experimental de hemorragia não-controlada em ratos, observaram que os animais não tratados no período correspondente à "fase pré-hospitalar" apresentaram taxa de mortalidade maior do que os grupos tratados com fluidos. Porém, a taxa de mortalidade foi maior naqueles que receberam infusão de volume objetivando atingir uma pressão arterial normal, quando comparada à do grupo cuja reposição volêmica era dirigida a atingir uma pressão sistólica menor (ressuscitação hipotensiva). Dessa forma, esse estudo concluiu que a ressuscitação hipotensiva resulta em melhor sobrevida de ratos com hemorragia não controlada submetidos à infusão de volume. Essas observações foram confirmadas por outros trabalhos com ressuscitação maciça, sugerindo melhores resultados com restrição de volume.[39,42] Como resultado dessas publicações, popularizou-se o conceito de "ressuscitação hipotensiva" *(hypotensive ressuscitation)* no tratamento do choque hemorrágico.[48]

Embora seja compreensível que, também no ser humano, a infusão maciça em caso de hemorragia não controlada poderia agravar o quadro, não há estudo clínico utilizando volumes comparáveis aos utilizados nos trabalhos experimentais citados. Um estudo clínico que compara a ressuscitação volêmica de acordo com as recomendações do ATLS, antes e após o estancamento cirúrgico da hemorragia, foi realizado por Bickell *et al.*[32] Nesse estudo, foram avaliados pacientes politraumatizados com lesões em tronco, atendidos nos setores de emergência. Um grupo recebeu infusão precoce de fluidos na fase pré-hospitalar, enquanto o outro só recebeu a infusão de fluidos após intervenção cirúrgica para o controle da hemorragia. Embora não tivessem sido observadas diferenças significativas entre os grupos, essa investigação gerou alguns questionamentos de ordem metodológica.[49-51]

O atendimento pré-hospitalar do paciente politraumatizado deve enfatizar medidas salvadoras de vida, tais como a obtenção e manutenção de uma via aérea pérvia, oxigenoterapia, hemostasia por compressão de um foco hemorrágico visível, reposição volêmica adequada e o cuidado com a imobilização do paciente como um todo.[52,53] Nessa fase, é importante possibilitar a pronta e efetiva remoção do paciente do local do trauma para um hospital. A assistência definitiva no choque hemorrágico se baseia no controle efetivo da hemorragia que não deve ser efetuado no local do trauma, durante o transporte e nem na sala de emergência, mas sim no centro cirúrgico, fator decisivo na sobrevida destes pacientes.[17,54,55]

ESCOLHA DA SOLUÇÃO IDEAL

Há mais de 4 décadas, investigadores em todo mundo vêm tentando buscar o tipo de solução mais apropriada e mais vantajosa para se restabelecer, prontamente, a estabilidade hemodinâmica no paciente em choque hemorrágico.[56,57] Além dos cristalóides, entre os quais são mais utilizadas a solução fisiológica (NaCl a 0,9%) e o Ringer com lactato, existem disponíveis no mercado soluções colóides não-protéicas, como as gelatinas, as dextranas e o amidoidroxietílico (HES – *hydroxy-ethyl-starch*), soluções colóides protéicas (albumina, plasma fresco congelado) e soluções hipertônicas.

A escolha da solução a ser infundida no paciente em choque hemorrágico ainda é controversa. Recomenda-se a utilização de soluções cristalóides como primeira escolha na reposição volêmica do choque, embora ambas, colóides e cristalóides, apresentem vantagens e desvantagens. As principais características das soluções mais freqüentemente utilizadas podem ser vistas no Quadro 21-2.

As soluções cristalóides isotônicas, como o soro fisiológico, o Ringer simples e o Ringer lactato, têm sido universalmente aceitas como a primeira escolha para uma expansão volêmica rápida. Essas soluções têm como principal característica a sua distribuição uniforme pelo compartimento extracelular. Como o compartimento intersticial representa 3/4 do compartimento extrace-

Quadro 21-2. Composição das principais soluções para reposição volêmica

	Na^+	Cl^-	K^+	HCO_3^-	Ca^{++}	mOsm/l	pH
Cristalóides isotônicos							
NaCl 0,9% (soro fisiológico)	154	154				292	5,5
Ringer	147	155	4		5	290	5,5
Ringer lactato	130	109	4	28	3	277	6,5
Cristalóides hipertônicos							
NaCl 3%	513	513				960	5,0
NaCl 7,5%	1.250	1.250				2.400	5,0
Colóides não-protéicos							
HES	154	154				310	5,5
Dextran 40	154	154				310	5,5-6,5
Dextran 70	154	154				308	5,5-7,0
Gelatina	145	163	5,1		12,6	330	7,2-7,4
Colóides protéicos							
Albumina 20%	145	145	1				6,7-7,3

lular, a maior parte da solução cristalóide irá para o interstício, permanecendo no intravascular apenas um quarto do volume infundido.

Seu maior efeito hemodinâmico é atingido ao final da infusão, porém, é de curta duração. Esta característica da solução faz com que seja freqüente a necessidade de infusão de grandes volumes, o que pode causar edema, o qual tem sido responsabilizado pela piora da função pulmonar,[58] diminuição da oferta regional de oxigênio, retardo na cicatrização e prejuízo na circulação esplâncnica.[59] Outra desvantagem das soluções de cloreto de sódio seria a possibilidade de acarretar acidose hiperclorêmica. Apesar dessas desvantagens, as soluções cristalóides apresentam baixo custo e são expansores plasmáticos eficientes, o que reforça sua posição como primeira opção.

As soluções salinas hipertônicas exercem grande pressão osmótica, produzindo redistribuição de água do compartimento intersticial para o vascular, acarretando, conseqüentemente, expansão volêmica. Além disso, produzem seus efeitos de modo rápido e diminuem o volume de fluido necessário após o período de reposição volêmica inicial.

Estudo pioneiro realizado por Velasco *et al.*[60] demonstrou que a solução de cloreto de sódio a 7,5%, injetada em modelo experimental de choque hemorrágico controlado, num volume equivalente a 10% do volume de sangue retirado, recuperava imediatamente a pressão arterial, o débito cardíaco, o fluxo mesentérico, e revertia as alterações metabólicas, permitindo a sobrevida de todos os animais. Fellipe *et al.*, avaliando os efeitos do uso da solução de NaCl a 7,5%, em pacientes com choque refratário internados em UTI, também observaram melhora hemodinâmica.[61]

Esses estudos pioneiros estimularam a realização de diversas publicações e outros estudos que utilizaram soluções de NaCl a 7,5% no tratamento de diversas condições,[62] além de estudos experimentais que confirmaram os benefícios hemodinâmicos com o uso de soluções hipertônicas de NaCl a 7,5% no tratamento de animais com hemorragia classe IV.[63-66]

As principais desvantagens do uso de soluções hipertônicas são os riscos de hipernatremia e hiperosmolaridade. Apesar de vários estudos terem demonstrado redução da mortalidade com o uso de soluções hipertônicas, esses resultados não são consistentes o suficiente para que seu uso se torne uma recomendação.[67]

As soluções colóides possuem em comum a presença de macromoléculas que, por serem impermeáveis ao endotélio capilar, permanecem no espaço intravascular onde exercem seu efeito expansor plasmático. A expansão volêmica produzida por essas soluções é rápida, mais duradoura e com necessidade de menores volumes, quando comparadas às soluções salinas isotônicas. Entretanto, vários efeitos colaterais têm sido descritos com o uso de soluções colóides, incluindo reações anafiláticas, coagulopatias, insuficiência renal e alterações imunológicas.

A albumina é uma proteína sintetizada no fígado, presente em grande concentração no plasma humano, com 2/3 da quantidade corporal presentes no compartimento extravascular e um terço no compartimento intravascular. Possui peso molecular de 68.000 daltons e é a principal responsável pela manutenção da pressão oncótica intravascular.

As soluções de albumina para uso terapêutico são obtidas a partir do fracionamento industrial do plasma humano, o qual pode ser colhido por aférese ou ser proveniente de uma doação de sangue total. A principal razão para o uso de albumina está no seu efeito expansor plasmático eficiente, com manutenção da pressão coloidosmótica normal. Outrora era muito utilizada para o tratamento da hipoalbuminemia, que costuma acompanhar quase todas as patologias graves. Entretanto, estudos prospectivos com reposição sistemática de albumina nesses casos demonstraram que seu uso em pacientes graves não reduz a mortalidade ou sequer o tempo de internação. Estudo realizado por Horstick *et al.*[68] demonstrou melhora na microcirculação periférica e na hemodinâmica com a infusão de albumina em animais submetidos a choque hemorrágico.

Uma metanálise em que foram avaliados dados colhidos do *Cochrane Database System*[70] sobre o uso de albumina humana em pacientes críticos concluiu que não havia nenhuma evidência de que o uso de albumina reduziria a morbidade e a mortalidade de pacientes graves, podendo até mesmo aumentar a mortalidade. Esses dados sugerem que as normas de utilização da albumina devem ser revistas.

O plasma fresco congelado corresponde à porção líquida de uma unidade de sangue humano que foi centrifugada, separada e congelada a aproximadamente −18°C dentro de 6 horas da coleta, preservando, desta forma, os fatores de coagulação. Composto em 90% por água, 7% por proteínas e 3% por gordura, contém os componentes lábeis e estáveis do sistema de coagulação, complemento e fibrinolítico, tais como os fatores V e VIII. No politraumatizado, apresenta indicação precisa no tratamento da deficiência de fatores da coagulação e na trombocitopenia,[70,71] pois esse paciente pode sangrar após terapia transfusional, não por causa do volume de líquidos que recebeu, mas porque não lhe foi dada uma quantidade adequada de sangue e fatores de coagulação.[72,73]

As soluções colóides não-protéicas mais utilizadas no manuseio do paciente grave são as gelatinas, as dextranas e o amidoidroxietílico (HES – *hydroxyetyl-starch*).

As gelatinas são soluções de macromoléculas de proteínas derivadas do colágeno bovino. Embora ainda sejam de uso comum em nosso meio, têm sido cada vez menos utilizadas, devido aos efeitos hemodinâmicos menores quando comparadas aos dextrans e o HES.

Colóide não-protéico muito utilizado no mundo, a dextrana é um polissacarídio produzido pela ação da bactéria *Leuconostoc mesenteroides* sobre a sucrose. Possui grande capacidade de expansão de volume e está disponível em 2 tipos de preparo: com peso molecular de 40.000 daltons (Dextran 40) ou de 70.000 daltons (Dextran 70). Seu efeito antitrombótico, que ocorre pela redução da viscosidade sanguínea e da adesividade plaquetária, pode melhorar a oxigenação tecidual pela atuação na microcirculação. Porém, seu uso abusivo pode ocasionar alterações da coagulação semelhantes à doença de Von Willebrand, recomendando-se não ultrapassar o volume de 1.500 ml/dia.

Existem estudos demonstrando a eficácia do uso de dextran no tratamento de quadros hemorrágicos.[74,75] A infusão de dextran promove o aumento rápido da pressão arterial, como demonstrado em vários estudos.[77-81] Porém, outros autores[81-86] referem que a infusão de dextran, em modelos experimentais de hemorragia não-controlada, não apresenta benefícios, sendo muitas vezes prejudicial.

O amidoidroxietílico (HES) é um colóide não-protéico semelhante ao glicogênio, constituído por cadeias ramificadas de moléculas de glicose, onde ocorre substituição (reação de hidroxietilação) em parte das moléculas de glicose por um grupo hidroxietílico, necessária para melhor estabilidade e maior retenção da substância no espaço intravascular (Fig. 21-2). Possui peso molecular entre 130.000 e 450.000 e é metabolizado pela amilase.

Seus efeitos no organismo permanecem por cerca de 12 horas e estão diretamente relacionados com o peso molecular e o grau de substituição molar (número de moléculas de glicose que sofrem hidroxietilação). Quanto maior o peso molecular e maior o grau de substituição molar, maior será o seu efeito como expansor de volume e menor será sua eliminação pelos rins.[87] Seus efeitos sobre o sistema de coagulação, com alterações sobre o fator VIII, fibrinogênio e plaquetas, são relatados com o uso de HES com alto peso molecular e maior grau de hidroxietilação,[88] não se observando com o uso do HES 130/0,4.[89-92]

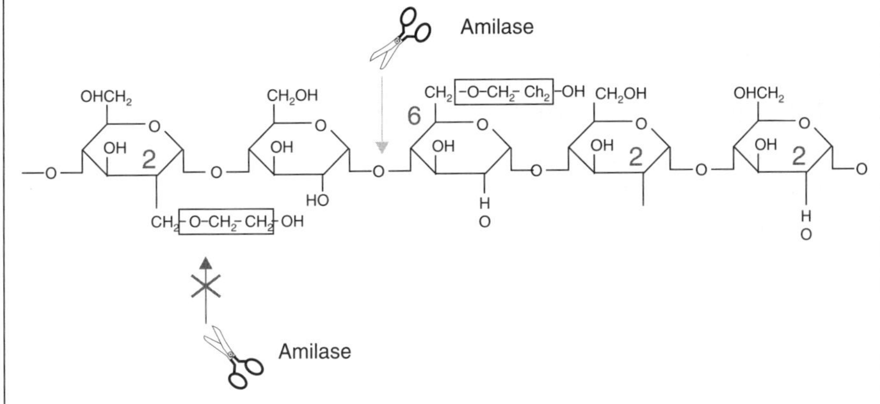

Fig. 21-2. Amidoidroxietílico – reação de hidroxietilação.

Até o presente momento, nenhum estudo, experimental ou clínico, conseguiu comprovar a superioridade de uma solução sobre a outra, embora haja muitas razões teóricas, como o efeito da osmolaridade, a compartimentalização dos fluidos nos diferentes espaços e o equilíbrio hidroeletrolítico, entre outros, que podem sugerir o favorecimento dessa ou daquela solução.

Na realidade, os trabalhos clínicos, quando desenvolvidos no resgate, sofrem de muitas limitações, pois é difícil padronizar todas as variáveis que interferem na evolução das vítimas de acidentes. Não são passíveis de controle e catalogação, as diferenças individuais quanto ao tipo de trauma, tempo de choque e de exposição ao frio, idade dos pacientes, doenças pregressas, tempo e curso da instabilidade hemodinâmica, assim como a repercussão metabólica global expressa pela acidose lática e pelo efeito da hipoxia sobre órgãos e tecidos. Embora os trabalhos experimentais realizados em laboratórios possam medir e controlar essas variáveis, os protocolos empregados também sofrem de limitações quando comparados às condições clínicas de pacientes em choque hemorrágico.

A despeito dessas limitações, a utilização de um modelo de choque hemorrágico tem o seu valor, no sentido de simular a maioria das hemorragias graves observadas na clínica, isto é, sangramentos que induzem a um determinado estado de hipofluxo e durante um período suficientemente longo para produzir alterações hemodinâmicas e metabólicas que levam, eventualmente, à morte do animal.

Dados ainda não publicados do nosso Laboratório no Núcleo de Medicina e Cirurgia Experimental (NMCE) da UNICAMP revelam que o amidoidroxietílico é o melhor fluido de reposição volêmica em modelo experimental de choque hemorrágico fatal quando comparado com a solução hipertônica ou com a solução de Ringer lactato.[93]

CONSIDERAÇÕES FINAIS

A reposição volêmica imediata na fase pré-hospitalar contradiz vários trabalhos experimentais[39,42,47] e um estudo clínico[12] que vieram generalizar uma conduta restritiva de fluidos nesta fase. Tal conceito (ressuscitação hipotensiva) tem sido recentemente questionado por outros autores.[94-96]

A clássica controvérsia entre cristalóides e colóides na reposição volêmica no choque hemorrágico pode não ter sido resolvida pelos diferentes modelos experimentais de choque hemorrágico, que se basearam exclusivamente em parâmetros hemodinâmicos (pressão e volume). Esses modelos podem ter expressado somente hipotensão arterial e não necessariamente o estado de choque. Nos estudos clínicos, a impossibilidade de diferenciar a hipotensão do choque deve ter sido o motivo pelo qual foi impossível, também no ser humano, dirimir a controvérsia entre colóides e cristalóides.

Rizoli,[97] analisando 6 metanálises que avaliaram o uso de cristalóides e colóides na ressuscitação volêmica, concluiu que elas apresentavam muitas limitações, devendo ser avaliadas com cuidado, devido ao risco de conclusões incorretas. Nessa revisão, permanece em aberto a controvérsia entre colóides e cristalóides. O emprego mais universal dos cristalóides deve-se, provavelmente, ao seu menor custo quando comparado com outras soluções.

Recentemente, o *National Institute for Clinical Excellence* (NICE[98]) emitiu uma recomendação quanto ao uso de fluidos na fase pré-hospitalar em pacientes politraumatizados. O NICE recomenda o uso, em pacientes politraumatizados com choque hemorrágico grave, de solução cristalóide, em uma dose inicial de 250 ml, devendo ser continuada até que o pulso radial seja palpável. Essa reposição volêmica precoce não deve retardar o transporte do paciente para os setores de emergência. Tal diretriz se baseia na premissa de que tentativas de reposição volêmica podem inverter os efeitos da hipovolemia, com melhora da pressão arterial e do débito cardíaco, a fim de manter a perfusão dos órgãos vitais e, assim, reduzir o risco de morte.

Com ou sem manifestações clínicas de choque, o paciente politraumatizado poderia receber uma infusão precoce de fluidos, administrada no resgate e no transporte para a sala de emergência, onde a reposição volêmica deveria ser completada com solução de Ringer com lactato, de acordo com o preconizado pelo ATLS. Caso a hipotensão persistisse, a despeito da reposição volêmica, o encaminhamento imediato do paciente para o centro cirúrgico seria imprescindível.

Embora a reposição volêmica em ambiente pré-hospitalar não seja mandatória em caso de simples hipotensão arterial, essa terapêutica no resgate de eventual paciente em choque hemorrágico quase fatal poderia ser essencial para a sua ressuscitação volêmica e sobrevida.

REFERÊNCIAS BIBLIOGRÁFICAS

1. Baker CC, Oppenheimer L, Stephens B, Lewis FR, Trunkey DD. Epidemiology of trauma deaths. *Am J Surg* 1980;140:144-50.
2. Cales RH, Trunkey DD. Preventable trauma deaths. A review of trauma care systems development. *JAMA* 1985;254:1059-63.
3. Jacobs BB, Jacobs LM. Epidemiology of trauma. In: Feliciano DV, Moore EE, Matox KL, editor. *Trauma*. 3rd ed. Connectitut: Appleton & Lange, 1996.
4. American College of Surgeons. *Advanced trauma life support manual*. Chicago: American College of Surgeons, 1994.
5. Trunkey DD. Is ALS necessary for pre-hospital trauma care? *J Trauma* 1983;24:86-7.
6. Claridge JA, Schulman AM, Young JS. Improved resuscitation minimizes respiratory dysfunction and blunts interleukin-6 and nuclear factor-kB activation after traumatic hemorrhage. *Crit Care Med* 2002;30:1815-9.
7. Bone RC. A personal experience with SIRS and MODS. *Crit Care Med* 1996;24:1417-8.
8. Bone RC. Toward an epidemiology and natural history of SIRS (systemic inflammatory response syndrome) [see comments]. *JAMA* 1992;268:3452-5.
9. Carrico CJ, Canizaro PC, Shires GT. Fluid resuscitation following injury: rationale for the use of balanced salt solutions. *Crit.Care Med* 1976;4:46-54.
10. Shires GT, Coln D, Carrico CJ, Lightfoot S. Fluid therapy in hemorrhagic shock. *Arch Surg* 1964;88:688-93.
11. Simmons RL, Heisterkamp CA 3rd, Collins JA, Bredenberg CE, Mills DE, Martin AM Jr. Respiratory insufficiency in combat casualties. IV. Hypoxemia during convalescence. *Annals of Surgery* 1969;170:30-8.
12. Bickell WH, Wall MJ, Pepe PE, et al. Immediate versus delayed fluid resuscitation for hypotensive patients with penetrating torso injuries. *N Engl J Med* 1994;331:1105-9.
13. Border JR, Lewis FR, Aprahamian C, Haller JA, Jacobs LM, Luterman A. Panel: trauma care – stabilize or scoop and run. *J Trauma* 1983;23:708-11.
14. Cummins RO, Eisenberg MS. Pre-hospital cardiopulmonary resuscitation. Is it effective? *JAMA* 1985;254:2408-12.
15. Jacobs LM, Sinclair A, Beiser A, et al. Prehospital advanced life support: Benefits in trauma. *J Trauma* 1984;24:8-13.
16. Mattox KL, Maningas PA, Moore EE, Mateer JR, Marx JÁ, Aprahamian C, et al. Prehospital hypertonic saline/dextran infusion for post-traumatic hypotension. *Ann Surg* 1991;213:482-91.
17. Shuster M, Shannon HS. Differential prehospital benefit from paramedic care. *Ann Emerg Med* 1994;23:1014-21.
18. Trunkey DD. Is ALS necessary for pre-hospital trauma care? *J Trauma* 1984;24:86-7.
19. Vassar MJ, Perry CA, Gannaway WL, Holcroft JW. 7,5% sodium chloride/dextran for resuscitation of trauma patientes undergoing helicopter transport. *Arch Surg* 1991;126:1065-72.
20. Abou-Khalil B, Scalea TM, Trooskin SZ, Henry SM, Hitchock R. Hemodynamic responses to shock in Young trauma patients: need for invasive monitoring. *Critical Care Medicine* 1994;22:636-9.

21. Agarwal N, Murphy JG, Gayten CG, Stahl WM. Blood transfusion increases the risk of infection after trauma. *Archives of Surgery* 1993;128:171-7.
22. Ali J, Adam R, Butler AK, Chang H, Howard M, Gonsalves D, et al. Trauma outcome improves following the advanced trauma life support program in a developing country. *Journal of Trauma.* 1993;34:890-8.
23. Dalton AM. Prehospital intravenous fluid replacement in trauma: an outmoded concept. *Journal of the Royal Society of Medicine* 1995;88:213-6.
24. Kaweshi SM, Sise MJ, Virgilio RW. The effect of prehospital fluids in trauma patients. *Journal of Trauma* 1990;30:1215-9.
25. Pons PT, Moore EER, Cusick JM, Burnko M, Antuna B, Owens L. Prehospital venous acess in an urban paramedic system – a prospective on-scene analysis. *Journal of Trauma* 1988;28:1460-3.
26. Crawford ES. Ruptured abdominal aortic aneurysm: an editorial. *Journal of Vascular Surgery* 1997;42:730-2.
27. Ali J, Adam R, Stedman M, Howard M, Willians JI. Advanced trauma life support program increases emergency room application of trauma resuscitative procedures in a developing country. *Journal of Tauma* 1994;36:391-4.
28. Anderson ID, Woodford M, de Dombal T, Irving M. A retrospective study of 1000 deaths from injury in England and Wales. *British Medical Journal* 1988;296:1305-8.
29. Aprahamian C, Thompson BM, Finger WA, Darin JC. Experimental cervical spine injury model: Evaluation of airway management and splinting techniques. *Annals of Emergency Medicine* 1984;13:584-7.
30. Augustine JA, Seidl DR, McCabe JB. Ventilation performance using a self inflating anaesthetic bag: effect of operator characteristics. *American Journal of Emergency Medicine* 1987;5:267-70.
31. Backer CC, Thomas AN, Trunkey DD. The role of emergency room thoracotomy in trauma. *Journal of Trauma* 1980;20:848-55.
32. Bennet JR, Bodenham AR, Berridge JC. Advanced trauma life support. A time for reappraisal. *Anaesthesia* 1992;147:798-800.
33. Bickell WH. Are victims of injury sometimes victimized by attempts at fluid resuscitation. *Annals of Emergency Medicine* 1993;22:225-6.
34. Wiencek RG, Wilson RF, Deaeo P. Outcome of trauma patients who present to the operating room with hypotension. *American Surgeon* 1989;55:338-42.
35. Regel G, Stalp M, Lehmann U, Seekamp A. Prehospital care, importance of early intervention on outcome. *Acta Anaesthesiologica Scandinavica* 1997;41:71-6.
36. Mcnicholl BP. The Golden hour and prehospital trauam care. *Injury* 1994;25:251-54.
37. Shoemaker WC, Peitzman AB, Bellamy R, Bellomo R, Bruttig SP, Capone A, et al. Resuscitation from severe hemorrhage. *Critical Care Medicine* 1996;24:12-23.
38. Matsuoka T, Wisner DH. Resuscitation of uncontrolled liver hemorrhage: effects on bleeding, oxygen delivery, and oxygen consumption. *J Trauma* 1996;41:439-45.
39. Bickell WH, Brutting SP, Millnamow MA, et al. The detrimental effects of intravenous crystalloid after aortotomy in swine. *Surgery* 1991;110:529-36.
40. Burris D. Rhee P, Kaufmann C, et al. Controlled resuscitation for uncontrolled hemorrhagic shock. *J Trauma* 1999;46:216-33.
41. Capone A, Safar P, Tisherman S, et al. Treatment of uncontrolled haemorrhagic shock: improved outcome with fluid restriction (abstract). *J Trauma* 1993;35:984.
42. Kowalenko T, Stern S, Dronen S, et al. Improved outcome with hypotensive resuscitation of uncontrolled hemorrhagic shock in a swine model. *Journal of trauma* 1992;33:349-53.

43. Riddez L, Johnson L, Haln RG. Central and regional hemodynamics during fluid therapy after uncontrolled intra-abdominal bleeding. *J Trauma* 1998;44:1-7.
44. Sakles JC, Sena MJ, Knight DA, Davis JM. Effect of immediate fluid resuscitation on the rate, volume and duration of pulmonary vascular hemorrhage in a sheep model of penetrating thoracic trauma. *Ann Emerg Med* 1997;29:392-99.
45. Smail N, Wang P, Cioffi WG, Bland KI, Chaudry IH. Resuscitation after uncontrolled venous hemorrhage: does increased resuscitation volume improve regional perfusion? *J Trama* 1998;44:701-708.
46. Stern A, Dronen SC, Birrer P, Wang X. Effect of blood pressure on haemorrhagic volume in a near-fatal haemorrhage model incorporating a vascular injury. *Ann Emerg Med* 1993;22:155-63.
47. Capone AC, Safar P, Stezoski W, et al. Improved outcome with fluid restriction in treatment of uncontrolled hemorrhagic shock. *J Am Coll Surg* 1995;180:49-56.
48. Dries DJ. Hypotensive resuscitation. *Shock* 1996;6:311-6.
49. Carli PA, de la Coussaye JE, Riou B. Carta ao Editor sobre o artigo Immediate versus delayed fluid resuscitation in patients with trauma. *N Engl J Med* 1995;332:682.
50. Lessard MR, Brochu JG, Brisson J. Carta ao Editor sobre o artigo Immediate versus delayed fluid resuscitation in patients with trauma. *N Engl J Med* 1995;332:682.
51. Siegel JH. Carta ao Editor sobre o artigo Immediate versus delayed fluid resuscitation in patients with trauma. *N Engl J Med* 1995;332:681.
52. Cayten CG, Murphy JG, Stahl WM. Basic life support versus advanced life support for injured patients with ass injury severity score of 10 or more. *J Trauma* 1993;35:460-67.
53. Dull SM, Graves JR, Larsen MP, et al. Expected death and unwanted resuscitation in the prehospital setting. *Ann Emerg Med* 1994;23:997-1002.
54. Prehospital Trauma Life Support and Committee on Trauma. American College of Surgeons. In: *Prehospital trauma life support student manual*. Ohio: Mosby-Year Book, Inc., 1994.
55. Shackford SR. The evolution of modern trauma care. *Surg. Clin North Am* 1995;75:147-56.
56. Dronen SC, Stern S, Baldursson J, Irvin C, Syverud S. Improved outcome with early blood administration in a near- fatal model of porcine hemorrhagic shock. *Am J Emerg Med* 1992;10:533-7.
57. Lucas CE, Ledgerwood AM. The fluid problem in the critically ill. *Surg Clin North Am* 1983;63:439-54.
58. Rachow EC, Jalk JL, et al. Fluid resuscitation in circulatory shock. *Crit Care Med* 1983;11:839.
59. Durham M, Siegel J, Weirter L. Oxygem debt and metabolic acidemia as a quantitative predictors of mortality and severity of the ischemic insult in haemorrhagic shock. *Crit Care Med* 1991;19:231.
60. Velasco IT, Pontieri V, Rocha e Silva M, et al. Hyperosmotic NaCl and severe hemorrhagic shock. *Am J Physiol* 1980;239:664.
61. Fellipe JJ, Timoner J, Velasco IT, et al. Treatment of refractory hypovolaemic shock by 7,5% sodium chloride injections. *Lancet* 1980;1002.
62. Poli de Figuiredo LF, Krammer GC. Safety concerns and contraindications of hyperosmolar small-volume resuscitation. In: Kreimeier U, Christ F, Messmer K. Small-volume hyperosmolar volume resuscitation. Heidelberg: Springer-Verlag, 2000.
63. Kramer GC, Perron PR, Lindsey DC, et al. Small-volume resuscitation with hypertonic saline dextran solution. *Surgery* 1986;100:239.

64. Poli de Figuiredo LF, Peres CA, Attalah NA, et al. Hemodynamic improvement in haemorrhagic shock by aortic baloon occlusion and hypertonic saline solutions. *Cardiovasc Surg* 1985;3:679.
65. Nakayama S, Sibley L, Gunther R, et al. Small volume resuscitation with hypertonic saline resuscitation during haemorrhagic shock. *Circ Shock* 1984;13:149.
66. Smith GJ, Krammer GC, Perron P, et al. A comparison of several hypertonic solutions for ressuscitation of bled sheep. *J Surg Res* 1985;39:517.
67. Angle N, Hoyte DB, et al. Hypertonic saline resuscitation reduces neutrophil margination. *J Trauma* 1998;45:7.
68. Horstick G, Lauterbach M, Kempf T, Bhakdi S, Heimann A, Horstick M, et al. Early albumin infusion improves global and local hemodynamics and reduces inflammatory response in hemorrhagic shock. *Crit Care Med* 2002;30(4):851-5.
69. Alderson P, Bunn F, Lefebvre C, Li WP, Li L, Roberts I, et al. Human albumin solution for resuscitation and volume expansion in critically ill patients. *Cochrane Database Syst Rev* 2002;(1):CD001208.
70. Gravlee GP. Optimal use of blood components. *Int Anesthesiol Clin* 1990;28:216-21
71. Greeburg AG. To transfuse or not transfuse – That is the question! *Crit Care Med* 1990;18:1045-50.
72. Collins JA. Recent developments in the area of massive transfusion. *World J Surg* 1987;11:75-81.
73. Yeston NS, Dobkin ED, Kambe JC. Transfusion therapy. *Probl Anesth* 1990;8:417-77.
74. Dubick MA, Wade CE. A review of the efficacy and safety of 7,5% NaCl/6% dextran in experimental animals and in humans. *J Trauma* 1994;36:323-30.
75. Wade CE, Grady JJ, Kramer GC, Younes RN, Fabian T, Holcroft JW. Meta-analysis of the efficacy of HSD in patients with hypotension due to traumatic injury. *Surgery* 1997;122:609-16.
76. Kramer G, Perron P, Lindsey D, Ho H, Gunther R, Boyle W. Small volume ressuscitation with hypertonic saline dextran solution. *Surgery* 1986;100:239-246.
77. Wade C, Hannon J, Bossone C, Hunt M. Superiority of hypertonic saline/dextran over hypertonic saline during the first 30 min of ressuscitation following hemorrhagic hypotension in concious swine. *Ressuscitation* 1990;20:49-56.
78. Vassar JJ, Perry CA, Gannaway WL, Holcroft JW. 7,5% sodium chloride/dextran for resuscitation of trauma patients undergoing helicopter transport. *Arch Surg* 1991;126:1065-1072.
79. Vassar JJ, Perry CA, Holcroft JW. Pre hospital resuscitation of hypotensive trauma with 7,5% NaCl versus 7,5% Nacl with added dextran: a controlled trial. *J Trauma* 1993;34:622-633.
80. Vassar M, Fisher RP, O'Brien P, et al. A multicenter trial for resuscitation of injured patients with 7,5% NaCl: the effect of added dextran. *Arch Surg* 1993;128:1003-1013.
81. Younes RN, Aun F, Accioly CQ, Casale LPL, Szajnbok I, Birolini D. Hypertonic solutions in the treatment of hypovolemic shock: a propspective, randomized study in patients admitted to the emergency room. *Surgery* 1992;111:70-72.
82. Gross D, Landau E, Assalia A, Krausz M. Is hypertonic saline resuscitation safe in uncontrolled hemorrhagic shock? *J Trauma* 1988;28:751-756.
83. Krausz MM, Klemm O, Amistislovsky T, Horowitz M. The effect of heast load and dehydration on hypertonic saline solution treatment of uncontrolled hemorrhagic shock. *J Trauma* 1995;38:747-752.

84. Stern SA, Wang X, Mertz M, et al. Under-ressuscitation of near-lethal uncontrolled hemorrhage: effects in mortality and end-organ function at 72 hours. *Shock* 2001;15:16-23.
85. Stern SA, Kowalenko T, Younger J, Wang X, Dronen SC. Comparison of the effects of bolus vs. Slow infusion of 7,5% NaCl/6% dextran-70 in a model of near-lethal uncontrolled hemorrhage. *Shock* 2000;14:616-622.
86. Stern SA, Jwayyed S, Dronen SC, Wang X. Resuscitation of severe uncontrolled hemorrhage: 7,5% sodium chloride/6% dextran 70 vs 0,9% sodium chloride. *Acad Emerg Med* 2000;7:847-856.
87. Treib J, Baron J-F, Grauer MT, Strauss RG. An international view of hydroxiethyl starches. *Intensive Care Medicine* 1999;25:258-268.
88. Treib J, Haass A, Pindur G, Grauer MT, Wenzel E, Schimirigk K. All medium starches are not the same: influence of the degree of hydroxyethyl substitution of hydroxyethyl satrch on plasma volume, hemorrheologic conditions and coagulation. *Transfusion* 1996;36:450-455.
89. Franz A, Braunlich P, Gamsjager T, Felfernig M, Gustorff B, Kozek-Langenecker SA. The effects of hydroxyethyl straches of varying molecular weights on platelet function. *Anesth Analog* 2001;92:1402-1407.
90. Grauer MT, Baus D, Woessner R, Bepperling F, Kahles T, Georgi S, et al. Effects on general safety and coagulation after long-term, high-dose volume therapy with 6% hydroxyethyl starch 130/0,4 in patients with acute ischemic stroke. Results of a randomized, placebo-controlled, double-blins study. *Crit Care* 2001;5:115.
91. Haisch G, Boldt J, Krebs C, Kumle B, Suttner S, Schulz A. The influence of intravascular volume therapy with a new hydroxyethyl starch preparation (6% HES 130/0,4) on coagulation in patients undergoing major abdominal surgery. *Anesth Anag* 2001;92:563-564.
92. Haisch G, Boldt J, Krebs C, Suttner S, Lehmann A, Isgro F. Influence of a new hydroxyethylstarch preapration (HES 130/0,4) on coagulation in cardiac surgical patients. *Journal of Cardiothoracic and Vascular Anesthesia* 2001;3:316-321.
93. Ferreira ELA, Terzi RGG, Moraes AC, Silva WA. *Reposição volêmica precoce em um modelo quase fatal de choque hemorrágico*. In: XI Congresso Brasileiro de Medicina Intensiva – VIII Fórum Latino – Americano de Ressuscitação e Emergências Cardiovasculares – I Congresso Internacional dos Associados do LABIC, 2004, Curitiba. XI Congresso Brasileiro de Medicina Intensiva – VIII Fórum Latino – Americano de Ressuscitação de Emergências Cardiovasculares – I Congresso internacional dos Associados do LABIC, 2004. v. 1. p. 58-58.
94. Bruscagin V, Poli de Figueiredo LF, Rasslan S, Varicoda E, Rocha e Silva M. Fluid resuscitation improves hemodynamics without incread bleeding in a model of uncontrolled hemorrhage induced by na iliac tear in dogs. *Journal of Trauma* 2002;52:1147-52.
95. Soucy DM, Rudé M, Hsia WC, Hagedorn FN, Illner H, Shires GT. The effects of varying fluid volume and rate of resuscitation during uncontrolled hemorrhage. *Journal of Trauma* 1999;46:209-15.
96. Varicoda EY, Poli de Figueiredo LF, Cruz RJ Jr, Silva LE, Rocha e Silva M. Blood loss after fluid resuscitation with isotonic or hypertonic saline for the initial treatment of uncontrolled hemorrhage induced by spleen rupture. *Trauma* 2003;55:112-7.
97. Rizoli SB. Crystalloids and colloids in trauma resuscitation: a brief overview of the current debate. *J Trauma* 2003;54:82-8.
98. National Institute for Clinical Excellence. *Pre-hospital initiation of fluid replacement therapy in trauma*. Acessado em 30/08/2004 em http://www.nice.org.uk

22

Choque no Paciente Politraumatizado

Mirella Cristine de Oliveira
Álvaro Réa-Neto

DEFINIÇÃO

As definições antigas de choque sempre refletiram a compreensão do fenômeno na época. O termo *choc* foi cunhado em 1737, pelo cirurgião francês Henri Francois Le Dran, para descrever um impacto corporal grave. Em 1743, o médico inglês Clark usou a palavra *shock* para indicar a rápida deterioração clínica das vítimas de trauma grave. Em 1895, Warren descreveu o choque como um estado clínico caracterizado por pulso fraco e pele fria. A introdução da monitorização não-invasiva da pressão arterial, no começo do século passado, possibilitou a Blalock, em 1930, incluir a hipotensão arterial na definição do choque. Em 1964, Simeone adicionou o conceito de débito cardíaco baixo como um dos elementos principais que levavam ao choque. A tecnologia atual, que permite avaliar a perfusão tecidual, independentemente da pressão arterial, possibilitou a compreensão moderna do choque como um estado de desequilíbrio crítico entre a oferta e a demanda de substratos no nível celular.[1]

Atualmente, o choque é definido como um estado metabólico no qual a perfusão periférica não é suficiente para suprir a demanda dos tecidos. Esse estado leva, inicialmente, a uma disfunção celular reversível, seguida, se não retrocedida, por lesão tecidual irreversível. O choque é a via final de várias doenças diferentes que evoluem para um estado de hipoperfusão periférica, disfunção de órgãos e morte. Devido a sua alta prevalência nos pacientes gravemente doentes, essa definição atualizada de choque tem implicações profundas para os médicos que são responsáveis pelo diagnóstico e tratamento de pacientes com suspeita ou em choque confirmado. Esse conceito atual de choque enfatiza a necessidade do reconhecimento precoce e do tratamento agressivo das entidades fisiopatológicas.[2]

A responsabilidade do médico que atende um paciente com choque é reconhecer a sua presença ainda nas primeiras fases. O início do tratamento deve ser simultâneo com a identificação das possíveis causas do choque. A resposta inicial ao tratamento, em conjunto com os achados clínicos, geralmente fornece informações suficientes para determinar a causa do choque. Hemorragia é a causa mais comum de choque no paciente traumatizado.[3]

Embora o choque hipovolêmico seja o mais comum no paciente traumatizado, qualquer outra causa de choque pode acometer estes pacientes. Choque cardiogênico e pneumotórax hipertensivo devem ser considerados em pacientes com lesões torácicas. Choque neurogênico pode, raramente, ocorrer em pacientes com lesões da medula espinhal ou injúrias extensas do sistema nervoso central. Choque séptico pode aparecer após várias horas ou dias do trauma.[3] Todas estas causas possíveis de choque no paciente com trauma serão bem discutidas posteriormente.

FISIOPATOLOGIA

Alterações circulatórias

Do ponto de vista hemodinâmico, o choque é uma incapacidade do sistema cardiovascular em compensar uma alteração da hemostasia sistêmica induzida por hemorragia, trauma, infecção etc. Essa incapacidade é manifestada por uma perfusão tecidual inadequada, isquemia e disfunção de órgãos. Embora a perfusão tecidual também dependa de fatores microcirculatórios, o estado hemodinâmico das diversas síndromes de choque tem sido descrito a partir de uma interação de variáveis cardíacas e vasculares.[1]

A pressão arterial é uma função direta do débito cardíaco e da resistência vascular sistêmica ($PA = DC \times RVS$). Tanto o débito cardíaco quanto a resistência vascular sistêmica operam em conjunto para a manutenção de uma pressão arterial adequada. Estados de baixo débito são, geralmente, compensados por um aumento na resistência vascular, assim como estados com resistência vascular baixa são compensados por um aumento no débito cardíaco.

O débito cardíaco é dependente do volume sistólico e da freqüência cardíaca ($DC = VS \times FC$). O volume sistólico, por sua vez, é dependente da pré-carga, da pós-carga e da contratilidade cardíaca. A pré-carga é o grau de distensão das fibras miocárdicas antes da sístole ventricular. Dentro de certos limites, o débito cardíaco cresce com o aumento da pré-carga, embora de uma forma não-linear. Fisiologicamente, a pré-carga é dependente do volume diastólico final, variável diretamente proporcional ao volume sanguíneo circulante, ao tônus venoso e à efetividade da contração atrial e inversamente proporcional à pressão intratorácica. Contratilidade é a capacidade intrínseca de contração das células miocárdicas. Em condições normais ela é dependente da massa miocárdica e da atividade simpática. Várias situações patológicas contribuem para diminuir a contratilidade e o débito cardíaco, e entre elas se incluem a presença de substâncias depressoras da contração miocárdica, a lesão da reperfusão, os estados de hipoperfusão sistêmica e a acidose. A pós-carga é o conjunto de forças que se opõem à ejeção ventricular e é representada principalmente pela resistência arteriolar.[1]

A inter-relação entre débito cardíaco e pré-carga, contratilidade e pós-carga pode ser representada através de um conjunto de curvas de Frank-Starling. Para qualquer nível de contratilidade ou de pós-carga, um aumento na pré-carga leva a um aumento no débito cardíaco. O aumento da contratilidade ou a diminuição da pós-carga elevam a curva normal e a diminuição da contratilidade ou o aumento da pós-carga deprimem a curva normal (Fig. 22-1).

Uma pressão arterial média mínima e um débito cardíaco normal são condições necessárias, mas não suficientes, para uma perfusão adequada dos órgãos. A distribuição periférica do débito cardíaco é um processo complicado que envolve o mecanismo de auto-regulação intrínseca local e regulação extrínseca do tônus arteriolar. A auto-regulação intrínseca é dependente de receptores endoteliais de distensão e da atividade metabólica tecidual. O controle extrínseco do tônus arteriolar é realizado principalmente pela atividade autonômica, mas sofre influência de vários fatores humorais, como angiotensina II, prostaglandinas, cininas, óxido nítrico, endotelinas etc. A resistência vascular sistêmica, através da vasoconstrição e vasodilatação, controla a perfusão in-

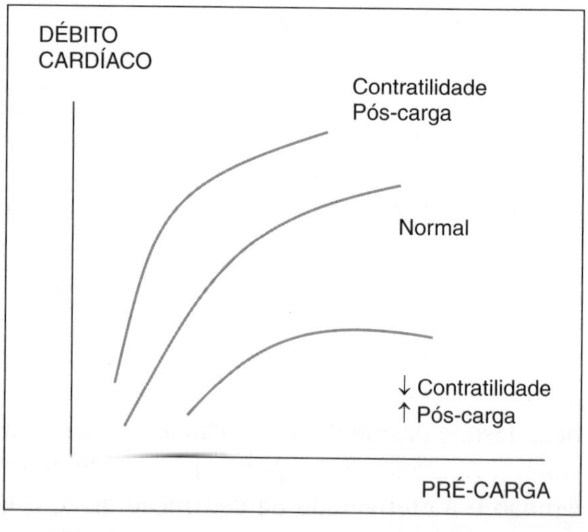

Fig. 22-1. Curvas de Frank-Starling.

dividual de cada órgão. Vasoconstrição arteriolar excessiva pode levar à isquemia orgânica, apesar de uma pressão arterial alta. Além da pressão arterial, do débito cardíaco e do tônus arteriolar, a perfusão de órgãos é dependente da distribuição do fluxo sanguíneo através dos leitos capilares. Isquemia orgânica freqüentemente resulta de fluxos arteriolares altos, mas mal distribuídos. Ainda, a presença de conexões arteriovenosas abertas permite que um fluxo grande de sangue arteriolar passe diretamente para as vênulas sem contribuir para a perfusão celular, colaborando para o estado de hipoperfusão sistêmica dos estados de choque.

Pacientes traumatizados e com perda sanguínea significativa geralmente apresentam hipoperfusão periférica muito antes do aparecimento da hipotensão arterial. A perda de volume intravascular devido ao sangramento acarreta diminuição da pré-carga e do débito cardíaco. Como compensação, a vasoconstrição periférica eleva a resistência vascular sistêmica e mantém a pressão arterial.[4,5] Entretanto, mesmo com uma pressão arterial normal, a perfusão periférica é diminuída, devida principalmente ao baixo débito cardíaco. Nessa fase, marcadores de hipoperfusão periférica, como hiperlactatemia, já estão manifestos (Fig. 22-2). E, como o trauma induz a um aumento no metabolismo periférico, a isquemia orgânica periférica, mesmo nas fases iniciais do choque, é significativa e deve ser tratada rápida e agressivamente.[5-7]

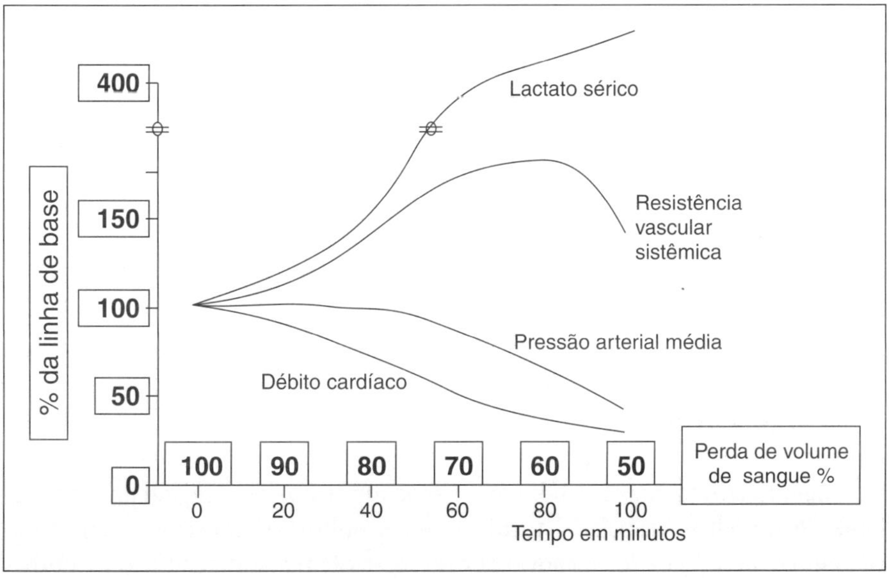

Fig. 22-2. Relação entre variáveis hemodinâmicas e perfusão.

Transporte de oxigênio

A oferta de oxigênio é determinada pelo débito cardíaco e pelo conteúdo arterial de oxigênio, ou seja, pela concentração de hemoglobina do sangue arterial e pela saturação da hemoglobina por oxigênio. A curva de dissociação da oxiemoglobina determina a saturação da hemoglobina pelo oxigênio, para uma dada pressão parcial de O_2. Durante o choque hipovolêmico, uma queda na concentração da hemoglobina, na saturação de O_2 ou ambas, agrava os efeitos da queda do débito cardíaco, com comprometimento da oferta de oxigênio para os tecidos.[8,9]

Durante a queda na oferta de oxigênio, os tecidos só conseguem manter o consumo adequado de O_2 se a extração aumentar, alargando o gradiente do conteúdo arteriovenoso de O_2, o que resulta na queda da saturação venosa de O_2 do sangue venoso misto. Associada à queda da oferta de oxigênio, a pO_2 tecidual diminui e a heterogeneidade aumenta, possivelmente indicando isquemia focal.[10,11]

Nos modelos animais está demonstrado que o aumento na extração de oxigênio pode compensar a queda na oferta por determinado período de tempo. Durante a queda na oferta de oxigênio, abaixo do nível crítico, desenvolve-se isquemia celular e os tecidos passam a utilizar mecanismo anaeróbio para o desenvolvimento de suas funções, o que resulta em acidose lática.[9,12]

A demanda de O_2, por sua vez, aumenta como conseqüência do aumento da atividade da musculatura respiratória e das catecolaminas circulantes, pela ativação do sistema nervoso simpático.

Finalmente, a posição da curva de dissociação da oxiemoglobina pode influenciar a extração crítica de O_2; em modelos experimentais, a infusão de ácidos aumenta, enquanto a infusão de base diminui a extração de oxigênio, por desviar a curva de dissociação da oxiemoglobina. Outro fator a afetar a extração é a viscosidade sanguínea.

A oferta crítica de oxigênio varia de acordo com os tecidos. A necessidade de O_2 pelo rim pode diminuir durante uma queda na oferta renal de O_2, com um resultante declínio na filtração glomerular e no consumo de energia da absorção tubular. Em contraste, durante hipovolemia progressiva, o intestino é o órgão mais precocemente afetado pela dependência entre oferta e demanda, em comparação com os outros tecidos, parcialmente pelo aumento do limiar de oxigênio crítico, mas também pela vasoconstrição dessa região para favorecimento de leitos vasculares teciduais mais nobres. O músculo respiratório também é afetado de forma adversa pela hipovolemia, em benefício de outros tecidos.

Estudos sugerem que a gravidade e a duração do déficit de oxigênio acumulado durante a hipovolemia determinarão as disfunções orgânicas e a sobrevida.[11-13]

Alterações celulares

Durante o choque, o déficit de O_2 nos tecidos causa uma queda na concentração e produção mitocondrial de fosfatos de alta energia (ATP) proporcional à gravidade e duração da hipoperfusão regional relativa à demanda de oxigênio. Essa queda, em modelos experimentais, é mais pronunciada em alguns tecidos, tais como diafragma, fígado, rins e intestinos e menos pronunciada em coração e músculos.[9,10] Os níveis de ATP circulantes estão diminuídos e seus produtos de degradação, incluindo adenosina, inosina, hipoxantina e xantina podem estar aumentados.

Cerca de 60% da energia produzida pela mitocôndria na cadeia respiratória são utilizados para a manutenção da bomba de Na^+/K^+ celular. Na ausência de ATP suficiente, há inibição da bomba, com possibilidade de aumento seletivo da permeabilidade da membrana celular e saída de potássio, com entrada de sódio. Estudos animais têm demonstrado que, no choque, o potencial transmembrana diminui rapidamente com a passagem de eletrólitos e líquidos através da membrana transcelular.[14] A queda na atividade da bomba de Na^+/K^+ pode contribuir para a ocorrência de hipercalemia, freqüentemente encontrada nesse grupo de pacientes.

Finalmente, o cálcio que migra para o interior da célula inibe a respiração celular, também contribuindo para lesão da célula, particularmente durante a ressuscitação; devido à migração do cálcio para o intracelular, o cálcio livre diminui.

As lisoenzimas intracelulares perdem sua integridade e há síntese de enzimas proteolíticas que participam da lesão celular; essas enzimas eventualmente ganham a circulação sistêmica e podem lesar órgãos à distância.

Ficou claro, nos últimos anos, que na resposta celular ao estresse, como a que ocorre durante a hipoxia tissular, há o envolvimento da expressão de certos genes codificados para síntese das chamadas proteínas do choque, que desempenham um papel importante na proteção celular contra o estresse.[15,16] O significado clínico dessas alterações moleculares permanece desconhecido.

Macrocirculação

Durante a perda de volume sanguíneo, são vários os mecanismos que contribuem para a queda do débito cardíaco e, portanto, da oferta de oxigênio. A principal causa é a diminuição do retorno venoso, da pré-carga e, conseqüentemente, do volume sistólico. Mas outras causas coadjuvantes também concorrem para os distúrbios circulatórios no choque hemorrágico. A queda do débito também advém da redistribuição do fluxo sanguíneo periférico, que é resultado da auto-regulação regional, com produção de vasodilatadores endógenos pelas células endoteliais, tais como óxido nítrico, monóxido de carbono e metabólitos como potássio e adenosina.[17]

No endotélio, o óxido nítrico, produzido pelo estímulo da enzima óxido nítrico sintetase, relaxa a musculatura lisa da parede dos vasos. Alguns autores descrevem que a inibição dessa enzima atenua a hipotensão precoce e mesmo a mortalidade durante sangramento.[16]

Os fatores vasoconstritores, por outro lado, incluem as catecolaminas circulantes, liberadas pelo sistema nervoso simpático e pela medula adrenal, estimulação direta simpática na parede do vaso, liberação de angiotensina II, vasopressina e endotelina.[17,18] A queda nas pressões de enchimento cardiovascular reduz a secreção do peptídeo natriurético atrial e diminui os efeitos vasodilatador e diurético.[17]

Dependendo da magnitude da ação dos mecanismos anteriormente descritos, o resultado é o desvio do fluxo sanguíneo de intestino, músculo e pele para órgãos vitais como o coração e cérebro. O rim é também um alvo no choque e a perfusão renal é mantida durante hipotensão moderada, mas cai rapidamente se houver hipotensão grave.

Vasoconstrição ocorre nas artérias e arteríolas de médio calibre, mas as arteríolas terminais podem estar dilatadas. Em geral, o resultado é um fluxo capilar diminuído e uma heterogeneidade aumentada.

O choque secundário ao trauma induz a expressão de moléculas endoteliais de adesão nos neutrófilos e no endotélio vascular; tal fenômeno, associado à redução de fluxo, promove aderência de neutrófilos no endotélio e disfunção e inflamação endotelial e tecidual progressivas.

Alterações imunológicas e mediadores inflamatórios

Durante e após a hemorragia, o estado de choque e a ressuscitação, macrófagos (entre outras células), incluindo os pulmonares e as células de Kupffer do fígado, liberam diversas citocinas, como interleucina-1, 6, 8 e TNF-α.[15,18] Durante e após a reperfusão, as citocinas induzem e amplificam a resposta inflamatória à isquemia, promovendo lesão local e remota em diversos órgãos. A ativação de complemento produz acentuada vasodilatação e mais agregação de células inflamatórias.

A isquemia, decorrente da hipoperfusão periférica, ativa várias enzimas, entre elas a fosfolipase A2, catalizando metabólitos do ácido araquidônico e liberação de várias prostaglandinas, como tromboxano A2 e prostaciclina e leucotrienos. O tromboxano A2, sintetizado principalmente pelas plaquetas, tem potente ação vasoconstritora e promove agregação de trombócitos e neutrófilos, enquanto as prostaciclinas têm ação vasodilatadora e inibem a agregação destas células. Leucotrienos têm ação vasoconstritora, aumentam a permeabilidade capilar e atraem neutrófilos. Prostaglandinas vasoconstritoras podem estar envolvidas na lesão tissular durante isquemia e reperfusão e as vasodilatadoras, nos estados terminais do choque. Outro mediador lipídico liberado é o fator ativador de plaquetas (PAF), cuja ação tem sido cada vez mais elucidada. O sistema de sinalização envolvido com o PAF dispara as cascatas inflamatórias e da coagulação e medeia a interação molecular e celular na microcirculação entre essas 2 cascatas.

A síntese de radicais livres de oxigênio durante o processo de isquemia e reperfusão induz mais síntese e liberação de citocinas. Os radicais livres de oxigênio causam lesão do endotélio vascular e das membranas celulares dos tecidos, através da peroxidação lipídica.

O choque (de qualquer etiologia), após as primeiras horas, deprime o sistema imunológico por suprimir a função de linfócitos, macrófagos e neutrófilos, e diminuir as respostas humoral, celular e a apresentação antigênica, predispondo à infecção intercorrente. Nos pacientes com hemorragia e trauma, o déficit imunológico é diretamente proporcional à extensão e gravidade do trauma e à magnitude da transfusão e reposição volêmica. A depressão imunológica não depende do tipo de trauma ou do tipo de solução utilizado para reperfusão, mas do tempo de hipoperfusão.[17-19] Ainda, as conseqüências imunológicas de hemorragia, trauma e choque hipovolêmico dependem de fatores adicionais, entre eles, a idade e predisposição genética. Homens podem apresentar mais depressão imunológica que mulheres, o que os predispõe à maior tendência a infecção.[18,19]

Mecanismos compensatórios no choque

Fisiologicamente, o choque possui uma evolução clássica dividida em 3 grandes fases (Fig. 22-3).

Na primeira fase, chamada de inicial, compensada ou reversível, o choque é caracterizado pelo funcionamento normal dos mecanismos de compensação e pela ausência de disfunção orgânica significativa. Se o problema primário for rapidamente corrigido, o paciente deverá se recuperar sem morbidade significativa. No choque hemorrágico, esta fase fisiológica corresponde à hemorragia classe I.[1]

Fig. 22-3. Fases do choque.

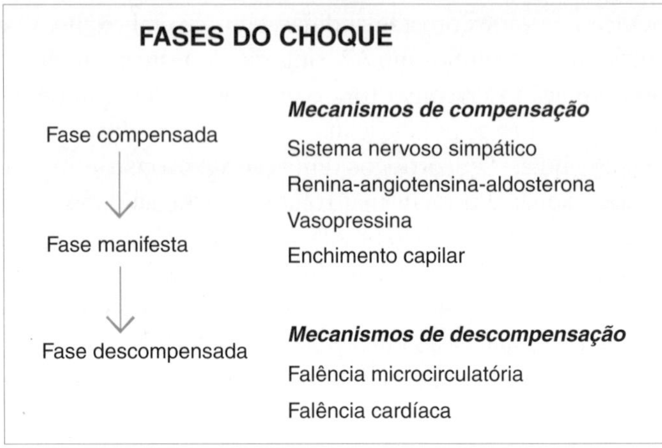

A segunda fase do choque, a fase de choque manifesto, é caracterizada por disfunções microvasculares, celulares e orgânicas significativas, por exaustão dos mecanismos compensatórios habituais. Mesmo que o choque seja prontamente reconhecido, a recuperação clínica do paciente geralmente é lenta e associada à disfunção de um ou mais órgãos. No choque hemorrágico, esta fase fisiológica corresponde às hemorragias classe II e III.

A última fase é a tardia, descompensada ou irreversível. Nesta fase, os pacientes já possuem lesão avançada de órgãos e, mesmo com a instituição de um tratamento vigoroso, a evolução para a morte é, geralmente, inevitável. No choque hemorrágico, esta fase fisiológica corresponde à hemorragia classe IV.[1,2]

Os mecanismos de compensação no choque visam preservar a circulação e a perfusão cerebral e coronariana à custa das circulações esplâncnica, renal, muscular e da pele, tentam preservar ou aumentar o débito cardíaco com incremento da contratilidade miocárdica e da freqüência cardíaca, e procuram restaurar o volume intravascular com a reabsorção de líquido intersticial. A diminuição do débito cardíaco ou da pressão arterial estimula barorreceptores vasculares a ativar o sistema nervoso simpático, o qual leva à vasoconstrição arteriolar, redistribuição do sangue dos leitos capilares esplâncnicos, renais, musculares e da pele para o coração e cérebro, aumento da freqüência cardíaca e da contratilidade e aumento do retorno venoso por venoconstrição. O eixo renina-angiotensina-aldosterona também é ativado, amplificando a vasoconstrição periférica e a redistribuição de sangue com a angiotensina II e promovendo a preservação de sódio renal e do volume intravascular com a aldosterona. A vasopressina, através do estímulo pressórico, também é secretada e auxilia na vasoconstrição e na preservação de água pelo rim. Durante a fase compensada do choque, a vasoconstrição exercida pelos 3 sistemas pressores descritos anteriormente (simpático, angiotensina II e vasopressina) diminui a pressão hidrostática capilar e favorece o enchimento intravascular a partir do interstício.[1,2]

Se a síndrome de choque é revertida no momento em que os mecanismos de compensação ainda permitem uma razoável perfusão periférica e de órgãos internos, a sobrevida do paciente geralmente é conseguida. No entanto, se a síndrome persiste por muito tempo ou se a causa do choque evolui rapidamente sem controle adequado, uma fase descompensada surge e a sobrevida do paciente se torna difícil ou não mais possível. Os vários mecanismos de descompensação do choque podem ser resumidos em 2: falência da microcirculação e falência miocárdica. A falência da microcirculação ocorre por perda da vasoconstrição compensatória (liberação de substâncias vasodilatadoras como citocinas, histamina, prostaciclina, óxido nítrico, cininas etc., depleção das catecolaminas e liberação de opióides endógenos), permeabilidade capilar aumentada, edema e disfunção das células endoteliais e entupimento capilar por agregados celulares e fibrina. Mesmo as síndromes de choque primariamente não-cardiogênicas evoluem com disfunção miocárdica, a qual colabora para o surgimento da fase irreversível. O coração sofre, em grande parte, como qualquer outro órgão, com hipoperfusão contínua e disfunção de sua microcirculação, que acabam por levar à disfunção miocárdica progressiva, maior queda do débito cardíaco, maior hipoperfusão e morte. Durante o choque há, também, a liberação de substâncias depressoras da função cardíaca (TNF-α e óxido nítrico) que contribuem para o surgimento da irreversibilidade.[19]

Perfusão de órgãos e tecidos no choque hipovolêmico

O efeito da hipoperfusão do choque no miocárdio em modelo animal é controverso; dependendo do método, modelo e definição de disfunção cardíaca, alguns autores descrevem uma queda, e outros que não há mudança na função miocárdica, decorrente primariamente da hipoperfusão microcirculatória. A principal razão da disfunção miocárdica parece mesmo se relacionar com a atividade inflamatória e o óxido nítrico.[20,21]

No pulmão, o choque induz a um aumento na ventilação-minuto, resultante da taquipnéia ou hiperventilação e uma queda na $PaCO_2$ arterial. Essas alterações são inicialmente resultantes do aumento do espaço morto ventilatório, conseqüência da queda da perfusão pulmonar. O desequilíbrio entre o aumento da demanda de oxigênio pelo diafragma e a redução do fluxo sanguíneo produzirá fadiga do músculo respiratório e posterior queda do volume-minuto. O choque hipovolêmico secundário a trauma e hemorragia e seguido por transfusão maciça de concentrado de hemácias estocadas pode complicar com injúria pulmonar e hipoxemia progressiva refratária. Alguns estudos sugerem que até 30% dos traumas graves com hemorragia cursam com SARA.[22]

Experimentos com animais sugerem que vários fatores contribuem para o desenvolvimento da injúria pulmonar, entre eles, a liberação de mediadores pró-inflamatórios, ativação de neutrófilos circulantes nos pulmões e outros órgãos após injúria de reperfusão, contusão pulmonar, microtrombos pulmonares, plaquetas e partículas de gorduras de ossos longos fraturados. Em vários estudos experimentais, o choque secundário ao trauma é responsável por inúmeras e extensas alterações morfológicas no pulmão, com edema endotelial e intersticial, acúmulo de neutrófilos desgranulados e êmbolos de gordura.

O cérebro é relativamente poupado nas fases iniciais do choque, devido a sua extensa capacidade de auto-regulação arterial; o fluxo sanguíneo regional cerebral pode inclusive aumentar. Nos casos de comprometimento da auto-regulação, como nos traumatismos cranioencefálicos, a perfusão cerebral pode diminuir e a posterior reperfusão contribuirá para a injúria cerebral secundária.

Hipotensão é um importante fator de risco para insuficiência renal aguda após trauma. Durante uma queda do débito cardíaco, o fluxo sanguíneo renal pode ser mantido à custa da vasodilatação renal, portanto, o rim não participa da vasoconstrição sistêmica associada à hipovolemia, pelo menos inicialmente.[23] No entanto, quando a pressão arterial cai, os vasos renais tornam-se vasoconstritos, comprometendo o fluxo plasmático renal mais do que em outros órgãos. Essa vasoconstrição é secundária ao barorreflexo devido a um aumento na atividade simpática, ativação do sistema renina-angiotensina-aldosterona, liberação de catecolaminas, angiotensina II e vasopressina. Por outro lado, a inibição da síntese de óxido nítrico aumenta a pressão arterial, que por sua vez aumenta a perfusão renal e a filtração glomerular. Há também liberação de prostaglandinas vasodilatadoras. No choque, o balanço desses fatores favorece a perfusão renal, durante uma queda moderada do débito cardíaco e da pressão arterial, mas é insuficiente durante uma queda grave do débito.

Isquemia renal resulta em queda da filtração glomerular, por vasoconstrição da arteríola eferente e altos níveis de angiotensina II, com conseqüente oligúria ou anúria.[23]

Durante o choque, o fluxo sanguíneo do estômago ao cólon é redistribuído para outros órgãos; a isquemia intestinal pode ser agravada pelo mecanismo de contracorrente do fluxo sanguíneo da mucosa, promovendo *shunt* de oxigênio das artérias para as veias. O fluxo sanguíneo portal diminui e o nível de lactato sérico portal aumenta. A lesão por isquemia e reperfusão da mucosa gástrica pode ser agravada por ácido gástrico, neutrófilos, mediadores inflamatórios, endotelina, radicais de oxigênio e proteases e propicia a gastroparesia e a formação de úlceras de estresse. A isquemia intestinal e a injúria comprometem a função de barreira da mucosa, facilitando a migração de bactérias e endotoxinas da luz intestinal através da parede para os linfonodos e o sangue venoso portal. Essa translocação bacteriana associada ao choque tem revelado, em modelos experimentais, aumento da mortalidade.[24] Outra alteração é a queda na capacidade de absorção de carboidrato, aminoácidos e lipídios.

A perfusão sinusoidal microvascular do fígado diminui, devido à queda no fluxo arterial hepático e portal, na mesma proporção da queda no débito. Mecanismos intrínsecos defendem o fígado da queda no fluxo, tais como aumento da síntese de óxido nítrico e óxido de carbono, mas não o suficiente para evitar completamente a disfunção hepática.

Uma queda no fluxo sanguíneo pode resultar em isquemia hepática, diminuição do conteúdo de fosfato de alta energia e da função de clareamento. A isquemia hepática resulta numa diminuição da capacidade para o metabolismo de drogas e da gliconeogênese, contribuindo para o desenvolvimento de hipoglicemia nos estágios finais do choque. Clinicamente, encontra-se elevação transitória de bilirrubinas e enzimas hepáticas; esta anormalidade, quando grave, costuma ser chamada de hepatite isquêmica.

O pâncreas torna-se gravemente isquêmico durante o choque, o que leva à autodigestão das células acinares e liberação de lisoenzimas pancreáticas na circulação sistêmica, incluindo proteases e fatores com propriedades inotrópicas negativas, como o fator depressor do miocárdio.

Quanto ao sistema endócrino, uma queda grave do débito cardíaco resulta em ativação do sistema nervoso simpático, com liberação de noradrenalina e adrenalina. Há inibição da secreção de insulina e aumento da síntese de glucagon. O sistema renina–angiotensina–aldosterona é ativado e a secreção de vasopressina e opióide aumenta. A resposta da hipófise inclui aumentar o hormônio adrenocorticotrópico, com resultante síntese e liberação de corticosteróide.

DIAGNÓSTICO

História clínica/exame físico

O diagnóstico da síndrome de choque na fase manifesta é fácil e rápido. O paciente apresenta-se com hipotensão arterial, pulso rápido e filiforme, extremidades frias, oligúria e confusão mental. Com freqüência, a causa é rapidamente evidenciada: hemorragia por trauma, pneumotórax hipertensivo após trauma, sepse por broncopneumonia. No entanto, como já evidenciado na definição, a síndrome do choque se inicia muito antes do aparecimento da hipotensão arte-

Quadro 22-1. Manifestações clínicas do choque

Manifestações clínicas do choque	
Fase compensada	Taquicardia
	Taquipnéia e alcalose respiratória
	Leucocitose
	Leve agitação ou confusão
Fase manifesta	Hipotensão arterial
	Hipoxemia e lactiacidemia
	Disfunções orgânicas múltiplas: sonolência, oligúria, icterícia, CIVD, SARA
Fase descompensada	Hipotensão arterial refratária
	Falências orgânicas múltiplas: coma, insuficiência hepática, anúria, sangramentos, hipoxemia refratária

rial. Os mecanismos compensatórios podem prevenir a queda da pressão arterial até que o paciente tenha perdido 30% do volume sanguíneo. Então, a ênfase deve ser no diagnóstico precoce do choque, numa fase ainda sem os sinais clássicos anteriormente descritos (Quadro 22-1).

Os sinais mais precoces do choque são a taquicardia e a vasoconstrição periférica. Portanto, para propósitos práticos, qualquer paciente traumatizado com taquicardia e pele fria está em choque, até prova em contrário. A freqüência cardíaca normal varia com a idade. Taquicardia está presente quando a freqüência cardíaca é maior que 160 no lactente, 140 na criança pré-escolar, 120 na criança escolar até a puberdade e 100 no adulto. Uma diminuição na pressão de pulso sugere perda significativa de sangue e ativação dos mecanismos de compensação.

O uso do hematócrito (volume globular) para avaliar a perda sanguínea não é confiável porque perdas grandes e volumosas produzem apenas uma pequena queda agudamente. Um hematócrito muito baixo nas primeiras horas do trauma sugere anemia preexistente, enquanto hematócrito normal não descarta perda sanguínea significativa.[3]

Outros sinais clínicos referentes à ativação dos mecanismos de compensação do choque também são manifestações precoces e incluem taquipnéia e leucocitose. Com a evolução do choque, a hipoperfusão periférica leva ao surgimento da lactacidemia. Como os pacientes na fase inicial do choque estão hiperventilando, a gasometria inicial freqüentemente mostra um distúrbio misto, alcalose respiratória e acidose metabólica. Outras manifestações de hipoperfusão que também costumam aparecer são oligúria, leve confusão mental, desorientação e palidez ou cianose da pele.[1-3]

Na evolução, surgem outros sinais que geralmente se referem à fase manifesta do choque, além da hipotensão arterial. A hipotensão arterial surge quando os mecanismos de compensação não conseguem contrabalançar o evento primário do choque. Em geral, isso se refere a uma vasoconstrição insuficiente para a magnitude da queda do débito cardíaco no choque hipovolêmico. Se não tratada vigorosamente, a síndrome de choque evolui para disfunções orgânicas múltiplas. Vários sinais clínicos sugestivos das disfunções de órgãos aparecem: hipoxemia, icterícia, intensificação da oligúria, sonolência e torpor, hemorragia digestiva etc. Hipoxemia arterial é freqüente por desequilíbrio ventilação-perfusão ou por *shunt* intrapulmonar nos pacientes que complicam com injúria pulmonar aguda ou a síndrome da angústia respiratória aguda (SARA).

Na fase tardia, os pacientes freqüentemente têm hipotensão arterial refratária, pulsos difíceis de palpar; pele bem fria e pálida ou cianótica, oligoanúria, acidose metabólica grave e vários outros sinais de falências orgânicas significativas, como estupor ou coma, icterícia franca, hemorragia fácil e distensão abdominal. Nesta fase, o diagnóstico de choque é evidente e sem qualquer mérito, pois o tratamento, mesmo intensivo, geralmente não reverte as alterações microcirculatórias avançadas.[1,2]

DIAGNÓSTICO DIFERENCIAL DO CHOQUE NO PACIENTE TRAUMATIZADO

Choque hemorrágico

Hemorragia é a causa mais comum de choque após trauma e virtualmente todos os pacientes traumatizados têm hipovolemia. Além da perda sanguínea real (hemorragia externa ou interna), o trauma induz a perda de volume intravascular para o interstício secundariamente ao edema tecidual traumático, à disfunção capilar induzida pelo choque prolongado e à injúria de reperfusão. Esse "edema obrigatório" se faz às custas de volume plasmático e intensifica a queda de volume intravascular no trauma. Por isso, a reposição de volume deve-se iniciar precocemente nos pacientes traumatizados, levando-se mais em consideração as manifestações clínicas e os sinais de perfusão do que a magnitude das perdas externas. Por exemplo, pacientes com fraturas extensas de fêmur podem perder até 1.500 ml de sangue e ter até 2.000 ml de edema na coxa, sem qualquer evidência de sangramento externo.

Hemorragia é definida como uma perda aguda de sangue circulante. Apesar de existir uma variabilidade considerável, o volume sanguíneo de um adulto normal é de aproximadamente 7% do peso corporal. Desta forma, um homem com 70 kg tem cerca de 5 litros de sangue circulante. O volume de sangue de pessoas obesas é calculado a partir do peso corporal ideal. Crianças têm volumes sanguíneos um pouco maiores, entre 8% e 9% do peso corporal.[3]

Dependendo da magnitude do sangramento e da resposta clínica e fisiológica do paciente com trauma, é possível montar uma classificação da hemorragia. Este sistema de classificação é útil, principalmente, para enfatizar as manifestações clínicas e fisiológicas iniciais do choque. Entretanto, a distinção entre as classes não é sempre tão evidente num paciente com trauma e o tratamento não deve ser dirigido pela classificação, mas sim pela resposta clínica do paciente ao tratamento inicial.

Hemorragia classe I: perda de até 15% do volume sanguíneo

Esta classe é exemplificada pelo doador de sangue. Os sintomas clínicos são mínimos e incluem uma pequena taquicardia sem alteração significativa da pressão arterial, da pressão de pulso e da freqüência respiratória. As extremidades geralmente são levemente frias. Pacientes sem qualquer outro problema podem não necessitar de reposição, já que o volume sanguíneo é reposto por fluxo transcapilar em 12 a 24 horas. Entretanto, na presença de outros problemas clínicos, essa perda pequena de sangue pode produzir sintomas clínicos mais evidentes e necessitar de reposição endovenosa.[3]

Hemorragia classe II: perda de 15% a 30% do volume sanguíneo

Em um adulto médio, essa perda representa 750 a 1.500 ml de sangue e é acompanhada de sintomas mais evidentes, como taquicardia, taquipnéia e diminuição da pressão de pulso (diferença entre a pressão sistólica e a diastólica). A diminuição da pressão de pulso é devida ao mecanismo compensatório de vasoconstrição periférica, que eleva um pouco a pressão diastólica. Como a pressão sistólica diminui também um pouco nas fases iniciais do choque, é importante avaliar a pressão de pulso, que se estreita. Outros sinais clínicos que podem aparecer nessa fase são uma discreta alteração do sistema nervoso central (ansiedade) e uma pequena queda do débito urinário (20 a 30 ml/hora). É um choque compensado e ainda não complicado, mas que necessita de reposição com cristalóides.[3]

Hemorragia classe III: perda de 30% a 40% do volume sanguíneo

Em um adulto médio, essa perda representa aproximadamente 2.000 ml de sangue e é uma séria ameaça à vida do paciente, além de produzir manifestações clínicas evidentes de choque. É uma forma de choque descompensado e complicado. Os pacientes apresentam os sinais e sintomas clássicos do choque como uma importante taquicardia e taquipnéia, uma queda na pressão arterial, alterações significativas do sistema nervoso central (ansiedade, sonolência e confusão mental) e oligúria. É importante notar que esta é a menor perda sanguínea a produzir uma queda significativa da pressão arterial, o que justifica o fato de a hipotensão ser uma manifestação tardia do choque. Geralmente, esses pacientes necessitam de transfusão sanguínea, além da reposição com cristalóides. Entretanto, como essas manifestações podem ocorrer após perdas pequenas de sangue acompanhadas de "edema obrigatório", a decisão de transfusão é baseada na resposta clínica ao tratamento inicial.

Hemorragia classe IV: perda maior de 40% do volume sanguíneo

Isto representa perdas maiores que 2.000 a 2.500 ml de sangue e é uma imediata ameaça à vida. Em geral, é um evento pré-terminal. As manifestações são evidentes e incluem: taquicardia e taquipnéia importantes, hipotensão arterial e uma pressão de pulso bastante estreita (geralmente manifestada por uma pressão diastólica difícil de ser obtida). A função do sistema nervoso central encontra-se bastante deprimida e o débito urinário é desprezível. A pele é fria e pálida. Esses pacientes necessitam de transfusão sanguínea imediata e, geralmente, de uma cirurgia rápida. Perdas sanguíneas maiores acarretam perda do pulso, da pressão arterial e da consciência.[3]

É perigoso aguardar que o paciente com choque se encaixe em uma das classificações apresentadas anteriormente, antes de iniciar a reposição volêmica. Tratamento rápido e agressivo deve ser iniciado quando manifestações precoces forem identificadas. Alguns fatores podem alterar (acentuando ou diminuindo) a resposta fisiológica do paciente, como a idade do paciente; o tipo, a localização e a gravidade da lesão; o tempo decorrido entre o trauma e o início do tratamento; e o tratamento efetuado pelo atendimento pré-hospitalar (Quadro 22-2).

Choque não-hemorrágico

Embora o choque hemorrágico seja a causa mais freqüente de choque no paciente traumatizado, outras causas de choque também podem estar presentes isolada ou conjuntamente à hemorragia no trauma. As causas de choque não-hemorrágico apresentadas a seguir devem ser sistematicamente avaliadas no paciente com trauma e choque.[3]

- *Choque cardiogênico:* disfunção miocárdica pode ocorrer por tamponamento cardíaco, contusão miocárdica, embolia aérea ou gordurosa, ou raramente, um infarto agudo do miocárdio associado ao trauma. Uma depres-

Quadro 22-2. Classificação clínica do choque hemorrágico

	Choque hemorrágico			
	Classe I	***Classe II***	***Classe III***	***Classe IV***
Perda de sangue (ml)	até 750	750-1.500	1.500-2.000	> 2.000
Perda de sangue (% VST)	até 15%	15% a 30%	30% a 40%	> 40%
Freqüência cardíaca	< 100	> 100	> 120	> 140
Pressão arterial (mmHg)	Normal	Normal	Diminuída	Diminuída
Pressão de pulso (mmHg)	Normal	Diminuída	Diminuída	Diminuída
Freqüência respiratória	14-20	20-30	30-40	> 35
Débito urinário (ml/hora)	> 30	20-30	5-15	< 5
Sistema nervoso central	Ansiedade	Ansiedade	Confusão	Torpor
Reposição volêmica (regra 3:1)	Cristalóide	Cristalóide	Cristalóide e sangue	Cristalóide e sangue

são miocárdica secundária a choque prolongado ou grave por isquemia miocárdica e ação de substâncias depressoras do miocárdio geralmente aparece nas horas subseqüentes.

Tamponamento cardíaco é comum no trauma penetrante do tórax. O acúmulo agudo, mesmo de pequenas quantidades de sangue no saco pericárdico, pode ser suficiente para restringir o enchimento diastólico do coração, diminuir significativamente o débito cardíaco e causar choque. Taquicardia, bulhas cardíacas abafadas e veias jugulares ingurgitadas associadas à hipotensão arterial resistente à administração de volume sugerem tamponamento pericárdico. A drenagem pericárdica por agulha alivia temporariamente essa condição que ameaça a vida do paciente traumatizado. O pneumotórax hipertensivo simula várias das manifestações do tamponamento pericárdico, exceto que aquele apresenta nítida ausência de murmúrio vesicular num hemitórax.

Contusão cardíaca não é incomum no trauma contuso do tórax. Clinicamente, ela se manifesta por alterações eletrocardiográficas de injúria miocárdica e arritmias cardíacas. As enzimas cardíacas podem se elevar, mas são pouco específicas e sem valor nas primeiras horas do trauma. A ecocardiografia, se disponível, pode diagnosticar tamponamento e ruptura valvular. A presença da contusão miocárdica pode ser uma indicação de monitorização da hemodinâmica, ainda na fase de ressuscitação na sala de emergência ou rápida transferência para a UTI.

- *Pneumotórax hipertensivo:* o pneumotórax hipertensivo ocorre quando um mecanismo valvular permite que o ar entre, mas não saia do espaço pleural. A pressão pleural se eleva, levando ao colapso do pulmão subjacente, desvio do mediastino para o lado oposto, diminuição do retorno venoso, queda do débito cardíaco e choque. A presença de taquicardia, insuficiência respiratória (taquipnéia, hipoxemia, cianose), ausência de murmúrio vesicular num hemitórax com hipersonoridade à percussão e desvio da traquéia associada à hipotensão arterial resistente à administração de volume sugere pneumotórax hipertensivo. Esta é uma verdadeira emergência cirúrgica que requer diagnóstico e tratamento imediato. Uma descompressão com agulha deverá ser realizada sem esperar pela confirmação radiográfica.

- *Choque neurogênico:* o trauma medular cervical ou torácico alto pode produzir hipotensão arterial devida à perda de tônus simpático e vasodilatação periférica. O quadro clássico de choque neurogênico é hipotensão arterial sem taquicardia e vasoconstrição periférica. Uma pressão de pulso estreita não ocorre. Como a perda de tônus simpático simula fisiologicamente a hipovolemia e o trauma medular freqüentemente se associa a outras lesões, os pacientes com choque neurogênico devem ser tratados inicialmente como choque hemorrágico.

  Trauma cranioencefálico isoladamente não causa choque. Portanto, a presença de choque em um paciente com TCE necessita da identificação de outra causa.

- *Choque séptico:* choque devido a infecção imediatamente após um trauma é incomum. Entretanto, se a chegada do paciente na sala de emergência é retardada várias horas, choque séptico pode ocorrer. Essa forma de choque é comum em pacientes com trauma abdominal penetrante e contaminação da cavidade peritoneal com conteúdo intestinal. Pacientes com choque séptico freqüentemente têm hipovolemia associada e apresentam-se com manifestações clínicas similares ao choque hipovolêmico (taquicardia, pele fria e pálida pela vasoconstrição periférica, hipotensão com pressão de pulso diminuída). Após a reposição de volume, o choque séptico pode se tornar hipercinético e caracterizar-se por taquicardia, pele quente, pressão arterial pouco diminuída e pressão de pulso alargada.

- *Síndrome da resposta inflamatória sistêmica e insuficiência adrenal relativa:* o choque nos pacientes politraumatizados também pode ser conseqüência da ação cardiodepressora das substâncias inflamatórias liberadas durante a injúria, dessa forma fazendo parte do processo de resposta inflamatória sistêmica, com padrão de choque hipodinâmico;[21] ou apresentar padrão de choque hiperdinâmico, com vasodilatação periférica e débito cardíaco alto, também secundário à ação da cascata inflamatória ativada.[24,25]

A insuficiência adrenal relativa é freqüentemente observada em pacientes com trauma. Essa resposta anormal do cortisol à estimulação com corticotrofina é resultado do processo inflamatório e da hemorragia e é acompanhada por prolongada dependência de droga vasoativa.[24]

TRATAMENTO

Princípios gerais

O tratamento do choque não pode ser retardado e, na prática, o diagnóstico e o tratamento são realizados simultaneamente. O tratamento do choque hipovolêmico consiste em restaurar o volume circulante efetivo e abordar a causa subjacente.

Só a normalização da pressão arterial como objetivo terapêutico não é suficiente para equilibrar a relação entre oferta e consumo de oxigênio e a oxigenação tissular, particularmente na presença de disfunção miocárdica após a ressuscitação.[21] A reposição volêmica adequada deve visar os sinais clínicos e laboratoriais que indiquem também a melhora da perfusão, tais como diurese efetiva, estado mental normal, queda do lactato sérico e compensação da acidose metabólica.

Atendimento inicial

O atendimento inicial é dirigido para a avaliação do ABCDE a fim de identificar as injúrias que ameaçam a vida do paciente.[3]

- *Vias aéreas e ventilação:* verificar se vias aéreas estão pérvias e colocar colar cervical. O estabelecimento de uma via aérea patente, com adequada ventilação e oxigenação é a primeira prioridade. Oxigênio suplementar deve ser oferecido para manter uma SpO_2 acima de 92%.
- *Ventilação:* verifique se a ventilação está adequada nos 2 pulmões e garanta uma via aérea patente segura. Todos os pacientes com Glasgow abaixo de 9 devem ser intubados, mesmo sem outra indicação.
- *Circulação com controle da hemorragia:* a próxima prioridade é o controle da hemorragia, avaliação da perfusão periférica, obtenção de acesso venoso adequado e início da reposição de volume. Sangramento externo pode ser controlado por pressão direta. A avaliação da perfusão periférica vai ditar a quantidade de volume necessária. A obtenção de acesso venoso adequado e o início da reposição de volume serão mais bem discutidos posteriormente.
- *Exame neurológico:* um breve exame neurológico deve ser realizado para determinar o nível de consciência, a movimentação dos olhos e a resposta pupilar, e as funções motora e sensitiva. Esses dados são úteis para avaliar a

perfusão cerebral, seguir a disfunção neurológica e prognosticar a evolução.

- *Exposição e exame completo:* após a avaliação das prioridades que ameaçam a vida, o paciente deve ser completamente despido e examinado cuidadosamente da "cabeça aos pés" na busca de outras lesões. A prevenção de hipotermia é essencial nessa fase.
- *Descompressão gástrica:* a dilatação gástrica freqüentemente ocorre no paciente com trauma e pode causar hipotensão arterial inexplicada, além de propiciar um risco significativo de broncoaspiração. Portanto, um tubo gástrico deve ser adequadamente posicionado e o conteúdo gástrico succionado.
- *Cateter vesical:* a inserção de um cateter vesical permite a descompressão da bexiga, avaliação da presença ou não de hematúria e monitorização contínua do débito urinário. A presença de sangue no meato uretral ou uma próstata não-palpável no homem são contra-indicações para a passagem de um cateter transuretral.
- *Acesso venoso:* um acesso venoso deve ser obtido prontamente. O melhor é a obtenção de 2 acessos periféricos de grande calibre (mínimo de 16 gauge) nos membros superiores. De acordo com a lei de Poiseuille, o fluxo através de um cateter é diretamente proporcional à 4ª potência do seu raio e inversamente proporcional ao seu comprimento. Portanto, cateteres largos e curtos oferecem o melhor fluxo. Se as circunstâncias não permitirem a obtenção de acessos percutâneos nos membros superiores, flebotomia no braço ou na veia safena, acesso venoso central ou cateterização da veia femoral são alternativas que podem ser usadas. Na criança abaixo de 6 anos, o acesso intra-ósseo por agulha pode ser tentado.[3] Um determinante importante na escolha do acesso venoso é a habilidade e a experiência do médico atendente.

Tão logo um acesso tenha sido obtido, amostras de sangue devem ser colhidas para os exames apropriados, incluindo tipagem sanguínea e prova cruzada, estudos toxicológicos e teste para gravidez, na mulher com idade para gestação. Uma gasometria arterial também pode ser colhida neste momento. Uma radiografia de tórax sempre deve ser solicitada após uma tentativa de punção venosa central, para documentar a posição do cateter e avaliar o surgimento de um pneumotórax.

Reposição volêmica

A utilidade da ressuscitação volêmica imediata no curso de sangramento não-controlado tem mudado nos últimos anos. Estudos têm mostrado que a reposição volêmica com soluções não-hemoderivadas, com normalização da pressão arterial, na vigência de sangramento ativo e intenso, aumenta a incidência de coagulopatia por hemodiluição e eleva a mortalidade.[26] Portanto, a proposta é a utilização da estratégia da reposição volêmica restritiva, enquanto a hemorragia não for controlada. Após controle da hemorragia, a correção da hipovolemia deve ser vigorosa e intensiva.

O objetivo do tratamento do choque hipovolêmico é a restauração do volume circulante efetivo, para a restauração do débito cardíaco e do transporte de oxigênio.

A reposição inicial de volume é realizada com uma solução cristalóide (solução de Ringer lactato ou solução salina isotônica).[27-34] A solução cristalóide fornece uma expansão transitória do espaço intravascular e repõe as perdas intersticiais.[35-40]

Uma rápida administração inicial deve ser feita. A dose habitual é 1 a 2 litros para um adulto e 20 ml/kg para as crianças. A resposta do paciente é observada: (dados vitais e perfusão periférica) e novas decisões diagnósticas e terapêuticas são baseadas nesta resposta. A quantidade de volume necessária para compensar o paciente é difícil de definir na avaliação inicial do paciente. A estratificação da hemorragia em classes (I a IV), apenas delineia a reposição inicial, mas são necessárias reavaliações constantes.[3]

Um guia grosseiro para avaliar a quantidade de cristalóide necessária agudamente é repor cada ml de perda de sangue com pelo menos 3 ml de cristalóide. Entretanto, é fundamental a avaliação da resposta do paciente à reposição de volume e às evidências de uma adequada perfusão e oxigenação de órgãos. Se, durante o tratamento do choque, a quantidade de líquido utilizada se desvia muito das estimativas, é necessária uma reavaliação cuidadosa da situação e uma pesquisa de outras lesões ou outras causas de choque.

AVALIAÇÃO DA REPOSIÇÃO DE VOLUME E DA PERFUSÃO DE ÓRGÃOS

Manifestações clínicas gerais

As mesmas manifestações clínicas utilizadas para diagnosticar o choque também são úteis para avaliar a resposta do paciente ao tratamento. A correção da freqüência cardíaca, da pressão arterial e da pressão de pulso indica que a circulação está se normalizando. Entretanto, elas não informam se a perfusão dos órgãos está adequada. A melhora das manifestações do sistema nervoso central, da circulação da pele e do débito urinário são evidências importantes da melhora da oxigenação periférica. A evolução da pressão venosa central, quando disponível, pode ser útil, em conjunto com os outros dados. A monitorização hemodinâmica invasiva (cateter de Swan-Ganz) é raramente indicada e necessária na sala de emergência.

DÉBITO URINÁRIO

O débito urinário pode ser usado, dentro de certos limites, como um monitor da perfusão renal. Desta forma, uma reposição volêmica adequada deve produzir um débito urinário maior que 50 ml/hora nos pacientes adultos e 1 ml/kg/hora nas crianças (até 2 ml/kg/hora abaixo de 1 ano). Débitos urinários inferiores geralmente significam reposição volêmica insuficiente e uma nova reavaliação diagnóstica e terapêutica deve ser feita. Hipovolemia prolongada pode acarretar necrose tubular aguda e oligúria, mesmo após reposição volêmica suficiente.[1-3]

Equilíbrio ácido-básico

Pacientes no início do choque hemorrágico geralmente têm alcalose respiratória devida à taquipnéia associada a uma leve acidose metabólica, sem necessitar de tratamento específico. Acidose metabólica grave pode se desenvolver após choque prolongado devido ao metabolismo periférico anaeróbico. Acidose persistente deve ser tratada com administração de volume até normalização da perfusão periférica e não com bicarbonato.[41-43]

Perfusão

Muitos pacientes, mesmo após a compensação hemodinâmica, com elevação da pressão arterial, queda da freqüência cardíaca e início da diurese, ainda podem estar hipoperfundidos. Essa situação clínica tem sido denominada de "choque críptico". Ou seja, hipoperfusão mantida, mesmo com aparente compensação hemodinâmica. Esses pacientes necessitam ser identificados e tratados, senão a mortalidade continua alta por disfunção e falência de múltiplos órgãos.

A perfusão, então, necessita ser acompanhada durante a ressuscitação hemodinâmica e corrigida. Ela pode ser monitorada de várias formas diferentes, mas 2 métodos de monitorização têm sido mais usados e validados clinicamente: o lactato sérico e a saturação venosa central de oxigênio ($SvcO_2$). Uma queda constante ao longo do suporte hemodinâmico, especialmente um clareamento maior que 10% nas primeiras 6 horas, está relacionado com melhor prognóstico. Outra forma de avaliar a perfusão durante a ressucitação hemodinâmica na fase aguda é acompanhar a $SvcO_2$, que deve ser elevada acima de 70%, com mais volume (dentro de uma reposição sem causar congestão), concentrado de hemácias para manter a hemoglobina acima de 10 g/dl ou inotrópico.[57,58]

Padrões de resposta ao tratamento inicial

Após a ressuscitação volêmica inicial, 3 padrões de resposta podem ocorrer:

A) ***Resposta rápida à administração de volume:*** um pequeno grupo de pacientes com choque responde rapidamente à administração inicial de volume e permanece hemodinamicamente estáveis posteriormente. Esses pacientes devem continuar a receber volume de manutenção, apenas. Eles geralmente tiveram perdas pequenas de sangue (até 20%). Tipagem sanguínea com prova cruzada deve ser obtida e deixada reservada. Consulta cirúrgica deve ser solicitada e uma avaliação contínua deve ser mantida.[3]

B) ***Resposta transitória à administração de volume:*** a maior parte dos pacientes com choque hemorrágico responde à administração inicial de volume, mas se deteriora posteriormente se mais volume não for administrado rapidamente, o que indica sangramento continuado ou reposição inadequada. Esses pacientes geralmente tiveram perdas entre 20% a 40% da volemia. Além da reposição continuada de cristalóides, administração de sangue pode ser indicada. A resposta a essa segunda ressuscitação deve identificar o paciente que continua a sangrar e requer intervenção cirúrgica rápida.[3]

C) ***Resposta mínima ou ausente à administração de volume:*** esse padrão é encontrado num pequeno mas significativo grupo no contingente de pacientes traumatizados. Devem receber sangue e cristalóides e necessitam de uma intervenção cirúrgica imediata para controlar o sangramento. Algumas vezes, esse é o padrão de resposta encontrado nos pacientes com choque não-hemorrágico e uma revisão diagnóstica deve ser rapidamente efetuada. A monitorização da pressão venosa central pode auxiliar na diferenciação da etiologia do choque.

Reposição com derivados sanguíneos

Tanto sangue total quanto concentrado de hemácias podem ser utilizados para repor o sangramento agudo (classes III ou IV) dos pacientes com trauma. O tratamento com componentes do sangue é preferível para otimizar a disponibilidade de derivados sanguíneos pelos bancos de sangue. O principal propósito da transfusão sanguínea é repor a capacidade carreadora de oxigênio do sangue.[44-46] A reposição de volume pode perfeitamente ser efetuada com cristalóides.

A tipagem sanguínea e a prova cruzada podem demorar até 1 hora para serem realizadas pelo banco de sangue. Para pacientes estabilizados, a administração de concentrados de hemácias escolhidos após a tipagem e a prova cruzada é preferível. Pacientes instáveis podem receber concentrados de hemácias tipo-específicos (apenas a tipagem foi realizada pelo banco de sangue, o que leva 10 a 15 minutos). Entretanto, pacientes com hemorragia muito grave podem necessitar de concentrados de hemácias tipo O negativo.[45,47]

Coagulopatia é um problema incomum nas primeiras horas do trauma. Tanto hipotermia quanto a diluição dos fatores da coagulação pela transfusão maciça são fatores que predispõem aos defeitos de coagulação, no paciente traumatizado. Transfusão de plaquetas, crioprecipitado e plasma fresco estão indicados em pacientes com evidência de coagulopatia e sangramento ativo continuado. Essas transfusões devem ser guiadas pelo resultado dos exames da coagulação e não devem ser feitas "profilaticamente".[44] A maioria dos pacientes não necessita de suplementos de cálcio para a coagulação sanguínea.

Transfusão de grande quantidade de concentrados de hemácias é preferencialmente realizada com utilização de microfiltros, para evitar infusão de agregados de plaquetas, eritrócitos e neutrófilos, que poderiam alojar-se nos pulmões, levando à injúria pulmonar aguda.

De qualquer forma, transfusão maciça é fator de risco para sepse, SARA e disfunção de múltiplos órgãos, independentemente do choque hipovolêmico, *per se*.[48]

Drogas vasoativas

Habitualmente, a utilização de drogas vasoativas não está indicada no tratamento do choque hipovolêmico, a menos quando utilizada como ponte no período em que a infusão de fluidos não está disponível ou a reposição volêmica não está sendo suficiente para restaurar a pressão arterial e a perfusão.[49,50] Hipotensão persistente, apesar de reposição volêmica adequada, pode ser causada por débito cardíaco diminuído conseqüente à disfunção miocárdica, ou por vasodilatação periférica. Nessa circunstância está indicada a monitorização da artéria pulmonar para identificação do padrão hemodinâmico do choque e escolha da droga mais adequada.

Correção da acidose

A idéia corrente é que a acidose metabólica é deletéria para a função miocárdica, diminui a sensibilidade às catecolaminas, reduzindo a ação dos β-adrenérgicos e o transporte intracelular de cálcio necessário para a contração e aumentando a tendência a arritmias graves. No entanto, os efeitos deletérios da acidose são controversos.[41-43] A acidose metabólica pode ajudar a guiar a ressuscitação hemodinâmica, já que a correção da hipoperfusão geralmente se acompanha do controle progressivo da acidose metabólica.

A administração de bicarbonato de sódio agrava a acidose intracelular, devido à formação de CO_2 que ocorre durante a sua ação tampão, o qual atravessa rapidamente a membrana celular, mais rapidamente que o íon bicarbonato. Além disso, ela desvia a curva de dissociação da hemoglobina para esquerda, o que aumenta a afinidade da hemoglobina pelo oxigênio e diminui a oferta tecidual.[41-43] Por estas e outras razões, a administração de bicarbonato não está indicada para corrigir a acidose da hipoperfusão do choque.

Monitorização

A menos que haja reversão rápida do quadro com a infusão de volume inicial, esses pacientes devem ser monitorizados em Unidade de Tratamento Intensivo.

Clinicamente, serão acompanhados os sinais vitais, além da ausculta pulmonar para monitorização do desenvolvimento de congestão pulmonar, secundária à reposição volêmica. A monitorização não-invasiva da pressão arterial pode ser suficiente para alguns pacientes com choque, no entanto, há grande diferença entre as monitorizações invasiva e não-invasiva da pressão arterial, favorecendo a cateterização arterial radial ou femoral. O débito urinário deve ser monitorizado a cada hora, com manutenção da diurese acima de 50 ml/h, como um bom indicador de perfusão renal adequada.

Nos casos persistentes de choque, está indicada a monitorização invasiva da artéria pulmonar, assim como na presença de doença cardíaca preexistente ou como guia para a reposição volêmica e uso de drogas vasoativas.

Variáveis de perfusão são monitorizadas como um índice de sucesso do tratamento; desde a variável clínica, como a melhora do estado mental, à queda do lactato sérico e a $SvcO_2$ acima de 70%, até a utilização de eletrodos de mensuração de PO_2 e PCO_2 na pele, músculo e conjuntiva.[51-53]

Além do quadro clínico, medidas mais usuais do estado perfusional são a gasometria arterial, com a pesquisa da presença de acidose, a medida do lactato sérico, a mensuração da saturação venosa mista do sangue da artéria pulmonar e a tonometria gástrica, com a medida do pHi e da $PgCO_2$.

COMPLICAÇÕES E PROGNÓSTICO

Como discutido anteriormente, o choque hipovolêmico afeta adversamente vários órgãos; mesmo após ressuscitação volêmica adequada, muitos pacientes evoluem com disfunção de múltiplos órgãos, evidenciada por SARA, insuficiência renal, hiperbilirrubinemia, colite isquêmica, encefalopatia hipóxica, perda muscular grave, disabsorção intestinal, coagulopatia, colecistite acalculosa e outros. A patogênese desta síndrome de disfunção e falência de múltiplos órgãos é provavelmente multifatorial, secundária à politransfusão, à isquemia, à injúria de reperfusão, às alterações inflamatórias e às alterações metabólicas.[54]

O tratamento é suportivo e baseia-se na substituição da função orgânica, quando possível, como, por exemplo, ventilação mecânica na presença de SARA, diálise na insuficiência renal etc.

Hemorragia, choque e ressuscitação após trauma alteram temporariamente a imunidade celular, predispondo a infecção bacteriana e sepse, causa importante de mortalidade tardia nessa população de pacientes. Como o trauma *per se* produz leucocitose e febre, entre outros, o diagnóstico de infecção torna-se difícil; infecção suspeita ou confirmada deve ser tratada de acordo com o sítio e o perfil microbiológico da unidade.

Apesar de medidas suportivas cardiovasculares adequadas, a presença de disfunção de múltiplos órgãos acarreta uma mortalidade próxima a 100% na presença de falência de pelo menos 3 órgãos.[22,54-56]

REFERÊNCIAS BIBLIOGRÁFICAS

1. Schoemaker WC, Parsa MH. Shock. In: Grenvick A, Ayres S, Holbrook PR, Shoemaker WC (eds). *Textbook of critical care*. 4 ed. Filadélfia: WB Saunders, 2000.
2. Girbes ARJ, Groeneveld ABJ. Circulatory optimization of the patients with or at risk for shock. *Clin Int Care* 2000;11:77.
3. Committee on Trauma. *Advanced trauma support for doctors*. Chicago: American College of Surgeons, 1997.
4. Abou-Kalil B, et al. Hemodynamic response to shock in young trauma patient need for invasive monitoring. *Crit Care Med* 1994;22:633.
5. Bressack MA, Raffin TA. Importance of venous return, venous resistance, and mean circulatory pressure in the physiology and manegement of shock. *Chest* 1987;92:906.
6. Wiggers CJ. Present status of shock problem. *Physiol Rev* 1942;22:74.
7. Wong DH, et al: Changes in cardiac output after acute blood loss and position changes in man, *Crit Care Med* 1989;17:979.
8. Grum CM, et al. Evidence for adenosine triphosphate degradation in critically ill patients. *Chest* 1985;88:763.
9. Ronco JJ et al. Identification of the critical oxygen delivwery for anaerobic metabolism in critically ill septic and nonseptic patients, *JAMA* 1993;270:1724.
10. Schoemaker WC. Relation of oxygen transport patterns to the pathophysiology and therapy of shock state. *Intens Care Med* 1987;13:230.
11. Shibutani K et al. Critical level of oxygen delivery in anesthetized man. *Crit Care Med* 1983;11:640.
12. Shoemaker WC, Appel PL, Kram HB. Measurement of tissue perfusion by oxygen transport paterns in experimental shock and in high risk surgical patients. *Intens Care Med* 1990;16:S135.
13. Shoemaker WC, et al. Comparison of hemodynamic and oxygen transport effects of dopamine and dobutamine in critically ill surgical patients. *Chest* 1989;96:120.
14. Cairns CB, et al. Evidence for early supply independent mitochondrial dysfunction in patients developing multiple organ failure after trauma. *J Trauma* 1997;42:532.
15. Douglas RG, Shaw JHF. metabolic response to sepsis and trauma. *Br J Surg* 1989;76:115.
16. Szabó C, Billiar TR. Novel roles of nitric oxide in hemorrhagic shock. *Shock* 1999;102:1220.

17. Putensen C, et al. Atrial natriuretic factor release during hypovolemia and after volume replacement. *Crit Care Med* 1992;20:984.
18. Barton R, Cerra FB. The hypermetabolism multiple organ failure syndrome. *Chest* 1989;96:1153.
19. Spain DA, et al. Complement activation mediates intestinal injury after resuscitation from hemorrhagic shock. *J Trauma* 1999;46:224.
20. Arlati S, et al. Myocardial necrosis in ICU patients with acute non-cardiac disease: a prospective study. *Intens Care Med* 2000;26:31.
21. Demetriades D, et al. Relative bradycardia in patients with traumatic hypotension. *J Trauma* 1998;45:534.
22. Garber BG, et al. Adult respiratory distress syndrome: a systematic overview of incidence and risk factors. *Crit Care Med* 1996;24:687.
23. Ratcliffe PJ, et al. Acute renal failure in hemorrhagic hypotension: cellular energetics and renal function. *Kidney Int* 1986;30:355.
24. Claussen MS, Landercasper J, Cogbill TH. Acute adrenal insufficiency presenting as shock after trauma and surgery: Three cases and review of the literature. *J Trauma* 1992;32:94-100.
25. Nast-Kolb DWC, Gippner-Steppert C, Schneider I, et al. Indicators of the posttraumatic inflammatory response correlate with organ failure in patients with multiple injuries. *J Trauma* 1997;2:446-454.
26. Solomonov E, et al. The effect of vigorous fluid resuscitation in uncontrolled hemorrhagic shock after massive splenic injury. *J Trauma* 2000;28:749.
27. Allison KP, et al. Randomized trial of hydroxyethyl starch versus gelatin for trauma resuscitation. *J Trauma* 1999;47:1114.
28. Beards SC, et al. Comparision of the hemodynamic and oxygen transport responses to modified fluid gelatin and hetastarch in critically ill patients: a prospective, randomized trial. *Crit Care Med* 1994;22:600.
29. Böck JC, et al. Post traumatic changes in and effect of colloid osmotic pressure on the distribution of body water. *Ann Surg* 1989;210:395.
30. Ogino R, et al. Effects of hypertonic saline and dextran 70 on cardiac contractility after hemorrhagic shock. *J Trauma* 1997;42:602.
31. Rackow EC, et al. Fluid resuscitation in circulatory shock: a comparison of the cardiorespiratory effects of albumin, hetastarch, and saline solutions in patients with hypovolemic and septic shock. *Crit Care Med* 1983;11:839.
32. Rizoli SB, et al. Immunomodulatory effects of hypertonic resuscitation on development of lung inflammation following hemorrhagic shock. *J Immunol* 1998;161:6288.
33. Wade CE, et al. Efficacy of hypertonic 7.5% saline and 6% dextran 70 in treating trauma; a meta analysis of controlled clinical studies. *Surgery* 1997;122:609.
34. Singh G, Chaudry KI, Chaudry IH. Crystalloide is as effective as blood in the resuscitation of hemorrhagic shock. *Ann Surgery* 1992;215:377.
35. Choi PTL, et al. Crystalloids vs colloids in fluid resuscitation: a systemic review. *Crit Care Med* 1999;27:200.
36. Cochrane Injuries Group Albumin Reviewers. Human albuminadministration in critically ill patients: systemic review of randomized controlled trials. *Br J Med* 1998;17:235.
37. McGee S, Abernethy WB, Simel DL. Is this patient hypovolemic? *JAMA* 1999;281:1022.

38. Modig J. Effectiveness of dextran 70 versus Ringer acetate in traumatic shock and adult respiratory distress syndrome. *Crit Care Med* 1986;14:454.
39. Schierhout G, Roberts I: Fluid resuscitation with colloid or crystalloid solutions in critically ill patients: a systematic review of randomized trials. *Br J Med* 1998;316:861.
40. Treib J, et al. An international view of hydroxyethyl starches. *Intens Care Med* 1999;25:258.
41. Benjamin E, et al. Effects of acid-basic correction on hemodynamics, oxygen dynamics, and resuscitability in severe canine hemorrhagic shock. *Crit Care Med* 1994;22:1616.
42. Forsythe SM, Schmidt GA. sodium bicarbonate for the treatment of lactic acidosis. *Chest* 2000;117:260.
43. Makisato HJ, et al. Effects of bicarbonate therapy on tissue oxygenation during resuscitation of hemorrhagic shock. *Crit Care Med* 1989;17:1170.
44. Lucas CE, et al. Plasma supplementation is beneficial for coagulation during severe hemorrhagic shock. *Am J Surg* 1996;171:399.
45. Prist R, et al. A quantitative analysis of transcapillary refill in severe hemorrhagic hypotension in dogs. *Shock* 1994;1:188.
46. Voerman HJ, Groeneveld ABJ: Blood viscosity and circulatory shock. *Intens Care Med* 1989;15:72.
47. Zallen G, et al. Age of transfused blood is an independent risk factor for postinjury multiple. Am J Surg 1999 Dec;178(6):570-2.
48. Agarwal N, et al. Blood transfusion increases the risk of infection after trauma. *Arch Surg* 1993;128:171.
49. Chiólero R, et al. Effects of catecholamines on oxygen consumption and oxygen delivery in critically ill patients. *Chest* 1991;100:1676.
50. Nordin A, Mäkisalo H, Höckerstedt K. Dopamine infusion during resuscitation of experimental hemorrhagic shock. *Crit Care Med* 1994;22:151.
51. Hamilton-Davies C, et al. Comparison of commonly used clinical indicators of hypovolaemia with gastrointestinal tonometry. *Intens Care Med* 1997;23:276.
52. James JH, et al. Lactate is an unreliable indicator of tissue hypoxia in injury or sepsis. *Lancet* 1999;345:505.
53. Mizock BA, Falk J. Lactic acidosis in critical illness, *Crit Care Med* 1992;20:80.
54. Heckert SR, et al. Outcome after hemorrhagic shock in trauma patient. *J Trauma* 1998;45:545.
55. Singh G, et al. Severe depression of gut absorptive capacity in patients following trauma or sepsis. *J Trauma* 1994;36:803.
56. Sauaia A, Moore FA, Moore EE, et al. Multiple organ failure can be predicted as early as 12 hours after injury. *J Trauma* 1998;45:291-301.
57. Nguyen HB, Rivers EP, Knoblich BP, et al. Early lactate clearance is associated with improved outcome in severe sepsis and septic shock. *Crit Care Med* 2004;32:1637-1642.
58. Rivers E, Nguyen B, Havstad S, et al. Early Goal-Directed Therapy Collaborative Group: Early goal-directed therapy in the treatment of severe sepsis and septic shock. *N Engl J Med* 2001;345:1368-1377.

23

Tamponamento Cardíaco e Pneumotórax

Marcio Osório Guerreiro
Mario Wiehe

INTRODUÇÃO

O choque, comumente chamado de colapso circulatório, pode desenvolver-se após uma agressão grave da homeostase do corpo, como uma hemorragia intensa, graves traumatismos ou queimaduras, infarto extenso do miocárdio, embolia maciça, ou sepse descontrolada. Seja qual for a provocação clínica, no nível mais fundamental, o choque constitui uma hipoperfusão disseminada de células e tecidos devida à redução do volume sanguíneo ou débito cardíaco ou redistribuição do sangue resultante de um volume circulante efetivo inadequado.[1] Constituindo, portanto, uma síndrome caracterizada pela incapacidade do sistema circulatório em fornecer oxigênio e nutrientes aos tecidos de forma a atender às suas necessidades metabólicas.[1-3]

O choque obstrutivo, objetivo principal deste capítulo, resulta de um bloqueio mecânico ao fluxo sanguíneo na pequena circulação ou na circulação sistêmica, tendo como principais fatores desencadeantes, 3 patologias distintas: embolia pulmonar maciça, tamponamento pericárdico e pneumotórax hipertensivo.[3]

As embolias pulmonares maciças ou submaciças produzem um bloqueio significativo da circulação pulmonar através de um mecanismo direto dos coágulos sanguíneos e indiretamente por liberação de vasoconstritores, e serão discutidas em um capítulo subseqüente. No tamponamento pericárdico e no pneumotórax hipertensivo existe uma grave restrição mecânica da pré-carga ventricular direita, resultando numa acentuada redução do fluxo sanguíneo.[3]

Neste capítulo, vamos discutir alguns aspectos fisiopatológicos relacionados com o choque obstrutivo, bem como os principais métodos diagnósticos e terapêuticos dos desencadeantes deste tipo de choque.

FISIOPATOLOGIA

O choque obstrutivo, cujas causas incluem embolia pulmonar, pneumotórax hipertensivo, grave pericardite constritiva, tamponamento pericárdico, entre outras, resulta de um bloqueio mecânico ao fluxo sanguíneo na pequena circulação ou na circulação sistêmica.[3]

Pode ser classificado como uma causa de choque cardiogênico, juntamente com as causas miopáticas, arrítmicas e mecânicas, pois evolui com uma diminuição da função sistólica e do débito cardíaco. Entretanto, estas condições podem estar presentes clinicamente como choque hipovolêmico, devido a seu distúrbio fisiológico primário ser a diminuição da pré-carga antes da falência cardíaca.

TAMPONAMENTO CARDÍACO

A princípio, qualquer doença que comprometa o pericárdio pode causar derrame pericárdico, e ter o tamponamento como uma possível complicação. As principais causas de tamponamento agudo são trauma, iatrogênico (cateterismo cardíaco, instalação de marca-passo, pericardiocentese, ressuscitação cardiopulmonar) ou não, e ruptura do coração (complicação do infarto agudo do miocárdio) ou da aorta (ruptura de aneurisma ou dissecção aórtica aguda). Uma publicação recente apontou a acupuntura como causadora de um caso de tamponamento cardíaco.[4] O tamponamento subagudo tem como causas mais comuns: neoplasia, pericardite viral ou idiopática, uremia, tuberculose, mixedema, radiação e lúpus eritematoso sistêmico.

O espaço pericárdico contém aproximadamente 50 ml de líquido com a mesma composição do soro. O derrame pericárdico, que pode ser seroso, purulento ou hemorrágico, dependendo da etiologia do processo, ocorre quando a taxa de produção excede a taxa de reabsorção deste fluido. A velocidade de instalação do derrame é tão importante quanto o volume acumulado na determinação da redução da pressão de enchimento diastólico do ventrículo esquerdo e conseqüente diminuição do volume sistólico, débito cardíaco e pressão arterial. A elevação da pressão intrapericárdica com hipotensão tem, no aumento da freqüência cardíaca e da pressão venosa, mecanismos compensatórios iniciais para a manutenção de um débito cardíaco adequado. A elevação persistente dessa pressão faz com que as câmaras se tornem progressivamente menores, reduzindo a complacência diastólica e limitando o retorno venoso, ultimamente equalizando a pressão diastólica pericárdica e as pressões nas câmaras, levando ao tamponamento e ao choque.

Os achados clínicos são decorrentes da elevação da pressão venosa central e de sua associação à hipotensão arterial sistêmica. Turgência jugular, abafamento das bulhas cardíacas e hipotensão caracterizam a tríade de Beck, sendo encontrada em aproximadamente 50% dos pacientes com tamponamento.[5] O quadro de hipotensão e baixo débito é acompanhado de taquicardia, taquipnéia, queda do sensório ou agitação, extremidades frias e anúria. Pressão de pulso reduzida acompanhada de pulso paradoxal são sinais encontrados na apresentação subaguda.[11] A detecção do pulso paradoxal (redução maior de 10 mmHg da pressão sistólica com inspiração normal) torna-se dificultada na presença de hipotensão severa, arritmias cardíacas ou disfunção ventilatória. Dispnéia e dor torácica podem também estar presentes.

EXAMES COMPLEMENTARES

A radiografia de tórax (RX) evidencia, em casos de instalação abrupta, silhueta cardíaca normal com campos pulmonares limpos. Nos mais insidiosos, observa-se aumento da silhueta cardíaca.

No eletrocardiograma (ECG), a alternância elétrica é o achado eletrocardiográfico mais específico e reflete o movimento pendular do coração dentro do espaço pericárdico. Esse achado é usualmente observado no complexo QRS, podendo, entretanto, envolver a ondas "p" e "t", nos casos mais críticos. Derrames pericárdicos volumosos podem gerar complexos QRS de menor amplitude. Um ECG sem alterações pode também ser encontrado em pacientes tamponados.

No ecocardiograma, o apropriado diagnóstico do tamponamento inclui a visualização do derrame pericárdico, a demonstração das conseqüentes anormalidades hemodinâmicas, e a reversão dessas alterações após a drenagem desse líquido sob pressão. O ecocardiograma está sempre indicado para os pacientes com suspeita de tamponamento, antes da realização dos procedimentos de alívio. Ele irá identificar a presença e a magnitude do derrame. A ausência de achados ecocardiográficos sugestivos de derrame pericárdico praticamente exclui o diagnóstico de tamponamento, excetuando-se os casos de compressão cardíaca secundária à presença de trombos ou derrame loculado no pós-operatório de cirurgia cardíaca.[6] Outras causas de elevação da pressão venosa sistêmica associada à hipotensão, como infarto do ventrículo direito, pericardite constritiva e disfunção miocárdica podem ser excluídas por esse método diagnóstico. Os seguintes achados são encontrados: colapso do átrio direito na diástole, colapso do ventrículo direito no início da diástole, colapso do átrio esquerdo, elevação anormal do fluxo através da válvula tricúspide, aumento anormal do diâmetro do ventrículo direito durante a inspiração com redução anormal do diâmetro do ventrículo esquerdo, pseudo-hipertrofia do ventrículo esquerdo, distensão persistente da veia cava inferior durante todo ciclo cardíaco e *swinging heart*, que identifica um coração "dançando" dentro de um espaço pericárdico com volumoso derrame (Fig. 23-1).

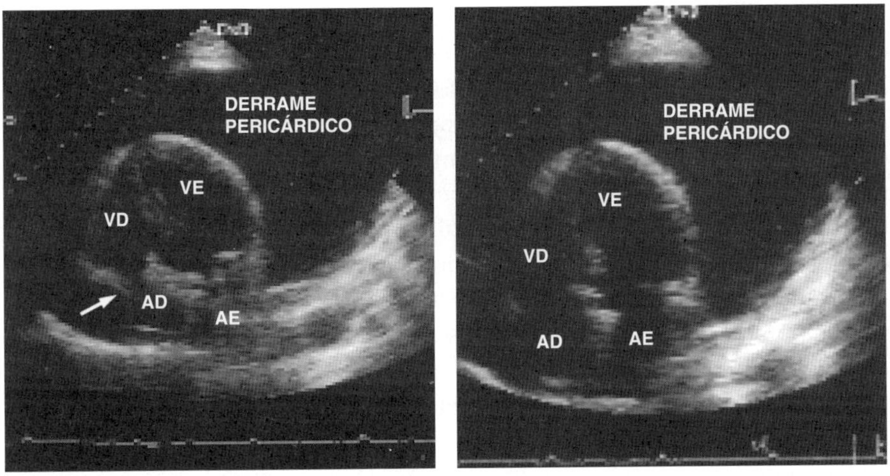

Fig. 23-1. Derrame pericárdico volumoso causando compressão do átrio direito e conseqüente choque obstrutivo.

TRATAMENTO

Sinais de tamponamento ao exame físico ou ao ecocardiograma exigem descompressão pericárdica imediata. Esse objetivo pode ser alcançado através de pericardiocentese, com agulha ou cateter, pericardiotomia por incisão subxifóide, ou ainda, por pericardiectomia parcial (janela pericárdica) ou extensa. Enquanto o paciente é preparado para a descompressão mecânica, deve ser instituída uma expansão de volume com solução cristalóide, colóide ou hemoderivados, visando ao aumento da pressão no átrio direito e à melhora do enchimento diastólico do ventrículo direito, retardando o colapso circulatório.[7] A administração de dobutamina e noradrenalina encontra suporte em estudos experimentais, pela melhora no débito cardíaco e transporte de oxigênio, retardando o processo de instalação de hipoxia tecidual.[8]

A pericardiocentese permite o rápido alívio da pressão intrapericárdica, possibilitado pela fácil abordagem. Está indicada em pacientes com tamponamento agudo cursando com hipotensão. Apresenta o risco de laceração cardíaca, coronariana ou pulmonar. Essas complicações ocorriam com maior freqüência, em aproximadamente 20% dos casos, antes do advento da monitorização hemodinâmica e ecocardiográfica. Sob condições ideais, o procedimento deve ocorrer dentro de um laboratório de hemodinâmica, com abordagem subxifóide, com auxílio da fluoroscopia, além de monitorização eletrocardiográfica e hemodinâmica. Nessas condições, em uma série de casos, foi obtido sucesso em aproximadamente 60% no alívio de pacientes tamponados.[9] A possibilidade de sucesso do procedimento aumenta quanto maior for o volume do derrame, e quando esse envolver o espaço pericárdico na região posterior e anterior. Em outra série de casos,[10] a drenagem do líquido pericárdico com pericardiocentese foi obtida em 95% dos pacientes quando o procedimento foi guiado por ecocardiografia bidimensional, com baixa morbidade e nenhum óbito. A literatura mostra que, quando realizada por operadores experientes, a ocorrência de complicações que conferem risco de vida é inferior a 5%.[11] No hemopericárdio de rápida instalação decorrente de ruptura do miocárdio ou de aneurisma da aorta, em que a recidiva é esperada, a pericardiocentese tem a finalidade de alívio temporário do tamponamento, possibilitando o preparo do procedimento cirúrgico definitivo através da toracotomia para o reparo do coração ou da aorta. A técnica correta para a pericardiocentese orienta colocar o paciente na posição de Fawler com a cabeceira num ângulo de 45 graus. Uma agulha de bloqueio raquidiano conectada a uma seringa deve ser introduzida a partir do apêndice xifóide, formando um ângulo de 45 graus com a parede abdominal e orientada na direção do ombro esquerdo. A agulha deve ser então conectada a um eletrodo precordial. Quando sua ponta entrar em contato com o pericárdio, haverá elevação do segmento ST ou extra-sistolia ventricular no registro eletrocardiográfico, exigindo recuo da agulha. Alcançado o espaço pericárdico, o líquido será retirado com facilidade após leve aspiração da seringa. A retirada de 25 a 50 ml já resulta em melhora das condições clínicas do paciente decorrente da redução da pressão venosa e aumento da pressão sistólica.

A drenagem cirúrgica pode ser realizada através de uma pericardiotomia, com incisão subxifóide sob anestesia local ou geral. No paciente crítico deve ser realizada somente após a pericardiocentese de alívio, com objetivo de complementação da drenagem. A pericardiotomia está indicada em derrames contendo coágulos sanguíneos, quando proveniente de sangramento de sítio cardíaco pós-traumático, suspeita de derrame purulento ou loculado, ou quando de etiologia de maior potencial de recorrência como urêmica ou neoplásica, evitando pericardiocentese de repetição, que confere elevada morbidade ao paciente. A presença de coagulopatia e a possibilidade de biópsia com finalidade diagnóstica favorecem a indicação da pericardiotomia. A pericardiotomia percutânea por cateter-balão pode ser utilizada em pacientes com tamponamento cardíaco e derrame pericárdico volumoso. É realizada como parte da pericardiocentese com agulha para alívio da pressão intrapericárdica. Um balão de 20 mm de diâmetro e 3 cm de comprimento é introduzido através de uma guia e inflado manualmente para criar uma "janela" no pericárdio, possibilitando, com a inserção de um cateter, a completa drenagem do derrame. As complicações mais freqüentes são derrame pleural, laceração de coronária e febre,[12] que devem ser monitorizados com radiografias de tórax e ecocardiogramas regulares. Esta técnica não-cirúrgica mostrou resultados favoráveis nos relatos iniciais, mas necessita estudos adicionais para seu emprego. Cabe ressaltar que não dispomos de estudos prospectivos comparando a eficácia em longo prazo da pericardiocentese percutânea, pericardiotomia cirúrgica subxifóide e pericardiotomia por balão.

A pericardiectomia parcial (janela pericárdica) está indicada em casos de derrame pericárdico recidivante ou de etiologia não-curável, como neoplásica. Através de uma toracotomia ântero-lateral esquerda, no 5º espaço intercostal, cria-se uma comunicação entre as cavidades pericárdica e pleural, retirando-se um fragmento circunferencial de 3 a 5 cm de pericárdio. A pericardiectomia extensa está indicada para pacientes com pericardite constritiva.

A pericardioscopia tem se mostrado uma opção terapêutica e diagnóstica eficaz e segura para a resolução de quadros de tamponamento. Permite a visualização direta do pericárdio parietal e do epicárdio.[13]

PNEUMOTÓRAX

O pneumotórax é a injúria intratorácica mais comum em traumas fechados.[14] Ocorre quando há um vazamento de ar, tanto do pulmão como através da parede torácica, para o espaço pleural por um sistema de "válvula unidirecional". O sistema de válvula faz com que o ar entre para a cavidade torácica sem possibilidade de sair, podendo colapsar completamente o pulmão. Existem basicamente 3 tipos de pneumotórax:

- *Pneumotórax simples:* em que a pressão no espaço pleural se torna levemente mais positiva do que a pressão pleural no hemitórax contralateral, mas ainda permanece subatmosférica. Usualmente tem apenas modestas repercussões, a menos que o paciente tenha uma reserva respiratória limitada ou esteja sob ventilação mecânica.[15]
- *Pneumotórax hipertensivo:* a pressão do ar no espaço pleural excede a pressão atmosférica. Um mecanismo de válvula protegida permite que o ar penetre no espaço pleural sob inspiração e evita a saída do ar sob expiração.[16] Este mecanismo vai gerar aumento da pressão intrapleural, podendo colapsar completamente o pulmão[15] e deslocar o mediastino para o lado oposto, diminuindo o retorno venoso e conseqüentemente o débito cardíaco[15] (Figs. 23-2 e 23-3).
- *Pneumotórax aberto:* resulta de um defeito da parede torácica, em que, durante a inspiração, o ar penetra no hemitórax lesado, competindo com o ar intratraqueal.[15]

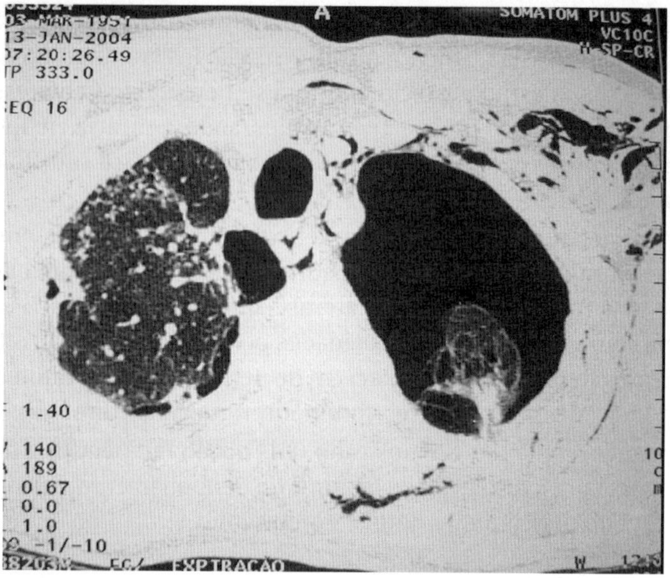

Fig. 23-2. TC de tórax – pneumotórax à direita.

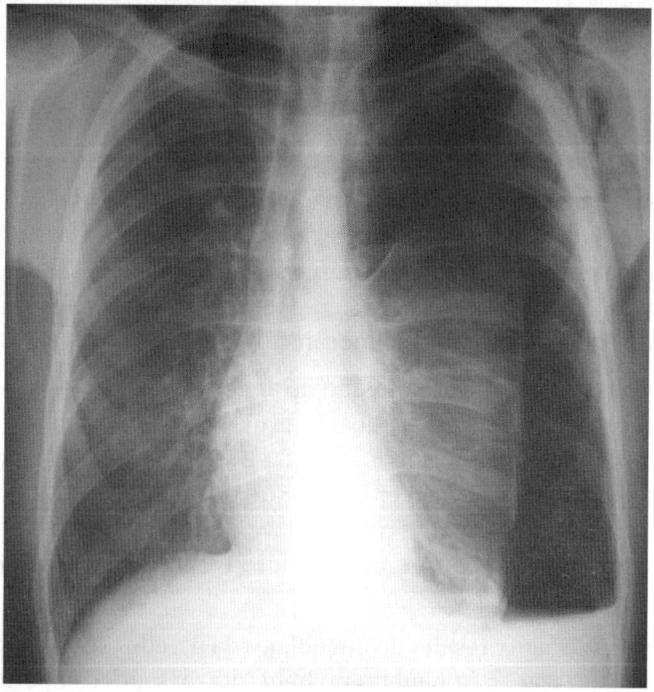

Fig. 23-3. Radiografia de tórax – pneumotórax à esquerda.

Neste capítulo vamos nos deter basicamente no pneumotórax hipertensivo, por ser uma das principais causas de choque obstrutivo. A causa mais comum de pneumotórax hipertensivo é a ventilação mecânica com pressão positiva quando o doente tem uma lesão pleuropulmonar. Entretanto, pode constituir-se em complicação de um pneumotórax simples devido a um trauma penetrante ou contuso do tórax, acompanhado de lesão parenquimatosa pulmonar, sempre que esta lesão não cicatrize. Outra possível causa é a lesão decorrente de tentativas mal direcionadas de inserção de cateteres venosos centrais, seja por via subclávia ou por jugular interna. Ocasionalmente, o pneumotórax hipertensivo pode resultar de lesões traumáticas da parede torácica seja porque a lesão se constitui em mecanismo valvular unidirecional, seja porque foi ela recoberta, incorretamente, por um curativo oclusivo. Pode também ser resultado de fraturas com grande desvio da coluna torácica.[16]

O quadro clínico característico apresenta-se com dor torácica, dispnéia, taquicardia, hipotensão, desvio da traquéia, ausência de murmúrio vesicular unilateral, turgência jugular, enfisema subcutâneo e cianose como manifestação tardia.[17] Pela semelhança dos sintomas, o pneumotórax hipertensivo pode, inicialmente, ser confundido com tamponamento cardíaco. A diferenciação pode ser feita pelo timpanismo notado à percussão e pela ausência de murmúrio vesicular no hemitórax afetado.

O diagnóstico de pneumotórax hipertensivo é clínico e seu tratamento nunca deve ser postergado à espera de confirmação radiológica. Contudo, a imagem radiológica de um pneumotórax hipertensivo revela um grande volume de ar no hemitórax afetado e desvio contralateral das estruturas do mediastino.[16]

O pneumotórax hipertensivo exige a descompressão imediata e é tratado inicialmente pela rápida inserção de uma agulha de grosso calibre no segundo espaço intercostal na linha hemiclavicular do hemitórax afetado. Esta manobra converte a lesão em um pneumotórax simples. (Nota: Existe a possibilidade de ocorrer pneumotórax subseqüente à própria inserção da agulha). O tratamento definitivo geralmente exige apenas a inserção de um dreno de tórax no 5º espaço intercostal (linha mamilar), entre a linha axilar anterior e a média.[16]

Portanto, a presença de insuficiência respiratória aguda, enfisema subcutâneo, ausência de murmúrio vesicular, timpanismo à percussão e desvio de traquéia sugere fortemente o diagnóstico e autoriza a descompressão torácica sem esperar a confirmação radiológica.[16]

OUTRAS CAUSAS DE CHOQUE OBSTRUTIVO

Neoplasias de mediastino

Tumores de mediastino podem algumas vezes causar choque cardiogênico por obstrução de veias cava superior e inferior, ou do átrio esquerdo ou direito, diminuindo conseqüentemente a pré-carga, ou ainda por compressão da artéria pulmonar com conseqüente desvio do septo interventricular (Fig. 23-4).[17-20] Entre os tumores de mediastino mais comumente implicados como causa de choque cardiogênico, podemos citar linfomas, mixomas, carcinomas broncogênicos e metástases, como metástases de carcinoma hepatocelular de mamas e de tireóide, para as veias cava e o átrio direito.[25,26]

O diagnóstico de tumores de mediastino invadindo o átrio esquerdo deve ser feito preferencialmente por ecocardiografia transesofágica,[17,20] já o diagnóstico de outros tumores de mediastino pode ser feito através de tomografia de tórax ou ressonância nuclear magnética. O tratamento deverá ser realizado conforme o diagnóstico histopatológico.

HÉRNIA DIAFRAGMÁTICA

Hérnia diafragmática é descrita em casos de traumatismos de grande intensidade,[21] podendo também ocorrer em outras situações nas quais se aumente fortemente a pressão intra-abdominal, por exemplo durante um trabalho de par-

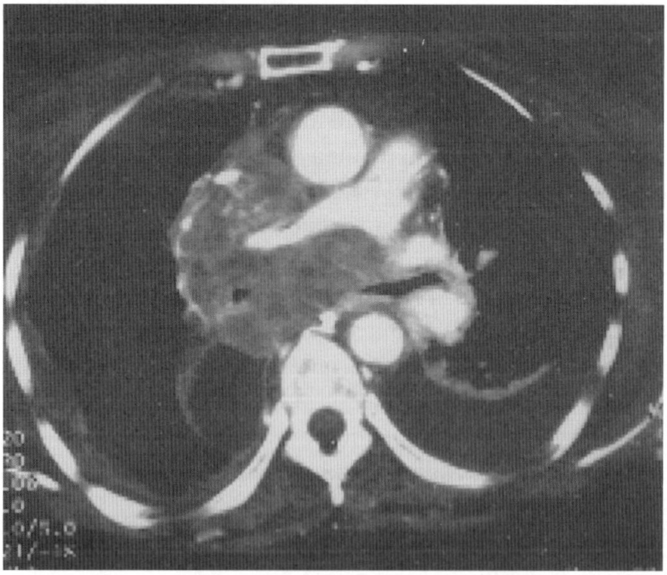

Fig. 23-4. Tumor de mediastino comprimindo artéria pulmonar direita.

to.[22] Após a ruptura diafragmática ocorre herniação de vísceras intra-abdominais para o tórax, o que pode ser seguido por colapso pulmonar com tamponamento pericárdico e compressão de veias cava, com conseqüente diminuição do retorno venoso e choque[21,29] (Fig. 23-5).

O diagnóstico de ruptura diafragmática requer um alto índice de suspeição em pacientes que apresentam dor torácica posterior ou abdominal, associada a vômitos e sintomas cardiorrespiratórios, logo após um súbito aumento da pressão intra-abdominal ou trauma. Este diagnóstico pode ser confirmado através da passagem de uma sonda nasogástrica, que quando aparecer na cavidade torácica na radiografia de tórax, confirma o diagnóstico de lesão diafragmática, porém, se não for possível visualizar a sonda, deve-se realizar um estudo contrastado através da sonda.[28]

O tratamento é com drenagem torácica e subseqüente tratamento cirúrgico com rafia diafragmática.[21]

HEMOTÓRAX MACIÇO

O hemotórax maciço resulta de um rápido acúmulo de mais de 1.500 ml de sangue na cavidade torácica. É causado comumente por ferimentos penetrantes que rompem vasos sistêmicos ou hilares. Pode também estar associado a pneumotórax hipertensivo concomitante. Na maioria dos casos o choque se mani-

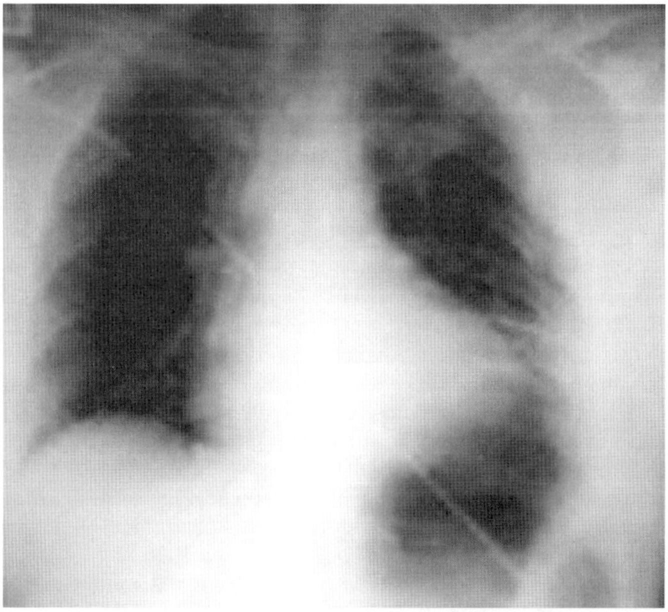

Fig. 23-5. Hérnia diafragmática à direita.

festa principalmente por um componente hipovolêmico, mas também pode ser causado pelo desvio e compressão de estruturas mediastinais.[28]

O diagnóstico de hemotórax maciço é realizado através da associação entre choque com ausência de murmúrio vesicular, macicez à percussão de um dos hemitóraces ou ambos.[28]

Deve ser tratado inicialmente com reposição volêmica e descompressão da cavidade torácica, realizadas simultaneamente. Se o volume drenado for superior a 1.500 ml, é muito provável que o doente venha a necessitar de uma toracotomia de urgência.[28]

REFERÊNCIAS BIBLIOGRÁFICAS

1. Cotran RS, Kumar V, Robbins SL. Distúrbios hídrico e hemodinâmicos. In: *Robbins: Patologia estrutural e functional.* 4ª ed. Rio de Janeiro: Editora Guanabara Koogan, 1989. p. 88-99.
2. Guyton AC. Choque circulatório e fisiologia de seu tratamento. In: *Tratado de Fisiologia Médica.* 8ª ed. Rio de Janeiro: Editora Guanabara Koogan, 1992. p. 230-37.
3. Knobel E, Akamine N, Fernandes Jr CJ. Fisiopatologia dos estados de Choque. In: Knobel E. *Condutas no paciente grave.* 2ª ed. São Paulo: Atheneu, 1998. p. 4-15.
4. Kirchgatterer A, Schwarz CD, Holler E, et al. Cardiac tamponade following acupunture. *Chest* 2000;117(5):1510-11.
5. Peper WA, Obeid FN, Horst HM, et al. Penetrating injuries of the mediastinum. *Am Surg* 1986;53:359-65.
6. Braunwald E. *Heart Disease: A textbook of Cardiovascular Medicine.* 5th ed. Philadelphia: Saunders, 1998. p. 1491.
7. Klopfen Stein HS, Cogswell TL, Bernath GA et al. Alternations in intravascular volumes affect the relation between right ventricular diastolic collapse and the hemodynamic severity of cardiac tamponade. *J Am Coll Cardiol* 1985;6:1057-63.
8. Zhang H, Spapen H, Vincent JL. Effects of dobutamine and norepinephrine on oxigen availability in tamponade-induced stagnant hypoxia: A prospective, randomized controlled study. *Crit Care Med* 1994;22:299-305.
9. Krikorian JG, Hancock EW. Pericardiocentesis. *Am J Med* 1978;65:808-13.
10. Callahan JA, Seward JB, Nishimura RA et al. Two-dimensional echocardiographically guided pericardiocentesis: experience in 117 consecutive patients. *Am J Cardiol* 1985;55:476-81.
11. Morgan CD, Marshall AS, RossJR. Catheter dreinage of the pericardium. Its safety and efficacy. *Can J Surg* 1989;32:331-35.
12. Levine MJ, Lorell BH, Diver DJ, Come PC. Implications of echocardiographically-assisted diagnosis of pericardial tamponade in contemporary medical patients: detection prior to hemodynamic embarrassment. *J Am Coll Cardiol* 1991;17:59-64.
13. Wurtz A, Chambon JP, Millaire A, et al. Pericardioscopy: Techiniques, indications and results. A propose of an experience with 70 cases. *Ann Chir* 1992;46:188-90.
14. Stark P. Imaging of pneumotorax. *Up To Date* 8,1. Sep 1996.
15. Stauffer J. The Lung. In: McPhee S, et al. *Current Medical Diagnose and Treatment.* Stamford: Appleton & Lange, 1996. p. 292-93.
16. Advanced Trauma Life Suport (ATLS). *Trauma Torácico.* 1997 Cap. 4. p. 128-29.

17. Lynch M, Balk MA, Lee RB, Martin RP. Role of transesophageal echocardiography in the managementof patients with bronchogenic carcinoma invading the left atrium. *Am J Card* 1995;76:1101-102.
18. Kato Y, Tanaka N, Kobayashi K, Ikeda T, Hattori N, Nonomura A. Growth of hepatocelular carcinoma into the right atrium. *Ann Int Med* 1983;99:472-74.
19. Moore JA, DeRan BP, Minor R, Arthur J, Fraker T. Transesophageal echocardiographic evaluation of intracardiac lymphoma. *Am Heart Journal* 1992;124:514-16.
20. Keefe DL. Cardiovascular emergencies in the cancer patient. *Seminars in Oncology* 2000;27:244-55.
21. Advanced Trauma Life Suport (ATLS). *Ruptura traumática do diafragma.* 1997 Cap. 4. p. 136-37.
22. Ortega-Carnicer J, Ambrós A, Alcazar R. Obstructive shock due to labor-related diaphragmatic hernia. *Crit Care Med* 1998;26:616-18.

24

Choque Obstrutivo por Embolia Pulmonar Maciça

Francisco Luiz Gomide Mafra Magalhães
Álvaro Réa-Neto

INTRODUÇÃO

A embolia pulmonar maciça é uma situação crítica e catastrófica, que pressupõe uma oclusão de pelo menos 50% do leito arterial pulmonar, caracterizada por instabilidade hemodinâmica [pressão arterial sistólica (PAS) < 90 mmHg ou queda na PAS de pelo menos 40 mmHg por um período maior que 15 minutos] e que não pode ser explicada por hipovolemia, sepse ou uma nova arritmia cardíaca. Geralmente, resulta em falência aguda do ventrículo direito, comprometendo o enchimento ventricular esquerdo e determinando o óbito em uma a 2 horas de evolução.[1]

Embolia pulmonar submaciça pode ser definida como ausência de alterações hemodinâmicas, mas com sinais ecocardiográficos de disfunção de ventrículo direito. Embolia pulmonar não-maciça engloba todas as outras formas sem instabilidade hemodinâmica ou disfunção de ventrículo direito.[1,2]

EPIDEMIOLOGIA

Estima-se que existam pelo menos 600.000 casos de embolia pulmonar por ano nos Estados Unidos, com no mínimo 50.000 mortes neste período. Dados do *International Cooperative Pulmonary Embolism Registry* (ICOPER), que englobou 2.454 pacientes de 7 países, mostrou uma prevalência de 4,2% de casos de embolia pulmonar maciça.[4] Em torno de 10% dos casos sintomáticos são fatais em menos de 1 hora do início dos sintomas. A incidência de tromboembolismo venoso na UTI é de pelo menos 30%, sendo metade desses casos de embolia pulmonar.

A embolia pulmonar, a manifestação clínica mais temida da doença tromboembólica, permanece como a causa mais comum de morte inesperada em pacientes hospitalizados. A mortalidade em 3 meses de todos os casos de embolia pulmonar é de 15%. Pacientes com embolia pulmonar maciça apresentam uma mortalidade em torno de 50%. Apenas 30% dos casos de embolia pulmonar são diagnosticados antes da morte. Muitos casos de óbitos decorrentes de embolia pulmonar maciça não-diagnosticada são erroneamente atribuídos a síndromes coronarianas agudas ou arritmias ventriculares.[3,4]

As discrepâncias entre os diagnósticos clínicos e os achados de autópsia são bem conhecidas. O encontro de pacientes com embolia pulmonar não-suspeitada e diagnosticada após a morte não tem diminuído, mesmo entre aqueles que morreram de embolia maciça ou submaciça. Uma metanálise de 12 estudos pós-morte de 1971 a 1995 mostrou que mais de 70% das embolias pulmonares maiores não foram diagnosticadas pelos clínicos.[5] Além disso, em razão do já conhecido efeito fisiológico da persistência da atividade fibrinolítica endógena pós-morte, a prevalência da embolia pulmonar pode estar sendo subestimada, dependendo do tempo entre o óbito e a realização do estudo anatomopatológico.

Apesar de todos os avanços tecnológicos nos últimos 40 anos, a prevalência e a mortalidade da embolia pulmonar permanecem altas. Este é o exemplo típico do paradoxo da medicina moderna, pois ao mesmo tempo em que o conhecimento e a tecnologia médica evoluem, melhorando o suporte do doente crítico e a longevidade dos pacientes com doenças malignas, cardíacas e respiratórias, a embolia pulmonar se torna, conseqüentemente, um problema clínico cada vez mais comum em nosso meio.

FATORES DE RISCO

A presença de fatores de risco predisponentes para tromboembolismo venoso aumenta a suspeição clínica. Eles costumam atuar de forma concomitante, embora existam casos de embolia pulmonar em que não haja a presença de nenhum fator de risco conhecidamente envolvido. Os fatores de risco estão intimamente associados direta ou indiretamente a estase venosa, lesão endotelial e hipercoagulabilidade, elementos que compõem a clássica tríade descrita por Rudolf Virchow há mais de 150 anos. História de tromboembolismo prévio, idade avançada, imobilização, neoplasia, cirurgia, gravidez, obesidade, tabagismo, estrógenos e trombofilias são os fatores de risco mais freqüentemente relacionados com o tromboembolismo venoso (Fig. 24-1). Doenças crônicas como insuficiência cardíaca, infarto agudo do miocárdio, acidente vascular cerebral e doença pulmonar obstrutiva crônica estão intimamente relacionadas ao tromboembolismo venoso como co-morbidades predisponentes e cujo mecanismo fisiopatológico envolvido é sempre multifatorial. Em pacientes criti-

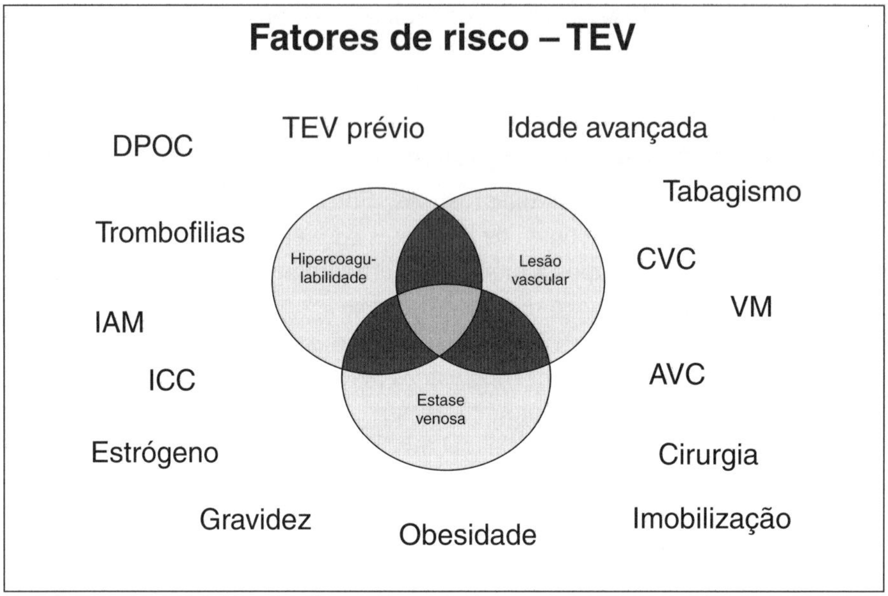

Fig. 24-1. Fatores de risco relacionados ao tromboembolismo venoso. AVC = acidente vascular cerebral; CVC = cateter venoso central; DPOC = doença pulmonar obstrutiva crônica; IAM = infarto agudo do miocárdio; ICC = insuficiência cardíaca congestiva; TEV = tromboembolismo venoso; VM = ventilação mecânica.

camente doentes em UTI, o uso de cateter venoso central e ventilação mecânica também tem sido considerado fator de risco para o tromboembolismo venoso.

FISIOPATOLOGIA

Dependendo da ação pró-coagulante predisponente dos fatores de risco e antifibrinolítica endógena, haverá maior ou menor propensão ao desenvolvimento e embolização do trombo. A localização e o tamanho do trombo no leito pulmonar arterial, o estado cardiovascular prévio subjacente e a liberação de mediadores neuro-humorais locais e sistêmicos determinam o impacto cardíaco, hemodinâmico e pulmonar da doença tromboembólica. É importante salientar que a embolia pulmonar costuma ser uma doença recorrente e os trombos apresentam-se de tamanhos e localizações distintas e em diferentes graus de organização.

As conseqüências fisiopatológicas decorrentes da obstrução do leito arterial pulmonar de forma aguda são multifatorais e complexas, envolvendo alterações abruptas das pressões pulmonar e sistêmica, e do débito cardíaco.[1] Na embolia pulmonar maciça, o aumento agudo da pós-carga do ventrículo direito (VD) determina aumento do trabalho e do consumo de O_2 dessa câmara para compensar o aumento da resistência arterial pulmonar. Como o VD não é uma câmara hipertrofiada capaz de suportar um grande aumento de pressão, ocorre distensão patológica e desvio de septo interventricular para esquerda. Esta geometria anormal do VD repercute no ventrículo esquerdo (VE), diminuindo sua capacidade de enchimento. Ocorre então redução da pré-carga do VE determinando a queda do débito cardíaco sistêmico e conseqüente choque, dependendo da magnitude destas alterações. Isquemia cardíaca, pelo aumento do consumo de O_2 pelo miocárdio e restrição diastólica do VE, por encarceramento pericárdico secundário ao aumento do VD, também podem ser responsáveis pela queda do débito cardíaco na embolia pulmonar maciça.

A combinação de disfunção ventricular direita e redução da pré-carga ventricular esquerda com queda do débito cardíaco geram um quadro sistêmico de hipoperfusão, de forma que podemos considerar que a embolia pulmonar maciça se comporta hemodinamicamente como um "choque obstrutivo ao coração direito" e um "choque hipovolêmico ao coração esquerdo".

As repercussões respiratórias da embolia pulmonar decorrem de alteração da relação $\dot{V}/\dot{Q}$, a qual está aumentada em áreas hipoperfundidas e reduzida em algumas áreas relativamente hiperperfundidas ou em zonas de atelectasia. Também ocorre *shunt* devido à abertura de anastomoses arteriovenosas pulmonares preexistentes ou à presença de um forame oval patente. Atelectasia, comumente secundária a perda de surfactante, além de reduzir a quantidade de alvéolos disponíveis, aumenta ainda mais a resistência vascular pulmonar.[3] Infarto pulmonar verdadeiro é raro e quando ocorre é mais comum em pacientes com doença cardiopulmonar prévia.[1]

O componente neuro-humoral atua secundariamente às repercussões hemodinâmicas e respiratórias da embolia pulmonar. A hipoxemia estimula o tônus simpático, que determina vasoconstrição sistêmica e aumento do retorno venoso, piorando a disfunção do VD e o conseqüente colapso hemodinâmico. Agentes vasoconstritores locais como serotonina, histamina, citocinas e moléculas relacionadas às plaquetas, liberados na fase aguda pelo êmbolo pulmonar, aumentam ainda mais a pressão na artéria pulmonar. Como essas moléculas têm uma curta meia- vida na circulação, esse efeito é transitório.[3,7] Também foi constatado que o VD agudamente distendido libera peptídio natriurético do tipo B (BNP) e outros peptídios natriuréticos, além de troponinas, secundariamente à isquemia.[8]

Na maioria dos casos de embolia pulmonar maciça, esses vários mecanismos hemodinâmicos, pulmonares e neuro-humorais ocorrem concomitantemente e interagem, conforme ilustra a Figura 24-2.

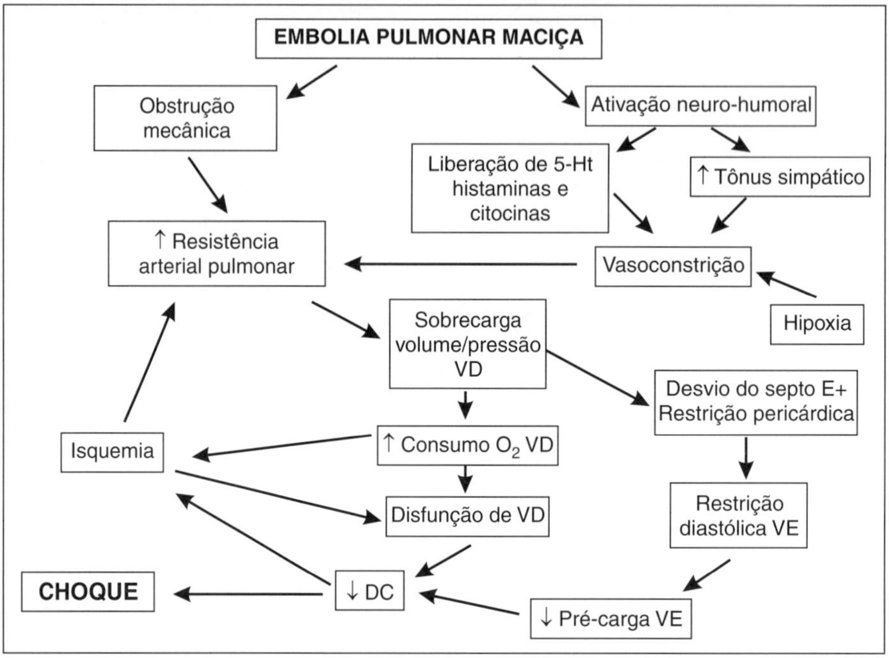

Fig. 24-2. Repercussões fisiopatológicas na embolia pulmonar maciça.

MANIFESTAÇÕES CLÍNICAS

Infelizmente, a história e o exame físico são notoriamente insensíveis e inespecíficos no tromboembolismo venoso.[7] É importante, portanto, um alto grau de suspeição clínica. Isto é, quando um paciente, principalmente com fatores de risco, apresenta um quadro clínico suspeito dentro de um cenário apropriado (pós-operatório, neoplasia, imobilização), essa hipótese deve ser imediatamente aventada e só desconsiderada quando a impressão clínica e a somatória de todos os testes diagnósticos puderem, real e firmemente, desviar o raciocínio do médico em outro sentido.

Ao contrário dos pacientes estáveis clinicamente, nos quais a dispnéia e a dor torácica são os sintomas mais freqüentes, na embolia pulmonar maciça as repercussões de disfunção ventricular direita aguda, como aumento da pressão venosa jugular e do componente pulmonar da segunda bulha, queda do débito cardíaco com hipotensão arterial sistêmica e insuficiência respiratória são as principais alterações detectadas.

Como demonstra o Quadro 24-1, comparando os diferentes sintomas e sinais clínicos da embolia pulmonar maciça e submaciça, pode-se notar que cia-

Quadro 24-1. Características clínicas da embolia pulmonar maciça e submaciça (Adaptado de Bell *et al.*)[6]

Características clínicas	*EP maciça (% de pacientes)*	*EP submaciça (% de pacientes)*
Dor torácica	85	82
Dispnéia	85	82
Hemoptise	23	40
Síncope	20	4
Taquipnéia	95	87
Cianose	25	9
Hiperfonese de P_2	58	45
Diaforese	42	27

nose, diaforese, P_2 hiperfonética e síncope são achados que caracterizam um quadro mais grave e, portanto, devem ser precocemente percebidos e valorizados. Ao contrário do que se pode intuitivamente pensar, a hemoptise não é uma manifestação comum na embolia pulmonar maciça, pois costuma ser decorrente de um pequeno infarto pulmonar periférico, geralmente associado também à clássica dor pleurítica. Hipertermia superior a 37,8°C pode ser encontrada em mais da metade dos pacientes e não deve ser confundida com febre de origem infecciosa.

Em pacientes críticos com suporte ventilatório invasivo, o desafio diagnóstico é ainda maior. Sinais e sintomas como dispnéia, taquipnéia, hipoxia, dor torácica, taquicardia, febre, hipotensão e hemoptise são comuns na UTI, porém inespecíficos para embolia pulmonar aguda. Na UTI, os sinais clássicos que devem imediatamente lembrar a possibilidade de um evento tromboembólico agudo são: início ou piora do quadro de insuficiência respiratória aguda, queda da saturação arterial de oxigênio, ou taquicardia sem outra explicação e choque de etiologia indefinida. Estes elementos, mesmo isolados, requerem intervenção diagnóstica e terapêutica precoce, já que se trata de um paciente criticamente doente, freqüentemente com reserva cardiovascular baixa e outras co-morbidades associadas que aumentam ainda mais a já elevada mortalidade da embolia pulmonar.

EXAMES COMPLEMENTARES

Gasometria arterial

Pacientes com embolia pulmonar, sem qualquer tipo de suporte ventilatório, em geral apresentam hipoxemia e alcalose respiratória, sendo que somente 15% dos casos apresentam PaO_2 igual ou superior a 80 mmHg. A hipoxemia é um achado extremamente freqüente na embolia pulmonar maciça e comum na embolia submaciça. Considera-se que mesmo quando a gasometria arterial é normal, não se pode afastar a possibilidade de embolia pulmonar, pois pode significar apenas que a quantidade de trombo embolizada é pequena. Em pacientes com baixa reserva cardiopulmonar secundária a uma doença crônica, a avaliação da PaO_2 fica prejudicada, principalmente na doença pulmonar crônica e na insuficiência cardíaca congestiva.

D-dímero

O D-dímero é uma molécula liberada inespecificamente no plasma em qualquer situação em que haja ativação da cascata da coagulação e formação de trombo com estímulo da fibrinólise endógena. A presença de monômeros de fibrina ativa o sistema fibrinolítico e determina sua lise pela plasmina, o que libera no plasma os chamados produtos de degradação da fibrina, dentre os quais, o D-dímero. Detectado preferencialmente pelo método ELISA, apresenta uma excelente sensibilidade de 98% com um valor preditivo negativo bastante elevado, podendo, quando negativo, virtualmente excluir o diagnóstico de embolia pulmonar grave. Sua especificidade, no entanto, é muito baixa (45%), pois diversas situações como idade avançada, pós-operatório, infecção, neoplasia, doença cardiovascular, gravidez, entre outras, podem apresentar teste positivo sem absolutamente nenhum valor ou significado clínico. Como a maioria dos pacientes de UTI apresenta D-dímero positivo, estudos são necessários para validar este método como uma estratégia diagnóstica custo-efetiva.

Troponina e BNP

A elevação da troponina, decorrente da isquemia miocárdica secundária, e do peptídio natriurético tipo B (BNP), liberado na distensão do VD, está intimamente relacionada com maiores taxas de complicações, recorrência e mortalidade, sendo considerados importantes marcadores bioquímicos no prognóstico da embolia pulmonar.

Eletrocardiografia

As anormalidades eletrocardiográficas, que incluem bloqueio de ramo direito, sobrecarga de câmaras direitas, onda Q com inversão da onda T em DIII e onda S em DI (padrão S1Q3T3) e inversão da onda T nas derivações precordiais, são inespecíficas e costumam ser encontradas em menos de 10% dos pacientes. Entretanto, quando presentes e novas, essas alterações podem contribuir para a suspeita diagnóstica quando aliadas a outros achados clínicos, laboratoriais e de imagem. Somente um terço dos pacientes com embolia pulmonar maciça ou submaciça tem manifestações eletrocardiográficas de *cor pulmonale* agudo como S1Q3T3, bloqueio de ramo direito ou onda P-*pulmonale*.[7] Dessa forma, o eletrocardiograma não é importante para corroborar o diagnóstico de embolia pulmonar, mas é fundamental no diagnóstico diferencial, excluindo, por exemplo, síndromes coronarianas agudas.

Radiografia de tórax

As taxas de radiografias de tórax normal na embolia pulmonar são extremamente elevadas, variando na literatura entre 30% e 80%. Entretanto, na embolia pulmonar maciça, 80% a 90% dos pacientes apresentam alguma anormalidade na radiografia de tórax, sendo as mais comuns: alargamentos do hilo e da artéria pulmonar e aumento de câmaras cardíacas direitas.[10]

Quando presente algum achado radiográfico na embolia pulmonar, derrame pleural, atelectasia, infiltrado pulmonar e discreta elevação do hemidiafragma são os mais comuns.[9] Outras alterações radiológicas "clássicas", como infarto pulmonar em forma de "cone de Hampton" ou redução da vascularização – sinal de Westermark, são sugestivas de embolia pulmonar, mas raras.[7] Mesmo sem achados específicos, a radiografia de tórax, inclusive à beira de leito, é essencial para afastar outras possibilidades diagnósticas como pneumonia, pneumotórax, edema agudo de pulmão, entre outros. Lembrar sempre que radiografia de tórax normal em paciente internado com insuficiência respiratória hipoxêmica sem evidências de broncoespasmo sugere fortemente o diagnóstico de embolia pulmonar.

Ecocardiografia

A ecocardiografia tem se tornado cada vez mais um exame de grande importância, principalmente em pacientes instáveis nos quais pode ser realizada à beira do leito. Em pacientes com choque, a ecocardiografia pode ser o teste de escolha para sugerir o diagnóstico de embolia pulmonar.[13] A avaliação da dimensão das câmaras cardíacas direitas e, principalmente, sinais de disfunção do ventrículo direito, além da estimativa da pressão na artéria pulmonar, são dados fundamentais na avaliação clínica que podem estabelecer prognóstico e determinar condutas. Embora a ecocardiografia transtorácica seja importante na avaliação da disfunção de ventrículo direito (Fig. 24-3), sua acurácia para visualização de trombo é baixa. A ecocardiografia transesofágica, por outro lado, possui uma sensibilidade de 98% e especificidade de 86% na detecção de trom-

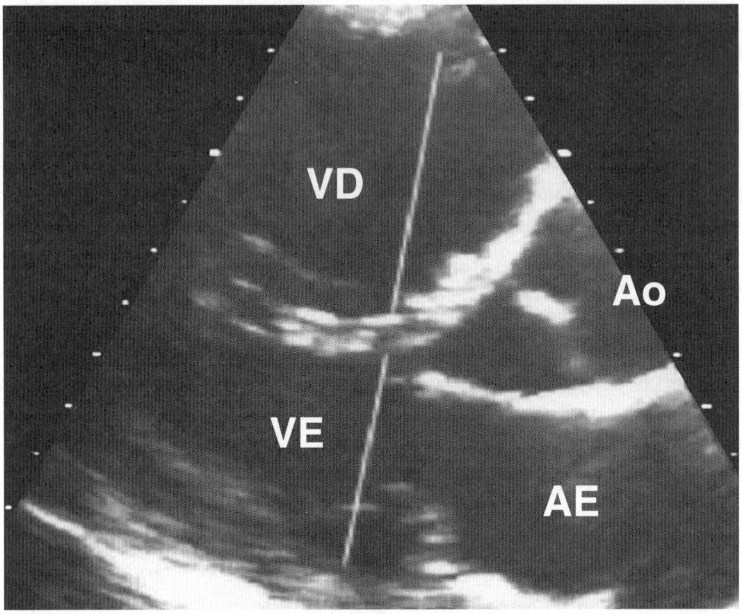

Fig. 24-3. Importante alargamento do VD visualizado pela ecocardiografia em um paciente com embolia pulmonar maciça e grave disfunção de ventrículo direito.

bos de localização central, isto é, tronco da artéria pulmonar ou seus ramos principais, que são as causas mais comuns de embolia pulmonar maciça.[11]

A ecocardiografia pode também detectar outras situações clínicas que correspondem a importantes diagnósticos diferenciais, como dissecção aórtica, tamponamento cardíaco, endocardite ou infarto agudo do miocárdio.

A repercussão no VD decorrente do aumento da pós-carga detectada pela ecocardiografia é o maior determinante de prognóstico em curto prazo, quando a embolia pulmonar é clinicamente suspeitada.[14] Alguns achados ecocardiográficos, como hipocinesia moderada a grave de VD, hipertensão pulmonar persistente, forame oval patente e trombo livre em câmaras direitas são marcadores de maior risco de morte. Em pacientes com embolia pulmonar submaciça (PA sistólica maior que 90 mmHg) a disfunção do VD, detectada pela ecocardiografia, é um forte e independente previsor de mortalidade.[15] Esse importante método diagnóstico e prognóstico não-invasivo tem cada vez mais um papel fundamental na estratificação de risco do paciente com embolia pulmonar, podendo definir e guiar a conduta terapêutica mais apropriada, como veremos mais adiante.

Cintilografia pulmonar

Em pacientes com quadro clínico mais estável, a cintilografia de ventilação e perfusão do pulmão pode ser considerada na investigação inicial e deve ser realizada somente naqueles com radiografia de tórax normal e sem história de doença cardiopulmonar. Nesses casos, apresenta boa sensibilidade; porém, na embolia pulmonar maciça, esse é um exame praticamente inexeqüível, devido às condições clínicas críticas do doente, que inviabilizam um transporte seguro.

Tomografia helicoidal e angiorressonância

A boa precisão, com custo e riscos de efeitos adversos menores que a arteriografia, além da possibilidade de afastar diagnósticos diferenciais importantes, são as principais vantagens destes métodos. Apresentam boa sensibilidade para identificar trombos em ramos principais, lobares e segmentares e estão definitivamente substituindo a cintilografia (Fig. 24-4).

A angiorressonância tem a vantagem de obtenção de imagem com alta sensibilidade, sem necessidade da utilização de contraste iodado e sem exposição à radiação (Fig. 24-5). Essas técnicas, infelizmente, são praticamente impossíveis de ser realizadas em pacientes críticos.

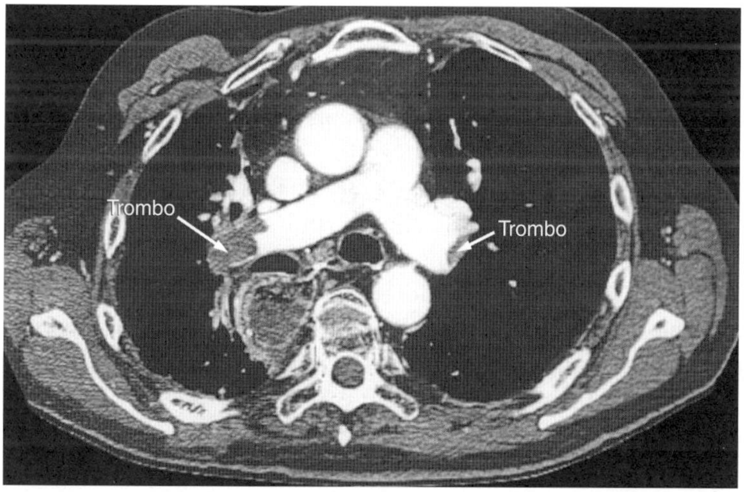

Fig. 24-4. Tomografia helicoidal mostrando trombo na artéria pulmonar direita e esquerda.

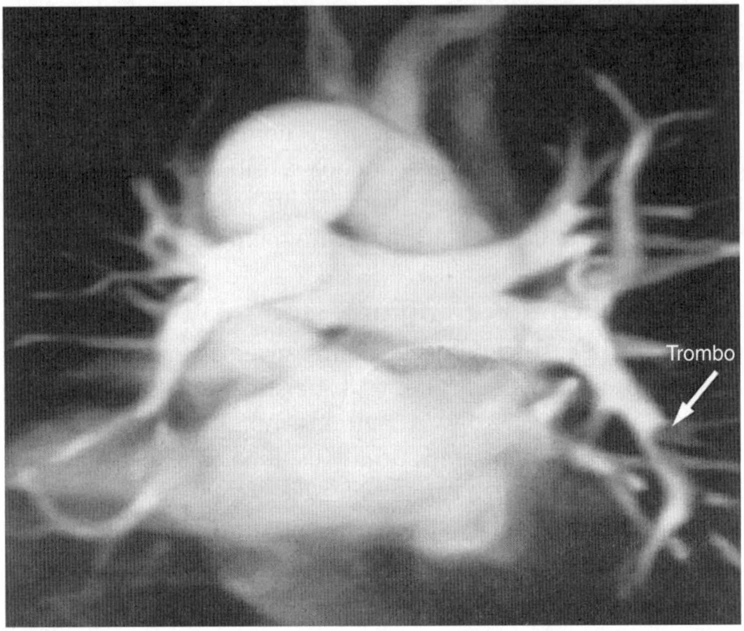

Fig. 24-5. Angiorressonância magnética mostrando imagem negativa compatível com trombo no ramo da artéria pulmonar esquerda.

Arteriografia pulmonar

A arteriografia pulmonar é o exame mais preciso para confirmar o diagnóstico de embolia pulmonar, sendo reservada quando os testes não-invasivos são inconclusivos na permanência de alta suspeição clínica. Embora seja o padrão-ouro para diagnóstico de embolia pulmonar, é uma técnica invasiva, dispendiosa, que depende da experiência do examinador, necessita do transporte do doente e apresenta um potencial não-desprezível de complicações que vão da nefrotoxicidade à morte. A mortalidade relacionada à arteriografia pulmonar, em grandes centros com hemodinamicistas experientes, é de aproximadamente 0,5%.[16]

ESTRATÉGIA DIAGNÓSTICA

Como a clínica e os testes não-invasivos são comumente inespecíficos, a análise criteriosa e precisa da combinação de vários elementos – quadro clínico, exames laboratoriais, ecocardiografia e outros exames de imagem – permitem estimar a probabilidade do diagnóstico da embolia pulmonar. No paciente crítico, o desafio é ainda maior e uma estratégia diagnóstica sistematizada é necessária para dar suporte às diferentes terapêuticas que, quando instituídas de for-

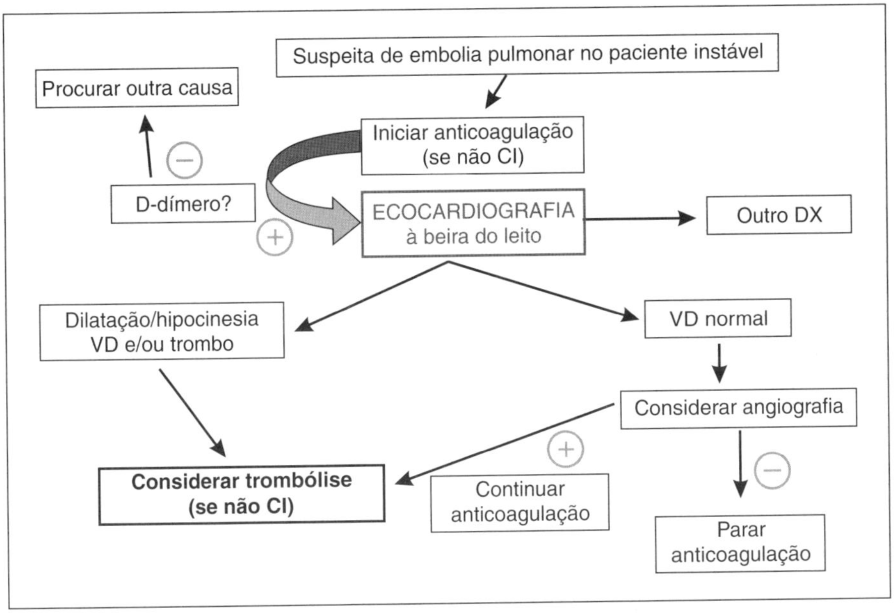

Fig. 24-6. Estratégia diagnóstica na suspeita de embolia pulmonar em paciente crítico. CI = contra-indicado; DX = diagnóstico.

ma precoce, oferecem ao paciente uma possibilidade de reversão do quadro grave de choque. Portanto, a combinação de uma avaliação de probabilidade clínica e o uso de métodos não-invasivos de imagem é preferível na abordagem do paciente crítico com suspeita de tromboembolismo venoso. Devido à heterogeneidade da população de pacientes de UTI, nenhum dos algoritmos clínicos descritos é validado para pacientes instáveis. A Figura 24-6 ilustra uma proposta na abordagem do paciente instável com suspeita de embolia pulmonar. Deve-se ressaltar que pacientes com co-morbidades cardiopulmonares prévias ou em ventilação mecânica com pressão positiva, por exemplo, podem apresentar alterações ecocardiográficas de disfunção de VD sem nenhuma relação com evento tromboembólico. A ecocardiografia transesofágica à beira do leito é de simples realização e deve complementar a transtorácica, já que apresenta alta sensibilidade na detecção de trombos centrais.

TRATAMENTO

Terapia de suporte

A abordagem terapêutica inicial do paciente com embolia pulmonar maciça consiste nas medidas de suporte ventilatório e hemodinâmico, o mais precocemente possível. Ventilação mecânica invasiva, reposição volêmica e uso de agentes vasopressores costumam ser necessários nesta fase. O aumento agudo da pressão no VD desvia o septo para a esquerda, determinando restrição diastólica do VE e queda do débito cardíaco. Essa interdependência ventricular diastólica significa que a disfunção de VD contribui para redução global do débito cardíaco. Portanto, o uso não-criterioso de cristalóides ou colóides, ao aumentar excessiva e desnecessariamente a pré-carga do VD, pode deteriorar ainda mais a já comprometida função ventricular direita, piorando abruptamente o choque. Em virtude disso, o benefício da reposição volêmica é questionável e, de uma maneira geral, não deve exceder 500 ml, salvo em pacientes nitidamente hipovolêmicos.[1] A avaliação da disfunção ventricular pela ecocardiografia à beira do leito pode nos fornecer elementos para monitorizar e administrar fluidos de forma menos prejudicial ao paciente com embolia pulmonar maciça. Dobutamina e dopamina aumentam o débito cardíaco e diminuem a resistência vascular pulmonar, e podem ser usadas em pacientes com índice cardíaco baixo e pressão arterial normal. Adrenalina e noradrenalina devem ser reservadas para pacientes hemodinamicamente em choque.[1] O uso de vasodilatadores, como isoproterenol, não é aconselhável, pois reduzem a pressão de perfusão do VD, exacerbando a isquemia.[17] Quando a ventilação mecânica é necessária, lembrar que a pressão positiva intratorácica reduz o retorno venoso e piora a disfunção ventricular direita nos pacientes hipovolêmicos. Nesses casos, sugere-se utilizar volumes correntes mais baixos.[1]

Anticoagulação

A terapia anticoagulante reduz a mortalidade dos pacientes com embolia pulmonar em aproximadamente 75%.[1] Portanto, não havendo contra-indicações absolutas, heparina (não-fracionada – HNF, ou de baixo peso molecular – HBPM) deve ser prontamente iniciada na suspeita de embolia pulmonar. A heparina não atua diretamente na lise do trombo, mas inibe sua formação adicional, permitindo a ação do sistema fibrinolítico endógeno.

As doses, na embolia pulmonar maciça, são 10.000 U EV bolo seguidas de 1.250 U/hora, ajustadas pelo TTPa (2 a 3 vezes o valor normal), em infusão contínua para HNF[18] e 1 mg/kg subcutâneo a cada 12 horas para enoxaparina. Vários estudos têm demonstrado vantagens farmacoeconômicas no uso de HPBM em relação à HNF.[19-21] Embora o preço da HNF seja inferior ao da HBPM, há dificuldade prática no seu manejo em bomba de infusão, pois necessita de ajustes constantes baseados em exames seriados de TTPa, que são no conjunto dispendiosos, e termina por tornar-se equivalente com relação ao custo da HBPM, a qual tem eficácia e segurança demonstradas.[19,20] Além disso, a extrema dificuldade em atingir anticoagulação plena nas primeira 24 horas com a HNF tem demonstrado aumento no risco de recorrência de trombose.[30] Portanto, existe a tendência crescente, na prática clínica, de substituir a HNF pela HBPM, tanto na terapêutica quanto na profilaxia do tromboembolismo venoso.

Fondaparinux, um inibidor seletivo direto da trombina, convenientemente utilizado por via subcutânea, mostrou que é pelo menos tão efetivo e seguro quanto a heparina não-fracionada no tratamento do paciente com embolia pulmonar, tendo demonstrado tendência a determinar uma taxa de recorrência menor.[21]

Terapia trombolítica

Pacientes com instabilidade hemodinâmica e disfunção de ventrículo direito, o que caracteriza embolia pulmonar maciça, representam o subgrupo de maior mortalidade e devem receber terapia com trombolíticos, desde que não existam contra-indicações absolutas.[1] Indicações potenciais de trombolíticos na embolia pulmonar maciça, além da hipotensão, incluem insuficiência respiratória grave com relação PaO_2/FiO_2 menor que 150, acidose metabólica e parada cardíaca recente.[10] A revisão de todos os estudos publicados (randomizados e não-randomizados) sobre trombolíticos e embolia pulmonar maciça mostra uma mortalidade de 5,2% em pacientes que receberam algum regime trombolítico, comparada com 10,9% naqueles com doença tromboembólica maciça que receberam apenas terapia anticoagulante.[10] Uma revisão sistemática de 5 ensaios clínicos randomizados controlados que incluíram pacientes com embolia pulmonar maciça demonstrou que a fibrinólise reduziu o risco de morte ou recorrência da embolia pulmonar em aproximadamente 55%.[25] Estreptoquinase na dose de 250.000 UI EV em 30 minutos seguida da infusão contínua de 100.000 UI/hora por 24 horas, rtPA – 100 mg EV em 2 horas e uroquinase – 400 U/kg/hora EV por 24 horas são as opções de trombolíticos utilizadas.

A literatura mostra uma taxa de sobrevida de 73% em 48 pacientes que receberam trombolítico durante a reanimação cardiopulmonar de causa presumida ou definida como embolia pulmonar maciça.[24] Recomenda-se estreptoquinase – 1.500.000 UI EV em bolo nessa circunstância, quando o benefício puder ser maior que o risco, num paciente com parada cardíaca comprovadamente secundária à embolia pulmonar.

Sangramento é, sem dúvida alguma, a complicação mais temida na terapia trombolítica. Hemorragia intracraniana ocorre em 1% a 9% dos pacientes.[23] Sangramentos não ameaçadores à vida, como em sítios de punção ou nos dispositivos invasivos do paciente crítico, não devem abortar a trombólise.

Agentes trombolíticos também podem ser administrados localmente através do cateterismo da artéria pulmonar, pois podem promover, ao menos teoricamente, uma lise mais rápida e completa do trombo, necessidade de doses menores e menor número de complicações hemorrágicas. Esses potenciais benefícios são controversos. Um estudo controlado com embolia pulmonar maciça comprovada por angiografia não mostrou diferença na melhora dos parâmetros hemodinâmicos pulmonares e na incidência de hemorragia maior entre pacientes randomizados que receberam rtPA sistêmico e intrapulmonar.[26] Em série mais recente, envolvendo 59 pacientes com embolia pulmonar maciça, a fragmentação mecânica e a trombólise intrapulmonar determinaram melhora clínica em 56 pacientes.[27]

Trombectomia percutânea por cateter também pode ser uma opção salvadora de resgate na embolia pulmonar maciça refratária com choque obstrutivo. No entanto, as limitações metodológicas dos diversos estudos não suportam, até o momento, o uso de terapia trombolítica intrapulmonar associada ou não a dispositivos físicos. Há necessidade de mais ensaios randomizados e controlados para determinar precisamente o papel da trombólise fármaco-mecânica.

Existem várias contra-indicações para terapia trombolítica. Porém, no paciente com embolia pulmonar maciça, a maioria delas pode ser considerada relativa, como demonstra o Quadro 24-2.

A maior controvérsia ainda tem sido em relação ao uso de trombolíticos na embolia pulmonar submaciça. Cada vez mais estudos têm demonstrado que pacientes normotensos com embolia pulmonar confirmada e disfunção aguda de ventrículo direito, evidenciada por dilatação ou hipocinesia do VD na eco-

Quadro 24-2. Contra-indicações da terapia fibrinolítica na embolia pulmonar maciça

Contra-indicações absolutas

- Sangramento interno agudo
- História de hemorragia intracraniana

Contra-indicações relativas

- Cirurgia de grande porte, gravidez, biópsia de órgão ou punção venosa não-compressível nos últimos 10 dias
- Sangramento gastrointestinal nos últimos 10 dias
- AVC isquêmico nos últimos 2 meses
- Trauma importante nos últimos 15 dias
- Neurocirurgia ou cirurgia oftalmológica no último mês
- Hipertensão arterial grave não controlada (PAS > 180 mmHg; PAD > 110 mmHg)
- Reanimação cardiopulmonar recente e prolongada
- Plaquetas < 75.000/mm^3 ou outra coagulopatia
- Endocardite bacteriana
- Retinopatia hemorrágica diabética

cardiografia, podem ter benefício quando inicialmente tratados com trombolíticos, em comparação àqueles tratados somente com heparina. Estabilidade hemodinâmica é multifatorial e não pode ser determinada apenas pela pressão arterial ou freqüência cardíaca. A queda da pressão arterial sistólica é o último parâmetro a se deteriorar devido ao aumento da resistência vascular sistêmica compensatória. A tendência da literatura mundial tem sido encarar esse paciente aparentemente estável, mas de alto risco, como um forte candidato à terapia trombolítica. Entretanto, alguns autores sugerem cautela e preferem esperar para definir melhor os subgrupos de pacientes normotensos com disfunção de ventrículo direito que possam ter maior benefício comprovado.[28,29]

Embolectomia

Embolectomia pode estar indicada em pacientes com embolia pulmonar maciça que apresentam contra-indicações para terapia trombolítica ou mesmo naqueles que permanecem instáveis sem resposta à trombólise. A mortalidade é elevada e os melhores resultados são para os casos de obstrução subtotal do tronco pulmonar ou seus ramos principais.

Filtro de veia cava

Filtro de veia cava inferior está indicado para prevenção de recorrência da embolia pulmonar em pacientes com contra-indicação para anticoagulação ou na recidiva de episódios tromboembólicos em pacientes corretamente anticoagulados.

PREVENÇÃO

Indubitavelmente, o uso profilático de medidas físicas, heparina (40 mg de enoxaparina ou HNF 5.000 U a cada 8 horas, subcutâneo) ou ambas, na prevenção do tromboembolismo venoso em pacientes de risco constitui medida simples de baixo custo e alta efetividade, que comprovadamente reduz o risco de trombose venosa profunda, embolia pulmonar e morte. A incidência de complicações hemorrágicas da profilaxia com heparina tem consistentemente se mostrado idêntica nos grupos que não a receberam.

REFERÊNCIAS BIBLIOGRÁFICAS

1. Torbicki A, Van Beek EJR, Charbonnier B, Meyer G, Morpurgo M, Palla A, et al. Guidelines on diagnosis and management of pulmonary embolism. *Eur Heart J* 2000;21:1301-36.
2. Volschan A, Caramelli B, Gottschall CAM, Blacher C, Casagrande EL, Lucio EA, et al. Diretriz de embolia pulmonar. *Arq Bras Cardiol* 2004;83:2-7.

3. Rahimtoola A, Bergin JD. Acute pulmonary embolism: an update on diagnosis and management. *Curr Probl Cardiol* 2005 Feb;61-114.
4. Goldhaber SZ, Visani L, De Rosa M. Acute pulmonary embolism: clinical outcomes in the International Cooperative Pulmonary Embolism Registry (ICOPER). *Lancet* 1999;353:1386-89.
5. Mandelli V, Schmid C, Zogno C, Morpurgo M. "False negatives" and "false positives" in acute pulmonary embolism: a clinical-postmortem comparison. *Cardiologia* 1977;42:205-10.
6. Bell WR, Simon TL, DeMets DL. The clinical features of submassive and massive pulmonary emboli. *Am J Med* 1977;62(3):225-60.
7. Tapson VF. Acute pulmonary embolism. *Cardiol Clin* 2004;22:353-365.
8. Goldhaber SZ, Elliott CG. Acute pulmonary embolism: Part I: epidemiology, pathophysiology and diagnosis. *Circulation* 2003;108:2726-9.
9. Stein PD, Terrin ML, Hales CA, Palevsky HI, Saltzman HA, Thompson BT, et al. Clinical, laboratory, roentgenographic and electrocardiographic findings in patients with acute pulmonary embolism and no pre-existing cardiac or pulmonary disease. *Chest* 1991;100:598-603.
10. Gossage JR. Early intervention in massive pulmonary embolism. A guide to diagnosis and triage for the critical first hour. *Postgraduate Medicine* 2002;111:3. Available from: http://www.postgradmed.com/issues/2002/03_02/gossage1.htm
11. Wittlich N, Erbel R, Eichler A, Schuster S, Jakob H, Iversen S, et al. Detection of central pulmonary artery thromboembolism by transesophageal echocardiography in patients with severe pulmonary embolism. *J Am Soc Echocardiogr* 1992;5:515-24.
12. Simonneau G, Azarian R, Brenot F, Dartevelle PG, Musset D, Duroux P. Surgical management of unresolved pulmonary embolism. A personal series of 72 patients. *Chest* 1995;107(Suppl):52S-55S.
13. Krivec B, Voga G, Zuran I, Skale R, Pareznik M, Podbregar M, et al. Diagnosis and treatment of shock due to massive pulmonary embolism: approach with transesophageal echocardiography and intrapulmonary thrombolysis. *Chest* 1997;112:1310-6.
14. Kasper W, Konstantinides S, Geibel N, Tiede N, Krause T, Just H. Prognostic significance of right ventricular afterload stress detected by echocardiography in patients with clinically suspected pulmonary embolism. *Heart* 1997;77:346-9.
15. Kucher N, Rossi E, De Rosa M, Goldhaber SZ. Prognostic role of echocardiography among patients with acute pulmonary embolism and a systolic arterial pressure of 90 mm Hg or higher. *Arch Intern Med* 2005;165:1777-1781.
16. Stein PD, Athanasoulis C, Alavi A, Greenspan RH, Hales CA, Saltzman HA, et al. Complications and validity of pulmonary angiography in acute pulmonary embolism. *Circulation* 1992;85:462-8.
17. Layish DT, Tapson VF. Pharmacologic hemodynamic support in massive pulmonary embolism. *Chest* 1997;111(1)218-24.
18. Kucher N, Goldhaber SZ. Management of massive pulmonary embolism. *Circulation* 2005;112:e28-e32.
19. Tapson VF, Hull R. Management of venous thromboembolic disease: the impact of low-molecular weight heparin. *Clin Chest Med* 1995;16:281-94.
20. Tapson VF. Treatment of acute deep venous thrombosis and pulmonary embolism: use of low molecular weight heparin. *Semin Respir Crit Care Med* 2000;21:547-53.
21. Büller HR, Davidson BL, Decousus H, Gallus A, Gent, M, Piovella MH, et al. Subcutaneous fondaparinux versus intravenous unfractionated heparin in the initial treatment of pulmonary embolism. *N Engl J Med* 2003;349:1695-1702.

22. Jerjes-Sanchez C, Ramirez-Rivera A, de Lourdes Garcia M, Arriaga-Nava R, Valencia S, Rosado-Buzzo A, et al. Streptokinase and heparin versus heparin alone in massive pulmonary embolism: a randomized controlled trial. *J Thromb Thrombolysis* 1995;2:227-229.
23. Kanter Ds, Mikkola KM, Patel SR, Parker JA, Goldhaber SZ. Frequency of intracranial hemorrhage and associated risk factor. *Chest* 1997;111:1241-5.
24. Bottiger BW, Bohrer H, Bach A, Motsch J, Martin E. Bolus injection of thrombolytic agents during cardiopulmonary resuscitation for massive pulmonary embolism. *Ressucitation* 1994;28(1):45-54.
25. Wan S, Quinlan DJ, Agnelli G, Eikelboom JW. Thrombolysis compared with heparin for the initial treatment of pulmonary embolism. *Circulation* 2004;110:744-749.
26. De Gregorio MA, Gimeno MJ, Mainar A, Herrera M, Tobio R, Alfonso R, et al. Mechanical and enzymatic thrombolysis for massive pulmonary embolism. *J Vasc Interv Radiol* 2002;13:163-9.
27. Verstraete M, Miller GAH, Bounameaux H, Charbonnier B, Colle JP, Lecorf G, et al. Intravenous and intrapulmonary recombinant tissue-type plasminogen activator in the treatment of acute massive pulmonary embolism. *Circulation* 1988;77:353-60.
28. Goldhaber SZ. Thrombolytic therapy for patients with pulmonary embolism who are hemodynamically stable but have right ventricular dysfunction. *JAMA* 2005;165:2197-99.
29. Thabut G, Logeart D. Thrombolysis for pulmonary embolism in patients with right ventricular dysfunction. *JAMA* 2005;165:2100-03.
30. Hull RD, Raskob GE, Hirsh J. The diagnosis of clinically suspected pulmonary embolism: practical approaches. *Chest* 1986;89(5 Suppl):417S-25S.

25

Isquemia e Necrose

Edemar Pereira

ISQUEMIA E NECROSE

Houve declínio na incidência de infarto agudo do miocárdio (IAM); a mortalidade hospitalar caiu bastante (5,1% ao ano), mas fora do hospital ainda permanece elevada.

A maior causa é a aterosclerose coronariana com a presença de trombo intraluminal, o que ocorre em mais de 80%, na análise de todos os infartos. O IAM oriundo de outra causa é incomum (arterites, embolia coronária, dissecção coronária por extensão de doenças da aorta).[1]

O miocárdico normal é nutrido por alto fluxo de sangue, para consumir oxigênio e combustão de gorduras e carboidratos (glicose → lactato). A energia é derivada dos ácidos graxos, que suprem 60% a 90% para a síntese de ATP; outros 10% a 40% dessa síntese provêm da oxidação do piruvato (formado da glicólise e da oxidação do lactato). Quase toda ATP vem da fosforilação oxidativa na mitocôndria e somente 2% são sintetizadas pela glicólise. Dois terços da ATP usada pelo coração vão para contração; o restante é usado pelo retículo sarcoplásmico, cálcio ATPase e outros íons da bomba, para executar outras funções.

A súbita oclusão de uma coronária de grande calibre é seguida por uma alteração metabólica que desvia o metabolismo da mitocôndria, que é aeróbico, para anaeróbico, dentro de segundos depois de reduzido o fluxo arterial. A isquemia miocárdica atinge primariamente a mitocôndria, reduzindo a formação de ATP por fechamento da fosforilação oxidativa.

A redução da formação da ATP aeróbica estimula a glicólise e um aumento da captação e desdobramento do glicogênio.

Na isquemia, o piruvato não é oxidado de imediato. Ao contrário, há uma grande produção de lactato vindo do piruvato, o que ocasiona aumento de lactato e hidrogênio, e queda do pH intracelular, com redução da contração ventricular. Em vez de uma captação normal de lactato, o miocárdio isquêmico muda a sua forma de produção. A queda do pH também conduz a uma maior necessidade de ATP, com o objetivo de manter a homeostase do cálcio.

ISQUEMIA MIOCÁRDICA

Ocorre quando a oferta de oxigênio é menor do que o necessário e o infarto surge se a isquemia for grave ou prolongada demais. As alterações bioquímicas e funcionais começam imediatamente após o início da isquemia e a queda da contratilidade surge em 60 segundos. Nas oclusões totais, a irreversibilidade da lesão aparece em 40 minutos.

A Organização Mundial da Saúde, para o diagnóstico clínico de IAM, exige pelo menos 2 dos 3 critérios que se seguem:

A) Dor ou desconforto precordial.
B) Aumento de enzimas cardíacas (troponinas e CK-MB).
C) Anormalidades eletrocardiográficas, como novas ondas Q ou alterações do segmento ST ou onda T.[2]

O tamanho da área do infarto vai depender da importância da artéria culpada e da intensidade da circulação colateral (bem pronunciada nas pessoas que fazem exercícios constantes, que já tenham tido prévia angina e em jovens). O tamanho do IAM é um determinante importante da sobrevida, ao surgir insuficiência cardíaca.

Nossos esforços têm sido dirigidos para evitar que o infarto seja extenso, através de reperfusão precoce, que vai reduzir o consumo de oxigênio e prevenir a lesão de reperfusão.

Em 1979, Reimer e Jennings,[3] com constatações em modelo canino, realizaram oclusões coronarianas de intensidades variáveis em 15 minutos, 40 minutos e 3 horas. Puderam observar que em 15 minutos não havia ocorrido infarto. Aos 40 minutos, o infarto estava presente apenas no subendocárdio. Em 3 horas, ao aparecer o infarto, o autor aliviava a oclusão e surgia a reperfusão. O infarto era bem menor em extensão, se comparado àqueles que permaneceram com a coronária ocluída, e mostrava-se ser transmural, com a quase totalidade do miocárdio destruída.

Em relação às características das lesões à microscopia eletrônica, considera-se como irreversível a lesão na qual a célula não mais executa sua função metabólica normal, mesmo após a retirada do agente causal. Já os miócitos com lesão reversível se apresentam demasiadamente inchados, maiores e com pouco glicogênio. A membrana celular, por sua vez, permanece intacta, e a mitocôndria está edemaciada e com diminuição da densidade dos seus grânulos.[3]

MORFOLOGIA DA PLACA E O TROMBO NO IAM

Em mais de 90% dos pacientes com IAM, comprova-se a presença de trombo transluminal.

Os casos de evento isquêmico agudo e grave resultam da ruptura da placa em 65% dos casos e de erosão da placa ateromatosa em 35%. Habitualmente, surgem de lesões coronarianas nem sempre tão estenóticas (50%-70%), como se verifica em quase 80% das vezes. Nas necrópsias, a artéria "culpada" pelo infarto foi a artéria coronária descendente anterior em 50% das vezes, coronária direita em 30% e circunflexa em 20%. Em raros casos não se comprovou a presença de trombo.[3]

PATOLOGIA

Numa isquemia irreversível, quando se observa o miocárdio a olho nu, nota-se um músculo amarelado, 12 horas após o evento. Usando corantes como o tetrazólio, a necrose pode ser observada em 2 horas. Em 24 horas, o miocárdico torna-se esbranquiçado.

Porém, na era trombolítica, a lise do trombo restaura o fluxo da área infartada e o miocárdio permanecerá com sua cor avermelhada usual. Mesmo com a perda de alguma área necrosada, em 4 semanas tudo estará cicatrizado, o que evita uma necrose mais ampla e a formação de aneurisma ventricular.

Kloner e Jennings, em 1974,[4] estudando modelos caninos, constataram que depois de 90 minutos de isquemia havia áreas no subendocárdio que não se beneficiavam com a aparentemente boa reperfusão (capilares com trombo em seu interior). Para descrever este fenômeno, foi criado o termo *no reflow*, que se traduz por piora da isquemia cardíaca, com desenvolvimento de má contração, arritmias, insuficiência cardíaca e maior probabilidade de morte súbita.

COMPLICAÇÕES DO INFARTO MIOCÁRDICO

Até a década de 1970 a mortalidade hospitalar era de 16% e caiu para 8% na década de 1980. Essa melhora é multifatorial:

Salvar miocárdio pela reperfusão

As complicações dependem da extensão do infarto. O tempo útil para um tratamento adequado deve ser menor que 6 horas.

As complicações agudas são:

- Arritmias.
- Pericardite fibrinosa.
- Ruptura do músculo papilar e insuficiência mitral aguda.
- Ruptura cardíaca.
- Extensão do infarto e choque cardiogênico.

ARRITMIAS E MORTE SÚBITA

O nó sinusal é irrigado pela artéria coronária direita em 60% dos casos e pela circunflexa em 40%; o nó atrioventricular (AV) é fundamentalmente nutrido pela artéria coronária direita; o ramo direito, por sua vez, recebe sangue das artérias septais e da coronária descendente anterior. O ramo esquerdo é nutrido pelas artérias septais perfurantes.

As bradiarritmias vistas nas primeiras horas do infarto agudo são geralmente originadas do infarto miocárdico inferior e tendem à benignidade; já as doenças da condução que surgem depois das 24 horas, como bloqueio de ramo direito e do fascículo anterior esquerdo são associadas a alta mortalidade devido à necrose do sistema de condução e devem ser acompanhadas com maior cuidado.

As taquiarritmias que surgem no IAM originadas durante a reperfusão não preocupam. Arritmias ventriculares são vistas em 67% dos casos nas 12 horas iniciais do IAM.[5] Se não forem suprimidas após 48 horas de evolução, estão associadas a 20% de mortalidade hospitalar.[6]

As arritmias provêm de uma zona isquêmica, mas não da zona infartada; são áreas acidóticas que liberam potássio, cálcio, catecolaminas, contêm pouca ATP (adenosina 5'-trifosfato) e caracterizam-se por acentuada hipoxia. Surgem numa fase tardia, nas proximidades do tecido cicatricial, ao redor dos miócitos viáveis.[7]

CHOQUE CARDIOGÊNICO

O choque cardiogênico (CC) é a causa de morte mais comum em pacientes hospitalizados com IAM, com 7% a 10% de incidência. É causado por queda do débito cardíaco na presença de adequado volume intravascular. Costuma ocorrer quando a necrose miocárdica é maior que 40% da massa ventricular. Comumente, surge no paciente já internado, quando há extensão do IAM ou pobre perfusão miocárdica em tecidos já isquêmicos.

INFARTO DO VENTRÍCULO DIREITO

É uma complicação comum do infarto miocárdico transmural de parede inferior. Achados de necrópsia evidenciam uma incidência de 15% a 60%. É freqüente observarmos:

IAM de parede ínfero-posterior[8]

Relata-se que 80% dos infartos do miocárdio de VD em pacientes com infarto inferior tenham, concomitantemente, hipertrofia deste ventrículo. Clinicamente, temos que considerar que, na vigência de IAM com turgência jugular, é preciso observar:

- ECG com derivações precordiais direitas (V_3R,V_4R).
- Ocorrência de hipotensão e hipoxemia.
- Ecocardiograma mostrando déficit contrátil de VD e ausência de derrame pericárdico (Quadro 25-1).

Quadro 25-1. Achados no IAM de VD[9]

Exame	*Achado*
Clínico	B3 em área de VD; hipotensão
Ecocardiograma	Déficit contrátil de VD
Marcadores de necrose miocárdica	Muito elevadas na vigência de IAM em área de VE
Diagnóstico diferencial	IAM com hipotensão; tamponamento cardíaco; embolia pulmonar
Tratamento	Boa resposta a volume e dobutamina

INSUFICIÊNCIA CARDÍACA CRÔNICA

De uma maneira geral, o paciente diabético infartado evolui pior. Aqueles que têm infarto com moderada extensão, mas com isquemia persistente, vão desenvolver insuficiência cardíaca, previsor de uma acentuada mortalidade. A insuficiência cardíaca ocorre quando existe doença de 3 vasos, mesmo que contenha boa circulação colateral. Dilatação ventricular pode ser observada.

A cicatriz do infarto inferior de VE atinge, freqüentemente, o músculo papilar póstero-medial, o que determina insuficiência mitral, a qual piora a insuficiência cardíaca contrátil.

Nesses casos, é importante avaliar a coronariopatia residual através de cintilografia miocárdica e cinecoronariografia, os quais poderão orientar qual a melhor alternativa terapêutica: angioplastia, cirurgia ou ambas.

ANEURISMA DE VENTRÍCULO ESQUERDO[10,11]

O IAM transmural e extenso, com má resposta ao trombolítico, angioplastia ou ambos e vai desenvolver, em seu remodelamento, uma grande área de má contração e trombo em seu interior.

A incidência de aneurisma é de 5% a 10% e ocorre mais nos infartos transmurais associados a doença de 3 vasos e pobre circulação colateral. São mais freqüentes na região anterior do ventrículo esquerdo – 60% a 80%. Têm alta mortalidade.

Mills *et al.*[12] sugerem a cirurgia de aneurismectomia, porque o prognóstico do aneurisma de VE é pobre, com sobrevida de 27% a cada 3 anos.

DERRAME PERICÁRDICO E PERICARDITE

O derrame pericárdico ocorre em 25% dos IAM, principalmente nos anteriores, extensos e naqueles com insuficiência cardíaca. É um derrame transudativo e caso não seja puncionado leva de 4 a 6 meses para reabsorver.

A pericardite no IAM costuma ocorrer no infarto anterior com maior freqüência. É um processo inflamatório com depósito de fibrina. Se tiver sido usada heparina, trombolítico ou ambos, na vigência de IAM, há que se pensar em tamponamento, sempre que houver hipotensão e turgência jugular.

A síndrome pós-infarto (síndrome de Dressler) consiste em dor torácica do tipo pleurítico-pericárdica[13] juntamente com atrito, febre, leucocitose e infiltrados pulmonares. Ocorre em 4% dos casos de IAM, semanas ou meses após o infarto. Em relação à etiologia, parece ser um processo auto-imune.[14]

Após o advento dos trombolíticos, a incidência dessa síndrome diminuiu bastante, mas não se sabe a real causa desse declínio.

EMBOLISMO

Nos infartos agudos do miocárdio, a superfície sobre a área infartada fica rugosa e forma trombos em pelo menos 20% dos casos (40% na parede anterior; 60% no ápice). Esses quadros têm pior prognóstico[15-19] porque são determinados por infartos extensos (e nem tanto pela presença dos trombos, pois se organizam e a embolia ocorre em menos de 10% deles).

O risco de embolização é maior depois da primeira semana.[19] A anticoagulação reduz a incidência de trombo ventricular.

SÍNDROMES ISQUÊMICAS CORONARIANAS AGUDAS

Fisiopatologia da aterosclerose coronariana

A fisiopatologia da formação da placa aterosclerótica pode ser assim resumida, de forma bem simplificada:

Inicialmente, ocorre espessamento da íntima por deposição de fibrina com subseqüente acúmulo de lipídios. Atualmente, sabemos que a disfunção endotelial aprisiona o LDL no espaço subendotelial conforme seu nível sanguíneo, o que altera o estado da parede arterial.[20-23] A disfunção endotelial induzida pela oxidação do LDL forma microtrombos de plaquetas que determinam a liberação do fator de crescimento derivado da plaqueta (FCDP), causando verdadeiras erosões endoteliais. A placa de ateroma depende dos seguintes fatores:

- Interação plaquetária.
- Endotélio.

- Células musculares lisas.
- Macrófagos.
- Secreção da matriz extracelular.

O aparecimento de lesão aterosclerótica, desde a estria gordurosa até a placa fibrosa, é extremamente lento. É interessante notar que a lesão cresce da luz do vaso para a parede, inicialmente (Fig. 25-1).[24]

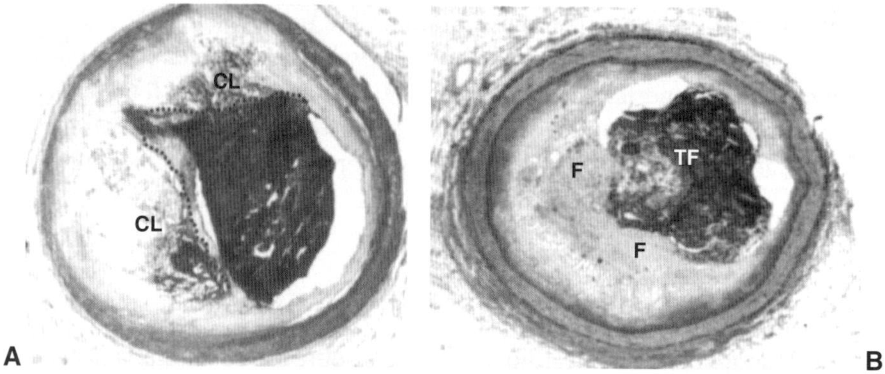

Fig. 25-1. Lesão aterosclerótica (**A**) placa de gordura e (**B**) placa fibrosa *(Ver Prancha em Cores)*.

A placa aterosclerótica tem 2 componentes distintos:

A) ***O lipídio:*** processo muito lento.
B) ***Fibroso:*** representa 70% da placa.

Endotélio vascular e aterosclerose coronária

O endotélio atua na vasodilatação coronária ao liberar o óxido nítrico (fator de relaxamento derivado do endotélio). Isso ocorre porque o LDL-colesterol age destrutivamente no endotélio dos vasos.

Circulação colateral

É o sistema que se estabelece entre 2 vasos sem rede capilar intermediária. O mecanismo de seu desenvolvimento é desconhecido. É importante para equilibrar o fluxo miocárdico entre os vasos estenóticos, suprir a circulação (pode ocorrer em 30% a 50%) nas isquemias silenciosas, manter uma boa contração ventricular e proteger o miocárdio. Esse mecanismo não é tão eficiente nos casos de obstrução da artéria coronária descendente anterior.

A circulação colateral leva anos para se desenvolver e o exercício sistemático é sua maior fonte geradora.

Placa aterosclerótica instável

A coronariopatia crônica, por vezes assintomática, pode ser silenciosa ou evoluir de forma aguda como angina instável ou IAM. Algumas placas ateromatosas se rompem, mesmo mostrando um grau de estenose inferior a 50%.

A ruptura da placa é o componente local essencial para a trombose aguda no interior da coronária (é o trombo intraluminal). Então, o grau de estenose coronariana não tem correlação com a ruptura, pois a maioria dos eventos surgem em locais de prévia estenose leve a moderada.

Porém, uma lesão com estenose grave e de extensão significativa tem também uma grande chance de ocluir e desenvolver IAM.

Analisando a Figura 25-1A, vemos que o centro lipídico é rico em gorduras extracelulares (ésteres e cristais de colesterol). Portanto, quanto maior for o centro lipídico, maior a chance de ruptura e trombose dentro da placa coronariana.[20,25-29]

As placas coronarianas com lesões leves a moderadas estão presentes em maior número do que as com lesões graves. O grande problema da ruptura de uma placa de leve repercussão é que ainda não houve tempo para o desenvolvimento de uma circulação colateral eficiente. Ao se reportar novamente à Figura 25-1A, observa-se que a capa fibrótica da placa separa a luz do vaso de seu centro lipídico. Essa capa é constituída de colágeno e tem uma espessura variável. Quanto mais fina, logicamente, mais propensa à ruptura e trombose intraluminal e sua conseqüência clínica, a síndrome coronariana aguda (Quadro 25-2).[20,30-33]

Quadro 25-2. Grau de estenose pela cinecoronariografia da artéria determinante do quadro isquêmico agudo

Aspectos clínicos	Percentual conforme grau de estenose			
	N	*< 50%*	*50-70%*	*> 70%*
Angina instável (Ambrose et al)[27]	25	72	16	12
IAM (Ambrose et al)[27]	23	48	30	22

Fonte: Faria Neto et al. Síndromes coronárias: avanços na fisiopatologia. *Revista Soc Cardiol Estado de São Paulo* 1999;9(1):100-110.[20]

Na capa fibrosa de placas que romperam verifica-se a intensa quantidade de macrófagos, sugerindo inflamação local.[31] Geralmente, se existe macrófago é porque a área está muito inflamada e poderá romper, originando uma síndrome coronariana aguda.

Em decorrência do processo inflamatório na placa, com presença de macrófagos, mastócitos e linfócitos, a dosagem plasmática da proteína C reativa encontra-se elevada. Dessa forma, pode-se usá-la como fator previsor na evolução tardia de um ataque isquêmico coronário agudo.[34,35]

Os últimos 10 anos trouxeram substanciais conhecimentos sobre o processo fisiopatológico envolvido na instabilização da placa aterosclerótica. Tal aprendizado permite uma compreensão bem mais abrangente desse fenômeno, que certamente se fará acompanhar de desdobramentos terapêuticos cada vez mais eficazes.

ISQUEMIA E NECROSE – COMPREENDER OS FATOS É QUE IRÁ DEFINIR A RAZOABILIDADE NA CONDUTA

Para entender como uma síndrome coronariana aguda se desenvolve é preciso pensar na placa aterosclerótica, que pode desenvolver um quadro isquêmico grave independentemente de ser pequena ou grande.

Sobre a placa aterosclerótica ocorre uma ruptura e subseqüente formação de trombo (que, se originar uma obstrução subtotal, será manifestado por um quadro de angina e, se total, IAM). Muitos fatores, intrínsecos ou extrínsecos, incidem sobre isso:

- Extrínsecos (por aumento do tônus simpático):
  - estresse emocional, físico ou ambos;
  - meio ambiente com temperaturas muito frias;
  - nas primeiras horas das manhãs das segundas-feiras, a incidência de IAM é maior.
- Intrínsecos:
  - perda da integridade da placa aterosclerótica e posterior trombose é o mecanismo que prevalece nas síndromes coronarianas agudas.

Há 2 maneiras de a placa aterosclerótica se danificar: por erosão ou ruptura; as 2 podem ser igualmente fatais, mas a ruptura é mais incidente.[36,37] As zonas de ruptura têm evidências de inflamação, pois nelas são muito comuns macrófagos e linfócitos.

Ao exame histológico as placas que rompem têm as seguintes características:

A) Capa fibrosa fina.[37]
B) Centro lipídico grande.[38]
C) Muitos macrófagos.[39]
D) Pequena quantidade de células musculares lisas.[24]

Após a ruptura da placa aterosclerótica é o grau de trombose que vai determinar o quadro clínico. Quatro fatores são então importantes:

A) Velocidade de oclusão do vaso.
B) Grau de oclusão, se parcial ou total.
C) Magnitude da circulação colateral distal à artéria ocluída.
D) Estabilidade da oclusão.

SÍNDROME ISQUÊMICA AGUDA (SIA) SEM ELEVAÇÃO DO SEGMENTO ST

Causa freqüente de admissão em unidade coronária, quase sempre determinando dúvidas se houve necrose miocárdica. Atingem até 15% de possibilidade de reinfarto e morte, nos grupos de maior gravidade. Os pacientes com essa síndrome devem ser considerados de alto risco. Precisam receber drogas antitrombóticas (heparina de baixo peso molecular, clopidogrel e inibidores da glicoproteína IIb/IIIa (Quadro 25-3).

Quadro 25-3. Como avaliar as SIA sem elevação de ST

Como avaliar?	
• História e exame físico	Tipo de dor, localização, tempo de dor, presença de sudorese ou vômitos, alívio com repouso ou nitrato
• ECG	Normal em até 20% dos casos; onda T invertida; segmento ST infradesnivelado (Fig. 25-19)[39] Para termos um diagnóstico de precisão é preciso fazer ECG, seriados com as 12 derivações clássicas e mais V_3R a V_6R, V_7 e V_8
• Marcadores de lesão miocárdica	CK-MB eleva-se a partir da 6ª h do sofrimento isquêmico e com pico nas 24 horas Troponinas são específicas, elevação diz que o risco de mortalidade é 4× maior
• Ecocardiograma	Alterações segmentares e transitórias da contração ventricular sugerem isquemia aguda
• Cinecoronariografia	Determina a conduta: • Clínica • Angioplastia • Cirurgia de revascularização miocárdica Deve ser feita na urgência: a) Isquemia com dor grave, apesar do tratamento clínico b) Troponina elevada c) Infradesnivelamento de ST d) ECG ou ecocardiograma positivos e) Instabilidade hemodinâmica f) Arritmias graves, sustentadas g) Descompensação cardíaca
Tratamento	
a) Oxigênio para manter saturação do oxigênio acima de 92% b) Morfina 3-5 mg IV para dor c) Antiplaquetários: AAS 500 mg VO Clopidogrel 300 mg VO, seguido de 75 mg/dia, por 6 meses	

Quadro 25-3. Como avaliar as SIA sem elevação de ST

• Inibidores da glicoproteína IIb/IIIa	Momentos antes de se fazer a angioplastia, principalmente naqueles pacientes com isquemia mantida, troponina elevada e com outros indicadores de alto risco (dor precordial acima de 20 minutos, galope, ECG com ST infradesnivelado acima de 2,0 mm ou BRE agudo, idoso acima de 75 anos)
• Antitrombínicos	• Heparina não fracionada por 3-7 dias; dose de 60 U/kg IV em bolus, com manutenção de 12 U/kg/h IV • Heparina de baixo peso molecular: Enoxiparina 1 mg/kg, subcutânea a cada 12 horas + AAS • Nitratos: Nitroglicerina 5 a 20 mcg/min até dose máxima de 200 μg/min • Betabloqueadores: Metoprolol 5 mg IV a cada 10 min (máximo de 3 doses) e depois VO 50 mg × dia • Inibidores da enzima conversora: Captopril 25 a 150 mg/dia • Angioplastia com *stent* abre a artéria culpada. Se insucesso por instabilidade hemodinâmica, proceder a cirurgia de revascularização miocárdica

INFARTO AGUDO DO MIOCÁRDIO COM ELEVAÇÃO DO SEGMENTO ST

Dados publicados pela Organização Mundial da Saúde (OMS) afirmam que, para cada 100 pacientes infartados, chegam com vida ao hospital 62 deles; no primeiro mês de evolução 50 estarão vivos; e ao final de um ano, haverá somente 40 pacientes vivos.[40]

A reperfusão miocárdica reduziu a mortalidade e as complicações, por alterar os mecanismos fisiopatológicos determinantes das características do miocárdio e das coronárias, após o processo, como disposto a seguir:

- Miocárdio – tamanho do IAM:
  - extensão transmural do infarto;
  - localização do infarto.
- Coronárias – extensão e gravidade da coronariopatia:
  - patência da artéria relacionada com o infarto;
  - grau de circulação colateral relacionada à área infartada.

Conforme esquema que se segue, observamos que essas complicações podem estar inter-relacionadas (Fig. 25-2).

No IAM, o restabelecimento da patência da artéria é definitivo para determinar um bom prognóstico, principalmente se acontece precocemente. Nessa

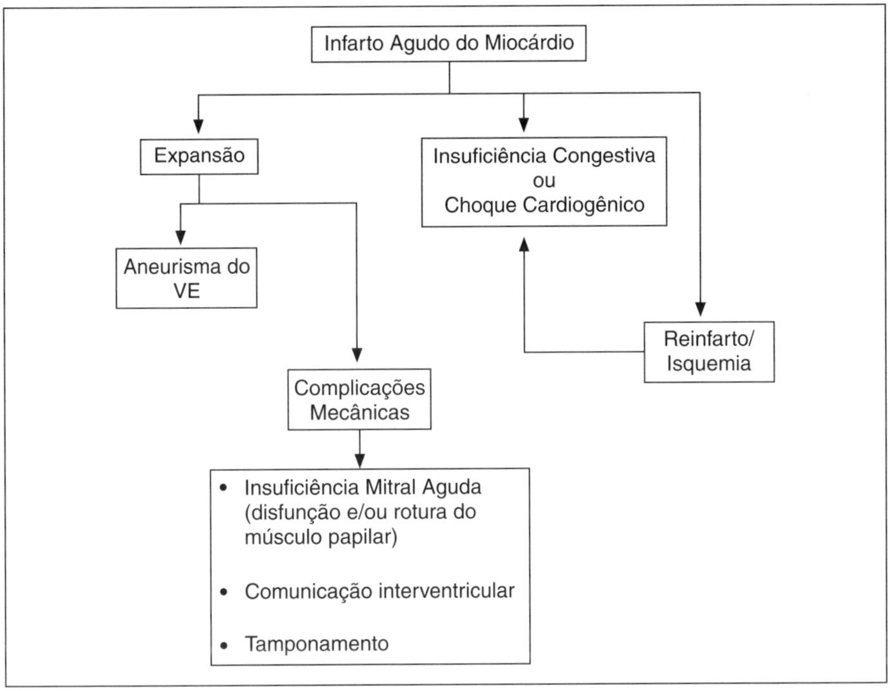

Fig. 25-2. Complicações do infarto agudo do miocárdio.

circunstância, o infarto será sempre menor por conseqüência do procedimento, pois o fluxo sanguíneo se refaz. Obviamente, quanto mais circulação colateral existir, melhor o resultado. Assim, restabelecer o fluxo sanguíneo é preservar miocárdico.[24]

As artérias com TIMI de fluxo "zero" mostram obstrução completa à passagem do contraste; aquelas com TIMI I mostram muito pouca passagem de contraste; as com fluxo TIMI II evidenciam boa passagem do contraste, com boa exaltação da anatomia do vaso. Nas artérias com TIMI III há completo e rápido preenchimento da coronária pelo contraste, demonstrando que a perfusão foi efetiva (Fig. 25-3). Entretanto, isso não significa que tudo esteja bem, pois a reperfusão pode agravar o quadro, como passamos a citar:

A) A necrose do miócito produz estado inflamatório com conseqüente edema tissular.[41]
B) Durante a obstrução aguda da coronária teremos microembolismo distal de plaquetas e fibrina.
C) A reperfusão provoca hemorragia, inflamação e microembolia.

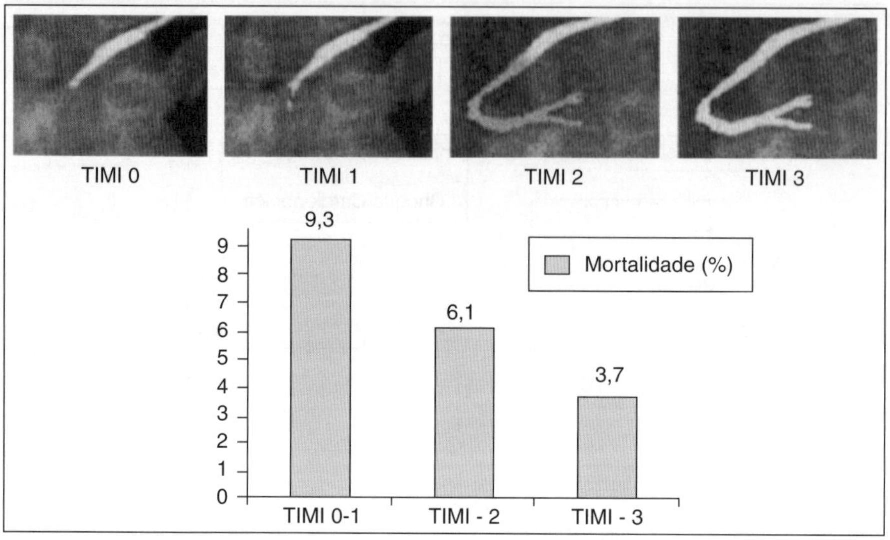

Fig. 25-3. Patência coronariana de acordo com o escore TIMI.

Nessa ocasião, poderemos ter o fenômeno do *no reflow*, que se caracteriza pela existência de fluxo através da coronária culpada pela ocorrência do infarto, mas ausência de fluxo tissular no território que corresponde à desaceleração rápida do fluxo na diástole; mesmo assim há benefício na reperfusão, pois essa diminui a quantidade de obstrução microvascular.[42]

No IAM com elevação do segmento ST, a reperfusão deverá ser tentada através da angioplastia, que é o tratamento de escolha. Como "tempo é músculo", o paciente, ao chegar com dor no departamento de emergência, deve ser encaminhado prontamente para o laboratório de hemodinâmica. O tempo "porta-balão" (que é o tempo entre o primeiro atendimento e a reperfusão da artéria) deve ser menor que 90 minutos. Na alternativa com trombolíticos, esse tempo de atuação deve ser inferior a 60 minutos (tempo "porta-agulha").

CONCLUSÃO

A síndrome coronariana aguda infere que o médico esteja pensando num evento coronariano – angina instável ou infarto agudo do miocárdio – mas as enzimas ainda podem ser normais. Assim sendo, a hospitalização em uma UTI é necessária, por ser essa síndrome de evolução clínica incerta e potencialmente grave. Realizar ECG (18 derivações) e dosagens de marcadores de necrose miocárdica seriados. As troponinas são indicadores sensíveis de lesão das células miocárdicas. Níveis elevados de troponinas numa angina instável são previsores de maior risco. Nesses casos, indicar precocemente o cateterismo, além de morfina, nitroglicerina, betabloqueadores, AAS, heparina (presença de trombos intracoronarianos não-oclusivos). Caso se opte pela cinecoronariografia, é necessário pensar nos inibidores das glicoproteínas IIb/IIIa, pois é uma boa conduta nas anginas de alto risco (inibem a ação plaquetária), antes de o paciente ir para o cateterismo.

Os IAM com elevação de ST (quadro clínico, ECG e marcadores de necrose miocárdica alterados), representam 70% dos infartos agudos (supradesnível de segmento ST e sem procedimento médico iniciado). Os restantes dos 30% são representados pelos IAM sem elevação de ST (Quadro 25-4).

Quadro 25-4. Diagnóstico diferencial

Infarto sem elevação de ST	*Infarto com elevação de ST*
• Depressão do segmento ST	• Elevação do segmento ST
• Oclusão precoce de vaso relacionado ao infarto em 20%	• Oclusão precoce nos vasos relacionados ao infarto em 90%
• Frações de ejeção maiores	• Frações de ejeção menores
• Elevada taxa de reinfarto (30-40%)	• Morbidade precoce
• CK-MB com picos menores	• Picos maiores de CK-MB

O TRATAMENTO DIFERE?

Os pacientes com infarto sem elevação de ST, em sua fase inicial, devem ser tratados clinicamente com morfina, betabloqueadores, nitroglicerina, AAS, heparina e atenta observação à evolução, por serem instáveis e graves.

Aqueles com infarto com elevação de ST devem receber aspirina e ser submetidos a reperfusão por angioplastia, pois esta é a melhor escolha. Caso isso não seja possível, optar por trombolítico, pois produz boa resposta em 60% a 70% dos casos.

Há muito para fazer na isquemia e na necrose. Na primeira, usar drogas antitrombóticas, nitroglicerina, betabloqueadores e estatinas para atuar na formação do trombo em evolução. Na segunda, através da angioplastia primária, perfurar o trombo recém-formado (sempre com um tempo inferior a 6 horas e com o ideal entre 2 a 3 horas), rompê-lo, dilatar a coronária e subseqüentemente colocar *stent* para manter a coronária pérvia. Nesse momento, a participação do médico se torna decisiva tanto numa situação como na outra, sendo preciso conhecimento específico para obter bons resultados, usando o que de mais atual a tecnologia pode nos oferecer.

REFERÊNCIAS BIBLIOGRÁFICAS

1. Fuster V, Alexander RW, O'Rourke RA. *Hurst's - The Heart.* 11th ed. New York: McGraw-Hill, 2004.
2. Wagner GS. Marriot's. *Practical electrocardiography.* 10th ed. Philadelphia: Lippincott, 2000.
3. Reimer KA, Jennings RB. The "wavefront phenomenon" of myocardial ischemic cell death: II. Transmural progression of necrosis with in the framework of ischemic bed size (myocardium at risk) and collateral flow. *Lab Invest* 1979;40:633-644.
4. Kloner FA, Ganote CE, Jennings RB. The "no-reflow" phenomenon after temporary coronary occlusion in the dog. *J Clin Invest* 1974;54:1496-1508.
5. Campbell RW, Murray A, Julian DG. Ventricular arrrhythmias in first 12 hours of acute myocardial infarction. Natural history study. *Br Heart* 1981;46:351-357.
6. Eldar M, Sievner Z, Goldbourt U, Reicher-Reiss H, Kaplinsky E, Behar. Primary ventricular tachycardia in acute myocardial infarction: Clinical characteristics and mortality. The SPRINT Study Group. *Ann Intern Med* 1992;117:31-36.
7. Stevenson WG, Linssen GC, Havenith MG, Brugada P, Wellens HJ. The spectrum of death after myocardial infarction: A necropsy study. *Am Heart J* 1989;1118:182-1188.
8. Isner JM, Roberts WC. Right ventricular infarction complicating left location, associated findings and significance from analysis of 236 necropsy patients with acute or healed myocardial infarction. *Am J Cardiol* 1978;42:885-894.
9. Braunwald E, Douglas Z, Libby P. *Heart Disease - A Textboook of Cardiovascular Medicine*. v. I. Philadelphia: WB Sanders, 2001.
10. Erlebacher JA, Weiss JL, Weisfeldt ML, Bukley BH. Early ditation of the infarcted segment in acute transmural myocardial infarction: Role of infarct expansion in acute left ventricular enlargement. *J Am Coll Cardiol* 1984;4:201-208.
11. Erlebacher JA, Richter RC, Alonso DR, Devereux RB, Gay WA Jr. Early infarct expansion: Structural or functional? *J Am Coll Cardiol* 1985;6:839-844.
12. Mills NL, Everson CT, Hockmuth DR. Technical advances in the treatment of the ventricular aneurysm. *Ann Thorac Surg* 1993;55:792-800.
13. Antman EM, Braunwald E. *Acute myocardial infarction*. 5th ed. Philadelphia: Saunders, 1997.
14. Uskiula MM, Lamp KM, Martin SI. Relation between the clinical course of acute myocardial infarction and specific sensitization of lymphocytes and lymphotoxin production. *Kardiologiia* 1987;27:57-60.
15. Keely EC, Hillis LD. Left ventricular mural thrombus after acute myocardial infarction. *Clin Cardiol* 1996;19:83-86.
16. Fuster V, Halperin JL. Left ventricular thrombi and cerebral embolism. *N Engl J Med* 1989;320:392-394.
17. Meltzer RS, Visser CA, Fuster V. Intracardiac thrombi and systemic embolization. *Ann Intern Med* 1986;104:689-698.
18. Krupper AJ, Verheugt FW, Peels CH, Gatema TW, Roos JP. Left ventricular thrombus incidence and behavior studied by serial two-dimensional echocardiography in acute anterior myocardial infarction: Left ventricular wall motion systemic, embolism and oral anticoagulation. *J Am Coll Cardiol* 1989;13:1514-1520.
19. Visser CA, Kan G, Meltzer RS, et al. Incidence, timing and prognostic value of left ventricular aneurysm formation after myocardial infarction: A prospective, serial echocardiographic study of 158 patients. *Am J Cardiol* 1986;56:720-732.
20. Faria Neto JR, Chagas ACP, Luz PL. Síndromes coronárias: avanços na fisiopatologia. *Revista Soc Cardiol Estado de São Paulo* 1999;9(1):100-110.

21. Witztum JL, Steinberg D. Role of oxidized low density proteins in atherogenesis. *J Clin Invest* 1991;88:1785-92.
22. Witztum JL. The oxidation hypothesis of atherosclerosis. *Lancet* 1994;344:793-795.
23. Parthasarathy S. *Modiofied lipoprotein in the pathogenesis of atherosclerosis*. Austin: RG Landes, 1994.
24. Timerman A, Feitosa GSF. *Síndromes coronárias agudas*. São Paulo: Atheneu, 2003.
25. Davies MJ, Richardson PD, Woolf N, Katz DR, Mann J. Risk of trhombosis in human atherosclerotic plaques: role of extra-celular lipid, macrophage, and smooth muscle cell content. *Br Heart J* 1993;69:377-81.
26. Gertz SD, Roberts WC. Hemodynamic shear force in rupture of coronary arterial atherosclerotic plaques. *Am J Cardiol* 1990;66:1368-72.
27. Ambrose JA, Tannenbaum MA, Alexopoulos D, Hjemdahl-Monsen CE, Leavy J, Weiss M, et al. Angiographic progression of coronary artery disease and the developement of myocardial infarction. *J Am Coll Cardiol* 1988;2:56-62.
28. Roberts WC. Diffuse extent of coronary atherosclerosis in fatal coronary artery disease. *Am J Cardiol* 1994;65(Suppl):2F-6F.
29. Shah PK. Pathophysiology of plaque rupture and the concept of plaque stabilization. *Cadiol Clin* 1996;14:17-29.
30. Richardson PD, Davies MJ, Born GVR. Influence of plaque configuration and stress distribution on fissuring of coronary atherosclerotic plaques. *Lancet* 1989;2:941-944.
31. van der Wal AC, Becker AE, van der Loos CM, Das PK. Site of intimal rupture or erosion of thrombosed coronary atherosclerotic plaques is characterized by an inflammatory process irrespective of the dominant plaque morphology. *Circulation* 1994;89:36-44.
32. Hansson GK. Immune and inflammatory in the developement of atherosclerosis. *Br Heart J* 1993;69(Suppl):S38-S41.
33. Moreno PR, Falk E, Palacios IF, Newell JB, Fuster V, Fallon JT. Macrophage infiltration in acute coronary syndromes: implications for plaque rupture. *Circulation* 1994;90:775-778.
34. Galis ZS, Suckhova GK, Libby P. Macroscopic localization of active proteases by in situ zymography: detection of matrix metalloproteinase activity in vascular tissue. *Methodol Commun* 1995;9:974-980.
35. Miyao Y, Yasue H, Ogawa H, Misumi I, Masuda T, Sakamoto T, et al. Elevated plasma interleukin-6 levels in patient in acute myocardial infarction. *Am Heart J* 1993;126:1299-1304.
36. Lima VC. Síndromes isquêmicas agudas. *Arq Bras Cardiol* 72(6):109-123.
37. Davies MJ. Stabililty and instability: the two faces of coronary atherosclerosis. Paul Dudly White Lecture, 1995. *Circulation* 1996;94:2013-2020.
38. Falk E. Plaque rupture with severe pre-existing stenosis precipitating coronary thrombosis. Characteristics of coronary atherosclerotic plaques underlying fatal occlusive thromb. *Br Heart J* 1983;50:127-134.
39. Crawford MH, DiMarco JP, Paulus WJ. *Cardiology*. 2nd ed. London: Mosby, 2004.
40. Knobel E. *Terapia intesiva. Cardiologia*. São Paulo: Atheneu, 2002.
41. Piana RN, Paik GY, Moscucci M, et al. Incidence and treatment of "no-reflow" after percutaneous coronary interventions. *Circulation* 1994;89:2514-2518.
42. Feitosa GS, Timerman A. Infarto agudo do miocárdio com elevação do segmento ST: a importância da artéria aberta na sua elevação. In: Timerman A, Feitosa GS. *Síndromes Coronárias Agudas*. São Paulo: Ed. Atheneu, 2003. Cap. 8. p. 91-105.

26

Aspectos Gerais do Choque Cardiogênico

Fátima Elizabeth Fonseca de Oliveira Negri
Alexandre Jorge de Andrade Negri

INTRODUÇÃO

O choque cardiogênico (CC) consiste em um estado de hipoperfusão tecidual, a despeito de volume circulante adequado, em que o distúrbio primário é a redução do débito cardíaco (DC).

Com a melhora na monitorização eletrocardiográfica e, conseqüentemente, no pronto atendimento das arritmias ventriculares potencialmente fatais, o CC tem surgido como a causa mais comum de morte entre os pacientes admitidos no hospital com infarto agudo do miocárdio (IAM).[1]

Clinicamente, podemos evidenciar: **hipotensão**, que consiste em pressão arterial sistólica (PAS) < 90 mmHg ou queda de 30 mmHg abaixo do valor basal, associada aos **sinais de hipoperfusão tecidual**, tais como alteração no estado mental, oligúria, cianose, e pele fria e pegajosa. A persistência do estado de choque após a correção de fatores miocárdicos e extracardíacos que contribuem para a redução da perfusão tissular, como hipovolemia, arritmias, hipoxia, distúrbios metabólicos e do equilíbrio ácido-básico, corrobora o diagnóstico de CC.

A presença de índice cardíaco (IC) menor que 1,8 $l/min/m^2$, pressão de oclusão da artéria pulmonar (POAP) maior que 18 mmHg, além de índice de resistência vascular sistêmica (IRVS) aumentado (maior que 2.000 $dinas/s/cm^5/m^2$) e incremento na diferença arteriovenosa de oxigênio (maior que 5,5 ml%) constituem os principais critérios hemodinâmicos para o diagnóstico.[2]

INCIDÊNCIA, MORTALIDADE E FATORES DE RISCO

A incidência exata do CC é de difícil definição, tendo em vista a variabilidade nos critérios diagnósticos e taxas de sobrevida na fase precoce do IAM. Sabe-se, porém, que não tem mudado significativamente ao longo dos anos, variando entre 5% e 15%.[3]

Um estudo populacional[3] foi realizado, envolvendo 9.076 pacientes infartados entre 1975 e 1997, para avaliar a real incidência dessa patologia num período em que grandes esforços foram envidados para limitar a área infartada e manter a função ventricular esquerda preservada. Uma proporção significativa dos pacientes que evoluíram para choque cardiogênico era do sexo feminino, com história de diabetes ou acidente vascular encefálico e tinha um IAM que era recorrente, com supradesnivelamento do segmento ST e envolvendo a parede anterior. A média geral de incidência do CC, durante os 23 anos do estudo, foi de 7,1%, semelhante à encontrada no GUSTO-I *(Global Utilization of Streptokinase and Tissue Plasminogen Activator for Occluded Coronary Arteries)*,[4] que foi de 7,2% de aproximadamente 41.000 pacientes, apesar da utilização, em maior escala, dos agentes fibrinolíticos e dos procedimentos intervencionistas. Nesse estudo, a taxa de mortalidade entre os pacientes com tal complicação foi elevada, atingindo uma média de 71,7%, ao contrário de 12% naqueles sem choque ($p < 0{,}001$). No entanto, observou-se uma tendência a aumento na sobrevida intra-hospitalar dos pacientes com CC, particularmente a partir de meados dos anos 1990, com a melhora das estratégias de reperfusão miocárdica.

Hands *et al.*,[5] do grupo de estudos MILIS *(Multicenter Investigation of the Limitation of Infarct Size)*, mostraram que infartos extensos e disfunção ventricular esquerda na admissão eram poderosos previsores independentes para o desenvolvimento de CC e morte após o IAM.

Nos pacientes que se apresentam na sala de emergência sem sinais de disfunção ventricular esquerda, alguns previsores independentes[6] também podem ser identificados, como: idade, sexo feminino, história de angina, acidente vascular encefálico, doença vascular periférica e hiperglicemia na admissão (> 180 mg/dl). A probabilidade de desenvolvimento do choque cardiogênico após a hospitalização, de acordo com o número dos fatores de risco independentes, é mostrada na Figura 26-1 e varia desde zero, quando nenhum desses fatores está presente, até 35%, quando todos são identificados.

A identificação destes fatores de risco facilita o diagnóstico precoce de subgrupos sob risco de desenvolvimento de CC, mesmo dentro de um grupo de baixo risco, que são os pacientes infartados que se apresentam em Killip classe I.[7]

ETIOLOGIA

O choque cardiogênico pode ser de instalação aguda ou a expressão final da evolução da disfunção ventricular crônica. No primeiro caso, usualmente, decorre de um infarto agudo do miocárdio (IAM) com uma resultante perda de aproximadamente 40% do miocárdio funcionante, que pode advir de um infarto

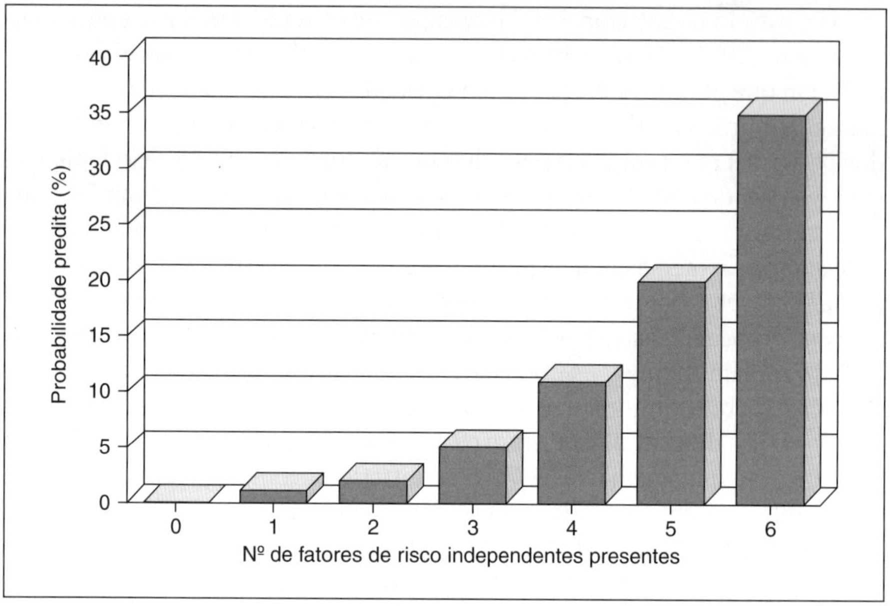

Fig. 26-1. Probabilidade predita para o desenvolvimento intra-hospitalar de choque cardiogênico de acordo com o número de fatores de risco independentes presentes.[6]

maciço ou de outro, relativamente pequeno, que ocorra em um paciente com disfunção sistólica prévia.

Além da disfunção sistólica do ventrículo esquerdo, têm importância: o infarto do ventrículo direito, que será adequadamente abordado em outro capítulo, e as complicações mecânicas do IAM, como a regurgitação mitral aguda, secundária à disfunção ou ruptura do músculo papilar, a comunicação interventricular e a ruptura da parede livre do ventrículo esquerdo, ao lado do desenvolvimento tardio de aneurisma ventricular.

Outros processos patológicos podem levar à disfunção miocárdica grave e, conseqüentemente, ao choque cardiogênico:

A) Disfunção sistólica grave: sepse, miocardite, contusão miocárdica.
B) Obstrução mecânica ao fluxo sanguíneo anterógrado: estenose aórtica, cardiomiopatia hipertrófica, estenose mitral, mixoma de átrio esquerdo, trombose de prótese valvar.
C) Regurgitação do débito do VE: insuficiência aórtica aguda, insuficiência mitral aguda, ruptura de prótese valvar.
D) Rejeição pós-transplante cardíaco.
E) Toxicidade por drogas, como por exemplo, a adriamicina, entre outras.

FISIOPATOLOGIA

Classicamente, a fisiopatologia do CC por disfunção ventricular esquerda consiste em um ciclo vicioso de redução do débito cardíaco, queda na pressão arterial, com conseqüente piora da perfusão miocárdica e maior redução da contratilidade e débito cardíaco. Mecanismos neuro-hormonais compensatórios, como a ativação do sistema nervoso autônomo e do sistema renina-angiotensina-aldosterona, promovem aumento da freqüência cardíaca, vasoconstrição reflexa, retenção de sódio e água, elevando assim o consumo miocárdico de oxigênio.

A ativação do sistema nervoso autônomo leva ao aumento da freqüência cardíaca, vasoconstrição sistêmica e aumento da contratilidade miocárdica, manifestada por hipercinesia do miocárdio não-isquêmico.

No CC pós-IAM, os miócitos da zona isquêmica peri-infarto apresentam estágios variáveis de morte celular, provavelmente por inadequado fluxo sanguíneo colateral. A disfunção celular na periferia do miocárdio isquêmico é exacerbada pela hipotensão. A apoptose (morte celular programada) pode ativar a cascata inflamatória, aumentando o estresse oxidativo e conseqüentemente piorar a disfunção.[8] Com a progressão, desenvolvem-se áreas de necrose focal, produzindo maior perda da função contrátil e hipotensão, hipoperfusão coronariana e piora da já prejudicada oferta miocárdica de oxigênio. Ocorrendo evolução para edema pulmonar, hipoxia e acidose contribuem para diminuir ainda mais a contratilidade miocárdica.

Este clássico paradigma prediz que vasoconstrição sistêmica compensatória, com elevada resistência vascular sistêmica (RVS) deveria ocorrer em resposta à diminuição do débito cardíaco (Fig. 26-2).

Existem algumas observações derivadas do SHOCK *(SHould we emergently revascularize Occluded Coronaries in cardiogenic shocK) Trial and Registry*[10] sobre pacientes com CC devido à falência ventricular esquerda que não são facilmente explicadas pelos conceitos tradicionais. São elas:

A) A média da fração de ejeção (FE) apresenta depressão moderada a grave (30%), com uma ampla variação, bem como nos tamanhos do ventrículo esquerdo.
B) Na média, a resistência vascular sistêmica, mesmo sob o uso de vasopressores, não está elevada, tendo também sido observada uma ampla variação na média das pressões.
C) Síndrome de resposta inflamatória sistêmica clinicamente evidente estava freqüentemente presente nos pacientes com CC.
D) A maioria dos sobreviventes evoluiu para insuficiência cardíaca congestiva classe I (NYHA).

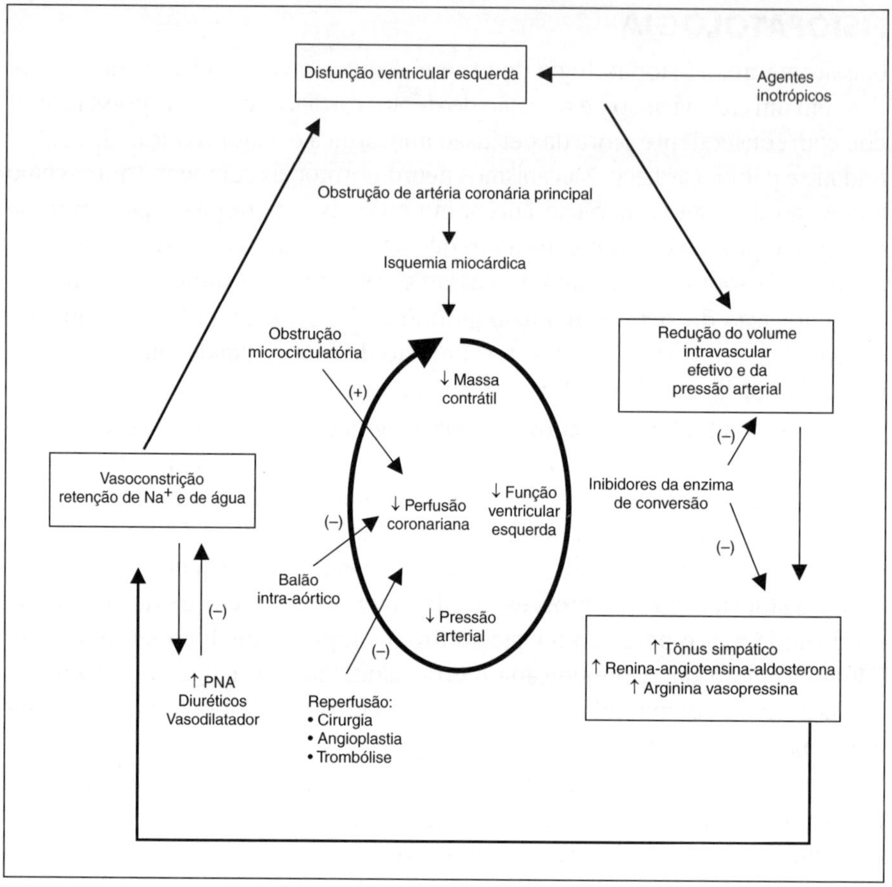

Fig. 26-2. Fisiopatologia do choque cardiogênico.[9]

Embora o desempenho ventricular tenha sido medido mais freqüentemente sob o uso de terapia de suporte inotrópico e balão intra-aórtico, ambos contribuindo para o aumento do débito cardíaco, as medidas hemodinâmicas obtidas documentaram hipotensão persistente, baixo débito cardíaco e elevadas pressões de enchimento.

Novas evidências sugerem, entretanto, que uma síndrome de resposta inflamatória sistêmica (SRIS), ativação do complemento, liberação de citocinas, expressão induzida de óxido nítrico sintetase (eNOS) e vasodilatação inapropriada podem exercer um importante papel, não apenas na gênese do choque, mas também no seu prognóstico.[11]

Nos pacientes com extenso infarto agudo do miocárdio, freqüentemente nos deparamos com uma síndrome de resposta inflamatória sistêmica, traduzida por elevação da temperatura corporal, leucócitos, complemento, interleucinas, proteína C reativa e outros marcadores inflamatórios, à semelhança do que ocorre no contexto de vários insultos sistêmicos maiores, não-infecciosos, incluindo trauma, *bypass* cardiopulmonar, pancreatite e queimaduras.

O óxido nítrico, sintetizado em baixos níveis pelas células endoteliais e miocárdicas (eNOS), é uma molécula cardioprotetora. Entretanto, após trauma ou exposição a mediadores inflamatórios (lipopolissacarídio bacteriano, fator de necrose tumoral-α e interleucina-1), muitos tipos celulares expressam eNOS em níveis patológicos. Conseqüentemente, podemos encontrar níveis tóxicos de óxido nítrico e de espécies citotóxicas derivadas do óxido nítrico, como por exemplo, o peroxinitrito, formado pela reação com superóxido. Em modelos experimentais, já foram observados níveis elevados de eNOS e óxido nítrico após infarto do miocárdio e subseqüente reperfusão.[12] A elevação de citocinas já foi documentada em pacientes pós-angioplastia primária,[13] o que sugere que nos pacientes com infarto agudo do miocárdio haja uma ativação das citocinas inflamatórias levando a aumento dos níveis de eNOS, óxido nítrico e peroxinitrito, todos com múltiplos efeitos deletérios,[11] tais como:

A) Inibição direta da contratilidade miocárdica.
B) Supressão da respiração mitocondrial no miocárdio não-isquêmico.
C) Efeitos no metabolismo da glicose.
D) Efeitos pró-inflamatórios.
E) Redução da responsividade às catecolaminas.
F) Indução de vasodilatação sistêmica.

Os mecanismos pelos quais isto ocorre ainda não estão totalmente esclarecidos, porém podem resultar do efeito direto do ON na contratilidade miocárdica,[14,15] no metabolismo da glicose[14] ou na responsividade betadrenérgica.[16] A expressão induzida de óxido nítrico sintetase (eNOS) e os elevados níveis de óxido nítrico durante a isquemia podem levar ao miocárdio "atordoado" *(stunning myocardium)*. Além disto, a estimulação da expressão de eNOS pelas interleucinas poderia explicar a observação do aparecimento ou piora de hipotensão após intervenção percutânea primária (IPP) em alguns pacientes.[11]

A resposta inflamatória sistêmica pode exercer um importante papel na gênese e manutenção do choque em alguns pacientes, porém sua ativação é altamente variável. Em pacientes com síndromes coronarianas agudas, o aumento dos marcadores inflamatórios, incluindo leucócitos e proteína C reativa, foi independentemente associado à mortalidade.[17]

ASPECTOS CLÍNICOS

As manifestações clínicas do CC ocorrem em função da causa subjacente e a avaliação da possibilidade de causa mecânica deve ser sempre realizada devido à necessidade de intervenção precoce. O reconhecimento clínico da síndrome de choque freqüentemente requer a instituição imediata e agressiva de procedimentos de estabilização, antes mesmo da definição etiológica. Portanto, um diagnóstico clínico precoce deve ser feito e os procedimentos de estabilização realizados.

História

A maioria dos pacientes com CC encontra-se em vigência do quadro de IAM e, portanto, apresenta-se com uma constelação de sintomas de isquemia miocárdica aguda, tais como, dor torácica, dispnéia, sudorese, náuseas ou vômitos. O edema agudo de pulmão, pré-síncope ou síncope podem constituir a apresentação inicial destes pacientes.

Exame físico

A avaliação clínica deve sempre ser iniciada com atenção aos ABCs (abertura das vias aéreas, ventilação e circulação) e dos sinais vitais.

Embora as vias aéreas geralmente estejam pérvias à apresentação, eventualmente, os pacientes podem necessitar de intubação orotraqueal. A ventilação pode ser laboriosa, com manifestações auscultatórias diversas, como crepitações, ruídos bolhosos ou mesmo sibilos.

Como em qualquer tipo de choque, a perfusão periférica está bastante diminuída, traduzindo-se pela presença de extremidades frias e pegajosas, pulsos periféricos finos e de difícil palpação, taquicardia e graus variáveis de disfunção de órgãos-alvo (diminuição do nível de consciência e do débito urinário, com diurese < 0,5 ml/kg/hora).

A avaliação dos sinais vitais deveria incluir a medida da pressão arterial em ambos os membros superiores, para permitir avaliar a presença de aneurisma ou dissecção da aorta torácica. A hipotensão arterial, com diminuição da pressão de pulso, é um achado freqüente e reflete situação de baixo débito. Os sinais vitais deveriam ser regularmente analisados e atualizados através de monitorização não-invasiva contínua, pelo menos inicialmente.

O exame do pescoço é de suma importância e pode revelar distensão venosa jugular, evidenciável até mesmo na posição sentada, o que pode traduzir disfunção ventricular direita associada.

O exame cuidadoso do aparelho cardiovascular pode revelar causas mecânicas de CC que necessitam de intervenção cirúrgica imediata. O surgimento de sopros cardíacos, antes ausentes, é importante para o diagnóstico de defeitos mecânicos e complicações da endocardite infecciosa. Sopros de grande intensidade podem revelar disfunção valvar, enquanto bulhas abafadas associadas à distensão venosa jugular e pulso paradoxal podem sugerir tamponamento cardíaco. A presença de terceira bulha também é um achado freqüente no exame físico.

Menon[18] *et al.*, analisando o perfil clínico de 571 pacientes do SHOCK *Trial and Registry* com suspeita clínica de CC devido a falência ventricular esquerda, observaram que em 28% dos casos não havia congestão pulmonar na apresentação, apenas sinais de hipoperfusão – a síndrome do "pulmão silencioso". Este fato não exclui o diagnóstico e nem tampouco está associado a um melhor prognóstico, porém, vale salientar que atenção especial deve ser dada quanto ao diagnóstico diferencial com CC por disfunção ventricular direita, sendo a monitorização hemodinâmica invasiva de fundamental importância para este fim.

Concluindo, uma anamnese e o exame físico criteriosos são fundamentais, pois os sinais de hipoperfusão obtidos ao exame clínico destes pacientes têm significado também no prognóstico, como demonstrado no modelo de mortalidade do GUSTO I,[4] em que oligúria, alteração do sensório e pele fria e pegajosa foram associadas a aumento de mortalidade em 30 dias, independentemente das variáveis hemodinâmicas.

ELETROCARDIOGRAMA

O eletrocardiograma (ECG) é um exame de fundamental importância no diagnóstico do IAM, principal causa do CC. Além das alterações de supra ou infradesnivelamento do segmento ST, podemos diagnosticar a presença de taqui ou bradiarritmias, sobrecargas ventriculares, evidências de alterações eletrolíticas (hiperpotassemia) ou toxicidade por drogas (digitálico, quinidina).

RADIOGRAFIA DO TÓRAX

A radiografia do tórax tipicamente mostra congestão ou edema pulmonar, aumento cefálico da circulação pulmonar, infiltrados alveolares e até derrame pleural. É importante ressaltar que esses achados podem surgir com um retardo de cerca de horas após o início do quadro clínico, podendo, portanto, estar ausentes na apresentação inicial do CC, o que não afasta o diagnóstico.

A cardiomegalia pode estar presente, sugerindo comprometimento crônico. Outros achados radiológicos que auxiliam no diagnóstico diferencial incluem: pneumonia, pneumotórax, dissecção aórtica e doença pulmonar obstrutiva crônica.

Trata-se, portanto, de um exame que faz parte da rotina diagnóstica, porém, é bastante inespecífico.

ECOCARDIOGRAMA

O ecocardiograma transtorácico (ETT) é um exame complementar não-invasivo, que pode ser disponibilizado à beira do leito e deve ser realizado o mais precocemente possível. É simples, seguro, constituindo-se em excelente método complementar para a confirmação diagnóstica.

Dados como tamanho e função ventricular esquerda e direita, tanto global quanto segmentar – traduzidas pela presença de áreas de hipocinesia, acinesia ou mesmo discinesia – ou estrutura e mobilidade valvar, tamanho atrial e anatomia do espaço pericárdico podem, em geral, ser facilmente avaliados pelo ETT. Causas mecânicas para o CC, tais como regurgitação mitral aguda, resultante da disfunção ou ruptura do músculo papilar, comunicação interventricular aguda e ruptura da parede livre do ventrículo esquerdo, podem ser rapidamente diagnosticadas.[19]

Em alguns casos, o ecocardiograma pode sugerir dados alternativos para o diagnóstico da síndrome de baixo débito. A presença de derrame pericárdico, associada ao colapso diastólico do átrio ou do ventrículo direito, sugere tamponamento cardíaco. Já a falência ventricular direita aguda, traduzida por um ventrículo direito dilatado e hipocinético, sem hipertrofia das suas paredes (que é sugestiva de hipertensão pulmonar crônica), associada a aumento dos níveis de pressão da artéria pulmonar, é um forte indício de tromboembolismo pulmonar agudo.[20] A dilatação da cavidade do ventrículo direito (VD) e a perda da sua contratilidade, associadas a uma pressão estimada da artéria pulmonar em nível normal ocorrem mais comumente no infarto do VD.

Nos pacientes agudamente enfermos, a nitidez das imagens obtidas ao ETT pode estar prejudicada por uma janela acústica diminuída, particularmente nos obesos, nos portadores de doença pulmonar obstrutiva crônica ou naqueles em uso de ventilação pulmonar com pressão positiva. A ecocardiografia de contraste pode ser usada para melhorar a qualidade das imagens.[21]

O ecocardiograma transesofágico (ETE) proporciona uma melhor análise de algumas estruturas cardíacas como o apêndice atrial esquerdo, próteses valvares e a raiz da aorta, constituindo importante ferramenta para o diagnóstico diferencial com dissecção aórtica aguda.

Uma grande variedade de anormalidades cardíacas, estruturais e funcionais, pode ser identificada nos pacientes com choque cardiogênico agudo. A gravidade da insuficiência mitral e a fração de ejeção de ventrículo esquerdo, à apresentação, foram os únicos fatores isolados de sobrevida, independentemente da estratégia terapêutica utilizada, como demonstrado por Picard *et al.*,[22] em um subgrupo do SHOCK *Trial*. Portanto, o ecocardiograma, além do seu valor na identificação das causas do choque, quando realizado na fase inicial do CC, pode ser usado para estratificação de risco.

DIAGNÓSTICO E MONITORIZAÇÃO HEMODINÂMICA E DA PERFUSÃO TECIDUAL

A avaliação e a monitorização dos sinais vitais, temperatura das extremidades e retal, nível de consciência, sudorese, enchimento capilar, pulsos periféricos e diurese são de fundamental importância nos pacientes criticamente enfermos de uma maneira geral e fornecem-nos informações úteis a respeito da perfusão tecidual. A diferença entre a temperatura central e periférica tem sido usada para diagnosticar e tratar pacientes com anormalidade de fluxo sanguíneo global[23,24] e, nestes casos, encontra-se aumentada devido à redução da perda de calor proporcionada pela vasoconstrição da pele. Um gradiente entre temperatura central e periférica de 3°C a 7°C está presente tão logo a hemodinâmica do paciente tenha sido otimizada.[25] Entretanto, nos pacientes com doença arterial periférica, estados de hipotermia e choque com vasodilatação, esse achado tem valor limitado.

Sabe-se que o exame clínico dos pacientes com síndrome de baixo débito e instáveis é inespecífico e reflete, de forma grosseira, a condição hemodinâmica do paciente, não permitindo uma avaliação precoce e precisa da perfusão tecidual e nem das pressões ventriculares de enchimento.[26] Portanto, faz-se necessária a associação de outros modos de monitorização.

A monitorização hemodinâmica invasiva, através do cateter da artéria pulmonar (CAP), não só confirma o diagnóstico de CC como também pode ajudar a guiar a terapêutica, além de excluir depleção volumétrica, infarto de VD e complicações mecânicas como causa do baixo débito cardíaco.[27,28] Na comunicação interventricular, observa-se o salto oximétrico, que é o aumento de 5 mmHg na oximetria do ventrículo direito em relação à do átrio direito, enquanto uma onda "V" gigante é sugestiva de regurgitação mitral. O perfil hemodinâmico do infarto de VD inclui elevadas pressões de enchimento do lado direito do coração, na presença de pressões de oclusão da artéria pulmonar normais ou baixas.[29]

O emprego do CAP permite a obtenção de inúmeras variáveis,[30] diretamente ou por meio de cálculos, didaticamente divididas em:

A) ***Variáveis de desempenho cardiovascular:*** pressões intracardíacas em átrio direito (PAD) e ventrículo direito (VD), pressão arterial pulmonar (PAP) e pressão de oclusão da artéria pulmonar (POAP), débito cardíaco (DC) pela técnica de termodiluição, além do cálculo da resistência vascular sistêmica e pulmonar e do trabalho ventricular.

B) ***Variáveis de transporte de oxigênio:*** oferta, consumo e taxa de extração tecidual de oxigênio, além da obtenção e monitorização da saturação venosa mista.

Os achados característicos do CC são: baixo IC (<1,8 l/min/m^2) e elevada POAP (> 18 mmHg), além de IRVS aumentado (maior que 2.000 dinas/s/cm^5/m^2), aumento na diferença arteriovenosa de oxigênio (maior que 5,5 ml%)[2] e elevada taxa de extração de oxigênio (TEO_2), que é decorrente da diminuição da oferta de oxigênio pelo baixo débito e do aumento do consumo devido à situação de estresse. O acompanhamento seqüencial do metabolismo do oxigênio permite que se avalie a adequação da terapêutica empregada.[31]

Mais recentemente, com o surgimento do CAP volumétrico, é possível realizar, além das medidas das variáveis habituais, a medida da fração de ejeção do ventrículo direito (VD) e a obtenção dos volumes diastólico e sistólico final do VD. Este método foi submetido a vários estudos comparativos com ecocardiograma bidimensional,[32] angiografia nuclear de primeira passagem e *Gated*.[33] O índice de volume diastólico final do ventrículo direito tem uma melhor correlação com o IC quando comparado com a POAP e a pressão venosa central (PVC),[34,35] permitindo uma monitorização mais eficiente da resposta subseqüente ao desafio volumétrico que deve fazer parte da terapêutica inicial de qualquer paciente em choque circulatório e que, no caso do CC, deve ser realizado com uma maior cautela.

O Doppler esofágico permite a monitorização contínua de variáveis que informam sobre pré-carga, pós-carga e débito cardíaco, através do posicionamento de uma sonda flexível munida com um ultra-som Doppler que realiza a medida da velocidade do fluxo sanguíneo na aorta torácica descendente. A análise da aceleração e velocidade de pico desta onda fornece informações sobre a contratilidade do ventrículo esquerdo (VE), a área sob a onda é proporcional ao volume sistólico do VE e o tempo de fluxo (TF) está inversamente relacionado com a resistência vascular periférica e é afetado pela freqüência cardíaca, devendo ser corrigido (TFc). Existe uma boa correlação entre o TFc e as variações da pré-carga.[36]

O ecocardiograma, que é amplamente utilizado para o diagnóstico e a avaliação etiológica do CC, encontra algumas limitações no que tange à monitorização. Sabe-se que, de uma maneira geral, há uma boa correlação entre a área do VE no final da diástole e o seu volume, quando comparada à ventriculografia radioisotópica,[37] exceto nos casos de insuficiência cardíaca, que é o nosso contexto. Há ainda limitações quanto à escassez de profissionais treinados e disponíveis 24 horas por dia, além da dificuldade de obtenção dos dados de maneira contínua.

É importante ressaltar que, mesmo com a adequação dos parâmetros hemodinâmicos globais, pode haver hipoxia oculta. Assim, como em qualquer estado de choque, torna-se igualmente importante a monitorização da perfusão regional. A análise dos gradientes de pressão parcial de CO_2 (PCO_2), aplicada principalmente nos pulmões, tecido subcutâneo, língua e trato gastrointestinal, pode refletir a adequação da perfusão tecidual. O clareamento do CO_2 das mucosas gástrica e ileal foi a referência primária para medidas do gradiente regional de PCO_2 durante choque circulatório.[38] Diminuições comparáveis do fluxo sanguíneo durante choque circulatório foram também demonstradas com PCO_2 tecidual sublingual ($P_{SL}CO_2$).[39] Em um estudo experimental, mudanças na $P_{SL}CO_2$ foram mais proeminentes do que alterações na tonometria gástrica durante choque hemorrágico ou séptico induzidos.[40] Este método parece ser útil para analisar tendências e como uma variável adicional para a tomada de decisões em situações ameaçadoras à vida.[41] A medida do CO_2 no final da expiração ($ETCO_2$), através da capnografia, representa uma medida indireta de fluxo sanguíneo pulmonar. Como a hipoperfusão dos pulmões pode ocorrer durante situações de baixo débito cardíaco e ressuscitação cardiopulmonar, o $ETCO_2$ tem sido usado como guia não-invasivo para monitorização da terapêutica.[42]

A visualização direta da microcirculação sublingual, através de polarização ortogonal espectral (OPS), tem sido utilizada para investigar, de forma não-invasiva, as propriedades da microcirculação sublingual em pacientes sépticos.[43] Trata-se de uma tecnologia promissora, a ser disponibilizada no ambiente de terapia intensiva, para a avaliação da perfusão tecidual regional. Porém, muitos estudos ainda são necessários para definir a representatividade da microcirculação sublingual em relação aos leitos microcirculatórios de órgãos mais vitais.

A perfusão tecidual inadequada leva à acidose metabólica, detectada através da gasometria arterial, examinando-se o excesso de base (EB) e através da elevação dos níveis séricos de lactato. Um estudo realizado por Smith *et al.*[44] demonstrou que pacientes admitidos na UTI com EB menor que – 4 mmol/l e níveis de lactato maiores que 1,5 mmol/l tinham uma maior mortalidade. Este estudo considerou a combinação de EB e lactato como o teste de maior sensibilidade para avaliação prognóstica. No entanto, é importante ter em mente que o aumento dos níveis de lactato sanguíneo reflete um distúrbio metabólico complexo em que, além da produção anaeróbica, resultante da hipoxia tecidual, está envolvida a produção aeróbica (produção endógena, glicólise acelerada, inibição da piruvato desidrogenase), bem como um clareamento diminuído, quer seja pela insuficiência hepática *per se* ou pela diminuição da perfusão do fígado.[45]

A monitorização constante de todos estes parâmetros serve como guia, no que concerne à eficácia das medidas terapêuticas, de correção da perfusão tecidual global e regional.

EXAMES LABORATORIAIS

No choque cardiogênico, a dosagem dos marcadores de necrose miocárdica, CK-MB e troponinas cardíacas I e T é necessária, já que o infarto agudo do miocárdio é a sua principal causa. A gasometria arterial, além de diagnosticar e quantificar as alterações ácido-básicas, mede a hipoxemia. Avaliação da glicemia, função renal e dosagens dos principais eletrólitos séricos devem ser realizadas, principalmente na presença de arritmias. Um hemograma completo pode excluir anemia como fator agravante da isquemia miocárdica. A necessidade da obtenção dos níveis séricos de determinados medicamentos, tais como digoxina, etanol ou drogas ilícitas, é guiada pela história clínica.

Evidências atuais indicam que, tanto na angina estável como nas síndromes coronarianas agudas, ocorre elevação dos marcadores inflamatórios circulantes, tais como proteína C reativa (PCR),[46-48] amilóide sérico A,[46] moléculas de adesão solúveis[49] e interleucina-6 (IL-6)[50] e que estes estão associados com prognóstico adverso. Com base em dados clínicos e experimentais, disponibilidade, estabilidade analítica, estandardização e precisão dos ensaios, a PCR tem surgido como dosagem de escolha.[51] É importante relembrar que, em relação a marcadores inflamatórios e risco cardiovascular, os pacientes são usualmente classificados, de acordo com os pontos de corte da PCR, em baixo risco (< 1 mg/l), médio risco (1 a 3 mg/l) e alto risco (> 3 mg/l) ou, de acordo com as concentrações de IL-6, abaixo ou acima de 5 a 10 ng/l. Porém, estes números devem ser analisados com cautela, visto que, nas unidades de terapia intensiva, aproximadamente 2/3 dos pacientes têm SRIS e muitos apresentam concentrações de PCR e IL-6 além destes pontos de corte.[52]

O peptídio natriurético do tipo B (BNP) é liberado na circulação em resposta ao aumento do estiramento ventricular e sobrecarga volumétrica e tem sido usado para excluir e identificar insuficiência cardíaca congestiva (ICC) em pacientes admitidos, nas salas de emergência, com um quadro clínico de dispnéia,[53,54] em que um ponto de corte de 100 pg/ml tem sido proposto. Os níveis séricos do BNP correlacionam-se com a pressão diastólica final do ventrículo esquerdo e com o estiramento ventricular. Apresenta também uma boa correlação com a pressão de oclusão da artéria pulmonar, sendo um bom previsor de desenvolvimento de insuficiência cardíaca pós-IAM.[55] Várias condições clínicas podem afetar a concentração do BNP, incluindo insuficiência renal e sepse, bastante prevalentes no cenário da terapia intensiva. No entanto, se o diagnóstico de insuficiência cardíaca está confirmado, os níveis elevados do BNP têm importante valor prognóstico.[56]

TRATAMENTO

No CC, devido à falência aguda do ventrículo esquerdo, a estabilização clínica imediata, visando manter um débito cardíaco adequado às necessidades basais, seguida de revascularização precoce, diminuindo a perda de miocárdio isquêmico sob risco, são os objetivos do tratamento. O grande desafio consiste na realização da avaliação e do tratamento simultaneamente (Fig. 26-3), pois o tempo é fator primordial para a obtenção de um bom prognóstico.

Estabilização clínica inicial

A manutenção de **oxigenação e ventilação** adequadas é essencial. A terapêutica com oxigênio suplementar visa reduzir a dispnéia, a hipertensão arteriolar pulmonar, além da ansiedade hipóxica. Pode ser administrado através de cateter nasal, máscara facial ou através da ventilação não-invasiva. Alguns estudos recentes têm sugerido que o uso de pressão positiva contínua nas vias aéreas (CPAP) nos pacientes com edema pulmonar cardiogênico pode reduzir a necessidade de intubação,[58] desde que o paciente esteja cooperativo, consciente e hemodinamicamente estável, o que exclui a maioria dos pacientes com CC. Se insuficiência respiratória se desenvolve, a ventilação invasiva é mandatória e não deve ser retardada, sob pena de rápido colapso cardiovascular. Porém, vale ressaltar que a mudança para uma ventilação com pressão positiva pode levar a redução do débito cardíaco e piora da hipotensão. O intensivista deve antecipar esta ocorrência e estar preparado para administrar volume, na ausência de congestão pulmonar, ou iniciar vasopressor apropriado ou inotrópico.

Uma rápida obtenção de **acesso venoso**, **monitorização eletrocardiográfica** e **oximetria de pulso** são os próximos passos.

A realização do **desafio volumétrico**, com 100 a 250 ml de solução salina isotônica, em 10 minutos, consiste em uma medida importante, naqueles pacientes sem edema pulmonar, visando afastar o componente hipovolêmico na gênese do baixo débito. Sob o aspecto hemodinâmico, cerca de 20% dos pacientes infartados têm índice cardíaco e pressão de oclusão pulmonar baixos; a maioria tem volume sistólico reduzido e taquicardia compensatória.[59] A resposta destes pacientes à reposição volêmica inicial varia de acordo com o grau de isquemia e da reserva miocárdica. A monitorização hemodinâmica invasiva deve ser considerada para os pacientes não-responsivos, sendo útil na titulação da pressão de enchimento ideal.

Nos pacientes hipotensos, que não responderam ao desafio volumétrico, deve-se considerar o uso dos vasopressores, com o objetivo principal de manter uma adequada pressão de perfusão coronariana. A **dopamina** aumenta tanto a pressão arterial quanto o débito cardíaco e é usualmente a primeira escolha nos pacientes com hipotensão moderada (pressão arterial sistêmica sistólica – PASS – entre 70 e 90 mmHg). Sua posologia pode ser ajustada, variando de 3 a 10 μg/kg/min, levando a aumento do inotropismo e discreta vasoconstrição periférica. Doses maiores que 10 μg/kg/min produzem efeito inotrópico adicional, porém à custa de aumento progressivo da freqüência cardíaca e do consumo de oxigênio. Doses elevadas de dopamina devem ser evitadas, pois aumentam a pressão na artéria pulmonar, elevando a pré-carga do ventrículo esquerdo e a pós-carga do ventrículo direito.[60] Na presença de hipotensão grave (PASS

< 70 mmHg) a **norepinefrina** deve ser o agente de primeira linha, em que, nas doses habitualmente utilizadas, de 0,2 a 1,5 μg/kg/min, o efeito α-agonista é preponderante. Provoca vasoconstrição periférica, com aumento significativo da resistência arterial sistêmica, porém, com prejuízo da perfusão de rins, intestinos, pulmões, musculatura esquelética e pele. Pode haver bradicardia reflexa por aumento da pressão média da raiz da aorta e redução subseqüente do débito cardíaco. Apresenta também ação sobre os receptores β-adrenérgicos promovendo aumento do inotropismo e da velocidade de condução do estímulo cardíaco. A infusão dos vasopressores, de uma maneira geral, deve ser tateada cuidadosamente para maximizar a pressão de perfusão coronariana com o menor aumento possível do consumo miocárdico de oxigênio. Mais uma vez, a monitorização hemodinâmica invasiva, com medidas seriadas do débito cardíaco e das pressões de enchimento, além da saturação venosa mista, são de fundamental importância.

Medidas seqüenciais da **PVC**, a obtenção de um acesso arterial para **medida invasiva da pressão sistêmica** e **cateterização vesical**, para acompanhamento da diurese, também fazem parte das medidas iniciais de monitorização.

Arritmias que promovam grandes alterações da freqüência cardíaca e eliminem o sincronismo atrioventricular podem afetar o débito cardíaco e devem ser corrigidas prontamente através de **drogas antiarrítmicas**, preferencialmente a amiodarona (por apresentar pouca ação inotrópica negativa), **cardioversão elétrica ou marca-passo**.

O **alívio da dor e da ansiedade** pode ser obtido com o uso dos opióides. Neste contexto, quando há comprometimento da pressão arterial sistólica, o fentanil é o mais utilizado. Adicionalmente, ele proporciona redução da excessiva atividade simpática, da demanda miocárdica de oxigênio e da pré e pós-carga.

Medidas como **correção dos distúrbios ácido-básicos e eletrolíticos** (hipocalemia e hipomagnesemia) são essenciais.

Alguns medicamentos normalmente utilizados no manuseio do IAM, tais como betabloqueadores, nitratos e inibidores da conversão da angiotensina, não devem ser usados até a estabilização do paciente, pelo risco de exacerbarem a hipotensão. Já a aspirina, por reduzir a mortalidade e o reinfarto na fase aguda do IAM, deve ser administrada rotineiramente. A heparinização plena também está indicada com a finalidade de redução da formação de trombo intraventricular esquerdo, de trombose venosa profunda e propagação de trombo intracoronário.[61]

Avaliação e restauração da perfusão tissular

Após estabilização inicial e restauração de uma pressão arterial adequada, o próximo passo consiste na avaliação da perfusão tissular (Fig. 26-3). Três ce-

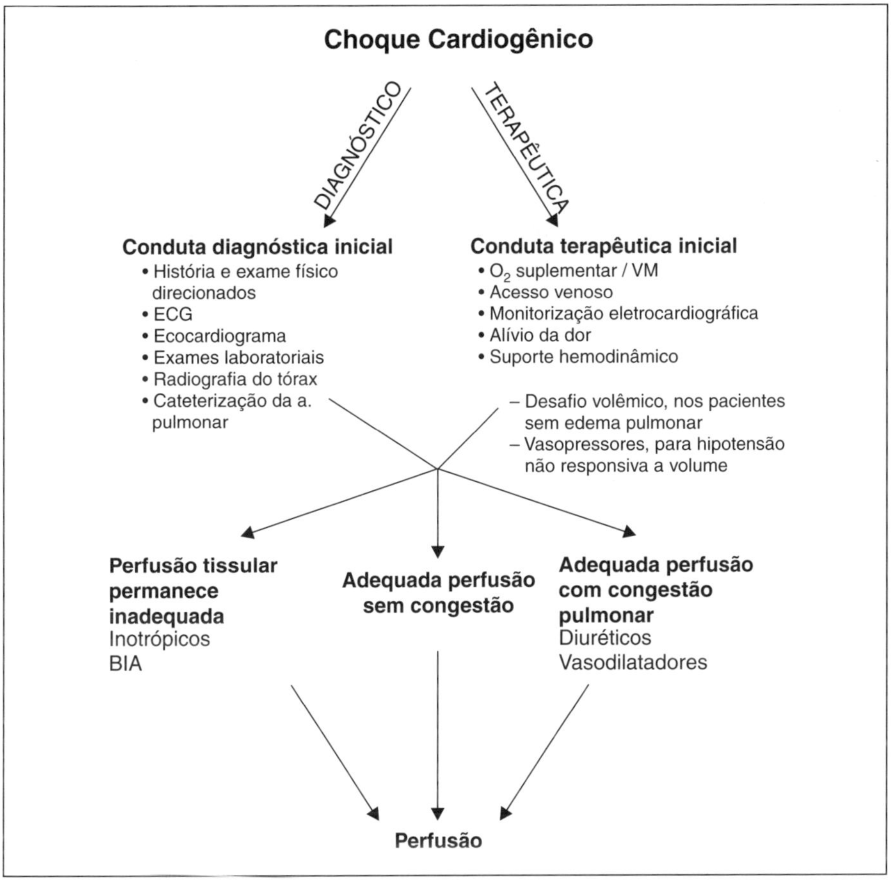

Fig. 26-3. Diagnóstico e tratamento do CC secundário ao IAM. Modificado de Hollenberg *et al.*[57]

nários podem estar presentes. Idealmente, o paciente estará com perfusão adequada e sem congestão pulmonar. Se a perfusão está adequada, porém, ainda existe grande congestão pulmonar, os diuréticos são a opção terapêutica. Os vasodilatadores também deverão ser considerados e o seu uso está na dependência da pressão arterial sistêmica. Porém, se a perfusão tissular permanecer inadequada, drogas inotrópicas ou balão intra-aórtico (BIA) deveriam ser iniciados.

Nos pacientes com falência ventricular esquerda e congestão pulmonar, os **diuréticos** podem ser considerados medicamentos de primeira escolha. Devem ser usados com cautela, pelo risco de hipovolemia, com conseqüente redução da pressão de enchimento do ventrículo esquerdo. Utiliza-se geralmente a furosemida, de forma intravenosa, de preferência, com monitorização através do cateter de Swan-Ganz, visando manter uma POAP entre 14 e 20 mmHg. Os **vasodilatadores**, pela sua ação de redução da pré e pós-carga, facilitam a ejeção ventricular, diminuem o consumo miocárdico de oxigênio, melhorando assim a congestão pulmonar. O principal problema para o seu uso é a hipotensão, por isso deve-se preferir aqueles de uso intravenoso e com rápido início e término de ação, o que facilita a sua suspensão, se necessário. Os mais utilizados são a nitroglicerina e o nitroprussiato de sódio, sendo o primeiro menos potente como vasodilatador, porém com a vantagem de não produzir o fenômeno de "roubo" de fluxo, ou seja, o desvio de fluxo coronariano para territórios vasculares não-isquêmicos.

Entre as **drogas inotrópicas**, a dobutamina, um agonista seletivo dos receptores β_1-adrenérgicos, é o agente inicial de escolha nos pacientes que se apresentam com PASS > 90 mmHg. Doses de até 15 µg/kg/min desencadeiam aumento da contratilidade miocárdica sem elevação significativa da freqüência cardíaca, melhoram o fluxo coronário diastólico, assim como o fluxo colateral para áreas isquêmicas.[62] Doses maiores que 30 µg/kg/min devem ser evitadas, pelo risco de arritmias ventriculares, além do aumento do consumo miocárdico de oxigênio. Pela sua interação com os receptores β-adrenérgicos vasculares, pode ocorrer diminuição da resistência vascular sistêmica e hipotensão, o que muitas vezes leva à sua associação com drogas vasopressoras como a dopamina ou norepinefrina. Os inibidores da fosfodiesterase, tais como amrinone e milrinone, aumentam a AMPc (adenosina monofosfato cíclica) intracelular, mecanismo este que não envolve os receptores adrenérgicos, podendo apresentar, assim, efeito aditivo quando em associação às catecolaminas. Promovem um aumento do inotropismo, além de vasodilatação periférica e possuem menos efeitos cronotrópicos e arritmogênicos que as catecolaminas. Tem sido evidenciado, tanto em trabalhos experimentais como em estudos clínicos, que, tanto o amrinone quanto o milrinone aumentam o débito cardíaco em pacientes com insuficiência cardíaca grave e naqueles em CC.[63] O amrinone, quando comparado com a dobutamina, mostrou uma maior redução na pressão venosa sistêmica e pulmonar.[64] Entretanto, a atividade vasodilatadora dessa classe terapêutica pode resultar em hipotensão indesejável nos pacientes instáveis e seu uso encontra-se reservado para aquelas situações nas quais os outros agentes não foram eficazes.[27] Vale salientar que a maioria destas drogas tem sua aplicação apenas na fase aguda do CC, pois o seu uso crônico não mostrou benefícios, causando até, em alguns grupos de pacientes, maior taxa de mortalidade.[65-68] O levosimendan, um novo agente inotrópico utilizado no tratamento da insuficiência cardíaca aguda e crônica,[69] pertence a uma nova classe de medicamentos chamada de sensibilizadores de cálcio *(calcuim sensitizers)*. Age, portanto, aumentando a contratilidade miocárdica através de uma maior sensibilização dos miócitos ao cálcio, sem, no entanto, aumentar a concentração do cálcio intracelular,[70] o que levaria a um prejuízo do relaxamento diastólico ventricular.[71] Adicionalmente, também diminui o trabalho cardíaco através da abertura dos canais de potássio ATP-dependentes da musculatura lisa vascular, resultando em vasodilatação sistêmica e redução da pós-carga.[70] Estes 2 mecanismos permitem um aumento do débito cardíaco sem aumento do consumo miocárdico de oxigênio,[72] um efeito que não é observado com os outros agentes inotrópicos, fazendo deste um medicamento promissor no manuseio dos pacientes com CC. Seus principais efeitos colaterais são hipotensão e cefaléia. Embora a segurança e eficácia do levosimendan tenham sido demonstradas em diferentes populações de pacientes com insuficiência cardíaca congestiva[69,72-74] existe, na literatura atual, pouca informação sobre o seu uso no CC, apenas alguns relatos de casos.[75,76] O recente estudo, SURVIVE-W *(Comparison of Dobutamine and Levosimendan on Survival in Acute Decompensated Heart Failure)*,[77] apresentado no congresso da *American Heart Association* (AHA), em Dallas, novembro de 2005, comparou o levosimendan e a dobutamina, na fase aguda da descompensação da ICC e falhou em demonstrar uma melhor sobrevida do levosimendan, em 6 meses de seguimento. O estudo SURVIVAL foi o primeiro *trial* randomizado, duplo-cego, ativo-controlado e com um grupo em paralelo para estudo no impacto nas taxas de mortalidade de uma medicação intravenosa em pacientes com descompensação aguda de ICC. Apesar de não ter atingido o seu *end-point* primário, estimado em uma queda de 25% em todas as causas de mortalidade no grupo levosimendan, observou-se, entretanto, uma queda importante nas taxas do BNP dos pacientes que receberam a nova medicação, aferida 5 dias após a descompensação da ICC. Os pacientes do grupo levosimendan apresentaram redução de 46% no BNP contra 13% do grupo dobutamina, com alta relevância estatística. Investigações recentes,[78] enfatizando as ações antiinflamatórias e antiapoptóticas do levosimendam no coração insuficiente, sugerem que a melhora na contratilidade estaria intimamente relacionada com a redução de citocinas pró-inflamatórias e indutores de apoptose provocada pela droga. Portanto, a terapia medicamentosa com levosimendam é promissora, porém, se faz necessário um maior número de estudos controlados que possam demonstrar a superioridade desta droga no que tange à sobrevida e segurança do seu uso naqueles pacientes em vigência de CC. Os glicosídios digitálicos não devem ser usados neste contexto, pois podem piorar a condição hemodinâmica do paciente por provocar vasoconstrição periférica e aumentar o consumo miocárdio de oxigênio. Seu uso tem sido reservado para o controle de taquiarritmias atriais.

O balão intra-aórtico (**BIA**) é um dispositivo mecânico que utiliza o princípio da contrapulsação para aumentar o débito cardíaco. Um cateter-balão é colocado na aorta torácica descendente, de modo que sua extremidade distal fique posicionada logo abaixo da emergência da artéria subclávia esquerda. Por meio de sincronismo com o eletrocardiograma, o balão é insuflado durante a diástole ventricular e desinsuflado durante a sístole, promovendo aumento da pressão de perfusão das artérias coronárias e facilitando o escoamento do sangue aos tecidos. Além disso, a desinsuflação rápida do balão, durante a sístole, promove um efeito de "vácuo", que diminui a impedância da via de saída do ventrículo esquerdo, facilitando seu esvaziamento.[79] A presença de arritmias cardíacas dificulta o uso do seu dispositivo.

Assim, o BIA reduz a pós-carga do ventrículo esquerdo e aumenta a pressão de perfusão diastólica, o débito cardíaco e melhora o fluxo sanguíneo coronariano.[80] Estes benefícios ocorrem sem aumento na demanda miocárdica de oxigênio, ao contrário do que é observado com o uso dos inotrópicos e agentes vasopressores, o que permite uma menor utilização destas drogas ou até mesmo a sua suspensão. Nos pacientes com CC e comprometimento da perfusão tissular, o BIA consiste em suporte mecânico essencial para estabilização, permitindo tempo para que medidas terapêuticas definitivas sejam tomadas.[80,81] Outras técnicas de suporte mecânico estão disponíveis e serão comentadas em outro capítulo, porém vale salientar que o seu uso não deve ser retardado quando houver falha clínica em manter um débito cardíaco adequado.

Reperfusão miocárdica

"Abrir a artéria e mantê-la aberta" deve ser a principal preocupação do médico diante de um paciente com IAM. Uma recente análise retrospectiva, onde foram avaliados mais de 1.300 pacientes com CC tratados por intervenção coronariana entre 1994 e 2001, na Alemanha, mostrou que a presença de fluxo coronariano epicárdico menor que TIMI 3, após IPC, constituiu previsor independente de mortalidade.[82]

A **reperfusão química**, através do uso dos fibrinolíticos, restaura a patência coronariana, reduz o tamanho do infarto, preserva a função ventricular e diminui a mortalidade nos pacientes com síndrome coronariana aguda com elevação do segmento ST.[67,83,84] Porém, para os pacientes enfartados e que já se apresentam com CC, o benefício destes agentes tem sido menos claro, com relatos de uma menor eficiência, sem redução de mortalidade.[65,67,85] Por outro lado, no SHOCK *Registry*,[86] os pacientes tratados com terapia fibrinolítica obtiveram uma menor taxa de mortalidade intra-hospitalar, quando comparados com aqueles que não receberam a medicação (54% *vs.* 64%, p = 0,005), mesmo após ajuste para idade e grau de revascularização (OR 0,70, p = 0,027). As razões para uma menor eficácia dos fibrinolíticos neste contexto provavelmente incluem fatores hemodinâmicos, mecânicos e metabólicos que dificultam a obtenção e a manutenção da patência do vaso coronariano relacionado com o infarto.[87] Tentativas de aumentar as taxas de reperfusão coronária, através do aumento da pressão na raiz da aorta com o uso de vasopressores e BIA, têm sido demonstradas,[87-89] porém, no CC, a revascularização precoce com ICP ou cirurgia de *bypass* coronariano constitui a intervenção mais importante.[86,90-92]

Segundo dados obtidos com o SHOCK *Trial*, a **reperfusão mecânica** precoce, quer com IPC ou cirurgia de revascularização miocárdica, é superior ao tratamento clínico intensivo, devendo ser a escolha para os pacientes com IAM e CC, pois mostrou redução de mortalidade aos 6 meses e 1 ano após o procedimento.[84,86,93] Entretanto, otimizar o fluxo coronariano epicárdico não é equivalente a otimizar o fluxo nos pequenos vasos miocárdicos (*myocardial blush grade*). A relevância disto, como importante previsor de mortalidade, foi demonstrada por Tarantini *et al.*, em recente estudo italiano.[94] O uso dos antagonistas da glicoproteína IIb/IIIa (GpIIb/IIIa) tornou-se rotina naqueles pacientes de alto risco submetidos a IPC com uso de *stent* e dados recentes sugerem uma melhora no prognóstico destes pacientes com a sua associação.[95] De fato, 2 análises retrospectivas recentemente publicadas[96,97] e que necessitam ser confirmadas por grandes estudos prospectivos, demonstraram que o uso do abciximab está associado a um maior fluxo TIMI-3 em pacientes com CC tratados com IPC[96] e que o tratamento com o *stent* acrescido do abciximab está associado a significante aumento da sobrevida. Antoniucci *et al.*[97] observaram que a mortalidade aos 30 dias foi menor que 20% nos pacientes tratados com *stent* e abciximab, comparada com 40% naqueles tratados apenas com o *stent*. Se este fato está relacionado com os efeitos antiplaquetários ou antiinflamatórios e se os inibidores da GpIb/IIIa têm efeitos benéficos similares na circulação de outros órgãos, entretanto, ainda não foi estudado. As técnicas de revascularização cirúrgica têm melhorado, principalmente no que diz respeito às estratégias para minimizar a disfunção miocárdica após o *bypass* e isto se traduzirá, conseqüentemente, em melhora no prognóstico. Já no CC secundário a defeitos mecânicos, a cirurgia deve ser a terapêutica de escolha.

Portanto, a revascularização precoce é a chave para o sucesso do tratamento desta patologia de tão elevada mortalidade, justificando, até mesmo, a rápida transferência dos pacientes para um centro de revascularização.[84] A angioplastia primária e o tratamento cirúrgico do CC serão abordados, de forma mais detalhada, em outro capítulo desta publicação.

PERSPECTIVAS FUTURAS

Apesar da utilização de uma estratégia agressiva de revascularização precoce, a mortalidade do CC permanece elevada. Os investigadores do SHOCK *Trial* observaram a intensa heterogeneidade destes pacientes, em que alguns se apresentam, sob o ponto de vista hemodinâmico, como choque distributivo, ou seja, com resistência vascular periférica baixa.[11,18,98] A presença de uma reação inflamatória sistêmica, mediada por citocinas inflamatórias, foi então postulada.[11] A partir da introdução deste novo conceito, no qual a inflamação desempenha papel fundamental na fisiopatologia do CC, agentes com potenciais propriedades antiinflamatórias estão sendo avaliados para seu tratamento, tais como os inibidores da óxido nítrico sintetase, o anticorpo antifragmento C5 – pexelizumab e talvez as estatinas.

Cotter *et al.* lançaram a hipótese do papel do excesso de óxido nítrico no contexto do CC, como mediador da disfunção miocárdica e da diminuição da resistência vascular sistêmica. Apesar das experiências desastrosas com o uso de inibidores da óxido nítrico sintetase no choque séptico,[99] estes autores foram os primeiros investigadores a explorar o papel destas drogas no CC. Em seu trabalho original,[100] eles utilizaram o L-NMMA (N^G-monometil L-arginina), um inibidor não-específico da ON sintetase, em 11 pacientes consecutivos que permaneciam em CC por mais de 24 horas após revascularização percutânea. Demonstraram, neste pequeno grupo de pacientes, uma sobrevida de 64%, em 30 dias, além do aumento imediato de 43% da pressão arterial média e de 148% da diurese, não sendo observada nenhuma reação adversa. Posteriormente, estes mesmos autores estenderam sua experiência realizando um estudo clínico[101] prospectivo, randomizado, em um único centro, com L-NAME (N^G-nitro L-arginina metil éster clorídrico), no tratamento do choque cardiogênico refratário (deterioração progressiva da pressão arterial sistólica para níveis abaixo de 100 mmHg, durante SCA, a despeito de revascularização percutânea máxima, BIA e vasopressores por pelo menos 1 hora, acompanhada de sinais de hipoperfusão periférica). Foram randomizados 30 pacientes consecutivos, sendo 15 para o grupo controle e 15 para o grupo tratamento. A mortalidade aos 30 dias foi de 27% no grupo que usou L-NAME *vs.* 67% no grupo-controle ($p = 0{,}008$). A média de aumento da pressão arterial sistêmica e o débito urinário foram significativamente maiores no grupo tratamento ($p = 0{,}004$ e $p < 0{,}001$, respectivamente), em que se observou, também, redução no tempo de ventilação mecânica e do uso do BIA. Os autores concluíram que o uso dos inibidores da ON sintetase são úteis no tratamento dos pacientes com CC refratário. Menon, em editorial recentemente publicado,[102] chama a atenção para o intenso e inesperado benefício de redução de mortalidade, 40% de diferença absoluta, um resultado estatisticamente bastante significativo, a despeito de uma amostra pequena ($n = 30$). Comparativamente, o SHOCK *Trial*[10] não foi capaz de mostrar um benefício pre-especifico de redução de mortalidade de 20% quando comparou revascularização precoce e estabilização clínica inicial aos 30 dias, usando uma amostra de 302 pacientes (46,7% *vs.* 56%, p = 0,11). Talvez, a resposta a esta questão esteja no fato de que, nos pacientes que usaram L-NAME, houve um grande aumento e manutenção da perfusão renal, que permaneceu praticamente intacta logo no início do estudo (122 ± 75 ml/hora). Koreny *et al.*,[103] avaliando 118 pacientes consecutivos com SCA complicada por CC, observaram que a insuficiência renal aguda foi o único previsor independente de mortalidade. Similarmente, no GUSTO *Trial*, a oligúria foi o fator de previsão mais forte de mortalidade aos 30 dias, entre os pacientes com CC.[104]

A inibição da cascata do complemento, com o pexelizumab, entre outros efeitos, provoca uma redução no excesso de iNOS produzido como resposta à isquemia e reperfusão e, teoricamente, poderia inibir a gênese do choque cardiogênico. Os resultados preliminares do estudo COMMA (*COMplement inhibition in Myocardial infarction treated with Angioplasty*) demonstraram que a inibição da fração C5 do complemento foi associada a baixa freqüência de choque e morte nos pacientes de alto risco submetidos à IPC primária, a despeito da ausência de efeitos no tamanho do infarto.[105] O pexelizumab também foi utilizado como terapia adjuvante ao fibrinolítico pós-IAM, no COMPLY *trial*,[106] em que a inibição do complemento observada não se traduziu em redução da área infartada e pós-cirurgia de revascularização miocárdica (RM), através de estudo randomizado,[107] incluindo 3.099 pacientes. Os autores deste estudo concluíram que o pexelizumab não foi associado à redução do *end point* composto de morte e infarto em 2.746 pacientes que se submeteram apenas à cirurgia de RM, mas houve redução de risco estatisticamente significativa, aos 30 dias após o procedimento, entre todos os 3.099 pacientes que se submeteram à cirurgia de RM com ou sem troca valvar.

Apesar do conhecimento da importância da inflamação no contexto das síndromes coronarianas agudas, permanece ainda sem resposta se todos os pacientes portadores de CC seriam igualmente beneficiados com a terapia antiinflamatória ou se ela deveria ser utilizada apenas em alguns pacientes, especificamente. Baseado em dados promissores obtidos previamente, o SHOCK-2 *(SHould we inhibit nitric Oxide synthase in patients with Cardiogenic shocK?)*, vem testando o L-NMMA nesta população de pacientes.

CONCLUSÃO

Com o decorrer do tempo, o conhecimento fisiopatológico, a tecnologia necessária para o seu diagnóstico e principalmente as descobertas terapêuticas no âmbito do CC evoluem. A intensidade das pesquisas e os recentes avanços tecnológicos nos permitem vislumbrar um futuro que, muito provavelmente, traduzir-se-á em reduções ainda maiores da morbidade e mortalidade de uma patologia ainda tão desafiadora como o CC.

REFERÊNCIAS BIBLIOGRÁFICAS

1. Killip T. Cardiogenic shock complicating myocardial infarction. *J Am Coll Cardiol* 1989;14:47-48.
2. Gun C, Timerman A, Ramos RF. Choque cardiogênico. *Rev Soc Cardiol Estado de São Paulo* 1998;3:435-445.
3. Goldberg RJ, et al. Temporal trends in cardiogenic shock complicating acute myocardial infarction. *N Eng J Med* 1999;340:1162-1168.
4. Holmes DR, et al. Contemporary reperfusion therapy for cardiogenic shock: the GUSTO-I trial experience. *J Am Coll Cardiol* 1995;26:668-74.
5. Hands ME, et al. The in-hospital development of cardiogenic shock after myocardial infarction: incidence, predictors of occurrence, outcome and prognostic factors. *J Am Coll Cardiol* 1989;14:40-6.
6. Leor J, et al. Cardiogenic shock complicating acute myocardial infarction in patients without heart failure on admission: incidence, risk factors and outcome. *Am J Med* 1993;94(3):265-73.
7. Killip T, Kimball JT. Treatment of myocardial infarction in a coronary care unit: a two year experience with 250 patients. *Am J Cardiol* 1967;20:457-64.
8. Bertling B, et al. Contribution of miocyte apoptosis to myocardial infarction? *Basis Res Cardiol* 1998;93:71.
9. David CM. *Medicina intensiva*. Rio de Janeiro: Revinter, 2004.
10. Hochman JS, et al. Should we emergently revascularize Occluded Coronaries in cardiogenic shock: An International randomized emergency PTCA/ CABG-trial design. *Am Heart J* 1999;137(2):313-321.
11. Hochman JS. Cardiogenic Shock complicating acute myocardial infarction – expanding the paradigm. *Circulation* 2003;107:2998-3002.
12. Wildhirt SM, et al. Involvment of inducible nitric oxide synthase in the inflammatory process of myocardial infarction. *Int J Cardiol* 1995;50:253-61.
13. Neumann FJ, et al. Cardiac release of cytokines and inflammatory responses in acute myocardial infarction. *Circulation* 1995;92:748-55.
14. Depré C, et al. Protection against ischemic injury by nonvasoactive concentrations of nitric oxide synthase inhibitors in the perfused rabbit heart. *Circulation* 1995;92:1911-1918.
15. Schulz R, et al. Inhibition of nitric oxide synthesis protects the isolated working rabbit heart from ischemia-reperfusion injury. *Cardiovasc Res* 1995;30:432-439.
16. Ziolo MT, et al. Expression of indulcible nitric oxide synthase depresses B-adrenergic-stimulated calcium release from the sarcoplsmetic reticulum in intact ventricular myocytes. *Circulation* 2001;104:2961-2966.
17. Sabatine MS, et al. Relationship between white blood cell count and degree of coronary artery disease and mortality in patients with acute coronary syndromes: a TACTICS-TIMI 18 (Treat Angina with Aggrastat and determine Cost of Therapy with an Invasive Strategy – Thrombolysis in Myocardial Infarction 18 Trial) substudy. *J Am Coll Cardiol* 2002;40:1761-1768.
18. Menon V, et al. The Clincal profile of patients with suspected cardiogenic shock due to predominant left ventricular failure. A report from the SHOCK trial registry. *J Am Coll Cardiol* 2000;36:1071-1076.
19. Nishimura RA, et al. Role of two-dimensional echocardiography in the prediction of in-hospital complications after acute myocardial infarction. *J Am Coll Cardiol* 1984;4:1080-1087.
20. Ribeiro A, et al. Echocardiography Doppler in pulmonary embolism: right ventricular dysfunction as a predictor of mortality rate. *Am Heart J* 1997;134:479-487.

21. Reilly JP, et al. Contrast echocardiography clarifies uninterpretable wall motion in intensive care unit patients. *J Am Coll Cardiol* 2000;35:485-490.
22. Picard MH, et al. Echocardiographic predictors of survival and response to early revascularization in cardiogenic shock. *Circulation* 2003;107:279-284.
23. Brock L, et al. Observations on peripheral and central temperatures with particular reference to the occurrence of vasoconstriction. *Br J Surg* 1975;62(8):589-595.
24. Kholoussy AM, et al. Central peripheral temperature gradient. Its value and limitations in the management of critically ill surgical patients. *Am J Surg* 1980;140(5):609-612.
25. Curley FJ, et al. Routine monitoring of critically ill patients. In: Irwin RS, Cerra FB, Rippe JM, editors. *Intensive care medicine*. Berlin: Springer-Verlang, 1998. p. 250-270.
26. Mimoz O, et al. Pulmonary artery catheterization in critically ill patients: a prospective analysis of outcome changes associated with catheter-prompted changes in therapy. *Crit Care Med* 1994;22:573-579.
27. Califf RM, Bengtson JR. Cardiogenic shock. *N Engl J Med* 1994;330:1724-1730.
28. Hollenberg SM, et al. *Harrison`s principles of internal medicine*. 14th ed. New York: Mc Graw-Hill, 1997. p. 214-222.
29. Nedeljkovic ZS, et al. Right ventricular infarction. In: Hollenberg SM, Bates ER, editors. *Cardiogenic shock*. Armonk, NY: Futura Publishing Company, 2002. p. 161-186.
30. Dias FS. Monitorização hemodinâmica e da perfusão tecidual. In: *Choque*. Porto Alegre: EDIPUCRS, 2002. p. 273-300.
31. Knobel E, et al. Choque Cardiogênico. In: *Condutas no paciente grave*. 2ª ed. Rio de Janeiro: Atheneu, 1998. p. 47-55.
32. Jardin F, et al. Combined thermodilution and two-dimensional echocardiographic evaluation of right ventricular function during respiratory support with PEEP. *Chest* 1991;99(1):162-168.
33. Voelker, W et al. *Intensive care medicine*. Berlin: Springer-Verlang, 1988. v. 2. p. 461-6.
34. Durham R, et al. Right ventricular end-diastolic volume as a measure of preload. *Journal of Trauma Injury Infection & Critical Care* 1995;39(2):218-223.
35. Diebel L, et al. End-diastolic volume versus pulmonary artery wedge pressure in evaluating cardiac preload in trauma patients. *Journal of Trauma Injury Infection & Critical Care* 1994;37(6):950 955.
36. Singer M, et al. Continuous hemodynamic monitoring by esophageal Doppler. Crit Care Med 1989;17:447.
37. Clements FM, et al. Estimation of left ventricular volume and ejection fraction by two-dimensional transoesophageal echocardiography: comparison of short axis imaging and simultaneous radionuclide angiography. *Br J Anaesth* 1990;64(3):331-6.
38. Fiddian-Green RG, et al. Predictive value of the stomach wall pH for complications after cardiac operations: comparison with other monitoring. *Crit Care Med* 1987;15 (2):153-156.
39. Bakker J, Lima A. Monitorização da perfusão tecidual. In: Réa Neto A, Mendes CL, Rezende EAC, Dias FS, editors. *Monitorização em UTI*. Rio de Janeiro: Revinter, 2004. p. 89-99.
40. Weil MH, et al. Sublingual capnometry: a new noninvasive measurement for diagnosis and quantitation of severity of circulatory shock. *Crit Care Med* 1999;27(7):1225-1229.
41. Marik PE, et al. Sublingual capnometry versus traditional markers of tissue oxygenation in critically ill patients. *Crit Care Med* 2003;31:818-822.
42. Falk JL, et al. End-tidal carbon dioxide candentration during cardiopulmonary resuscitation. *N Engl J Med* 1988;318:607-611.

43. De Backer D, et al. Microvascular blood flow is altered in patients with sepsis. *Am J Resp Crit Care Med* 2002;166(1):98-104.
44. Smith I, et al. Base excess and lactate as prognostic indicators for patients admitted to Intensive Care. In: *Intensive care med*. Berlin: Springer-Verlang, 2000.
45. De Backer D. Lactic acidosis. In: *Intensive care med*. Berlin: Springer-Verlang, 2003. v. 29. p. 699-702.
46. Liuzzo G, et al. The prognostic value of C-reactive protein and serum amyloid A protein in severe unstable angina. *N Engl J Med* 1994;331:417-424.
47. Toss H, et al. Prognostic influence of increased fibrinogen and C-reactive protein levels in unstable coronary artery disease. FRISC Study Group. Fragmin during instability in coronary artery disease. *Circulation* 1997;96:4204-4210.
48. Lindahl B, et al. Markers of myocardial damage and inflammation in relation to long-term mortality in unstable coronary artery disease. FRISC Study Group. Fragmin during instability in coronary artery disease. *N Engl J Med* 2000;343:1139-1147.
49. Blankenberg S, et al. Circulating cell adhesion molecules and death in patients with coronary artery disease. *Circulation* 2001;104:1336-1342.
50. Biasucci LM, et al. Increasing levels of interleukin (IL)-1Ra and IL-6 during the first 2 days of hospitalization in unstable angina are associated with increased risk of in-hospital coronary events. *Circulation* 1999;99:2079-2084.
51. Pearson TA, et al. Markers of inflammation and cardiovascular disease: application to clinical and public health practice: a statement for healthcare professionals from the Centers for Disease Control and Prevention and the American Heart Association. *Circulation* 2003;107:499-511.
52. Geppert A, Huber K. Inflamation and cardiovascular diseases: lessons that can be learned for the patient with cardiogenic shock in the intensive care unit. *Curr Opin Crit Care* 2004;10:247-353.
53. Remme WJ, et al. Guidelines for the diagnosis and treatment of chronic heart failure. *Eur Heart J* 2001;22:1527-1560.
54. Maisel AS, et al. Rapid measurement of B-type natriuretic peptide in the emergency diagnosis of heart failure. *N Engl J Med* 2002;347:161-167.
55. Sabatine MS, et al. Multimarker approach to risk stratification in non-ST elevation acute coronary syndromes: simultaneous assessment of troponin I, C-reactive protein and B-type natriuretic peptide. *Circulation* 2002;105(15):1760-1763.
56. Niemin MS, et al. European Society of Cardiology Guidelines for the diagnosis and treatment of acute heart failure. *Eur Heart J* 2005;26:384-416.
57. Hollenberg SM, et al. Cardiogenic shock. *Ann Intern Med* 1999;131:47-59.
58. Pang D, et al. The effect of positive pressure airway support on mortality and the need for intubation in cardiogenic pulmonary edema: a systematic review. *Chest* 1998;114:1185-1192.
59. Forrester JS, et al. Medical therapy of acute myocardial infarction by application of hemodynamic subsets. *N Engl J Med* 1976;295(24):1356-62.
60. Kasinski N, et al. Drogas vasoativas. In: Knobel E, editor. *Condutas no paciente grave*. 2ª ed. Rio de Janeiro: Atheneu, 1998. p. 111-133.
61. Knobel E. Management of complicated acute myocardial infartion. In: Roche O, Amaha K, Takeshita TA, editors. *Intensive and critical care medicine*. Amsterdam: Elsevier, 1990. p. 173-180.
62. Monrad ES, et al. Milrinone, dobutamine and mnitroprusside: comparative effects on hemodynamics and myocardial energetic in patients with severe congestive heart failure. *Circulation* 1986;73(Suppl III):168-174.

63. Benotti JR, et al. Hemodynamic assessment of amrinone. *N Engl J Med* 1978;299:1373.
64. Klein M, et al. Hemodynamic comparison of intravenous amrinone and dobutamine in patients with cronic congestive heart failure. *Am J Cardiol* 1981;48:160.
65. ISIS-2 (Second International Study of Infarct Survival) Collaborative Group. Randomised trial of intravenous streptokinase, oral aspirin, both or neither among 17,187 cases of suspected acute myocardial infarction: ISIS-2. *Lancet* 1988;2:349-360.
66. ISIS-3 (Third International Study of Infarct Survival) Collaborative Group. A randomised comparison of streptokinase vs. tissue plaminogen activador vs. anistreplase and of aspirin plus heparin vs. aspirin alone among 41, 299 cases of suspected acute myocardial infarction. *Lancet* 1992;339:753-770.
67. The GUSTO Investigators. An International randomized trial comparing four thrombolitic strategies for acute myocardial infarction. *N Engl J Med* 1993;329:673-682.
68. Satvendra G, et al. *Adjuntive use of Abciximab improves clinical outcomes in acute myocardial infarction patients presenting with cardiogenic shock. Annals of the Annual Meeting of the American college of Cardiology.* New Orleans: American college of Cardiology, March 7-10 1999. p. 1006-1040 (Abstract).
69. Follath F, et al. Efficacy and safety of intravenous levosimendan compared with dobutamine in severe low-output heart failure (the LIDO study): a randomized double blind trial. *Lancet* 2002;360:196-202.
70. Cavana M, et al. The clinical experience with levosimendan in anesthesiology and in the intensive care unit. *Ital Heart J* 2003;4(Suppl 2):61-64S.
71. Weismann F, et al. Dobutamine-stress magnetic resonance microimaging in mice: acute changes of cardiac geometry and function in normal and failing murine hearts. *Circ Res* 2001;88:563-569.
72. Lilleberg J, et al. Effects of a new calcium sensitizer, levosimendan, on hemodynamics, coronary blood flow and myocardial substrate utilization early after coronary artery bypass grafting. *Eur Heart J* 1998;19:660-668.
73. Moiseyev VS, et al. Safety and efficacy of a novel calcium sensitizer, levosimendan, in patients with left ventricular failure due to an acute myocardial infarction. A randomized, placebo-controlled, double-blind study. *Eur Heart J* 2002;23:I422-432 (in Russian).
74. REVIVE II – *Randomized evaluations of levosimendan*. Dallas, Texas: Reported at the American Heart Association Scientific Sessions, 2005.
75. Alhashemi JA. Treatment of cardiogenic shock with levosimendan in combination with B-adrenergic antagonists. *Br J Anaesth* 2005;95:648-650.
76. Karth G, et al. Hemodynamic effects of a continuous infusion of levosimendan in critically ill patients with cardiogenic shock requiring catecholamines. *Acta Anaesth Scand* 2003;47(10):1251-1256.
77. SURVIVE-W Trial. *Comparison of Dobutamine and Levosimendan on Survival in Acute Decompensated Heart Failure.* Dallas, Texas: Reported at the American Heart Association Scientific Sessions, 2005.
78. Paraskevaidis IA, et al. A anti-inflammatory and anti-apoptotic Effects of Levosimendan in Decompensated Heart Failure: A Novel Mechanism of Drug-Induced Improvement in Contratile Performance of the Failing Heart. *Curr Med Chemisty Cardiovascular* 2005;3:243-247(5).
79. Knobel E, et al. Choque cardiogênico. In: David CM, editor. *Medicina intensiva*. Rio de Janeiro: Revinter, 2004. p. 603-610.

80. Willerson JT, et al. Intraaortic ballon counterpulsation in patients in cardiogenic shock, medically refractory left ventricular failure and/ or recurrent ventricular tachycardia. *Am J Med* 1975;58:183-191.
81. Bates ER, et al. The use of intraaortic ballon counterpulsation as an adjunct to reperfusion therapy in cardiogenic shock. *Int J Cardiol* 1998;65(Suppl 1):S37-S42.
82. Zeymer U, et al. Predictors of in-hospital mortalidade in 1333 patients with acute myocardial infarction complicated by cardiogenic shock treated with primary percutaneous coronary intervention (PCI): results of the primary PCI registry of the Arbeitsgemeinschaft Leitende Kardiologische Krankenhausarzte (ALKK). *Eur Heart J* 2004;25:322-328.
83. Fibrinolytic Therapy Trialists' (FTT) Collaborative Group. Indications for fibrinolytic therapy in suspected acute myocardial infarction: collaborative overview of early mortality and major morbidity results from all randomized trials of more than 1000 patients. *Lancet* 1994;343:311-322.
84. Ryan TJ, et al. 1999 update: ACC/AHA guidelines for the management of patients with acute myocardial infarction. *J Am Coll Cardiol* 1999;34:890-911.
85. Gruppo Italiano per lo Studio Della Streptochinasi Nell'Infarto Miocardico (GISSI). Effectiveness of intravenous thrombolytic treatment in acute miocardial infartion. *Lancet* 1986;2:397-402.
86. Sanborn TA, Sleeper LA Bates ER, et al. Impact of thrombolysis, intra-aortic balloon pump counterpulsation, and their combination in cardiogenic shock complicatingacute myocardial infarction: A report from the SHOCK trial registry. *J Am Coll Cardiol* 2000;36(3 Suppl A):1123-1129.
87. Becker RC. Hemodynamic, mechanical and metabolic determinants of thrombolytic efficacy: a theoretic framework for assessing the limitations of thrombolysis in patients with cardiogenic shock. *Am Heart J* 1993;125:919-929.
88. Garber PJ, et al. Thrombolitc therapy in cardiogenic shock: effect of increased aortic pressure and rapid tPA administration. *Can J Cardiol* 1995;11:30-36.
89. Stone GW, et al. A prospective, randomized evaluation of prophylactic intraaortic balloon counterpulsation in high risk patients with acute myocardial infarction treated with primary angioplasty. Second Primary Angioplasty in Myocardial Infarction (PAMI-II) Trial Investigators. *J Am Coll Cardiol* 1997;29:1459-1467.
90. Menon V, Hochman JSL. Management of cardiogenic shock complicating acute myocardial infarction. *Heart* 2002;88:531.
91. Hochman JS, Sleeper LA, White HD, et al. One-year survival following early revascularization for cardiogenic shock. *JAMA* 2001;285:190.
92. Hochman JS, Sleeper LA, Webb JG, et al. Early revascularization in acute myocardial infarction complicated by cardiogenic shock. *N Engl J Med* 1999;341:625.
93. White HD, et al. Comparison of Percutaneous Coronary Intervention and Coronary Artery Bypass Grafting after Acute Myocardial Infarction complicated by Cardiogenic Shock. Results from SHOCK Trial. *Circulation* 2005;112:1992-2001.
94. Tarantini G, et al. Myocardial perfusion grade and survival after percutaneous transluminal coronary angioplasty in patients with cardiogenic shock. *Am J Cardiol* 2004;93:1081-1085.
95. Montalescot, G et al. Platelet glycoprotein IIb/ IIIa inhibition with coronary stenting for acute myocardial infarction. *N Engl J Med* 2001;344:1895-1903.
96. Chan AW, et al. Long-term mortality benefit with the combination of stents and abciximab for cardiogenic shock complicating acute myocardial infarction. *Am J Cardiol* 2002;89:132-136.

97. Antoniucci D, et al. Abciximab therapy improves survival in patients with acute myocardial infarction complicated by early cardiogenic shock undergoing coronary artery stent implantation. *Am J Cardiol* 2002;90:353-357.
98. Menon V, et al. Acute myocardial infarction complicated by systemic hypoperfusion without hypotensão: report of the SHOCK trial registry. *Am J of Med* 2000;108:374-380.
a. Locker GJ, et al. Fatal cardiac side effects of L-NMMA? [Letter to the Editor]. *Crit Care Med* 1996;24(11):1930.
99. Cotter G, et al. L-NMMA (a nitric oxide synthase inhibitor) is effective in the treatment of cardiogenic shock. *Circulation* 2000;101:1358-1361.
100. Cotter G, et al. LINCS: L-NAME (a NO Synthase inhibitor) in the treatment of refractory cardiogenic shock: a prospective randomized study. *Eur Heart J* 2003;24:1287-1295.
101. Menon V. Cardiogenic shock: have we really found the magic potion? *Eur Heart J* 2003;24(14):1279-1281.
102. Koreny M, et al. Prognosis of patients who develop acute renal failure during the first 24 hours of cardiogenic shock after myocardial infarction. *Am J Med* 2002;112:115-119.
103. Hasdai D, et al. Cardiogenic shock complicating acute myocardial infarction: predictors of death. GUSTO Investigators. *Am Heart J* 1999;138:21-31.
104. Granger CB, et al. Effect of pexelizumab, an anti-C5 complement antibody, as adjunctive therapy to primary percutaneous coronary intervention in acute myocardial infarction: COMplement inhibition in Myocardial infarction trated with Angioplasty. *Circulation* 2003;108:1184-1190.
105. Mahaffey KW, et al. Effect of pexelizumab, an anti-C5 complement antibody, as adjunctive therapy to Fibrinolysis in Acute Myocardial Infarction. The COMplement inhibition in Myocardial infarction trated with thromboLYtics (COMPLY) Trial. *Circulation* 2003;108:1176-1183.
106. Verrier ED, et al. Terminal complement blockade with pexelizumab during coronary artery bypass graft surgery requiring cardiopulmonary bypass. A randomized trial. *JAMA* 2004;291(19):2319-2327.

27

Disfunção Aguda do Ventrículo Direito

Ederlon Rezende
João Manoel da Silva Júnior
Guilherme B. Costa

A manutenção do adequado retorno venoso é importante para o manejo de pacientes com instabilidade hemodinâmica e o ventrículo direito (VD) a câmara cardíaca envolvida neste mecanismo. O aumento da pressão intratorácica dificulta o retorno venoso e diminui a pré-carga, além disso, elevações mínimas na resistência vascular pulmonar (aumento da pós-carga) podem sobrecarregar o VD, adaptado para bombear o sangue contra um circuito de baixas pressões. Fatores que influenciam na pré e pós-carga do VD afetam o seu funcionamento, causando isquemia e falência cardíaca.

O VD, durante muito tempo, foi considerado como apenas uma ligação passiva entre a circulação sistêmica e pulmonar. Estudos em cães demonstraram que a completa destruição da parede do VD não proporcionava prejuízo para o desempenho cardíaco.[1] Entretanto, pesquisas de 1970 mostraram que a falência do VD trazia significativos efeitos hemodinâmicos.[2] Pacientes com falência do VD apresentam grave hipotensão, diminuição da perfusão tecidual e aproximação do gradiente de pressão do átrio direito e da artéria pulmonar.[2]

A artéria pulmonar é um importante componente da pós-carga do VD. A utilização de ventilação mecânica com pressão expiratória final positiva (PEEP), tromboembolismo pulmonar ou quadros de síndrome da angústia respiratória do adulto (SARA) podem piorar o transporte de oxigênio por aumentar a resistência da artéria pulmonar e desse modo reduzir o débito cardíaco. Santamore *et al.* demonstraram diminuição da distensibilidade tanto do ventrículo direto como do esquerdo, dificultando o retorno venoso e aumentando a pós-carga quando aplicamos ventilação mecânica com PEEP.[3]

A falência do VD tem incidência similar à do ventrículo esquerdo (VE), com taxas de mortalidade semelhantes.[4] Existe uma interdependência ventricular, isto é, a falência de um dos ventrículos pode comprometer o desempenho de ambos.[5]

O diagnóstico da falência do VD pode ser avaliado por combinações de técnicas, como o ecocardiograma e cateterização da artéria pulmonar, os quais também podem ser utilizados para monitorizar a terapêutica.

A fisiopatologia, o diagnóstico e tratamento estão associados a algumas controvérsias, que serão discutidas a seguir.

FISIOLOGIA DO VENTRÍCULO DIREITO

O VD tem a função de manutenção do retorno venoso e fornecimento de substrato para o pulmão, através de fluxo quase contínuo de sangue pela artéria pulmonar. Este fluxo contínuo é favorecido pelas características do leito vascular pulmonar, por ser um circuito de baixa pressão, baixa resistência e alta complacência, com gradiente pressórico de apenas 5 mmHg. O contrário ocorre com o VE, que mantém fluxo pulsátil através de altas pressões e complacência dos vasos arteriais geralmente baixa.[6] Os níveis pressóricos e de resistência vascular do lado direito do coração são apresentados no Quadro 27-1.

A contração do VD ocorre em 3 fases, contração dos músculos papilares, movimento da parede livre do VD em direção ao septo interventricular, e finalmente a sístole do VE promove compressão do VD, proporcionando esvaziamento desta câmara cardíaca.[6]

A musculatura do VD está adaptada a pequenas mudanças no retorno venoso e na resistência da artéria pulmonar, como as que ocorrem durante a respiração espontânea. O VD pode desenvolver no máximo 30 cmH_2O de pressão sistólica.[7] Entretanto, grandes alterações agudas na pré ou pós-carga afetam o seu funcionamento, proporcionando sobrecarga diastólica, sistólica, ou ambas, assim como dilatação ventricular e falência cardíaca.

Quadro 27-1 Valores das pressões do átrio direito, artéria pulmonar, ventrículo direito e esquerdo, em pacientes sob respiração espontânea

Variáveis	*Valores*
Pressão de átrio direito (mmHg)	0-7
Pressão sistólica de ventrículo direito (mmHg)	15-25
Pressão diastólica de ventrículo direito (mmHg)	0-8
Pressão sistólica de artéria pulmonar (mmHg)	15-25
Pressão diastólica de artéria pulmonar (mmHg)	8-15
Pressão média de artéria pulmonar (mmHg)	10-20
Pressão de capilar pulmonar (mmHg)	6-12
Resistência vascular pulmonar (dinas/s/cm^5)	100-250

EFEITOS NO AUMENTO DA PÓS-CARGA PARA O VENTRÍCULO DIREITO

O VD, comparativamente ao VE, apresenta início precoce da fase de ejeção que se prolonga pela fase de relaxamento, com breve período de contração isovolumétrica e de relaxamento (Fig. 27-1).[8]

O prolongado período de esvaziamento ventricular pode ser comprometido quando ocorre aumento da pós-carga do VD, pois esta câmara é muito sensível a mudanças na pressão da circulação pulmonar. O aumento da pós-carga prolonga a fase de contração isovolumétrica e o tempo de ejeção, portanto aumenta o consumo de oxigênio pelo miocárdio.[9]

A perfusão do VD é realizada predominantemente pela coronária direita, com algumas regiões suplementadas pela descendente anterior. Normalmente, a coronária direita perfunde o VD durante a diástole e sístole, ao contrário do VE, que é perfundido exclusivamente durante a diástole. Quando há aumento da pós-carga, a perfusão do VD passa a ocorrer predominantemente na diástole, reduzindo a suplementação de oxigênio para o músculo deste ventrículo.[6]

Então, em pacientes com *cor pulmonale* agudo, como nos casos de tromboembolismo pulmonar maciço ou na SARA,[10-12] o aumento súbito da pós-carga prejudica a ejeção do VD e provoca dilatação desta câmara, o que proporciona prejuízos tanto na sístole quanto na diástole, resultando em falência circulatória. Quando a causa de *cor pulmonale* é removida, o quadro pode regredir.

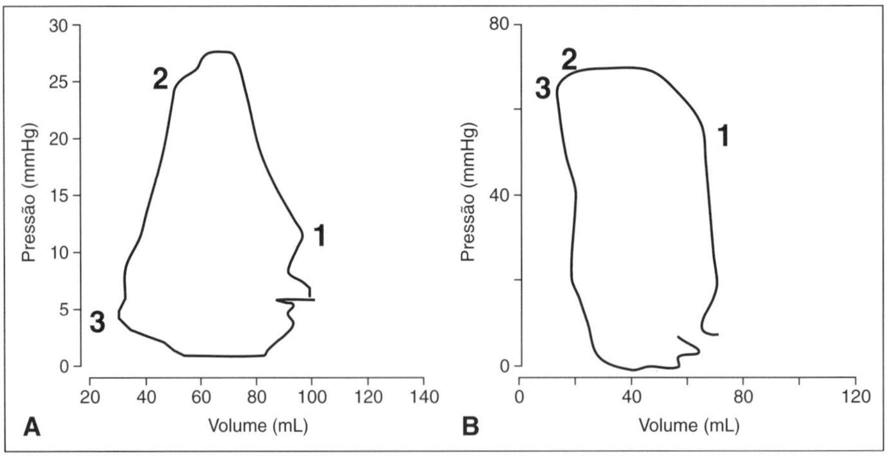

Fig. 27-1. Curva de pressão × volume do ventrículo direito (**A**) e do ventrículo esquerdo (**B**). *1.* Início da fase de ejeção; *2.* fase de relaxamento; *3.* fechamento da valva pulmonar e fim da fase de ejeção. (Reproduzido do *British Heart Journal* 1988;59:23-30 e *British Heart Journal* 1990;63:45-49.)

INTERDEPENDÊNCIA VENTRICULAR E O IMPACTO NA HEMODINÂMICA

Os ventrículos direito e esquerdo são delimitados por um revestimento inflexível, conhecido por pericárdio. Dessa forma, não há lugar para dilatação ventricular aguda dentro do espaço normal do pericárdio. Então, quando o volume e a pressão diastólica final do VD aumentam de forma aguda, há uma impossibilidade de dilatação do ventrículo devida à dificuldade de acomodação do pericárdio.[13] Assim, o aumento da carga do VD ocorre à custa do espaço do VE, isto é, há uma compressão em direção ao septo interventricular, reduzindo o volume diastólico final e a complacência do VE (Fig. 27-2).[13] Portanto, adequado enchimento do VE requer adequado rendimento do VD. Por outro lado, o ótimo desempenho do VD requer retorno venoso apropriado e baixa resistência da circulação pulmonar.

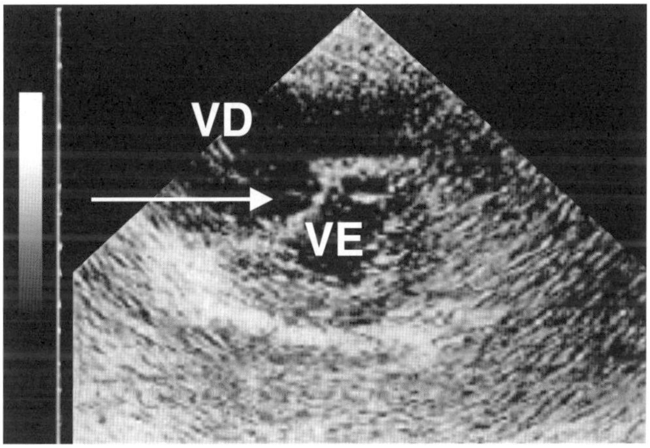

Fig. 27-2. Falência do VD com deslocamento do septo interventricular.

DIAGNÓSTICO DA FALÊNCIA DO VD

Os sinais e sintomas clínicos para identificar falência do VD são escassos. Os órgãos mais afetados pela falência do VD são o fígado e o rim, os quais podem manifestar sinais de congestão venosa.

A diminuição da perfusão renal compromete a diurese e o *clearance* de creatinina, enquanto a diminuição da perfusão hepática determina redução do *clearance* do lactato e síntese dos fatores da coagulação.

O ecocardiograma é a alternativa mais acessível para o diagnóstico e, de forma intermitente, para o acompanhamento da terapêutica. Quando há falência do VD devido a aumento da pós-carga, ocorre prolongado tempo na fase de contração isovolumétrica e ejeção, com aumento da pressão da artéria pulmonar e aceleração no fluxo. Também, o ecocardiograma pode fornecer informações a respeito do mecanismo da falência do VD, como tamponamento, insuficiência tricúspide, embolia pulmonar ou isquemia do miocárdio.[11]

Embora o ecocardiograma possa ser repetido infinitamente, a avaliação contínua do desempenho ventricular direito é difícil de ser acompanhada, além disso, há limitações técnicas humanas neste método, o que torna a cateterização do VD muitas vezes ferramenta diagnóstica de escolha.

A cateterização da artéria pulmonar é técnica invasiva que permite avaliar a função do VD. O cateter de Swan-Ganz pode mensurar a saturação venosa mista, as pressões do VD, da artéria pulmonar e ocluída da artéria pulmonar. Porém, a maior desvantagem neste método é a dificuldade em mensurar diretamente o volume ventricular, pois a avaliação da volemia é refletida pelas pressões de enchimento (pressão venosa central e pressão de oclusão da artéria pulmonar). Esta dificuldade é bem caracterizada em pacientes com síndrome da angústia respiratória aguda, em que progressivos aumentos na PEEP produzem também proporcionais aumentos na mensuração das pressões de enchimento.

Recentemente, novos avanços surgiram, através de um cateter de artéria pulmonar com termistor de rápida resposta, permitindo a medida da fração de ejeção do VD e o cálculo do volume diastólico final desta cavidade, melhorando a precisão da técnica em pacientes sob ventilação mecânica.[14]

TERAPÊUTICA EM PACIENTES COM FALÊNCIA DO VD

O principal objetivo terapêutico na falência do VD é a remoção da causa etiológica (revascularização da coronária direita, pericardiocentese no tamponamento, terapia antiarrítmica e outros). O tratamento de suporte usual é o alívio da congestão e a redução da pós-carga do VD.

A sobrecarga de volume é comum durante a falência do VD, e em poucas circunstâncias, quando a resistência vascular pulmonar for normal, a administração de volume aumenta a pré-carga e o débito cardíaco.[15] Na maioria dos casos, com pós-carga de VD aumentada, este cenário requer retirada de líquidos com o início de diuréticos e hemofiltração.

Quando a dilatação do VD desloca o septo interventricular, o suporte com inotrópicos, diurético e a hemofiltração são recomendações de imediato.

Na presença de elevada resistência vascular pulmonar, a terapia com vasodilatadores é recomendada, diminuindo a pós-carga do VD e consecutivamente o consumo de oxigênio pelo miocárdio, melhorando também o enchimento do

VE, com melhora na pressão sistêmica e, conseqüentemente, da perfusão da coronária direita.

Vasodilatadores como a nitroglicerina, o nitroprussiato ou a prostaglandina E1 podem trazer benefícios em pacientes com falência de VD isolada.[16,17] Entretanto, vasodilatadores sistêmicos podem reverter a vasoconstrição pulmonar hipóxica, piorando a relação entre ventilação e perfusão.[18,19]

Vasodilatadores inalatórios, como prostaciclinas ou análogos e o óxido nítrico, apresentam efeitos diretos e seletivos na vasculatura pulmonar, não produzindo efeitos tóxicos.[20-23]

Agentes inotrópicos são também indicados na falência do VD, pois aumentam a contratilidade miocárdica por ação no AMPc, elevando as concentrações de cálcio intracelular e melhorando o débito cardíaco.[24] Porém, este benefício é em curto prazo, pois a pós-carga elevada aumenta o trabalho cardíaco e o consumo de oxigênio pelo miocárdio, resultando em isquemias e arritmias. O uso destes agentes em longo prazo tem sido associado a aumento de mortalidade.[25-27]

Uma nova classe de droga, os sensibilizadores de cálcio, tem melhorado a função cardíaca, aumentando a sensibilidade dos miofilamentos cardíacos ao cálcio durante a sístole, não afetando a diástole, o que resulta em baixo consumo de oxigênio pelo miocárdio.[28] O levosimendan é o primeiro sensibilizador de cálcio de uso clínico que trouxe esses benefícios.

VENTILAÇÃO MECÂNICA E FALÊNCIA DO VD NA SÍNDROME DA ANGÚSTIA RESPIRATÓRIA AGUDA

O uso da ventilação mecânica (VM) é fundamental para a sobrevida de inúmeros pacientes críticos portadores de injúria pulmonar aguda (IPA) e SARA em ambiente de terapia intensiva. A SARA e a IPA são síndromes resultantes de inúmeros processos patológicos em que o pulmão passa a ser acometido por um intenso processo inflamatório incapaz de oferecer trocas gasosas eficientes aos tecidos.

Segundo a conferência de consenso, publicada em 1994, a SARA é diagnosticada quando há um processo patológico agudo, (p. ex., sepse, pancreatite, pneumonia, politransfusões sanguíneas, trauma etc.), com infiltrado pulmonar bilateral evidenciado na radiografia de tórax, levando a uma oxigenação inadequada e com a relação entre a pressão parcial de oxigênio (PaO_2) e a fração inspirada de oxigênio (FiO_2) menor que 200 (ou de injúria pulmonar quando a relação é menor que 300), sem uma evidência clínica de elevação da pressão de átrio esquerdo ou com pressão de capilar pulmonar (medida pelo cateter de Swan-Ganz) menor que 18 mmHg.[29]

O quadro foi inicialmente descrito por Ashbaugh e Petty, em 1967, quando 12 pacientes apresentaram quadros de insuficiência respiratória aguda refratária ao uso de O_2, complacência pulmonar reduzida, cianose, infiltrado bilateral na radiografia de tórax, com alta mortalidade.[30]

Histologicamente, a SARA é a via final comum de um intenso processo inflamatório neutrofílico agudo caracterizado por lesão da barreira alvéolo-capilar com alteração da permeabilidade capilar, levando ao extravasamento de líquido, cuja composição protéica é semelhante à do plasma, para o interstício pulmonar, denominado de dano alveolar difuso.

Quando este extravasamento de líquidos ao interstício ultrapassa a capacidade da drenagem linfática, há acúmulo de líquido no espaço alveolar, comprometendo as trocas gasosas. Contudo, além da alteração de difusão, há ocorrência do fenômeno *shunt*, isto é, a passagem de sangue da direita para a esquerda sem oxigenação, devido à falta de ventilação para as unidades alveolares inundadas, levando a um intenso desequilíbrio na relação ventilação-perfusão. Estudos com técnica de múltiplos gases inertes revelam que até 48% do total do débito cardíaco passam por áreas com relação ventilação-perfusão muito baixas, em torno de 0,1 e 0,2.

Ocorrem alterações, na composição do surfactante, secundárias a velocidade de síntese pelo comprometimento do pneumócito tipo II, na sua reutilização para reepitelizar a membrana alveolar-capilar e na sua secreção no espaço alveolar. Assim, deficiências e modificações na ação do surfactante causadas pelo processo inflamatório e o posterior surgimento de atelectasias pioram ainda mais o quadro clínico. Isso é identificado pela redução da complacência pulmonar, ou seja, redução do volume corrente a uma dada variação de pressão, chegando a valores abaixo de 30 ml/cmH_2O.

Há ainda aumento da resistência das vias aéreas, seja em função do edema ou do processo inflamatório com liberação de inúmeros mediadores químicos, responsáveis por hiper-reatividade brônquica nos pacientes portadores de SARA.[31]

Com relação à circulação pulmonar, que normalmente é um sistema de alta complacência e baixa resistência, há um aumento significativo nas pressões do território pulmonar, inicialmente pela função de mediadores químicos liberados (tromboxano, leucotrienos, serotonina etc.) e posteriormente por perda do leito pulmonar derivado das atelectasias, obliteração por células inflamatórias, coágulos ou fibrose. Esta última em estádios mais avançados, com aumento importante da resistência vascular pulmonar, caracteriza o quadro de *cor pulmonale* agudo, ou falência do VD.

Cor pulmonale agudo é condição clínica grave, pois a musculatura do VD não consegue manter níveis de pressão na artéria pulmonar acima de 40 a 45 mmHg. SARA é uma condição clínica em que temos um aumento importante da resistência vascular pulmonar, com acentuado incremento do trabalho do VD.

Ventilação mecânica é a principal forma de tratamento da SARA e do choque, contudo, pode piorar ainda mais a função do ventrículo direito devidas às elevadas pressões transpulmonares, altos volumes correntes e uso contínuo de pressão expiratória ao final da expiração, aumentando a pós-carga de VD e reduzindo o seu débito cardíaco. O uso de PEEP e altos volumes correntes aumenta a pressão pleural, o que eleva a elastância efetiva do VD e conseqüentemente reduz o seu enchimento diastólico.

Contudo, considerando todas as alterações de mecânica respiratória, trocas gasosas, perfusão nos pacientes com SARA, acredita-se que o aumento da pós-carga seja mais importante que a redução na pré-carga, na disfunção do VD.

Vieillard-Baron, em 2001, avaliou 75 pacientes portadores de SARA sob ventilação protetora com baixos volumes correntes, e observou uma incidência de 25% de *cor pulmonale* agudo, identificado por ecocardiograma transesofágico, comparado com 61% quando em ventilação convencional com altos volumes correntes, e o principal fator relacionado com o surgimento de falência do VD foi níveis de pressão de platô ou pressão alveolar que se encontravam acima de 30 a 35 cmH_2O. Não houve alteração na mortalidade entre os grupos de pacientes que apresentaram ou não *cor pulmonale* agudo.[32]

Conseqüentemente aos aumentos na pressão transpulmonar, a ventilação mecânica aumenta as áreas de zona II e diminui as áreas de zona III na circulação pulmonar. Com aumento das zonas II, onde a pressão alveolar é maior que a pressão venosa pulmonar, aumenta a influência da ventilação mecânica sobre a pós-carga de VD, o que subestima os valores da pressão de oclusão da artéria pulmonar e dificulta sua interpretação na reposição volêmica desses pacientes críticos.[33]

Martin *et al.*, estudaram 13 pacientes com SARA usando valores progressivos de PEEP para avaliar a função do VD por meio da técnica com termodiluição, observaram que 11 pacientes apresentaram redução da pressão sanguínea, no volume diastólico final de VD, sem alteração de fração de ejeção de VD, enquanto em outros 2 pacientes houve importante redução da fração de ejeção e aumento substancial do volume diastólico final do VD.[34]

Schmitt *et al.*, ao estudar a função do VD com técnica de termodiluição e ecocardiograma bidimensional em pacientes sob VM e uso de PEEP, evidenciaram redução da complacência diastólica do VD, redução progressiva da função sistólica do VD, aumento da resistência vascular pulmonar e aumento da pré-carga do VD para compensar o aumento da sua pós-carga, resultando em perda da função sistólica dessa câmara, inclusive com comprometimento no débito cardíaco.[35]

De qualquer forma, a utilização de PEEP elevada não parece piorar o prognóstico de pacientes portadores de SARA. Carvalho *et al.*, em 1997, estudaram os efeitos hemodinâmicos de hipercapnia permissiva e PEEP na SARA e evidenciaram aumento do pH arterial, da freqüência cardíaca, oferta de oxigênio, saturação venosa mista e do débito cardíaco em uma população de pacientes jovens tratados com ventilação protetora (6 ml/kg e PEEP ± 16 cmH_2O) *vs.* ventilação convencional (12 ml/kg e PEEP de 8 cmH_2O). Não houve alterações hemodinâmicas tardias. A depressão miocárdica foi mais relacionada com níveis elevados de pressão de platô.[36]

Há ainda estudos que comprovaram que o uso da PEEP em níveis elevados poderia ser benéfico aos pacientes portadores de SARA. Amato *et al.* avaliaram o uso de baixos volumes pulmonares e PEEP, calculada pelo ponto de inflexão da curva pressão/volume e evidenciaram importante redução da mortalidade.[37] Ranieri *et al.* randomizaram pacientes com SARA e evidenciaram uma menor liberação de citocinas inflamatórias através de lavado broncoalveolar, com a estratégia de evitar a hiperdistensão e o recrutamento/desrecrutamento por meio de ventilação protetora com altas PEEPs *vs.* a forma convencional para manter níveis de dióxido de carbono em sua normalidade.[38]

Contudo, o estudo ARDSNet, que apenas avaliou o benefício de ventilar os pacientes com SARA com ventilação protetora *vs.* ventilação convencional, mostrou-nos redução da mortalidade sem alteração dos níveis de PEEP. Assim, sabemos o real benefício da ventilação protetora, porém ainda não sabemos o nível de PEEP "ideal" para pacientes com SARA.[39]

Para responder a esta questão, o estudo ALVEOLI, que avaliou 549 pacientes com IPA e SDRA com ventilação protetora comparando altas *vs.* baixas PEEPs, não evidenciou alteração significativa de mortalidade, tempo de VM, permanência na UTI, concluindo que o uso de altas PEEPs não trouxe melhora ou piora clínica, e que a ventilação protetora com baixos volumes correntes e pressões inspiratórias deva ser constantemente aplicada aos pacientes com IPA e SARA.[40]

Atualmente, a posição prona pode ser considerada como uma manobra de recrutamento de resgate em pacientes portadores de SARA com hipoxemia grave. Faltam evidências de melhora de sobrevida, porém, cerca de 50% a 70% dos pacientes apresentam melhora significante dos níveis de oxigenação, por reduzir as áreas de *shunt* e melhorar a relação ventilação/perfusão, sem alterações na resistência vascular pulmonar.[41]

Assim, podemos observar que a disfunção do VD é freqüentemente diagnosticada por imagem em pacientes com SDRA, que a VM com valores de PEEP elevados pode sobrepor esta disfunção, porém, o significado clínico desta alteração ainda precisa ser mais bem determinado.

COMO PROTEGER O VENTRÍCULO DIREITO EM PACIENTES COM SARA?

Como discutido previamente, alteração da função do VD em pacientes portadores de SDRA é decorrente do envolvimento da microcirculação pulmonar, como também da VM.

Proteger o VD significa limitar a pressão transpulmonar. A utilização de baixos volumes correntes é uma excelente estratégia, uma vez que altos volumes correntes já foram bem documentados no aumento da mortalidade, associados à limitação dos valores da PEEP, uma vez que aumentam a pós-carga do VD tanto na inspiração quanto na expiração.

Vieillard-Baron, usando Doppler ecocardiográfico em pacientes com SARA, evidenciou que altos níveis de PEEP (13 ± 4 cmH_2O) comparada com ZEEP, provocaram substancial aumento da pós-carga do VD, o que não aconteceu com baixos níveis de PEEP (6 ± 3 cmH_2O), sugerindo uma PEEP "ideal" baixa, capaz de melhorar o fluxo através da circulação pulmonar sem comprometer a função do VD.[35] A posição prona é a estratégia inicial deste autor antes de aumentar a PEEP em casos de hipoxemia grave.

Limitar a acidose respiratória. Por diminuir a ventilação-minuto dos pacientes em uso de ventilação protetora, a hipercapnia permissiva pode ser considerada maléfica na *performance* do VD, uma vez que aumenta a hipertensão pulmonar por vasoconstrição arteriolar pulmonar. Aumentos da freqüência respiratória podem elevar o volume-minuto e melhorar os níveis de acidose, porém, a possibilidade de auto-PEEP deve ser aferida e descartada, visto que também é relacionada com o aumento da pós-carga do VD.[42]

O uso de terapias farmacológicas na tentativa de reduzir a hipertensão pulmonar dos pacientes com SARA tem obtido resultados negativos. A utilização de óxido nítrico inalado, surfactante ou vasodilatadores, para reduzir os níveis de hipertensão pulmonar em pacientes com SARA, não foi estatisticamente significante sobre a mortalidade ou o tempo de VM, não sendo recomendados como terapia padrão de tratamento.

Uma estratégia amigável de ventilação mecânica para o VD nos pacientes portadores de IPA ou SDRA inclui, além da ventilação protetora (volume corrente 6 ml/kg e pressão de platô abaixo de 30 cmH_2O), otimização da PEEP para assegurar a melhor oxigenação (saturação de O_2 acima de 92%) com a menor FiO_2 possível e aumentos da freqüência respiratória para reduzir hipercapnia. Nos casos de hipoxemia grave (relação PaO_2/FiO_2 abaixo de 150 com $FiO_2 > 60\%$ e PEEP > 10 cmH_2O), a utilização da manobra de posição prona como técnica de melhora da oxigenação é uma estratégia interessante. Quando necessário, parâmetros ventilatórios são novamente ajustados para evitar ou reduzir a disfunção do VD através da limitação da pressão transpulmonar, guiados por monitorização hemodinâmica com cateter de artéria pulmonar.

REFERÊNCIAS BIBLIOGRÁFICAS

1. Starr I, Jeffers WA, Meade RH. The absence of conspicuous incrementsof venous pressure after severe damage to the RV of the dog, with discussionof the relation between clinical congestive heart failure and heart disease. *Am Heart J* 1943;26:291-301.
2. Cohen JN, Guiha NH, Broder MJ, Limas CJ. Right ventricular infarction, clinical and hemodynamic features. *Am J Cardiol* 1974;33:209-214.
3. Santamore WP, Gray LA. Left ventricular contributions to right ventricular systolic function during LVAD support. *Ann Thorac Surg* 1996;61:350-356.
4. Health Central – General Encyclopaedia – right-sided heart failure http://www.healthcentral.com/mhc/top/ 000154.cfm. Accessed June 2002.
5. Visner MC, Arentzen CE, O'Conner MJ, Larson EV, Anderson RW. Alterations in left ventricular threedimensional dynamic geometry and systolic function during acute right ventricular hypertension in the conscious dog. *Circulation* 1983;67:353-365.
6. Mebazaa A, Karpati P, Renaud E, Algotsson L. Acute right ventricular failure- from pathophysiology to new treatments. *Intensive Care Med* 2004;30:185-196.
7. Vieilard-Baron A, Jardin F. Why protect the right ventricle in patients with acute respiratory distress syndrome? *Current Opinion in Critical Care* 2003;9:15-21.
8. Redington AN, Rigby ML, Shinebourne EA, Oldershaw PJ. Changes in the pressure-volume relation of the right ventricle when its loading conditions are modified. *Br Heart J* 1990;63:45-49.
9. Brooks H, Kirk ES, Vokonas PS, Urschel CW, Sonnenblick EH. Performance of the right ventricle under stress: relation to right coronary flow. *J Clin Invest* 1971;50:2176-2183.
10. Vieillard-Baron A, Page B, Augarde R, Prin S, Qandli S, Beauchet A, et al. Acute cor pulmonale in massive pulmonary embolism: incidence, echocardiographic pattern, clinical implications and recovery rate. *Intensive Care Med* 2001;27:1481-1486.
11. Vieillard-Baron A, Prin S, Chergui K, Dubourg O, Jardin F. Echo-Doppler demonstration of acute cor pulmonale at the bedside in the medical intensive care unit. *Am J Respir Crit Care Med* 2002;166:1310-1319.
12. Vieillard-Baron A, Schmitt JM, Augarde R, Fellahi JL, Prin S, Page B, et al. Acute cor pulmonale in acute respiratory distress syndrome submitted to protective ventilation: incidence, clinical implications and prognosis. *Crit Care Med* 2001;29:1551-1555.
13. Jardin F. Ventricular interdependence: how does it impact on hemodynamic evaluation in clinical practice? *Intensive Care Med* 2003;29:361-363.
14. Jardin F, Gueret P, Dubourg O, Farcot JC, Margairaz A, Bourdarias JP. Right ventricular volumes by thermodilution in the adult respiratory distress syndrome. A comparative study using two-dimensional echocardiography as a reference method. *Chest* 1985;88:34-39.
15. Mercat A, Kiehl JLK, Meyer G, Teboul JL, Sors H. Hemodynamics effects of fluid loading in acute massive pulmonary embolism. *Crit Care Med* 1999;27:540-544.
16. Bundgaard H, Boesgaard S, Mortensen SA, Arendrup H, Aldershvile J. Effect of nitroglycerin in patients with increased pulmonary vascular resistance undergoing cardiac transplantation. *Scand Cardiovasc J* 1997;31:339-342.
17. Vincent JL, Carlier E, Pinsky MR, Goldstein J, Naeije R, Lejeune P, et al. Prostaglandin E1 infusion for right ventricular failure after cardiac transplantation. *J Thorac Cardiovasc Surg* 1992;103:33-39.
18. Packer M. Vasodilator therapy for primary pulmonary hypertension. Limitations and hazards. *Ann Intern Med* 1985;103:258-270.

19. Ghofrani HA, Wiedemann R, Rose F, Schermuly RT, Olschewski H, Weissmann N, et al. Sildenafil for treatment of lung fibrosis and pulmonary hypertension: a randomised controlled trial. *Lancet* 2002;360:895-900.
20. Gatecel C, Mebazaa A, Kong R, Guinard N, Kermarrec M, Matéo J, et al. Inhaled nitric oxide improves hepatic tissue oxygenation in right ventricular failure: value of hepatic venous oxygen saturation monitoring. *Anesthesiology* 1995;82:588-590.
21. Langer F, Wendler O, Wilhelm W, Tscholl D, Schafers HJ. Treatment of a case of acute right heart failure by inhalation of iloprost, a long-acting prostacylclin analogue. *Eur J Anaesthesiol* 2001;18:770-773.
22. Haraldsson A, Kieler-Jensen N, Ricksten SE. Inhaled prostacyclin for treatment of pulmonary hypertension after cardiac surgery or heart transplantation: a pharmacodynamic study. *J Cardiothorac Vasc Anesth* 1996;10:864-868.
23. Mosquera I, Crespo-Leiro MG, Tabuyo T, Paniagua MJ, Fuente L, Bouzas B, et al. Pulmonary hypertension and right ventricular failure after heart transplantation: usefulness of nitric oxide. *Transplant Proc* 2002;34:166-167.
24. Packer M, Leier CV. Survival in congestive heart failure during treatment with drugs with positive inotropic actions. *Circulation* 1987;75(Suppl IV):55-63.
25. Packer M, Carver JR, Rodeheffer RJ, Ivanhoe RJ, DiBianco R, Zeldis SM, et al. Effect of oral milrinone on mortality in severe chronic heart failure. *N Engl J Med* 1991;352:1468-1475.
26. The Xamoterol in Severe Heart Failure Study Group. Xamoterol in severe heart failure. *Lancet* 1990;336:1-6.
27. O'Connor CM, Gattis WA, Uretsky BF, Adams KF Jr, McNulty SE, Grossman SH, et al. Continuous intravenous dobut-amine is associated with an increased risk of death in patients with advanced heart failure: insights from the Flolan International Randomized Survival Trial (FIRST). *Am Heart J* 1999;138:78-86.
28. Ukkonen H, Saraste M, Akkila J, Knuuti MJ, Karanko M, Lida H, et al. Myocardial efficiency during levosimendan infusion in congestive heart failure. *Clin Pharmacol Ther* 2000;68:522-531.
29. Bernard GR, Artigas A, Brigham KL, et al. The American-European Consensus Conference on ARDS: definitions, mechanism, relevant outcomes, and clinical trial coordination. *Am J Respir Crit Care Med* 1994;149:818-824.
30. Ashbaugh DG, Bigelow DB, Petty TL, Levine BE. Acute respiratory distress in adults. *Lancet* 1967;2:319-323.
31. Ware LB, Matthay MA. The Acute Respiratory Distress Syndrome. *N Engl J Med* 2000;342:1334-1349.
32. Vieillard-Baron A, Schmitt JM, Augarde R et al. Acute cor pulmonale in acute respiratory distress syndrome submitted to protective ventilation: Incidence, clinical implications, and prognosis. *Crit Care Med* 2001;29:1551-55.
33. Pinsky MR. Clinical significance of pulmonary artery occlusion pressure. *Intensive Care Med* 2003;29:175-178.
34. Martin C, Saux P, Albanese J et al. Right ventricular function during positive end-expiratory pressure. Thermodilution evaluation and clinical application. *Chest* 1987;92:999-1004.
35. Schmitt JM, Vieillard-Baron A, Augarde R, et al. Positive end-expiratory pressure titration in acute respiratory distress syndrome patients: Impact on right ventricular outflow impedance evaluated by pulmonary artery Doppler flow velocity measurements. *Criti Care Med* 2001;29:1154-1158.

36. Carvalho CRR, Barbas CSV, Medeiros D et al. Temporal Hemodynamic Effects of Permissive Hypercapnia Associated with Ideal PEEP in ARDS. *Am J Respir Crit Care Med* 1997;156:1458-1466.
37. Amato MBP, Barbas CSV, Medeiros DM, et al. Effect of a protective-ventilation strategy on mortality in the acute respiratory distress syndrome. *N Engl J Med* 1998;338:347-354.
38. Ranieri VM, Suter PM, Tortorella C, et al. Effect of mechanical ventilation on inflammatory mediators in patients with acute respiratory distress syndrome: a randomized controlled trial. *JAMA* 1999;282:54-61.
39. The Acute Respiratory Distress Syndrome Network. Ventilation with Lower Tidal Volumes as Compared with Traditional Tidal Volumes for Acute Lung Injury and the Acute Respiratory Distress Syndrome. *N Engl J Med* 2000;342:1301-1308.
40. The National Heart, Lung, and Blood Institute ARDS Clinical Trials Network. Higher versus lower positive end-expiratory pressures in patients with the acute respiratory distress syndrome. *N Engl J Med* 2004;351:327-336.
41. Jolliet P, Bulpa P, Chevrolet JC. Effects of the prone position on gas exchange and hemodynamics in severe acute respiratory distress syndrome. *Crit Care Med* 1998 Dec;26(12):1977-85.
42. Vieillard-Baron A, Prin S, Augarde R, et al. Increasing respiratory rate to improve CO_2 clearance during mechanical ventilation is not a panacea in acute respiratory failure. *Crit Care Med* 2002;30:1407-1412.

28

Assistência Circulatória Mecânica no Choque Cardiogênico

José Marconi Almeida de Sousa

INTRODUÇÃO

O balão intra-aórtico (BIA) consiste em um cateter intravascular com um balão na ponta, cujo volume varia de 30 a 50 ml, acoplado a um console que o insufla com gás hélio ou carbônico na diástole e o desinsufla imediatamente na pré-sístole. Foi desenvolvido em 1962[1] e em 1969 foi utilizado pela primeira vez no choque cardiogênico.[2] A inserção percutânea, através da artéria femoral, facilitou o procedimento e difundiu o seu uso (atualmente são usados anualmente, nos EUA, cerca de 70.000 dispositivos).

O BIA foi avaliado em várias situações clínicas, apresentando, no choque cardiogênico, indicação classe I pelas diretrizes da Sociedade Brasileira de Cardiologia e AHA/ACC.[3] Atualmente, o BIA pode ser utilizado nas seguintes condições:

1. Choque cardiogênico.
2. Angina instável refratária.
3. Descontaminação de circulação extracorpórea em pacientes de cirurgia cardíaca.
4. Pacientes submetidos a angioplastia de alto risco.
5. Como terapia coadjuvante em pacientes com coronariopatia grave (lesão de tronco, triarterial ou ambas), função ventricular gravemente comprometida ou estenose aórtica grave que serão submetidos à terapêutica cirúrgica.

O BIA é o dispositivo de assistência circulatória mais freqüentemente utilizado em todo o mundo. Os seus efeitos hemodinâmicos são decorrentes da sua insuflação na diástole e conseqüente deslocamento de sangue para aorta proximal e também da desinsuflação no período pré-sistólico, o que diminui a pós-carga através de um efeito de "vácuo", criado por esse mecanismo. Esses 2 efeitos podem variar de acordo com o volume do balão, sua posição na aorta, freqüência, ritmo cardíaco, complacência do vaso e resistência sistêmica. Quanto maior a complacência aórtica, maiores os efeitos hemodinâmicos do BIA. De uma maneira geral, são observadas as seguintes alterações com o BIA: (1) diminuição da pressão sistólica, gerada pelo paciente, em 20%; (2) aumento da pressão diastólica em 30%; (3) diminuição da freqüência cardíaca e da pressão de oclusão da artéria pulmonar em 20%; (4) aumento do índice cardíaco em 20% e 15% no pico de estresse da parede ventricular.[4] Como conseqüência dessas alterações, ocorre diminuição da pós-carga ao ventrículo esquerdo, aumento da perfusão coronária e resultante diminuição do consumo de oxigênio pelo miocárdio, melhora da congestão pulmonar e da hipoperfusão sistêmica, o que evita, portanto, seu efeito deletério no desencadeamento de um processo inflamatório sistêmico.

Um conceito equivocado é o de que o BIA deve ter seus efeitos hemodinâmicos na pressão arterial imediatamente após sua inserção e funcionamento. Entretanto, a pressão arterial não deve ser o guia pelo qual a eficácia do BIA é avaliada, mas sim o contexto hemodinâmico global.

TÉCNICA DE INSERÇÃO

O BIA deve ser inserido através da técnica de Seldinger. Antes da inserção, o pulso do membro deve ser checado rotineiramente e o tamanho do balão selecionado de acordo com a altura do paciente. A artéria femoral comum deve ser puncionada cerca de 1 a 1,5 cm abaixo do ligamento inguinal (linha ligando o processo espinhoso da crista ilíaca até a sínfise púbica) no ponto de maior pulso; isto evita complicações e facilita sua compressão (hemostasia) na retirada. Evitar sempre punções altas acima dessa linha. Após a punção, insere-se um fio-guia e, em seguida, a bainha, juntamente com o dilatador (se necessário, passar o dilatador antes da bainha, para facilitar a introdução do conjunto). Em alguns sistemas, o balão deve ser aspirado para facilitar sua introdução, entretanto, nunca se deve testá-lo, ou seja, insuflá-lo antes do posicionamento na aorta. Para isso uma seringa específica acompanha o dispositivo.

Muitas vezes, essa passagem ocorre às cegas, sem escopia radiológica. Nessa situação, traça-se uma linha da fúrcula external até o umbigo e deste ao local da punção. Essa distância é o quanto se introduz o cateter para ficar posicionado adequadamente; o fio mais extenso serve de parâmetro para essa medida. A ponta do BIA deve ficar cerca de 2 cm distalmente à origem da artéria subclávia

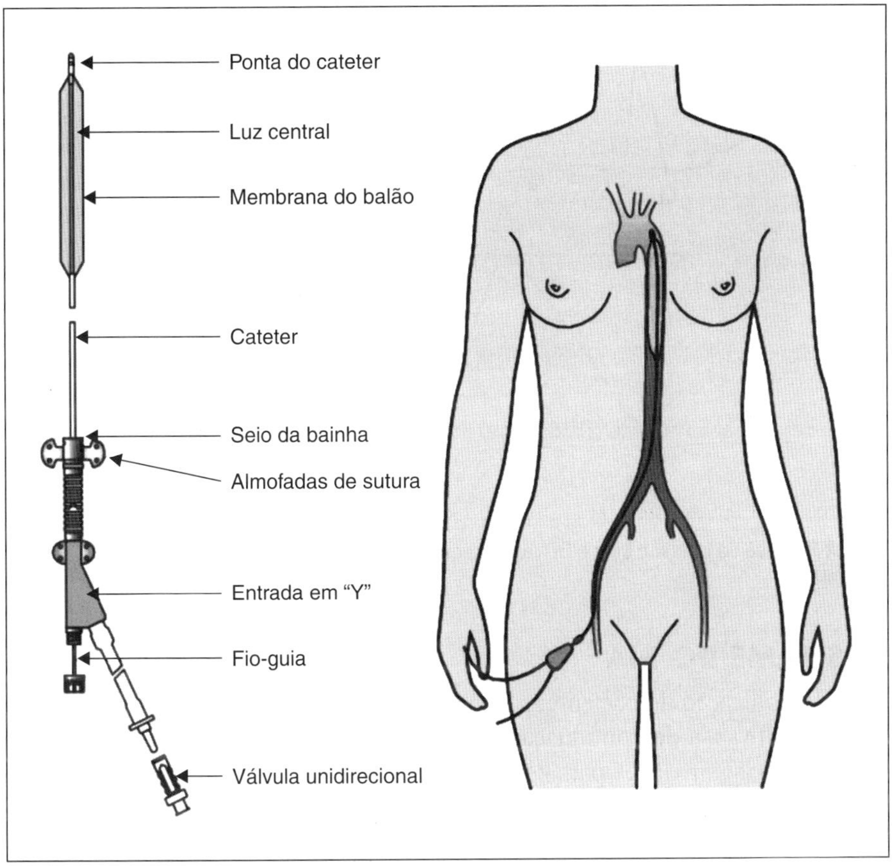

Fig. 28-1. Componentes e localização do BIA.

esquerda, aproximadamente na altura do segundo ou terceiro espaço intercostal (Fig. 28-1). O posicionamento deve ser confirmado por radiografia, na qual se vê a ponta radiopaca do dispositivo na altura da carina. Além disso, a parte proximal do balão deve ficar acima das artérias renais.

Após inserção e posicionamento adequados, o BIA deve ser ligado ao console e sincronizado com o traçado da pressão arterial ou do ECG. Aqui reside um aspecto de extrema importância na determinação da eficácia hemodinâmica do BIA: a insuflação e a desinsuflação devem ser ajustadas rigorosamente para se atingir um aumento máximo na pressão arterial, Figura 28-2.

Inicialmente, o BIA deve ciclar em modo 1:1 (varia de 1:1 a 1:3), ou seja, para cada batimento do paciente ocorre uma entrada do balão, ou 2, ou 3, respectivamente. Essa variação se utiliza para sua descontinuação.

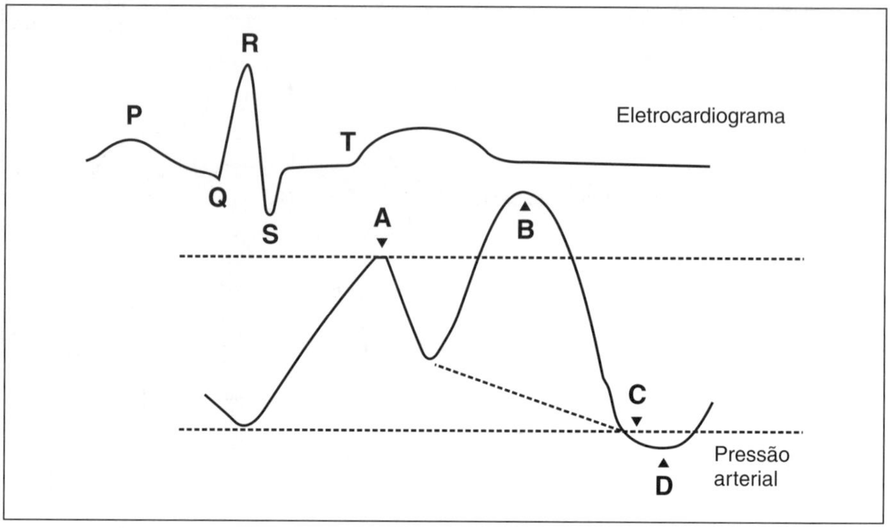

Fig. 28-2. Curva de pressão com o BIA adequadamente ciclado. A = batimento do paciente; B = balão.

DESMAME DO BIA

Após estabilização do paciente, se ele se encontra com doses baixas de medicações vasoativas, a descontinuação poderá ser iniciada. Inicialmente, altera-se o modo de ciclagem de 1:1 para 2:1 até 3:1. Em cada modo avalia-se a condição do paciente, a dosagem das medicações vasoativas, assim como a perfusão tecidual; permanecendo estável, prossegue-se com o desmame. Se o paciente permanecer estável por algumas horas (cerca de 3 a 6 horas), o BIA poderá ser retirado.

O tempo de permanência do balão deve ser individualizado e deve-se sempre ter em mente que a taxa de complicações, principalmente infecciosas, está diretamente relacionada com esse tempo. Em média, o tempo de permanência do BIA deve ser de 4 dias.

BIA EM AORTA ASCENDENTE

Um dispositivo para ser utilizado na aorta ascendente está sendo experimentado em animais, entretanto, até o momento, não está disponível para uso clínico.

BIA E SÍNDROMES ISQUÊMICAS AGUDAS

O BIA tem seu principal papel no tratamento de pacientes com disfunção ventricular grave associada à isquemia miocárdica, sendo o protótipo dessa situação o choque cardiogênico. De acordo com as recomendações da AHA[3] de 2004, o BIA é indicado nas seguintes condições: (1) presença de hipotensão (pressão sistólica menor que 90 mmHg ou diminuição de 30 mmHg em relação à pressão basal) que não responde às medidas iniciais; (2) estados de baixo débito cardíaco; (3) choque cardiogênico que não reverte rapidamente com medicações vasoativas; e 4. insuficiência mitral aguda ou comunicação interventricular complicando IAM. Além dessas indicações, o BIA deve ser aventado em pacientes com angina refratária que não tenham possibilidade terapêutica invasiva com angioplastia ou cirurgia. Entretanto, hoje, cada vez menos desses pacientes são encontrados na prática clínica, devido ao tratamento precoce e invasivo dos casos refratários.

Em 2001, Ferguson *et al.*[5] avaliaram a indicação de BIA em 16.909 pacientes entre 1996 a 2000. A mais freqüente foi a necessidade de suporte durante ou após o cateterismo cardíaco, com 21%, ficando em segundo lugar o choque cardiogênico, com 19%. Desmame de circulação extracorpórea, pré-operatório de alto risco e angina refratária foram indicações em 16%, 13% e 12%, respectivamente.

BIA NO CHOQUE CARDIOGÊNICO

O tratamento precoce da hipotensão e da hipoperfusão é de extrema importância, no paciente com choque cardiogênico. O BIA é indicação classe I nessa condição, atuando na quebra do círculo vicioso do choque cardiogênico. Seu efeito hemodinâmico é mais importante em pacientes com defeitos mecânicos.

O BIA, introduzido pela artéria femoral e posicionado na aorta descendente, 2 centímetros distalmente à origem da subclávia esquerda, sendo insuflado de modo sincrônico na diástole e desinflado na sístole, proporciona aumento do índice cardíaco e da pressão arterial diastólica, além da diminuição do trabalho cardíaco, através da redução da pós-carga.

Com relação à perfusão sistêmica, já antes da terapia trombolítica (1973) Scheidt *et al.*[6] demonstraram reversão da hipoperfusão orgânica em pacientes com choque cardiogênico refratário a medicações vasoativas.

Em pacientes com choque cardiogênico, a estratégia mais eficaz é inserir um BIA e proceder à revascularização do paciente com angioplastia ou cirurgia. É importante ressaltar que a estabilização com BIA deve preceder, se possível, à coronariografia, já que o objetivo do seu uso é estabilizar o paciente (em cerca de 60% observa-se melhora do padrão hemodinâmico) para um procedimento terapêutico invasivo menos instável.

BIA E TROMBÓLISE

Estudos experimentais demonstraram que um dos fatores importantes relacionados à eficácia da trombólise é a pressão de perfusão. Não existem estudos randomizados que analisem a associação do BIA a essa terapêutica, entretanto, numa metanálise do FTT *(The Fibrinolytic Therapy Trialists' Collaborative Group)*[7] que avaliou pacientes com hipotensão (PAS < 100 mmHg e FC > 100 bpm), a mortalidade com o uso de fibrinolítico foi de 54% *vs.* 61% em um mês, com redução absoluta de 7%. Além disso, no *Shock trial*,[8] no grupo de pacientes randomizados para tratamento clínico que receberam trombolítico, a mortalidade em 12 meses foi significativamente menor nestes pacientes: 60% com trombólise, contra 78% sem trombólise.

O segundo registro de IAM dos EUA[9] analisou 23.180 pacientes com choque cardiogênico, nos quais foram utilizados o BIA em 7.268 (31%). Os pacientes que foram tratados com trombolítico e BIA apresentaram mortalidade hospitalar de 49% *vs.* 67% dos casos sem balão. O SHOCK *registry*[10] avaliou 856 pacientes com choque cardiogênico tratados com trombolítico e BIA. Os pacientes foram divididos em 4 subgrupos e a mortalidade foi significativamente menor nos casos tratados com fibrinolítico associado ao BIA: fibrinolítico + BIA: 47%, apenas BIA: 52%, apenas fibrinolítico: 63%, sem fibrinolítico e sem BIA: 77%, $p < 0{,}0001$. Por fim, o estudo GUSTO 1,[11] que avaliou 310 pacientes com choque cardiogênico submetidos a tratamento trombolítico, demonstrou tendência importante de redução de mortalidade em 30 dias e em um ano (57% × 67%) nos 68 casos (22%), cujo tratamento se associou o uso do BIA.

No SHOCK *Trial*,[12] estudo que definitivamente implantou na prática clínica o tratamento invasivo do choque cardiogênico, o BIA foi utilizado em 86% nos 2 grupos de randomização.

Outros dispositivos de assistência circulatória são: dispositivo de assistência uni ou biventricular; assistência extracorpórea; e o impella, que é uma bomba localizada dentro de um cateter. Esses dispositivos são promissores, entretanto, ainda não há dados definitivos para recomendação no choque cardiogênico, devendo o leitor se reportar à literatura específica, já que um detalhamento foge ao objetivo desse capítulo.

CONTRA-INDICAÇÕES

As seguintes condições são contra-indicações para utilização do BIA:

1. Insuficiência aórtica grave.
2. Fístulas arteriovenosas importantes.
3. Sepse não controlada.
4. Discrasia sanguínea não controlada.
5. Doença vascular periférica grave.
6. Revascularização femoropoplítea bilateral por doença vascular periférica (revascularização aorto-bifemoral **não** é contra-indicação para o procedimento).

COMPLICAÇÕES DO BIA

As complicações associadas ao BIA podem ser divididas em vasculares e não-vasculares.[13] A prevalência de complicações é de cerca de 7%, enquanto complicações maiores como isquemia de membro, sangramento grave, vazamento do balão ou morte relacionada ao procedimento é de 2,6%. A mortalidade isoladamente, relacionada ao procedimento, é menor que 0,5%.[14]

As complicações vasculares são as mais freqüentes e de maior risco e ocorrem em 6% a 25% dos casos.[13] As mais comuns são isquemia de membro, laceração vascular com necessidade cirúrgica e hemorragia grave. Além dessas, menos freqüentemente pode ocorrer isquemia de medula espinal ou visceral, embolização de colesterol, AVC, sepse, ruptura do balão, plaquetopenia, hemólise, infecção inguinal e neuropatia periférica.

Algumas variáveis estão associadas a essas complicações: doença arterial periférica, idade avançada, sexo feminino, *diabetes mellitus*, hipertensão arterial, uso prolongado, superfície corpórea menor que 1,8 m^2, além da capacidade técnica de quem realiza o procedimento.

CONCLUSÃO

Em conclusão, o BIA é um dispositivo útil em situações críticas de insuficiência cardíaca grave, principalmente no choque cardiogênico de etiologia isquêmica e deve ser utilizado precocemente como ponte para intervenções definitivas que tratem o distúrbio de base, o que cria, conseqüentemente, condições para a reversibilidade de todo processo.

REFERÊNCIAS BIBLIOGRÁFICAS

1. Topol EJ. *Textbook of interventional cardiology.* Pennsylvania: W.B.Saunders Company 1994.
2. Goldberg RJ, et al. Recent magnitude of and temporal trends (1994-1997) in the incidence and hospital death rates of cardiogenic shock complicating AMI: the second national registry of MI. *Am Heart J* 2001;141:65-72.
3. Conde-Vela C, Moreno R, Hernandez R, Perez-Vizcayno JM. Predictors of cardiogenic shock at admission in patients with multivessel disease and acute myocardial infarction treated with primary percutaneous coronary intervention. *Am J Cardiol* 2004;94(Suppl 6A):238E.
4. Kugelmass AG, Mack MJ, Tarkington LG, et al. Is diabetes an independent risk factor for increased mortality in cardiogenic shock? *Circulation* 1993;82:759-764.
5. Gacioch GM, Ellis SG, Lee L, Bates ER, Krrsh M, Walton JA, et al. Cardiogenic shock complicating acute myocardial infarction: The use of coronary angioplasty ant the integration of the new support devices into patient management. *J Am Coll Cardiol* 1992;19:647-653.
6. Bengston JR, Kaplan AJ, Pieper KS, Wilderman MN, Mark DB, PryorDB, et al. Prognosis in cardiogenic shock after acute myocardial infarction in the interventional era. *J Am Coll Cardiol* 1992;20:1482-1489.

7. Seydoux C, Goy JJ, Beuret P, et al. Effectiveness of percutaneous transluminal coronary angioplasty in cardiogenic shock during acute myocardial infarction. *Am J Cardiol* 1992;68:968-969.
8. McNamara NS, Wharton Jr TP, x Anderson TP, et al. Primary percutaneous coronary intervention for cardiogenic shock at a community hospital with off-site cardiac surgical backup. *Am J Cardiol* 2002;90(Suppl 6A):181H.
9. PCI for Cardiogenic Shock. *Does complete revascularization help or raise risk?* Associated Meeting: ESC, 2000.
10. Lim SY, Jeong MH, Bae EH, et al. Predictive factors of major adverse cardiac events in acute myocardial infarction patients complicated by cardiogenic shock undergoing primary percutaneous coronary intervention. *Circ J* 2005 Feb;69(2):154-8.
11. Lincoff AM, Popma JJ, Bates ER, Deeb M, Bolling SF, Meagher JS, et al. Successful coronary angioplasty in two patients with cardiogenic shock using the Nimbus Hemopump support device. *Am Heart J* 1990;120:970-972.
12. Berger PB, et al. Aggressive invasive treatment of patients with cardiogenic shock in GUSTO-I. *Circulation* 1997;96:122-127.
13. Anderson RD, Stebbins AL, Bates E, et al. Underutilization of aortic counterpulsation in patients with cardiogenic shock: Observations from the Gusto-1 study. *Circulation* 1995;92:I-139.
14. Hochman JS, et al. Immediate revascularization for cardiogenic shock after MI-Reduced 6-month mortality. *ACP Journal Club* 2000;132:42.
15. Hochman JS, et al. Shock trial. *New Engl J Med* 1999;341:625-634.
16. Anderson RD, et al. IABP use in cardiogenic shock GUSTO-I investigators. *JACC* 1997;30:708-715.
17. Stone GW, et al. PRCT of IABP in High Risk pts with AMI and 1º PTCA. *J Am Coll Cardiol* 1997;29:1459-67.
18. Brodie BR, et al. PTCA and IABP in High Risk Patients with AMI. *Am J Cardiol* 1999;84:18-23.
19. Barron HV, Every NR, Parsons LS, Angeja B, Goldberg RJ, Gore JM, et al. The use of intra-aortic balloon counterpulsation in patients with cardiogenic shock complicating acute myocardial infarction: data from the national registry of myocardial infarction 2. *Am Heart J* 2001 Jun;141(6):933-9.
20. Sanborn TA, Feldman T. Management strategies for cardiogenic shock. *Curr Opin Cardiol* 2004 Nov;19(6):608-12.
21. Rux S, Sonntag S, Bruch L, Waurick PE, Kleber FX, et al. Facilitated percutaneous coronary intervention reduces mortality in patients with cardiogenic shock due to acute myocardial infarction. *Circulation* 1996:338-346.
22. Antoniucci D, Valenti R, Migliorini A, Moschi, G, Trapani M. Systematic Infarct artery stenting and abciximab therapy in patients with acute myocardial infarction complicated by cardiogenic shock: impact on mortality. *Am J Cardiol* 2001;88(Suppl 5A).
23. Dauermann HL, et al. Revascularization, stenting, and outcomes of patients with acute myocardial infarction (ami) complicated by cardiogenic shock. *Am J Cardiol* 2000;90:838-842.
24. Hasdai D, et al. Platelet GP IIb/IIIa blockade and outcome of cardiogenic shock complicating acs without persistent st-segment elevation. *JACC* 2000;36:685-92.
25. Hasdai D, Harrington RA, Hochman JS, Califf RM, Battler A, Box JW, et al. Platelet glycoprotein iib/iiia blockade and outcome of cardiogenic shock complicating acute coronary syndromes without persistent st-segment elevation. *JACC* 2000;36:685-92.
26. Zobel C, Reuter H, Schwinger RH. Treatment of cardiogenic shock with the Ca^{2+} sensitizer levosimendan. *Med Klin (Munich)* 2004 Dec 15;99(12):742-6.

27. Schwertz H, Muller-Werdan U, Prondzinsky R, Werdan K, Buerke M. Catecholamine therapy in cardiogenic shock: helpful, useless or dangerous? *Dtsch Med Wochenschr* 2004 Sep 10;129(37):1925-30.
28. Moreno R, et al. Early coronary angioplasty for AMI. Complicated by cardiogenic shock: have novel therapies led to better results? *J Invas Cardiol* 2000;12:597-604.
29. Jacobs AK, et al. Cardiogenic shock caused by right ventricular infarction: a report from the SHOCK Registry. *J Am Coll Cardiol* 2003;41:1273-1279.

29

Intervenções Percutâneas no Choque Cardiogênico

Ricardo Lasevitch
Paulo R. Caramori

INTRODUÇÃO

Choque cardiogênico (CC) é uma grave falência circulatória que ocorre mais freqüentemente em decorrência do infarto agudo do miocárdio (IAM). O CC ocorre em aproximadamente 7,5% dos pacientes internados por IAM, sendo responsável por taxas de mortalidade de até 70% a 80%. Reflete a perda maciça de substância muscular do ventrículo esquerdo ou complicações anatômicas graves, como insuficiência mitral aguda, ruptura do septo interventricular ou surgimento de aneurisma agudo do ventrículo esquerdo. O choque cardiogênico é caracterizado por pressão sistólica abaixo de 90 mmHg, pressão de oclusão da artéria pulmonar acima de 18 mmHg e má perfusão tecidual, na ausência de bradicardia e hipovolemia.

A história natural do choque cardiogênico na era pré-intervenção foi lúgubre e os resultados em pacientes tratados com trombolíticos ofereciam pouco entusiasmo. A possibilidade de revascularizar a artéria responsável pelo quadro através da angioplastia tem sido um avanço importante no manejo deste quadro. Diversos estudos indicaram que a mortalidade após a angioplastia primária é significativamente reduzida em relação a controles históricos, submetidos apenas à terapia farmacológica.[1]

A incidência de choque e mortalidade hospitalar foi avaliada em um registro reunindo 426.253 pacientes hospitalizados por IAM em 1.662 hospitais nos Estados Unidos, entre 1994 e 1997. Foram avaliados ao todo 26.820 pacientes com choque cardiogênico. Foi observado que a mortalidade de pacientes com CC foi significativamente mais alta em relação aos pacientes sem choque (74,1% × 10,2%). Além disso, o avanço no manejo destes pacientes ficou claramente demonstrado pois, em 1997, os pacientes com CC tiveram uma mortalidade aproximadamente 20% mais baixa, quando comparada a pacientes atendidos em 1994 (Quadro 29-1).[2]

Quadro 29-1. Incidência de CC e mortalidade intra-hospitalar em pacientes com IAM e choque cardiogênico

	1994	*1997*
Incidência de choque cardiogênico	6,6%	6,0%
Mortalidade intra-hospitalar em CC	76%	62%

Goldberg RJ, et al. *AHJ* 2001;141:65-72.

A taxa de mortalidade hospitalar para CC associado à síndrome coronariana aguda é alta, mas existem amplas variações na utilização dos recursos de revascularização e nos resultados hospitalares. A revascularização é usada numa minoria de pacientes com CC, mas existem variações regionais na adoção dessa estratégia. Observa-se que o uso de revascularização envolvendo *stents* e de inibidores da glicoproteína IIb/IIIa foi fortemente associado a melhor sobrevida hospitalar (Quadro 29-2).

Quadro 29-2. Mortalidade hospitalar por região. ANC-Australia/Nova Zelândia/Canadá; AB-Argentina/Brasil. Source: *Am J Cardiol* 2001;88(Suppl 5A)

Características PCI	*Mortalidade hospitalar (%)*	*Revascularização (%)*	*Uso stent (%)*	*Uso In.IIb/IIIa (%)*
ANC	58	25	25	5
Europa	65	31	80	15
AB	79	46	53	9
USA	39	57	80	26
Valor de p	< 0,0001	< 0,0001	0,0019	0,0005

Os previsores de choque cardiogênico entre pacientes com IAM e doença multivascular são: localização do infarto na parede anterior, *diabetes mellitus*, lesão culpada proximal na artéria coronária, intervenção coronariana prévia, oclusão crônica de outras coronárias e estenose de tronco da coronária esquerda.[3]

Enquanto pacientes diabéticos têm maior risco de desenvolver choque após um infarto, a sua presença não confere maior mortalidade àqueles em choque cardiogênico, após ajuste de outros fatores de risco. Nesse grupo, a terapia de revascularização parece ser particularmente superior aos trombolíticos (Quadro 29-3).[4]

Os resultados com trombólise são extremamente marginais no quadro de CC. Diante disso, a intervenção trombolítica deve ser reservada apenas para pacientes cuja transferência a um laboratório de cateterismo possa ser associada a um retardo significativo no tempo de reperfusão (p. ex., maior que 90 minutos).[5] Além disso, a terapia trombolítica intravenosa poderá ainda comprometer os resultados da angioplastia e limitar as possibilidades para revascularização cirúrgica de emergência.

Quadro 29-3. Taxas de risco para sobrevida de pacientes com choque cardiogênico, 1 ano após a alta hospitalar

Variáveis	*Taxa de risco (95% intervalo de confiança)*
Patência da artéria do infarto (fechada × patente)	4,8 (2-11)
Fração de ejeção (30% × 50%)	2,4 (1-5)
Idade (70 × 54)	1,8 (0,9-3,2)
Pico de CK (2.500 × 750)	1,4 (1-1,8)

(De Bengston JR, et al. Prognosis in cardiogenic shock after myocardial infarction in the interventional era. *J Am Coll Cardiol* 1992;20:1482-9.)

Devem ser considerados para cirurgia de emergência no CC pacientes que apresentem regurgitação mitral aguda e comunicação interventricular por ruptura septal.

Pacientes em CC devido à disfunção predominante de ventrículo direito são, geralmente, mais jovens, com menor perfil de risco, porém apresentam mortalidade maior, se comparados a outras formas de apresentação do quadro do choque, conforme Figura 29-1 e Quadro 29-4.

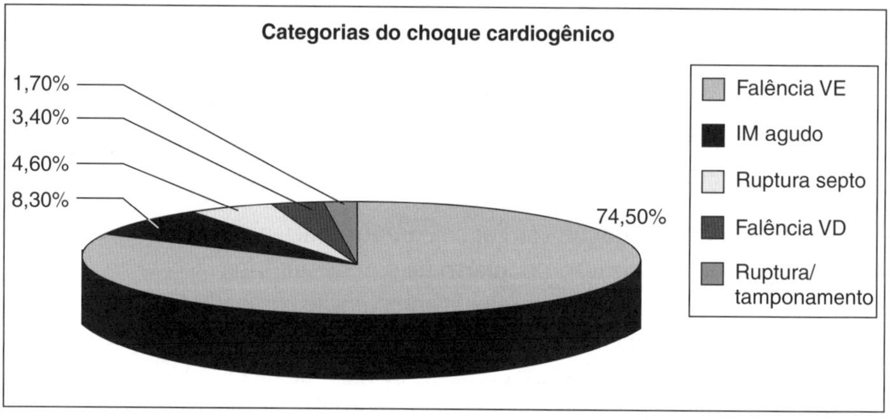

Fig. 29-1. Categorias de choque cardiogênico. Source: Shock Registry, Hochman. *JACC* 2000;36:1063.

Quadro 29-4. Mortalidade em CC por falência de VD ou VE

	Choque VD	*Choque VE*	*Valor de p*
Mortalidade intra-hospitalar (%)	63,1	60,8	0,296
IM prévio (%)	25,5	40,1	0,047
Doença multivascular (%)	34,8	77,8	< 0,001
Idade média (anos)	64,5	68,5	0,031

PAPEL DA ANGIOPLASTIA

Uma das aplicações mais importantes da angioplastia no infarto agudo do miocárdio é no choque cardiogênico. A revascularização por angioplastia tem a capacidade de mudar a história natural do choque cardiogênico, particularmente se o procedimento tiver sucesso técnico. A sobrevida é diretamente relacionada à reperfusão com sucesso, sendo de 73% naqueles em que a angioplastia foi efetiva, em contraste com 22% nos quais a reperfusão foi mal sucedida.[7] É importante salientar que o sucesso da angioplastia no CC pós-infarto é menor do que nas angioplastias eletivas. Enquanto em situações eletivas a obtenção de fluxo coronariano normal após a intervenção chega a 98%, no CC aproximadamente 53% dos vasos culpados são efetivamente reperfundidos.

A revascularização precoce é hoje uma indicação de intervenção coronária percutânea (ICP) classe I nas diretrizes do *American College of Cardiology/American Heart Association* para pacientes jovens em CC, benefício este que parece ser estendido para pacientes idosos.[8]

A estratificação de risco após revascularização mecânica deve incluir a avaliação da restauração de perfusão tecidual em todos os pacientes. Após uma angioplastia o grau de perfusão do tecido miocárdico pode ser estimado pelo chamado "*blush* miocárdico", que é uma medida angiográfica de perfusão miocárdica. O *blush* miocárdico na angiografia coronariana inicial é um forte previsor angiográfico de mortalidade em pacientes com IAM complicado por choque cardiogênico. Além disso, o insucesso em normalizar a perfusão miocárdica com a angioplastia primária, apesar de restaurado o fluxo coronário epicárdico, tem um impacto negativo na sobrevida. Pacientes com menor *blush* demonstraram menores níveis de pressão arterial sistêmica e tamanho enzimático do infarto maior. Nesses casos, a mortalidade é mais alta, tanto no hospital como no seguimento clínico, como demonstrado na Figura 29-2.

Em pacientes submetidos a angioplastia no CC pós-infarto agudo, os previsores mais importantes de mortalidade são: patência do vaso do infarto, fração de ejeção, idade e pico de CK, conforme apresentados no Quadro 29-2. De modo interessante, a doença coronariana multivascular não provou ser um fator de risco independente.[6]

Realizar intervenção coronária percutânea (ICP) no vaso culpado, bem como nas artérias não relacionadas ao infarto, em pacientes com IAM complicado por CC, não parece aumentar o risco clínico e pode algumas vezes ser benéfico, conforme sugerido em estudo multicêntrico francês, que se observa no Quadro 29-5.[9] Contudo, como regra geral, a intervenção deve visar ao restabelecimento de fluxo no vaso culpado pelo infarto.

A estratégia de intervenção em múltiplos vasos deve ser considerada se, após observação, houver resposta clínica inadequada à recanalização do vaso culpado.

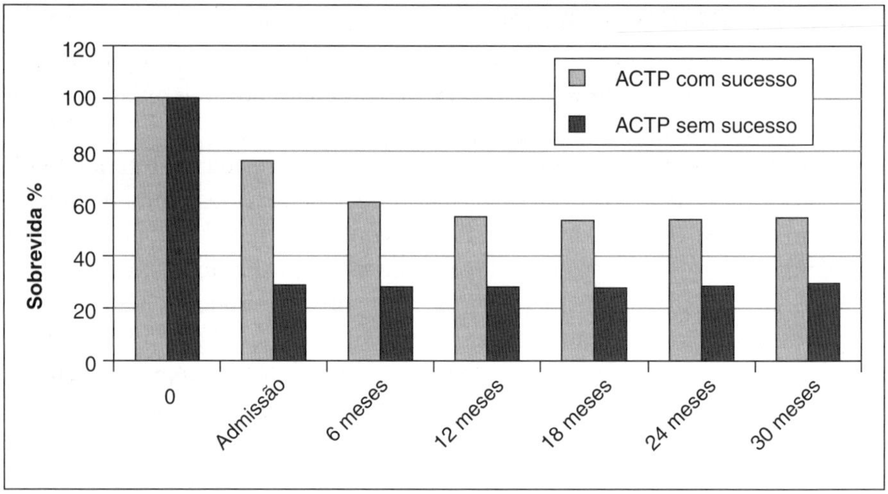

Fig. 29-2. Sobrevida atuarial após angioplastia com sucesso e sem sucesso em 45 pacientes com choque cardiogênico complicando infarto agudo do miocárdio. (Adaptado de Hibbard MD, *et al.*: Percutaneous transluminal coronary angioplasty in patients with cardiogenic shock. *J Am Coll Cardiol* 1992;19:639.)

Realizar intervenção percutânea primária em choque cardiogênico, em hospitais sem cirurgia cardíaca no local, demonstrou ser seguro, face ao risco de transferência para hospitais maiores, pois a mortalidade atribuída à transferência chegava a 60% a 80%, sendo estes resultados semelhantes aos encontrados em centros maiores.[10]

Os pacientes com idade acima de 75 anos apresentam pior prognóstico. Contudo, dados recentes sugerem que se deva considerar todos os pacientes em choque cardiogênico para manejo invasivo e optar por uma estratégia de reperfusão miocárdica não-cirúrgica.

Quadro 29-5. PCI multivascular × vaso culpado apenas em pacientes com IAM e CC

	Multivascular PCI	***Lesão culpada apenas PCI***	
	(N = 40)	***(N = 77)***	***P***
Uso de BIA (%)	87,5	72,7	
Stent lesão culpada (%)	92,8	85,7	
TIMI-3 fluxo IRA (%)	87,5	65,8	0,049
Sucesso angiográfico (%)	97,5	84,2	0,08
Pico CK (IU)	4,580	4,281	
Reinfarto (%)	5,3	1,4	
Mortalidade intra-hospitalar (%)	35,0	46,8	0,26

PAPEL DE OUTROS DISPOSITIVOS

Novos dispositivos, como o Hemopump®,[11] um dispositivo de assistência ventricular esquerda percutâneo e o *bypass* cardiopulmonar percutâneo, não têm demonstrado afetar favoravelmente a sobrevida.[12]

Estratégia

O estudo GUSTO I nos mostrou que, no infarto agudo do miocárdio com CC, a estratégia com cateterismo cardíaco precoce (nas primeiras 24 horas) com revascularização, quando apropriada, foi associada a redução da mortalidade em 30 dias e 1 ano, em relação aos pacientes que não fizeram angiografia precoce ou que receberam trombolíticos.[13]

O SHOCK *Trial* representa a melhor evidência disponível de que o manejo invasivo deva ser adotado em pacientes com CC. Neste estudo, 302 pacientes com CC pós-infarto com até 36 horas de evolução foram randomizados para revascularização de urgência (angioplastia ou cirurgia) ou estabilização clínica. Suporte circulatório com balão intra-aórtico foi utilizado em 86% dos casos em cada grupo. A mortalidade em 6 meses foi menor no grupo revascularizado do que no grupo não-revascularizado. A elevada mortalidade associada ao CC diminuiu significativamente no período do estudo. Isto reflete uma utilização maior de revascularização. Conclui-se que a revascularização precoce deva ser fortemente considerada para pacientes com IAM complicado por CC.[14-16]

Implante profilático de BIA em pacientes de alto risco com IAM sem CC, submetidos a angioplastia primária, não mostrou diferença significativa em mortalidade, reinfarto, reoclusão da artéria do infarto, ICC ou hipotensão sustentada. Porém, mostrou aumento no risco de sangramento local, diminuição da recorrência de isquemia e redução da necessidade de repetir a angioplastia, mesmo sem resultar em melhor recuperação da função ventricular esquerda.[17,18] O BIA foi um previsor independente na prevenção de eventos no laboratório de cateterismo e, quando usado em conjunto com trombolítico, parece não oferecer um significante benefício na sobrevida.[19,20] Entretanto, o uso de BIA persiste como indicado em pacientes com choque cardiogênico estabelecido, quando associado a uma terapêutica de reperfusão.

Terapia efetiva para o CC deve incluir uma estratégia de prevenção, um sistema de atendimento organizado, com rápido diagnóstico e pronto início de terapia para manter débito cardíaco e pressão sanguínea. Isto requer a identificação de pacientes de alto risco para o desenvolvimento de choque e seleção de pacientes que são candidatos a intervenção agressiva. A rápida triagem de todos os pacientes em CC para angiografia precoce, contrapulsação com balão intra-aórtico e revascularização precoce com ICP ou cirurgia é hoje a estratégia de manejo preferida.[21]

Se existir doença grave, das 3 artérias ou do tronco da coronária esquerda, a cirurgia de revascularização realizada como emergência deve ser considerada. Alternativamente, a angioplastia pode ser realizada nestes casos como ponte para a cirurgia de revascularização.

Tratamento

Duas premissas são fundamentais no manejo agressivo do choque: a intervenção deve ser precoce, nas primeiras 24 horas da instalação do quadro clínico e o uso do balão intra-aórtico prévio ou conjuntamente com o procedimento deve ser sistemático, no sentido de melhorar o desempenho cardíaco e manter o fluxo coronariano satisfatório.

Na chegada ao laboratório, os pacientes devem idealmente ter 2 acessos femorais, permitindo rápida utilização do balão de contrapulsação intra-aórtico no lado contralateral, após o primeiro angiograma. Durante o cateterismo cardíaco, contrastes não-iônicos devem ser usados para minimizar os efeitos inotrópicos negativos. Após rápida identificação da anatomia coronária, a angioplastia do vaso do infarto deve ser realizada.

A utilização de *stents,* associada a operadores experientes, traz melhores resultados para a angioplastia.[24] Porém, o *stent* ainda é subutilizado. O cateterismo ainda é utilizado em apenas 52% dos casos de CC. PCI com *stent* foi o previsor mais forte de sobrevida hospitalar.[25]

Cateterização do coração direito somente deve ser realizada antes da revascularização, caso haja necessidade de verificar pressão de oclusão da artéria pulmonar, objetivando otimizar as pressões de enchimento e guiar as manobras de ressuscitação com líquidos, inotrópicos ou suporte com vasopressores.

Estudos recentes sugerem que a adição de inibidores da glicoproteína IIb/IIIa e baixa dose de trombolíticos (rTPA) ou PCI oferecem vantagens no salvamento do miocárdio e possivelmente melhoram o prognóstico. Porém, esta hipótese não foi ainda adequadamente testada.[22]

O tratamento combinado da artéria relacionada com o infarto com *stent* e abciximab em pacientes com CC tem um forte impacto sobre a mortalidade. Este benefício pode ser explicado por uma reperfusão e salvamento miocárdico mais efetivos, como demonstrado pela alta incidência de resolução precoce da elevação do segmento ST-T.[23]

O impacto do eptifibatide sobre a freqüência e o resultado do choque cardiogênico foi avaliado em 9.449 pacientes do PURSUIT com SCA sem elevação persistente do segmento ST. Choque desenvolveu-se em 2,5% dos pacientes, 65,8% dos quais morreram em 30 dias. Pacientes que tinham IAM durante a inclusão no estudo apresentaram uma incidência maior de choque, desenvolveram choque mais precocemente (dentro de 48 horas, 40,2% × 20,9%, p = 0,001) e tiveram mortalidade em 30 dias por choque maior (77,2% × 52,7%, p = 0,001). Randomização para eptifibatide não afetou a ocorrência de choque. Choques em pacientes tratados com eptifibatide tiveram razões de chance ajustadas de mortalidade em 30 dias significativamente reduzidas. Conclui-se que pacientes tratados com eptifibatide têm razões de chance ajustadas de mortalidade por choque reduzidas, sugerindo efeito salutar do bloqueio de inibidores de glicoproteína IIb/IIIa durante o choque.[26]

O estudo PURSUIT avaliou o impacto do tratamento antiplaquetário com eptifibatide sobre a freqüência e o resultado do CC em pacientes com síndrome coronariana aguda. Em conclusão, observaram que embora o eptifibatide não diminuísse o desenvolvimento de CC em pacientes com SCA, melhorava significativamente o resultado em curto prazo.[27]

Levosimendan é um novo sensibilizador de cálcio, que aumenta a contratilidade miocárdica enquanto simultaneamente tem efeitos vasodilatadores e cardioprotetores. Pode ser usado em adição a agentes β e α-agonistas, bem como na presença de β-bloqueadores. Se os resultados promissores de pequenos estudos (LIDO, RUSSLAN) com relação à mortalidade dos pacientes tratados puderem ser suportados por um grande estudo (já iniciado o estudo SURVIVE), o levosimendan pode vir a ser um valioso adjunto à terapia convencional do CC.[28]

Na primeira linha, simpatomiméticos como dopamina, dobutamina, epinefrina e norepinefrina são usados comumente como tratamento farmacológico. Eles têm alta afinidade por receptores α e β-adrenérgicos, levando a um efeito inotrópico positivo, um aumento na freqüência cardíaca, demanda de oxigênio e vasoconstrição. Entretanto, existem algumas desvantagens no uso de simpatomiméticos em pacientes com CC. Claramente, a acidose metabólica por demanda aumentada de oxigênio pode ser observada. Vasoconstrição induzida por simpatomiméticos pode levar a alteração na perfusão ou mesmo déficit na microcirculação. Além disso, alguns estudos mostram evidências de que o uso de simpatomiméticos pode diretamente aumentar a resposta inflamatória sistêmica por aumentada expressão de IL-6. Entretanto, simpatomiméticos são ainda a primeira linha na terapêutica para tratamento de CC.[29]

Resumidamente, o manejo do choque cardiogênico deve incluir:

- Implantação de balão intra-aórtico para suporte.
- Utilização de doses mínimas necessárias de aminas simpatomiméticas.
- Ventilação mecânica, quando necessário.
- Angiografia coronária precoce.
- Revascularização imediata por ACTP ou cirurgia, dependendo da anatomia.

CONCLUSÃO

O choque cardiogênico, como complicação do infarto agudo do miocárdio, deve ser identificado precocemente e tratado com estratégias de revascularização, com o objetivo de reduzir a mortalidade que, em nosso meio, ainda é extremamente elevada.

REFERÊNCIAS BIBLIOGRÁFICAS

1. Topol EJ. *Textbook of interventional cardiology*. Pennsylvania: W.B. Saunders Company 1994.
2. Goldberg RJ, et al. Recent magnitude of and temporal trends (1994-1997) in the incidence and hospital death rates of cardiogenic shock complicating AMI: the second national registry of MI. *Am Heart J* 2001;141:65-72.
3. Conde-Vela C, Moreno R, Hernandez R, Perez-Vizcayno JM. Predictors of cardiogenic shock at admission in patients with multivessel disease and acute myocardial infarction treated with primary percutaneous coronary intervention. *Am J Cardiol* 2004;94(Suppl 6A):238E.
4. Kugelmass AG, Mack MJ, Tarkington LG, et al. Is diabetes an independent risk factor for increased mortality in cardiogenic shock? *Circulation* 1993;82:759-764.
5. Gacioch GM, Ellis SG, Lee L, Bates ER, Krrsh M, Walton JA, et al. Cardiogenic shock complicating acute myocardial infarction: The use of coronary angioplasty ant the integration of the new support devices into patient management. *J Am Coll Cardiol* 1992;19:647-653.
6. Bengston JR, Kaplan AJ, Pieper KS, Wilderman MN, Mark DB, Pryor DB, et al. Prognosis in cardiogenic shock after acute myocardial infarction in the interventional era. *J Am Coll Cardiol* 1992;20:1482-1489.
7. Seydoux C, Goy JJ, Beuret P, et al. Effectiveness of percutaneous transluminal coronary angioplasty in cardiogenic shock during acute myocardial infarction. *Am J Cardiol* 1992;68:968-969.
8. McNamara NS, Wharton Jr TP, x Anderson TP, et al. Primary percutaneous coronary intervention for cardiogenic shock at a community hospital with off-site cardiac surgical backup. *Am J Cardiol* 2002;90(Suppl 6A):181H.
9. PCI for Cardiogenic Shock. *Does complete revascularization help or raise risk?* Associated Meeting: ESC, 2000.
10. Lim SY, Jeong MH, Bae EH, et al. Predictive factors of major adverse cardiac events in acute myocardial infarction patients complicated by cardiogenic shock undergoing primary percutaneous coronary intervention. *Circ J* 2005 Feb;69(2):154-8.
11. Lincoff AM, Popma JJ, Bates ER, Deeb M, Bolling SF, Meagher JS, et al. Successful coronary angioplasty in two patients with cardiogenic shock using the Nimbus Hemopump support device. *Am Heart J* 1990;120:970-972.
12. Berger PB, et al. Aggressive invasive treatment of patients with cardiogenic shock in GUSTO-I. *Circulation* 1997;96:122-127.
13. Anderson RD, Stebbins AL, Bates E, et al. Underutilization of aortic counterpulsation in patients with cardiogenic shock: Observations from the Gusto-1 study. *Circulation* 1995;92:I-139.
14. Hochman JS, et al. Immediate revascularization for cardiogenic shock after MI-Reduced 6-month mortality. *ACP Journal Club* 2000;132:42.
15. Hochman JS, et al. Shock trial. *New Engl J Med* 1999;341:625-634.

16. Anderson RD, et al. IABP use in cardiogenic shock GUSTO-I investigators. *JACC* 1997;30:708-715.
17. Stone GW, et al. PRCT of IABP in High Risk pts with AMI and 1º PTCA. *J Am Coll Cardiol* 1997;29:1459-67.
18. Brodie BR, et al. PTCA and IABP in High Risk Patients with AMI. *Am J Cardiol* 1999;84:18-23.
19. Barron HV, Every NR, Parsons LS, Angeja B, Goldberg RJ, Gore JM, et al. The use of intra-aortic balloon counterpulsation in patients with cardiogenic shock complicating acute myocardial infarction: data from the national registry of myocardial infarction 2. *Am Heart J* 2001 Jun;141(6):933-9.
20. Sanborn TA, Feldman T. Management strategies for cardiogenic shock. *Curr Opin Cardiol* 2004 Nov;19(6):608-12.
21. Rux S, Sonntag S, Bruch L, Waurick PE, Kleber FX, et al. Facilitated percutaneous coronary intervention reduces mortality in patients with cardiogenic shock due to acute myocardial infarction. *Circulation* 1996:338-346.
22. Antoniucci D, Valenti R, Migliorini A, Moschi, G, Trapani M. Systematic Infarct artery stenting and abciximab therapy in patients with acute myocardial infarction complicated by cardiogenic shock: impact on mortality. *Am J Cardiol* 2001;88(Suppl 5A).
23. Dauermann HL, et al. Revascularization, stenting, and outcomes of patients with acute myocardial infarction (ami) complicated by cardiogenic shock. *Am J Cardiol* 2000;90:838-842.
24. Hasdai D, et al. Platelet GP IIb/IIIa blockade and outcome of cardiogenic shock complicating acs without persistent st-segment elevation. *JACC* 2000;36:685-92.
25. Hasdai D, Harrington RA, Hochman JS, Califf RM, Battler A, Box JW, et al. Platelet glycoprotein iib/iiia blockade and outcome of cardiogenic shock complicating acute coronary syndromes without persistent st-segment elevation. *JACC* 2000;36:685-92.
26. Zobel C, Reuter H, Schwinger RH. Treatment of cardiogenic shock with the Ca^{2+} sensitizer levosimendan. *Med Klin (Munich)* 2004 Dec 15;99(12):742-6.
27. Schwertz H, Muller-Werdan U, Prondzinsky R, Werdan K, Buerke M. Catecholamine therapy in cardiogenic shock: helpful, useless or dangerous? *Dtsch Med Wochenschr* 2004 Sep 10;129(37):1925-30.
28. Moreno R, et al. Early coronary angioplasty for AMI. Complicated by cardiogenic shock: have novel therapies led to better results? *J Invas Cardiol* 2000;12:597-604.
29. Jacobs AK, et al. Cardiogenic shock caused by right ventricular infarction: a report from the SHOCK Registry. *J Am Coll Cardiol* 2003;41:1273-1279.

30

CIRURGIA NO CHOQUE CARDIOGÊNICO

João Batista Petracco
Marco Antonio Goldani

INTRODUÇÃO

Apesar dos grandes avanços no tratamento do infarto agudo do miocárdio, principalmente com o advento de agentes trombolíticos, a incidência de choque cardiogênico tem permanecido estável nos últimos 20 anos, entre 7% a 12%.[1,2]

O choque cardiogênico, na sua maioria (80%), é a expressão de extenso dano miocárdico causado pela perda de 40% ou mais da massa muscular funcionante do ventrículo esquerdo. Os 20% restantes são secundários a defeitos mecânicos como ruptura de septo interventricular, insuficiência mitral aguda por ruptura de músculo papilar, ruptura de parede livre, tamponamento ou infarto isolado de ventrículo direito.[3,4]

Choque cardiogênico é definido clinicamente por uma persistente hipotensão, com pressão sistólica menor que 90 mmHg na ausência de hipovolemia, acompanhada por vasoconstrição periférica, extremidades frias e débito urinário menor do que 20 ml/hora.[5] Os parâmetros hemodinâmicos incluem índice cardíaco menor do que 1,8 litros/min/m^2, pressão média de capilar pulmonar maior que 18 mmHg, taquicardia e resistência vascular sistêmica maior que 2.400 din/cm.[5] Estes pacientes estão agrupados como tipo IV na classificação de Killip.[6]

O estudo multicêntrico prospectivo não-randomizado SHOCK *Trial Registry*, que analisou 1.190 pacientes com choque cardiogênico,[4] mostrou uma incidência de IAM em parede anterior em 55%, parede inferior em 46%, parede posterior em 19%, lateral em 32%, apical em 12% e localização desconhecida em 10%. Aproximadamente 50% dos pacientes tinham infarto em mais de uma área. No grupo com predomínio de insuficiência ventricular esquerda, havia maior incidência de IAM prévio com relação aos outros tipos de choque e uma incidência maior de IAM da parede anterior no ECG (58,8%).

No estudo angiográfico realizado por Wong *et al.*[7] em 748 pacientes, foi observado comprometimento de 3 vasos em 53% deles, com uma alta freqüência de estenose igual ou maior do que 50% em tronco de coronária esquerda (15%). No grupo com predomínio de insuficiência ventricular, houve prevalência de doença arterial múltipla, sendo o vaso culpado mais freqüentemente a artéria descendente anterior, enquanto a artéria circunflexa foi a mais envolvida nas disfunções mecânicas. Foi observado também um escore TIMI grau 0 ou 1 na artéria relacionada com o IAM em 67% dos casos. Achados semelhantes foram recentemente descritos por Sanborn *et al.*[8]

CHOQUE CARDIOGÊNICO POR INFARTO DE VENTRÍCULO ESQUERDO

O tratamento do choque cardiogênico representa um grande desafio à nossa habilidade em manusear pacientes com infarto agudo do miocárdio. Das 5 opções terapêuticas freqüentemente usadas, como vasopressores, balão intra-aórtico, trombólise, angioplastia e cirurgia de revascularização, as 2 primeiras são úteis temporariamente, a trombólise tem efeito muito limitado após a instalação do choque e, portanto, a angioplastia e a revascularização cirúrgica são as alternativas primárias.[9]

No maior ensaio clínico sobre infarto do miocárdio, o GUSTO-I,[10-12] que recrutou 41.020 pacientes, 2.972 desenvolveram choque cardiogênico, com uma mortalidade global em 30 dias de 55%.[11] Os pacientes que foram revascularizados cirurgicamente tiveram uma mortalidade de 29% no mesmo período e os que foram submetidos a angioplastia, 22%. Como este estudo não foi randomizado para revascularização ou tratamento conservador, o melhor resultado da angioplastia pode ser considerado um viés de seleção.

Em recente ensaio clínico multicêntrico randomizado denominado SHOCK *Trial (SHould we revascularize Occluded Coronaries for Cardiogenic shocK?)*, de 1.492 pacientes recrutados, 302 foram randomizados para avaliar a mortalidade em 30 dias e 6 meses (desfechos primário e secundário) comparando a estratégia de revascularização de emergência com a estabilização clínica inicial (incluindo trombólise e balão intra-aórtico seguido de revascularização tardia conforme indicação). Os critérios de inclusão foram infarto de ventrículo esquerdo, com início do choque dentro de 36 horas após o IAM e randomizados dentro de 12 horas após o diagnóstico de choque. Este grupo constitui o SHOCK *Trial*.[2,13] Os restantes 1.190 pacientes foram utilizados para um estudo clínico não-randomizado chamado SHOCK *Trial Registry*, onde estão incluídos choque cardiogênico de qualquer etiologia e independente do tempo entre infarto e o choque. Neste último grupo, 75% (884 pacientes) foram classificados como tendo predominantemente insuficiência ventricular esquerda.[4,13]

Os resultados de SHOCK *Trial Registry*[4] mostraram uma mortalidade de 46% para os pacientes submetidos a angioplastia, que é comparável à mortalidade de 44% em 24 estudos envolvendo 1.275 pacientes.[2,11,14-16] Os pacientes submetidos a revascularização cirúrgica tiveram uma mortalidade de 28% que é semelhante à observada na literatura.[10,14,17,18-22] No estudo SHOCK *Trial*, a mortalidade em 30 dias (desfecho primário) foi de 46,7% no grupo submetido à revascularização precoce, o que não foi significativamente diferente da mortalidade de 56% no grupo que recebeu estabilização clínica inicial. Há que ser considerado que nesse último grupo, em muitos pacientes foram utilizados BIA e trombolíticos, e 25% necessitaram de revascularização tardia. Aos 6 meses (desfecho secundário) a mortalidade foi significativamente menor no grupo com revascularização precoce, com mortalidade de 50,3% contra 63,1% do outro grupo (p = 0,027).[4,13] Recentemente, foram publicados os resultados em um ano (desfecho terciário) que mostraram uma significante diferença de sobrevida com 46,7% no grupo revascularizado e 33,6% no grupo clínico, demonstrando que os benefícios da revascularização precoce tornam-se mais claros no fim de um ano.[23] Em todos os pacientes (revascularizados ou não) o vaso culpado, a fração de ejeção do VE e o fluxo inicial TIMI foram correlacionados como fatores independentes para a sobrevida em um ano.[8]

A restauração do fluxo coronariano é o maior fator de previsão de sobrevida no choque cardiogênico, com o benefício parecendo se estender além das 12 horas pós-infarto geralmente aceitas.[24]

A avaliação destes resultados parece mostrar uma redução da mortalidade no choque cardiogênico pela estratégia de revascularização precoce. Os pacientes potencialmente candidatos a este procedimento, após a inserção do BIA, devem imediatamente ser encaminhados à cinecoronariografia. Aqueles com anatomia favorável devem ser submetidos a angioplastia ou revascularização cirúrgica.[9] A cirurgia está indicada nos casos de insucesso da angioplastia, na presença de lesão de tronco de coronária esquerda e de lesões arteriais múltiplas, permitindo o tratamento de vasos com obstruções graves e também de artérias totalmente ocluídas.

DISFUNÇÕES MECÂNICAS NO IAM

Ruptura de parede livre e tamponamento

A ruptura da parede ventricular secundária à isquemia aguda do miocárdio é a mais dramática complicação do IAM. Sua incidência global é estimada em aproximadamente 6% e é responsável por 15% da mortalidade hospitalar após IAM.[25]

A ruptura da parede livre do ventrículo esquerdo pode ser dividida em 3 categorias distintas. A forma aguda, caracterizada por súbita dor torácica, dissociação eletromecânica, profundo choque e morte em poucos minutos por hemorragia maciça no saco pericárdico. A forma subaguda segue um curso menos dramático que, quando reconhecido, é passível de intervenção terapêutica.[26] Estes pacientes com freqüência apresentam-se hipotensos e com outros sinais de choque cardiogênico. Este tipo é caracterizado por uma pequena ruptura, que pode ser temporariamente contida por coágulos ou adesão fibrinosa do pericárdio. Além de sintomas de tamponamento e choque, esta situação pode mimetizar outras complicações do infarto agudo do miocárdio, como extensão do infarto ou insuficiência ventricular direita, podendo ser compatível com a vida por diversas horas ou dias. Com o tempo, pode haver organização do trombo e pericárdio formando um pseudo-aneurisma, que caracteriza a forma crônica. O falso aneurisma, que mantém comunicação direta com o ventrículo esquerdo, difere do aneurisma verdadeiro por não conter em suas paredes qualquer elemento do ventrículo, sendo constituído tão-somente por trombo organizado e pericárdio.

A incidência de ruptura ventricular parece ter aumentado a partir da década de 1960.[26] Existem controvérsias se o uso prévio de corticóide ou antiinflamatórios não-esteróides poderiam estar relacionados com uma maior freqüência de ruptura. Também não está claro se o uso tardio de terapêutica trombolítica aumentaria a incidência de ruptura. Honram *et al.*, em uma metanálise de 4 ensaios clínicos envolvendo 1.638 pacientes, nos quais foi usada a estreptoquinase para o tratamento do infarto agudo do miocárdio, concluíram que a ruptura miocárdica estava diretamente relacionada com o tempo de utilização da terapêutica trombolítica.[27] Tratamento precoce, realizado nas primeiras 7 horas do início dos sintomas, diminuiu a incidência de ruptura, enquanto a administração tardia (após 17 horas) aumentava os riscos dessa complicação. O estudo LATE *(Late Assessment of Thrombolytic Efficacy)*,[28] com a administração de rt-PA entre 6 e 24 horas após o início dos sintomas, não mostrou aumento na incidência de ruptura.

A ruptura somente ocorre em infartos transmurais, geralmente comprometendo no mínimo 20% do ventrículo esquerdo[29] entre o primeiro dia e 3 semanas, mais freqüentemente entre o primeiro e o quarto dia.

A ruptura e tamponamento cardíaco são mais freqüentes em pacientes idosos e do sexo feminino. Estes geralmente são hipertensos e apresentam uma menor incidência de IAM prévio, insuficiência cardíaca, diabete e doença vascular periférica. No ECG, geralmente mostram nova onda Q em 2 ou mais derivações e a área de infarto é usualmente em parede anterior ou lateral. Os vasos culpados, na maioria das vezes, são as artérias descendente anterior e circunflexa. A ruptura precoce ocorre entre a área infartada e o músculo normal, e a ruptura tardia, após a segunda semana, ocorre no centro da zona necrosada.[30,31]

Na ruptura de parede livre do ventrículo esquerdo em sua forma aguda, a seqüência de eventos é tão rápida que geralmente a cirurgia não é possível. Os pacientes usualmente morrem dentro de minutos após o início da dor torácica recorrente. Em contraste, pacientes com ruptura ventricular subaguda podem ser salvos pela cirurgia. Uma vez estabelecido o diagnóstico de ruptura de parede livre (geralmente por ecocardiograma), o paciente deve ser imediatamente transferido para a sala de cirurgia. Agentes inotrópicos, pericardiocentese e BIA ajudam na estabilização hemodinâmica. A cirurgia pode ser realizada, dependendo do caso, com ou sem circulação extracorpórea.[32]

No SHOCK *Trial Registry*, a sobrevida global dos pacientes com ruptura ou tamponamento foi semelhante à sobrevida dos pacientes com choque cardiogênico secundário à falência de ventrículo esquerdo (39,3%), comparáveis com outras séries relatadas na literatura.[33-35]

Ruptura do septo interventricular

A apresentação típica da ruptura do septo ventricular é a de um paciente com IAM que desenvolve dor torácica recorrente, com surgimento de sopro sistólico e rápida deterioração hemodinâmica.

A ruptura do septo interventricular é uma complicação mecânica incomum, porém bem reconhecida, ocorrendo em 1% a 3% de todos os infartos na era pré-trombolítica e 0,2% na era trombolítica.[36,37] O tempo médio entre o infarto e a ruptura é de 2 a 4 dias, variando desde poucas horas até 2 semanas. A maioria ocorre na vigência do primeiro infarto, com comprometimento de um a 2 vasos, sendo a coronária direita e descendente anterior os vasos mais freqüentemente atingidos, geralmente com obstrução total ou superior a 90% e fluxo TIMI 0 ou 1.[38] Em aproximadamente 60% dos casos a ruptura ocorre no septo ântero-apical e no septo inferior em 20% a 40%, em decorrência de infartos transmurais.

Após a ruptura, o fator mais importante relacionado com a evolução é o desenvolvimento de insuficiência cardíaca congestiva e choque cardiogênico, decorrente da extensa necrose miocárdica ventricular associada ao *shunt* esquerdo-direito.

O tratamento desta entidade era clínico e estritamente paliativo até 1956, quando Denton Cooley realizou a primeira correção cirúrgica com sucesso em um humano, 9 semanas após o diagnóstico de ruptura septal. No início da década de 1960, apenas os pacientes que sobreviviam 30 dias após a ruptura eram submetidos a tratamento cirúrgico, pois este era o tempo mínimo sugerido para que houvesse cicatrização das bordas do defeito.[39]

Esta conduta de retardar o tratamento apenas selecionava uma minoria de pacientes com menor instabilidade hemodinâmica. Atualmente, a ruptura do septo interventricular constitui uma emergência cirúrgica, pois apenas 5% dos casos se mantêm hemodinamicamente estáveis. Os pacientes com insuficiência cardíaca congestiva ou com instabilidade hemodinâmica devem ser considerados para tratamento cirúrgico imediato, a fim de evitar a evolução para choque cardiogênico. O uso do BIA pode reverter temporariamente esta situação, permitindo a realização de cateterismo e cinecoronariografia previamente à cirurgia.[40] Entretanto, não está comprovado se a revascularização concomitante à ruptura do septo traz algum benefício adicional.[38]

Os resultados cirúrgicos na ruptura do septo ventricular em vigência de choque cardiogênico, na experiência do SHOCK *Trial Registry* foram desalentadores, com uma mortalidade de 81% (25/31 pacientes).[38] Não obstante, outras séries como a do *Massachusetts General Hospital,* com a conduta de cirurgia precoce após a ruptura, apresentou uma mortalidade global de 25%, a partir de 1975. A mortalidade variou, dependendo da localização anatômica do defeito septal, de 34% na correção de defeito posterior a 15%, no defeito anterior. A mortalidade na vigência de choque cardiogênico, nesta série, foi de 33%.[41] Tirone David, usando a técnica de exclusão de infarto, relatou uma mortalidade cirúrgica de 14% em uma série de 44 pacientes, com resultados semelhantes para defeitos anteriores e posteriores.[42]

O fator determinante da mortalidade é a presença de choque cardiogênico e a localização posterior do infarto. A despeito dos maus resultados operatórios na ruptura septal e no choque cardiogênico, a cirurgia é a melhor opção terapêutica, visto que com o tratamento clínico a taxa de letalidade é próxima de 100%.[38]

A reconhecida limitação do tratamento clínico, a disponibilidade do BIA e os avanços na técnica cirúrgica e na proteção miocárdica indicam uma abordagem cirúrgica agressiva na ruptura do septo ventricular antes da progressão para o choque cardiogênico.

INSUFICIÊNCIA MITRAL ISQUÊMICA

O termo insuficiência mitral isquêmica refere-se à insuficiência da valva mitral causada por obstrução parcial ou completa de uma ou mais artérias coronarianas. Pode ocorrer agudamente com o IAM ou se desenvolver após o IAM como alteração crônica. Também pode ser uma manifestação reversível durante a crise de isquemia. Em ambas as situações, aguda ou crônica, o grau de gravidade da disfunção ventricular esquerda apresenta ampla variação, assim como a insuficiência mitral que pode ser de tênue a grave, o que se reflete em apresentações clínicas variadas.

A insuficiência mitral isquêmica é decorrência do comprometimento da irrigação dos músculos papilares, com perda de função ou ruptura, sendo a primeira a mais freqüente.

A ruptura do músculo papilar invariavelmente resulta em rápida instalação de grave insuficiência mitral com edema pulmonar e choque cardiogênico. O comprometimento do músculo papilar posterior (irrigado pela coronária direita e ramos marginais da circunflexa) é 3 a 6 vezes mais freqüente que o do músculo papilar anterior (irrigado pela circunflexa).[43,44]

Apesar das variações das alterações patológicas sobre a válvula mitral, a insuficiência mitral aguda pós-infarto é uma entidade clínica com elevada mortalidade, invariavelmente requerendo cirurgia ou reperfusão da área infartada para tentar garantir a sobrevida do paciente. Ela ocorre em 0,4% a 0,9% de todos os pacientes com infarto. As incidências de infartos subendocárdicos e transmurais são aproximadamente iguais.[43,44]

Para a maioria dos pacientes com insuficiência mitral aguda grave, a indicação cirúrgica imediata é a melhor opção para tentar garantir a sobrevivência. Em poucos pacientes, cuidadosamente selecionados, sem ruptura do músculo papilar, a angioplastia percutânea ou o uso de trombolíticos, realizados dentro das primeiras 4 horas do infarto, pode produzir reversão da insuficiência mitral.[45]

O tratamento cirúrgico consiste na plastia ou troca da válvula mitral com ou sem revascularização concomitante. A maioria dos cirurgiões recomenda revascularizar o vaso coronariano com lesões importantes fora da área do infarto e defende a troca valvar, devido à complexidade da plastia na vigência do infarto agudo.[46,47]

O SHOCK *Trial Registry*,[48] em uma população de 1.190 pacientes, analisou 98 pacientes com choque cardiogênico associado à insuficiência mitral aguda grave, evidenciando um predomínio no sexo feminino (52%/37%) maior prevalência do infarto inferior (55%/44%) e posterior (32%/17%) e menor prevalência do infarto anterior (34%/59%) se comparados com 879 pacientes com choque cardiogênico por insuficiência ventricular esquerda. A mortalidade hospitalar foi similar nos 2 grupos.

Dos 98 pacientes com insuficiência mitral, 43 foram submetidos a cirurgia. Troca valvar foi realizada em 37, plastia em 6 e 37 pacientes foram submetidos a revascularização concomitante. A mortalidade dos pacientes submetidos a cirurgia foi de 40%, enquanto nos restantes foi de 71%. O motivo do não-tratamento cirúrgico foi o óbito precoce ou a presença de co-morbidades.

O desenvolvimento de insuficiência mitral grave, secundária ao infarto agudo do miocárdio levando ao choque cardiogênico, é uma situação médica muito séria, com mau prognóstico. Esforços devem ser aplicados para o reconhecimento e tratamento precoce desta entidade, antes que o choque cardiogênico se estabeleça, para se obter melhores resultados.

CONCLUSÃO

Todos os esforços devem ser direcionados para a prevenção do choque após o início do infarto agudo do miocárdio.[49] A prevenção deve incluir a identificação dos estados que antecedem o choque e o tratamento deve buscar o alívio da isquemia, controle e prevenção das arritmias e otimização das variáveis hemodinâmicas.

Apesar de os estudos SHOCK e outros[50,51] não sugerirem indicação absoluta de realizar revascularização em pacientes com choque cardiogênico, a revascularização de emergência por angioplastia ou cirurgia comprovadamente melhora a sobrevida por neutralizar o impacto da extensão da doença coronariana na sobrevida.[8] O Registro Nacional de Infarto do Miocárdio (EEUU) revela que o número de pacientes com choque cardiogênico submetidos a intervenção coronariana percutânea aumentou significativamente entre 1994 e 2001 (22,5% para 41%) o que contrasta com a baixa incidência (2% para 4,9%) de cirurgia de revascularização, que não mostrou diferença estatística entre 1994 e 2001.[52]

REFERÊNCIAS BIBLIOGRÁFICAS

1. Goldberg RJ, Samad NA, Tarzebski J, et al. Temporal trends in cardiogenic shock complicating acute myocardial infarction. *N Engl J Med* 1999;340:1162-8.
2. Hochman JS, Sleeper LA, Godfrey E, et al, for the SHOCK trial study group. Should we emergently revascularise occluded coronaries for cardiogenic shock: An international randomised trial emergency PTCA/CABG trial design. *Am Heart J* 1999;137:313-21.
3. Barry WL, Sarembock IJ. Cardiogenic shock: therapy and prevention. *Clin Cardiol* 1988;21:72-80.
4. Hochman JS, Buller CE, Sleeper LA, et al, SHOCK investigatiors. Cardiogenic shock complicating acute myocardial infarction-Etiologies, management and autcome: a report from the SHOCK Trial Registry. *J Am Coll Cardiol* 2000;36(3 Suppl 1): 1063-1070.
5. Cohn JN. Recognition and management of shock and acute pump failure. In: Hursr JW, editor. *The heart*. 5th ed. New york: McGraw-Hill, 1982. p. 463-76.
6. Killip T III, Kimball JT. Treatment of myocardial infarction in a coronary care unit: a two-year experience with 250 patients. *Am J Cardiol* 1972;20:457.
7. Wong SC, Samborn T, et al – Angiografic findings and clinical correlates in patients with cardiogenic shock complicating acute myocardial infarction: a report from the shock trial registry. *J Am Coll Cardio* 2000;36(3 Suppl 1):1077-1083.
8. Sanborn TA, Sleeper LA, Webb JG, et al. Correlates of one-year survival in patients with cardiogenic shock complicating acute myocardial infarction. *JACC* 2003;42:1373-9.

9. Antman EM, Braunwald E. Acute myocardial infarction. In: Braunwald E, Zipes DP, Libby P. editors. *Heart disease: a textbook of cardio vascular medicine*. Philadelfia: W.B. Saunder Company, 2000.
10. Holmes DR, Califf RM, Van de Werf F, et al, for the GUSTO-1 investigators. Difference in countries use of resources and clinical outcome for patients with cardiogenic shock after myocardial infarction: results from the GUSTO trial. *Lancet* 1997;349:75-8.
11. Holmes DR, Bates ER, Kleiman NS, et al, for the GUSTO-1 investigators. Contemporary reperfusion therapy for cardiogenic shock: the GUSTO-1 trial experience. *J Am Coll Cardiol* 1995;26:668-74.
12. Berger PB, Holmes DR, Stebbins AL, et al, for the GUSTO-1 investigators. Impact of aggressive invasive catheterisation and revascularization strategy on mortality in patients with cardiogenic shock in the global utilisation of streptokinase and tissue plasminogen activator for acclued coronary arteries (GUSTO-1) trail. *An Observation study Circulation* 1997;96:122-7.
13. Hochman JS, Sleeper LA, Webb JG, et al. Early revascularization in acute myocardial complicated by cardiogenic shock. *New Eng J Med* 1999;341:625-34.
14. Himbert D, Juliard JM, Steg PG, et al. Limits of reperfusion therapy for immediate cardiogenic shock complicating acute myocardial infarction. *Am J Cardiol* 1994;74:492-4.
15. Heuser RR, Maddoux GL, Goss JE, et al. Coronary angioplasty in the treatment of cardiogenic shock: the therapy of choice [abstract]. *J Am Coll Cardiol* 1986;7(Suppl A):219 A.
16. Perez-Castellano N, Garcia E, Serrano JÁ, et al. Efficacy of invasive strategy for the management of acute myocardial infarction complicated by cardiogenic shock. *Am J Cardiol* 1999;83:989-93.
17. DeWodd MA, Notske RN, Hensley GR, et al. Intraaortic balloon counterpulsation with and without reperfusion for cardiogenic shock. *Circulation* 1980;61:1105-12.
18. Kirklin JK, Blackstone EH, Zorn GL, et al. Intermediate term results of coronary artery bypass grafting for acute myocardial infarction. *Circulation* 1985;72(SII);175-8.
19. Phillips SJ, Zeff RH, Skinner JR, et al. Reperfusion protocol and results in 738 patients with evolving myocardial infarction. *Am Thorac Surg* 1986;41:119-25.
20. Laks H, Rosenkranz E, Buckberg GD. Surgical treatment of cardiogenic shock after acute myocardial infarction. *Circulation* 1986;74(SIII):11-16.
21. Guyton RA, Arcidi JM, Langford DA, et al. Emergency coronary by-pass for cardiogenic shock. *Circulation* 1987;V22-7.
22. Bengston JR, Kaplan AJ, Pieper KS, et al. Prognosis in cardiogenic shock after acute myocardial infarction in the interventional era. *J Am Coll Cardiol* 1992;20:1482-9.
23. Hochan JS, Sheper LA, White HD, et al. One year survival following early revascularization for cardiogenic shock. *JAMA* 2001;285:190-2.
24. Webb JG, Lowe AM, Sanborn TA, et al. Percutaneous coronary intervention for cardiogenic shock in the Shock Trial. *JACC* 2003;42:1380-6.
25. Becker RC, Gore JM, Lambrew C, et al. A composite view of cardiac rupture in the United States National Registry of Miocardial Infarction. *J Am Coll Cardiol* 1996;27:1321-6.
26. Reddy SG, Roberts WC. Frequency of rupture of the left ventricular free wall or ventricular septum among necropsy cases of fatal acute myocardial infarction since introduction of coronary care units. *Am J Cardiol* 1989;63:906-11.
27. Honan MB, Harrel FE, Reimer KA, et al. Cardiac rupture, mortality and timing of thrombolytic therapy: a meta-analysis. *J Am Coll Cardiol* 1990;16:359.

28. Becker RC, Charlesworth A, Wilcox RG, et al. Cardiac rupture associated with trhombolytic therapy: Impact of time to treatment in the late assessment of trhombolytic efficacy (LATE) study. *J Am Coll Cardiol* 1995;25:1063.
29. Schuster EH, Bulkley BH. Expansion of transmural myocardial infarction: a pathophysiologic factor in cardiac rupture. *Circulation* 1979;60:1532.
30. Pohjola-Sintonen S, Muller JE, Stone PH, et al. Ventricular septal and free wall rupture complicating acute myocardial infarction: Experience in the Multicenter Limitation of Infarct Size. *Am Heart J* 1989;117:809.
31. Slater J, Brown RJ, Antonelli TA, et al. Cardiogenic shock due to cardiac free-wall rupture or tamponade after acute myocardial infarction: a report from the SHOCK Trial Registry. *J Am Coll Cardiol* 2000;36(Suppl a):1117-22.
32. Pifarré R, Sullivan HJ, Grieco J, et al. Management of left ventricular rupture complicating myocardial infarction. *J Thorac Cardiovasc Surg* 1983;86:441.
33. Lopez-Sendon J, Gonzales A, Lopes de Sá E, et al. Diagnosis of subacute ventricular wall rupture after acute myocardial infarction: sensitity and specificity of clinical, hemodynamic and echocardiographic criteria. *J Am Coll Cardiol* 1992;19:1145-53.
34. Nunez L, de la Llana R, Lopez Sendon J, et al. Diagnosis and treatment of subacute free wall ventricular rupture after infarction. *Ann Thorac Surg* 1982;35:525.
35. Pappas PJ, Cernaianu AC, Baldino WA, et al. Ventricular freewall rupture after myocardial infarction: Treatment and outcome. *Chest* 1991;4:892.
36. Reeder GS. Identification and treatment of complications of myocardial infarction: *Lancet* 1995;70:880-884.
37. Grenshaw BF, Granger CD, Birmbaum Y, et al. Risk factors, angiographic patterns, and outcomes patients with ventricular septal defect complicating acute myocardial infarction. *Circulation* 2000;101:27-32.
38. Menon V, Webb JG, Hillis LD, et al. For the SHOCK investigators. Outcome and profile of ventricular septal rupture with cardiogenic shock after myocardial infarctio: a report from the SHOCK Trial Registry. *J Am Coll Cardiol* 2000;36:1110-6.
39. Sanders RJ, KernWH, Blount SJ. Perforation of the interventricular septum complicating myocardial infarction. *Am Heart J* 1956;51:736.
40. Dagget WN, Buckley MJ, Akins CW, et al. Improved results of surgical manegement of post infarction ventricular septal rupture. *Ann Surg* 1982;196:269.
41. Heitmiller R, Jacobs ML, Daggett WM. Surgical manegement of postinfarction ventricular septal rupture. *Ann Thorac Surg* 1986;41:683.
42. David T, Dale L, Sun Z. Post infarction ventricular septal rupture: repair by endocardial patch with infarct exclusion. *J Thorac Cardiovasc Surg* 1995;110:1315.
43. Wei JY, Hutchins GM, Bulkley BH. Papillary muscle rupture and fatal acute myocardial infarction. *Ann Intern Med* 1979;90:149.
44. Barbour DJ, Roberts WC. Rupture of a left ventricular papillary muscle during acute myocardial infartion: analysis of 22 necropsy patients. *J Am Coll Cardiol* 1986;8:558.
45. LeFeuvre C, Metzger JP, Lachurie ML, et al. Treatment of severe mitral regurgitation caused by ischemic papillary muscle dysfunction: indications for coronary angioplasty. *Am Heart J* 1992;123:860.
46. David TE. Techniques and results of mitral valve repair for ischemic mitral regurgitation. *J Cardiac Surg* 1994;9:274.
47. Oury JH, Cleveland JC, Duran CG, Angel WW. Ischemic mitral valve disease: classification and systemic approach to manegement. *J Cardiac Surg* 1994;2:262.
48. Thompson CR, Buller CE, Sleeper LA, et al, for the SHOCK investigators. Cardiogenic shock due to acute severe mitral regurgitation complicating acute myocardial infarction: a report from the SHOCK Trial Registry. *J Am Coll Cardiol* 2000;36:1104-9.

49. Willians SG, Wright DG, Tan LB. Management of cardiogenic shock complicating acute myocardial infarction: towards evidence based medical pratice. *Heart* 2000;83:621-6.
50. Hochman JS, Boland J, Sleeper LA, et al, and the SHOCK registry investigators. Current spectrum of cardiogenic shock and effect of early revascularization on mortality: results of an international registry. *Circulation* 1995;91:873-81.
51. Urban P, Stauffer JC, Bleed D. A randomized evaluation of early revascularization to treat shock complicating acute myocardial infarction. The (Swiss) Multicenter Trial of Angioplasty for Shock-(S) MASH. *Eur Heart J* 1999;20:1030-8.
52. Babaev A, Every N, Frederick P, et al. Trends in revascularization and mortality in patients with cardiogenic shock. Complicating acute myocardial infarction: observations from de National Registry of myocardial infarction. *Circulation* 2002;106:(Suppl II):II-364.

31

CHOQUE ANAFILÁTICO

Mamede Moura dos Santos Neto
Ciro Leite Mendes

DEFINIÇÃO

O termo "anafilaxia" foi criado por Portier e Richet, em 1902,[1,5] quando descreveram as reações de um cachorro ao ser exposto uma segunda vez a uma dose menor de actinotoxina, toxina da água viva, que havia apresentado broncoespasmo, parada cardiorrespiratória e morte.[1] Em grego, profilaxia significa proteção e anafilaxia significa o oposto, ou contra proteção.[1] A reação anafilática ocorre quando há reexposição a um antígeno específico e necessita de liberação de mediadores da inflamação. Contudo, pode ocorrer reação semelhante ainda na primeira exposição, através de reações cruzadas entre os diversos fármacos e produtos comerciais.[1,8]

As reações alérgicas imunomediadas são classificadas de acordo com seu mecanismo de ação. Anafilaxia é a reação tipo I, desencadeada por IgE e envolvendo mastócitos e basófilos; a dermatite de contato responde pela reação tipo IV, mediada por linfócitos T e caracteristicamente reações mais tardias de hipersensibilidade.[1,9] Outras reações que têm como mediadores IgM, IgG e sistema complemento são classificadas como do tipo II; as do tipo III são aquelas em que a formação e a deposição do imunocomplexo levam a dano tecidual.[1] As reações anafilactóides não ocorrem através de respostas imunomediadas, mas sim por estimulação direta dos mastócitos, basófilos ou ambos. Ocorrem ainda como resultantes da ativação direta do sistema complemento, mas ainda assim, com apresentação clínica similar à anafilaxia.[1,9,13]

EPIDEMIOLOGIA

Poucos são os artigos que se referem à incidência de anafilaxia na população em geral.[8] A maioria dos estudos foi realizada em grupos especiais e, portanto, não são aplicáveis a populações maiores. Yocum *et al.*[2] relataram uma taxa de anafilaxia de 30/100.000 pessoas/ano e uma incidência anual de 21/100.000 pessoas/ano. Se apenas 1% desses casos tivesse êxito letal, esperaríamos que cerca de 600 a 800 pessoas morressem anualmente nos Estados Unidos, em decorrência de anafilaxia.[2] No entanto, projetar tais números com base em apenas um estudo é, obviamente, desaconselhável.[2]

O estudo realizado por Yocum *et al.* também mostrou que: (1) o pico de incidência de anafilaxia é nos meses de verão; (2) o tempo decorrido da exposição ao antígeno até a instalação da anafilaxia foi de poucos minutos a 2 horas; (3) o fator desencadeante não foi achado em 1/3 dos casos; (4) a maioria dos casos foi o único, num período de 5 anos; (5) alguma atopia era presente em 53% dos casos; (6) episódios de anafilaxia afligiram igualmente homens e mulheres; (7) todos aqueles que tiveram anafilaxia tinham sintomas cutâneos, 2/3 tinham sintomas respiratórios, 2/5, sintomas cardiovasculares e 1/4 apresentava sintomas gastrointestinais; (8) sinais e sintomas de anafilaxia não foram incomuns e incluíam estridor (28%), sibilos (26%), angioedema oral (15%), pré-síncope (15%), hipotensão (11%), choque (5%), síncope (3%) e hipotensão postural (2%); (9) 7% foram internados e 1 paciente morreu; (10) o diagnóstico de anafixia não foi feito em 3 pacientes, nem na admissão, nem na alta hospitalar; e (11) consulta com um especialista em alergia só foi requisitada para 52% dos pacientes.[3]

FISIOPATOLOGIA

A anafilaxia afeta múltiplos sistemas orgânicos.[12] As manifestações clínicas da anafilaxia são decorrentes da liberação de mediadores dos mastócitos e, possivelmente, dos basófilos.[8,9] Os mastócitos, granulócitos encontrados nos tecidos periféricos, têm papel central na resposta inflamatória e mediação da reação alérgica.[6] Em uma exposição inicial a um antígeno, o indivíduo suscetível produz IgE, que se liga a mastócitos e basófilos.[1,12] Quando ocorre reexposição, o antígeno combina-se com receptores da IgE, induzindo a fosforilação de tirosina e iniciando a cascata para a transdução do sinal, que culmina no aumento de cálcio intracelular e na liberação de mediadores pré-formados como histamina, proteases (triptases), proteoglicanas e fator de ativação plaquetária na corrente sanguínea.[11] O metabolismo dos fosfolipídios leva então à formação de potentes agentes inflamatórios: os leucotrienos (LTC_4, LTE_4, LTD_4) e as prostaglandinas (PGD_2).[1] Histamina, PGD_2 e LTC são potentes vasodilatadores e responsáveis pela mudança na permeabilidade vascular, com conseqüentes rubor, urticária, angioedema, hipotensão, além de broncoconstrição.[1]

Entre as proteases liberadas pelo mastócito, as mais importantes são as triptases, e dessas, a β-triptase, que é o mediador mais abundante nos grânulos mastocitários.[6] Sua função biológica ainda não foi completamente esclarecida. Sabe-se apenas que desempenha papel importante na inflamação e que serve como marcador da desgranulação mastocitária, já que sua liberação dos grânulos secretórios é um evento característico da desgranulação dos mastócitos.[6]

Receptores de histamina estão presentes na pele, trato gastrointestinal, coração, endotélio e musculatura brônquica lisa. Enquanto os receptores de histamina tipo I são responsáveis pelo aumento da produção de muco, da freqüência cardíaca e do rubor, os receptores tipo II levam ao aumento da permeabilidade vascular, da secreção gástrica e das vias aéreas.[1,12] Receptores para PGD_2 e LTC são encontrados na pele, musculatura brônquica lisa, endotélio e causam broncoconstricção e aumento da permeabilidade vascular. As proteases previnem a coagulação local e degradam os peptídeos broncodilatadores.[1] Anticoagulação local e sistêmica pode ser proporcionada pelo fator de ativação plaquetária e heparina.

A ativação do sistema complemento, associada ou não à cascata de bradicinina e à ativação direta de mastócitos, basófilos ou ambos, leva à reação anafilactóide.[1] As manifestações clínicas da reação anafilactóide são indistinguíveis da anafilaxia.[12] Tais reações têm início rápido e podem começar em segundos ou minutos após o contato com o antígeno.[9] A sintomatologia progride rapidamente e pode afetar quase todos os sistemas orgânicos, incluindo pele (urticária, rubor, prurido, angioedema), olhos (conjuntivite), vias aéreas altas (rinite e angioedema), baixas (broncoconstrição com sibilos, dispnéia e cianose), trato intestinal (dor abdominal, náusea, vômitos, diarréia) e sistema cardiovascular (taquicardia, hipotensão e choque, podendo levar à morte).[9] A instalação e tipo de sintomas dependem da concentração de alérgenos, apesar de ter sido relatado que ínfimas quantidades são capazes de provocar reações catastróficas.[1,9] A sensibilização do paciente e a via de administração são fatores determinantes.[9] Substâncias administradas por via intravenosa são mais propensas a desencadear reações sistêmicas como a anafilaxia, enquanto a inalação de um antígeno freqüentemente apenas desencadeia rinite ou asma.[2] Infusões intravenosas do alérgeno podem determinar rapidamente o aparecimento de sintomas cardiovasculares.[1]

DIAGNÓSTICO

O diagnóstico é baseado na história e no exame clínico.[9] Tal condição é identificada pelo múltiplo acometimento orgânico, incluindo os sistemas respiratório, cardiovascular, gastrointestinal e cutâneo, que reagem à desgranulação mastocitária associada a um evento específico, como o uso de alguma droga, alimento ou picadura de inseto.[4] É importante ressaltar que pacientes intubados ou desorientados podem não se queixar de todos os sintomas de anafilaxia, como prurido, gosto metálico na boca ou de sensação de morte iminente.[2] Nessas situações, o diagnóstico poderá ser observado apenas quando o colapso cardiovascular se instalar.[2] A dosagem de triptase, protease do mastócito que se eleva em casos de anafilaxia, como já descrito, indica mecanismo imunológico, porém, tem importância apenas para diagnóstico retrospectivo.[1] O aumento da triptase ocorre cerca de 30 minutos após os primeiros sinais de anafilaxia e pode ser correlacionado ao início de sintomas cardiovasculares como hipotensão.[1] A meia-vida da triptase é de 2 horas e seus níveis plasmáticos diminuem posteriormente.[1] Nos casos em que a resposta anafilática é débil, sem cursar com hipotensão, é possível que não seja detectável nível algum de triptase.[1] O oposto, porém, pode ocorrer e os níveis dessa substância podem ficar elevados por dias em casos de instalação insidiosa, resposta bifásica ou reações mal tratadas.[1] A dosagem de triptase não é capaz de diferenciar uma reação anafilactóide de uma anafilaxia.[12] Contudo, se níveis aumentados forem detectados, devem-se investigar causas alergênicas.[6] Ela pode ser mensurada em casos suspeitos de anafilaxia que evoluíram para óbito, a fim de esclarecer o diagnóstico. E necessário que haja correlação com os eventos causadores da morte, já que níveis aumentados também foram encontrados em vítimas de infarto do miocárdio e trauma, até 3 dias após o óbito.[6] A histamina não é dosada rotineiramente, devido a sua meia-vida extremamente curta: em torno de minutos.[1,6]

Anafilaxia idiopática é um diagnóstico relativamente novo e representa aquelas reações cujas causas ou mecanismos não são reconhecidos.[2] Uma estimativa do número de casos de reações idiopáticas ocorridas nos Estados Unidos varia de 20.000 a 47.000 casos por ano.[4] Tal diagnóstico é feito por exclusão e pode ser caracterizado pela tríade: síncope, sintomas abdominais e início durante o sono.[4]

QUADRO CLÍNICO

Os sintomas relacionados à anafilaxia podem ser comuns a outros acometimentos atópicos. No entanto, na reação anafilática, observa-se um quadro muito mais florido e sistêmico.

Pacientes são considerados atópicos, ou prontos a produzir IgE, quando têm história de rinite alérgica, asma brônquica, dermatite atópica ou eczema. Também são considerados atópicos aqueles sabidamente reativos à exposição a alimentos ou medicamentos, ou ainda com história de sintomas nasais ou respiratórios, quando frente a aeroalérgenos.[4]

Sintomas gerais, como rubor, prurido, parestesia nos lábios, conjuntivite ou queimose, podem estar presentes.[4] Mais de 90% dos pacientes com anafilaxia apresentam sintomas cutâneos, contudo, eles podem estar ausentes em cerca de 6% dos casos, o que não afasta o diagnóstico.[5] Apesar disso, sintomas mais específicos e relacionados a sistemas orgânicos são mais preocupantes.

O aparelho gastrintestinal pode ser acometido por angioedema em boca, língua, palato ou orofaringe. Ainda podem estar presentes: prurido na mucosa oral, náuseas, vômitos, disfagia, cólicas abdominais ou diarréia.[4]

Rinite, estridor, tosse, rouquidão, afonia, dispnéia, sibilância, cianose e edema hipofaríngeo ou laríngeo são as manifestações da anafilaxia no aparelho respiratório.[4]

O sistema cardiovascular, quando acometido pela resposta anafilática, reflete maior gravidade do caso, manifestando-se por dor torácica, arritmias, hipotensão, lipotímia, síncope, taquicardia, bradicardia, convulsões e choque.[4]

DROGAS

Vários são os fatores que podem desencadear a anafilaxia, entre os quais, o uso de drogas lícitas e ilícitas. Entre as drogas lícitas e de uso rotineiro, os bloqueadores neuromusculares estão freqüentemente envolvidos como causa de reações no período perioperatório. Na maioria dos estudos, a succinilcolina é a mais frequentemente correlacionada, sendo seguida pelo rocurônio.[6] Outras drogas implicadas são os antibióticos, principalmente as penicilinas e cefalosporinas, os colóides, especialmente as gelatinas, e o látex.[6] Mesmo medicamentos mais comuns, como aspirina e antiinflamatórios não-hormonais podem estar envolvidos na etiologia da anafilaxia.[13] Recente publicação indica que contrastes intravenosos são os mais freqüentes causadores de reações graves.[13]

ALERGIA AO LÁTEX

Em 1979, a sensibilização ao látex foi reconhecida e desde então sua prevalência tem apenas aumentado. Látex é usado na fabricação de balões, preservativos e muitos equipamentos cirúrgicos e não-cirúrgicos. Todos aqueles profissionais que utilizam luvas, compostas em sua maioria por látex, estão expostos à sensibilização ao látex e podem vir a desenvolver reações anafiláticas graves, inclusive, com risco de morte.[7]

O grupo de risco é composto por profissionais de saúde, outros profissionais que utilizam luvas, como cabeleleiros e cozinheiros, pacientes com história de atopia e crianças com anormalidades genitourinárias e espinha bífida que tenham sido submetidas a múltiplos procedimentos cirúrgicos.[7] Espinha bífida parece ser um fator de risco à parte e adultos, mesmo que submetidos a múltiplos procedimentos, têm menos chance de desenvolver sensibilização ao látex.[7]

A difusão do uso de medidas de proteção universais, como forma de diminuir o contágio pelo vírus da imunodeficiência humana e das hepatites B e C, levou ao aumento do uso de luvas cirúrgicas feitas de látex em 25 vezes.[7] Nas últimas 2 décadas, o látex tem sido apontado como o segundo maior responsável por reações anafiláticas em ambiente cirúrgico.[7]

O talco utilizado nas luvas age como carreador das proteínas sensibilizantes do látex.[7] As partículas combinadas são liberadas no ar e inaladas e podem levar à sensibilização e desenvolvimento de sintomas respiratórios.[7]

A sensibilização ao látex é definida com a presença de IgE contra o látex, mas sem manifestações clínicas. A reação anafilática se dá numa exposição posterior, quando ocorre desgranulação dos mastócitos, conforme já descrito anteriormente (reação do tipo I ou do tipo IV).[7]

Após cerca de 30 minutos do contato, os sintomas são geralmente notados e podem variar desde leves, como urticária, rinite ou conjuntivite, até graves, como broncoespasmo, angioedema, hipotensão e colapso cardiovascular.[7]

O tratamento da anafilaxia desencadeada pelo látex é o mesmo para qualquer outra reação anafilática. A prevenção, no entanto, demanda a substituição dos equipamentos compostos por látex por outros, cuja fabricação não envolva esta substância.[7] Em casos de procedimentos em pacientes sabidamente sensíveis, esta deve ser a primeira providência, para diminuir ao máximo a exposição a partículas aéreas.[7]

TRATAMENTO

O tratamento consiste na retirada do antígeno, interrupção dos efeitos dos mediadores já liberados e prevenção da liberação de mais mediadores anafiláticos.[10] A retirada do antígeno inclui a busca minuciosa e a retirada dos ferrões que alguns insetos, como abelhas, deixam na pele, juntamente com parte de seu abdome e que ainda contêm reservatório de veneno.[13] A intervenção deve ser imediata, pois a anafilaxia pode pôr em risco a vida do paciente.[10] Não há tempo para consultar especialista, nem tampouco esperar por resultados de exames laboratoriais[2] A interrupção da droga responsável e o uso de adrenalina são os fundamentos para o tratamento do choque anafilático.[1] Devido aos seus efeitos alfadrenérgicos, que ajudam a manter a pressão arterial, e betadrenérgicos, que promovem a broncodilatação, a adrenalina é a droga de escolha inicial. A dose recomendada de adrenalina para reverter a hipotensão varia de 5 a 10 μg intravenosos em bolo e 0,1 a 0,5 μg intravenosos, na presença de colapso cardiovascular.[1] Falha no diagnóstico da anafilaxia e do conseqüente tratamento com adrenalina pode levar à morte.

Estudos recentes evidenciaram que o uso de vasopressina pode ser útil no tratamento do colapso cardiovascular.[13] A mesma publicação recomenda o uso de atropina para o tratamento de bradicardia, quando presente.[13] Glucagon pode ser efetivo em pacientes que não respondem à adrenalina, especialmente se estiverem recebendo β-bloqueadores.[13] O glucagon tem tempo de ação curta e sua dosagem deve ser de 1 a 2 miligramas endovenosa ou intramuscularmente, a cada 5 minutos. Efeitos adversos, como náuseas, vômitos e hiperglicemia, são comuns.[13]

Suporte ventilatório com oferta de oxigênio a 100% é mandatória para compensar o aumento do consumo.[10] Devem ser infundidos de 2 a 4 litros de cristalóides intravenosos, a fim de minimizar a hipotensão causada pela importante vasodilatação que freqüentemente acompanha a anafilaxia.[1,10] Medicamentos, como bloqueadores de receptores H_1 (difenidramina 0,5 a 1 mg/kg), bloqueadores de receptores H_2 (ranitidina 150 mg ou cimetidina 400 mg EV em bolo), broncodilatadores (nebulizações com albuterol e brometo de ipratrópio) e corticosteróides (hidrocortisona na dose de 1 a 5 mg/kg), devem ser administrados.[1] Bloqueadores H_1 são usados precocemente, mas uma vez ocorrido o colapso cardiovascular, seu papel é controverso. Corticóides podem ser úteis na diminuição do edema e na prevenção da recorrência de sintomas.[1,11] Hidrocortisona é o corticóide de escolha, por seu rápido início de ação.[1] Em virtude da possibilidade de edema em vias aéreas e da resposta inflamatória poder persistir por até 24 horas, recomenda-se que a extubação do paciente seja postergada e criteriosa.[1,10] Há relatos de resposta bifásica até 36 horas após o evento inicial.[13] Infusão contínua de adrenalina pode ser necessária para manter a pressão arterial e broncodilatadores devem ser mantidos durante o broncoespasmo.[1] Bloqueadores H_1 são mantidos na presença de angioedema e urticária, enquanto os bloqueadores dos receptores H_2 só devem ser continuados na presença de hipotensão.[1]

Estudos preliminares mostraram que o receptor H_3 também está envolvido com a reação anafilática.[1] Esses receptores foram identificados em terminações pré-sinápticas de componentes do sistema nervoso simpático que inervam o coração e a vasculatura sistêmica e que inibem a liberação de adrenalina. Bloqueadores desses receptores mostraram ser eficazes em melhorar a função sistólica ventricular e a freqüência cardíaca, em experimentos com cães.[1]

PREVENÇÃO

A identificação de pacientes de alto risco, através de história clínica bem colhida, ainda é a melhor estratégia para prevenir a reação anafilática. Profissionais da área de saúde e pacientes submetidos a múltiplas intervenções cirúrgicas podem desenvolver reações ao látex.[10] A anafilaxia é mais prevalente nas mulheres que nos homens numa proporção de 3:1.[1]

Existe pouco benefício em se administrar profilaticamente bloqueadores de receptores H_1, H_2 ou ainda corticosteróides, antes de procedimentos que possam desencadear anafilaxia.[1] Essas drogas podem minimizar a gravidade da reação, mas também podem ocultar sintomas iniciais de anafilaxia, o que retardaria o diagnóstico e o tratamento para apenas quando o choque anafilático já estivesse instalado.[1]

Por vezes, medidas simples podem evitar eventos catastróficos. A infusão rápida de droga sabidamente liberadora de histamina pode e deve ser evitada, no intuito de não permitir que reações leves, apresentadas apenas como prurido ou urticária, venham a se manifestar completamente, como choque anafilático.[6]

REFERÊNCIAS BIBLIOGRÁFICAS

1. Hepner DL, Castells, Mariana C. Anaphylaxis during the perioperative period. *Anesthesia & Analgesia* 2003;97:1381-1395.
2. Weiler JM. Anaphylaxis in general population: a frequent and occasionally fatal disorder that is underrecognized. *The journal of allergy & Clinical Immunology* 1999;104:271-273.
3. Klein JS, Yocum MW. Underreporting of anafilaxis in a community emergency room. *J Allergy Clin Immunol* 1995;95:637-8.
4. Yocum MW, Butterfield JH. Epidemiology of anaphylaxis in Olmsted Contry: a population-based study. *J Allergy Clin Immunol* 1999;104:452-6.
5. Brown AF, McKinnon D. Emergency department anaphylaxis: a review of 142 patients in a single year. *J Allergy Clin Immunol* 2001;108:861-866.
6. Payne V, Kam PC. Mast cells tryptase: a review of its physiology and clinical significance. *Anaesthesia* 2004;59:695-703.
7. Hepner DL, Castells MC. Latex allergy: an update. *Anesthesia & Analgesia* 2003;96:1219-1229.
8. Neugut AI, Ghatak AT. Anafilaxis in United States: an investigation into its epidemiology. *American Medical Association* 2001;161:15-21.
9. Ewan PW. ABC of allergies: anaphylaxis. *British Medical Journal* 1998;316:1442-1445.
10. Mertes PM, Laxenaire MC. Allergic reactions occurring during anaesthesia. *European journal of anaesthesiology* 2002;19:240-262.
11. Stephen TH. Allergic disorders. *British medical journal* 2000;320:231-234.
12. Mark TH. Anaphylaxis: new clues to clinical patterns and optimum treatment. *Medscape allergy & clinical immunology* 2002;2.
13. American Heart Association. 2005 American Heart Association (AHA) guidelines for cardiopulmonary resuscitation (CPR) and emergency cardiovascular care (ECC) of pediatric and neonatal patients: pediatric basic life support. *Circulation* 2005;112:143-145.

32

CHOQUE NEUROGÊNICO NA LESÃO MEDULAR AGUDA

Nazah Cherif Mohamad Youssef

INTRODUÇÃO

O choque neurogênico é a falência circulatória causada por doenças que interrompem as vias nervosas simpáticas e caracteriza-se por choque acompanhado de vasodilatação periférica, bradicardia e diminuição do débito cardíaco.

A causa principal de choque neurogênico é a lesão medular aguda tanto primária (trauma) quanto secundária (hipotensão). Clinicamente, há manifestações no sistema circulatório, na respiração, no aparelho geniturinário, no sistema digestório e a possibilidade de complicações como trombose venosa profunda e úlceras de estresse. O tratamento envolve uma equipe multidisciplinar – médico intensivista, neurocirurgião, ortopedista, enfermeiros, fisioterapeutas, nutricionistas e psicólogos. Além da atuação destes profissionais, surge a esperança de recuperação através de transplante de células-tronco. Estudos em animais já estão sendo feitos, abrindo portas futuras para estudos em humanos.

Este capítulo aborda o conhecimento do choque neurogênico na lesão medular aguda referente a seu histórico, epidemiologia, fisiopatologia, diagnóstico e tratamento, fundamental para médicos que prestam assistência em unidades de terapia intensiva neurológica e unidades de trauma. Antes disso, a revisão da anatomia do sistema nervoso autônomo faz-se necessária.

SISTEMA NERVOSO AUTÔNOMO

O sistema nervoso autônomo é o componente eferente do sistema nervoso visceral e divide-se em simpático e parassimpático.[1] Os impulsos nervosos que seguem através dele terminam no músculo estriado cardíaco, músculo liso ou glândula, caracterizando-o como um sistema involuntário.

No sistema simpático há 2 neurônios unindo o sistema nervoso central ao órgão efetuador:

A) O primeiro, dentro do sistema nervoso central (neurônio pré-ganglionar): localiza-se no tronco encefálico e na medula espinal. Na medula espinal, ocorre do 1º ao 12º segmento torácico, nos 2 primeiros segmentos lombares e nos segmentos S2, S3 e S4.
B) O segundo, dentro de gânglios (neurônio pós-gaglionar): localiza-se nos gânglios do tronco simpático.

Logo, anatomicamente, o tronco simpático é formado por uma cadeia de gânglios unidos através de ramos interganglionares. Esses gânglios dispõem-se de cada lado da coluna vertebral em toda sua extensão e são denominados gânglios paravertebrais. Na porção cervical do tronco simpático temos classicamente 2 gânglios: cervical superior e cervicotorácico. Na porção torácica há usualmente de 10 a 12 gânglios, enquanto na porção lombar há de 3 a 5, na porção sacral de 4 a 5 e na coccígea, apenas 1 gânglio.

O neurônio pós-ganglionar está no gânglio paravertebral, de onde sai a fibra pós-ganglionar cujo destino é sempre uma glândula, músculo liso ou cardíaco. Para chegar neste destino, segue 1 de 3 trajetos:

A) Por intermédio de um nervo espinal: no caso dos músculos eretores dos pêlos, glândulas sudoríparas e vasos cutâneos.
B) Por intermédio de um nervo independente: no caso dos nervos cardíacos.
C) Por intermédio de uma artéria: no caso de vísceras abdominais, vasos cranianos, corpo pineal, hipófise e pupila.

Existem diferenças anatômicas e fisiológicas entre o sistema nervoso simpático e o parassimpático (Quadro 32-1). Predominantemente, o sistema nervoso simpático é toracolombar, cujas fibras pré-ganglionares são colinérgicas e pós-ganglionares adrenérgicas. Sua ação tende a ser difusa, atingindo vários órgãos uma vez que a fibra pré-ganglionar simpática faz sinapse com um grande número de fibras pós-ganglionares e distribui-se a um território maior (o que não ocorre com o parassimpático).

HISTÓRICO

Desde a Antiguidade, há relatos de casos de lesão de medula espinal e os tratamentos disponíveis variam conforme cada período da história da humanidade.[2]

A primeira referência está no *Edwin Smith Surgical Papyrus*. Este documento, datado de 2.500 a.C., foi obtido pelo egiptologista Edwin Smith, em 1862, e acredita-se que tenha sido escrito pelo grande médico e arquiteto egípcio, Imhotep. Há relato de 6 casos de lesão de medula espinal, com descrição de te-

Quadro 32-1. Diferenças anatômicas e fisiológicas entre sistema simpático e parassimpático

Local anatômico	*Simpático*	*Parassimpático*
Posição do neurônio pré-ganglionar	T1 a L2	Tronco e S2 a S4
Posição do neurônio pós-ganglionar	Longe da víscera	Próximo ou dentro da víscera
Tamanho das fibras pré-ganglionares	Curtas	Longas
Tamanho das fibras pós-ganglionares	Longas	Curtas
Classificação farmacológica	Adrenérgicas	Colinérgicas
Pupilas	Midríase	Miose
MM eretores dos pêlos	Ereção	–
Coração	Taquicardia	Bradicardia
Brônquios	Dilatação	Constrição
Sistema digestório	Diminuição de peristaltismo	Aumento de peristaltismo
Bexiga	Pouca ação	Contração da parede
Pênis	Ejaculação	Ereção
Adrenal	Secreção de adrenalina	–
Vasos sanguíneos de tronco e extremidades	Vasoconstrição	–

Adaptação de Machado A: Neuroanatomia Funcional, 1985.

traplegia, incontinência urinária, vasodilatação, distensão abdominal e priapismo. O prognóstico da lesão, descrito no papiro como uma situação além de qualquer tratamento, continuou sendo o padrão por séculos.

No início do século XX, entre 1908 e 1914, o neurologista americano Alfred Reginald Allen desenvolveu estudos experimentais que correlacionaram o grau de força aplicada na medula e os achados patológicos e clínicos da lesão. Durante essas observações, foi possível descrever o termo lesão secundária.

Durante as décadas seguintes, houve grandes avanços na pesquisa em ciência básica. Tarlov e Gelfan concluíram que o bloqueio de condução obtido na compressão experimental era secundário à pressão mecânica e não à hipoxemia. Em 1969, Ducker propôs o uso de corticóides em 3 horas após a lesão. Em 1980, Bracken, Collins e demais membros do centro de pesquisas nacional em medula espinal relatam o uso de metilprednisolona em doses suprafisiológicas no tratamento da compressão medular. Este estudo e o NASCIS III, de 1997, foram muito criticados, mas sua importância histórica é inquestionável.

O desenvolvimento de rotinas de atendimento pré-hospitalar, com imobilização da coluna e transporte rápido para os hospitais, o aparecimento das unidades de terapia intensiva com profissionais especializados para rápido diagnóstico e tratamento, além das equipes de reabilitação na UTI e nos quartos de hospital, todos contribuem para um melhor prognóstico da lesão medular aguda nos dias de hoje.

CONCEITO E EPIDEMIOLOGIA

O choque neurogênico é a falência circulatória caracterizada hemodinamicamente como vasodilatação periférica, bradicardia e diminuição do débito cardíaco, cuja causa é uma lesão do sistema nervoso que interrompe o impulso nervoso através das vias simpáticas.

Embora possa ocorrer em casos de hipertensão intracraniana grave já avançada, próxima à morte encefálica, a causa mais comum, entretanto, é a lesão da medula espinal por trauma no nível de T6 ou acima. Tipicamente, 1 em cada 40 pacientes admitidos com grandes traumas têm lesão espinal.[3] A taxa de mortalidade varia entre 48,3% e 79%, desde o local do acidente até a chegada ao hospital.[3] A taxa de mortalidade intra-hospitalar varia de 4,45% a 16,7%. O prognóstico está relacionado com idade, nível da lesão e a graduação neurológica. Pacientes com lesões no nível C1-C3 têm uma mortalidade aproximadamente 7 vezes maior que aqueles com paraplegia, assim como os pacientes com lesão no nível de C4-C5 e C6-C8 têm mortalidades 2,5 e 1,5 vezes maiores, respectivamente.

A causa do trauma em 50% dos casos envolve veículos automotores, bicicletas e pedestres. Esportes e outras atividades recreativas como escaladas, voar de asa delta e mergulho podem levar a acidentes e trauma medular grave em pessoas jovens. Outra situação comum é queda de nível, em acidentes domésticos, sobretudo envolvendo idosos. A situação menos prevalente, mas não menos importante, é a violência interpessoal. As vítimas mais envolvidas, na maioria dos casos, são homens jovens na faixa da 3ª década de vida.

FISIOPATOLOGIA

Há 2 passos no processo da lesão medular: um mecanismo primário e outro secundário.[4,5]

O mecanismo primário refere-se à lesão mecânica que o impacto causa na medula, enquanto o secundário envolve os processos bioquímicos e celulares que são iniciados pela lesão primária e continuam a causar dano, chegando à morte celular.

Mecanismo primário de lesão medular

O mecanismo primário de lesão medular tem 4 características:

1. **Impacto e compressão persistente**: evidente em fraturas vertebrais com deslocamento do fragmento ósseo.
2. **Impacto e compressão transitória:** casos de hiperextensão em indivíduos com doença cervical degenerativa.
3. **Tração:** mecanismo resultante de flexão, extensão, rotação ou deslocamento, levando à tração do tecido medular e da sua vasculatura.

4. **Laceração/Transecção:** ocorre em casos de lesão por arma de fogo ou tração grave.

A lesão primária afeta primariamente a substância cinzenta, que caracteristicamente é mais "macia" e mais vascularizada que a substância branca.[4,5]

Após 1 hora do impacto inicial, há interrupção do fluxo de sangue à substância cinzenta, o que leva à hipoxia e conseqüente isquemia tecidual. Ao redor desta região, há edema e microemorragias afetando a substância branca aproximadamente 72 horas após o impacto inicial.

Mecanismo secundário de lesão medular

Há vários processos envolvidos no mecanismo de lesão secundária que são complexos e interrelacionados, mas de maneira ainda não totalmente compreendida. São eles: insultos vasculares, liberação de neurotransmissores excitotóxicos, alterações iônicas (cálcio, sódio, potássio), inflamação, alterações mitocondriais e apoptose.[4,5]

Insultos vasculares

Inicialmente, o trauma causa lesão de vênulas e capilares no local, com extensão caudal e rostral. O resultado são pequenas áreas de petéquias que progridem para necrose hemorrágica.

Alem da lesão direta dos vasos, podem ocorrer vasoespasmo e isquemia secundária. Também há trombose intravascular e perda da auto-regulação que levam a hipoperfusão e aumento da isquemia.

Liberação de neurotransmissores excitotóxicos

O glutamato, maior neurotransmissor excitatório do sistema nervoso central, é liberado excessivamente após a lesão e a ligação aos receptores AMPA e NMDA, levando à lesão celular. Essa ativação dos receptores resulta no acúmulo intracelular de sódio, com edema citotóxico e acidose. Há falência da bomba Na-K-ATPase e influxo de cálcio. Isso leva à morte celular.

Distúrbios iônicos

Elevadas concentrações intracelulares de cálcio contribuem para lesão secundária através de vários mecanismos. Um desses mecanismos interfere com a função mitocondrial, inibindo a respiração celular que já está em sofrimento devido à hipoxia existente. Também há ativação da cascata inflamatória, com ativação de lipoxigenase e ciclooxigenase e liberação de tromboxano, prostaglandina, leucotrienos, aumentando a agregação plaquetária e a vasocontricção, o que aumenta a isquemia tecidual.

Além do distúrbio de cálcio, também ocorrem acúmulos intracelular de sódio e extracelular de potássio. Há excessiva despolarização dos neurônios e conseqüente piora da condução neuronal. Há depleção intracelular de magnésio que leva a glicólise, fosforilação oxidativa e influxo de cálcio.

Inflamação

Após ocorrer a lesão, predomina a infiltração de neutrófilos no tecido medular que liberam enzimas líticas e exacerbam a lesão de neurônios, da glia e dos vasos. Esta fase é seguida do recrutamento e migração de macrófagos que fagocitam o tecido lesado. Ocorre lesão tecidual progressiva e inibição da regeneração neuronal.

Apoptose

A cascata da apoptose é ativada em neurônios, oligodendrócitos, micróglia e talvez astrócitos. A apoptose na micróglia contribui com a lesão secundária inflamatória. Nos oligodendrócitos, a apoptose leva à desmielinização, que se desenvolve em semanas após o trauma. Apoptose em neurônios leva a perda celular e impacto negativo no prognóstico. Há 2 vias para apoptose em neurônios: via extrínseca (receptor-dependente) e via intrínseca (receptor-independente). A via extrínseca ocorre através da produção de óxido nítrico sintetase e é ativada por fatores extrínsecos, sendo, o principal, o fator de necrose tumoral. A via intrínseca ocorre pela da lesão mitocondrial e é ativada por fatores intrínsecos, sendo o principal fator o aumento da concentração intracelular de cálcio.

Alterações mitocondriais

Representam o principal mecanismo de morte celular. No cérebro normal, a mitocôndria é fundamental no metabolismo cerebral, na homeostase celular do cálcio, nas reações oxidação-redução envolvendo oxigênio e no fluxo metabólico neurônio-astrócito. Por isso, o comprometimento de quaisquer uma dessas funções leva a diminuição da tolerância ao estresse celular e morte. No trauma, há alteração da respiração celular, inibição do transporte de cálcio mitocôndria-dependente e alteração da membrana mitocondrial induzida pelo cálcio, o que determina a lise desta importante organela. Além disso, a mitocôndria tem a propriedade de seqüestrar o cálcio que entra no neurônio, secundariamente à liberação de neurotransmissores excitatórios. Esse acúmulo dentro da própria mitocôndria parece ser a causa da morte celular. Ainda mais, o aumento da permeabilidade da membrana mitocondrial facilita a liberação de proteínas apoptogênicas para o citosol.

DIAGNÓSTICO

O diagnóstico é feito baseado no exame neurológico associado a exames de imagem e monitorização hemodinâmica.[6]

Exame neurológico

Um exame neurológico detalhado, abordando as funções motora e sensitiva, é fundamental. A força motora dos grupos musculares de membros superiores e inferiores é graduada e documentada diariamente conforme o Quadro 32-2. O exame retal também é feito para avaliar a contração voluntária do esfíncter anal. A disfunção diafragmática pode ser mensurada pela capacidade vital (acontece nas lesões acima de C5). Nos pacientes que têm lesão entre C3 e C5, a insuficiência respiratória ocorre imediatamente após o acidente. Lesões acima de C3 levam a apnéia e morte, se a ventilação mecânica não for instituída.

A função sensitiva inclui a sensibilidade dolorosa, táctil e a propriocepção. As anormalidades devem ser documentadas com referência aos dermátomos afetados. O nível da função sensitiva é importante e indica o possível nível da lesão medular (mamilo – T4; umbigo – T10).

Quadro 32-2. Grupos musculares e graduação da força motora

Segmento espinal	*Músculo*
C5, C6	Deltóide
C5, C6	Bíceps
C6, C7	Extensor radial do carpo
C7, C8	Tríceps
C8, T1	Flexor profundo dos dedos
C8, T1	Músculos intrínsecos das mãos
L1, L2, L3	Iliopsoas
L2, L3, L4	Quadríceps
L4, L5	Tibial anterior
L5, S1	Extensor longo do hálux
S1, S2	Gastrocnêmio
S2, S3, S4	Esfíncter anal
Graduação	***Força muscular***
5	Normal
4	Vence gravidade e resistência
3	Vence gravidade, mas não resistência
2	Movimento ativo, mas sem gravidade
1	Contrações
0	Sem movimentos

Adaptado da referência 6.

Exames de imagem

O objetivo dos exames de imagem é a identificação de fraturas, lesões ligamentares e compressão de estruturas nervosas. Radiografias diagnosticam fraturas de corpos vertebrais e processos espinhosos, além de luxações. Tomografia computadorizada identifica os detalhes da anatomia da lesão óssea e sua extensão para o canal medular. Ressonância magnética é um excelente meio de identificar anormalidades na medula espinal, como hemorragia, contusão e compressão das raízes nervosas. Ao contrário da tomografia, a ressonância não diagnostica lesões ósseas.

Monitorização hemodinâmica

Alterações hemodinâmicas após a lesão medular aguda têm sido bem documentadas e incluem hipotensão, arritmias cardíacas, diminuição da resistência vascular periférica e diminuição do débito cardíaco.[7,8]

A monitorização cardíaca e o eletrocardiograma revelam bradicardia sinusal que dura de 2 a 4 semanas. Em alguns casos, há complicação com taquicardia supraventricular.

Pressão arterial invasiva é obrigatória, uma vez que a hipotensão deve ser diagnosticada e tratada prontamente. O objetivo é manter a pressão arterial média (PAM) maior que 85 a 90 mmHg.

A monitorização através do cateter de artéria pulmonar é o procedimento mais importante na avaliação hemodinâmica e deve ser utilizada para todos os pacientes com hipotensão pós-lesão medular aguda. O padrão encontrado no choque neurogênico é de resistência vascular sistêmica diminuída com débito cardíaco também diminuído. A pressão venosa central pode ser diminuída ou normal, assim como a pressão de oclusão da artéria pulmonar. O cateter de artéria pulmonar direciona a infusão de volume e a titulação de drogas vasopressoras.

TRATAMENTO

O tratamento do choque neurogênico tem 2 focos: tratar a lesão primária e a lesão secundária.

Tratamento da lesão primária

O paciente deve permanecer imobilizado em posição supina e só ser mobilizado em bloco.[6] O transporte deve ser em maca rígida, com a cabeça segura por faixas. O colar cervical deve ser colocado sem movimentar o pescoço.

A estabilização do estado cardiopulmonar do paciente é primordial. Esta abordagem pode ser feita inclusive durante o atendimento pré-hospitalar ou senão no pronto-socorro. Hipoxemia por hipoventilação ou broncoaspiração é comum. Suplementação de oxigênio por cateter nasal ou máscara pode ser utilizada em casos de hipoventilação leve, porém, na maioria das vezes, faz-se necessário intubação e ventilação mecânica. Após a estabilização da via aérea, a pressão arterial deve ser otimizada. A infusão de volume associada ao uso de drogas vasopressoras deve ser imediatamente iniciada.[7,8] Cristalóides são infundidos e, se necessário, colóides também são administrados na forma de sangue (em casos de hematócrito baixo) ou albumina. Se, após a infusão de volume, a PAM permanecer menor que 85 mmHg, drogas vasopressoras devem ser iniciadas. A preferência inicial é por medicação beta agonista (dopamina). Se não houver boa resposta, acrescenta-se medicação alfa agonista (noradrenalina). Além dos vasopressores aumentarem a PAM, há também aumento da freqüência cardíaca, da resistência vascular sistêmica e do débito cardíaco. Se a perfusão tecidual estiver inadequada, mesmo com infusão vigorosa de volume e uso de vasopressores, faz-se necessária a infusão de medicação inotrópica (dobutamina).

A bradicardia grave pode ser tratada com atropina – 0,5 mg a 2 mg – endovenosa e até mesmo por inserção de marca-passo cardíaco temporário. Marca-passo definitivo não e necessário, uma vez que a bradicardia se resolve em 2 a 4 semanas após a lesão.

Tratamento da lesão secundária

Cada agente terapêutico tem como alvo um ou mais mecanismos envolvidos na lesão secundária, o que confere um aspecto de neuroproteção ou restauração da função neuronal.

O uso de corticóides é extensivamente estudado, tanto em nível experimental quanto em nível clínico. A metilprednisolona (MP) é o corticóide de escolha, pois tem propriedades antioxidantes, atravessa a membrana celular rapidamente, inibe a resposta neutrofílica de ativação do complemento, inibe a peroxidação lipídica e outros mecanismos propostos, como aumento da excitabilidade neuronal, inibição de prostaglandina e tromboxano, reversão do acúmulo de cálcio intracelular e inibição da degradação neurofilamentar. O NASCIS I *(National Acute Spinal Cord Injury Study)* foi o primeiro grande estudo a avaliar o uso da MP na lesão medular aguda. O estudo avaliou aleatoriamente 300 pacientes e comparou a eficácia de altas e baixas doses de MP (1 g em bolo e depois 1 g/dia por 10 dias e 100 mg em bolo e depois 100 mg/dia por 10 dias, respectivamente).[9] Os resultados foram ruins. O NASCIS II foi um estudo multicêntrico, aleatório, duplo-cego e placebo-controlado, tendo avaliado a eficácia da MP (30 mg/kg em bolo e depois 5,4 mg/kg/hora em infusão contínua por 23 horas) e da naloxona (5,4 mg em bolo e depois 4 mg/kg/hora em infusão contínua, por 23 horas).[10] Um resultado interessante foi uma tendência de menor recuperação neurológica, quando comparada a placebo, se a MP fosse começada após 8 horas decorrentes da lesão inicial. Outra questão é a de que pacientes com lesões penetrantes de medula foram excluídos. Posteriormente, foi realizado o NASCIS III, um estudo duplo-cego, randomizado, não-placebo-controlado que teve por objetivo determinar se a infusão de MP ou tirilazad (TM) feitas em 24 horas permitia a mesma recuperação neurológica da infusão feita em 48 horas. Além disso, verificar se a administração precoce e tardia dentro das primeiras 8 horas de lesão determinava melhor ou pior evolução neurológica e avaliar o efeito do tratamento em casos de lesões completas e incompletas de medula.[11] A conclusão foi de que o uso de altas doses de MP deve continuar. Pacientes que iniciem MP em até 3 horas de lesão, deveriam receber 24 horas de infusão contínua e os que iniciem entre 3 e 8 horas decorrentes da lesão, receberiam 48 horas de infusão. O uso de TM não foi eficaz e não está indicado para o tratamento.

O uso de gangliosídeos, antagonistas opióides, bloqueadores de canais de cálcio e antioxidantes tem sido estudado em nível experimental, mas não há ainda estudo clínico que permita a utilização eficaz dessas drogas para lesão medular aguda.[5,12]

Tratamento adjuvante

Além do tratamento emergencial com atenção ao "ABC" (via aérea, ventilação e circulação) e do uso de MP em até 8 horas de lesão, não podemos deixar de lado cuidados básicos que são importantes para o paciente.[6]

Sonda vesical de demora deve ser colocada para prevenir a distensão da bexiga e permitir a monitorização contínua do débito urinário.

Sondas nasogástricas são contra-indicadas em pacientes com trauma facial, mas nos demais sua inserção diminui a distensão abdominal e previne a broncoaspiração.

As úlceras de estresse são comuns na lesão medular aguda e sua profilaxia com uso de inibidores de bomba de prótons e inibidores H_2 faz-se obrigatória.

A trombose venosa profunda tem sido relatada em 81% dos pacientes com lesão completa de medula e 8% daqueles com lesão incompleta.[13] O pico de incidência ocorre entre 7 e 10 dias.

O tromboembolismo de pulmão ocorre em 5% dos pacientes, usualmente nas 2 a 3 semanas após a lesão. A incidência pode ser reduzida com o uso de compressores pneumáticos, assim como a administraçao de heparina em baixa dose.

REFERÊNCIAS BIBLIOGRÁFICAS

1. Machado A. *Neuroanatomia funcional*. São Paulo: Livraria Atheneu, 1985.
2. Lifshutz J, Colohan A. A brief history of therapy for traumatic spinal cord injury *Neurosurg Focus* 2004;16(1).
3. Sekhon LHS, Fehlings MG. Epidemiology, demographics and pathophysiology of acute spinal cord injury. *Spine* 2001;26(24S):S2-12.
4. Dumont RJ, Verma S, Okonkwo DO, David O, Hurlbert JR, Boulos PT, et al. Acute spinal cord injury: pathophysiologic mechanisms. *Clin Neuropharmacol* 2001;24(5):254-64.
5. Amar PA, Levy ML. Pathogenesis and pharmacological strategies for mitigating secondary damage in acute spinal cord injury. *Neurosurgery* 1999;44(5):1027-39.
6. Chiles BW, Cooper PR. Acute spinal injury. *N Engl J Med* 1996;334(8):514-20.
7. Guidelines for the management of acute cervical spine and spinal cord injuries. *Neurosurgery* 2002;50(3):S58-S62.
8. Vale FL, Burns J, Jackson AB, Hadley MN. Combined medical and surgical treatment after acute spinal cord injury: Results of a prospective pilot study to assess the merits of aggressive medical resuscitation and blood pressure management. *J Neurosurgery* 1997;87:239-246.
9. Bracken MB, Shepard MJ, Hellenbrand KG. Methylprednisolone and neurologic function 1 year after spinal cord injury: results of the National Acute Spinal Cord Injury. *J Neurosurg* 1985;63:704-13.
10. Bracken MB, Shepard MJ, Collins WF. A randomized, controlled trial of methylprednisolone or naloxone in the treatment of acute spinal cord injury: results of the second National Acute Spinal Cord Injury randomized controlled trial. *N Engl J Med* 1990;322:1405-11.
11. Bracken MB, Shepard MJ, Holford TR. Administration of methylprednisolone for 24 or 48 hours of tirilazad mesylate for 48 hours in the treatment of acute spinal cord injury: results of the third National Acute Spinal Cord Injury randomized controlled trial. *JAMA* 1997;277:1597-604.
12. Dumont RJ, Verma S, Okonkwo DO, David O, Hurlbert JR, Boulos PT, et al. Acute spinal cord injury: contemporary pharmacotherapy. *Clin Neuropharmacol* 2001;24(5):265-79.
13. Weingarden SI. Deep venous thrombosis in spinal cord injury: Overview of the problem. *Chest* 1992;102:6365.

33

EPIDEMIOLOGIA DA SEPSE

Ana Cristina Beltrami Sogayar
Eliezer Silva

INTRODUÇÃO

O atendimento ao paciente gravemente enfermo, em unidades de terapia intensiva, envolve um cenário caracterizado por decisões clínicas e éticas nem sempre claras, associadas ao elevado custo dos processos diagnósticos e terapêuticos. Assim, práticas clínicas baseadas em evidências científicas sólidas relacionadas à epidemiologia, diagnóstico, tratamento e custo-efetividade são prioridades de qualquer equipe multidisciplinar que atende esses pacientes.

Sepse tem-se tornado, ao longo dos últimos anos, o principal desafio no tratamento de pacientes gravemente enfermos. Vários fatores têm contribuído para que grandes esforços se tenham direcionado para o adequado entendimento desta síndrome. Em primeiro lugar, a prevalência da sepse, conforme dados provenientes dos Estados Unidos, igualou-se, em números absolutos, ao do infarto agudo do miocárdio e superou o número de casos de neoplasias de mama e de cólon.[1] No Brasil, cerca de 1/4 dos pacientes internados em terapia intensiva são admitidos ou desenvolvem sepse durante sua internação.[2] Estes números são secundários ao aumento da sobrevida de pacientes com doenças crônicas (incluindo os pacientes oncológicos), ao uso de imunossupressores, a instrumentação crescente a que pacientes hospitalizados são submetidos e ao melhor controle inicial de pacientes agudamente enfermos que outrora faleciam nas primeiras horas do insulto, como aqueles vítimas de trauma, por exemplo. Em segundo lugar, sepse apresenta elevadas taxas de mortalidade. Estima-se que cerca de 40% dos pacientes que se internam ou desenvolvem sepse em unidades de terapia intensiva venham a falecer durante o mesmo período de hospitalização. Esta taxa pode variar de aproximadamente 35% na Europa e nos EUA a 55% no Brasil.[3] Em terceiro lugar, os custos associados ao seu tratamento têm levado clínicos e administradores a reverem seus conceitos de custo-benefício para cada intervenção, nesse grupo de pacientes. Boa parte dos custos está relacionada à equipe multiprofissional envolvida no cuidado desses pacientes e ao suporte clínico, incluindo aí as medicações. Em resumo, poucas situações clínicas na medicina apresentam, simultaneamente, elevadas taxas de prevalência, de mortalidade e alto custo, principalmente quando pensamos em doenças agudas.

Desta forma, justifica-se plenamente o conhecimento epidemiológico da sepse e que se tenha uma base de dados sólida que servirá para o planejamento estratégico das unidades de terapia intensiva. No entanto, observa-se facilmente que muitos dos estudos epidemiológicos publicados, envolvendo pacientes sépticos, apresentam diferentes abordagens metodológicas e, por conseguinte, resultados discrepantes. Além das questões metodológicas, os resultados podem simplesmente refletir a organização do sistema de saúde em determinado país ou região, as limitações financeiras, o período em que os dados foram coletados e o número de leitos das unidades de terapia intensiva.

Nos últimos anos, novas estratégias terapêuticas contra a sepse foram estabelecidas, como o uso da reposição volêmica agressiva e precoce e a infusão de proteína C ativada, com verdadeira eficácia em reduzir mortalidade.[4] Além disso, a comunidade científica e mesmo a leiga estão cada vez mais organizadas para entender e intervir no problema sepse. A Campanha de Sobrevida à Sepse[5] vem possibilitando que diversas sociedades de terapia intensiva convirjam para um esforço comum, visando a uma melhor e mais rápida identificação dos pacientes, tratamento mais homogêneo e, por fim, que tenhamos uma redução de mortalidade nos próximos 5 anos, na ordem de 25%. Reforça-se, dessa maneira, que tenhamos um entendimento detalhado de todos os aspectos epidemiológicos da sepse, pelo menos na região onde atuamos.

LIMITAÇÕES DOS ESTUDOS

As estimativas de incidência e de mortalidade da sepse variam entre os estudos, provavelmente refletindo, como frisado, os diferentes métodos usados.

Como sepse é uma doença complexa e sua fisiopatologia ainda se encontra em fase de compreensão, pode apresentar-se de maneira heterogênea, com reconhecimento tardio, possivelmente devido à baixa familiaridade dos médicos em correlacionar os sinais de sepse com o diagnóstico definitivo (Quadro 33-1).

Sendo assim, pacientes freqüentemente morrem de sepse durante o curso de diferentes doenças de base e as mortes são atribuídas a essas patologias e não à sepse.

Apesar dos grandes investimentos, ainda há muita dificuldade em compreender alguns dados epidemiológicos básicos e questões dos serviços de saúde, como a incidência da população geral, fatores de risco para o desenvolvimento e

Quadro 33-1. Possíveis sinais de sepse (adaptado da referência 6)

	Possíveis sinais de sepse
Parâmetros	***Sinais***
Gerais	Febre, calafrios
Inflamatórios	Alteração da contagem de leucócitos, aumento das concentrações de proteína C-reativa ou procalcitonina
Coagulopatia	Diminuição de AT e proteína C, aumento de dímero-D, aumento do TP/TTPA
Hemodinâmica	Taquicardia, aumento do débito cardíaco, diminuição da resistência vascular sistêmica, baixa extração de oxigênio
Metabólico	Hiperglicemia
Perfusão tecidual	Alteração de perfusão da pele, baixo débito urinário
Disfunção orgânica	Aumento de uréia e creatinina, baixa contagem de plaquetas, hiperbilirrubinemia

progressão da doença, evolução a longo prazo, custos associados e a variação dos modelos utilizados para análise.

Para a avaliação da terapêutica da sepse, os estudos deveriam contemplar os efeitos da droga na modificação da doença, as co-morbidades residuais e a evolução em longo prazo e não somente fornecer dados de sobrevida em 28 dias.[7] Além desses dados, também é importante sabermos como os pacientes evoluem até a alta hospitalar, qual é a qualidade de vida com que se mantêm e se ocorre redução da expectativa de vida relacionada com o evento da sepse e as co-morbidades dela remanescentes, como, por exemplo, necessidade de oxigenoterapia domiciliar ou sessões de hemodiálise. Com esses dados, o tratamento em estudo poderia então ser relacionado também com a presença ou não de morbidade.

DEFINIÇÃO DE CASO

Para se estudar uma doença, é preciso validar sua definição e torná-la segura. A aplicação inadequada dos critérios de definição de sepse tem trazido confusão, variabilidade e heterogeneidade aos dados de literatura.

Nos EUA, em 1990, o Centro de Controle de Doenças (CDC) estimou a incidência de sepse como sendo 175,9 por 100.000 pessoas. No entanto, para esse estudo, foram considerados apenas casos de sepse e não de sepse grave.[8]

No Brasil, os únicos dados populacionais são oriundos do DATASUS, que também considera apenas dados de "sepse". A despeito da definição de sepse já estabelecida em conferência de consenso desde 1991,[9] um problema não resolvido para a epidemiologia clínica é a aplicação (adequada) dessas definições. As Sociedades Americanas de Tórax e Terapia Intensiva instituíram essas definições para a síndrome da resposta inflamatória sistêmica (SIRS), sepse, sepse grave e choque séptico, no entanto, ainda ocorre sobreposição de critérios, tornando-se fatores de confusão para a definição de caso.

Os critérios freqüentemente são relacionados de maneira retrospectiva, o que pode promover uma avaliação inicial equivocada, fazendo com que se perca a possibilidade de reconhecimento e tratamento precoces, fundamentais nesses casos e determinantes da sobrevida desses pacientes.[10]

Além disso, tratamento prévio, como no caso de pacientes internados em enfermarias, podem afetar a apresentação inicial da sepse, no momento da classificação. Um paciente pode não preencher critérios de sepse na admissão da UTI, no entanto, pode desenvolvê-los claramente já nos primeiros dias, mas já não será considerado admitido com sepse. Essas podem ser as razões que justificam as discrepâncias entre estatísticas oficiais dos sistemas de saúde e a incidência estimada na prática clínica.

Diferentemente de outras patologias, sepse pode representar distintas situações clínicas dentro de um espectro evolutivo da mesma condição fisiopatológica. A referida reunião de consenso estabeleceu que *sepse* é a resposta inflamatória sistêmica secundária a um processo infeccioso. A presença de disfunção orgânica secundária à sepse define *sepse grave* e, por fim, instabilidade cardiovascular, com necessidade de vasopressores, define *choque séptico*. No entanto, termos como síndrome séptica e septicemia continuam sendo utilizados em algumas publicações, o que pode confundir o leitor quando da análise de dados epidemiológicos.

IDENTIFICANDO FATORES DE RISCO RELACIONADOS COM MORTALIDADE NA SEPSE

Os fatores de risco relacionados com mortalidade incluem inadequação de antibioticoterapia, presença de co-morbidade prévia, sítio e tipo de infecção, presença de disfunção hemodinâmica, necessidade de vasopressores, disfunção de múltiplos órgãos e neutropenia.[11] Esses fatores são habitualmente analisados através do modelo de Cox ou de regressão logística para a identificação dos fatores independentemente associados à mortalidade e todos estão intimamente associados a este desfecho.

INCIDÊNCIA DE SEPSE

Nos últimos anos, vários estudos epidemiológicos de sepse, de diferentes partes do mundo, foram publicados. Tais estudos permitem maior compreensão da apresentação e evolução da doença e reforçam a preocupação crescente com a mortalidade e os custos relacionados. O Quadro 33-2 fornece dados comparativos dos principais estudos epidemiológicos de sepse grave realizados neste período.

Quadro 33-2. Comparação dos estudos epidemiológicos de sepse grave (adaptado da referência 21)

Referência	*Ano*	*Região*	*Desenho*	*Casos*	*Nº de pcts*	*Nº de casos*	*Idade (média)*	*Incidência população*	*Mortalidade hospitalar*
11	1995	Itália	Prospectivo	Consenso	1.101	128	NA	NA	52,2
25	1995	França	Prospectivo	Consenso	11.828	742	61,4	NA	59
18	1995	USA	Prospectivo	Consenso	3.708	467	55,1	NA	20
1	1997	USA	Prospectivo	Consenso	9.763	990	59	NA	34
19	2001	USA	Retrospectivo	ICD-9-CM	880.473	98.613	62,8	1,53/1.000	34,1
26	2003	UK	Retrospectivo	Consenso	56.673	15.362	65	0,51/1.000	47,3
27	2003	USA	Retrospectivo	Consenso	21.480	2.434	63,6	NA	36,3
14	2003	Europa, Canadá, Israel	Prospectivo	Consenso	14.364	2.124	NA	NA	19,6
2	2003	USA	Retrospectivo	ICD-9-CM	750	10,3	57,4	NA	27,8
16	2004	França	Prospectivo	Consenso	3.738	546	65	NA	41,9
17	2004	Austrália	Prospectivo	Consenso	5.878	691	60,7	0,77/1.000	37,5
28	2004	Holanda	Prospectivo	Consenso	455	134	64	0,54/1.000	NA
15	2004	Noruega	Retrospectivo	ICD-9-CM	NA		57,9	0,47/1.000	27
20	2004	Brasil	Prospectivo	Consenso	1.383	241	66,2	NA	46,9

A princípio, o primeiro estudo epidemiológico prospectivo a utilizar os critérios do consenso da *ACCP/SCCM* para a definição de sepse foi *The Italian SEPSIS Study*, que envolveu 99 unidades de terapia intensiva[12] no período de 1 ano, entre 1993 e 1994. A análise preliminar de 1.101 pacientes mostrou que, à admissão, SIRS foi responsável por 52% dos diagnósticos; com sepse, sepse grave e choque séptico responsáveis por 4,5%, 2,1%, e 3%, respectivamente. A taxa de mortalidade geral foi de 28,1% e foi claramente associada a condições presentes à admissão. Sepse teve 36% de mortalidade, sepse grave, 52% e choque séptico, 81,8%.

Vincent *et al.*[13] publicaram, em 1995, o conhecido estudo EPIC, envolvendo 17 países da Europa Ocidental. Os autores convidaram 1.417 unidades de terapia intensiva a participarem de um estudo de prevalência de coorte (apenas 1 dia foi monitorizado). O estudo foi desenhado para se obter dados referentes à infecção (não necessariamente sepse), conforme critérios do CDC.[14] Cada infecção foi classificada como: (a) adquirida na comunidade; (b) adquirida no hospital; e (c) adquirida na UTI. Os pacientes não foram classificados de acordo com a reunião de consenso das sociedades americanas do tórax e de terapia intensiva. Pouco mais de 10.000 pacientes foram analisados. Desses, 4.501 (44%) tiveram 1 ou mais episódios de infecção. Infecção adquirida na comunidade acometeu 1.376 pacientes, no hospital, 975 e na UTI, 2.064. A taxa de mortalidade variou entre as UTI e esteve relacionada com a taxa de prevalência de infecção.

Alberti *et al.*[15] publicaram recentemente um estudo epidemiológico englobando 28 unidades de terapia intensiva da Europa. Os autores avaliaram, em 1 ano de acompanhamento, 14.364 pacientes admitidos nessas UTI. O principal achado desse estudo foi que a incidência de infecção foi de 21,1% e, nos pacientes que permaneceram na UTI por mais de 24 horas, foi de 18,9%, incluindo 45% dos pacientes infectados já na admissão à UTI. Preencheram os critérios de sepse grave, 944 pacientes (6,6% do total), enquanto 1.180 pacientes preencheram os critérios de choque séptico (8,2% do total). A taxa de mortalidade hospitalar variou de 16,9% nos pacientes não-infectados a 53,6% naqueles com infecção adquirida no hospital. A taxa de mortalidade hospitalar dos pacientes com sepse ficou entre 44,8% e 67,9% (IC 95%) e dos pacientes com choque séptico entre 47,2% e 63,8% (IC 95%).

Conforme estudo conduzido nos Estados Unidos,[16] um dos maiores realizados até hoje, a incidência de sepse e o número de mortes relacionadas com sepse estão aumentando, embora a taxa de mortalidade geral entre os pacientes com esta síndrome esteja diminuindo. Esse estudo ainda correlacionou o número de disfunções orgânicas associadas à mortalidade e estimou que pacientes com menos de 3 disfunções orgânicas tiveram melhor sobrevida.

Dados semelhantes ao do estudo realizado por Martin *et al.*[16] foram encontrados em estudo na Noruega[17] com incidência de sepse de 9,5/1.000 admissões hospitalares e mortalidade de 27% relacionada à sepse grave, além de tendência de aumento conforme o número de órgãos em falência.

Um estudo Francês,[18] realizado em apenas 2 semanas, incluiu 206 UTI com participação de 3.738 pacientes e encontrou uma incidência de sepse grave de 95 casos por 1.000 pessoas da população francesa e mortalidade em 30 dias de 35%. Dados semelhantes foram encontrados no estudo conduzido pelo grupo australiano,[19] que incluiu pacientes em 23 UTI pelo período de 3 meses e apresentou uma incidência de sepse grave de 77 por 1.000 pacientes da população estudada. Tais estudos, a despeito de achados semelhantes, podem sofrer críticas pelo curto período de avaliação dos pacientes, já que podem ter seus resultados comprometidos pela sazonalidade na coleta dos dados.

O estudo conduzido por Rangel-Frausto *et al.*,[20] demonstrou a taxa de ocorrência de SIRS, sepse, sepse grave e choque séptico em uma única instituição. Durante 9 meses, 3.708 pacientes admitidos em 3 enfermarias e 3 unidades de terapia intensiva foram seguidos prospectivamente. A taxa de mortalidade de sepse grave foi de 20%. As grandes limitações desse estudo foram: (a) ter sido realizado em 1 único centro; e (b) a amostra de paciente era oriunda de enfermarias e UTI.

Sands *et al.*[22] desenvolveram um estudo prospectivo entre os anos de 1993 e 1994, no qual foram incluídos pacientes não somente internados em UTI, mas também em enfermaria e pronto-socorro, perfazendo 12.759 indivíduos. Novamente, diferentes unidades hospitalares foram utilizadas.

No estudo de Angus,[1] os autores estimaram a incidência em 750.000 novos casos, a cada ano, com uma taxa de mortalidade entre 35% e 50%. Esse estudo foi baseado em análise retrospectiva de 6.621.559 admissões hospitalares em 7 estados americanos (aproximadamente 25% da população). Os autores utilizaram a classificação do CID-9 para identificar pacientes com sepse e disfunção orgânica e verificaram, *a posteriori*, se os mesmos pacientes preenchiam os critérios da reunião de consenso das sociedades americanas do tórax e de terapia intensiva.

Brun-Bruisson *et al.*[23] analisaram prospectivamente todos os pacientes admitidos em 170 UTI francesas, durante 8 semanas. Foram registradas 11.828 admissões, com taxa de mortalidade de 17%. Durante o período de busca ativa (8 semanas), 1.064 episódios de sepse grave clinicamente suspeita foram identificados em 1.052 pacientes (9% das admissões). Somente 75% dos pacientes com sepse grave clinicamente suspeitada tiveram infecção documentada. A sepse grave foi documentada em 6,3 de cada 100 admissões. Sepse grave adquirida na comunidade somou 48% e no hospital, 52%. A taxa de mortalidade global dos pacientes com sepse grave documentada ou com choque séptico foi de 56%. Os autores relataram ainda que os fatores de risco para o desenvolvimento de sepse grave foram idade avançada, admissões clínicas ou cirúrgicas de urgência, imunossupressão ou insuficiência hepática crônica. Achados microbiológicos e terapia antimicrobiana tiveram pouca influência sobre o prognóstico. Somente múltiplas fontes de infecção estiveram associadas ao pobre prognóstico.

No Brasil, os dados disponíveis são através do estudo BASES *(Brazilian Sepsis Epidemiological Study)*.[2] Inicialmente, 5 diferentes unidades de terapia intensiva de 2 regiões (Sul e Sudeste) do Brasil foram incluídas. Trata-se de um estudo prospectivo, de corte, que avaliou todos os pacientes admitidos nessas unidades, independentemente de sua patologia. Diariamente e durante todo o período de internação na UTI, os investigadores catalogaram dados clínicos e laboratoriais, no sentido de verificar a presença de SIRS, sepse, sepse grave e choque séptico. Dois grupos acabaram sendo prospectivamente formados: (a) pacientes que permanecem menos de 24 horas na UTI; e (b) aqueles que permanecem mais de 24 horas.

Considerando os 1.383 pacientes, as densidades de incidência para sepse, sepse grave e choque séptico foram 61,4, 35,6, e 30,0 por 1.000 pacientes-dia, respectivamente. No que diz respeito à mortalidade da sepse grave, encontrou-se um ponto passível de discussão. A taxa de mortalidade de sepse grave nessa amostra de pacientes foi de 47,3%. Tais achados diferiram numericamente da maioria dos demais estudos, o que pode ser reflexo de um país em desenvolvimento e de suas dificuldades peculiares no sistema de saúde. As definições da Conferência de Consenso das sociedades americanas do tórax e de terapia intensiva foram facilmente aplicáveis e apresentaram nítida relação com a taxa de mortalidade. Em geral, a morte do paciente séptico teve maior relação com o evento infeccioso do que com a doença de base, quando essa ocorreu no período hospitalar. Expansão desses dados a outras regiões do Brasil é fundamental para se estimar, com mais propriedade, a real incidência de sepse e sua mortalidade atribuída em nossa UTI.

EVOLUÇÃO DOS PACIENTES COM SEPSE

A grande maioria dos estudos epidemiológicos de sepse avalia apenas o paciente durante seu tempo de permanência na UTI e desconsidera a origem de sua admissão e sua evolução após a alta. Um paciente admitido no hospital, já reconhecido como séptico e encaminhado à UTI tem evolução nitidamente mais favorável quando comparado com um paciente que permanece na enfermaria muitos

Quadro 33-3. Mortalidade em UTI de acordo com o número de órgãos em falência (adaptado da referência 24)

Número de órgãos em falência	*%*	*Mortalidade (%)*
0	35,1	3,2
1	24,9	10,6
2	16,8	25,5
3	12,1	51,4
4	6,5	61,3
5	3,0	67,4
6	1,6	91,3

dias antes do diagnóstico ou ainda aquele que, mesmo tendo sido identificado como séptico, não teve acesso à UTI por falta de leito disponível.

O que sabemos é que a evolução dos pacientes sépticos associa-se ao número de órgãos em disfunção ou falência,[24] como demonstrado no Quadro 33-3.

Um estudo que merece destaque por ter avaliado a influência da sepse na sobrevida em longo prazo, é de Quartin *et al.*[25] A população estudada envolveu 1.505 pacientes sépticos e foi acompanhada até 8 anos após a internação ou até o óbito. Desses, 675 (45%) apresentaram quadro compatível com sepse grave e 224 (15%) apresentaram critérios de choque séptico. Somente 44% dos pacientes com choque séptico sobreviveram após 1 ano de acompanhamento. Quando toda a população de pacientes sépticos foi avaliada ao final de 2 anos, apenas 30% dos pacientes sobreviveram. Após 5 anos, somente os sobreviventes de sepse não-complicada apresentavam risco elevado de morte, comparados com a população controle. É digno de nota que todos os pacientes com choque séptico já haviam falecido antes de 5 anos de acompanhamento. Após 8 anos, 1.229 dos 1.505 pacientes sépticos tinham falecido.

CONCLUSÃO

Apesar da dificuldade de agrupar diferentes estudos epidemiológicos, pode-se concluir que: (a) as taxas de prevalência e incidência da sepse em unidades de terapia intensiva são elevadas; (b) a taxa de mortalidade, mesmo considerando a heterogeneidade das populações estudadas, é inaceitavelmente alta; e (c) deve haver, em um futuro breve, melhor padronização metodológica dos estudos, principalmente no que diz respeito às definições usadas e mais estudos populacionais são necessários para se avaliar, definitivamente, o impacto da sepse na sociedade.

REFERÊNCIAS BIBLIOGRÁFICAS

1. Angus DC, Linde-Zwirble WT, Lidicker J, Clermont G, Carcillo J, Pinsky MR. Epidemiology of severe sepsis in the United States: analysis of incidence, outcome, and associated costs of care. *Crit Care Med* 2001;29:1303-1310.
2. Silva E, Pedro MA, Sogayar AC, Mohovic T, Silva CL, Janiszewski M, et al. Brazilian Sepsis Epidemiological Study (BASES study). *Crit Care* 2004;8:R251-60.
3. Beale R, Reinhart K, Garg R, Silva E, Dobb G, Sarwat S, et al. Progress severe sepsis registry data indicates mortality from severe sepsis remains high. *Intensive Care Medicine* 2004;(Suppl 1):S47.
4. Bernard GR, Vincent JL, Laterre PF, et al. Recombinat human protein C Worldwide Evaluation in Severe Sepsis (PROWESS) study group. Efficacy and safety of recombinant human activated protein C for severe sepsis. *N Engl J Med* 2001;344(10):699-709.
5. Dellinger RP, Carlet JM, Masur H, Gerlach H, Calandra T, Cohen J, et al. Surviving sepsis campaign guidelines for management of severe sepsis and septic shock. *Crit Care Med* 2004;32:858-873.
6. Vincent JL. Sepsis definition. *Lancet Infect Dis* 2002 Mar;2(3):135.
7. Vincent JL. Endpoints in sepsis trials: More than just 28-day mortality? Crit Care Med 2004;32(5):S209-S213.
8. Center for Disease Control. Increase in national hospital discharge survey rates for septicemia: United States, 1979-1987. *MMWR Morb Mortal Wkly Rep* 1990;39:31-34.
9. American College of Chest Physicians/Society of Critical Care Medicine Consensus Conference: definitions for sepsis and organ failure and guidelines for the use of innovative therapies in sepsis. *Crit Care Med* 1992;20:864-874.
10. Rivers E, Nguyen B, Havstad S, Ressler J, Muzzin A, Knoblich B, et al. Early Goal-Directed Therapy Collaborative Group. Early goal-directed therapy in the treatment of severe sepsis and septic shock. *N Engl J Med* 2001;345:1368-1377.
11. Barriere SL, Lowry SF. An overview of mortality risk prediction in sepsis. *Crit Care Med* 1995;23:376-393.
12. Salvo I, de Cian W, Musicco M, Langer M, Piadena R, Wolfler A, et al. The SEPSIS Study Group: The Italian SEPSIS study: preliminary results on the incidence and evolution of SIRS, sepsis, severe sepsis and septic shock. *Intensive Care Med* 1995;(Suppl 2):S244-S249.
13. Vincent JL, Bihari DJ, Suter P, et al. The prevalence of nosocomial infection in intensive care units in Europe: results of the European Prevalence of infection in intensive care (EPIC) Study. *JAMA* 1995;274:639-644.
14. Garner JS, Jarvis WR, Emori TC, Hughes JM. CDC definitions for nosocomial infections, 1988. *Am J Infect Control* 1988;16:128-140.
15. Alberti C, Brun-Buisson C, Burchardi H, Martin C, Goodman S, Artigas A, et al. Epidemiology of sepsis and infection in ICU patients from an international multicentre cohort study. *Intensive Care Med* 2002;28:108-121.
16. Martin GS, Mannino DM, Eaton S, Moss M. The epidemiology of sepsis in the United States from 1979 through 2000. *N Engl J Med* 2003;348:1546-1554.
17. Flaatten H. Epidemiology of sepsis in Norway in 1999. *Crit Care* 2004;8:R180-R184.
18. Brun-Buisson C, Meshaka P, Pinton P, Vallet B. EPISEPSIS: a reappraisal of the epidemiology and outcome of severe sepsis in French intensive care units. *Intensive Care Med* 2004;30:580-588.
19. Finfer S, Bellomo R, Lipman J, French C, Dobb G, Myburgh J. Adult-population incidence of severe sepsis in Australian and New Zealand intensive care units. *Intensive Care Med* 2004;30:589-596.

20. Rangel-Frausto MS, Pittet D, Costigan M, Hwang T, Davis CS, Wenzel RP. The natural history of the systemic inflammatory response syndrome (SIRS). A prospective study. *JAMA* 1995;273:117-123.
21. Linde-Zwirble WT, Angus DC. Severe sepsis epidemiology: sampling, selection, and society. *Crit Care* 2004;8(4):222-226.
22. Sands KE, Bates DW, Lanken PN, Graman PS, Hibberd PL, Kahn KL, et al. Epidemiology of sepsis syndrome in 8 academic medical centers. Academic Medical Center Consortium Sepsis Project Working Group. *JAMA* 1997;278:234-240.
23. Brun-Buisson C, Doyon F, Carlet J, Dellamonica P, Gouin F, Lepoutre A, et al. Incidence, risk factors, and outcome of severe sepsis and septic shock in adults: a multicenter prospective study in intensive care units. *JAMA* 1995;274:968-974.
24. Moreno R, Vincent JL, Matos R, Mendonça A, et al. The use of maximum SOFA score to quantify organ dysfunction/failure in intensive care. Results of a prospective multicentre study. *Intensive Care Med* 1999;25:686-696.
25. Quartin AA, Schein RM, Kett DH, Peduzzi PN. Magnitude and duration of the effect of sepsis on survival. *JAMA* 1997;277:1058.
26. Padkin A, Goldfrad C, Brady AR, Young D, Black N, Rowan K. Epidemiology of severe sepsis occurring in the first 24 hours in ICU in England, Wales and Northern Ireland. *Crit Care Med* 2003;31:2332-2338.
27. Teres D, Rapoport J, Lemeshow S, Kim S, Akhras K. Effects of severity of illness on resource use by survivors and nonsurvivors of severe sepsis at intensive care unit admission. *Crit Care Med* 2002;30:2413-2419.
28. van Gestel A, Bakker J, Veraart CPWM, van Hout BA. Prevalence and incidence of severe sepsis in Dutch intensive care units. *Crit Care* 2004;8:R153-R162.

34

Predisposição Genética à Sepse

Clarice S. Alho
Fernando Suparregui Dias

PREDISPOSIÇÃO GENÉTICA

Quarenta anos após a apresentação de suas conclusões, Mendel foi postumamente reconhecido, dando-se início a uma nova área da ciência: a genética. Essa área apresentou o DNA como o material básico da hereditariedade. Hoje se tem claro que os "fatores" denominados por Mendel em 1865 são genes (termo cunhado em 1909 pelo biólogo dinamarquês Wilhelm Johannsen). Os genes estão nos cromossomos, os quais são filamentos de DNA, e o ser humano tem 23 pares de cromossomos com cerca de 20 mil genes em seu genoma.[1,2]

Os genes são os responsáveis iniciais pela determinação e pelo desenvolvimento de todas as características do indivíduo e, de um ponto de vista reducionista, funcionariam como uma receita dos indivíduos.

O produto primário dos genes são as proteínas, e o final, o indivíduo completo. Mas, ao contrário do que parece indicar, o genótipo de um indivíduo não determina integralmente suas características observáveis. Tais características (fenótipo) serão também moldadas pelas influências adquiridas do meio externo, de modo que, algumas vezes, um único genótipo pode determinar diversos fenótipos. A isso chamamos norma de reação, o que significa que todos os fenótipos possíveis são decorrentes da combinação de um genótipo e de toda a variedade de influências ambientais. Segundo essa norma, mesmo que uma característica seja ditada pela constituição genética, o ambiente modulará a manifestação plena do gene. A norma de reação permite, portanto, questionar um determinismo incondicional ou um essencialismo genético.

Um indivíduo pode ter genes para certa característica, mas nunca desenvolvê-la e vice-versa. Um gene alterado pode apresentar expressividade variável (variabilidade na manifestação fenotípica), dependendo do indivíduo em que está, isto é, dependendo do restante do genoma do indivíduo, do ambiente ou de ambos, aos quais ele está exposto. Um gene alterado pode também apresentar penetrância incompleta ou reduzida, quando não manifesta o fenótipo correspondente. Por outro lado, nem sempre um fenótipo alterado tem uma causa genética (características adquiridas ou induzidas pela exposição ao meio externo), ou nem sempre tem a mesma causa genética (fenocópia). É bem conhecido que mutações em diferentes genes podem acarretar uma mesma expressão fenotípica patológica (heterogeneidade genética).

Assim, não é possível reduzir as características de qualquer indivíduo aos genes que ele herda. Pode-se apenas verificar qual a variação fenotípica esperada em decorrência da composição "herança genética + influências externas". Devido à grande variação, é complexo indicar precisamente genes ou porções gênicas que determinam como e quando se manifestarão certas características e é mais fácil verificar genes variantes, cuja expressão favorece ou dificulta tal manifestação. Poucos caracteres são puramente mendelianos, puramente poligênicos ou puramente ambientais. A maioria depende de um misto de determinantes genéticos mais ou menos importantes, juntamente com influências ambientais. O misto de fatores que determinam um certo caráter poderia ser representado por um ponto situado em algum lugar do triângulo apresentado por Strachan e Read,[3] reproduzido na Figura 34-1. No mesmo sentido, RW Smithells, também citado em Strachan e Read, ilustra a determinação multifatorial de um caráter como uma balança equilibrada igualmente com anjos de um lado e demônios do outro. Os anjos e os demônios podem representar qualquer combinação de fatores genéticos e externos. Acrescentar um demônio ou remover um anjo pode inclinar a balança, sem que aquele fator particular seja a causa isolada do desequilíbrio.

Há mais de 50 anos, aplica-se efetivamente o conhecimento genético na busca da elucidação das doenças do homem, tendo sido cada vez mais bem conhecidos os mecanismos de herança e moleculares através dos quais os genes

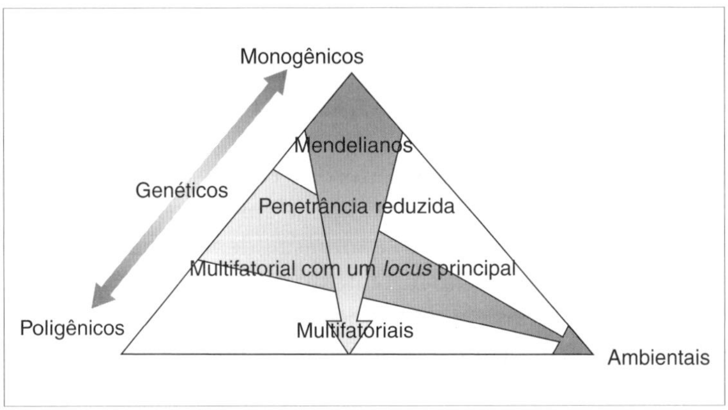

Fig. 34-1. A variedade dos caracteres humanos apresentada por Strachan & Read.

desencadeiam as doenças ou qualquer outra característica. Durante esse período, foi possível associar características de causas monogênicas a alterações pontuais no fenótipo humano. A identificação dos genótipos, no entanto, nem sempre foi capaz de predizer um fenótipo final, dado que as características complexas, como a sepse, são sempre reguladas pela ação conjunta das suscetibilidades genéticas individuais sob as influências ambientais externas.

A maioria das variações de fenótipo no ser humano apresenta-se com uma distribuição contínua (não discreta) e não está submetida a um determinismo genético. É natural, portanto, que haja o questionamento acerca da capacidade conclusiva da investigação de genes ou das porções genômicas. Contudo, há situações bem direcionadas em que o conhecimento da herança genética pode ser conclusivo, como quando a manifestação de uma característica é causada sempre que se herda um determinado genótipo de um único *locus* gênico. Nesses casos, denominados como monogênicos, e nos quais há expressividade completa, qualquer estudo genético é muito conclusivo.

Outros estudos a respeito do efeito da herança genética também têm sido conclusivos quando realizados no intuito de identificar a extensão da relação entre genótipo e fenótipo. Nesses casos, a investigação sobre as bases moleculares das características não-monogênicas, denominadas complexas ou multifatoriais, fundamenta-se na intenção de identificar os limites de variação fenotípica estipulados pelos genes. Pois, ainda que apresente estreita dependência das interferências externas ao genoma (interferências provenientes do ambiente), a manifestação fenotípica das características complexas tem sempre sua variação limitada pelos genes.

Uma recente área das ciências da saúde é a chamada medicina genômica, cujo objetivo é identificar padrões genéticos que, ao serem herdados, levam o indivíduo a ser mais ou menos suscetível a desenvolver alguma doença ou característica. Guttmacher e Collins,[4] em 2002, concluíram seu trabalho intitulado Medicina Genômica citando: "Em breve, todo médico necessitará compreender o conceito de variabilidade genética, suas interações com o ambiente e suas implicações com o cuidado dos pacientes. (...) a prática da medicina entra numa era na qual o genoma individual do paciente ajudará a determinar o melhor acompanhamento, quer preventivo, diagnóstico ou terapêutico".

Nos cerca de 20 mil genes do genoma humano, codificadores de mais de 100 mil proteínas, já foram detectadas centenas de milhares de alterações (mutações)[5,6] as quais podem ser, de uma forma ou de outra, relacionadas com a suscetibilidades à sepse.[7,8] É razoável aceitar, pois, que não existem genes que determinam, estritamente, como e quando desenvolver o fenótipo e, sim, genes variantes cuja expressão favorece ou não a sua manifestação.

Entre os tipos de mutações que tornam o ser humano mais suscetível, estão as variações polimórficas de alteração de um único nucleotídeo (SNPs ou *single-nucleotide polymorphism*), as quais podem provocar alterações estruturais ou regulatórias nas diversas funções metabólicas do organismo que envolvem, portanto, as modificações fenotípicas.[9]

Os SNPs são alterações em uma única base em regiões idênticas do genoma presentes em, pelo menos, 1% dos indivíduos. Muitos SNPs têm sido utilizados para mapear genes associados à sepse (ver a seguir). Numa análise generalizada do genoma humano, foram relatados 48.196 SNPs detectados por análises estatísticas em *human expressed sequence tags* (ESTs), que são regiões associadas a segmentos codificadores de genes. Tais SNPs demonstraram ser uma ferramenta eficiente na detecção de regiões associadas a doenças e ser útil para obter algum tipo de diagnóstico ou prognóstico. As conclusões acerca do efeito diferencial da herança das variantes alélicas de um polimorfismo específico sob o fenótipo, no entanto, não consideram a variação de outros genes envolvidos no processo. As respostas às doenças, como a sepse, são influenciadas por um grande número de produtos gênicos e, certamente, a importância do polimorfismo em um único gene pode depender do polimorfismo de outros genes.

A maioria das variações na seqüência do DNA ocorre em regiões não-codificadoras do genoma. Entretanto, quando as alterações ocorrem em regiões codificadoras, essas podem afetar a função ou a eficácia das proteínas codificadas pelos genes alterados.

VARIABILIDADE NO GENOMA HUMANO

Uma célula humana, no seu conteúdo haplóide, apresenta cerca de 3,3 bilhões de pares de bases compondo as moléculas de DNA. Assim, o genoma humano une a informação herdada pelo genoma nuclear (99,9995%) e pelo genoma mitocondrial (0,0005%). O aumento da variabilidade dentro da espécie é condicionado pela ocorrência das mutações que darão origem a novos alelos e, em conseqüência, a evolução das populações está intimamente ligada à fixação desses alelos entre os indivíduos, através das gerações. A evolução, portanto, combina o poder da inovação (mutabilidade) com o aparecimento de novos fenótipos decorrentes dos novos alelos mutantes e a necessidade de conservação (fidelidade) daqueles genes cuja ocorrência de alterações poria em risco a sua funcionalidade e, conseqüentemente, a viabilidade do indivíduo.[10]

A Figura 34-2 ilustra as etapas que vão do gene até a síntese da proteína, permitindo vislumbrar que mutações que ocorram na seqüência de DNA, dependendo do tipo e da extensão, poderão apresentar os mais variados efeitos na expressão de um gene.

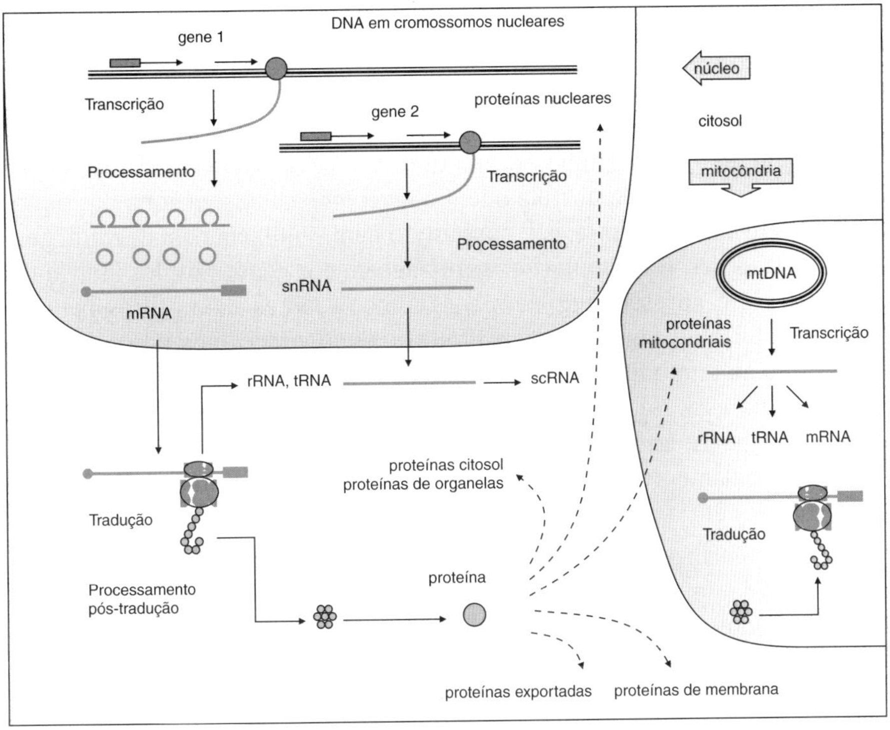

Fig. 34-2. Ilustração das etapas que vão do gene até a proteína. No DNA de cromossomos nucleares são mostrados 2 segmentos 5'→3' de DNA de 2 diferentes genes: o gene 1 transcreve para um RNA mensageiro (mRNA), o gene 2 transcreve para *smal nuclear* RNA (o qual participa no processo de RNAs), RNA transportador (tRNA), RNA ribossomal (rRNA) ou para pequenos RNAs de ação citoplasmática (scRNA). A plena transcrição do gene, realizada pela proteína RNA polimerase, produz uma molécula fita simples de RNA precursora que permanece dentro do núcleo até que se finalizem os eventos de processamento (excisão de íntrons ou *splicing*, adição de CAP à 5', e poliadenilação à 3' para os mRNAs). Para a síntese protéica, os RNAs processados são exportados através dos poros da carioteca para o citoplasma a fim de formar o complexo de proteínas ribossomais + rRNA + mRNA + tRNAs + aminoácidos. A tradução será realizada na direção 5'→3' tendo início no primeiro triplet AUG encontrado no mRNA. A região a 5 deste códon não será traduzida (5'UTR ou 5'-*untranslated region*). A partir da metionina (Met) inicial incorporada, os nucleotídeos da molécula do mRNA serão codificados de 3 em 3 até que se encontre um códon de parada da tradução, isto é, um triplet para o qual não há incorporação de aminoácido (UGA, UAG ou UAA). A região a 3' do códon de terminação não será traduzida (3'UTR ou 3'-*untranslated region*). A ilustração esquematiza a síntese de proteínas que serão processadas e utilizadas nos mais diferentes compartimentos celulares com distintas atividades de estrutura e metabolismo. No DNA do cromossomo mitocondrial observa-se a síntese de RNAs e de proteínas oriundos de genes mitocondriais.

Alguns exemplos de mutações serão apresentados a seguir, com o intuito de desvendar quando e como uma alteração na seqüência de DNA modifica o produto gênico (a proteína) e acaba por gerar repercussões fenotípicas. É importante saber, sobretudo, que mutações podem ter efeito neutro, isto é, não acarretarem alteração alguma no fenótipo. Por certo, a teoria neutralista de Motoo Kimura, de 1968, postula que, no nível molecular, a maioria das mutações é seletivamente neutra, não conferindo nem vantagem nem desvantagem a seus portadores. Estas mutações permanecem nos genótipos dos indivíduos de uma espécie, apresentando-se apenas como variantes polimórficas que conferem variabilidade e não vantagem direta ou dano. Assim, o estudo de um alelo mutante ao longo do tempo em escala evolutiva, para uma população de determinada espécie, mostra que a freqüência dos alelos neutros muda muito lentamente ao longo das gerações, a freqüência dos alelos vantajosos aumenta rapidamente (fixando-os na população e substituindo o alelo selvagem) e a freqüência dos alelos deletérios reduz-se drasticamente.[10]

A persistência de um alelo mutante como provedor de variabilidade dentro do genoma de uma espécie está sujeita à resposta deste às pressões seletivas. Assim, variantes alélicas polimórficas serão mantidas na população de forma diferencial, dependente da repercussão que a mesma venha a ter no fenótipo.

No homem, indivíduo diplóide, tal repercussão no fenótipo estará associada diretamente à herança genotípica, desta forma, a seleção irá ocorrer de forma diferencial, dependendo do tipo da manifestação do alelo no genótipo. Três situações clássicas podem ser observadas: (I) se a mutação anular completamente a expressão do gene, o alelo mutado passará a ter caráter "recessivo" em relação ao alelo original selvagem. Desta forma, o caráter fenotípico decorrente da ausência do funcionamento deste gene será percebido apenas quando herdado em homozigoze, ou seja, quando o indivíduo tiver em seu genótipo ambos *loci* gênicos mutados; (II) se a mutação apenas alterar a expressão do gene original, seja qualitativa ou quantitativamente, a repercussão no fenótipo será percebida em 3 níveis dependentes do genótipo herdado: os homozigotos apresentarão fenótipos distintos e extremos e o heterozigoto apresentará um fenótipo intermediário. Nesse caso, ambos os genes se expressam e são, portanto, considerados "co-dominantes"; (III) se a mutação ativar a expressão de um gene que estava desligado ou com ativação bloqueada, o alelo mutado passará a ter caráter "dominante" sobre o seu alelo original selvagem, manifestando-se no fenótipo tanto em homozigose como em heterozigose.

A manutenção do alelo mutante entre os indivíduos de uma população vai depender, portanto, da sua capacidade de expressividade e de penetrância, observadas pelo valor adaptavivo que confere ao indivíduo que o possui. Assim, alelos polimórficos, que permaneceram no genoma ao longo da evolução da espécie, são existentes entre populações atuais por não haverem apresentado valores adaptativos extremamente baixos no passado. No entanto, uma característica polimórfica, mantida ao longo das gerações devido a um efeito inicialmente neutro, pode passar a apresentar efeito deletério se os indivíduos da espécie se expuserem a importantes mudanças ambientais.

Alelos polimórficos, ou seja, que apresentaram até hoje um valor adaptativo maior que 0 e um coeficiente seletivo menor que 1, persistem nas populações humanas por diferentes motivos. Em geral, quanto maior for o coeficiente seletivo, o grau de penetrância e a precocidade da manifestação fenotípica do alelo, mais baixa será sua manutenção na população.[10]

MUTAÇÕES NO DNA

Algumas mutações no DNA têm efeito neutro ao não acarretarem alteração alguma no fenótipo. Assim, por exemplo, mesmo em regiões codificadoras, mutações de substituição de base poderão ter efeito silencioso quando não afetarem a informação do RNA mensageiro (mRNA), de modo que o aminoácido a ser incorporado na proteína permaneça o mesmo. Outras mutações, no entanto, estão relacionadas com alterações no fenótipo final. A seguir, alguns exemplos: (I) caso a mutação acarrete a troca do códon a ser traduzido, haverá substituição de aminoácido no produto protéico final; (II) mutação com troca de sentido (ou *missense*) preserva a característica química essencial do aminoácido original e é denominada conservativa, pois afeta apenas levemente a expressão fenotípica do gene mutado; (III) mutação com troca de sentido não-conservativa gera a substituição do códon, provocando um efeito mais significativo na proteína sintetizada; (IV) repercussões mais drásticas de mutações no DNA, que geram produtos protéicos marcadamente alterados (mutação sem-sentido ou *nonsense*), podem resultar de substituições de bases ou de qualquer outra mudança na seqüência do DNA (como inserção, deleção, duplicação) que acabe por quebrar a matriz de leitura dos códons *(frame-shift mutations)* e gere proteínas não traduzidas, truncadas ou seqüências de aminoácidos diferentes das esperadas originalmente.

Tendo em vista que a penetrância de alelos surgidos por mutação depende da ação seletiva exercida pelo ambiente, parece claro que a ocorrência de alelos mutados freqüentes em uma população indicaria, no mínimo, que eles são inócuos, pois, de outra forma, não teriam como haver permanecido no genoma após milênios de seleção natural. Por esse motivo, é compreensível que seja raro identificar algum efeito deletério incisivo sobre um alelo mutante com freqüência elevada numa população humana. Sempre que um alelo, surgido por mutação, condicionar um forte efeito fenotípico deletério em seus portadores, terá prejudicada sua transmissão às gerações seguintes, impedindo assim, o aumento de sua freqüência. Com base nesse pressuposto, é aceitável considerar que a maioria das alterações na seqüência de DNA herdadas tenha efeitos neutros ou que venham a se manifestar tardiamente, isto é, após a fase reprodutiva, durante a senescência, portanto.

DIVERSIDADE GENÉTICA NAS POPULAÇÕES HUMANAS

Ainda que a origem do homem moderno tenha uma linha evolutiva única, há uma ampla diversidade genética entre as populações humanas atuais, a qual foi condicionada, ao longo dos anos, pelas interações genético-ambientais que ajustaram, a cada geração, os grupos de indivíduos às pressões do meio. As mais particulares características no reservatório de genes, obtidas em decorrência do processo evolutivo, fazem com que varie amplamente toda e qualquer associação entre manifestações fenotípicas e marcadores genéticos, dependendo da população humana em questão.[11]

Embora os cromossomos humanos e os *loci* que todos contêm sejam os mesmos dentro da espécie, variam a natureza e as freqüências dos diferentes alelos entre os subgrupos populacionais. Algumas variações são virtualmente restritas a um grupo, ainda que não estejam necessariamente presentes em todos os seus membros. Dado que somos todos descendentes dos primeiros *Homo sapiens* que povoaram o planeta, com grande probabilidade, os mesmos alelos variantes podem ser encontrados em muitas amostras populacionais, mas com freqüências diferentes entre as populações. Em geral, existem diferenças acentuadas de freqüências alélicas entre grupos populacionais, tanto para alelos que causam doenças genéticas quanto para marcadores genéticos aparentemente neutros em termos seletivos.

São cada vez mais bem conhecidas as particularidades genéticas que caracterizam cada grupo populacional, a depender de sua origem étnica. É sabido que há uma distribuição diferencial das doenças entre os variados grupos e que a prevalência de certa patologia mudará de acordo com as propriedades evolutivas da população. Ainda assim, pouco se sabe sobre as vantagens ou desvantagens seletivas que evidenciaram os fenótipos em cada grupo populacional.

PODER PREDITIVO DA ANÁLISE GENÉTICA NA SEPSE

Estudos genéticos epidemiológicos sugerem uma importante influência da genética no desfecho de pacientes com sepse.[7,8] A abordagem tradicional analisa a história familiar para estimar o risco relativo nos familiares dos indivíduos com e sem uma determinada doença. Estudos de adoção de famílias e de gêmeos têm sido exaustivamente empregados para desvendar as contribuições da genética e do meio para o aparecimento de doenças. Sorensen *et al.*[12] mostraram haver associação entre infecção e óbito dos pais antes dos 50 anos, com um risco relativo de 5,81 dos filhos biológicos também morrerem por infecção, enquanto os filhos adotados não apresentavam esse risco.[12] Entretanto, a maioria das evidências do papel genético na infecção advém de estudos de associação. Os estudos de associação comparam a incidência de mutações específicas na população com infecção e numa população-controle. A mutação precisa ser comum o suficiente para afetar uma parcela significativa da população. Os desfechos também devem ser bastante comuns ou graves o suficiente para permitir uma comparação adequada, o que é o foco de muitos estudos sobre pneumonia, sepse ou meningite, pois são as doenças infecciosas com as maiores taxas de mortalidade.[8]

A capacidade geneticamente determinada para a produção e liberação de citocinas, a expressão das *heat shock proteins*, a atividade da óxido nítrico sintase (NOS), polimorfismos de genes dos fatores de coagulação e muitos outros envolvidos na inflamação, podem contribuir para uma variedade de manifestações clínicas de doença inflamatória. Por exemplo, um paciente com peritonite pode apresentar-se sem sintomas de sepse e recuperar-se em poucos dias ou pode sofrer de choque séptico fulminante resultando em morte, poucas horas depois.[13]

POLIMORFISMOS DE GENES CODIFICADORES DE PROTEÍNAS RELACIONADAS COM A SEPSE

Polimorfismos de genes relacionados com a imunidade inata[14,15]

Ao contrário da imunidade adaptativa, a qual é específica e molda-se ao agente infeccioso, criando uma memória imunológica, o sistema imune inato reconhece classes genéricas de moléculas produzidas por vários microrganismos patogênicos. A imunidade inata é a primeira linha de defesa do organismo contra microrganismos invasores, desempenhando um papel fundamental nas doenças infecciosas e inflamatórias, uma vez que provoca uma resposta inflamatória generalista, na qual certas células (macrófagos, monócitos, granulócitos e células dendríticas) detêm o agente invasor e impedem que ele se espalhe.[16]

O processo da imunidade inata, de resposta rápida para detectar e eliminar infecções causadas por agentes contagiosos (bactérias Gram-negativas, por exemplo), é iniciado pela molécula CD14 e mediado pelos receptores *toll-like* (*toll-like receptors*; TLRs), os quais fazem parte de uma família de receptores conservada desde artrópodes até mamíferos.

Lipopolissacarídeos (LPS) de bactérias presentes no plasma humano ligam-se a receptores HDL *(high density lipoprotein)* e são reconhecidos por LBPs *(lipopolysaccharide binding proteins)*. As LBPs, por sua vez, transferem aos LPSs da HDL para o CD14.[17,18] A sinalização imunológica é, então, iniciada pelo complexo LBP-LPS- CD14. Este reconhecimento de componentes de bactérias tais como os LPS pelo sistema imune inato desencadeará uma resposta inflamatória que visa acabar com o agente infeccioso. Uma resposta inflamatória sem controle, no entanto, pode ser a causa de disfunções orgânicas importantes.[16]

O CD14 é uma proteína que pode ser encontrada fixa na membrana de células do sistema imune (mCD14) ou livre no soro (sCD14). O CD14, contudo, não tem conexão com o citoplasma celular, isto é, não apresenta um domínio transmembrana e não pode, portanto, ativar a resposta imune isoladamente. A mediação do processo infeccioso inato se dá, então, pelos TLRs.

Os TLRs, também conhecidos como receptores de reconhecimento padrão (PRR ou *pattern recognition receptor*), são proteínas transmembrana que em vertebrados servem como estimuladores da interação do sistema inato com o adquirido. Seu domínio extracelular consiste em um número variado de repetições ricas em leucina (Leu) e regiões ricas em cisteína (Cys) precedentes ao domínio transmembrana. O domínio citoplasmático é chamado de receptor *toll*-interleucina-1 (TIR).[19] O processo ligação LBP-LPS-CD14 resulta na ativação do TLR isoforma 4 (TLR4). O TLR4 ligado ao CD14 ativa, por sua vez, o NF-$\kappa\beta$, que é um fator de transcrição que induz a expressão dos genes das citocinas pró-inflamatórias IL-1, TNF-α, IL-8, IL-12, IL-6. Os genes destas citocinas pró-inflamatórias, ao serem ativados, produzem esses mediadores e os liberam para o meio extracelular, o que, finalmente, determina a instalação da resposta da imunidade inata à infecção. Um processo de defesa descontrolado do organismo contra um agente infeccioso causa uma série de disfunções orgânicas, entre elas coagulopatia, febre, vasodilatação e hipotensão, as quais podem provocar necrose em tecidos e órgãos, causada pelo acúmulo de citocinas.[20] A resposta do organismo, em caso de falha no reconhecimento do LPS das bactérias Gram-negativas pelo TLR4, mostra-se exacerbada, devido ao fato de o reconhecimento do LPS ser feito pelo TLR2, que não possui a mesma afinidade ao LPS como o TLR4, o que provoca uma resposta exarcerbada à infecção e leva à morte por disfunção de múltiplos órgãos e sistemas.[21]

Uma nova família de receptores expressos nas membranas celulares que reconhecem microrganismos invasores são os NODs *(nucleotide-binding oligomerization domain)*. Os NODs parecem responder tanto a sinais de patógenos como de lesões, bem como sinais fisiológicos normais de apoptose.[7]

Toll-like receptor (TLR)

Os TLRs são um elo fundamental no reconhecimento de microrganismos e início da defesa inata do indivíduo. Existem pelo menos 10 receptores, com diferentes afinidades por vários microrganismos. O TLR4 parece essencial para o reconhecimento de endotoxina, enquanto o TLR2 é mais importante para microrganismos Gram-positivos.[8] A importância dos receptores TLR4 na resposta imune inata às bactérias Gram-negativas foi evidenciada em modelo de endotoxemia em camundongo. Vários pesquisadores encontraram que o camundongo C3H/HeJ apresentava hiporresponsividade à endotoxina.[22]

Schurr *et al.*[15] demonstraram, em modelo de pneumonia em camundongos, que a deficiência na sinalização do TLR4 (C3H/HeJ e 129/SvJ) acarretava deficiência na remoção de *Klebsiella pneumoniae* dos pulmões, com uma mortalidade elevada em comparação com os camundongos que apresentavam o TLR4 funcional.

O gene que codifica para o TLR4 foi mapeado no cromossomo 9 (*locus* 9q32-q33).[23] Além do mapeamento, foram descritas 2 alterações polimórficas do gene TLR4 que alteram a estrutura protéica do TLR4 humano: Asp299Gly e Thr399Ile. Uma substituição de nucleotídeo simples (SNP; *single nucleotide polymorfism*) de A-G na base 896 (896A > G) leva à modificação do resíduo conservado de ácido aspártico para uma glicina no aminoácido 299 da seqüência protéica (Asp299Gly).[24] Essa mutação no éxon 4 do gene TLR4 gera a alteração do domínio da estrutura extracelular do TLR4, promovendo o não-reconhecimento do LPS.[24] Outra alteração polimórfica observada é a substituição não conservativa C → T que gera a substituição do aminoácido treonina por uma isoleucina no resíduo 399 da seqüência protéica (Thr3999Ile), a qual afeta a região extracelular do TLR4.

As variantes polimórficas mutantes Gly e Ile foram encontradas em proporções significativamente mais elevadas em pacientes com uma baixa resposta imune ao inalar LPS (indivíduos hiporresponsivos), quando comparados com a população-controle.[23] Células epiteliais derivadas desses pacientes exibiram uma diminuição na resposta ao estímulo com LPS *in vitro*, em estado homozigótico (Gly/Gly e Ile/Ile) ou heterozigótico (Asp/Gly e Thr/Ile).[21] Achados similares foram observados em estudos com macrófagos alveolares.[25]

A transfecção adenoviral com o genótipo duplo selvagem (contendo alelos Asp e Thr) promoveu a recuperação da resposta à infecção por bactérias Gram-negativas, pela presença de LPS causada anteriormente pelas variantes polimórficas mutantes Gly e Ile.[24,26] Estes resultados reforçaram a sugestão de que as variantes mutantes Gly e Ile diminuem a função de sinalização da imunidade inata do TLR4. O que se torna muito intrigante ao se realizar um estudo metanalítico dessas variantes polimórficas que afetam a ação do TLR4 é que, embora humanos com as variantes Gly, Ile ou ambas, do gene TLR4, apresentem-se mais resistentes a uma resposta inflamatória induzida (indivíduos hiporresponsivos), em algumas populações, esses indivíduos estão mais suscetíveis a uma resposta inflamatória sistêmica. Assim, foi observada a herança das variantes Gly e Ile do gene TLR4 relacionada com a propensão à ocorrência de diabetes I e II, arteriosclerose, infarto agudo do miocárdio (IAM) ou doença arterial coronariana (DAC).[25] Edfeldt *et al.* encontraram uma associação entre a baixa resposta imune (indivíduos hiporresponsivos) relacionada com a herança das variantes Gly/Ile do gene TLR4 e o risco para diabetes e IAM.[26] Esses autores mostraram prevalência significativamente elevada em pacientes com IAM que eram portadores das variantes Gly/Ile do gene TLR4.

Kolek *et al.* observaram uma associação entre a herança do alelo Gly e níveis reduzidos de proteína C reativa (PCR), a qual é um marcador de resposta à inflamação. No entanto, nesse estudo, investigando pacientes sem IAM que passaram por uma angiografia, os autores observaram que portadores do alelo Gly tinham reduzida prevalência de DAC e diabetes I e II.[28] Este achado sugeriu que uma menor resposta à regulação do sistema imune pode beneficiar, ao modificar o risco de DAC e diabete.[27]

Um estudo realizado com pacientes com injúria por queimadura mostrou uma forte relação do polimorfismo (Asp299Gly) do TLR4 com o aumento dos riscos para desencadear sepse grave.[27] Pacientes portadores do alelo Gly (genótipos Asp/Gly ou Gly/Gly) apresentaram grande redução à resposta às LPS (hiporresponsivos), mas, por outro lado, esses pacientes apresentaram um aumento do risco de desenvolverem choque séptico por bactérias Gram-negativas.

A relevância das mutações no TLR4 foi examinada em pacientes com choque séptico desencadeado por microrganismos Gram-negativos. Lorenz *et al.*[28] estudaram as variações polimórficas no TLR4 Asp299Gly e Thr399Ile em uma coorte de 91 pacientes franceses com choque séptico e 73 controles sadios. O alelo Gly foi encontrado predominantemente na coorte com choque séptico ($p = 0,05$), embora um importante fator de confusão fosse a diferença de idade significativa entre os controles (média de 37 anos) quando comparada com a dos casos (média de 58 anos) ($p < 0,001$).

Agnese *et al.*[29] investigaram se os SNPs Asp299Gly Thr3999Ile do receptor TLR4 associavam-se a aumento de risco de infecção por germes Gram-negativos. Em comparação com os pacientes com genótipo TLR4 selvagem (variantes Asp/Thr), os indivíduos heterozigotos para ambos os polimorfismos apresentavam um aumento significativo ($p = 0,004$) na ocorrência de infecção por germes Gram-negativos e uma tendência para aumento na mortalidade em 28 dias ($p = 0,077$).

Um achado contraditório foi demonstrado por estudo realizado na Inglaterra, com 1.047 pacientes com meningococcemia confirmada através da microbiologia e 879 controles sadios, no qual não houve qualquer associação entre o polimorfismo Asp299Gly e a suscetibilidade ou gravidade da meningococcemia.[30] Esta discrepância demonstra a grande variabilidade do fenótipo da sepse e da distribuição dos alelos nas diferentes populações.

O TLR2 tem um papel fundamental no reconhecimento de componentes bacterianos de germes Gram-positivos, como peptidoglicanos, ácido lipoteicóico e lipoproteínas.[22] As alterações no gene do TLR2 predispõem à infecção por microrganismos Gram-positivos e determinam choque de modo semelhante aos microrganismos Gram-negativos.[31] Existem 2 polimorfismos principais identificados no gene do TLR2, que consistem na substituição de uma arginina por triptofano no aminoácido 677 e na troca de uma arginina por glutamina no aminoácido 753.[22]

Lorenz *et al.*[32] estudaram 110 indivíduos sadios e demonstraram que 3% tinham uma mutação *missense* (Arg753Gln) no gene do TLR2. O estudo *in vitro* confirmou que as células transfectadas com Arg753Gln eram significativamente menos respondedoras ao peptídeo bacteriano derivado de *Borrelia burgdoferi* e *Treponema pallidum*. Ao contrário, Moore *et al.*[33] não encontraram associação entre o polimorfismo Arg753Gln e morbidade ou mortalidade causada por *Staphylococcus aureus*.

Receptor de monócitos CD14

O CD14 é receptor de uma gama de microrganismos, que atua reconhecendo diferentes estruturas de LPS e peptidoglicanos. O CD14 é uma proteína glicosil fosfatidilinositol encontrada em 2 formas: mCD14, a qual é intrínseca à membrana plasmática de macrófagos, monócitos e neutrófilos e sCD14, quando na sua forma solúvel.[34] Em ambas as formas, a ação do CD14 está envolvida com a sinalização imunológica inata à infecção microbiana.[35,36] O LPS presente no plasma liga-se a receptores HDL (*high density lipoprotein*) e é reconhecido por LBPs, as quais transferem o LPS da HDL para o mCD14, bem como para sCD14 sérico. A sinalização imunológica é então promovida pelo complexo LBP- LPS-CD14. A ligação LBP-LPS ao mCD14 resulta na produção de citocinas inflamatórias, tais como TNF-α, IL-1, IL-6, IL-8, IL-12 ou radicais de oxigênio como óxido nítrico (NO) e fator tecidual, bem como citocinas antiinflamatórias como IL-10 e TGF-β por parte dos macrófagos, monócitos ou neutrófilos. A ligação LBP-LPS ao sCD14 resulta na ativação de tipos celulares que não expressam CD14 na superfície, como células endoteliais e epiteliais cujas membranas são desprovidas do CD14 intrínseco,[37-39] à liberação dos mesmos mediadores.[34,40] O sCD14 pode neutralizar o possível efeito tóxico da resposta imunológica desencadeada pela liberação de mediadores, ao inibir a ligação do LPS ao mCD14 ou ao devolver LPS ao HD.[34] Ainda que a completa função biológica do CD14 permaneça desconhecida, o aumento da concentração sérica do sCD14 tem sido considerado um bom marcador prognóstico de mortalidade em pacientes com sepse decorrente de infecções por bactérias Gram-positivas e Gram-negativas.[41,42]

O gene humano que codifica a proteína CD14 está localizado no *locus* 5q23-q31 e ocupa cerca de 1.500pb organizados em 2 éxons que codificam para uma proteína de 375 resíduos aminoacídicos (X06882[43]). Na seqüência promotora do gene foram identificadas 4 regiões que interagem com proteínas nucleares específicas de monócitos e 3 diferentes regiões nas quais se liga o fator de transcrição Sp1.[44] Mutações que alterem a seqüência de reconhecimento para Sp1 diminuem a atividade promotora do gene e demonstram um papel crítico regulador de sua expressão.[44] Em um segmento de 460pb 5' flanqueante ao éxon 1 (U00699[44]) foi detectado um polimorfismo de nucleotídeo único (*single nucleotide polymorphism* ou SNP) de transição de uma citosina para uma timina na posição −159, a partir do sítio de início da transcrição, que também equivale à posição – 260 a partir do início da primeira adenina do códon ATG do início da tradução. A mutação –260C > T encontra-se próxima a um sítio de reconhecimento para Sp1, o que permite sugerir, portanto, que tal substituição nucleotídica possa interferir na capacidade transcricional do gene. Foi observado que indivíduos portadores do alelo T apresentam níveis séricos de sCD14 aumentados em relação aos indivíduos portadores do alelo C, resultando numa possível suscetibilidade diferencial do indivíduo a desenvolver patologias associadas aos processos inflamatórios.[45-48] Este polimorfismo no gene CD14, de uma substituição de um nucleotídeo C para um T na região promotora –260, parece ter um papel significante na regulação de sCD14.[49] Pode-se supor que em um indivíduo com uma infecção, bem como com outros fatores de risco, haveria também uma predisposição genética que poderia influenciar na sensibilidade do estímulo.[46] Alguns dados sugerem que altos níveis de mCD14 podem ser benéficos para pacientes com sepse e que mudanças significantes na expressão do mCD14 ocorrem no início do quadro séptico. Portanto, a expressão reduzida do mCD14 parece ser um marcador para a gravidade da doença, em pacientes com sepse.[50]

Estudos prévios mostram que, em pacientes com sepse, os níveis de sCD14 estão de 3 a 5 vezes aumentados; nos pacientes sobreviventes, esses níveis de sCD14 continuam aumentados quando relacionados com os não-sobreviventes.[50] É necessário que se elucide se o aumento de sCD14 em tais indivíduos é de relevância fisiopatológica ou um mero fenômeno do acaso.[50,51]

Os homozigotos TT para a mutação CD14 –260C > T apresentam níveis circulantes de sCD14 mais elevados[48] e uma produção maior de TNF-α nas células mononucleares do sangue periférico, após a estimulação com LPS ou *E. coli*, porém, não após exposição ao pneumococo.[8] Em 90 pacientes consecutivos com choque séptico, constatou-se que o genótipo TT era mais comum do que em controles (71% *vs.* 48%; $p = 0,008$). No grupo com choque séptico, a mortalidade foi maior nos indivíduos homozigotos para o alelo T (71%) do que nos homozigotos para o alelo C (26%) ($p < 0,0001$), sugerindo ser este polimorfismo um novo marcador genético de mortalidade na sepse.[52] Sutherland *et al.*[53] confirmaram que os genótipos TT e CT se correlacionam com aumento na prevalência de infecção por microrganismos Gram-negativos.

Em estudo realizado na Alemanha, o polimorfismo CD14 –260C > T não mostrou associação ao desenvolvimento de sepse ou mortalidade, o que talvez possa ser explicado pelas diferenças genéticas nessas populações.[46] Por sua vez, o polimorfismo CD14 –260C > T não mostrou aumentar o risco de sepse em indivíduos com trauma.[54]

Lectina ligada à manose (*mannose-binding lectin ou MBL*)

A MBL é uma opsonina plasmática que ativa o sistema complemento e regula mediadores inflamatórios[8] e está envolvida na resposta imune inata.[14] A MBL é membro de uma família de proteínas colectinas. Liga-se a um conjunto de estruturas de carboidratos na superfície dos microrganismos e medeia seu efeito antibacteriano, tanto por ação do complemento como por promover fagocitose.[22,31] Tanto em modelos animais como em humanos, a deficiência de MBL parece aumentar a suscetibilidade à infecção.[31]

Foram descritos 3 SNPs dentro do éxon 1 do gene da MBL, os quais geram alterações na seqüência protéica em decorrência da substituição de 3 códons. As alterações são Arg52Cys, Gly54Asp e Gly57Glu.[22] Um estudo com indivíduos do Reino Unido mostrou que homozigotos para as variantes mutantes desses 3 SNPs eram 2 vezes mais comuns em pacientes com pneumonia pneumocócica grave do que nos controles.[55]

POLIMORFISMOS DE GENES RELACIONADOS COM MOLÉCULAS PRÓ E ANTIINFLAMATÓRIAS

A produção coordenada de citocinas pró-inflamatórias como o FNT-α, IL-1 e IL-6 e antiinflamatórias como IL-4, IL-10, IL-13 e fator transformador de crescimento β, desempenham um importante papel na fisiopatologia da resposta inflamatória sistêmica.[31] Evidências recentes sugerem que os mediadores antiinflamatórios têm importantes efeitos na resposta imune do hospedeiro, induzindo um estado de imunossupressão. O balanço da resposta pró e antiinflamatória contribuirá para o desfecho do paciente com sepse.[13]

Fator de necrose tumoral-α (TNF-α)

O *locus* do TNF-α é altamente polimórfico e o mais estudado com relação à influência genética nas doenças infecciosas.[8] Existe uma grande diversidade na produção de TNF-α, de um paciente para outro. Foram identificados 2 polimorfismos no *locus* do TNF-α, os quais estão associados à sua produção. Um polimorfismo bialélico foi descrito na posição –308 da região promotora do TNF, no qual há uma substituição de uma guanina por uma adenina (– 308G > A), consistindo em um alelo que foi denominado TNF-1 (ou –308G) e outro denominado TNF-2 (ou –308A).[31]

Em pacientes com choque séptico, ser portador do alelo TNF-2 pode estar associado a um risco maior de desenvolvimento e mortalidade, a qual foi 52% em comparação a 24% no grupo-controle ($p = 0{,}008$).[56] Na sepse grave, os não sobreviventes apresentam uma prevalência significativamente maior do alelo TNF-2. Os homozigotos para o alelo TNF-2 apresentam uma mortalidade maior do que os heterozigotos ($p = 0{,}0022$), além de concentrações mais elevadas de TNF-α e disfunção orgânica.[57] Esses achados foram corroborados em pacientes com trauma e submetidos à cirurgia,[8] mas não em pacientes com pneumonia.[58]

Um estudo realizado em Taiwan não mostrou diferença na freqüência alélica dependente da herança da variação polimórfica –308G > A TNF-α em pacientes com choque séptico, entre sobreviventes e não sobreviventes.[59] No subgrupo de pacientes com choque séptico, os autores decobriram que uma proporção significativamente maior de não sobreviventes possuía pelo menos uma cópia da variante alélica TNF-2, em comparação com os sobreviventes. A mortalidade nos pacientes com pelo menos uma variante alélica TNF-2 foi de 92%, em comparação com 62% ($p < 0{,}05$) nos pacientes homozigotos para o genótipo TNF-1. Os autores também relataram níveis de TNF-α mais elevados nos pacientes com choque séptico que não sobreviveram, em comparação com os sobreviventes ($p < 0{,}05$).[59]

O desfecho no choque séptico associou-se ao polimorfismo –308G > A FNT-α em pelo menos 2 estudos.[57,59] A despeito destes resultados, Stüber não considera que a genotipagem desse polimorfismo, em pacientes com sepse grave, contribua para a determinação do risco. Em pacientes com sepse abdominal, os níveis de FNT-α não foram influenciados por este polimorfismo.[13]

INTERLEUCINA-1 (IL-1) E ANTAGONISTA DO RECEPTOR DA IL-1

A IL-1 é outra citocina com potente ação pró-inflamatória na sepse. A família da IL-1 inclui o agonista IL-1α e IL-1β, além do antagonista do receptor da IL-1 (IL-1Ra),[8] todos com genes situados nas regiões de 13 a 21 do braço longo do cromossomo humano 2 (2q13-21).[31]

Foram descritos polimorfismos na região promotora (posição –511) e no interior do gene (éxon 5) da IL-1β. Pociot *et al.*[60] demonstraram que a homozigose para o polimorfismo na posição –511 resulta em aumento significativo na produção de IL-1β pelos monócitos estimulados com LPS. Read *et al.*[61] estudaram 2 SNPs, um da IL-1β (variante promotora na região –511) e outro da IL-1Ra (variante na região +2018), concomitantemente em 1.106 pacientes com meningite meningocócica. A mortalidade não mostrou associação a idade ou sorogrupo do meningococo com os grupos genotípicos. Este estudo ilustra a necessidade de uma análise multivariada nos estudos de associação, para determinar o efeito do genótipo independentemente de fatores não genéticos.

Outras variantes polimórficas no interior do gene IL-1Ra são causadas por uma variedade de repetições em *tandem* de uma seqüência de 86 pares de base no interior do íntron 2. A relevância biológica desse polimorfismo é sustentada pela observação de que os indivíduos saudáveis portadores de um alelo específico do gene IL-1Ra (denominado A2) possuem concentrações plasmáticas mais elevadas de IL-1Ra do que indivíduos não portadores deste alelo. Além disso, suas células mononucleares produzem quantidades mais elevadas de IL-1Ra após estimulação *in vitro*.[31]

Fang *et al.*[62] estudaram a relação entre os polimorfismos dos genes IL-1β e IL-1Ra com a ocorrência de sepse, em 3 populações. Os autores verificaram a freqüência e a distribuição genotípica de variantes polimórficas dos genes IL-1β e IL-1Ra em 93 pacientes com sepse grave e 263 controles saudáveis. Foi observado que o alelo A2 do gene IL-1Ra ocorre mais freqüentemente em pacientes com sepse grave do que em indivíduos-controle (37% *vs.* 24%; $p < 0{,}01$), o que sugere uma associação entre este alelo e a suscetibilidade à sepse. Outro estudo[63] comparou freqüências alélicas e distribuições genotípicas nos genes da IL-1α, IL-1β e IL-1Ra em um grupo de 60 pacientes com sepse e 60 controles. Também houve uma elevada freqüência do alelo A2 do gene IL-1Ra nos pacientes sépticos, em comparação com os controles (34% *vs.* 23%; $p < 0{,}05$), e não houve diferença entre os polimorfismos IL-1α e IL-1β, entre pacientes sépticos e indivíduos-controle. Estudo realizado na Espanha[64] mostrou que os indivíduos homozigotos para o alelo A2 do gene IL-1Ra com sepse grave apresentavam um risco aumentado de mortalidade, porém, sem aumento na suscetibilidade para a sepse.

Interleucina-6 (IL-6)

A IL-6 é uma citocina com efeitos potentes sobre os macrófagos e linfócitos B e T, além de indutora da febre e de produção de proteínas de fase aguda. Foi descrito um polimorfismo (–174G > C) cujo alelo C se associou a uma significativa redução na produção de IL-6.[65]

Schlüter *et al.*[66] compararam a freqüência alélica, a distribuição genotípica e as concentrações plasmáticas de IL-6 em pacientes cirúrgicos com e sem sepse e em controles saudáveis. Não foram identificadas diferenças na freqüência alélica ou na distribuição genotípica entre os pacientes cirúrgicos com e sem sepse ou nos controles, o que sugere que o polimorfismo do gene da IL-6 não esteve associado a suscetibilidade à sepse, nessa população de 326 pacientes críticos.

Interleucina-10 (IL-10)

A IL-10 é uma citocina antiinflamatória que está envolvida na supressão da resposta imune e adaptativa.[22] De modo semelhante ao TNF-α, a IL-10 é altamente polimórfica[8] e seus níveis elevados associam-se a um pior desfecho na sepse.[22] Múltiplos SNPs já foram descritos, incluindo 3 na região promotora do gene, alterando as bases presentes nas posições –1082, –819 e –592.[22]

Um estudo demonstrou que o alelo A do SNP –592 está associado a mortalidade em pacientes críticos, com ou sem sepse. Entretanto, os mesmo autores não demonstraram relação entre o SNP da posição –1082 e produção de IL-10, ocorrência de sepse e mortalidade.[67] A associação entre os SNPs nas posições –1082, –819 e –592 da região promotora do gene da IL-10 com sepse e sobrevida foi investigada por Shu *et al.*,[68] que encontraram um aumento significativo ($p < 0,05$) da freqüência do alelo G do SNP na posição –1082 (–1082G > A) em indivíduos com sepse, em comparação com controles, sem haver associação entre os SNPs presentes nas posições –819 e –592 com sepse ou mortalidade. Schaaf *et al.*[69] encontraram um aumento significativo ($p = 0,04$) nas concentrações de IL-10 em pacientes com sepse homozigotos GG do SNP –1082G > A em comparação com os heterozigotos AG ou homozigotos AA. Sabe-se que níveis elevados de IL-10 estão associados a pior desfecho na sepse.[67]

POLIMORFISMOS DE GENES DE FATORES DE COAGULAÇÃO[70]

Na sepse há uma redução da fibrinólise e a conseqüente formação de trombos na microvasculatura. O balanço entre a formação e a degradação de fibrina é regulado pela ação de enzimas pró-fibrinolíticas como a uroquinase e o fator tecidual ativador do plasminogênio e seu inibidor, o inibidor tipo 1 do ativador do plasminogênio (PAI-1).

Está cada vez mais clara a associação entre a inflamação sistêmica e ativação do sistema de coagulação,[71] visto que a lesão endotelial e a liberação de endotoxinas estimulam a produção do fator tecidual (FT). Tal composto desencadeia uma seqüência de reações enzimáticas a fim de produzir a trombina que, por sua vez, atua na transformação do fibrinogênio em fibrina, principal componente do coágulo. Três importantes vias controlam a cascata da coagulação: (I) antitrombina (AT), (II) proteína C ativada/proteína S e (III) inibidor da via do fator tecidual (TFPI ou *tissue factor pathway inhibitor*).

A AT, além de ser um dos mais potentes inibidores da cascata de coagulação, exerce atividade antiinflamatória, induzindo a síntese de prostaciclina e inibindo a agregação plaquetária, a expressão de moléculas de adesão e a ligação de neutrófilos às células endoteliais, atenuando a liberação de IL-6, IL-8 e TNF a partir de células endoteliais.[72] Recentemente, foi demonstrado que a AT também é capaz de inibir *in vitro* a produção de NF-κβ, fator de transcrição fundamental na geração de resposta inflamatória.

A proteína C, quando ativada, exerce seu papel como anticoagulante ao ativar os fatores Va e VIIIa, bloqueando a geração de trombina. Além dessa ação anticoagulante, a proteína C ativada apresenta um papel pró-fibrinolítico, ao bloquear a ação do PAI-1[73] e do TAFI (inibidor da fibrinólise dependente de trombina ou *thrombin-activatable fibrinolysis inhibitor*).[74] Além disso, a proteína C é capaz de reduzir a resposta inflamatória por vários mecanismos. Além da inibição direta da trombina, bloqueando a ação inflamatória dessa molécula, recentemente foi demonstrado um papel antinflamatório direto da proteína C ao se ligar a seu receptor em células endoteliais e de leucócitos (receptor celular da proteína C).[75] Esse complexo transloca-se até o núcleo e apresenta múltiplos efeitos: (a) diminuindo a geração de trombina; (b) diminuindo a geração de citocinas inflamatórias;[76,77] (c) impedindo a ligação do LPS ao seu receptor de membrana CD14;[78] e (d) diminuindo a expressão do fator tecidual.

O TFPI bloqueia a ação do complexo do fator VIIIa-FT ao se ligar ao fator Xa, impedindo o desencadeamento da cascata de coagulação na sua fase inicial e atuando na redução da produção de óxido nítrico, possivelmente de maneira secundária à diminuição de TNF-α.[79]

O dano endotelial provocado na sepse estimula as vias pró-inflamatórias e pró-coagulantes, resultando na depleção de anticoagulantes como a AT, a PC ativada e o TFPI, além de contribuir para um desarranjo da fibrinólise, potencializando o estado pró-coagulante[80] e, conseqüentemente, levando ao aumento na deposição de fibrina e formação de microtrombos, com subseqüente falência de múltiplos órgãos e morte.

Durante a SIRS, a IL-6 induz à expressão de FT, o TNF estimula a produção de PAI-1 e citocinas inflamatórias inibem a síntese de trombomodulina (essencial à ativação da proteína C[81]). A geração local de trombina pode intensificar a resposta inflamatória nos locais de infecção, mas o seu deslocamento no sistema circulatório pode resultar na coagulação intravascular disseminada (CIVD).[82] A presença de CIVD tem sido associada ao aumento no risco de morte, em pacientes com sepse.[83,84]

A inflamação e a coagulação estão também intimamente ligadas do ponto de vista filogenético, estando em uma única via nos invertebrados e, em organismos mais complexos, apresentando 2 cascatas em separado, com ligação entre si. Em modelos animais, a deficiência genética de fator tecidual associa-se à redução, enquanto a deficiência de trombomodulina, antitrombina III e proteína C está relacionada com aumento da mortalidade.[22]

VIA DA PROTEÍNA C

A ativação fisiológica da proteína C envolve a interação de trombina, trombomodulina, proteína C e do receptor endotelial da proteína C na superfície das células endoteliais, onde o fator V é alvo da atividade da proteína C. Até a presente data, apenas um SNP do fator V foi confirmado influenciar na morbidade e mortalidade na sepse grave em humanos. Foram identificados 3 SNPs independentes do fator V em diferentes populações: o fator V Cambridge (Arg306Thr), o fator V Hong Kong (Arg306Gly) e o fator V Leinden (Arg506Gln). Todos estes SNPs tornam o fator V ativo (Va) parcialmente resistente à inativação pela proteína C ativada, favorecendo o estabelecimento de um estado pró-trombótico.[22] Em um estudo com crianças com meningococcemia, a ocorrência de heterozigose para o fator V de Leinden associou-se a aumento na incidência de púrpura *fulminans*; por outro lado, associou-se a uma tendência sem significância estatística de redução de mortalidade.[85]

INIBIDOR-1 DO ATIVADOR DO PLASMINOGÊNIO (PAI-1)[70]

O PAI-1 atua inibindo os ativadores do plasminogênio t-PA e u-PA, reduzindo, conseqüentemente, osníves de plasminogênio/plasmina, o que prejudica a fibrinólise.[86] Assim, a deficiência de PAI-1 está relacionada com graves hemorragias, e níveis elevados de PAI-1 inibem a fibrinólise. A secreção de PAI-1 pode ser regulada por agentes como o TNF-α, a interleucina-1, o TNF-β ou endotoxinas.[87]

O gene que codifica para o PAI-1 foi mapeado no *locus* 7q21.3-q22,[88] com 12 kb e 9 éxons.[89] Dawson *et al.*[90] identificaram um polimorfismo na sua região promotora (posição –675 do gene do PAI-1) caracterizado pela inserção e deleção de uma base guanina em uma seqüência de 4 guaninas (alelos 4G e 5G). Burzotta *et al.*[91] identificaram que homozigotos 4G/4G apresentavam níveis de PAI-1 25% superiores a homozigotos 5G/5G. Eriksson *et al.*[92] sugeriram que o polimorfismo 4G/5G está relacionado com uma alteração da transcrição basal do PAI-1, o que explicaria que homozigotos 4G/4G apresentam níveis mais elevados de PAI-1.

O gene que codifica para o PAI-1, cuja proteína é um potente inibidor da cascata da proteína C, apresenta variantes polimórficas que afetam de modo desfavorável o desfecho da sepse.[22]

Hermans *et al.*[93] analisaram a relação entre o desfecho, a concentração de PAI-1 e o genótipo do PAI-1 (polimorfismo 4G/5G I/D) em 175 crianças com meningococcemia, as quais foram comparadas com 226 crianças sadias. A presença do genótipo 4G/4G associou-se a concentrações maiores de PAI-1 do que os genótipos 4G/5G e 5G/5G (p = 0,03). Além disso, a ocorrência do genótipo 4G/4G associou-se a um risco relativo de morte de 2,0. Westendorp *et al.*[57] analisaram 50 pacientes que sobreviveram à meningite, comparando com 131 indivíduos da mesma região e com 183 familiares em primeiro grau dos pacientes com meningococcemia. As freqüências dos alelos 4G e 5G foram similares entre os pacientes e os controles. Entretanto, o genótipo 4G/4G esteve presente em apenas 9% dos familiares de pacientes com meningite em comparação com 36% dos familiares dos pacientes que apresentaram choque séptico. Os pacientes cujos familiares eram portadores do genótipo 4G/4G tinham um risco 6 vezes maior de desenvolver choque séptico, em comparação com os pacientes cujos familiares eram portadores de outros genótipos.

Haralambous *et al.*[94] não observaram evidências da associação entre o polimorfismo 4G/5G do PAI-1 com suscetibilidade à doença meningocócica. Entretanto, uma associação significativa foi encontrada entre o polimorfismo do PAI-1 e a mortalidade, decorrente de infecção meningocócica, entre crianças caucasóides do Reino Unido. Zhan *et al.*[95] observaram que a freqüência genotípica 4G/4G e do alelo 4G, entre os pacientes com sepse, foi significativamente mais alta que entre o grupo-controle, concluindo ainda que o polimorfismo 4G/5G do PAI-1 está associado à suscetibilidade e a um desfecho mais grave da sepse.

Menges *et al.*[96] observaram que o alelo 4G de PAI-1 está associado a altas concentrações de PAI-1 no plasma e a baixas taxas de sobrevivência após trauma grave. Geishofer *et al.*,[97] em seu trabalho, concluíram que a ocorrência de sepse foi significantemente mais freqüente em portadores do genótipo 4G/4G.

POLIMORFISMOS DE GENES NO CONTROLE DA VASOMOTRICIDADE

O controle do fluxo sanguíneo é feito pela interação equilibrada entre substâncias vasoconstritoras e vasodilatadoras. Durante a evolução do quadro séptico, a perfeita distribuição de oxigênio nos tecidos, na macro e microcirculação, é essencial para que não haja morte tecidual em decorrência de necrose celular.[98,99]

Sintase do óxido nítrico (NOS)

O óxido nítrico (NO) é um poderoso agente vasodilatador sintetizado a partir da oxidação da L-arginina pela ação da enzima sintase do óxido nítrico (NOS).[100] São atribuídas ao NO, funções como inibição da ativação plaquetária, crescimento e proliferação das células da musculatura lisa, adesão leucocitária e oxidação das lipoproteínas de baixa densidade (LDLs).[100,101] A meia-vida da molécula de NO é muito curta, convertendo-se assim, rapidamente, em nitrito (NO_2^-) e nitrato (NO_3^-), metabólitos que são utilizados como marcadores para os níveis plasmáticos de NO e que causam dano oxidativo por atuarem como radicais livres.[100,102] O aumento de NO está associado à peroxidação lipídica, causando alterações celulares e nitrosilação protéica, responsáveis pela alteração da funcionalidade da proteína.[103] O NO também é considerado um mensageiro biológico, por estimular cinases dependentes de GMPc e aumentar a expressão da enzima guanilato ciclase.[104,105]

Estima-se que mais de 400 genes estejam envolvidos em processos como função endotelial e inflamação. No que se refere à sintase de óxido nítrico (NOS), descreveu-se que há genes responsáveis pela síntese de 3 isoformas de NOS: (I) a induzível (iNOS), produzida por citocinas, macrófagos e lipopolissacarídios (LPS) em condições patológicas; (II) a isoforma constitutiva (cNOS), encontrada no sistema nervoso periférico, *macula densa* do rim e em situações patológicas; e (III) a isoforma endotelial (eNOS), produzida pelas células endoteliais.

O gene da eNOS está localizado no *locus* 7q35-36, contendo 26 éxons, totalizando 21 kb, onde já foram localizadas, pelo menos, 5 variações polimórficas: 3 SNPs – polimorfismo de nucleotídeo único (éxon 7 894G > T, íntron 18 27A > C, íntron 23 10G > T), um VNTR – nucleotídeos variados repetidos em tandem (íntron 4 27pb) e um de repetições CA (intron 13).[100,102,106,107]

O polimorfismo do éxon 7 (894G > T) resulta na modificação no resíduo 298 da proteína final, que consiste em uma substituição de um ácido glutâmico por um ácido aspártico (Glu298Asp) e seus genótipos estão facilmente associados à vasodilatação endotelial. O alelo G, por ter uma eNOS supostamente mais funcional, vem sendo associado a uma maior vasodilatação, quando comparado com o alelo T, que possui uma relatada menor atividade da eNOS.[100]

Estão associadas ao genótipo TT, patologias como doença arterial coronariana, espasmo coronariano, aterosclerose e aterogênese, além de outras alterações patológicas, pelo fato de o alelo T ser menos funcional, se comparado com o G.[101,108-111] Estuda-se, porém, se o polimorfismo 894G > T é, de fato, o responsável pelas alterações fisiológicas da eNOS ou se ele representa apenas um marcador estando ligado a outra variante polimórfica que seria a real causadora da patologia.[106,112,113]

Enzima conversora da angiotensina (ECA)

A ECA é uma metalopeptidase zinco-dependente (EC 3.4.15.1), cuja principal função é a conversão da angiotensina I em angiotensina II (um peptídeo vasoativo e estimulador da secreção de aldosterona) e a inativação de bradicinina. A ECA apresenta um papel crítico no sistema renina-angiotensina na regulação de volume de fluidos intravasculares, resistência vascular e pressão arterial. Estudos fisiológicos, farmacológicos e genéticos demonstram a importância da ECA e sua inibição na patogênese e tratamento de diversas doenças cardiovasculares, existindo um interesse crescente na definição dos mecanismos moleculares que determinam os níveis séricos da ECA em humanos.[114]

O gene da ECA tem papel-chave na modulação da função vascular sistêmica, interferindo na repercussão orgânica de patologias como a sepse.[115] Considerando o significado clínico de respostas microvasculares, fatores que alterem o desempenho perfeito da função vascular e endotelial podem desencadear complicações cardiovasculares que interfiram na recuperação de pacientes sépticos.[115]

O gene da ECA encontra-se localizado no *locus* 17q23.[116] Em 1990, foi descrito o polimorfismo mais conhecido deste gene,[117] que consiste na presença (alelo I) ou ausência (alelo D) de um fragmento *Alu* de 287 pb próximo à extremidade 3' do íntron 16. A variação polimórfica deste gene torna possível a identificação de 3 genótipos: II, ID e DD. O polimorfismo explica 47% da variabilidade fenotípica das concentrações séricas da ECA, sendo as concentrações mais elevadas associadas à presença do alelo D.[117] Além desse, porém menos estudados, outros polimorfismos têm sido descritos no gene ECA, com diferentes efeitos na modulação vascular dependente da ECA.

Zhu *et al.*[118] genotiparam 13 polimorfismos do gene da ECA em 1.343 nigerianos de 332 famílias. Além do polimorfismo I/D, dentre 6 polimorfismos associados significativamente à concentração da ECA, 2 polimorfismos de nucleotídeo simples (SNP) bialélicos foram mais fortemente associados ao traço em questão: um deles, denominado ACE4, consiste na transversão A-262T na região 5'UTR, e outro, chamado ACE8, representa a transição A11860G no éxon 17. Os polimorfismos ACE4 e ACE8 foram isoladamente responsáveis, respectivamente, por 6% e 19% da variância total da atividade da ECA.

Em estudos do polimorfismo de transversão A–262T (ACE4), foi observada uma discrepância, ainda não compreendida, com relação ao alelo A, pois o mesmo estaria simultaneamente associado a níveis séricos mais elevados de ECA circulante e níveis pressóricos mais baixos. Este achado de Zhu *et al.*,[118] em populações nigerianas, não é compartilhado por estudos com outros grupos populacionais, como franceses e britânicos,[114,119] os quais relatam haver associação entre o alelo A e níveis mais baixos de ECA circulante. Todos os polimorfismos estudados por Zhu *et al.*,[118] em seqüências *upstream* ao polimorfismo ACE4, têm um efeito oposto ao encontrado no estudo europeu, sugerindo que estes polimorfismos por si só não seriam mutantes funcionais que afetariam a concentração da ECA, mas estariam em forte desequilíbrio de ligação com variantes relevantes da ECA (tal qual o polimorfismo I/D).

REFERÊNCIAS BIBLIOGRÁFICAS

1. Lander ES, Linton LM, Birren B, et al. Initial sequencing and analysis of the human genome. *Nature* 2001:409:860-921.
2. Collins FC, Green ED, Guttmacher AE, Guyer MS. A vision for the future genomics research. *Nature* 2003;422:835-846.
3. Strachan T, Read AP. *Human molecular genetics*. London: Bios Scientific Publishers Ldt., 1999.
4. Guttmacher AE, Collins FS. Genomic medicine – A Primer. *N Engl J Med* 2002;347:1552-20.
5. Burke W. Genomics as a probe for disease biology. *N Engl J Med* 2003;349:969-74.
6. Collins FS, McKusick VA. Implications of the human genome project for medical science. *JAMA* 2001;285:540-544.
7. Holmes CL, Russel JA, Walley KR. Genetic Polymorphisms in Sepsis and Septic Shock. *Chest* 2003;24:1103-15.
8. Wunderink RG, Waterer GW. Genetics of sepsis and pneumonia. *Curr Opin Crit Care* 2003;9:384-89.
9. Wang DG, Fan JB, Siao CJ, Berno A, Young P, Sapolsky R, et al. Large-scale indentification, mapping, and genotyping of single-nucleotide polymorphisms in the human genome. *Science* 1998;280:1077-1082.
10. Futuyma DJ. *Evolutionay Biology*. 3rd ed. Massachusetts: Sinauer Associates, Inc. Publishers. Sunderland, 1998.
11. Carrol SB. Genetics and the making of Homo sapiens. *Nature* 2003;422:849-857.
12. Sorensen TI, Nielsen GG, Andersen PK, et al. Genetic environmental influences on premature death in adult adoptees. *N Engl J Med* 1988;38:727-32.
13. Stüber F. Genetic Predisposition. In: Vincent JL, Carlet J, Opal SM. *The Sepsis Text*. Norwell: Kluwer Academic Publishers, 2002.
14. Fallavena PRV. *Variantes polimórficas Asp299Gly e Thr399Ile do gene que codifica para o TLR4 humano em pacientes críticos internados em uma Unidade de Tratamento Intensivo (UTI).* Projeto de pesquisa do Programa de Pós-Graduação em Biologia Celular e Molecular, Faculdade de Biociências, Pontifícia Universidade Católica do Rio Grande do Sul, 2006.
15. Aguiar BB. *Associação entre o polimorfismo -260C>T no promotor do gene CD14 e a expressão de mCD14 e sCD14 no desfecho da sepse.* Projeto de pesquisa do Programa de Pós-Graduação em Biologia Celular e Molecular, Faculdade de Biociências, Pontifícia Universidade Católica do Rio Grande do Sul, 2004.
16. Zweigner J, Gramm HJ, Singer OC, et al. High concentrations of lipopolysaccharide-binding protein in serum of patients with severe sepsis or septic shock inhibits the lipopolysaccharide response in human monocytes. *Blood J* 2001;98:3800-3808.
17. Goyert SM, Ferrero E, Rettig WJ, et al. The CD14 monocyte differentiation antigen maps to region encoding growth factors and receptors. *Science* 1998;239(4839):497-500.
18. Landmann R, Reben AM, Sansano S, et al. Function of soluble CD14 in serum from patients with septic shock. *J Infect Dis* 1996;173:661-668.
19. Musheigian A, Medzhitov R. Evolutionary perspective on innate immune recognition. *J Cell Bio* 2001;155:705-710.
20. Cohen J. The immunopathogenesis of sepsis. *Nature* 2002;420:885-891.
21. Kopp E, Medzhitov R. Recognition of microbial infection by toll-like receptors. *Curr Opin Immunol* 2003;15:396-401.

22. Arcaroli J, Fessler MB, Abraham E. Genetic polymorphisms and sepsis. *Shock* 2005;24:300-12.
23. Scröder WJ N, Schumann RR. Single nucleotide polymorphisms of Toll-like receptor and susceptibility in infectious disease. *The Lancet* 2005;5:156-164.
24. Arbour NC, Lorenz E, Schutte BC et al. TLR4 mutations are associated with endotoxin hyporresposiveness in humans. *Nat Gent* 2000;25:187-91.
25. Edfeldt K, Bennet A M, Eriksson P, Frostegard J. Association of hypo-responsive toll-like receptor 4 variants with risk of myocardial infarction. *Eur Heart J* 2004;25:1447-1453.
26. Barber RC, Aragaki CC, Chaves RA F. TLR4 and TNF-α polymorphisms are associated with an increased risk for severe sepsis following Burn injury. *J Med Gen* 2004;48: 808-813.
27. Kolek JM, Carlquist FJ, Muhlestein BJ, et al. Toll-like receptor 4 gene Asp299Gly polymorphism is associated with reductions in vascular inflammation, angiographic coronary artery disease, and clinical diabetes. *Am Heart J* 2004;148(6):1034-1040.
28. Lorenz E, Mira JP, Frees KL, Schwartz DA. Relevance of Mutations in the TRL4 Receptor in Patients With Gram-Negative Septic Shock. *Arch Intern Med* 2002;162:1028-32.
29. Agnese DM, Calvano JE, Hahm SJ, Coyle SM, Corbett SA, Calvano SE. Human toll-like receptor 4 mutations but not CD14 polymorphysms are associated with an increased risk of Gram-negative infections. *J Infec Dis* 2002;186:1522-25.
30. Read RC, Pullin J, Gregory S et al. A functional polymorphism of toll-like receptor 4 is not associated with likelihood or severity of meningococcal disease. *J Infect Dis* 2001;184:640-42.
31. Lin MT, Albertson TE. Genomic polymorphisms in sepsis. *Crit Care Med* 2004;32:569-79.
32. Lorenz E, Mira JP, Cornish JL et al. A novel polymorphism in the toll-like receptor 2 gene and its potencial association with stafilococcal infection. *Infect Immun* 2000;68:6398-01.
33. Moore CE, Segal S, Berendt AR, Hill AV, Day NP. Lack of association between Toll-like receptor 2 polymorphysms and susceptibility to severe disease caused by Staphylococcus aureus. *Clin Diagn Lab Immunol* 2004;11:1194-97.
34. Schütt C. Molecular in focus CD14. *Int J Biochem Cell Biol* 1999;31:545-49.
35. Ulevitch RJ. Toll gates for pathogen selection. *Nature* 1999;401:755-756.
36. Modlin RL, Brightbill HD, Godowiski PJ. The toll of innate immunity on microbial pathogens. *N Engl J Med* 1999;340:1834-35.
37. Goyert SM, Ferrero E, Rettig WJ, et al. The CD14 monocite differentiation antigen maps to region encoding growth factors and receptors. *Science* 1988;239:497-500.
38. Frey EA, Miller DS, Gullstein Jahr T, et al. Soluble CD14 participates in the response of cells to lypopolisaccharide. *J Exp Med* 1992;176:1665-71.
39. Landmann R, Reben AM, Sansano S, et al. Function of soluble CD14 in serum from patients with septic shock. *J Infect Dis* 1996;173:661-68.
40. Karima R, Matsumoto S, Higashi H, et al. The molecular pathogenesis of endotoxic shock and organ failure. *Mol Med Today* 1999 March;123-32.
41. Landmann R, Zimmerle W, Sansano S, et al. Increased circulating soluble CD14 is associated with high mortality in Gram-negative septic shock. *J Infect Dis* 1995;171:639-644.
42. Burgmann H, Wincler S, Locker GJ, et al. Increased serum concentration of soluble CD14 is a prognostic marker in Gram-positive sepsis. *Clin Immunol Immunopathol* 1996;80:307-310.

43. Ferrero E, Goyert SM. Nucleotide sequence of the gene encoding the monocyte differentiation antigen, CD14. *Nucleic Acids Res* 1998;16:4173.
44. Zhang DE, Hetherington CJ, Tan S, et al. Sp1 is a critical factor for the monocytic specific expression of human CD14. *J Biol Chem* 1994;269:11425-11434.
45. Koppelman GH, Reijmerink NE, Colin Stine O, Howard TD, Whittaker PA, Meyers DA, et al. Association of a promoter polymorphism of the CD14 gene and atopy. *American Journal of Respiratory and Critical Care Medicine* 2001;163:965-69
46. Hubacek JA, Pit'ha J, Skodová Z, Stanek V, Poledne R, Schmitz G. C(-260) → T polymorphism in the promoter of the CD14 monocyte receptor gene as a risk factor for myocardial infarction. *Circulation* 1999;99:3218-3220.
47. Unkelbach K, Gardemann A, Kostrzewa M, Philipp M, Tillmanns H, Haberbosch W. A new promoter polymorphism in the gene of lipopolysaccharide receptor CD14 is associated with expired myocardial infarction in patients with low atherosclerotic risk profile. *Arteriosclerosis, Thrombosis and Vascular Biology* 1999;19:932-938.
48. Baldini M, Lohman IC, Halonen M, et al. A polymorphism in the 5' flanking region on the CD14 gene is associated with circulating soluble CD14 levels and with total serum immunoglobulin E. *Am J Respir Cell Mol Biol* 1999;20:976-83.
49. Fernandez-Real JM, Broch M, Richart C, Vendrell J, Lopez-Bermejo A, Ricart W. CD14 monocyte receptor, involved in the inflammatory cascade, and insulin sensitivity. *Journal of Clinical Endocrinology & Metabolism* 2003;88(4):780-1784.
50. Gluck T, Silver J, Epstein M, Cao P, Farber B, Goyert SM. Parameters influencing membrane CD14 expression and soluble CD14 levels in sepsis. *European Journal of Medicine Research* 2001;6:351-358.
51. Schütt C. Molecular in focus CD14. *International Journal of Biochemistry & Celular Biology* 1999;31:545-549.
52. Gibot S, Cariou A, Drouet L, Rossignol M, Ripoll L. Association between a genomic polymorphism within the CD14 locus and septic shock susceptibility and mortality rate. *Crit Care Med* 2002;30:969-73.
53. Sutherland AM, Walley KR, Russell JA. Polymorphysms in CD14, mannose-bainding lectin, and Toll-like receptor-2 are associated with increase prevalence of infections in critically ill adults. *Crit Care Med* 2005;33:638-44.
54. Heesen M, Bloemeke B, Schade U, Obertacke U, Majetschak M. The -260 C→T promoter polymorphism of the lipopolysaccharide receptor CD14 and severe sepsis in trauma patients. *Intensive Care Med* 2002;28:1161-63.
55. Roy S, Knox K, Segal S, et al. MBL genotype and risk of invasive pneumococcal disease: a case-control study. *Lancet* 2002;359:1569-73.
56. Mira JP, Cariou A, Grall F, et al. Association of TNF2, a TNF-α Promoter Polymorphism, With Septic Shock Susceptibility and Mortality. *JAMA* 1999;282:561-68.
57. Stüber F, Petersen M, Bokelmann F, Schade U. A genomic polymorphism within the tumor necrosis factor locus influences plasma tumor necrosis factor-α concentrations and outcome of patients with severe sepsis. *Crit Care Med* 1996;24:381-84.
58. Waterer GW, Quasney MW, Cantor RM, Wunderink RG. Septic Shock and Respiratory Failure in Community-acquired Pneumonia Have Different TNF Polymorphism Associations. *Am J Respir Crit Care Med* 2001;163:1599-1604.
59. Tang GJ, Huang SL, Yien HW et al. Tumor necrosis factor gene polymorphism and septic shock in surgical infection. *Crit Care Med* 2000;28:2733-36.
60. Pociot F, Molvig J, Wogensen L, Worsaae H, Nerup J. A TaqI polymorphism in the human interleukin-1β (IL-1β) gene correlates with IL-1β secretion in vitro. *Eur J Clin Invest* 1992;22:396-402.

61. Read RC, Cannings C, Naylor SC et al. Variation within genes encoding interleukin-1 and the interleukin-1 receptor antagonist influence the severity of meningococcal disease. *Ann Intern Med* 2003;138:534-41.
62. Fang XM, Schoreder S, Hoeft A, Stüber F. Comparison of two polymorphisms of the interleukin-1 gene family: Interleukin-1 receptor antagonist polymorphism contributes to susceptibility to severe sepsis. *Crit Care Med* 1999;27:1330-34.
63. Ma P, Chen D, Pan J, Du B. Genomic polymorphism within interleukin-1 family cytokines influences the outcome of septic patients. *Crit Care Med* 2002;30:1046-50.
64. Arnalich F, Lopez-Maderuelo D, Codocco R et al. Interleuckin-1 receptor antagonist gene polymorphism and mortality in patients with severe sepsis. *Clin Exp Immunol* 2002;127:331-36.
65. Fishman D, Faulds G, Jeffery R et al. The effect of novel polymorphisms in the interleukin-6 (IL-6) gene on IL-6 transcription and plasma IL-6 levels, and as association with systemic-onset juvenile chronic arthritis. *J Clin Invest* 1998;102:1369-76.
66. Shlüter B, Raufhlake C, Erren M et al. Effect of the interlukin-6 promoter polymorphism (-174 G/C) on the incidence and outcome of sepsis. *Crit Care Med* 2002;30:32-37.
67. Lowe PR, Galley HF, Abdel-Fattah A et al. Influence of interleukin-10 polymorphysms on interlukin-10 expression and survival in critically ill patients. *Crit Care Med* 2003;31:34-38.
68. Shu Q, Fang X, Chen Q, Stuber F. IL-10 polymorphysm is associated with increased incidence of severe sepsis. *Chin Med* 2003;116:1756-59.
69. Schaaf BM, Boehmke F, Esnaashari H et al. Pneumococcal septic shock is associated with the interleukin-10 -1082 gene promoter polymorphism. *Am J Respir Crit Care Med* 2003;168:476-80.
70. Costa TD. *O polimorfismo 4G/5G no promotor do gene do inibidor-1 do ativador do plasminogênio e o desfecho da sepse*. Projeto de pesquisa do Programa de Pós-Graduação em Biologia Celular e Molecular, Faculdade de Biociências, Pontifícia Universidade Católica do Rio Grande do Sul, 2006.
71. Lorente JA, Garcia-Frade L, Landin L, et al. Time course of hemostatic abnormalities in sepsis and its relation to outcome. *Chest* 1993;103:1536-1542.
72. Souter PJ, Thomas S, Hubbard AR, Poole S, et al. Antithrombin inhibits lipopolysaccharide–induced tissue factor and interleukin-6 production by mononuclear cells, human umbilical vein endothelial cells, and whole *Blood*. *Crit Care Med* 2001;29:134-139.
73. Krishnamurti C, Young GD, Barr CF, Colleton CA, Alving BM. Enhancement of tissue plasminogen activator-inducet fibrinolysis by activated protein C in endotoxin-treated rabbits. *J Lab Clin Med* 1991;118(6):523-530.
74. Bajzar L, Nesheim ME, Tracy PB. The profibrinolytic effect of ativated protein C in clots formed from plasma is TAFI-dependent. *Blood* 1996;15;88(6):2093-2100.
75. Lópes-Aguirre Y, Páramo JA. Endothelial cell and hemostatic activation in relation to cytokines in patients with sepsis. *Thromb Res* 1999;94:95-101.
76. Joyce DE, Gelbert L, Ciaccia A, et al. Gene expression profile of antithrombotic protein C defines new mechanisms modulation inflammation and apoptosis. *J Biol Chem* 2001;276:11199-11203.
77. White B, Schmidt M, Murphy C et al. Activated protein C inhibits lipopolysaccharide-induced nuclear translocation of nuclear factor KappaB and tumor necrosis factor alpha production in the PHP-1 monocytic cell line. *Br J Haematol* 2000;110(1):130-134.

78. Grinnell BW, Joyce D. Recombinant human activated protein C: a system modulator of vascular function for treatment of severe sepsis. *Crit Care Med* 2001;29(7):S53-61.
79. Enkhbaatar P, Okajima K, Uchiba M, Isobe h, Okabe H. Recombinant tissue factor pathway inhibitor prevents lipopolysaccharide-induced systemic hypotension in rats by inhibiting excessive production of nitric oxide. *Thromb Haemost* 2001;86(6):1573-1574.
80. Finney SJ, Evans TW. Emerging therapies in severe sepsis. *Thorax* 2002;57(Suppl 2):II8-14.
81. Levi M, van der Poll T, ten Cate H et al. Time course of hemostatic abnormalities in sepsis and its relation to outcome. *Chest* 1993;103:1536-1542.
82. McGilvray ID, Rotstein OD. Role of the coagulation system in the local and systemic inflammatory response. *World J Surg* 1998;22:179-186.
83. Rangel-Frausto MS, Pittet D, Costigan M, et al. The natural history of the systemic inflammatory response syndrome (SIRS): A prospective study. *JAMA* 1995;273:117-123.
84. Brun-Buisson C, Doyon F, Carlet J, et al. Incidence, risk factors, and outcome of severe sepsis and septic shock in adults: A multicenter prospective study in intensive care units. *JAMA* 1995;274:968-974.
85. Kondaveeti S, Hibberd ML, Booy R, et al. Effect of the Factor V Leinden mutation on the severity of meningococcal disease. *Pediatr Infec Dis J* 1999;18:893-96.
86. Hermans PWM, Hazelzet JA. Plasminogen Activator Inhibitor Type I Polymorphism and Sepsis. *CDI* 2005;41(Suppl 7):S453-S458.
87. Hoekstra T, Geleijnse JM, Schouten EG, Kluft C. Plasminogen activator inhibitor-type 1: its plasma determinants and relation with cardiovascular risk. *Tromb Haemost* 2004;91:861-872.
88. Klinger KW, Winqvist R, Riccio A, Andreasen PA, Sartorio R, Nielsen LS, et al. Plasminogen activator inhibitor type 1 is located at region q21.3-q22 of chromosome 7 and genetically linked with cystic fibrosis. *Proc Natl Acad Sci U S A.* 1987;84(23):8548-8552.
89. Follo M, Ginsburg D. Structure and expression of the human gene encoding plasminogen activator inhibitor, PAI-1. *Gene* 1989;84:447-453.
90. Dawson SJ, Wiman B, Hamsten A, Green F, Humphries S, Henney AM. The two allele sequences of a common polymorphism in the promoter of the plasminogen activator inhibition-1 (PAI-1) gene respond differently to interleukin-1 in HepG2 cells. *J Biol Chem* 1993;268:10739-745.
91. Burzotta F, Di Castelnuovo A, Amore C, D'Orazio A, Di Bitondo R, Donati MB, Iacovielo L. 4G/5G promoter PAI-1 gene polymorphism is associated with plasmatic PAI-1 activity in Italians: a model of gene-environment interactions. *Tromb Haemost* 1998;79:354-358.
92. Eriksson P, Kallin B, van't Hooft FM, et al. Allele-specific increase in basal transcription of the plasminogen-activator inhibitor 1 gene is associated with myocardial infarction. *Proc Natl Acad Sci USA* 1995;92:1851-1855.
93. Hermans PW, Hibberd ML, Booy R et al. 4G/5G promoter polymorphism in the plasminogen-activatorinhibitor-1 gene and outcome of meningococcal disease. Meningococcal Research Group. *Lancet* 1999;354:556-60.
94. Haralambous E, Hibberd ML, Hermans PW, Ninis N, Nadel S, Levin M. Role of functional plasminogen-activator-inhibitor-1 4G/5G promoter polymorphism in susceptibility, severity, and outcome of meningococcal disease in Caucasian children. *Crit Care Med* 2003;31:2788-2793.

95. Zhan ZY, Wang HW, Chen DF, Cheng BL, Wang HH, Fang XM. Relationship between sepsis and 4G/5G polymorphism within the promoter region of plasminogen activator inhibitor-1 gene. Zhonghua Yi Xue Za Zhi 2005 Sep 7;85(34):2404-7.
96. Menges T, Hermans PW, Little SG, et al. Plasminogen-activator-inhibitor-1 4G/5G promoter polymorphism and prognosis of severely injured patients. *Lancet* 2001;357:1096-1097.
97. Geishofer G, Binder A, Müller M, Zöhrer B, et al. 4G/5G promoter polymorphism in the plasminogen-activator-inhibitor-1 gene in children with systemic meningococcaemia.
98. Ferraro JLS. *Análise da variante polimórfica G894 > T (Glu298Asp) do gene da sintase endotelial do óxido nítrico (eNOS) em pacientes sépticos e não sépticos internados em uma Unidade De Tratamento Intensivo (UTI).* Projeto de pesquisa do Programa de Pós-Graduação em Biologia Celular e Molecular, Faculdade de Biociências, Pontifícia Universidade Católica do Rio Grande do Sul, 2005.
99. Pedroso JAR. *Efeito dos polimorfismos I/D e A-262T do gene ECA sobre disfunções orgânicas apresentadas por pacientes admitidos em Unidade de Tratamento Intensivo.* Projeto de pesquisa do Programa de Pós-Graduação em Biologia Celular e Molecular, Faculdade de Biociências, Pontifícia Universidade Católica do Rio Grande do Sul, 2004.
100. Afrasyap L, Ozturk G. NO level and endothelial NO synthase gene polymorphism with coronary artery disease from the Turkish population. *Acta Biochimica et Biophysica Sinica* 2004;36:10(661-666).
101. Colombo MG, et al. Evidence for association of a common variant of the endothelial nitric oxide synthase gene (Glu298→Asp polymorphism) to the presence, extent, and severity of coronary artery disease. *Heart* 2002;87:525-528.
102. Kim JU, et al. Endothelial synthase nitric oxide polymorphisms in the Behçet's disease and rheumatic diseases with vasculitis. *Ann Rheum Dis* 2003;62:1083-1087.
103. Levecque C, et al. Association between Parkinson´s disease and polymorphisms in the nNOS and iNOS genes in a community–based case-control study. *Human Molecular Genetics* 2003;12(1):79-86.
104. Noiri E, et al. Association of eNOS Glu298Asp Polymorphism with End-Stage Renal Disease. *Hypertension* 2002;40:535-540.
105. Novoradovsky A, et al. Edothelial Nitric Oxide Synthase as a Potential susceptibility gene in the pathogenesis of emphysema in α1-antytripsin deficiency. *Am J Resp Cell Mol Biol* 1999;20:441-447.
106. Hingorami AD, et al. A common variant of the endothelial Nitric Oxide (Glu298→Asp) is a major risk for coronary artery disease in the UK. *Circulation* 1999;100:1515-1520.
107. Kato N, et al. Lack evidence for association between endothelial itric oxide synthase gene an Hypertension. *Hypertension* 1999;33:933-936.
108. Hibi K, et al. Edothelial nitric oxide synthase polymorphism and acute myocardial infarction. *Hypertension* 1998;32:521-526.
109. Benjafield V, Morris BJ. Association analyses of endothelial nitric oxide synthase gene polymorphisms in essential Hypertension. *American Journal of Hypertension* 2000;13:994-998.
110. Bilsborough W, et al. Endothelial nitric oxide synthase gene polymorphism, homocysteine, cholesterol and vascular endothelial function. *Atherosclerosis* 2003;169:131-138.
111. Fatini C, et al. Influence of eNOS gene polymorphisms on carotid atherosclerosis. *Eur J Vasc Endovasc Surg* 2004;27:540-544.

112. Brown KS, et al. Genetics evidence that Nitric Oxide modulates homocysteine. *Arterioscler Thromb Vasc Biol* 2003;23:1014-1020.
113. Shoji M, et al. Positive association of endothelial nitric oxide synthase gene polymorphism with *Hypertension* in northern Japan. *Life Sciences* 2000;66(26):2557-2562.
114. Keavney B, McKenzie CA, Connel JMC, et al. Measured heplotype analysis of the angiotensin I-converting enzyme gene. *Hum Mol Genetics* 1998;7(11):1745-51.
115. Bauer PR. Microvascular responses to sepsis: clinical significance. *Pathophysiol* 2002;8:141-148.
116. Niu T, Chen X, Xu X. Angiotensin Converting Enzyme gene insertion/deletion polymorphism and cardiovascular disease. *Drugs* 2002;62(76):977-993.
117. Rigat B, Hubert C, Alhenc-Gelas F, et al. Na insertion-deletion polimorphism in the angiotensin-I converting enzyme gene accounting for half of the variance of serum enzyme levels. *J Clin Invest* 1990;86(4):1343-6.
118. Zhu X, Bouzekri N, Southam L, et al. Linkage and association analysis of angiotensin I-converting Enzyme (ACE)-gene polimorphisms with ACE concentration and *Blood* pressure. *Am J Hum Genet* 2001;68:1139-1148.
119. Villard E, Tiret L, Visvikis S, et al. Idientification of new polymorphisms of the angiotensin I-converting enzyme (ACE) gene, and study of their relationship to plasma ACE levels by two QTL segregation-linkage analysis. *Am J Hum Genet* 1996;58(6):1268-1278.

35

Bioquímica da Sepse

Jarbas Rodrigues de Oliveira
Michelle Virgínia Eidt

Sepse é a causa mais comum de morte em pacientes hospitalizados nas unidades de terapia intensiva. Afeta, aproximadamente, 18 milhões de pessoas no mundo e tem uma expectativa de crescimento de 1% ao ano.[1,2] Apesar dos avanços terapêuticos nos últimos anos, a sepse continua sendo uma causa importante de morte, em parte porque tais estratégias não conseguem controlar a inflamação sistêmica caracterizada, entre outras coisas, por uma superprodução de citocinas pró-inflamatórias.

O objetivo deste capítulo é destacar os mecanismos moleculares e componentes envolvidos na patogenia da sepse em seus vários estágios e a importância desses mecanismos nos tratamentos atuais e futuros.

INTRODUÇÃO

Os termos síndrome da resposta inflamatória sistêmica (SRIS), sepse, sepse grave, choque séptico e disfunção de múltiplos órgãos e sistemas (DMOS) são freqüentemente usados para caracterizar estágios progressivos de desordens complexas dos sistemas imune e inflamatório após agressões de diversas categorias.

Sepse, em particular, é uma resposta inflamatória generalizada que geralmente se manifesta como uma SIRS[3], podendo esta progredir para uma DMOS. As causas mais freqüentes de sepse são infecções causadas por bactérias e fungos, sendo os focos primários de infecção mais comuns os pulmões, o abdome e o trato urinário.[4]

SEPSE

Definição

É caracterizada por sinais clínicos de uma resposta imune sistêmica à infecção. O diagnóstico é feito através da presença de uma infecção acompanhada por, no mínimo, 2 ou mais sinais clínicos de SIRS (Quadro 35-1).

Quadro 35-1. Critérios de SIRS

Síndrome da resposta inflamatória sistêmica (SIRS)
Resposta do organismo a um insulto variado (infecção sistêmica, trauma, grande queimado, pancreatite), com a presença de pelo menos 2 dos critérios abaixo:
1. Febre, temperatura > 38°C ou hipotermia, temperatura corporal < 36°C
2. Taquicardia – freqüência cardíaca > 90 bpm
3. Taquipnéia – freqüência respiratória > 20 mrm ou $PaCO_2 < 32$ mmHg
4. Leucocitose ou leucopenia – leucócitos maiores que 12.000 cels/mm^3 ou menores que 4.000 cels/mm^3, ou presença de mais que 10% de formas jovens

Fonte: adaptado de Bone RC, *et al. Chest* 1997;112(1):235-243.

Mecanismo

Componentes da parede celular das bactérias Gram-negativas (endotoxinas) são os fatores predominantes (mas não exclusivos) responsáveis pelo início da sepse.[5,6] O sinal induzido pelos componentes bacterianos ocorre primeiramente através dos receptores *Toll-like* (TRLs) das células de defesa do organismo (monócitos e granulócitos).[7]

A infecção resulta inicialmente na estimulação do sistema imune inato mediada pelas células inflamatórias como monócitos, macrófagos e neutrófilos.[6] Essas células existem normalmente em um estado não-ativado, mas sofrem ativação imediata ao contato com patógenos, seus produtos ou mediadores inflamatórios, para se transformarem em potentes fagócitos. Dessa forma, eles podem contribuir para o desenvolvimento de lesões pela produção de mediadores bioquímicos, como citocinas e radicais livres de oxigênio.

Os macrófagos e neutrófilos reconhecem os patógenos por meio de receptores de superfície que podem discernir as moléculas do próprio hospedeiro das moléculas estranhas, iniciando uma resposta imune inata. Esses receptores podem ser classificados como receptor de manose, de varredura CD11b/CD18 (CR3) e CD14, e um receptor de LPS encontrado em monócitos e macrófagos, nos quais focaremos a nossa atenção.

O LPS bacteriano é um componente da parede celular das bactérias Gram-negativas conhecido há muito tempo por sua capacidade de induzir uma reação sistêmica, de grande impacto fisiológico, conhecida como choque séptico. Sua molécula é composta por uma cadeia lateral de polissacarídeos (antígeno O) e, ligada à região do core, um oligossacarídeo (2-aceto-3-ácido deoxioctônico), que se encontra, por sua vez, ligado a uma molécula lipídica (lipídeo A). O antígeno O é variável entre as diferentes espécies de bactérias Gram-negativas, enquanto a região de core e o lipídeo A (que é o principal componente ativo e tóxico da endotoxina) são as estruturas mais conservadas.

Existem proteínas livres no plasma com a função de captar e auxiliar no reconhecimento das proteínas presentes nesse mesmo meio, agindo como chaperonas (nota do editor: "dama de companhia"). Dentre elas, podemos destacar a proteína ligadora de LPS (LBP), que possui afinidade com a LPS, formando um complexo denominado LPS:LBP. A proteína receptora desse complexo é classificada como CD14, podendo estar livre no plasma ou ligada à superfície da célula do sistema imune inato por uma cauda glicolipídica. A ligação LPS:LBP + CD14 ativa outra proteína de membrana, a TLR4, a sinalizar para o núcleo a decodificação do fragmento estranho (LPS), através do fator de transcrição NF-κβ, ativador de genes envolvidos na defesa contra a infecção (Fig. 35-1). Camundongos geneticamente não responsivos ao LPS não apresentam qualquer alteração da LBP ou CD14. Na realidade, após estudo detalhado, foi comprovado que era o TRL4 o portador da mutação inativadora desses animais.[9]

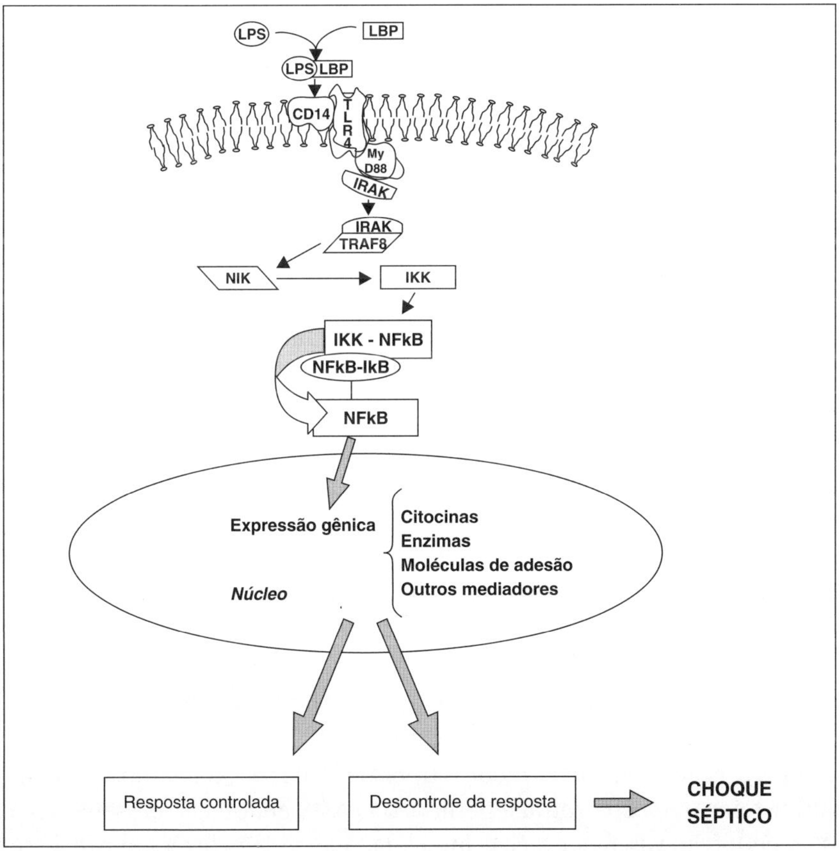

Fig. 35-1. Diagrama esquemático da indução da resposta inflamatória em monócitos por LPS.

É importante ressaltar que após o estímulo de uma resposta inflamatória ser decodificado, o organismo inicia a produção de proteínas solúveis e moléculas de lipídios pró-inflamatórias que ativam a defesa celular, mas concomitantemente há a produção de moléculas similares com função antiinflamatória para atenuar ou interromper a inflamação.[10] Em pessoas saudáveis, o organismo é capaz de promover um balanço entre esses mediadores pró e antiinflamatórios, conseguindo manter a homeostase. Se o equilíbrio entre esses 2 mecanismos não for estabelecido, não há homeostase, ocorrendo uma maciça reação pró-inflamatória (SIRS) ou uma reação antiinflamatória compensatória (CARS).[10]

Enfim, é possível se resumir os eventos da sepse de acordo com a prevalência de uma ou outra reação sistêmica. A SIRS dá início ao processo séptico e sua ação exacerbada pode resultar em choque séptico, com possibilidade de morte.[11]

Relevâncias bioquímicas

Durante a resposta inflamatória decorrente de uma infecção, há a ativação do sistema imune com liberação de mediadores pró-inflamatórios. Esses mediadores (citocinas pró-inflamatórias, fatores do complemento, enzimas granulares, radicais livres de oxigênio, óxido nítrico e moléculas de adesão) provocam ou influenciam reações fisiológicas controladas por mecanismos bioquímicos. Sendo assim, é importante enfatizar as substâncias relevantes nesse processo, com suas características, funções e relevâncias bioquímicas.

ÓXIDO NÍTRICO (NO)

O NO, também chamado de monóxido de nitrogênio, é uma molécula paramagnética e um radical livre, pois possui um elétron não pareado na sua camada de valência.

A óxido nítrico sintase (NOS) é uma proteína homodimérica que necessita de oxigênio, flavina adenina dinucleotídeo (FAD), flavina mononucleotídeo (FMN), uma tetraidrobiopterina e um Fe (III)-heme para sintetizar NO.[12]

Embora o NO seja essencial às funções tumoricida e bactericida de macrófagos, sua superprodução (a partir da isoforma induzida de iNOS ou NOS-II) tem sido implicada no choque séptico induzido por citocina no homem, pela ativação da guanilato ciclase, que desencadeia a transformação de GMP em GMPc, levando ao acúmulo de Ca^{++} no retículo endoplasmático, impedindo, assim, a contração do músculo liso dos vasos, resultando em vasodilatação.

No organismo são encontrados 3 tipos de NOS: a NOS neuronal, encontrada no sistema nervoso central e periférico, a NOS endotelial, presente em danos no endotélio vascular e a NOS induzida, que pode ocorrer em casos crônicos de inflamação.

A fonte de NO é o grupo guanidina do aminoácido de ocorrência natural L-arginina. Sendo a reação:

L-arginina + NADPH → L-citrulina + NO + NADP

Estudos da NOS tipo macrófago levaram à conclusão de que o aumento na produção de NO era devido à hiperativação da NOS II (induzida), sendo esta a principal fonte de NO na sepse.

O radical NO reage muito rapidamente com outras espécies de radicais para produzir as espécies reativas de nitrogênio, que podem modificar muitas macromoléculas, incluindo proteínas, lipídios e ácidos nucléicos. Quando há uma superprodução de NO, como na sepse, o NO pode ser convertido em espécies reativas de peroxinitrito ($ONOO^-$) e o dióxido de nitrogênio (NO_2), que podem potencializar os danos inflamatórios. Estudos bioquímicos demonstraram que o $ONOO^-$ pode oxidar diversas classes de lipídios, formando malondialdeído, peróxidos lipídicos e hidróxidos de lipídios. Além disso, o radical NO inibe o citocromo P450 e algumas enzimas ferro-enxofre mitocondriais, incluindo a ubiquinona oxidorredutase, a succinato oxirredutase e a aconitase.

Sendo assim, a superprodução dessa molécula acaba sobrepondo mecanismos naturais antioxidantes, acabando por agir diretamente nas moléculas, proteínas e enzimas corpóreas, interferindo na homeostase e na dinâmica normais das células.

RADICAIS LIVRES DE OXIGÊNIO (RLO)

Em uma infecção aguda, a produção de RLO e a morte de bactérias são processos eficientes; entretanto, em infecções prolongadas, os fagócitos tendem a morrer, liberando radicais tóxicos de oxigênio que afetam as células vizinhas.

Os RLO causam danos a todas as classes principais de macromoléculas das células. Os fosfolipídios das membranas plasmáticas e de organelas sofrem uma peroxidação de lipídios, decorrente de uma reação em cadeia de radicais livres iniciadas por remoção de hidrogênio de um ácido graxo poliinsaturado por radical hidroxila. Os radicais de lipídios resultantes reagem então com o oxigênio, formando radicais peroxilipídios e peróxidos de lipídios juntamente com malondialdeído, que é solúvel em água e pode ser detectado no sangue.

Uma conseqüência da peroxidação de lipídios é o aumento da permeabilidade de membranas, levando a um influxo de Ca^{++} e outros íons, provocando o inchamento da célula.[12] Aumentos similares de permeabilidade de membranas de organelas também podem resultar em má distribuição de íons levando ao dano intracelular. Por exemplo, o acúmulo de quantidades excessivas de Ca^{++} em mitocôndrias pode desencadear apoptose.

A principal conseqüência celular dos RLO é o dano ao DNA, tanto mitocondrial como nuclear, acarretando mutações. Ocorre uma ligação inespecífica do íon ferroso (Fe^{++}) ao DNA resultando em produção de radicais hidroxila, que atacam as bases do DNA, quebrando a fita.

O DNA mais sensível à ação dos RLO é o mitocondrial, já que a cadeia de transporte de elétrons é uma fonte rica em radicais tóxicos de oxigênio. Esse dano resultará em mutações que afetam a produção de energia.

MITOCÔNDRIA

Durante o processo séptico, com o dano mitocondrial, a célula começa a sofrer pela falta da moeda energética, o ATP. Sendo assim, a via de Embden-Meyerhof ou via glicolítica, que ocorre em todas as células do corpo humano, passa a exercer o papel de suprimento energético. Essa via é a responsável pela degradação anaeróbica de glicose a lactato (fermentação anaeróbica). A energia química é extraída por esse processo como uma rota de emergência, sendo capaz de gerar 2 moléculas de ATP para cada mol de glicose, na ausência de oxigênio molecular.

Assim, quando a produção de ATP do tecido é interrompida, os níveis de ATP ainda podem ser mantidos pela glicólise, pelo menos por um curto período de tempo.

Sendo o lactato o produto final desse processo, e não o piruvato, como ocorre na via normal, quando mantida a integridade da mitocôndria, há na sepse um aumento da produção de lactato, causando a acidose lática com queda do pH do sangue e nas concentrações de bicarbonato.

Pesquisas recentes levaram à descoberta de que a mitocôndria produz NO através de uma NOS cálcio dependente, localizada na membrana interna mitocondrial. A aptidão da matriz mitocondrial em produzir NO tem várias implicações. Por um lado, o NO poderia atuar como um mensageiro que modula a velocidade do fluxo de elétrons em certas condições fisiológicas (por exemplo, a hipoxia).[10] Porém, sua maior repercussão está na combinação com o O_2^-, havendo a formação de $ONOO^-$. Nessa forma, o NO pode reagir diretamente com as hemeproteínas (p. ex., o complexo III da cadeia respiratória) para inibir a capacidade de transportar elétrons. Como resultado dessa inibição, há o acúmulo de elétrons da cadeia respiratória, levando alguns componentes mitocondriais a gerar O_2^- e, com isso, o $ONOO^-$ e H_2O_2. A geração desses oxidantes levaria à oxidação de proteínas e à liberação do citocromo c para o citoplasma, dando início a apoptose celular.

A mitocôndria ocupa uma posição pivô na resposta fisiológica ao choque séptico. Em decorrência de hipoperfusão, dano do DNA e disfunção da cadeia de elétrons, as mitocôndrias têm sua função prejudicada, causando danos metabólicos ao tecido. Essas alterações e repercussões estão resumidas na Figura 35-2.

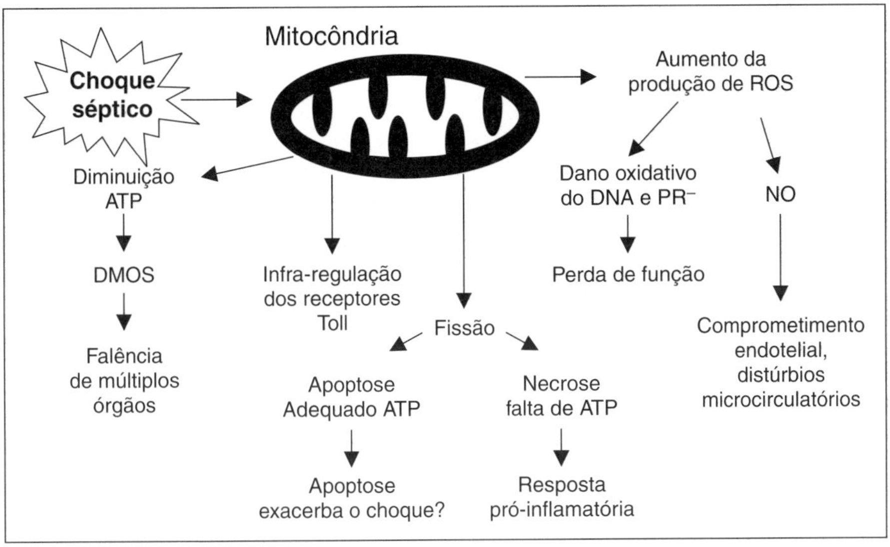

Fig. 35-2. Representação esquemática dos múltiplos mecanismos mitocondriais alterados quando da ocorrência de choque séptico. (Fonte: Adaptado de William JH, *et al.* Shock 2004;22(5):395-402.)

ALTERAÇÕES BIOQUÍMICO-METABÓLICAS

Durante uma infecção, os níveis de cortisol, glucagon, catecolaminas e hormônio do crescimento aumentam. O paciente fica resistente à insulina por ação do TNF-α. A presença de resistência e alteração da homeostase da insulina na sepse é o resultado da diminuída fosforilação de seus receptores, do substrato 1 do receptor de insulina e da proteinoquinase mitógena (ativada pelas endotoxinas),[14] provavelmente mediados pelo TNF-α.

A taxa de metabolismo do receptor de insulina é basal, a glicemia e os ácidos graxos estão aumentados. Entretanto, a cetogênese não está acelerada como no estado de jejum. Ainda não está bem esclarecido, mas o *pool* de glutamina intracelular muscular é reduzido, resultando em diminuição da síntese e aumento da degradação de proteínas. Essa quebra de proteínas pode ser difícil de reverter.

O balanço nitrogenado negativo desses pacientes é mediado por proteínas dos fagócitos, como IL-1, IL-6 e TNF-α. Essas citocinas são conhecidas por serem responsáveis pela febre e outras alterações metabólicas. Podemos citar a IL-1 como ativadora da proteólise no músculo esquelético; a IL-6 como estimuladora da síntese das proteínas de fase aguda pelo fígado;[15] o TNF-α como supressor da síntese de triacilglicerol nos adipócitos, responsável por impedir a captação de triacilglicerol circulante pela inibição da lipoproteína lipase, estimulador da lipólise, inibidor da liberação de insulina e promovedor da resistência à insulina, além de ser o principal mediador do choque séptico, como será discutido adiante.

ESTÁGIOS DA SEPSE

A sepse pode ser dividida em estágios de acordo com as características bioquímicas presentes. Duas grandes subdivisões podem ser consideradas: (1) a sepse recente, caracterizada por uma resposta hiperdinâmica e a prevalência da SIRS, com diminuição da resistência vascular, aumento do débito cardíaco e sinais clínicos de sepse, e (2) a sepse tardia, caracterizada por uma resposta hipodinâmica e o aumento da resposta antiinflamatória (CARS), com diminuição do débito cardíaco e aumento da resistência vascular sistêmica, havendo hipotensão, podendo progredir para os estágios de sepse grave e choque séptico (Fig. 35-3).

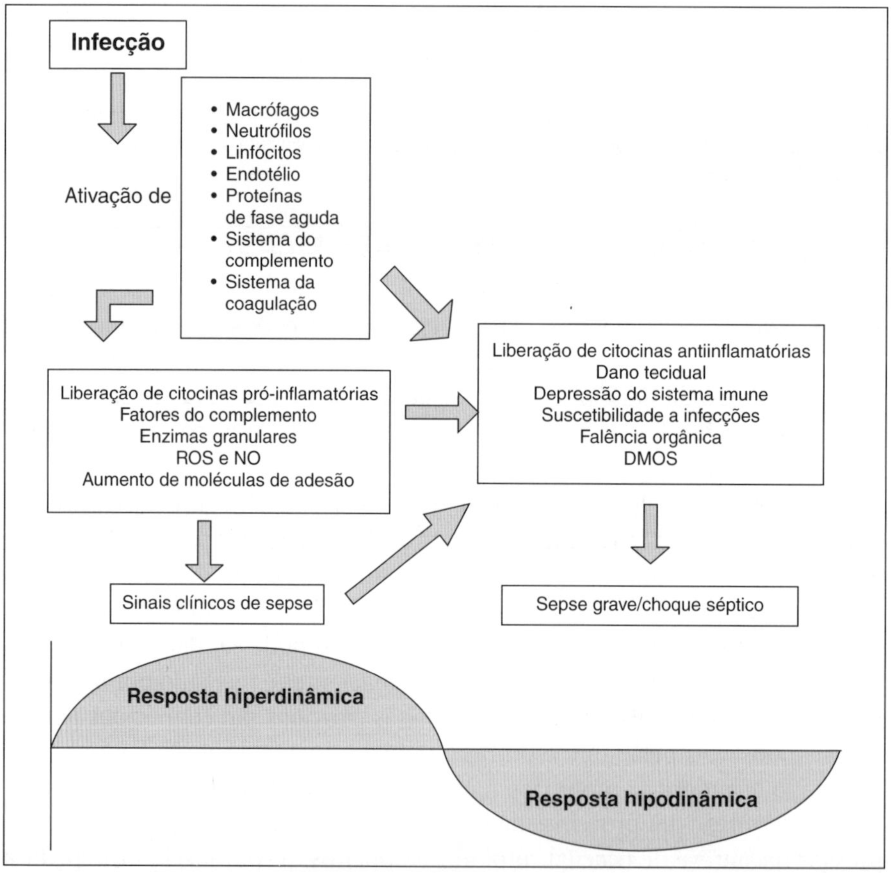

Fig. 35-3. Resposta inflamatória tempo-dependente durante a sepse. (Fonte: Adaptado de Laszlo MH, Peter AW. Drug Discovery Today: Disease Mechanisms 2004;1(3):345-350.)

Sepse recente – resposta hiperdinâmica

Durante o estado de sepse recente, o sistema inflamatório torna-se ativado e a secreção de mediadores inicia a defesa humoral, dando início a um período em que prevalece a síndrome da resposta inflamatória sistêmica (SIRS). Dentre os mediadores pró-inflamatórios dessa fase, podemos citar o TNF-α, IL-1, IL-6 e IL-8 (Quadro 35-2).

Quadro 35-2. Quadro esquemático das citocinas da fase hiperdinâmica e suas implicações sistêmicas

Citocinas	*Efeitos locais*	*Efeitos sistêmicos*
IL-1	Ativação do endotélio vascular Ativação dos linfócitos; destruição tissular local Aumenta o acesso de células efetoras	Febre Produção de IL-6
TNF-α	Ativação do endotélio vascular Aumento de permeabilidade vascular	Febre Mobilização de metabólitos Choque
IL-6	Ativação de linfócitos Aumento da produção de anticorpos	Febre Induz produção de proteínas de fase aguda
IL-8	Fator quimiotático Recrutamento de neutrófilos, basófilos e células T para o local da infecção	

Fonte: Adaptado de Janeway. Imunologia 2004. Cap. 2. p. 91.

Simultaneamente, temos o aumento das proteínas de fase aguda (como a proteína C reativa) ativando a cascata do complemento, podendo-se ressaltar a opsonização do patógeno pelo C3a e C5.

Proteínas de fase aguda

A resposta de fase aguda pode ser definida como mudanças nas concentrações de várias proteínas plasmáticas, conhecidas como proteínas de fase aguda, desencadeantes de várias alterações fisiológicas, nutricionais e bioquímicas. As proteínas de fase aguda são definidas como proteínas séricas que têm sua concentração aumentada (proteínas de fase aguda positivas) ou diminuída (proteínas de fase aguda negativas) durante um processo inflamatório.[16] Ao todo, existem aproximadamente 38 tipos de proteínas relacionadas com cada sistema fisiológico, podendo ser citados os sistemas do complemento, da coagulação, antiproteases, transportadores de proteínas, entre outros (Quadro 35-3).

A IL-6 é o estimulador chefe da maioria das proteínas de fase aguda.[17] Alguns tipos de proteínas não necessitam apenas do estímulo da IL-6, mas também de outros mecanismos para sua produção, como, por exemplo, a síntese da proteína C-reativa, que se dá com a interação da IL-6, IL-1 ou TNF-α.

Quadro 35-3. Classificação das proteínas de fase aguda

Proteínas com aumento da concentração plasmática	
Sistema do complemento	Participantes na resposta inflamatória
C3	Fosfolipase A2
C4	Proteína ligadora de lipopolissacarídeos
C9	Antagonista do receptor IL-1
Inibidor C1	Fator estimulador de granulócito
Proteína ligadora C4b	Outros
Lecitina ligadora de manose fator B	Proteína C-reativa
Sistema de coagulação e fibrinolítico	Amilóide sérica A
Fibrinogênio	Glicoproteína ácida-α_1
Plasminogênio	Fibronectina
Uroquinase	Ferritina
Proteína S	Angiotensinogênio
Vitronectina	
Proteínas com diminuição da concentração sérica	
Inibidor 1 do ativador de plasminogênio	Albumina
Antiproteases	Transferrina
Inibidor α_1-protease	Transtiretina
α_1-antitripsina	Glicoproteína α_2-HS
Inibidor da secreção pancreática de tripsina	Globulina ligadora de tiroxina
Inibidor inter-α-tripsina	α-fetoproteína
Proteínas de transporte	Fator XII
Ceruloplasmina	
Haptoglobina	
Hemopexina	

Fonte: Adaptado de Cem Gabay and Irving Kushner. *N Engl J Med* 1999;340(6):448-454.

Nos próximos parágrafos serão enfatizadas apenas as proteínas de fase aguda mais relevantes na prática clínica.

Proteína C-reativa

A principal função da proteína C-reativa, uma componente do sistema imune inato, é a habilidade de se ligar à fosfocolina e então reconhecer alguns patógenos e também constituintes fosfolipídicos de células lesadas. Ela pode ativar o sistema do complemento quando ligada a um de seus ligantes e também pode ligar-se a células fagocíticas, o que sugere a capacidade de iniciar a eliminação de células danificadas pela sua interação com o sistema humoral e efetor celular da inflamação. Outras funções incluem a indução de citocinas inflamatórias e fatores teciduais em monócitos. Algumas das ações podem ser explicadas pela sua habilidade em prevenir a adesão dos neutrófilos às células endoteliais pela diminuição da expressão da L-selectina, por inibir a geração de superóxidos pelos neutrófilos e por estimular a síntese de receptor IL-1 agonista pelas células mononucleares.

Muitas substâncias reagem com a proteína C-reativa, como o DNA, os nucleotídeos, vários lipídeos e outros polissacarídeos. Sendo assim, ela parece ser uma molécula removedora geral, auxiliando na coleta e no transporte de resíduos celulares e de produtos de destruição das células fagocíticas (sistema endotelial) para processá-los e conservar as substâncias vitais. Geralmente, ela é determinada através da sua capacidade de precipitar a substância C ou através de métodos imunológicos, incluindo a nefelometria, precipitações e radioimunoensaio enzimático. Seu gene foi localizado no cromossomo humano 1.

Fibrinogênio

A cicatrização de feridas requer uma grande quantidade de fibrina, a qual chega através da circulação como fibrinogênio. Por isso, a resposta humoral dos reagentes da fase aguda pode ser vista como um fenômeno que é realizado para administrar agressões extensas cada vez que elas são desencadeadas, mesmo que nem todos os componentes sejam necessários em cada ocasião.

α_1-antitripsina

O principal componente das α_1-globulinas é o inibidor da protease, a α_1-antitripsina (AAT), a qual possui a capacidade de combinar com a tripsina inativa. Usualmente, não existem níveis circulantes apreciáveis de tripsina no sangue, mas outras proteases relacionadas, como a elastase, são liberadas dos leucócitos, em resposta a irritantes ou inflamação. A AAT é capaz de neutralizar a atividade dessas proteases, e por isso ela é um fator intrínseco no mecanismo homeostático modulando a proteólise endógena do corpo e prevenindo a resposta bioquímica inadequadamente grave à inflamação.

A AAT é uma das glicoproteínas séricas que aumentam em resposta à inflamação aguda, mas tais elevações não possuem uma especificidade clínica.

Albumina

É a proteína mais abundante do plasma constituindo até 2/3 das proteínas plasmáticas totais. Por isso, a diminuição do nível de albumina devido a um comprometimento da síntese (má nutrição, má absorção, disfunção hepática) ou a perdas (ascite, nefropatia depletora de proteínas), acarreta um sério desequilíbrio da pressão oncótica intravascular. A albumina também serve como um repositório móvel de aminoácidos do fígado, onde ela é sintetizada para outros tecidos e quebrada intracelularmente em aminoácidos livres, para a sua incorporação em outras proteínas. Também está implicada no transporte geral ou no protéico. Ligantes orgânicos e inorgânicos, como tiroxina, cálcio e magnésio, formam complexos com diferentes regiões da molécula de albumina por ligação covalente ou dissociável.

A diminuição das concentrações de albumina é freqüente em indivíduos doentes. Existem 3 formas de essa diminuição ocorrer: (1) pela diluição em virtude da administração de líquidos intravenosos; (2) pela perda pelo trato gastrintestinal ou urinário; ou (3) pela diminuição da síntese hepática. Em decorrência de infecções e da resposta inflamatória subseqüente, a diminuição da concentração sérica de albumina ocorre devido ao desvio da capacidade de síntese para outras proteínas, no caso, as proteínas de fase aguda. As determinações das concentrações séricas de albumina são vitais para a compreensão e para a interpretação dos níveis de cálcio e de magnésio porque esses íons são ligados a ela. Portanto, diminuições da albumina são também diretamente responsáveis pela diminuição da concentração desses íons.

As proteínas de fase aguda, que são um importante fenômeno fisiopatológico, restabelecem o mecanismo de homeostase normal com ações que contribuem para a capacidade de defesa e adaptativa do organismo. A função dessas mudanças é muito variável: alguns participam do início e manutenção do processo inflamatório, outros o modulam enquanto outros têm relação com o sistema adaptativo.

Conseqüências da liberação de mediadores inflamatórios

Os fagócitos respondem a esses quimioatrativos liberando enzimas granulares e produzindo espécies reativas de oxigênio (ROS), que estão envolvidas na morte das bactérias ingeridas. Óxido nítrico (NO) – também liberado pelo macrófago ativado – e os RLO causam danos ao tecido, por promoverem vasodilatação.

Concomitante, temos a expressão de moléculas de adesão nas células endoteliais (ICAM-1 e selectinas) visando facilitar a atração e migração das células de defesa ao sítio de infecção.[18] Nos neutrófilos é aumentada a expressão de CD11b/CD18 (CR3), que possuem afinidade por essas moléculas de adesão. A adesão mediada pelas selectinas é fraca e permite que os leucócitos literalmente rolem sobre a superfície vascular, dando origem ao processo denominado "rolagem". Já a união forte se dá com a ICAM-1 no endotélio e a ativação de seus contra-receptores nos leucócitos, sendo essa a conexão que permite a diapedese e a migração do fagócito através das células endoteliais do vaso.

A cascata de coagulação é ativada provocando a coagulação intravascular disseminada (CIVD), principalmente pela liberação de fator de ativação plaquetário (PAF) pelos macrófagos, que visa primariamente impedir a perda de células e fluidos pela vasodilatação predominante.

Sepse tardia – fase hipodinâmica

Após a sepse recente, se o processo avançar, há um comprometimento do sistema imune pela produção de mediadores antiinflamatórios, principalmente IL-10 e IL-13. Essas interleucinas suprimem a ativação do NF-κβ, resultando na redução da ativação gênica e da geração de mediadores pró-inflamatórios. Essa prevalência de mediadores antiinflamatórios tem sido referida como "síndrome da resposta antiinflamatória" (CARS),[19] destacando a ocorrência de sepse grave ou choque séptico.[1]

À medida que a sepse progride, há uma redução da atividade dos fagócitos, da produção de ROS, das citocinas e demais estímulos pró-inflamatórios. Existe ainda a estimulação de mecanismos apoptóticos ainda não muito bem esclarecidos, provavelmente relacionados à ação de IL-10.[20]

A apoptose é um processo distinto da morte celular, pois ocorre quando há um estímulo para tal e há ainda a presença de uma certa quantidade de ATP.

Células diferentes têm receptores altamente específicos na membrana plasmática, chamados de receptores de morte, ligando proteínas específicas que instruem a célula a iniciar a apoptose. Várias proteínas, como o TNF-α, foram identificadas como "sinais de morte". Quando o receptor é ativado pela ligação do sinal extracelular, o domínio de morte liga proteínas específicas e promove uma interação proteína-proteína em forma de cascata. Proteases, chamadas caspases 8 e 9, são ativadas e então ativam outras caspases. Essa família de proteínas está presente na forma de pró-enzimas que são ativadas pela clivagem de 3 subunidades, 2 das quais formam um heterodímero ativo. Catalisam a hidrólise de proteínas celulares muito específicas levando à desorganização celular.

Enfim, temos nessa fase um sistema hiporreativo de defesa e uma imunossupressão, ou, melhor dizendo, uma paralisia imunológica. Se esse estado de imunossupressão persistir, a inibição da síntese de agentes pró-inflamatórios pode exacerbar a disfunção orgânica, pois esses são agentes necessários que permitem a recuperação do órgão em caso de lesão.

Como conseqüência, temos a progressão do quadro com hipotensão, diminuição do débito cardíaco e o desenvolvimento de lesão orgânica progressiva, representado pela sepse grave e pelo choque séptico.

Sepse grave

Definição

É a sepse (SIRS associada à infecção) somada a disfunção orgânica, hipoperfusão ou hipotensão.

Pacientes que sobrevivem a um episódio de choque séptico geralmente desenvolvem um estado de sepse grave, caracterizado pelo dano progressivo a órgãos como fígado, rins e pulmões.

HMGB1: mediador da sepse grave

O grupo de proteína B1 de grande mobilidade é um agente pró-inflamatório produzido por macrófagos após estimulação pelo LPS. Aparece no plasma de 8 a 32 horas após a endotoxemia e estimula uma variedade de células fagocitárias.[1] Essa proteína foi recentemente identificada como um mediador tardio da sepse e um potencial mediador da sepse grave, além de ser liberado por tecidos danificados. Foi descrita originalmente como uma proteína ligadora de DNA nuclear, mas também pode ser secretada por macrófagos estimulados, tendo ação extracelular de citocina pró-inflamatória que contribui para a sepse grave, demonstrando uma sugestiva atividade quimiotática.

Alguns fatores confirmam a sua correlação com a sepse grave, fundamentados em modelos experimentais de sepse com indução de disfunção orgânica[21] e a administração em ratos resultando em lesão pulmonar aguda e DMOS.

HMGB1 é definido como um mediador tardio da sepse porque macrófagos o secretam aproximadamente 20 horas após a ativação, sendo detectável como um platô longo 20 a 72 horas após o início da doença.[22,23]

Considerações bioquímicas do HMGB1

Essa família consiste em 3 tipos de proteínas já identificadas: HMGB1, HMGB2 e HMGB3, que compartilham uma estrutura semelhante. Elas estão presentes em praticamente 3 domínios básicos: 2 homólogos ao domínio de ligação do DNA (sítios A e B), e um domínio C terminal ácido. Na realidade, o HMGB1 possui a função de auxiliar o fator de transcrição p53 a exercer sua função de proteína supressora tumoral. O p53 liga-se ineficientemente ao DNA na forma linear, já o HMGB1 promove o giro do DNA, auxiliando o p53 que agora consegue ligar-se de forma eficaz aos sítios da seqüência; após haver a dissociação entre o HMGB1 e o complexo.[24] Podemos dizer que o HMGB1 funciona como um regulador de transcrição.

Entretanto, o HMGB1 não apenas se abriga em uma seqüência sinalizadora, ele também é liberado por várias células. Sua secreção não ocorre através da rota clássica. Em monócitos ativados ele é redistribuído por um caminho-guia do núcleo dentro de lisossomos secretores e então liberado por exocitose.

Como ação tecidual, podemos citar o estímulo à migração de células de músculo liso e fibroblastos. Esse efeito ocorre pela presença de epítopos quimiotáticos nos sítios do HMG. Ambos os sítios (A e B) estimulam a migração celular de forma semelhante. Devido a essa característica de indução de migração, HMGB1 tem sido mostrado como um estimulante da invasão celular, crescimento tumoral e metástase. Outro sistema no qual está relacionado é o sistema ativador de plasminogênio, envolvido na regulação da proteólise pericelular, migração celular, inflamação, fibrinólise, angiogênese e invasão do câncer.

O receptor celular conhecido para essa molécula é denominado RAGE. Outros receptores devem existir, mas ainda não foram descobertos. Entretanto, HMGB1 interage com uma grande variedade de moléculas e o RAGE não tem demonstrado interagir diretamente com uma proteína G heterotrimérica.

HMGB1 engatilha a ativação de membros da cascata de proteinocinase mitógeno-ativada (MAP), p38 e, subseqüentemente, do NF-$\kappa\beta$.

O reconhecimento do HMGB1 como uma quimiocina não se deve a qualquer tipo de semelhança estrutural, mas sim a função de quimiocina exercida. Podemos citar: (1) estimulação da migração celular e (2) importante regulação molecular negativa da fosfolipase C que induz a geração de inositol-1,4,5-trifosfato, e o aumento da concentração do íon cálcio citosólico.

Choque séptico

Definição

É a sepse acompanhada de hipotensão, apesar da adequada ressuscitação hídrica, juntamente com anormalidades de perfusão.

Mecanismos

Após a sinalização imunológica, as células entram em um estado de ativação ao reconhecerem o LPS livre no plasma. A ativação dos receptores Toll desencadeia a produção de cito e quimiocinas pró-inflamatórias e a expressão de moléculas co-estimuladoras – B71 (CD80) e B72 (CD86) – que são proteínas de superfície celular de macrófagos e células dendríticas, envolvidas na resposta imune adaptativa, que não será discutida nesse capítulo.

TNF-α: o mediador do choque séptico

TNF é uma citocina polipeptídica mediadora do sistema imune inato, sendo crucial para a indução de uma resposta imune local contra infecções, trauma ou isquemia.[2] A massiva secreção de TNF-α é encontrada em pacientes e modelos experimentais de choque séptico.[25,26]

Outro fator que comprova seu envolvimento direto com o choque séptico é que estudos recentes demonstraram que a administração de TNF-α na circulação (sistêmica) provoca hipotensão, devida a formação de NO, coagulopatia intravascular, necrose hemorrágica e dano tecidual característicos observados no choque séptico.[27]

Considerações bioquímicas sobre TNF-α

Estudos recentes têm demonstrado que o TNF-α pode estimular diretamente a perda de proteínas em diferentes células musculares.[28] Há indícios de que a cascata bioquímica decorrente da interação TNF-α/NF-κβ é regulada pelo ciclo da glutationa, pois consegue sinalizar em mioblastos indiferenciados.

A ação catabólica do TNF-α é um reflexo da alteração da expressão gênica nas células musculares.

O NF-κβ existe no citoplasma das células musculares como um complexo ligante inativo pela proteína inibitória I-[kappa] B-[alfa]. O TNF-α estimula a conjugação da ubiquitina da I-[kappa] B-[alfa] e a subseqüente degradação dessas pelo proteossomo 26S.[29] O fator nuclear [kappa] B é então ativado e translocado do núcleo. Esse processo promove a ativação de genes que são regulados pela NF-κβ, como a iNOS (acarretando aumento na produção de óxido nítrico, provocando a vasodilatação com conseqüente hipotensão), mediadores inflamatórios e moléculas de adesão.[30]

É importante citar que a ativação do NF-κβ pelo TNF-α é regulada por RLO provenientes das mitocôndrias e pelo receptor de ligação, o TNFR1, que transmite o sinal, ativando o NF-κβ. As espécies reativas de oxigênio que medeiam a sinalização são aparentemente derivadas da reação de transferência de elétrons na ubiquinona, o sítio primário de RLO no transporte mitocondrial de elétrons.

CONSIDERAÇÕES FINAIS

Cada vez mais estudos sobre os mecanismos bioquímicos das doenças estão sendo realizados. Essas pesquisas nos permitem conhecer as mensagens moleculares e os códigos utilizados como estopim das respostas inflamatórias. O decifrar desses códigos representa a maior vantagem para estudos futuros e novas terapias para a sepse e outras desordens inflamatórias, possibilitando uma terapêutica focal e específica, não apenas sintomática.

Terapias atuais para sepse, choque séptico e sepse grave (em uso ou em estudo) demonstram a importância da ação de fármacos na origem da resposta inflamatória a um patógeno (citocinas, quimiocinas e RLO) impedindo ou amenizando as conseqüências da exacerbação da atividade imune. Medicamentos como a proteína C ativada, único tratamento para a sepse grave aprovado pela FDA, possui sua ação nos mediadores inflamatórios,[31] assim como outros fármacos em estudo, com ação antiinflamatória e antimicrobial na sepse.[32]

REFERÊNCIAS BIBLIOGRÁFICAS

1. Hoesel LM, Ward PA. Mechanisms of inflammatory response syndrome in sepsis. Drug discovery today. *Disease Mechanisms* 2004;1(3):345-350.
2. Luis Ulloa, Tracey KJ. The "cytokine profile": a code for sepsis. *Trends in Molecular Medicine* 2005;11(2):1-8.
3. Fry DE, Pearlstein L, Fulton RL, Polk Jr. HC. Multiple system organ failure. The role of uncontrolled infection. *Arch Surg* 1980;115:136-140.
4. Brun-Buisson C. The epidemiology of the systemic inflammatory response. *Int Care Med* 2000;26:S64-S74.
5. Sriskandan S, Cohen J. The pathogenesis of septic shock. *J Infect* 1995;30:201-206.
6. Peters K, Unger RE, Brunner J, Kirkpatrick CJ. Molecular basis of endothelial dysfunction in sepsis. *Cardiovascular Research* 2003;60:49-57.
7. Bruce Beutler. Inferences, questions and possibilities in Toll-like receptor signalling. *Nature* 2004;430:257-263.
8. Victor VM, Rocha M, De La Fuente M. Immune cells: free radicals and antioxidants in sepsis. *Int Immunopharmacology* 2004;4:327-347.
9. Takeuchi O, Hoshino K, Kawai T, et al. Differential roles of TLR2 and TLR4 in recognition of Gram-negative and Gram-positive bacterial cell wall components. *Journal Immunity* 1999;11:443-451.
10. Bone RC, et al. Sepsis: a new hypothesis for pathogenesis of the process. *Chest* 1997;112(1):235-243.
11. Netea MG, van der Meer JW, van Deuren M, Jan Kullberg B. Proinflammatory cytokines and sepsis syndrome: not enough, or too much of a good thing? *TRENDS in Immunology* 2003;24(5):254-258.
12. Devlin MT. *Manual de bioquímica com correlações clínicas*. 5ª ed. São Paulo: Editora Edgar Blücher LTDA, 2003. p. 411-469.
13. Salvador M, Henriques JAP. *Radicais livres e a resposta celular ao estresse oxidativo*. 1ª ed. Canoas-RS: Editora da Ulbra, 2004. p. 13-33.
14. Undurti N. Is insulin an anti-inflammatory molecule? *Nutrition* 2001;17(5):409-413.
15. Mackiewicz A, Schooltink PC, Heinrich PC, Rose-John S. Complex of soluble human IL-6-receptor/IL-6 up-regulates expression of acute-phase proteins. *The Journal of Immunology* 1992;149(6):2021-2027.
16. Cem Gabay, Irving Kushner. Acute-phase proteins and other systemic responses to inflammation. *N Engl J Med* 340(6):448-454.
17. Shigeto Oda, Hiroyuki Hirasawa, et al. Sequential measurement of IL-6 blood levels in patients with systemic inflammatory response syndrome (SIRS)/sepsis. *Cytokine* 2005;29:169-175.
18. Frank Hildebrand, Hans-Christoph Pape, et al. Role of adhesion molecule ICAM in pathogenesis of polymicrobial sepsis. *Exp Toxic Pathology* 2004:1-10.
19. Choudhry MA, et al. Prostaglandin down-regulation of T cell IL-2 production is independent of IL-10 during Gram-negative sepsis. *Imminology Letters* 1999;67:125-130.
20. Alfred Ayala, Chun-Shiang Chung, et al. IL-10 mediation of activation-induced Th1 cell apoptosis and lymphoid dysfunction in polymicrobial sepsis. *Cytokine* 2001;14(1):37-48.
21. Wang H, et al. HMGB1 as a late mediator of endotoxin lethality in mice. *Science* 1999;285:248-251.
22. Czura CJ, et al. Hight mobility group box-1 as a therapeutic target downstream of tumor necrosis factor. *J Infect Dis* 2003;187:S391-S396.

23. Ombrellino M, et al. Increased serum concentrations of hight-mobility-group protein 1 in haemorrhagic shock. *Lancet* 1999;354:1446-1447.
24. Koksal GM, et al. Correlation of plasma and tissue oxidative stresses in intra-abdominal sepsis. *J Surg Res* 2004;122:180-183.
25. Tracey KJ, Cerami A. Tumor necrosis factor: a pleiotropic cytokine and therapeutic target. *Annu Rev Med* 1994;45:491-503.
26. Tracey KJ, Cerami A. Tumor necrosis factor, other cytokines and disease. *Annu Rev Cell Biol* 1993;9:317-343.
27. Hotchkiss RS, et al. The pathophysiology and treatment of sepsis. *NEJM* 2003;348(2):138-150.
28. Yi-Ping Li, Micheal B. Reid. NF-κβ mediates the protein loss induced by TNFα in differentiated skeletal muscle myotubes. *Am J Physiol* 2000;279:R1165-R1170.
29. Reid MB, Yi-Ping Li. Cytokines and oxidative signaling in skeletal muscle. *Acta Physiol Scand* 2001;171(3):225-232.
30. Hubbard WJ, et al. The role of the mitochondrion in trauma and shock. *Shock* 2004;22(5):395-402.
31. Minnich DJ, Lyle L. Moldawer. Anti-cytokine and anti-inflammatory therapies for the treatment of severe sepsis: progress and pitfalls. *Proceedings of the Nutrition* 2004;63(3):437-441.
32. Nunes FB, et al. An assessment of fructose-1,6-bisphosphate as an antimicrobial and anti-inflammatory agent in sepsis. *Pharm Res* 2003;47:35-41.

36

ALTERAÇÕES METABÓLICAS E ENERGÉTICAS NA SEPSE

Sergio Henrique Loss

INTRODUÇÃO

O paciente séptico apresenta alterações metabólicas decorrentes de produtos liberados por bactérias invasoras ou de substâncias sintetizadas pelo organismo para combater o agente agressor.[1] As modificações na microcirculação são centrais na instalação do cenário das alterações metabólicas nesses pacientes.[2] As perturbações circulatórias são basicamente secundárias à disfunção endotelial, a qual provavelmente acarreta mudanças na distribuição e na utilização do oxigênio disponível, proporcionando anormalidades no metabolismo energético de várias células de diferentes tecidos e territórios, gerando as anormalidades comumente vistas na sepse. Uma das conseqüências mais graves e temíveis na sepse é a disfunção orgânica múltipla, em que interações entre alterações circulatórias, inflamatórias e metabólicas funcionam como o substrato por trás dessa disfunção.[3-5]

JEJUM NO PACIENTE SÉPTICO E NO INDIVÍDUO NORMAL

O metabolismo do indivíduo em jejum sofre alterações adaptativas diferentes daquelas observadas naquele submetido a estresse, apesar de ambas visarem a manutenção da vida. No primeiro caso, ocorre uma otimização no aproveitamento dos substratos previamente existentes. O glicogênio é rapidamente consumido, o que marca a diminuição da secreção de insulina e o aumento da secreção de glucagon, em resposta à sensibilidade do pâncreas a quedas da glicemia. Contudo, a quantidade de insulina circulante deve ser suficiente para prevenir a liberação maciça de corpos cetônicos. A combinação da ação da insulina em dificultar a lipólise e a baixa quantidade de glicerol presente nos triglicerídeos (acumulados nos adipócitos) exige que o organismo também busque nos aminoácidos um substrato para compor a oferta energética (o que é justamente possibilitado pela menor concentração sérica de insulina, que possui importantes funções anticatabólicas). Com o passar do tempo, aumenta a habilidade do organismo em consumir corpos cetônicos (principalmente pelo sistema nervoso central) e diminui a necessidade de neoglicogênese (principalmente através do catabolismo por parte de aminoácidos neoglicogênicos, basicamente representados pelos aminoácidos presentes na musculatura esquelética), o que pode ser comprovado pela diminuição da eliminação de nitrogênio urinário em 24 horas. Na realidade, a privação sustentada de nutrientes promove adaptações que objetivam a economia de energia, o que se associa com a redução do gasto energético basal, da temperatura corporal, do débito cardíaco e do consumo de oxigênio.[6,7] No contexto do indivíduo submetido a estresse, um novo arranjo do cenário neural, humoral e hormonal surge, diferente do descrito acima, mas também visando à sobrevivência.[8]

Diferentemente do que ocorre na situação de pura privação de alimentos, em que a hipoglicemia se constitui no gatilho das alterações metabólicas, o paciente com sepse ou trauma cursa com hiperglicemia (e hiperinsulinemia) desde o início do quadro e até o momento de sua resolução. A necessidade de o organismo de cicatrizar, produzir muco, eliminar agentes agressores e sintetizar fatores de coagulação resulta em um aumento do metabolismo, com relação ao basal, e a uma produção de proteínas para estas necessidades (proteínas de fase aguda), além de gerar glicose para a oferta energética aumentada desse substrato a tecidos que estão envolvidos primariamente nesse processo (sistema imunológico, trato digestivo, tecido hematopoiético, fibroblastos e sistema nervoso central). Este novo cenário é resultante do intercâmbio de substâncias que passam a apresentar produção e secreção aumentadas (citocinas, eicosanóides, hormônios catabolizantes – glucagon, adrenalina e glicocorticóide), além de uma hiperatividade simpática.[8-10] Assim, uma perda aumentada de nitrogênio urinário (que caracteristicamente não sofre influências com relação à administração exógena de substratos energéticos), aumento da temperatura corporal, aumento do débito cardíaco e do consumo de oxigênio caracterizam a resposta metabólica ao estresse. A perda nitrogenada é diretamente proporcional à intensidade da lesão (sepse ou trauma).[11] No contexto clínico, podemos observar um rápido consumo da musculatura esquelética desses pacientes, caracterizando o que foi proposto por Cerra como autocanibalismo.[12] O Quadro 36-1 resume as diferenças adaptativas ao jejum em indivíduos com ou sem estresse.

A aumentada perda de nitrogênio reflete uma complexa interação de sistemas e novas necessidades orgânicas para a sobrevivência, o que é reforçado pelo fato de este fenômeno não ser reprodutível através da simples administração, a indivíduos voluntários normais, de hormônios catabolizantes. Neste

Quadro 36-1. Diferenças entre jejum com ou sem estresse

	Jejum sem estresse	*Jejum com estresse*
Gasto energético	Diminuído	Aumentado
Consumo de oxigênio	Diminuído	Aumentado
Citocinas e eicosanóides séricos	Diminuídos	Aumentados
Temperatura corpórea	Diminuído	Aumentado
Débito cardíaco	Diminuído	Aumentado
Combustível primário	Lipídios	Misto
Água corporal total	Diminuída	Aumentada
Hormônios contra-regulatórios	Basal	Aumentados
Metabolismo dos carboidratos	Diminuído	Aumentado
Lipólise	Aumentada	Aumentada
Utilização de corpos cetônicos	Aumentada	Diminuída
Catabolismo protéico	Diminuído	Aumentado
Síntese protéica	Diminuída	Diminuída
Resposta à alimentação	Anabolismo	Sem resposta
Perda de peso	Gradual	Acelerada

caso, a ação destes hormônios não gera um nível de catabolismo, avaliado pela perda nitrogenada urinária, comparável a pacientes com estresse metabólico secundário a sepse e trauma.[13] É possível que o autocanibalismo de aminoácidos de cadeia ramificada seja apenas um marcador para uma necessidade orgânica mais ampla e não plenamente atendida por esse reservatório muscular. O catabolismo protéico observado nesses pacientes é entendido como resultante da ação de aminas simpaticomiméticas, mau aproveitamento de substratos para os miócitos, ação de citocinas estimulando a síntese de proteínas de fase aguda e redução da concentração de glutamina no citosol.[8,9,14,15] É importante a consideração de que estes pacientes catabólicos também são capazes de sintetizar proteínas a partir da administração exógena de aminoácidos, o que se constitui em uma das bases da tendência atual de alimentação hiperprotéica e precoce.[14,16,17] O aporte de glicose, quando comparado à oferta de lipídios, demonstra uma maior capacidade de diminuir o catabolismo protéico, provavelmente por diminuir a gliconeogênese proveniente da estrutura carbonada de aminoácidos esqueléticos.[17] Outrossim, o catabolismo associado a uma terapia nutricional inadequada leva à instalação de desnutrição protéica aguda importante com posterior redução da nitrogenúria diária, o que não reflete melhora clínica, mas, sim, reduzido substrato endógeno para utilização.[16,18,19] Como descrito adiante, a depleção prolongada de proteínas e micronutrientes pode acarretar em desequilíbrio em diferentes componentes do ciclo de Krebs, culminando com menor geração de energia e menor síntese de adenosina trifosfato (ATP).

UTILIZAÇÃO DOS SUBSTRATOS ENERGÉTICOS EXÓGENOS

O ambiente humoral, neurológico e hormonal do paciente séptico proporciona um cenário no qual o catabolismo protéico é o elemento marcante. A observação do coeficiente respiratório gerado por estes pacientes revela que a queima de substratos energéticos é mista (carboidrato, lipídio e proteína), predominando as ações relacionadas com a geração e a utilização de glicose.[20] Contudo, e como já descrito acima, a administração de proteína não reverte o catabolismo, podendo sofrer alguma atenuação com a administração de carboidrato. Na realidade, a oferta associada dos diferentes substratos energéticos (carboidrato, lipídio e proteína), proporciona a melhor chance da contraposição aos efeitos desastrosos do catabolismo.[17,20]

A oferta de glicose a pacientes com sepse constitui-se em um permanente desafio, visto a tendência destes pacientes à hiperglicemia, que é resultante de gliconeogênese (principalmente a partir de proteínas), do aumentado *turn over* de glicose via rotas metabólicas alternativas (ciclos fúteis, como o de Cori) e da resistência insulínica.[21] Esta última tem uma origem multifatorial, podendo estar associada à inibição da desidrogenase pirúvica no citosol celular, competição com a utilização periférica de lipídios provenientes da ação contra-regulatória do glucagon e catecolaminas e a um aumento na utilização da insulina. A magnitude e a duração da hiperglicemia está diretamente relacionada à gravidade do caso.[21] A necessidade da obtenção de energia basicamente através de glicose por parte de alguns tecidos e seu potencial efeito de induzir uma diminuição no catabolismo protéico (efeito este não previsível e mais evidente nos pacientes mais catabólicos), seja pela redução da gliconeogênese de origem protéica, seja através do reflexo aumentado da síntese de insulina, um potente agente anabolizante, fazem com que sua utilização seja obrigatória.[22-24] O risco de uma oferta rica em glicose é a síntese de lipídio a partir da glicose, quando excede a capacidade de oxidação nos hepatócitos. A conseqüência desse processo é a geração e armazenamento de gordura no fígado (esteatose hepática), o que pode contribuir para futura disfunção hepática.[25] Uma oferta de glicose superior a 5 mg/kg/min (parenteral) ou 5 g/kg/dia (enteral) provavelmente acarretará em excessiva oferta deste substrato (e calórica, como um todo) colocando o paciente séptico ou politraumatizado em risco de desenvolver hiperglicemia e esteatose hepática.[26] Van den Berghe *et al.* recentemente demonstraram o benefício do rígido controle da glicemia (mantida em valores normais) em pacientes gravemente enfermos.

A adequada oferta de lipídio e reduzida oferta de glicose podem diminuir a chance da ocorrência de infiltração gordurosa do fígado e/ou da excessiva oferta calórica. Contudo, diferentemente da oferta de glicose, parece não reduzir ou afetar em nenhuma forma o catabolismo protéico de pacientes sépticos ou traumatizados.[25,26] A lipólise pode estar aumentada ou reduzida, mediante ação de citocinas, glucagon e sistema nervoso simpático. A produção aumentada de citocinas realça os efeitos da insulina em inibir a atividade da lipase lipoprotéica, resultando em diminuição na utilização tecidual de ácidos graxos livres e triglicerídeos, que são resultantes da ação do sistema nervoso simpático. Estes são envolvidos em processos metabólicos (reesterificação de ácidos graxos livres) que podem elevar significativamente o gasto energético basal. A hiperglicemia e a hiperinsulinemia, normalmente presentes nestes pacientes, bloqueiam a conversão dos lipídios em corpos cetônicos e a captação periférica dos triglicerídeos, tornando o aproveitamento deste substrato energético subótimo.[21]

Os lipídios podem ser ofertados na forma de triglicerídeos de cadeia média (TCM) e longa (TCL).[28] Potencialmente, os efeitos deletérios de níveis séricos elevados de triglicerídeos inclui hipoxemia e imunossupressão, principalmente quando administrados por via intravenosa. A sua administração prolongada também pode associar-se a esteatose hepática.[29] A oferta de TCL é obrigatória, já que são precursores de ácidos graxos essenciais. As desvantagens de sua utilização repousam em uma maior chance de hipertrigliceridemia, já que são dependentes do sistema da carnitina para a sua oxidação e o fato de esse sistema estar ineficiente, por uma diminuição na síntese de carnitina.[28,29] Por esta ótica, a administração de parte dos lipídios na forma de TCM, que independem deste sistema para a sua oxidação, passa a ser atraente. Infelizmente, a sua utilização não é desprovida de riscos: aumento da termogênese, hipertrigliceridemia (não podem ser acumuladas) e encefalopatia.[30,31] As doses recomendadas oscilam a partir de uma oferta inicial de 1 mg/kg/dia podendo chegar a 2 mg/kg/dia. A ocorrência de efeitos colaterais geralmente se associa à oferta de lipídio superior a 3 mg/kg/dia ou quando constitui mais que 70% da oferta calórica administrada.[32]

O catabolismo protéico é o epicentro do metabolismo das proteínas no paciente estressado.[33] A musculatura esquelética constitui-se no maior reservatório de aminoácidos para gliconeogênese e síntese de proteínas de fase aguda, sendo muitas vezes facilmente perceptível o seu rápido consumo e esgotamento. Esse rearranjo metabólico é diretamente proporcional à gravidade do caso, bem como o é o nível da nitrogenúria.[21] A quantidade de aminoácidos ofertados é, de longe, o mais importante determinante da redução da negatividade do balanço nitrogenado (não confundir com o processo de atenuação do catabolismo descrito anteriormente e atribuído à glicose).[34,35] O objetivo principal da administração de proteínas é limitar o catabolismo muscular.[36] A quantidade a ser administrada oscila na faixa de 1,5 a 2,0 g/kg/dia,[21,37] provavelmente na faixa superior desta variação nos pacientes estressados com pronunciada perda de peso.[38] É importante ressaltar que o equilíbrio ou mesmo a positivação do balanço nitrogenado não é o objetivo da terapia nutricional de pacientes graves, podendo até mesmo contribuir com o surgimento de encefalopatia por acúmulo de uréia.[39] A análise de vários estudos que avaliam o impacto da terapia nutricional voltada para a correção do gasto energético e a tentativa de tornar o balanço nitrogenado positivo mostram que o catabolismo protéico e a lipólise não podem ser suprimidos, e que os possíveis benefícios de uma terapia nutricional mais bem planejada para o paciente séptico pode ser obtida a partir de esforços para controlar melhor a glicemia e evitar a excessiva oferta calórica.[40]

PRODUÇÃO DE ENERGIA E TRANSPORTE DE OXIGÊNIO

As alterações na microcirculação do paciente séptico constituem-se no pivô das transformações observadas no metabolismo e na geração de energia. É importante também o conhecimento do fato de que ocorrem alterações no metabolismo protéico (priorização novamente da síntese protéica) nos estados de sepse diferentes daqueles que ocorrem nos estados inflamatórios sem infecção (trauma).[41] A redução da quantidade ou alterações na distribuição de oxigênio para a utilização celular aumenta a produção e o acúmulo de lactato sanguíneo (aumento da relação lactato/piruvato), mesmo na ausência de choque, demonstrando uma ineficiência na manutenção do metabolismo em aerobiose. Isto ocorre por uma associação de diferentes fatores como déficit de oxigênio mitocondrial, disfunção mitocondrial, diminuição da atividade enzimática da desidrogenase pirúvica, ativação de ciclos fúteis de obtenção de energia e diminuição do clareamento do lactato renal e hepático. Uma vez que a capacidade de reaproveitamento do lactato como substrato energético é heterogênea entre os diferentes sistemas, sua concentração pode estar reduzida no fígado (onde é reaproveitado através da gliconeogênese, mesmo que de maneira muito reduzida nos estados de baixo fluxo) e aumentada na musculatura esquelética e intestino, onde não pode ser convertido a glicogênio.[42-44]

A adequação da oxigenação celular pode ser expressa através da relação lactato/piruvato, onde o metabolismo em anaerobiose, gerando quantidades crescentes de lactato, aumenta a relação. Esta relação nem sempre espelha o real estado de oxigenação celular. Assim, ela pode estar normal, como que refletindo a adequação entre oferta e demanda de oxigênio, em ambiente de disoxia tissular. Isto pode ocorrer quando há um aumento da quantidade de piruvato, equalizando a relação com o *pool* de lactato. O aumento de piruvato ocorre pela ação de proteólise (via liberação de alanina), glicogenólise e glicólise por parte de catecolaminas (produzidas endogenamente ou através da oferta exógena).[41,44,45] Mais ainda, a baixa disponibilidade de oxigênio tecidual gera a possibilidade de conformação tecidual ao oxigênio disponível, termo relacionado com a redução da atividade e a manutenção da viabilidade (e não da função) celular em ambiente disóxico, adaptação que tenta preservar a célula viva e aparentemente adequada relação lactato/piruvato, como descrito em isquemia miocárdica. Outra limitação referente ao lactato como marcador de disóxia diz respeito á incapacidade de sua concentração sanguínea em refletir um déficit em específico território. Assim, estas limitações fazem com que o lactato seja apenas encarado como um "macro" marcador.

A medida da extração de oxigênio do sangue arterial e sua utilização na mitocôndria seria o método ideal para a avaliação da eficiência da geração e da transferência de energia. Infelizmente isto não é possível na prática clínica rotineira. Contudo, ela pode ser mais bem estudada através do estado "redox" celular, que estima o grau de oxidação de potenciais carreadores de energia (substratos energéticos) e, portanto, servir como guia para a otimização das medidas terapêuticas que possam incrementar o transporte de oxigênio destes pacientes.[46] O carreador primário de potencial energia no citoplasma é a nicotinamida adenina dinucleotídeo (NAD), que transfere sua energia via sistema do maleato desidrogenase, implicando na transferência de elétrons da forma oxidada (NAD) para a forma reduzida, a nicotinamida adenina dinucleotídeo reduzida (NADH). Normalmente, existe uma condição quase equimolar na relação NADH/NAD. Na ocorrência de disoxia, as baixas concentrações de oxigênio não mantêm a quantidade de NAD na mitocôndria, que é convertida a NADH. Neste contexto, surge um desequilíbrio na relação NADH/NAD, que passa a espelhar um desacoplamento entre oferta e demanda de oxigênio, uma vez que o processo de transferência de elétrons na via do ciclo do ácido cítrico (ciclo de Krebs) será reduzida. Como conseqüência, haverá menor síntese de adenosina trifosfato (ATP). Por outro lado, a escassez de combustível (em outras palavras, substratos energéticos) também culmina em alteração da relação NADH/NAD. Aqui, há redução no *pool* de NADH e incapacidade de recepção do elétron a ser transferido na via de Krebs. Como resultado, também observaremos redução na síntese de ATP.[46] Um potencial método para a detecção do *status* de oxigenação mitocondrial é a mensuração da relação beta-hidroxibutirato/acetoacetato (BHB/AcAc), a qual reflete o estado redox do NAD. Esta relação está aumentada na situação de reduzida oferta de oxigênio aos tecidos (reduzido NAD).[46] A Figura 36-1 resume o processo de transferência de energia avaliado sob a ótica do estado redox mitocondrial.

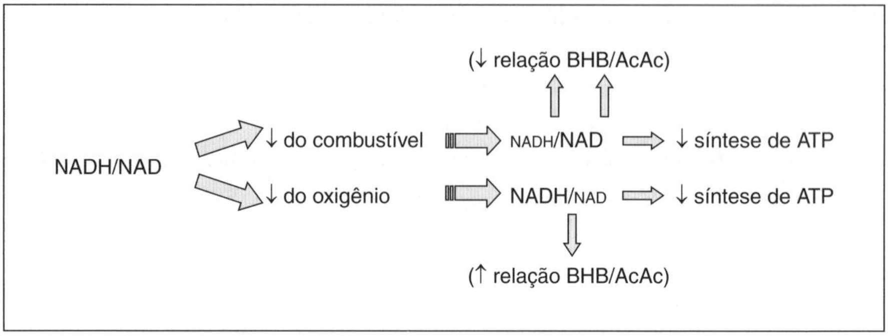

Fig. 36-1. Transferência de energia na mitocôndria em 2 diferentes situações: escassez de nutriente e de oxigênio. As legendas estão definidas no texto.

CONCLUSÃO

As alterações na microcirculação são centrais na fisiopatogenia referente às alterações metabólicas e à obtenção de energia em pacientes com sepse. A mais marcante alteração metabólica consiste em hipermetabolismo associado a acentuado catabolismo protéico, ocorrendo em resposta a mudanças no metabolismo intermediário devido a nova composição humoral e hormonal que se instala, além da participação dos ajustes reflexos do sistema nervoso autônomo. O objetivo deste novo ambiente é a gliconeogênese e síntese de proteínas de fase aguda, frente a necessidade de estimular proliferação celular visando cicatrização, ativação da imunidade e coagulação. O resultado deste processo é a desnutrição protéica e a imunossupressão. Por isso, recomenda-se que a repleção nutricional a estes pacientes seja precoce (desde que exista estabilidade hemodinâmica), hiperprotéica e preferencialmente através do tubo digestivo, evitando a excessiva oferta calórica e hiperglicemia. Nem sempre esta repleção protéica e de substratos não-protéicos corrigem ou incrementam o processo de geração de energia, que pode estar bloqueada por depleção de componentes essenciais para a transferência de energia no interior da mitocôndria. Este processo pode ser mais bem compreendido e mensurado pela estimativa do estado redox no interior da mitocôndria, na qual o desacoplamento da fosforilação oxidativa pode ocorrer por déficit de oxigênio, de nutrientes ou ambos. O melhor entendimento destas alterações patológicas do paciente séptico pode proporcionar a chance de um manejo terapêutico mais adequado.

REFERÊNCIAS BIBLIOGRÁFICAS

1. Bone RC, Balk R, Cerra FB. ACCP/SCCM Consensus Conference Comitee. Consensus Conference: definitions for sepsis and organ failure and guidelines for the use of innovative therapies in sepsis. *Chest* 1992;101:1644-1655.
2. Houtchens BA, Westenskow DR. Oxygen consumption in septic shock: collective review. *Circ Shock* 1984;13:361-384.
3. Harada S, Ishizaka A, Yonemaru M, et al. The effects of aminophylline and pentoxifylline on multiple organ failure after Escherichia coli sepsis. *Am Rev Respir Dis* 1989;140:974-990.
4. Hersch M, Gnidec AA, Bersten AD, et al. Histologic and ultrastructural changes in nonpulmonary organs during early hyperdynamic sepsis. *Surgery* 1990;107:397-410.
5. Bone RC. Phospholipids and their inhibitors: a critical evaluation of their role in the treatment of sepsis. *Crit Care Med* 1992;20:884-890.
6. Cahill GF. Starvation in man. *N Engl J Med* 1970;282:668-675.
7. Jolly AF, Blank R. Refeeding syndrome. In: Zaloga GP, editor. *Nutrition in critical care*. St Louis: Mosby, 1994. p. 765-782.
8. Shikora AS. Nutritional support for the critically ill. In: Shicora AS, Blackburn GL, editors. Nutrition support: theory and therapeutics. New York: Chapman & Hall, 1997. p. 464-485.
9. Duff JG, Viidik T, Marchuk JB, et al. Femoral arteriovenous amino acid diferences in septic patients. *Surgery* 1979;85:344-348.
10. O'Donell TF, Clowes GHA, Blackburn GL, et al. Proteolysis associated with a deficit of peripheral energy fuel substrates in septic man. *Surgery* 1976;80:192-200.
11. Long CL, Schaffel N, Geiger JW, et al. Metabolic response to injury and illness: estimation of energy and protein needs from indirect calorimetry and nitrogen balance. *JPEN* 1979;3:452-456.
12. Cerra FB, Siegel JH, Coleman B, et al. Septic autocannibalism. A failure of exogenous nutritional support. *Ann Surg* 1980;192:570-580.
13. Bessey PQ, Watters JM, Aoki TT, et al. Combined hormonal infusion simulates the metabolic response to injury. *Ann Surg* 1984;200:264-281.
14. Long CL, Lowry SF. Hormonal regulation of protein metabolism. *JPEN* 1990;14:555-562.
15. Proceedings of an international glutamine symposium. Glutamine metabolism in health and disease: basic science and clinical aspects. *JPEN* 1990;14(S):39S-146S.
16. Streat SJ, Beddoe AH, Hill GL. Aggressive nutritional support does not prevent protein loss despite fat gain in septic intensive care patients. *J Trauma* 1987;27:262-266.
17. Long JM, Long CL. Fuel metabolism. In: Zaloga GP, editor. *Nutrition in critical care*. St Louis: Mosby, 1994. p. 35-53.
18. Douglas RG, Shaw JHF. Metabolic response to sepsis and trauma. *Br J Surg* 1989;76:115-122.
19. Dinarello CA. Interleukin-1 and the pathogenesis of the acute-phase response. *N Engl J Med* 1984;311:1413-1418.
20. Peck MD. Sepsis. In: Zaloga GP, editor. *Nutrition in critical care*. St Louis: Mosby, 1994. p. 599-616.
21. Nitenberg G. Metabolic response to sepsis. In: Dhainaut JF, Thijs LG, Park G, editors. *Septic shock*. London: WB Saunders, 2000. p. 327-338.
22. Elwyn DH, Kinney JM, Malayappa J, et al. Influence of increasing carbohydrate intake on glucose kinetics in injures patients. *Ann Surg* 1979;190:117-127.
23. Shaw JHF, Klein S, Wolfe RR. Assessment of alanine, urea, and glucose interrelationships in normal subjects and in patients with sepsis with stable isotopic tracers. *Surgery* 1985;97:557-568.

24. Brooks DC, Bessey PQ, Black PR, et al. Insulin stimulates branched chain amino acid uptake and diminishes nitrogen flux from skeletal muscle of injured patients. *J Surg Res* 1986;40:395-405.
25. Katayama T, Tanaka M, Tanaka K, et al. Alterations in hepatic mitochondrial function during total parenteral nutrition in immature rats. *JPEN* 1990;14:640-645.
26. Burke JF, Wolfe RR, Mullany CJ, et al. Glucose requirements following burn injury. *Ann Surg* 1979;190:274-285.
27. Van den Berghe G, Wouters P, Weekers F, et al. Intensive insulin therapy in crically-ill patients. *N Engl J Med* 2001;345:1353-1367.
28. Rolandelli RH, Ulrich JR. Lipids and enteral nutrition. In: Rombeau JL, Rolandelli RH, editors. *Enteral and tube feeding*. Philadelphia: WB Saunders, 1997. p. 47-60.
29. Babineau TL, Pomposelli J, Blackburn GL, et al. Lipids. In: Zaloga GP, editor. *Nutrition in critical care*. St Louis: Mosby, 1994. p. 191-204.
30. Mascioli EA, Randall S, Porter KA. Thermogenesis from intravenous medium-chain triglycerides. *JPEN* 1991;15:27-31.
31. Miles JM, Cattalini M, Sharbrough FW. Metabolic and neurological effects of an intravenous medium-chain triglyceride emulsion. *JPEN* 1991;15:37-41.
32. Nussbaum MS, Li S, Boewer RH, et al. Addition of lipid to total parenteral nutrition prevents hepatic steatosis in rats by lowering the portal venous insulin/glucagon ratio. *JPEN* 1992;16:106-109.
33. Long CL, Jeevanandam M, Kim BM, et al. Whole body protein synthesis and catabolism in septic man. *Am J Clin Nutr* 1977;30:1340-1344.
34. Collins JP, Oxby CB, Hill GL. Intravenous aminoacids and intravenous hyperalimentation as protein-sparing therapy after major surgery. A controlled clinical trial. *Lancet* 1978;1:788-791.
35. Iapichino G, Radrizzani D, Solca M, et al. The main determinants of nitrogen balance during total parenteral nutrition in critically ill injured patients. *Intensive Care Med* 1984;10:251-254.
36. Fischer JE. A teleological view of sepsis. *Clin Nutr* 1991;1:1-9.
37. Dudrick PS, Souba WW. Aminoacids in surgical nutrition. Principles and practice. *Surg Clin North Am* 1991;71:459-76.
38. Hoffer LJ. Protein and energy provision in critical illness. *Am J Clin Nutr* 2003;78:906-911.
39. Greig PD, Elwyn DH, Askazani J, et al. Parenteral nutrition in septic patients: effect of increasing nitrogen intake. *Am J Clin Nutr* 1987;46:1040-1047.
40. Plank LD, Hill GL. Energy balance in criticall illness. *Proc Nutr Soc* 2003;62:545-552.
41. Siegel JH, Vary TC. Sepsis, abnormal metabolic control, and the multiple organ failure syndrome. In: Siegel JH, editor. *Trauma: emergency surgery and critical care*. New York: Churchil Livingstone, 1987. p. 411-501.
42. Weil MH. Experimental and clinical studies on lactate pyruvate as indicators of the severity of acute circulatory failure (shock). *Circulation* 1970;41:989-1001.
43. Townsend WC, Hampton WW, Haybron DM, et al. Effective organ blood flow and bioenergy status in murine peritonites. *Surgery* 1986;100:205-213.
44. Mizock BA, Falk JL. Lactic acidosis in critical illness. *Crit Care Med* 1992;20:80-93.
45. Siegel JH, Cerra F, Coleman B, et al. Physiologic and metabolic correlations in human sepsis. *Surgery* 1979;86:163-193.
46. Schlichtig R. O_2 uptake, critical O_2 delivery, and tissue wellness. In: Pinsky MR, Dhainaut JF, editors. *Pathophysiologic foundations of critical care*. Baltimore: Willians & Wilkins, 1993. p. 119-139.

37

Insuficiência Adrenal na Sepse

Fabiano Nagel

HISTÓRICO

A insuficiência adrenal é uma enfermidade conhecida desde o século XIX, tendo sido descrita inicialmente por Addison.[1] Pode apresentar-se de 3 formas: *primária*, uma forma geralmente crônica, que ocorre pela destruição do córtex adrenal; *secundária*, que deriva da deficiência na secreção da corticotrofina (ACTH), provocada por doença hipotálamo-pituitária; e a *crise adrenal*, que pode surgir como insuficiência de função agudizada em paciente com forma crônica de hipoadrenalismo ou mesmo em pacientes hígidos submetidos a um nível muito alto de estresse biológico.[2,3]

No início da década de 1950, houve relatos de óbitos de pacientes usuários de corticóide submetidos ao estresse de procedimentos cirúrgicos e que não haviam recebido suas doses usuais do hormônio. Tais fatos alertaram a comunidade médica para morbidade e mortalidade relacionadas à suspensão abrupta da droga, naqueles que a utilizavam de maneira crônica, o que desencadeou recomendações para uso de doses maciças de corticóide nessas circunstâncias.[4-6]

Estudos experimentais, utilizando modelos de choques endotoxêmico e induzido por *Escherichia Coli*, obtiveram diminuição de mortalidade através do uso de corticóides parenterais.[7,8] Baseados em dados experimentais favoráveis, estudos em humanos foram iniciados, gerando um grande número de trabalhos voltados para o uso de corticóide em pacientes com choque séptico, a maioria com doses elevadas de vários representantes da classe. Já durante as décadas de 1980 e 1990, após análise mais criteriosa das evidências obtidas, o uso de corticóide na sepse caiu em descrédito. Contudo, estudos contemporâneos reavivaram o interesse no assunto, graças a uma abordagem mais fisiológica da reposição de corticóide em pacientes críticos com sepse grave e choque séptico e compreensão mais ampla das alterações hormonais que ocorrem nos doentes críticos, lançando mão de doses que apenas suprissem uma eventual insuficiência relativa ou absoluta do cortisol endógeno.

ASPECTOS MOLECULARES E FISIOLOGIA

O glicocorticóide exerce seu efeito biológico ligando-se ao receptor de glicocorticóide (RG), uma proteína citoplasmática de 90 kd que normalmente encontra-se ligada às proteínas de choque térmico no seu estado inativo.[10] Esse complexo dimérico atua intranuclearmente nos elementos ligadores de corticóide nos genes-alvo do hormônio. Os complexos glicocorticóide-RG também se ligam a fatores de regulação transcricional, como o NF-κβ (em inglês, *Nuclear Factor-Kappa-*β) e AP-1 *(Activator Protein-1)*, inibindo-os e evitando a transcrição nuclear de mediadores pró-inflamatórios.[11,12]

As principais ações fisiológicas dos corticóides incluem: as metabólicas; as cardiovasculares; e as antiinflamatórias e imunossupressoras. As ações metabólicas dos corticóides incluem o aumento da glicemia para garantir o aporte tecidual em fase de estresse biológico. Tal feito é alcançado pelo aumento da taxa de gliconeogênese hepática, basicamente através do aumento da transcrição gênica da enzima fosfoenolpiruvato-carboxiquinase (enzima marca-passo da gliconeogênese) e da glicose-6-fosfatase. Ocorre também diminuição da captação de glicose pelo tecido adiposo e estímulo lipolítico e proteolítico periférico.[13] As ações cardiovasculares dos corticóides consistem na sua necessidade para haver resposta normal à angiotensina II, adrenalina e noradrenalina, que mantêm a pressão arterial, contratilidade miocárdica e tônus vascular.[14,15] Os corticóides são parcialmente responsáveis pela manutenção e pelo aumento na expressão de receptores de superfície celular para as catecolaminas endógenas nos tecidos-alvo. Além disso, a produção de óxido nítrico, modulador da tonicidade e permeabilidade vascular, é regulada pelos corticóides.[16,17]

As ações antiinflamatórias e imunossupressoras dos corticóides são mediadas por suas ações em praticamente todas as células do sistema imune. Os corticóides diminuem a marginação das células inflamatórias nos sítios conflagrados. Acredita-se que a maior parte dos efeitos antiinflamatórios e imunossupressores dos corticóides seja pela modulação da produção de citocinas inflamatórias (interleucinas [IL]1, IL-2, IL-3, IL-6, interferon-γ, fator de necrose tumoral-α [TNF-α], eicosanóides, fator de inibição de migração macrofágica, entre vários outros).[18,19] Os corticóides regulam a produção desses mediadores pela inibição de fatores transcricionais, como o NF-κβ e AP-1, evitando a transcrição nuclear dos mediadores pró-inflamatórios.[11] Os corticóides também estimulam a produção de fatores antiinflamatórios (antagonista do receptor de IL-1, receptor solúvel de TNF-α, IL-10), além de possivelmente bloquear a transcrição de RNA mensageiro das enzimas responsáveis pela síntese da ciclooxigenase-2 e óxido nítrico sintase.[22]

EPIDEMIOLOGIA E CRITÉRIOS DIAGNÓSTICOS

A sepse grave e o choque séptico continuam sendo as principais causas de mortalidade em unidades de terapia intensiva não-coronariana. Dados provenientes da América do Norte indicam a ocorrência de sepse grave acima de 750.000 casos/ano, uma incidência de 3 casos por 1.000 habitantes, sendo que cerca de 50% necessitaram de tratamento intensivo e 17% de ventilação mecânica, com uma mortalidade geral de 29%.[23] Dados britânicos evidenciam que 27% das internações em UTI preenchem os critérios de sepse grave, com uma mortalidade na UTI de 35% e hospitalar de 47%.[24] Uma grande coorte européia evidenciou uma incidência de choque séptico de 30% dentre mais de 14.000 internações em UTI, com uma mortalidade associada de até 70%.[25] Em estudo francês, verificou-se que a incidência de choque séptico é de 8 em cada 100 internações na UTI, com uma mortalidade de 60% e um risco de óbito 25,7% maior do que as internações sem choque séptico.[26] Há evidências de que a proporção de disfunções orgânicas tem aumentado ao longo das últimas décadas, assim como a incidência de infecções fúngicas e por bactérias Gram-positivas.[27]

No ambiente de terapia intensiva, é muito difícil falar da epidemiologia da insuficiência adrenal, pois não há definição categórica na literatura quanto ao seu diagnóstico. Genericamente falando, a literatura aponta para uma incidência, em populações heterogêneas de doentes críticos, oscilando entre 9% e 60%,[28-32] estando os pacientes com choque séptico no grupo com maior incidência.[33]

Faz-se necessário um conhecimento básico do funcionamento do eixo hipotálamo-pituitária-adrenal (HPA) para que compreendamos como o diagnóstico da disfunção/insuficiência adrenal pode ser feito. O eixo HPA e o sistema simpático adrenomedular e sistêmico trabalham conjuntamente para manter a homeostase corporal. Aferências como dor, hipotensão, dano tecidual, mediadores inflamatórios, hipoxia e hipoglicemia causam a sinalização hipotalâmica, gerando a liberação do hormônio liberador de corticotrofina (CRH, do inglês *corticotropin-releasing hormone*). O CRH circula até a glândula pituitária anterior, onde estimula a liberação de ACTH. Por sua vez, o ACTH circula e efetua seu papel nas glândulas adrenais, que é a liberação de cortisol, hormônios androgênicos e aldosterona.[34,35] Esse eixo apresenta um mecanismo de retroalimentação negativa pelo cortisol bastante eficiente.

No paciente criticamente enfermo, existem múltiplas fontes de estresse biológico e psicológico, como frio, calor, dor, ventilação mecânica, trauma tecidual, foco infeccioso ativo, hipotensão, mediadores inflamatórios, ansiedade, delírio, medo, para citar apenas alguns. Classicamente, os limiares fisiológicos e patológicos da função adrenal foram definidos em populações de voluntários saudáveis e de enfermos cujo manejo era primariamente ambulatorial e crônico, nos quais os níveis de cortisol adequados como resposta ao estresse oscilavam entre 18-20 μg/dl após a estimulação com uma dose endovenosa de 250 μg de ACTH sintético e uma dosagem sérica do cortisol basal em 30 e 60 minutos (teste curto da cortrosina).[36,37] Outros testes de estimulação adrenal, como o da metirapona e insulínico não serão abordados neste texto, por serem de pouquíssima utilização no ambiente de terapia intensiva.

Um referencial comum para comparação com o estresse da doença crítica são os níveis alcançados pelo cortisol após os procedimentos cirúrgicos. Observa-se, por exemplo, que depois de uma laparotomia, os níveis de cortisol atingem rapidamente picos elevados (> 50 μg/dl) e levam até 72 horas para um retorno ao basal.[38] Pacientes vítimas de politrauma em cuidados intensivos apresentam níveis elevados de cortisol sérico por mais de 7 dias, com picos intermitentes da ordem de 40-50 μg/dl. Além disso, observa-se que os níveis mais altos de cortisol são vistos nos pacientes que não sobrevivem.[39]

A definição de um ponto de corte para o nível sérico de cortisol que possibilite o diagnóstico de insuficiência adrenal continua sendo motivo de debate, já que a disfunção do eixo HPA no choque séptico é bem conhecida.[40] Autores conceituados, após revisão extensa da literatura, sugerem valores de 15-25 μg/dl como limite inferior do cortisol sérico no paciente crítico.[35,41,42] A estimulação com ACTH sintético (teste curto da cortrosina) também é motivo para debate em pacientes críticos. A administração de 250 μg de ACTH e mensuração do cortisol sérico nos tempos zero, 37 minutos foi desenvolvida e validada em pacientes estáveis, muito distintos dos doentes criticamente enfermos. Vale citar que a resposta máxima ao estímulo do ACTH exógeno é um teste de capacidade de reserva adrenal e não exatamente de sua função. Uma resposta esperada ao teste do ACTH seria um nível basal de cortisol > 18-20 μg/dl e/ou um aumento de seu nível > 9 μg/dl após estimulação.[37] Um estudo em pacientes cirúrgicos de alto risco mediu a incidência de insuficiência adrenal e a resposta ao teste do ACTH. Classificou os pacientes como tendo A: disfunção adrenal (cortisol < 20 μg/dl em todos os pontos de medida e um incremento < 9 μg/dl); B: hipoadrenalismo funcional (cortisol < 30 μg/dl e um incremento < 9 μg/dl); ou insuficiência adrenal (A + B). Disfunção adrenal foi vista em 8,7% dos pacientes, hipoadrenalismo funcional em 24% e insuficiência adrenal em 32,7%.[28] Um estudo, que avaliou a incidência de sepse grave e choque séptico em pacientes que se apresentavam para cuidados hospitalares, evidenciou que 9% dos pacientes estudados prospectivamente apresentaram ausência de resposta ao teste curto da cortrosina, com um cortisol basal de 11,3 μg/dl, que subiu para um máximo de 15,7 μg/dl após 60 minutos.[32] Outro estudo, que avaliou pacientes com disfunção hepática aguda quanto a sua responsividade ao teste curto da cortrosina, verificou que uma percentagem significativamente maior dos não-respondedores necessitou ventilação mecânica por piora da encefalopatia hepática, suporte hemodinâmico com vasopressores e preencheram critérios para transplante hepático de urgência.[43]

Sugere-se que uma dose de 250 μg de ACTH seja suprafisiológica e leve à geração de falso-negativos no teste da cortrosina e que haveria uma maior precisão ao se usar uma dose de 1 μg de cortrosina no teste de função adrenal.[45,46] Considerando o fato de que os níveis máximos alcançados pelo ACTH no plasma após estresse extremo sejam da ordem de 100-300 pg/ml e que uma dose de 250 μg de ACTH sintético gera níveis de 10.000 até 60.000 pg/ml, pacientes que normalmente não responderiam ao teste do ACTH e que fisiologicamente se comportam como não-respondedores acabam alcançando níveis séricos de cortisol de respondedores, através da superestimulação.[47,48] Assim, os pacientes podem ser encaixados em 3 subcategorias: os respondedores, os não-respondedores e aqueles com insuficiência adrenal relativa ou resistência ao ACTH (que biologicamente se comportam como não-respondedores mas, laboratorialmente, aparentam ser respondedores).[35,49] Em um estudo prospectivo de 189 pacientes com choque séptico, nos quais foi realizado o teste curto da cortrosina na admissão, foram identificados 3 grupos de pacientes com prognóstico distinto baseando-se na resposta ao estímulo adrenal. Pacientes com cortisol basal ≤ 34 μg/dl e resposta máxima > 9 μg/dl tiveram uma mortalidade em 28 dias de 26%. Aqueles cujo cortisol basal foi de 34 μg/dl e a resposta máxima foi ≤ 9 μg/dl, ou tiveram cortisol basal > 34 μg/dl e resposta máxima > 9 μg/dl, apresentaram mortalidade de 67%. E os pacientes com cortisol basal > 34 μg/dl e resposta máxima ≤ 9 μg/dl tiveram uma mortalidade de 82%. Neste estudo, um nível basal de cortisol sérico > 34 μg/dl foi identificado como previsor independente de mortalidade, na análise multivariada.[31] Assim, teoricamente, poderíamos contar com um ponto de corte específico do cortisol sérico, em pacientes críticos, de 34 μg/dl, no que se refere à mortalidade. Apesar da aparente proficuidade de evidências relativas ao uso de teste de estimulação adrenal em pacientes com choque séptico, uma metanálise recente, que englobou todos os estudos dessa área que dividiram os pacientes em respondedores e não-respondedores, mesmo com algumas diferenças na suas definições de resposta ao teste da cortrosina, concluiu que não houve diferença estatística entre os 2 grupos, em termos de desfechos.[50] Portanto, não é possível ser categórico com relação a qualquer aspecto diagnóstico vigente da insuficiência adrenal no paciente com choque séptico. Uma metodologia relativamente contemporânea pode vir a alterar a visão que temos do cortisol sérico e sua relação com o diagnóstico de insuficiência adrenal. A medida da fração livre do cortisol no plasma (cortisol livre) é muito diferente do conceito atual. Trabalho recente investigou a relação dos níveis de cortisol total e cortisol livre basais e após estimulação pelo teste da cortrosina em 66 pacientes críticos, normo e hipoproteinêmicos (definido por uma albumina sérica ≤ 2,5 g/dl) e 33 controles normais. O achado mais marcante foi o fato de o cortisol sérico total basal nos pacientes críticos hipoalbuminêmicos ser significativamente menor do que nos normoproteinêmicos (15,8 *vs.* 22,6 μg/dl, $p < 0,01$), o mesmo acontecendo após a estimulação com a cortrosina (23,4 *vs.* 34,4 μg/dl, $p < 0,01$). Por outro lado, ao comparar-se o cortisol sérico livre basal, não houve diferença significativa entre os pacientes críticos normo e hipoproteinêmicos (5,1 *vs.* 5,2 μg/dl, $p > 0,05$), também não havendo após estimulação (9,3 *vs.* 10,1 μg/dl, $p > 0,05$). Em resumo, esse estudo indica que possivelmente a metodologia atual de mensuração do cortisol sérico total necessita ser substituída pela medida da fração livre do cortisol.[51] A despeito de ser um dado muito promissor, a medida do cortisol livre necessita, obrigatoriamente, maior embasamento através de publicações subseqüentes que comprovem os achados atuais, antes de ser usada amplamente.

ACHADOS CLÍNICOS

Os achados típicos da insuficiência adrenal crônica geralmente se apresentam como uma história de fadiga, perda de peso, anorexia, letargia, náusea, vômitos, dor abdominal e diarréia. Na insuficiência adrenal primária, a hipotensão postural e a hiperpigmentação também são achados característicos. Laboratorialmente, eosinofilia, hiponatremia, hiperpotassemia, hipoglicemia e anemia normocítica são alterações comuns. Contudo, na disfunção/insuficiência adrenal aguda do choque séptico, em geral, o quadro é de hipotensão refratária a volume e necessidade de vasopressores para a sua correção. Tais pacientes terão com maior freqüência um padrão hiperdinâmico na monitorização invasiva, porém pode-se encontrar um índice cardíaco deprimido, pressão de oclusão da artéria pulmonar baixa, normal ou elevada e resistências pulmonar e sistêmica variáveis. Deste modo, não nos podemos orientar apenas pelos aspectos clínicos, laboratoriais e hemodinâmicos para categorizar a chance de haver insuficiência adrenal em um dado paciente.[35,41] Em um estudo de pacientes cirúrgicos de alto risco, 32,7% dos pacientes apresentaram critérios para insuficiência adrenal, e todos mostravam uma contagem de eosinófilos no leucograma significativamente maior que os pacientes com função adrenal normal.[28] Da mesma forma, em pacientes com sepse grave de diagnóstico recente, todos aqueles com insuficiência adrenal diagnosticada pelo teste curto da cortrosina evidenciavam hipoglicemia e hiponatremia, se comparados àqueles cuja função adrenal havia sido considerada normal.[32] O Quadro 37-1 detalha as características dos pacientes com choque séptico e insuficiência adrenal.

Quadro 37-1. Características sugestivas de insuficiência adrenal em pacientes sépticos

Achados específicos

- Hipotensão irresponsiva a volume
- Necessidade de vasopressor em pacientes sépticos
- Eosinofilia
- Hiponatremia
- Hiperpotassemia (insuficiência adrenal primária)
- Hiperpigmentação ou vitiligo (raros)
- Deficiências pituitárias (gonadotrofinas, tireotrofina, *diabetes insipidus*)

Achados inespecíficos

- Fadiga
- Anorexia e perda ponderal
- Náusea e vômitos
- Dor abdominal e diarréia
- Febre inexplicada
- Estado hiperdinâmico
- Disfunção orgânica em evolução
- Acidose metabólica

Adaptado das referências 35 e 41.

TRATAMENTO

O manejo do choque séptico já incluía o uso de corticóides nas décadas de 1960 a 1970 utilizando doses elevadas em um curto espaço de tempo, compreendendo dose única com até 48 horas de intervalo desde o diagnóstico para a administração. Em um trabalho clássico da época, que arrolou 172 pacientes com choque séptico, administrou-se dexametasona (3 mg/kg) ou metilprednisolona (30 mg/kg) em uma dose, que eventualmente poderia ser repetida, e foi verificada uma mortalidade nos grupos-tratamento de 9,3% nos que receberam dexametasona e 11,6% nos que receberam metilprednisolona, contra 38,4% no grupo-placebo.[52] Mesmo repleto de falhas metodológicas, os achados deste estudo levaram à popularização do uso de doses altas e isoladas de corticóide em pacientes com choque séptico. Contudo, trabalhos posteriores não conseguiram reproduzir os mesmos achados impressionantes.[53-55] Em 1987 foi publicado o maior ensaio clínico duplo-cego envolvendo doses altas de corticóide (30 mg/kg de metilprednisolona, administrada em 4 doses) no manejo da sepse grave e do choque séptico, com 182 pacientes. Em termos gerais, não houve diferença significativa na mortalidade ou reversão do choque. Além disso, ocorreram significativamente mais mortes nos pacientes com disfunção renal que receberam corticóide, em comparação ao placebo, assim como entre os pacientes tratados com metilprednisolona houve significativamente mais óbitos relacionados a infecções secundárias.[56] Ao longo dos anos subseqüentes, todos os estudos envolvendo doses altas de corticóide no choque séptico foram avaliados em metanálises,[57-59] e a conclusão final é de que não existe benefício (e pode haver malefício) no uso de doses elevadas de corticóide por período curto de tempo nos pacientes com choque séptico.

O melhor entendimento da disfunção do eixo HPA na sepse grave e choque séptico, o surgimento do conceito da insuficiência adrenal relativa, aliado ao conhecimento agregado dos diversos mecanismos pelos quais os corticóides, quando usados em doses mais fisiológicas, beneficiariam o paciente crítico, mantiveram aceso o interesse no seu uso nesse grupo de pacientes. Um ensaio clínico duplo-cego avaliando os efeitos imunomodulares da hidrocortisona em pacientes com choque séptico demonstrou que seu uso levou ao aumento dos níveis pressóricos e da resistência vascular sistêmica, ao declínio da freqüência cardíaca e à necessidade de vasopressor. Houve diminuição da relação nitrito/nitrato, indicando inibição da formação de óxido nítrico. Também houve uma atenuação da resposta inflamatória, perceptível pela redução dos níveis de IL-6, IL-8, E-selectina solúvel e receptores I e II do TNF, com rebote de mediadores após a retirada do corticóide.[60] Em estudo randomizado duplo-cego envolvendo 41 pacientes, que utilizou hidrocortisona na dose de 100 mg de 8/8 horas por 5 dias, verificou-se que, no grupo tratado, 68% dos pacientes reverteram o choque em 7 dias, contra apenas 21% no grupo placebo ($p < 0,05$). Houve uma diminuição não-significativa da mortalidade nos pacientes do grupo tratamento (32% *vs*. 63%, $p = 0,9$). Além disso, não ocorreu diferença nos desfechos entre os grupos, quando foram comparados respondedores e não-respondedores ao teste curto da cortrosina.[61] Estudo posterior de pequeno porte demonstrou achados similares, com tendência à diminuição da mortalidade nos pacientes recebendo corticóide.[62] Em outro estudo que avaliou o efeito da hidrocortisona nos pacientes com choque séptico (100 mg como ataque e, após, infusão contínua a 0,18 mg/kg/hora, por 6 dias), com retirada progressiva da dose, ficou claro que o grupo tratado reduziu significativamente o tempo de uso de vasopressores e apresentou uma tendência à diminuição da disfunção orgânica. Contudo, não foi vista alteração significativa na mortalidade entre os grupos e este estudo não dividiu os pacientes em respondedores ou não-respondedores.[63] Em um estudo envolvendo 44 pacientes, dos quais 23 receberam hidrocortisona na dose de 100 mg de 8/8 horas por 72 horas, a duração média de uso de vasopressores foi de 74 horas no grupo tratamento e 122 horas no grupo placebo ($p < 0,005$).[64]

O maior trabalho, até o momento, a avaliar o efeito de doses baixas de hidrocortisona e fludrocortisona na mortalidade do choque séptico, arrolou 299 pacientes, divididos em grupo-placebo e tratamento (hidrocortisona endovenosa 50 mg de 6/6 horas associado a 50 μg/dia de fludrocortisona). Nesse estudo multicêntrico, realizado em dezenove unidades de terapia intensiva na França, os pacientes foram classificados como respondedores ou não-respondedores ao teste curto da cortrosina, sendo que houve 229 não-respondedores (placebo, 115 e hidrocortisona, 114) e 70 respondedores (placebo, 34 e hidrocortisona, 36). Entre os não-respondedores, houve uma diminuição significativa da mortalidade no grupo tratado, em comparação ao placebo (53% *vs.* 63%, $p < 0,05$), aos 28 dias, na UTI e na alta hospitalar. Ao analisar todos os pacientes, não houve diferença estatística na mortalidade entre os grupos em nenhum dos marcos temporais, e inclusive observou-se um aumento não significativo da mortalidade nos pacientes respondedores que usaram corticóide. Os autores afirmam que a hidrocortisona associada à fludrocortisona no regime proposto poderia, ao 28 dia, salvar uma vida para cada 7 pacientes tratados.[65]

Considerando apenas os estudos contemporâneos que usaram doses "fisiológicas" de corticóide (equivalente a 200-300 mg de hidrocortisona/dia), cerca de 500 pacientes foram estudados, com certa heterogeneidade na distribuição de mortalidade dos controles, o que pode diluir a magnitude de efeito do tratamento. Outro dado é que, nesses estudos, os critérios diagnósticos de insuficiência adrenal variaram, além de terem sido usados esquemas terapêuticos distintos. É importante destacar que os estudos contemporâneos do uso de corticóide na sepse implementaram a terapêutica num prazo que oscilou de 3 a 72 horas do início do quadro.

Mesmo ao se considerarem as diferenças e limitações dos trabalhos disponíveis, parece haver uma diminuição real na mortalidade e no tempo de dependência a vasopressores, nos pacientes com choque séptico que recebem corticóide em baixa dose. Na seleção dos pacientes que receberão o tratamento, o teste curto da cortrosina não parece ser o elemento discriminador adequado, pois a análise conjunta dos estudos que estratificaram pacientes como respondedores e não-respondedores não conseguiu mostrar diferença de efeito do tratamento entre esses grupos.[50] Certamente, ainda existe muita discussão a respeito do uso do corticóide como terapia no choque séptico, com defensores e questionadores ativos. Existe um temor de que a ausência de identificação acurada dos pacientes que podem prejudicar-se com o uso de corticóide leve a dano indevido por uma indicação universal dessa terapêutica.[68] Uma metanálise realizada pelos maiores pesquisadores da área concluiu, na análise de subgrupo de 5 estudos que utilizaram corticóide em baixa dose, que o tratamento altera favoravelmente a mortalidade geral aos 28 dias e na alta hospitalar dos pacientes com sepse grave e choque séptico.[69] Por fim, um estudo inicial que avaliou o uso de corticóide endovenoso em pacientes com pneumonia comunitária grave evidenciou uma série de benefícios, entre eles, diminuição da progressão da disfunção orgânica e choque séptico tardio, redução da permanência hospitalar e mortalidade.[70]

CONCLUSÃO

A evidência disponível até o momento indica que pacientes com choque séptico estabelecido entre 3 e 72 horas beneficiam-se da reposição de doses fisiológicas de corticóide (200-300 mg de hidrocortisona, ou equivalente, por dia) por 5 a 7 dias, com diminuição no tempo de dependência de vasopressores e diminuição na mortalidade. Podemos destacar uma série de dúvidas que permanecem, no que se refere à insuficiência adrenal no choque séptico.

Definição de critérios de diagnóstico para insuficiência adrenal na sepse grave e choque séptico:

- A duração e agente ideais para o tratamento permanecem indefinidos.
- A existência de benefício do uso de corticóide na sepse grave não é estabelecida.
- O melhor momento para iniciar o tratamento e a necessidade ou não de retirada progressiva não são conhecidos.
- A necessidade ou não da reposição concomitante de mineralocorticóide precisa de definição.

Está em andamento um estudo multicêntrico internacional de grande porte, delineado para responder boa parte das dúvidas atuais sobre o tema (estudo CORTICUS). Até sua disponibilização, os dados vigentes devem orientar as condutas terapêuticas de acordo com os achados descritos, sempre atrelados ao bom senso clínico.

REFERÊNCIAS BIBLIOGRÁFICAS

1. Addison T. Anaemia-disease of the supra-renal capsules. *Lond Med Gaz* 1849;43:517-518.
2. Shenker Y, Skatrud JB. Adrenal insufficiency in critically ill patients. *Am J Respir Crit Care Med* 2001;163:1520-3.
3. Coursin DB, Wood KE. Corticosteroid supplementation for adrenal insufficiency. *Jama* 2002;287:236-40.
4. Fraser CG, Preuss FS, Bigford WD. Adrenal atrophy and irreversible shock associated with cortisone therapy. *J Am Med Assoc* 1952;149:1542-3.
5. Lewis L, Robinson RF, Yee J, Hacker LA, Eisen G. Fatal adrenal cortical insufficiency precipitated by surgery during prolonged continuous cortisone treatment. *Ann Intern Med* 1953;39:116-26.

6. Kehlet H. A rational approach to dosage and preparation of parenteral glucocorticoid substitution therapy during surgical procedures. A short review. *Acta Anaesthesiol Scand* 1975;19:260-4.
7. Hinshaw LB, Solomon LA, Freeny PC, Reins DA. Endotoxin shock. Hemodynamic and survival effects of methylprednisolone. *Arch Surg* 1967;94:61-6.
8. Hinshaw LB, Coalson JJ, Benjamin BA, et al. Escherichia coli shock in the baboon and the response to adrenocorticosteroid treatment. *Surg Gynecol Obstet* 1978;147:545-57.
9. Hollenberg SM, Weinberger C, Ong ES, et al. Primary structure and expression of a functional human glucocorticoid receptor cDNA. *Nature* 1985;318:635-41.
10. Yang J, DeFranco DB. Assessment of glucocorticoid receptor-heat shock protein 90 interactions in vivo during nucleocytoplasmic trafficking. *Mol Endocrinol* 1996;10:3-13.
11. Barnes PJ, Adcock I. Anti-inflammatory actions of steroids: molecular mechanisms. *Trends Pharmacol Sci* 1993;14:436-41.
12. Barnes PJ, Karin M. Nuclear factor-kappaB: a pivotal transcription factor in chronic inflammatory diseases. *N Engl J Med* 1997;336:1066-71.
13. Pilkis SJ, Granner DK. Molecular physiology of the regulation of hepatic gluconeogenesis and glycolysis. *Annu Rev Physiol* 1992;54:885-909.
14. Sakaue M, Hoffman BB. Glucocorticoids induce transcription and expression of the alpha 1B adrenergic receptor gene in DTT1 MF-2 smooth muscle cells. *J Clin Invest* 1991;88:385-9.
15. Orlowski J, Lingrel JB. Thyroid and glucocorticoid hormones regulate the expression of multiple Na,K-ATPase genes in cultured neonatal rat cardiac myocytes. *J Biol Chem* 1990;265:3462-70.
16. Matsumura M, Kakishita H, Suzuki M, Banba N, Hattori Y. Dexamethasone suppresses iNOS gene expression by inhibiting NF-kappaB in vascular smooth muscle cells. *Life Sci* 2001;69:1067-77.
17. Redington AE, Meng QH, Springall DR, et al. Increased expression of inducible nitric oxide synthase and cyclo-oxygenase-2 in the airway epithelium of asthmatic subjects and regulation by corticosteroid treatment. *Thorax* 2001;56:351-7.
18. Munck A, Naray-Fejes-Toth A. Glucocorticoids and estresse: permissive and suppressive actions. *Ann N Y Acad Sci* 1994;746:115-30; discussion 131-3.
19. Fahey J, Guyre P. Mechanisms of anti-inflammatory actions of glucocorticoids. *Adv Inflamm Res* 1981;2:21-51.
20. Barber AE, Coyle SM, Fischer E, et al. Influence of hypercortisolemia on soluble tumor necrosis factor receptor II and interleukin-1 receptor antagonist responses to endotoxin in human beings. *Surgery* 1995;118:406-10; discussion 410-1.
21. van der Poll T, Barber AE, Coyle SM, Lowry SF. Hypercortisolemia increases plasma interleukin-10 concentrations during human endotoxemia. A clinical research center study. *J Clin Endocrinol Metab* 1996;81:3604-6.
22. Knudsen PJ, Dinarello CA, Strom TB. Glucocorticoids inhibit transcriptional and post-transcriptional expression of interleukin 1 in U937 cells. *J Immunol* 1987;139:4129-34.
23. Angus DC, Linde-Zwirble WT, Lidicker J, Clermont G, Carcillo J, Pinsky MR. Epidemiology of severe sepsis in the United States: analysis of incidence, outcome, and associated costs of care. *Crit Care Med* 2001;29:1303-10.
24. Padkin A, Goldfrad C, Brady AR, Young D, Black N, Rowan K. Epidemiology of severe sepsis occurring in the first 24 hrs in intensive care units in England, Wales, and Northern Ireland. *Crit Care Med* 2003;31:2332-8.

25. Alberti C, Brun-Buisson C, Burchardi H, et al. Epidemiology of sepsis and infection in ICU patients from an international multicentre cohort study. *Intensive Care Med* 2002;28:108-21.
26. Annane D, Aegerter P, Jars-Guincestre MC, Guidet B. Current epidemiology of septic shock: the CUB-Rea Network. *Am J Respir Crit Care Med* 2003;168:165-72.
27. Martin GS, Mannino DM, Eaton S, Moss M. The epidemiology of sepsis in the United States from 1979 through 2000. *N Engl J Med* 2003;348:1546-54.
28. Rivers EP, Gaspari M, Saad GA, et al. Adrenal insufficiency in high-risk surgical ICU patients. *Chest* 2001;119:889-96.
29. Annane D, Bellissant E, Sebille V, et al. Impaired pressor sensitivity to noradrenaline in septic shock patients with and without impaired adrenal function reserve. *Br J Clin Pharmacol* 1998;46:589-97.
30. Kidess AI, Caplan RH, Reynertson RH, Wickus GG, Goodnough DE. Transient corticotropin deficiency in critical illness. *Mayo Clin Proc* 1993;68:435-41.
31. Annane D, Sebille V, Troche G, Raphael JC, Gajdos P, Bellissant E. A 3-level prognostic classification in septic shock based on cortisol levels and cortisol response to corticotropin. *Jama* 2000;283:1038-45.
32. Manglik S, Flores E, Lubarsky L, Fernandez F, Chhibber VL, Tayek JA. Glucocorticoid insufficiency in patients who present to the hospital with severe sepsis: a prospective clinical trial. *Crit Care Med* 2003;31:1668-75.
33. Zaloga GP, Marik P. Hypothalamic-pituitary-adrenal insufficiency. *Crit Care Clin* 2001;17:25-41.
34. Chrousos GP. The hypothalamic-pituitary-adrenal axis and immune-mediated inflammation. *N Engl J Med* 1995;332:1351-62.
35. Marik PE, Zaloga GP. Adrenal insufficiency in the critically ill: a new look at an old problem. *Chest* 2002;122:1784-96.
36. Streeten DH, Anderson GH Jr, Dalakos TG, et al. Normal and abnormal function of the hypothalamic-pituitary-adrenocortical system in man. *Endocr Rev* 1984;5:371-94.
37. Streeten DH. What test for hypothalamic-pituitary-adrenocortical insufficiency? *Lancet* 1999;354:179-80.
38. Lamberts SW, Bruining HA, de Jong FH. Corticosteroid therapy in severe illness. *N Engl J Med* 1997;337:1285-92.
39. Vermes I, Beishuizen A, Hampsink RM, Haanen C. Dissociation of plasma adrenocorticotropin and cortisol levels in critically ill patients: possible role of endothelin and atrial natriuretic hormone. *J Clin Endocrinol Metab* 1995;80:1238-42.
40. Annane D. Corticosteroids for septic shock. *Crit Care Med* 2001;29:S117-20.
41. Cooper MS, Stewart PM. Corticosteroid insufficiency in acutely ill patients. *N Engl J Med* 2003;348:727-34.
42. Loriaux L. Glucocorticoid therapy in the intensive care unit. *N Engl J Med* 2004;350:1601-2.
43. Harry R, Auzinger G, Wendon J. The clinical importance of adrenal insufficiency in acute hepatic dysfunction. *Hepatology* 2002;36:395-402.
44. Marik P, Kiminyo K, Olexo S, Zaloga GP. Occult adrenal insufficiency in critically ill patients: an underdiagnosed entity. *Crit Care Med* 1999;27:A141.
45. Mayenknecht J, Diederich S, Bahr V, Plockinger U, Oelkers W. Comparison of low and high dose corticotropin stimulation tests in patients with pituitary disease. *J Clin Endocrinol Metab* 1998;83:1558-62.
46. Abdu TA, Elhadd TA, Neary R, Clayton RN. Comparison of the low dose short synacthen test (1 microg), the conventional dose short synacthen test (250 microg),

and the insulin tolerance test for assessment of the hypothalamo-pituitary-adrenal axis in patients with pituitary disease. *J Clin Endocrinol Metab* 1999;84:838-43.
47. Oelkers W. The role of high-and low-dose corticotropin tests in the diagnosis of secondary adrenal insufficiency. *Eur J Endocrinol* 1998;139:567-70.
48. Marik P, Zaloga G. Prognostic value of cortisol response in septic shock. *Jama* 2000;284:308-9; author reply 309.
49. Kenyon N, Albertson T. Steroids and sepsis: time for another reevaluation. *J Intensive Care Med* 2002;17:68-74.
50. Minneci PC, Deans KJ, Banks SM, Eichacker PQ, Natanson C. Meta-analysis: the effect of steroids on survival and shock during sepsis depends on the dose. *Ann Intern Med* 2004;141:47-56.
51. Hamrahian AH, Oseni TS, Arafah BM. Measurements of serum free cortisol in critically ill patients. *N Engl J Med* 2004;350:1629-38.
52. Schumer W. Steroids in the treatment of clinical septic shock. *Ann Surg* 1976;184:333-41.
53. Thompson W, Gurley H, Lutz B, Jackson D, Kyols L, Morris I. Inefficacy of glucocorticoids in shock (double-blind study). *Clin Res* 1976;24:258A.
54. Sprung CL, Caralis PV, Marcial EH, et al. The effects of high-dose corticosteroids in patients with septic shock. A prospective, controlled study. *N Engl J Med* 1984;311:1137-43.
55. Lucas CE, Ledgerwood AM. The cardiopulmonary response to massive doses of steroids in patients with septic shock. *Arch Surg* 1984;119:537-41.
56. Bone RC, Fisher CJ Jr, Clemmer TP, Slotman GJ, Metz CA, Balk RA. A controlled clinical trial of high-dose methylprednisolone in the treatment of severe sepsis and septic shock. *N Engl J Med* 1987;317:653-8.
57. Cronin L, Cook DJ, Carlet J, et al. Corticosteroid treatment for sepsis: a critical appraisal and meta-analysis of the literature. *Crit Care Med* 1995;23:1430-9.
58. Lefering R, Neugebauer EA. Steroid controversy in sepsis and septic shock: a meta-analysis. *Crit Care Med* 1995;23:1294-303.
59. Zeni F, Freeman B, Natanson C. Anti-inflammatory therapies to treat sepsis and septic shock: a reassessment. *Crit Care Med* 1997;25:1095-100.
60. Keh D, Boehnke T, Weber-Cartens S, et al. Immunologic and hemodynamic effects of "low-dose" hydrocortisone in septic shock: a double-blind, randomized, placebo-controlled, crossover study. *Am J Respir Crit Care Med* 2003;167:512-20.
61. Bollaert PE, Charpentier C, Levy B, Debouverie M, Audibert G, Larcan A. Reversal of late septic shock with supraphysiologic doses of hydrocortisone. *Crit Care Med* 1998;26:645-50.
62. Yildiz O, Doganay M, Aygen B, Guven M, Keleutimur F, Tutuu A. Physiological-dose steroid therapy in sepsis [ISRCTN36253388]. *Crit Care* 2002;6:251-9.
63. Briegel J, Forst H, Haller M, et al. Estresse doses of hydrocortisone reverse hyperdynamic septic shock: a prospective, randomized, double-blind, single-center study. *Crit Care Med* 1999;27:723-32.
64. Chawla K, Kupfer Y, Goldman Y, Tessler S. Hydrocortisone reverses refractory septic shock. *Critical care medicine* 1999;27:33A.
65. Annane D, Sebille V, Charpentier C, et al. Effect of treatment with low doses of hydrocortisone and fludrocortisone on mortality in patients with septic shock. *Jama* 2002;288:862-71.
66. Balk RA. Steroids for septic shock: back from the dead? (Pro). *Chest* 2003;123:490S-9S.

67. Sessler CN. Steroids for septic shock: back from the dead? (Con). *Chest* 2003;123:482S-9S.
68. Luce JM. Physicians should administer low-dose corticosteroids selectively to septic patients until an ongoing trial is completed. *Ann Intern Med* 2004;141:70-2.
69. Annane D, Bellissant E, Bollaert PE, Briegel J, Keh D, Kupfer Y. Corticosteroids for treating severe sepsis and septic shock. *Cochrane Database Syst Rev* 2004:CD002243.
70. Meduri GU, Umberger R, Confalonieri M. Hydrocortisone infusion for severe community-acquired pneumonia: the role of relative adrenal insufficiency. *Am J Respir Crit Care Med* 2005;172:782-3.

38

Antibioticoterapia na Sepse

Ana Maria Sandri
Gabriel Azambuja Narvaez

INTRODUÇÃO

Neste capítulo será discutida a antibioticoterapia na sepse hospitalar de etiologia respiratória e relacionada a cateter, em função de sua relevância clínica referente à gravidade e freqüência de apresentação no paciente crítico.

PNEUMONIA HOSPITALAR

É a segunda infecção hospitalar mais freqüente,[1] correspondendo a 13% a 18% de todas as infecções hospitalares.[2] Ocorre em uma taxa de 5 a 10 casos/1.000 admissões nos Estados Unidos, aumentando sua incidência de 6 a 20 vezes nos pacientes sob ventilação mecânica (VM).[3,4] A incidência de pneumonia hospitalar (PH) e de pneumonia associada à VM (PAV) na América Latina, segundo o Consenso Latino-Americano de Pneumonias em Pacientes Hospitalizados,[5] é de 5-22/1.000 altas hospitalares e de 130-326/1.000 altas da UTI. Além de freqüente, a PH é também muito grave, tendo uma taxa de mortalidade de 28% a 37%.[6,7]

Dentre as pneumonias nosocomiais, sem dúvida, a mais importante é aquela relacionada à VM, que corresponde a mais de 80% dos casos.[8] Estes índices crescem à medida que a ventilação se prolonga, atingindo pelo menos metade dos pacientes quando ventilados por 20 dias.[9]

Para uma abordagem mais completa do tema, consideram-se alguns problemas existentes em diferentes níveis: conceitual, etiológico e terapêutico.

O conceito epidemiológico de PH, estabelecido pelo *Centers for Disease Control and Prevention* (CDC) de Atlanta, EUA, em 2002,[10] representa um aprimoramento com relação ao anterior, de 1998, visto que exclui o diagnóstico médico apenas, freqüentemente de caráter subjetivo, e estabelece 3 algoritmos distintos para a definição clínica, etiológica e, especificamente, para o paciente imunossupresso (neste, com ênfase na etiologia fúngica). Com isso, e particularmente com a inclusão da cultura quantitativa, a superestimação diagnóstica, usual na conceituação anterior, certamente diminuiu de importância.

Em uma tentativa de aprimorar o diagnóstico de PAV, tem sido sugerida a utilização de escores como o *Clinical Pulmonary Infection Score* (CPIS), originalmente proposto por Pugin[11] e modificado por Singh.[12] Nessa sistematização, além das variáveis comumente consideradas, adicionam-se a relação PaO_2/FiO_2, a evolução radiológica e a bacteriologia do escarro, em um sistema de pontuação. Mesmo que essa prática pouco acrescente ao diagnóstico inicial, sua revisão em 48 a 72 horas, para a integralização da pontuação, permite a reavaliação da antibioticoterapia e até mesmo sua suspensão. Embora existam críticas à real contribuição desse escore para o diagnóstico, a inclusão da bacterioscopia aparentemente aumenta a sua acurácia (sensibilidade e especificidade).[13]

Outros marcadores têm sido sugeridos para a caracterização diagnóstica da PAV. O mais promissor deles parece ser a determinação da concentração sérica da procalcitonina que, uma vez elevada, sugere a presença de infecção. Em um estudo recente,[14] os níveis séricos serviram para balizar a manutenção ou a suspensão do esquema antibiótico empírico inicial, com desfecho clínico similar em ambos os grupos.

Etiologia

O diagnóstico etiológico baseia-se fundamentalmente no exame bacteriológico da secreção, coletada da via aérea inferior.

Tradicionalmente, há consenso de que os métodos invasivos permitem uma maior especificidade. O lavado bronco-alveolar (LBA), por envolver muitos alvéolos (aproximadamente 10^6), permite a recuperação de um grande número de microrganismos. A cultura quantitativa do material obtido por essa técnica tem como ponto de corte 10^4 UFC/ml.[15] A sensibilidade e a especificidade giram em torno de 72% a 100% e 69% a 100%, respectivamente.[16] No escovado brônquico protegido, a amostra obtida tem um volume reduzido, devendo ser diluída e a contagem de colônias apropriadamente ajustada. Uma contagem mínima de 10^3UFC/ml é considerada diagnóstica.[15]

A cultura quantitativa do aspirado traqueal é o método atual de eleição e vem sendo progressivamente adotado entre nós por sua facilidade de realização e menores custos com relação aos métodos invasivos. Essa prática encontra-se embasada em estudos bem conduzidos que demonstram razoável equivalência com os resultados obtidos com os métodos protegidos.[17-19]

O aspirado traqueal com cultura qualitativa, ainda utilizado em muitos centros, é um método em desuso, principalmente devido a sua baixa especificidade, que gira em torno de 14% a 33%.[20] Isto leva à superestimação diagnóstica constatada pelo fato da suspeição clínica de pneumonia ter confirmação microbiológica em apenas um terço à metade dos casos (Quadro 38-1). Convém lem-

Quadro 38-1. Comparação entre os métodos de coleta de secreção brônquica

Métodos		*Quantificação (UFC/ml)*	*Sensibilidade (%)*	*Especificidade (%)*
Aspirado traqueal	Qualitativo		57-88	14-33
	Quantitativo	$\geq 10^6$	67-91	59-92
LBA		$\geq 10^4$	72-100	69-100
Escovado protegido		$\geq 10^3$	64-100	60-95
LBA protegido		$\geq 10^4$	82-92	83-97

Fonte: Med Clin North AM, 1994 (modificado). LBA = lavado bronco-alveolar.

brar que quaisquer desses métodos se restringem a pacientes intubados, não dispensam a terapia empírica inicial e perdem rentabilidade nos casos sob antibioticoterapia.

Em experiência local no Hospital Mãe de Deus (HMD), de Porto Alegre (Dr. Cícero Dias, comunicação pessoal), com 382 amostras de aspirado traqueal quantitativo analisadas em um período de 2 anos, cerca de 40% revelou-se acima do ponto de corte (10^6UFC/ml), dado esse similar ao encontrado na literatura (Quadro 38-2). De particular importância na análise dessa amostra foi a relação entre a bacterioscopia do aspirado e a subseqüente cultura, especialmente no que diz respeito ao valor preditivo negativo da microscopia (90,7%). Especificamente, com relação aos cocos Gram-positivos, o valor preditivo negativo chegou a 99,7%.

Quadro 38-2. VAP: confirmação biológica de suspeição clínica

Autor	*Suspeição clínica (n)*	*Confirmação microbiológica (n) (%)*
Fagon	84	27 (32)
Croce	136	46 (34)
Luna	132	65 (49)
Kollef	130	60 (46)
Fagon	204	90 (44)

Fonte: Am J Respir Crit Care Med, 2002.

No entanto, independentemente da técnica utilizada, os germes isolados praticamente não diferem, o que demonstra a falta de predominância de qualquer um dos métodos. Isto é bem exemplificado pela comparação entre as etiologias prevalentes, obtidas respectivamente pelo *National Nosocomial Infection Surveillance System* (NNISS)[21]/EUA de janeiro de 1990 a maio de 1999, envolvendo quase 40.000 espécimes clínicos e aquelas decorrentes da análise de 24 estudos, 2.490 patógenos, restritos à coleta por técnicas fibrobroncoscópicas (Quadro 38-3).

Quadro 38-3. Patógenos prevalentes em infecção respiratória hospitalar

Patógenos	*NNISS f (%)*	*Técnicas fibrobroncoscópicas f (%)*
Pseudomonas spp.	17,0	24,4
S. aureus	18,1	20,4
Enterobactérias	22,7	14,1
H. influenzae	4,3	9,8
Acinetobacter spp.	ND	7,9

Fontes: NNISS, Am J Resp Crit Care Med, 2002.
ND = dado não-disponível.

A *Pseudomonas* spp. mantém proporção de participação pouco alterada ao longo das 2 últimas décadas, o mesmo não ocorrendo com o *S. aureus e o Enterobacter* spp., os quais tiveram sua participação dobrada.[22] Prevalência de etiologia semelhante tem sido registrada no nosso meio sem alterações substanciais nos últimos anos (Quadro 38-4).

Como observado no Quadro 38-4, a etiologia Gram-negativa segue prevalecendo significativamente no nosso meio. Porém, exceto pela prevalência comum de *Pseudomonas* spp., a incidência relativa dos outros bacilos Gram-negativos varia de uma instituição para outra. Essa característica, juntamente com os padrões de sensibilidade, deverá ser valorizada no momento da definição da terapia empírica. Cabe lembrar que a etiologia polimicrobiana também deve ser considerada, sendo sua freqüência muitas vezes significativa, variando entre 16% (Dr. Cícero Dias, comunicação pessoal) e 40%.[23] Por outro lado, vários trabalhos demonstram que a mortalidade relacionada com a PAV por *Pseudomonas* spp. ou *Acinecto-*

Quadro 38-4. Microrganismos isolados em secreção traqueal CTI adulto HSL/PUCRS e HMD – janeiro a dezembro de 2004

Germe	*HSL PUCRS n (%)*	*HMD n (%)*
Pseudomonas spp.	35 (30)	19 (28)
Acinetobacter spp.	20(17)	13 (19)
Klebsiella pneumoniae	13 (11)	7 (10)
MRSA	5 (4)	4 (6)
MSSA	6 (5)	–
Enterobacter spp.	5 (4)	3 (4,5)
ECN	3 (2,6)	5 (7,5)
BGNF	1 (0,8)	4 (6)

HSL/PUCRS = Hospital São Lucas da Pontifícia Universidade Católica do RS.
ECN = estafilococo coagulase-negativa; BGNF = bacilos Gram-negativos não-fermentadores.

bacter spp. é quase o dobro.[24,25] Embora classicamente exista uma divisão entre as pneumonias nosocomiais em início precoce e tardia, nas primeiras, predominando germes habituais das vias aéreas como *Streptococcus pneumoniae*, *H. influenzae* e *Staphylococcus aureus* sensível à oxacilina,[26,27] estudos mais recentes têm demonstrado que esta divisão se torna pouco significativa nos pacientes sob uso prévio de antibióticos, situação que é predominante nos pacientes em VM. *Ibrahim et al.*[27] estudando 420 casos de pneumonia nosocomial em terapia intensiva, 77% dos quais tinham recebido antibiótico prévio, não encontraram diferença estatisticamente significativa no isolamento de *Pseudomonas aeruginosa,* MRSA e *Enterobacter* spp. nos 2 grupos. Isto se refletiu também na mortalidade, equiparável entre um e outro grupo (38% e 41%). O uso prévio de antibióticos também se mostrou, em outro trabalho,[28] como o fator isolado mais importante nas pneumonias ligadas à VM ocasionadas por patógenos resistentes (*Pseudomonas aeruginosa*, MRSA, *Acinetobacter* spp. e Enterobactérias produtoras de β-lactamase de espectro ampliado – ESBL), justamente aqueles responsáveis pelos maiores índices de mortalidade.

Terapêutica

A terapia antimicrobiana nas PAV, para seu êxito, alicerça-se em alguns princípios básicos: precocidade do início e adequação da terapia empírica.

A precocidade do início limita-se às primeiras horas[29] após o reconhecimento do processo pneumônico. Em alguns trabalhos, esta foi a variável independente mais importante na mortalidade.[30] Este princípio não deve ser rompido, mesmo que implique em eventual dificuldade na recuperação de germes (situação particularmente presente quando o método é dependente de fibrobroncoscopia).

O uso de um esquema empírico adequado, pressupondo cobertura do(s) agente(s) isolado(s) posteriormente, constitui-se na principal variável determinante do êxito terapêutico. Esta constatação foi verificada por *Luna et al.*[31] Nesse trabalho, no qual foram examinados 132 pacientes sob ventilação mecânica com suspeita clínica de PAV, um total de 50 pacientes com lavado bronco-alveolar positivo recebeu antibioticoterapia antes da obtenção do resultado desse exame. Os pacientes que receberam terapia antimicrobiana adequada ($n = 16$), como definido pelos resultados das culturas, tiveram uma mortalidade significativamente menor quando comparados com aqueles que receberam terapia inadequada ($n = 34$) (37,5% *vs.* 91,2%, $p < 0,001$).

A terapia empírica mais adequada pressupõe o conhecimento da microbiota prevalente e seu perfil de sensibilidade na instituição e, mais especificamente, na unidade em questão. Na prática clínica utilizamos um índice máximo de resistência de 30%, embora não haja na literatura unanimidade a respeito desse dado.

Levando em conta os principais agentes relacionados às pneumonias nosocomiais, já comentados anteriormente, os esquemas antimicrobianos disponíveis no nosso meio envolvem o uso dos fármacos que se seguem:

Cefalosporinas

- *Cefalosporinas de 3ª geração:* compreendem a ceftriaxona, cefotaxima e ceftazidima. As 2 primeiras não têm espaço para a utilização em processos nosocomiais graves pelas definitivas limitações na cobertura para *Pseudomonas aeruginosa, Enterobacter* spp., *Klebsiella* spp. ESBL e outros bacilos não-fermentadores.[32] Com relação à ceftazidima, as limitações derivam de sua modesta ação sobre as bactérias constitutivas do grupo CESP (*Citrobacter, Enterobacter, Serratia, Providencia*)[33] e *Klebsiella* spp. ESBL, bem como pela comprovada capacidade indutora de β-lactamases cromossômicas e plasmidiais. Essa cefalosporina costuma ser reservada para infecções envolvendo *Pseudomonas* spp., situação em que pode ser utilizada, uma vez que haja sensibilidade.
- *Cefalosporinas de 4ª geração:* são representadas pela cefepima e cefpiroma. Possuem como vantagens, com relação às cefalosporinas de 3ª geração, atividade satisfatória sobre enterobactérias (aí incluídas as do grupo CESP) e *Pseudomonas aeruginosa*.[28,34] Adicionalmente, estas cefalosporinas têm baixa capacidade indutora de β-lactamases cromossomicamente mediadas (Ampi-C) e são mais ativas sobre os cocos Gram-positivos: *Staphylococcus aureus* sensível à oxacilina (MSSA) e *Enterococcus* spp.[28,34] Em relação a este último germe, a atividade da cefpiroma, em particular, pode ter alguma importância no manejo de cepas resistentes à vancomicina em unidades fechadas.

A limitação mais notável sobre os germes prevalentes em terapia intensiva refere-se à relativa ineficácia de ação sobre *Klebsiella* spp. ESBL e germes Gram-negativos não-fermentadores que não a *Pseudomonas* spp.[28,34]

Carbapenêmicos

Representados pelo imipenem, meropenem e ertapenem, seguem sendo os antibióticos de espectro mais amplo disponíveis.

Seu uso está restrito às infecções causadas por *Acinetobacter* spp. e por bacilos Gram-negativos produtores de ESBL. Tal cuidado na utilização desses fármacos deve-se à sua alta capacidade de indução de β-lactamases e de desenvolvimento de resistência, principalmente pela *Pseudomonas aeruginosa*, inclusive durante o tratamento, com falhas terapêuticas documentadas.[35] Estudos atuais parecem favorecer a utilização de Meropenem na tentativa de minimizar este efeito.[36]

Outro aspecto importante a ser considerado são as concentrações inibitórias mínimas (CIM) para *Pseudomonas aeruginosa* e *Acinetobacter* spp., que costumam ser de 10 a 40 × maiores que aquelas para enterobactérias, determinando o emprego de doses superiores às usuais: imipenem – 1 g 6/6 horas e meropenem – 1 g 8/8 horas.[37]

O ertapenem, novo carbapenêmico em uso, é uma alternativa possível em situações que envolvam germes produtores de ESBL, não sendo ativo, entretanto, contra *Pseudomonas* spp. e *Acinetobacter* spp. Funciona como uma estratégia para restringir o uso dos demais carbapenêmicos de largo espectro.

Aztreonam

É um monobactâmico cuja peculiaridade é a ação exclusiva sobre Gram-negativos aeróbicos. Temos observado, recentemente, cepas de *Pseudomonas* spp. que mantêm sensibilidade apenas a este antibiótico.[38] Essas cepas foram identificadas em pelo menos 2 hospitais de Porto Alegre/RS como sendo produtoras de metalo-β-lactamases. Nessa situação específica, que leva a uma total falta de alternativa, exceto a polimixina B, o aztreonam em doses plenas poderia ser utilizado em monoterapia, embora ainda sejam necessários estudos clínicos confirmando sua eficácia no tratamento dessas cepas metalo-β-lactamases positivas.

O uso do aztreonam, além de preservar a flora de resistência (anaeróbica), teoricamente apresenta sinergia na associação com outros β-lactâmicos, o que o tornaria uma alternativa aos aminoglicosídeos. Seu alto custo, no entanto, torna menos factível esta indicação.

Inibidores de β-Lactamases

Neste grupo estão incluídas a ampicilina-sulbactam, amoxicilina-clavulanato, ticarcilina-clavulanato e piperacilina-tazobactam. A divisão entre os grupos diz respeito à atividade sobre a *Pseudomonas aeruginosa* apresentada pelos 2 últimos.

Para uma abordagem empírica e sempre levando em conta a prevalência de *Pseudomonas aeruginosa* nestas infecções, a droga que tem mostrado índices de resistência *in vitro* mais satisfatórios é a piperacilina-tazobactam, em parte por menor utilização e, eventualmente, por induzir menos resistência.[39]

A ticarcilina-clavulanato tem sido utilizada principalmente em associação com sulfametoxazol/trimetoprim nas pneumonias por *Stenotrophonomas maltophilia*. Eventualmente, pode ser utilizada nas infecções envolvendo *Pseudomonas aeruginosa* embora deva ser considerado como limitante o forte poder indutor de β-lactamases do ácido clavulânico.

A ampicilina-sulbactam tem seu papel dirigido às pneumonias causadas por *Acinetobacter* spp. como alternativa cada vez mais difundida aos carbapenêmicos. O limitante para a confiabilidade da sua utilização reside na inexistência de pontos de corte, definidos pelo NCCLS, para caracterização da sua sensibilidade.

Aminoglicosídeos

Sua utilidade nos últimos anos foi diminuída pela resistência crescente por parte dos bacilos Gram-negativos e pela toxicidade, particularmente nos pacientes idosos. Sua aplicação atual, principalmente quanto ao uso da amicacina, diz respeito às associações com β-lactâmicos, de particular importância nas pneumonias por *Pseudomonas aeruginosa*, pela comprovada diminuição da mortalidade.[40] A administração em dose única diária está indicada pois maximiza a ação e minimiza os efeitos colaterais, principalmente a nefrotoxicidade.

Quinolonas

Dentro deste grupo, as drogas de referência para pneumonia hospitalar são a ciprofloxacina e a levofloxacina. Estudos demonstram que a efetividade dessas drogas em monoterapia, quando evidenciada a presença de *Pseudomonas aeruginosa*, é insatisfatória, em grande parte pela precocidade de resistência desenvolvida.[41]

O seu uso em associação com β-lactâmicos está dirigido às situações em que a toxicidade e/ou resistência aos aminoglicosídeos restringe seu emprego. As limitações para este tipo de associação são as restritas evidências de efetividade existentes até o momento.[29] Gatifloxacina e moxifloxacina não devem ser utilizadas em pneumonias por *Pseudomonas* spp. conforme explicitado no consenso da *American Thoracic Society*, de 2005.

Polimixinas

Seu uso está reservado principalmente para infecções envolvendo *Pseudomonas aeruginosa* e *Acinetobacter* spp. pan-resistentes, devido a sua elevada toxicidade (nefro e neurotoxicidade).

Anaerobicidas

Sua clássica indicação nas pneumonias de aspiração, como preconizado em trabalhos da década de 1970,[42] tem sido questionada nos últimos anos, pela virtual inexistência de recuperação de anaeróbios em vários estudos com metodologias adequadas de coleta e de cultivo.[43,44]

Nesse sentido, o uso de agentes anaerobicidas talvez esteja indicado apenas para pacientes com doença periodontal grave, escarro fétido e evidências radiológicas de pneumonia necrotizante ou abscesso pulmonar.

Glicopeptídeos

A sua utilização é dirigida aos *Staphylococcus aureus* resistentes à oxacilina. Dentre eles, a vancomicina é preferencialmente utilizada em função da experiência e custos.

Considerando a modesta concentração atingida no parênquima pulmonar[45] e a sua peculiaridade de ação tempo-dependente, alguns autores[46] recomendam sua utilização em infusão contínua.

Oxazolidinonas

Dentre elas, a disponível no mercado é a Linezolida. Essa droga se caracteriza pela excelente biodisponibilidade que viabiliza, sempre que possível, a sua administração por via oral. Além disso, sua concentração no parênquima pulmonar excede a concentração sérica.[47]

Estudos publicados[48,49] têm mostrado efetividade semelhante ou eventualmente superior à vancomicina nas PAV por MRSA.

Estreptograminas

A quinupristina-dalfopristina corresponde a uma associação sinérgica de 2 estreptograminas com ação definida *in vitro* sobre MRSA. Como o grupo anterior, têm sido publicados estudos comparando sua eficácia com a vancomicina, mostrando resultados semelhantes.[50]

Monoterapia *vs.* associações de antimicrobianos

O uso de monoterapia no tratamento das pneumonias nosocomiais habitualmente pode ser feito, embora nas infecções por *Pseudomonas* spp. a terapia de associação pareça ser superior, com aparente redução dos índices de mortalidade. Hilf *et al.*,[40] em um estudo não-randomizado, encontraram uma mortalidade de 35% (7 de 20) quando utilizada a terapia de associação *vs.* 88% (7 de 8) monoterapia. A *American Thoracic Society* (ATS) recomenda monoterapia no tratamento das pneumonias associadas à ventilação, nas quais a etiologia por *Pseudomonas aeruginosa* não esteja sendo considerada. Em um estudo de caráter metanalítico, Safdar *et al.*[51] verificaram que nas bacteremias por *Pseudomonas* spp., o uso de associação significantemente reduziu a mortalidade, o mesmo não acontecendo naquelas causadas por outros bacilos Gram-negativos. Em uma réplica recentemente publicada,[52] foram questionados os resultados dessa metanálise, visto que em quatro dos cinco estudos envolvendo bacteremia por *Pseudomonas* spp., a monoterapia foi feita com aminoglicosídeo, esquema considerado insatisfatório nessa situação específica. Nas últimas diretrizes da ATS[53] a indicação de associação de antimicrobianos na suspeita de PAV por *Pseudomonas* spp. respalda-se mais na busca de adequação empírica inicial do que nas vantagens decorrentes de sinergia ou minimização de resistência, até agora não claramente comprovadas.

Nos hospitais com elevados índices de resistência de *Pseudomonas* spp., o acréscimo de adequação decorrente da associação torna-se freqüentemente inexpressivo, não justificando seu emprego pelas relações risco e custo-benefício.

Nas cepas pan-resistentes de *Pseudomonas* spp., lamentavelmente cada vez mais freqüentes, quando da impossibilidade de uso de polimixina, estudos *in vitro* têm demonstrado obtenção de efeitos bacteriostáticos e eventualmente bactericidas na associação envolvendo o uso de ceftazidima, aztreonam e amicacina.[54]

Outra possibilidade de associação refere-se àquela constituída por sulfametoxazol/trimetoprim + ticarcilina/clavulanato nas infecções por *Stenotrophomonas maltophilia*,[55] como já citado.

Proposição terapêutica

Levando em conta as considerações feitas sobre precocidade de abordagem, adequação do esquema empírico e peculiaridades dos vários grupos de antibióticos disponíveis, os autores, nas unidades de terapia intensiva dos hospitais de sua atuação, adotaram até recentemente a utilização de uma cefalosporina de 4ª geração, associada ou não a aminoglicosídeo, como esquema inicial. Essa prática utilizada durante alguns anos teve que ser modificada devido principalmente à resistência crescente da *Pseudomonas aeruginosa,* levando à troca por piperacilina-tazobactam.

Apesar do estabelecimento de uma estratégia lógica, falhas terapêuticas poderão ocorrer, obrigando à alteração do esquema inicial. Em pelo menos um estudo publicado,[56] a abordagem antibiótica inicial teve que ser alterada por falha terapêutica em 36% dos casos (77 de 214 casos). Aqui cabe ressaltar que entendemos por falha a não-resposta dos pacientes, constatada através de parâmetros clínicos, laboratoriais e/ou radiológicos, após 72 h de antibioticoterapia. Os pacientes que respondem ao esquema inicial poderão estar sujeitos a superinfecções bacterianas e/ou fúngicas da via aérea. Nas pioras de curto prazo, após uma melhora inicial, particularmente quando for utilizado carbapenêmico, a possibilidade de emergência de resistência durante o tratamento deve ser considerada, principalmente quando for isolada *Pseudomonas aeruginosa*.[41]

Uma vez caracterizada a superinfecção, pode ser de valia o aspirado traqueal quantitativo ou, na presença de consolidação bem localizada, a fibrobroncoscopia com LBA, para a escolha do esquema antibiótico a ser adotado. Nessas circunstâncias, preponderam os bacilos Gram-negativos não-fermentadores outros que não *Pseudomonas aeruginosa.* Nas unidades em que há predomínio do *A. baumanii,* está indicado o uso de ampicilina-sulbactam ou carbapenêmicos; naquelas em que prevalecem *S. maltophilia* ou *B. cepacea*, está indicado o uso de sulfametoxazol/trimetoprim com ou sem ticarcilina-clavulanato. Os estafilococos coagulase-positivos oxacilino-resistentes devem ser considerados em situações de superinfecção. Nestes casos está indicado o uso de vancomicina ou linezolida, eventualmente associadas à rifampicina, conforme as observações já feitas previamente.

Tem sido digna de registro a diminuição de incidência de pneumonia estafilocócica nas terapias intensivas dos hospitais de atuação dos autores, talvez, no caso de MRSA, conseqüente às medidas de descolonização rotineiramente empregadas. As pneumonias por *Candida* spp. são raras (4% no levantamento do NNISS)[21] e, a princípio, sua presença em via aérea não requer terapia específica, devendo ser interpretada como mero colonizante.[46]

A tendência atual no sentido de maximizar a eficácia e minimizar o surgimento de resistência consiste na utilização de doses plenas de antibióticos e redução no tempo de uso. Este conceito geral se aplica também no tratamento de VAP. Em um estudo prospectivo, duplo-cego randomizado, pelo menos na sua fase inicial, Chastre *et al.*[23] demonstraram efetividade clínica semelhante nos grupos de 8 e 15 dias de tratamento, com a possível exceção das infecções por bacilos Gram-negativos não-fermentadores. Nesses, o índice de recidivas foi maior com um tempo de tratamento de 8 dias, mas sem reflexo na mortalidade. Esta estratégia levou a uma diminuição significativa no montante de antibióticos utilizados e na menor emergência de patógenos multirresistentes. Em um estudo mais recente, Micek *et al.*[57] reforçam a idéia de eficácia similar com tempo reduzido de uso de antimicrobianos.

O esquema antimicrobiano deve ser revisado, uma vez conhecido o resultado da cultura quantitativa e, sempre que possível, simplificado, mediante troca para drogas mais dirigidas para o patógeno considerado, no intuito de evitar a emergência da multirresistência. No que diz respeito à bacterioscopia do aspirado, como já relatado pela nossa experiência, a ausência de cocos Gram-positivos no exame direto, torna desnecessária a utilização de vancomicina ou linezolida.

Alguns estudos têm demonstrado que a descontinuação de uso do esquema antibiótico inicial pode ser feita com segurança quando não atingir uma pontuação mínima, como no trabalho já referido de Singh *et al.*[12] ou quando a evolução clínica, laboratorial ou radiológica apresentar rápida normalização ou os achados excluírem pneumonia.[57]

Em resumo, a conduta por nós sugerida para manejo da pneumonia nosocomial pode ser sintetizada nos algoritmos (Figs. 38-1 e 38-2).

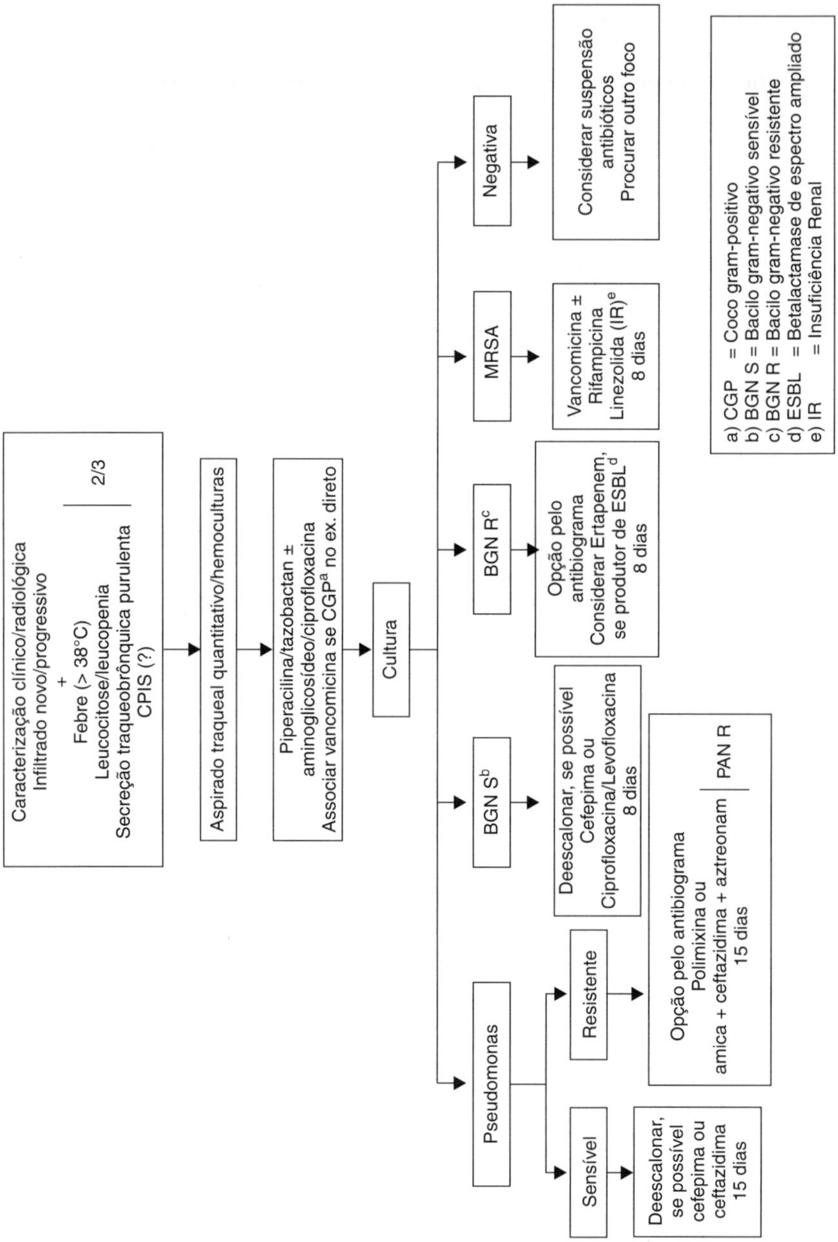

Fig. 38-1. Pneumonia associada à VM – algoritmo para manejo 1.

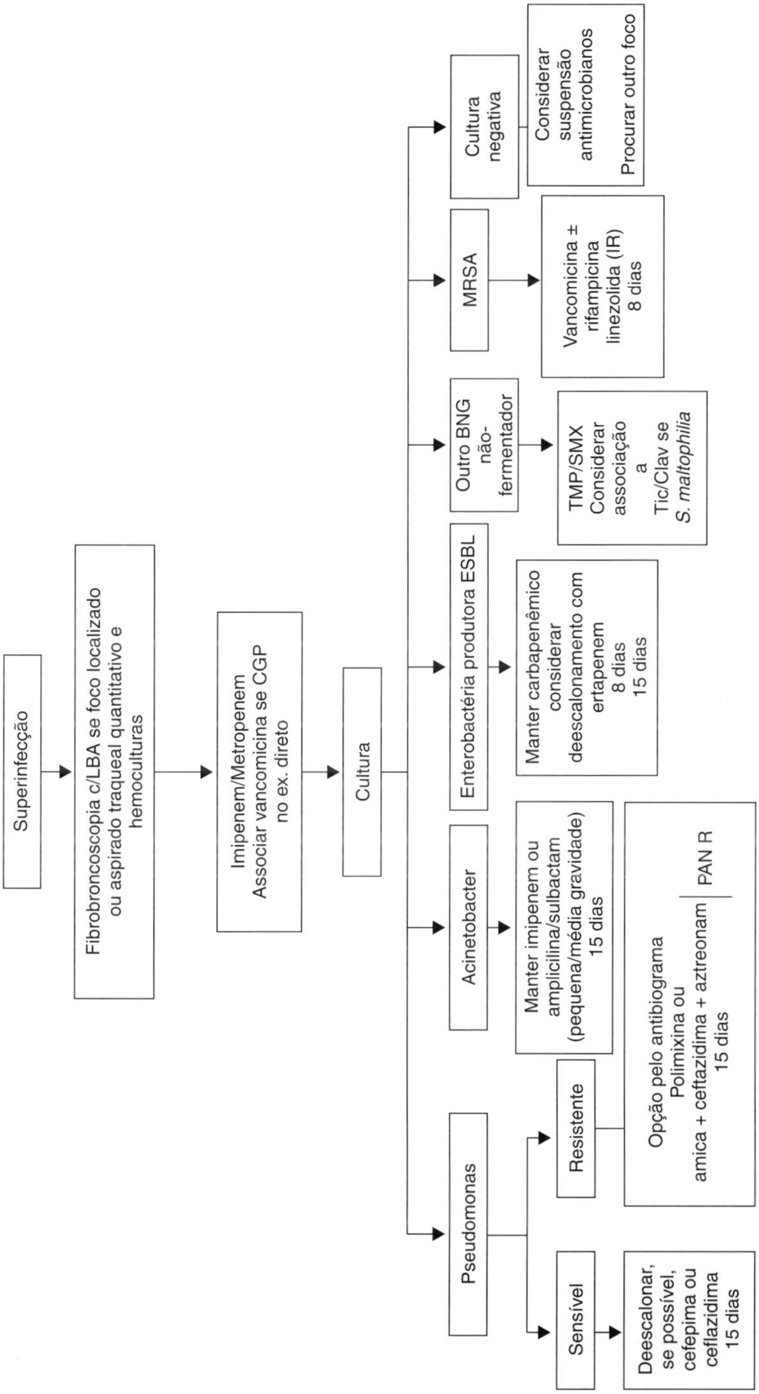

Fig. 38-2. Pneumonia associada à VM – algoritmo para manejo 2.

INFECÇÕES RELACIONADAS COM CATETERES VASCULARES (IRCV)

Conceitualmente, referem-se à bacteremia ou fungemia em um paciente com cateter intravascular que apresenta uma ou mais hemoculturas positivas obtidas de veia periférica e manifestações clínicas de infecção (febre, calafrios, e/ou hipotensão) em outra origem aparente que não o cateter. Uma das seguintes evidências deve estar presente: cultura positiva da ponta do cateter (quantitativa ou semiquantitativa) e hemoculturas positivas pelo cateter/veia periférica com quantificações distintas ou precocidade maior da positividade da hemocultura obtida pelo cateter com relação à veia periférica.[58,59] Na prática, esse conceito, demasiado abrangente, é simplificado. Na realidade, a febre que cessa com a retirada do cateter, na ausência de outro foco ostensivo, já configura IRCV.

Pelo próprio escopo deste livro, outras infecções relacionadas com cateter, habitualmente menos graves (infecção de sítio de inserção, de túnel, flebites, etc.), não serão aqui consideradas.

Generalidades

Constitui-se em uma das infecções mais prevalentes em ambiente hospitalar, rivalizando, nas UTIs, com as pneumonias ligadas à ventilação mecânica.

Os fatores de risco mais importantes incluem o tipo de cateter, o sítio de inserção e o tempo de permanência do mesmo.[60-62]

Do ponto de vista fisiopatológico, o acesso dos microrganismos ao cateter pode ser extraluminal (a partir da conexão do cateter) ou intraluminal.[63] Nos cateteres tunelizados ou implantados, a via intraluminal é a mais comum.[60,62] As infecções mais precoces (primeiros 7 a 14 dias) costumam ser, nos demais cateteres, extraluminais, o que tem implicações diagnósticas e terapêuticas.

Etiologia

Os microrganismos mais comumente associados às IRCV incluem os *Staphylococcus* spp. (coagulase negativa e positiva), os bacilos Gram-negativos e a *Candida* spp.[60] Desses, prevalece em freqüência o *Staphylococcus* spp. coagulase negativo e, em gravidade, o *Staphylococcus* spp. coagulase positiva (mortalidade atribuível de 8,2% nas bacteremias por IRCV).[64]

Diagnóstico

Quando baseado apenas em dados clínicos (febre, purulência no orifício de entrada etc.), a sensibilidade e a especificidade são baixas. Ambas melhoram quando a clínica é subsidiada por hemoculturas, particularmente quando isolados *Staphylococcus* spp. ou *Candida* spp., na ausência de outro foco infeccioso.[59,62,65] Nesse sentido, hemocultura colhida pelo cateter é útil porque, embora a positividade implique em interpretação clínica, o valor preditivo negativo é alto (99%) e, portanto, de utilidade para excluir IRCV.[66]

Afora a hemocultura, o método diagnóstico mais difundido consiste na cultura semiquantitativa da ponta do cateter (positiva se ≥ 15 ufc/placa), conforme o trabalho clássico de Maki.[67] Suas limitações relacionam-se à necessidade de retirar o cateter e à baixa sensibilidade (60%), em parte justificada pela menor rentabilidade do método quando a infecção é intraluminal (tardia).

Técnicas adicionais têm sido propostas, incluindo a realização de hemoculturas quantitativas simultâneas pelo cateter e por veia periférica cujo diferencial é valorizado se ≥ 3-5:1, hemocultura quantitativa apenas do cateter tuneilizado (positividade se ≥ 100 ufc/ml) e hemoculturas qualitativas simultâneas com positividade precedente daquela obtida pelo cateter em pelo menos 2 horas, com relação à obtida pela veia periférica.[68] Entretanto, em um estudo em que essa técnica foi empregada em pacientes com cateter de curta permanência e sob antibioticoterapia, obtiveram-se apenas 25% e 33% de sensibilidade e especificidade, respectivamente.[69] Uma metanálise de Safdar *et al.*[70] comparou as várias metodologias disponíveis e concluiu pela maior acurácia diagnóstica das hemoculturas quantitativas pareadas com relação às outras técnicas disponíveis.

Recentemente, em um estudo de caso-controle relativo a infecções graves por ECN, foi utilizado um teste de enzima imunoensaio para diagnóstico da sepse relacionada ao cateter, sem remoção do mesmo, com sensibilidade de 70% e especificidade de 100%.[71] Finalmente, como teste rápido, a utilização do corante acridina laranja parece promissor.[72]

Terapêutica

De um modo geral, há definida dissociação entre a conduta adotada na prática clínica e aquela sugerida pelas diretrizes disponíveis. Essas recomendam, sistematicamente, o uso de antibiótico parenteral, exceto na IRCV por ECN não complicada, uma vez retirado o cateter.[58] Habitualmente, exceto nos "tuneilizados", retiramos o cateter venoso, solicitamos hemoculturas e cultura da ponta e não iniciamos antibióticos, salvo se o paciente se mantiver febril após 72 horas da sua retirada ou houver isolamento de *Candida* spp. nas hemoculturas solicitadas.

A principal razão alegada para antibioticoterapia na IRCV deve-se à capacidade metastatizante do *Staphylococcus* spp. coagulase positiva. Em um estudo de 69 pacientes com IRCV por essa bactéria, 16 (23%) apresentaram endocardite infecciosa demonstrada por ecocardiografia com derivação esofágica.[73]

Em síntese, quando identificada IRCV nos cateteres venosos centrais, a prática habitual consiste em sua retirada. Optando-se por subseqüente antibioticoterapia, se de etiologia estafilocócica (MRSA), utiliza-se a vancomicina (2 g/d) por um período tão diverso quanto 2 a 6 semanas (variáveis a considerar: doença vascular cardíaca, presença de prótese, evidências de endocardite, trombose séptica ou osteomielite).[58] Obviamente, se isolado MSSA, oxacilina (1-2 g 4/4 horas) é a droga de escolha. Alguns autores sugerem que a ecocardiografia esofágica pode ser um marcador confiável, quando não mostrar vegetações, para se encurtar o tempo da antibioticoterapia, embora ainda não esteja definido o melhor momento de realizá-la. Por outro lado, ela é impositiva na persistência do quadro infeccioso por 72 horas após o início de terapêutica efetiva com prévia retirada do cateter. Alguns autores defendem a idéia de que o exame deva ser feito neste momento. Parece-nos mais prudente que, mesmo havendo controle do quadro infeccioso, a ecocardiografia seja repetida ao término dos 14 dias de tratamento convencional. A ecocardiografia transtorácica não parece ter sensibilidade tranqüilizadora.[73] Nas IRCV determinadas por bacilos Gram-negativos, as opções terapêuticas compreendem as cefalosporinas de 4ª geração, as quinolonas fluoradas e, eventualmente, os carbapenêmicos. Faltam estudos para definir o tempo de uso dos antibióticos e a adequação da utilização VO.[58] Há virtual unanimidade quanto à necessidade de tratar candidemias relacionadas a cateteres vasculares.[74] Utiliza-se a anfotericina B ou o fluconazol (400 mg/dia) por 14 dias após a última hemocultura positiva. Faz-se rotineiramente fundoscopia ao início e ao término do tratamento. Se há endoftalmite presente, o tempo total de tratamento estende-se por 4 a 6 semanas. Em um estudo prospectivo, randomizado, em pacientes com candidemia (a maioria relacionada a cateteres), o fluconazol foi tão efetivo quanto a anfotericina B, ministrados por um mesmo tempo.[75]

Nos cateteres implantados ou "tuneilizados" sem infecção no túnel, pode ser tentada sua manutenção mediante a antibioticoterapia sistêmica (como já comentado), associada à terapia local (*antibiotic lock*). Nessa, um agente antimicrobiano em uma concentração de 1 a 5 mg/ml é diluído em heparina ou salina, em volume suficiente para preencher o lúmen do cateter (2 a 5 ml), onde deve permanecer durante o período em que ele não é utilizado (habitualmente as 12 h noturnas). A terapia estende-se por 2 semanas e os antibióticos mais utilizados são a vancomicina (1-5 mg/ml), gentamicina, amicacina e ciprofloxacina (todos com concentração de 1 a 2 mg/ml). Como condicionante óbvio para o êxito, a IRCV deve ter alta possibilidade de ser intraluminal. Vários estudos tem demonstrado a eficácia desse método.[76-78]

Finalmente, os cateteres de hemodiálise podem ser submetidos aos mesmos esquemas terapêuticos: quando infectados por ECN, vancomicina sistêmica pode ser utilizada, habitualmente, por longo tempo.[79-81] Quando infectados por MRSA ou eventualmente por bacilos Gram-negativos, adicionar a terapia local, como já descrito. A erradicação do *Staphylococcus* spp. coagulase positiva do vestíbulo nasal, utilizando mupirocina, parece reduzir a incidência de bacteremias nesses pacientes.[82]

A conduta sugerida para manejo das IRCV encontra-se nos algoritmos (Figs. 38-3 e 38-4).

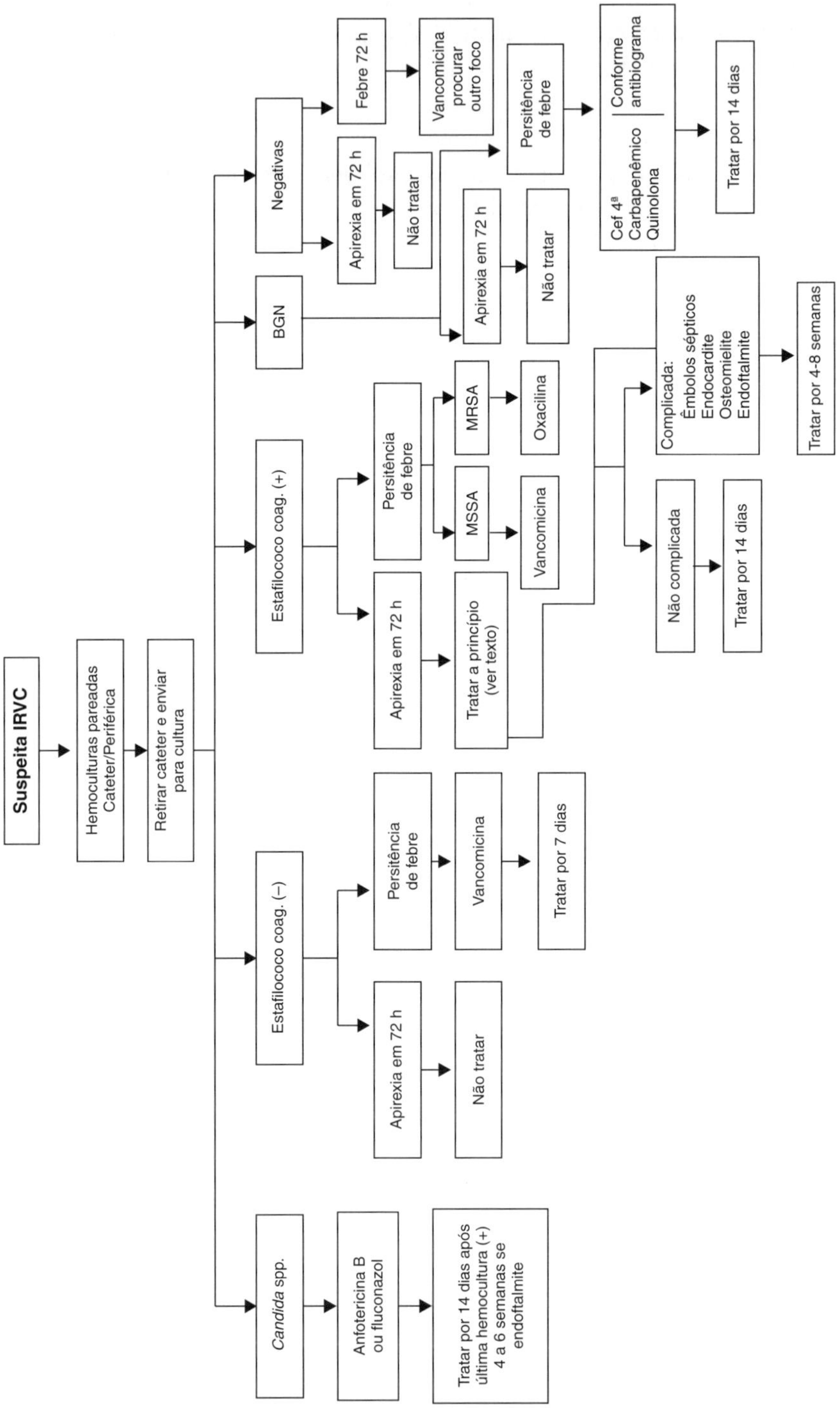

Fig. 38-3. Infecção relacionada à cateter venoso – algoritmo de manejo cateter jugular/subclávia.

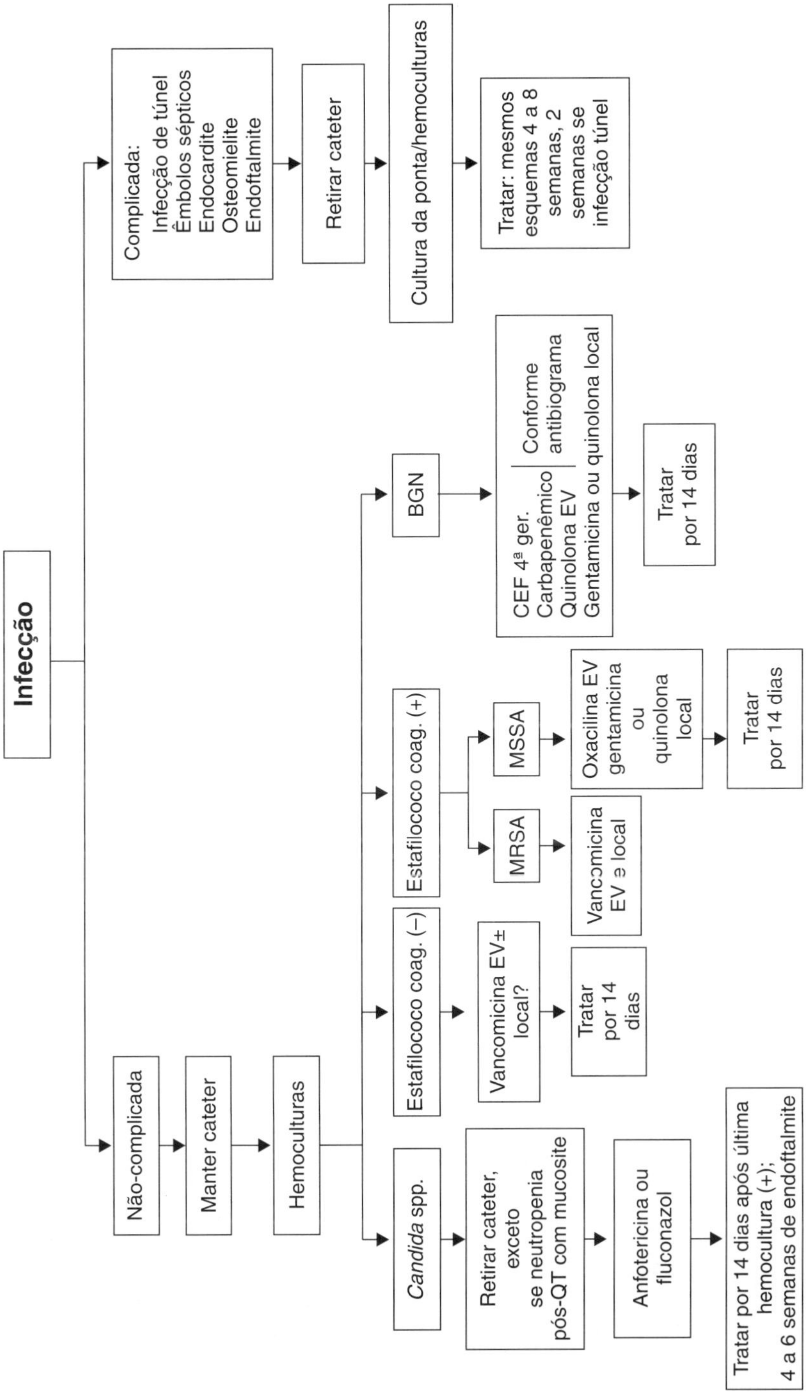

Fig. 38-4. Infecção relacionada a cateter venoso – algoritmo de manejo cateter totalmente implantado.

REFERÊNCIAS BIBLIOGRÁFICAS

1. Centers for Disease Control and Prevention. Guidelines for prevention of nosocomial pneumonia. *MMWR* 1997;46(RR-1):1-79.
2. Craven DE, Steger KA, Laforce FM. Pneumonia. In: Bennett V, Brachman PS, editors. *Hospital infections*. 4th ed. Philadelphia: Lippincott – Raven Publishers, 1998.
3. Torres A, Aznar R, Gatell JM, et al. Incidence, risk and prognosis factors of nosocomial pneumonia in mechanically ventilated patients. *Am Rev Resp Dis* 1990;142:523-52.
4. Niederman MS, Craven DE, Fein AM, et al. Pneumonia in the critically ill hospitalized patient. *Chest* 1990;97:170-81.
5. Luna C, Lomar A, David C, et al. Consenso latino-americano de pneumonias em pacientes adultos hospitalizados. *Braz J Infect Dis* 1999;(Suppl):1-20.
6. Leu HS, Kaiser Dl, Mori M, et al. Hospital acquired pneumonia: atributable mortality and morbidity. *Am J Epidemiol* 1989;129(6):1258-67.
7. Celis R, Torres A, Gattel JM, et al. Nosocomial pneumonia: a multivariate analisys of risk and prognosis. *Chest* 1988;93(2):318-24.
8. Richards MJ, Edwards JR, Culver DH, et al. Nosocomial infections in medical intensive care units in the United States. *Crit Care Med* 1999;27:887-92.
9. Garrard CS, A'Court CD. The diagnosis of pneumonia in the critically ill. *Chest* 1995;108:17S-25S.
10. Centers of Disease Control and Prevention. Guidelines for the Prevention of Intravascular Catheter – Related Infections. *MMWR* 2002;51(RR-10):1-29.
11. Pugin J, Auckenthaler R, Mili N, Janssens JP, Lew PD, Suter PM. Diagnoses of ventilator-associated pneumonia by bacteriologic analysis of bronchoscopic and non-bronchoscopic "blind" bronchoalveolar lavage fluid. *Am Rev Respir Dis* 1991;143:1121-29.
12. Singh N, Rogers P, Atwood CW, Wagener MM, Yu VL. Short-Course Empiric antibiotic therapy for patients with pulmonary infiltrates in the intensive care unit: a proposed solution for indiscriminate antibiotic prescription. *Am J Respir Crit Care Med* 2000;162:505-11.
13. Fartoukh M, Maître B, Honoré S, Cerf C, Zahar JR, Brun-Bruisson C. Diagnosing pneumonia during mechanical ventilation- the clinical pulmonary infection score revisited. *Am J Respir Crit Care Med* 2003;168:173-9.
14. Christ-Crain M, Jaccard-Stolz D, Bingisser R, Gencay MM, Huber PR, Tamm M, et al. Effect of procalcitonin-guided treatment on antibiotic use and outcome in lower respiratory tract infections: cluster-randomised, single-blinded intervention trial. *The Lancet* 2004;363:600-607.
15. Marquette CH, Copin MC, Wallet F, et al. Diagnostic test for pneumonia in ventilated patients: prospective evaluation of diagnostic accuracy using histology as a diagnostic gold standard. *Am J Respir Crit Care Med* 1995;151:1878-88.
16. Meduri GU. Diagnosis and differential diagnosis of ventilator-associated pneumonia. *Clin Chest Med* 1995;16:61-93.
17. Ionas M, Ferrer R, et al. Microbial investigation in ventilator-associated pneumonia. *Eur Respir J* 2001;17:791-801.
18. Ruiz M, Torres A, Ewig S, Marcos MA, Alcón A, Lledo R, et al. Noninvasive versus invasive microbial investigation in ventilator-associated pneumonia. *Am J Respir Crit Care Med* 2000;162:119-125.
19. Arango MV, Martí AT, Ordeñana JI, Lerma FA, Joaquinet NC, Casado MH, et al. Diagnostic value of quantitative cultures of endotracheal aspirate in ventilator–associated pneumonia: a multicenter study. *Arch Bronconeumol* 2003;39(9):394-9.

20. San Pedro G. Are quantitative cultures useful in the diagnosis of hospital – acquired pneumonia? *Chest* 2001;119:385S-90SS.
21. National Nosocomial Infections Surveillance (NNIS) report, data summary from January 1990 May 1999, issued June 1999: a report from the National Nosocomial Infections Surveillance System (NNISS). *Am J Infect Control* 1999;27:520-32.
22. National Nosocomial Infections Surveillance (NNIS) report, data summary from October 1986-April 1996, issued May 1996: a report from the National Nosocomial Infections Surveillance System (NNISS). *Am J Infect Control* 1996;24:380-8.
23. Chastre J, Wolff M, Fagon JY, Chevret S, Thomas F, Wermert D, et al. Comparison of 8 vs 15 days of antibiotic therapy for ventilator-associated pneumonia in adults-American Medical Association. *JAMA* 2003;290(19):2588-98.
24. Fagon JY, Chastre J, Domart Y, et al. Nosocomial pneumonia in patients receiving continuous mechanical ventilation: prospective analysis of 52 episodes with use of a protected specimen brush and quantitative culture techniques. *Am Rev Respir Dis* 1989;139:877-84.
25. Kollef MH, Silver P, Murphy DM, et al. The effect of late-onset ventilator-associated pneumonia in determining patient mortalility. *Chest* 1995;108:1655-62.
26. Prod'hom G, Lememberger P, Koerfer J, et al. Nosocomial pneumonia in mechanically ventilated patients receiving antacid, ranitidine, or sucralfate as prophylaxis from stress ulcer: a randomized controlled trial. *Ann Intern Med* 1994;120:653-62.
27. Ibrahim EH, Ward S, Sherman G, Kollef MH. A comparative analysis of patients with early-onset vs late-onset nosocomial pneumonia in the ICU setting. *Chest* 2000;117(5):1434-42.
28. Pfaller MA, et al. Bacterial pathogens isolated from patients with bloodstream infection: frequencies of occurence and antimicrobial susceptibility patterns from the SENTRY Antimicrobial Surveillance Program (United States and Canada, 1997). *Antimicrob Agents Chemother* 1998;42(7):1762-70.
29. CME Circle. Lynch JP III. Therapeutic options in nosocomial pneumonia. In: Burgess DS (moderator). *Therapeutic challenges in difficult infections*. March 9, 2001.(http://www.medscape.com/CMECircle/Pharmacists/2001/CME01/pnt-CME01.html)
30. Kollef MH, Ward S. The influence of mini-BAL cultures on patient outcomes: implications for the antibiotic management of ventilator-associated pneumonia. *Chest* 1998;113:412.
31. Luna CM, Vudacich P, Niederman MS, et al. Impact of BAL data on the therapy and outcome of ventilator-associated pneumonia. *Chest* 1997;11:676-85.
32. Chow JW, Fine MJ, Shllaes DM, et al. Enterobacter bacteremia: clinical features and emergence of antibiotic resistance during therapy. *Ann Intern Med* 1991;115:585-90.
33. Sanders WE Jr, Sanders CC. Enterobacter spp: pathogens poised to flourish at the turn of the century. *Clin Microbiol Rev* 1997;10(2):220-41.
34. Doern GV, et al. Bacterial pathogens isolated from patients with skin and soft tissue infections: frequency of ocurrence and microbial susceptibility patterns from the SENTRY Antimicrobial Surveillance Program (United States and Canada, 1997). SENTRY Study Group (North America). *Diagn Microbiol Infect Dis* 1999;34(1):65-72.
35. Livermore DM. Interplay of impermeability and chromosomal beta-lactamase activity in imipenem-resistant Pseudomonas aeruginosa. *Antimicrob Agents Chemother* 1992;36(9):2046-8.
36. Livermore DM. Of Pseudomonas, porins, pumps and carbapenems. *J Antimicrob Chemother* 2001;47:247-50.
37. Casellas JM. *Guia de terapêutica antimicrobiana em terapia intensiva*. 2ª ed. 1998. p. 46.

38. Zawascki AP, Cruz RP, Goldani LZ. High rate of antimicrobial resistance in pseudomonas aeruginosa at a tertiary-care teaching hospital in southern brazil. *Infect Control Hosp Epidem* 2005;25:805-7.
39. Rice LB, Eckstein EC, Devente J, et al. Ceftazidime-resistant *Klebsiella pneumoniae* isolates recovered at the Cleveland Departament of Veterans Affairs Medical Center. *Clin Infect Dis* 1996;23:118-24.
40. Hilf M, You VL, Sharp J, et al. Antibiotic therapy for Pseudomonas aeruginosa bacteremia: outcome correlations in a prospective study of 200 patients. *Am J Med* 1989;87:540-46.
41. Fink MP, Snydman DR, Niederman MS, et al. Treatment of severe pneumonia in hospitalized patients: results of a multicenter, randomized, double-blind trial comparing intravenous ciprofloxacin with imipenem–cilastatin. *Antimicrob Agents Chemother* 1994;38:547-57.
42. Bartlett JG, Gorbach SL, Finegold SM. The bacteriology of aspiration pneumonia. *Am J Med* 1974;56:202-7.
43. Marik PE, Carean P. The role of anaerobes in patients with ventilator – associated pneumonia and aspiration pneumonia: a prospective study. *Chest* 1999;115:178-83.
44. Mier L, Drreyfuss D, Darchy B, et al. Is penicillin G an adequate initial treatment for aspiration pneumonia? A prospective evaluation using a protected specimen brush and quantitative cultures. *Intensive Care Med* 1993;19:279-84.
45. Lamer C, De Beco V, Soler P, Calvat S, Fagon JY, Dombret MC, et al. Analysis of vancomycin entry into pulmonary lining fluid by bronchoalveolar lavage in critically ill patients. *Antimicrob Agents Chemoter* 1993;37:281-86.
46. Sandiumenge A, Diaz E, Bodí M, Rello J. Therapy of ventilator-associated pneumonia. a patient-based approach based on the ten rules of "The Tarragona Strategy". *Intensive Care Medicine* 2003;29:876-883.
47. Conte JE Jr, Golden JA, Kipps J, Zurlinden E. Intrapulmonary pharmacokinetics of Linezolid. *Antimicrob Agents Chemother* 2002;46:1475-80.
48. Stevens DL, Herr D, Lampiris H, Hunt JL, Batts DH, Hafkin B, Linezolida MRSA Study Group. Linezolid versus Vancomycin for the treatment of methicillin–resistant Staphylococcus aureus infections. *CID* 2002;34:1481-90.
49. Wuderink RG, Rello J, Cammarata SK, Croos-Dabrera RV, Kollef MH. Linezolid vs Vancomycin. Analysis of two double-blind studies of patients with methicillin–resistent Staphylococcus aureus nosocomial pneumonia. *Chest* 2003;124(5):1789-97.
50. The Nosocomial Pneumonia Group, Fagon JY, Patrick H, Haas DW, Torres A, Gilbert C, Cheadle WG, et al. Treatment of Gram-positive nosocomial pneumonia-prospective randomized comparision of quinupristin/dalfopristin vs vancomycin. *Am J Respir Crit Care Med* 2000;161:753-62.
51. Safdar N, Handlsman Jo, Maki DG. Does combination antimicrobial therapy reduce mortality in Gram-negative bacteraemia? A meta-analysis. *The Lancet* 2004;4:519-67.
52. Paul M, Leibovici L. *Combination antibiotic therapy for Pseudomonas aeruginosa bacteraemia*. http://infection.thelancet.com 2005;5:192-3.
53. Guidelines for the Management of Adults with Hospital-acquired, Ventilator-associated, and Healthcare-associated Pneumonia. American Thoracic Society Documents. *Am J Respir Crit Care Med* 2005;171:388-416.
54. Oie S, Uematsu T, Sawa A, Mizuno H, Tomita M, Ishida S, et al. In vitro effects of combinations of antipseudomonal agents against seven strains of multidrug-resistent Pseudomonas aeruginosa. *JAC* 2003;52(6):911-14.

55. Poulos CD, Matsumura So, Willey BM, et al. In vitro activities of antimicrobial combinations against Stenotrophomonas maltophilia. *Antimicrob Agents Chemoth* 1995;39(10):2220-3.
56. Alvarez-Lerna F. Modifications of empiric antibiotic treatment in patients with pneumonia acquired in the intensive care unit. *Intensive Care Med* 1996;22:387-94.
57. Micek ST, Ward S, Fraser VJ, Kollef MH, et al. A randomized controlled trial of an antibiotic discontinuation policy for clinically suspected ventilator-associated pneumonia. *Chest* 2004;125:1791-9.
58. Mermel LA, Farr BM, Sheretz RJ, et al. Guidelines for the management of intravascular catheter-related infections. *Clin Infect Dis* 2001;32(9):1249-72.
59. Pearson ML, Hospital Infections Control Practices Advisory Committee (HICPAC). Guideline for prevention of intravascular-device-related infections. Infect Control Hosp. *Epidemiol* 1996;17:438-73.
60. Maki DG, Mermel LA. Infections due to infusion therapy. In: Bennett JV, Brachman OS, editors. *Hospital infections*. Philadephia: Lippincott – Raven, 1998. p. 689-724.
61. Jarvis WR, Edwards JE, Culver AH, et al. Nosocomial infection rates in adult and pediatric intensive care units in the United States. *Am J Med* 1991;91(Suppl 3B):185 S-91S.
62. Mayhall CG. Diagnosis and management of infections of implantable devices used prolonged venous access. *Curr Clin Top Infect Dis* 1992;12:83-110.
63. Sheretz RJ, Heard SO, Raad II. Diagnosis of triple-lumen catheter infection: comparison of roll plate, sonification, and flushing methodologies. *J Clin Microbiol* 1997;35:641-6.
64. Byers K, Adal K, Anglim A, et al. Case fatality rate for catheter-related bloodstream infections (CRSBI): a meta-analysis (abstract 43). In: *Proceedings of the 5th annual meeting of the Society for Hospital Epidemiology of America.* San Diego, CA, April 2-4, 1995.
65. Kiehn TE, Armstrong D. Changes in the spectrum of organisms causing bacteremia and fungemia in imunocompromised patients due to venous access devices. *Eur J Clinical Microbiol Infect Dis* 1990;9:869-72.
66. Desjardim J. Clinical utility of blood cultures drawn from indwelling central venous catheters in hospitalized patients with cancer. *Ann Intern Med* 1999;131:641-7.
67. Maki DG, Weise CE, Sarapio HW. A semiquantitative culture method for identifying intravenous catheter-related infections. *N Engl J Med* 1977;296:1305-9.
68. Blot F, Schmidt E, Nitenberg G, et al. Earlier positivity of central venous versus peripheral blood cultures is highly predictive of catheter related sepsis. *J Clin Microbiol* 1998;36:105-9.
69. Rijnders BJA, Verwaest C, Peetermans W, et al. Difference in time to positivity of hub-blood versus non-hub blood cultures is not useful for the diagnoses of catheter-related bloodstream infection in critically ill patients. *Crit Care Med* 2001;29:1399-1403.
70. Safdar N, Fine JP, Maki DG. Meta-analysis: Methods for diagnosing intravascular device-related bloodstream infection. *Ann Internal Med* 2005;142:451-66.
71. Elliott TSJ, Tebbs SE, Moss HA, et al. A novel serodiagnostic test for the diagnosis of central venous catheter-associated sepsis. *J Infect* 2000;40:262-6.
72. Kite P, Dobbins BM, Wilcox MH, et al. Rapid diagnosis of central venous catheter related bloodstream infection without catheter removal. *Lancet* 1999;354:1504-7.
73. Fowler VG, Li J, Corey GR, et al. Role of echocardiography in evaluation of patients with Staphylococcus aureus bacteremia: experience in 103 patients. *J Am Coll Cardiol* 1997;30:1072:8.

74. Rose HD. Venous catheter-associated candidemia. *Am J Med Sci* 1978;275:265-9.
75. Rex JH, Bennett JE, Sugar Am, et al. A randomized trial comparing Fluconazole with Amphotericin B for the treatment of candidemia in patients without neutropenia. *N Engl J Med* 1994;331:1325-30.
76. Krzwda EA, Andris DA, Edmiston CE, et al. Treatment of Hickman catheter sepsis using antibiotic lock technique. *Infection Control Hosp Epidemiol* 1995;16:596-8.
77. Messing B, Pietra-Cohen S, Dubure A, et al. Antibiotic–lock technique: a new approach to optimal therapy for catheter–related sepsis in home-parenteral nutrition patients. *J Parenter Enteral Nutr* 1988;12:185-9.
78. Douard MC, Arret G, Leverger G, et al. Quantitative blood cultures for diagnosis and management of catheter–related sepsis in pediatric hematology and oncology patients. *Intensive Care Med* 1991;17:30-5.
79. Gibson SP, Mosquera D. Five years experience with the Quinton permcath for vascular access. *Nephrol Dial Transplant* 1991;6:269-74.
80. Rello J, Gatell JM, Almirall J, et al. Evaluation of culture techniques for identification of catheter-related infection in hemodialysis patients. *Eur J Clin Microbiol Infect Dis* 1989;8:620-2.
81. Carlisle EJ, Blake P, Mc Carthy F, et al. Septicemia in long-term jugular hemodialysis catheters: erradicating infection by changing the catheter over a guide wire. *Int J Artif Organs* 1991;14:150-3.
82. Boelaert JR, Van Landyt HW, Godard CA, et al. Nasal mupirocin ointment decreases the incidence of Staphylococcus aureus bacteremia in hemodialysis patients. *Nephrol Dial Transplant* 1993;8:235-9.

39

Uso da Proteína C Ativada na Sepse Grave e no Choque Séptico

Fernando Suparregui Dias
Ederlon Rezende
Álvaro Réa-Neto

A partir do estímulo gerado por produtos bacterianos, como o LPS, tem início uma cascata de eventos, que clinicamente se traduz por uma intensa resposta inflamatória, a qual, dependendo de sua magnitude, pode induzir o choque e a disfunção orgânica.

Os mecanismos que regulam a expressão da inflamação estão intimamente ligados àqueles que controlam a expressão da coagulação. Existem inúmeras evidências que apontam para um estado de coagulação inapropriado como uma via comum, tendo como resultado final a disfunção orgânica. A coagulação intravascular impede a liberação de oxigênio aos tecidos e pode induzir uma nova lesão inflamatória, indiretamente, pela resposta à hipoxia, e diretamente, através da sinalização aos receptores da trombina.[1] Os níveis de proteína C estão diminuídos na avaliação inicial de pacientes com choque séptico, sendo significativamente mais baixos nos não sobreviventes, sugerindo um marcado estado pró-coagulante, com inibição da fibrinólise.[2,3]

Neste cenário, há aproximadamente 4 décadas, tem-se tentado estratégias antiinflamatórias para o tratamento da sepse,[4] sendo os resultados desapontadores.[5] Recentemente, a publicação de um estudo controlado randomizado com a utilização da proteína C ativada recombinada humana (alfa-drotrecogina ativada), mostrou redução significativa na mortalidade por sepse grave, abrindo uma nova perspectiva no tratamento desta enfermidade letal.[6]

MECANISMOS DE AÇÃO DA PROTEÍNA C ATIVADA

Como resultado da ativação inflamatória que ocorre na sepse, a ativação da cascata da coagulação produz a expressão do fator tecidual pelos monócitos e macrófagos. Concomitantemente, aumenta a produção de PAI-1 *(plasminogen activator inhibitor 1)*, o que acarreta redução na fibrinólise. O produto final é uma evidente diminuição da capacidade do hospedeiro em remover trombos de fibrina da circulação.[7]

A proteína C humana é uma serina protease que tem uma ação anticoagulante. Controla a conversão de protrombina em trombina através de um mecanismo de inibição por *feedback*. Normalmente, a proteína C circula como um zimogênio inativo. À medida que a trombina é gerada, forma um complexo com uma proteína de membrana da superfície endotelial, a trombomodulina, para dar origem à forma ativa da proteína C. A proteína C ativada, juntamente com seu co-fator, a proteína S, bloqueia a geração de trombina por catalizar a degradação dos fatores V e VIII.[8,9] A inibição da geração de trombina pela proteína C ativada diminui a inflamação através da inibição da ativação plaquetária, do recrutamento de leucócitos e da degranulação dos mastócitos.[10]

EFEITOS TERAPÊUTICOS DA PROTEÍNA C ATIVADA

Os mecanismos de ação da proteína C ativada que levam à redução da mortalidade na sepse[6] envolvem sua ação anticoagulante intrínseca, ação pró-fibrinolítica (inibição do PAI-1), efeitos antiinflamatórios (ações dependentes e independentes da trombina) e proteção endotelial como indutor de genes antiapoptóticos nas células endoteliais.[9]

Uma das principais ações da proteína C ativada é sua atividade antitrombótica, a qual previne a trombose e congestão microvascular, que em última análise leva à disfunção orgânica. Além disso, sua ação pró-fibrinolítica contribui para a eficiente remoção dos microtrombos. Frente a estes efeitos, a suplementação de proteína C ativada é de extrema utilidade para a correção da coagulopatia da sepse.[8]

A capacidade da proteína C ativada em inibir a geração de trombina leva à redução de efeitos inflamatórios mediados pela trombina. Inúmeros estudos sugerem que a proteína C ativada tem ação antiinflamatória direta, modulando a atividade de funções celulares. De maneira pontual, a proteína C ativada inibe a produção de citocinas como o TNF-α e IL-1, por não permitir a interação do LPS com o CD14. Em concentrações elevadas, a proteína C ativada inibe a translocação do fator nuclear NF-$\kappa\beta$ em monócitos.[8] Na dose de 10 μg/ml, inibe a atividade do NF-$\kappa\beta$ em células mononucleares *ex vivo*, bem como a produção de MIP-1α, uma quimiocina pró-inflamatória. Esta ação representa um efeito imunomodulatório pelo qual a proteína C ativada poderia exercer seu efeito antiinflamatório.[11]

Como o endotélio desempenha um papel de extrema importância na modulação tanto da coagulação como da inflamação, está intimamente ligado ao mecanismo de ação da proteína C ativada. Durante a infecção ou agressão inflamatória, o endotélio é ativado e dá início à expressão de citocinas pró-inflamatórias, quimiocinas e moléculas de adesão à superfície celular, necessárias para a adesão e migração de leucócitos. O mecanismo nuclear regulatório dominante da inflamação dentro das células endoteliais é o NF-$\kappa\beta$, o qual, quando ativado por receptores de superfície, modula a expressão de vários desses mediadores pró-inflamatórios. Especificamente, a proteína C ativada suprime os genes modulados pelo NF-$\kappa\beta$ por reduzir diretamente a expressão das subunidades p50/p52 e sua atividade funcional.[8] Estudos *in vitro* sugerem que a inibição do fator de transcrição nuclear NF-$\kappa\beta$ poderia ser responsável por suas propriedades antiinflamatórias.[12]

Outra ação importante da proteína C ativada é a inibição da apoptose, conforme demonstrado em estudo com cultura de células. O mecanismo seria a redução da expressão de genes pró-apoptóticos como a calreticulina e TRMP-2, além da indução da expressão de genes antiapoptóticos como A1, homólogo Bcl-2 e inibidor da apoptose (IAP), homólogo B. Especula-se que a manutenção do fluxo sanguíneo poderia ser um fator inibidor da apoptose das células endoteliais e que o benefício da terapia precoce orientada por metas (EGDT), teria um efeito hemodinâmico protetor na função dessas células.[13]

INDICAÇÃO, CONTRA-INDICAÇÕES E DOSE

A proteína C ativada está indicada em pacientes com sepse grave e elevado risco de morte, como indivíduos com escore APACHE II igual ou acima de 25, choque séptico,[14,15] disfunção de múltiplos órgãos e sistemas ou SARA induzida pela sepse.[15]

A avaliação de risco deve ser realizada à beira do leito, sendo importante considerar-se a possibilidade de potencial deterioração clínica em pacientes com sepse grave e choque séptico. Uma vez identificados pacientes com alto risco de morte, o tratamento deveria ser indicado tão cedo quanto possível.[15]

Face ao seu mecanismo de ação, a proteína C ativada pode aumentar o risco de hemorragias, sendo contra-indicada nas seguintes condições clínicas, as quais poderiam associar-se a maior chance de sangramento:[15,16]

- Sangramento interno ativo.
- AVE hemorrágico recente (3 meses).

- Cirurgia intracraniana, intra-espinhal ou trauma craniano recente (2 meses).
- Trauma com aumento de risco de sangramento grave.
- Presença de cateter epidural.
- Neoplasia intracraniana, lesão com efeito de massa ou evidências de herniação cerebral.
- Terapia com heparina em dose igual ou acima de 15 UI/kg/h.
- Doença hepática crônica grave.

Recomenda-se que a contagem de plaquetas mantenha-se acima de 30.000 durante a infusão do medicamento.

A infusão deve ser interrompida 2 horas antes de procedimentos percutâneos e, não havendo complicações, pode ser reiniciada imediatamente após sua realização.[17] Em cirurgias de grande porte, recomenda-se cessar a infusão 2 horas antes, reiniciando-se 12 horas após, na ausência de complicações hemorrágicas.[16,17]

A dose recomendada é de 24 μg/kg/hora durante 96 horas.[6,16,17] Sendo a infusão interrompida por qualquer razão, a droga deve ser reiniciada na mesma dosagem e continuada até completar o tempo de tratamento de 96 horas.[16]

IMPACTO NO DESFECHO DE SUBGRUPOS E DISFUNÇÕES ORGÂNICAS

A mortalidade em 28 dias foi significativamente menor nos pacientes que receberam alfa-drotrecogina ativada em comparação ao grupo placebo no estudo PROWESS, em todos os subgrupos definidos por idade, sexo, raça, geografia, presença de insuficiência cardíaca, DPOC, câncer, cirurgia recente ou grupo não-cirúrgico.[18]

O impacto da alfa-drotrecogina ativada na disfunção orgânica, com dados do estudo PROWESS, foi avaliado em 2 análises subseqüentes.[19,20] Em pacientes com disfunção orgânica na entrada no estudo, o grupo que recebeu alfa-drotrecogina ativada apresentou uma probabilidade significativamente maior de resolução da disfunção cardiovascular ($p = 0{,}009$) e respiratória ($p = 0{,}009$), em comparação com o grupo placebo durante os primeiros 7 dias de estudo.[19] Os pacientes que apresentaram disfunção de múltiplos órgãos eram mais velhos, tinham escore APACHE II mais alto e apresentavam co-morbidades com maior freqüência que os com disfunção de um único órgão. Embora o risco relativo de morte com o aumento do número de disfunções orgânicas permanecesse constante no grupo que recebeu alfa-drotrecogina ativada, a redução da mortalidade foi mais evidente no grupo com mais órgãos com disfunção.[20] Cabe ressaltar ainda os benefícios da droga em longo prazo, conforme estudo de Angus D. *et al.*,[21] que acompanhou por um período de até 2 anos e meio os pacientes do estudo PROWESS,[6] em especial no subgrupo de pacientes mais graves, caracterizados por um escore APACHE II ≥ 25, a curva de sobrevida Kaplan-Meier continou mostrando uma diferença entre os pacientes tratados em comparação com o grupo placebo durante uma observação de 30 meses (45,6 *vs.* 33,8%, respectivamente – p = 0,001).

ENSAIOS CLÍNICOS MAIS RECENTES

Após publicação do estudo PROWESS,[6] interrompido durante análise interina, outros estudos com a proteína C ativada foram conduzidos, alguns com o objetivo de validar análises de subgrupos, ou apenas para aumentar o número de pacientes tratados com a droga de forma controlada, permitindo uma melhor avaliação de sua segurança. De qualquer forma, a alfa-drotrecogina (ativada) é a droga mais estudada de forma controlada em pacientes críticos, com um total de 8.774 adultos, conforme mostra o Quadro 39-1.

Após o encerramento do estudo POWESS,[6] o *Federal Drug and Food Administration* (FDA) recomendou a realização de um estudo aberto com todos os pacientes recebendo a alfa-drotrecogina (ativada), sem grupo placebo. O desenho do estudo, inclusive critérios de inclusão e exclusão foram semelhantes aos do estudo PROWESS.[6] A mortalidade em 28 dias por todas as causas no estudo ENHANCE foi aproximadamente a mesma observada nos pacientes do grupo tratamento do PROWESS (25,3% *vs.* 24,7%). Entretanto, os pacientes do estudo ENHANCE tratados dentro das 0-24 horas de sua primeira disfunção orgânica induzida pela sepse tiveram mortalidade menor que aqueles tratados após 24 horas (22,9% *vs.* 27,4%, p < 0,01).[23]

Uma importante hipótese da análise de subgrupos do PROWESS[6] diz respeito à não demonstração de benefícios nos pacientes de baixo risco em comparação entre os pacientes tratados com a alfa-drotrecogina (ativada) e os paci-

Quadro 39-1. Resumo dos principais estudos com a proteína C ativada recombinante humana [alfa-drotrecogina ativada]

Estudo	*Pacientes (n)*	*Alfa-drotrecogina ativada**	*Placebo**	*RR*
EVAA (fase II)[22]	131	29%	34%	0,85
PROWESS[6]	1.690	24,7%	31%	0,81
ENHANCE[23]	2.378	25,3%	NA	NA
ADDRESS[24]	2.640	18,5%	17%	1,08
XPRESS**	1.935	28,3%	32%	0,89

*Mortalidade no 28º dia. RR = risco relativo; NA = não-aplicável; **XPRESS resultados ainda não publicados.

entes que receberam placebo. Para confirmar esta hipótese, foi desenhado o estudo ADDRESS,[24] que avaliou os pacientes de baixo risco de morte de acordo com os critérios do investigador, desde que não houvesse indicação para o uso da proteína C ativada, de acordo com as recomendações de uso de bula de cada país participante. O estudo foi planejado para incluir mais de 10.000 pacientes, porém foi interrompido na primeira análise interina com 2.640 pacientes incluídos diante da baixa probabilidade de atingir o objetivo definido prospectivamente de reduzir a mortalidade por todas as causas em 28 dias (17,0% no grupo placebo *vs.* 18,5% no grupo alfa-drotrecogina ativada; P = 0,34). Outro aspecto que merece destaque neste estudo foi a constatação de uma maior mortalidade nos pacientes cirúrgicos com apenas uma disfunção orgânica que receberam o tratamento com a droga (20,7% *vs.* 14,1% do grupo placebo, P = 0,03). Outra análise curiosa de subgrupo deste estudo diz respeito aos pacientes com escore APACHE II ≥ 25, com mortalidade similar nos 2 grupos (placebo 24,7% *vs.* 29,5% alfa-drotrecogina ativada; P = 0,81). Cabe ressaltar, entretanto, que os pacientes deste estudo com APACHE acima de 24 pontos eram diferentes dos pacientes do estudo PROWESS[6] nesta faixa, já que os critérios de inclusão foram diferentes. Parte do problema se deve à heterogeneidade de critérios de inclusão entre um país e outro, por conta da variabilidade nas indicações de bula. A confirmação de que se trata de pacientes diferentes pode ser verificada quando se compara a mortalidade dos pacientes do grupo placebo com escore APACHE II ≥ 25 dentre os 2 estudos (ADDRESS 24,7% *vs.* 43,7% PROWESS).

O estudo mais recente, ainda não publicado, teve os resultados apresentados durante o Congresso da Sociedade Americana de Terapia Intensiva (*Society of Critical Care Medicine* – 2006), realizado em São Francisco, em janeiro de 2006. O estudo XPRESS tinha como objetivo principal avaliar se o uso concomitante de heparina poderia comprometer a eficácia da alfa-drotrecogina ativada e aumentar o risco de sangramento, como sugeria inicialmente a análise de subgrupo do PROWESS.[6] O estudo foi interrompido durante análise interina com 1.935 pacientes incluídos diante da baixa probabilidade de comprovar a hipótese inicial. Ao contrário, a probabilidade de sobrevida foi maior nos pacientes tratados com alfa-drotrecogina ativada e uso concomitante de heparina em comparação ao pacientes que receberam proteína C ativada com placebo (71,7% *vs.* 68,1%; P = 0,85). Além disso, houve uma menor incidência de acidente vascular cerebral isquêmico no grupo que recebeu heparina concomitante (0,5% *vs.* 1,8%; P = 0,09), sem aumento no risco de sangramento no sistema nervoso central durante o período de infusão da proteína C ativada (0,3% nos 2 grupos).

A alfa-drotrecogina ativada é uma droga que tem comprovada eficácia e segurança para o tratamento de pacientes com sepse grave e choque séptico, mas seu uso sempre deverá ser acompanhado de todas as outras intervenções com reconhecida importância. Não devemos atribuir a esta droga a função de resgatar pacientes moribundos, muito pelo contrário, seu uso deve ser indicado preferencialmente dentro das primeiras 24 horas de início da primeira disfunção orgânica secundária à sepse, desde que o paciente não apresente contra-indicações associadas a um maior risco de sangramento. Entretanto, os pacientes selecionados para o tratamento são aqueles com alto risco de morte, que pode ser caracterizado por um escore APACHE II $\geq$ 25, múltiplas disfunções orgânicas, choque séptico, síndrome da angústia respiratória do adulto (SARA), presença de coagulação intravascular disseminada, ou baixa atividade de proteína C ativada.

REFERÊNCIAS BIBLIOGRÁFICAS

1. Marshall JC. Inflammation, coagulophaty, and the pathogenesis of multiple organ dysfunction syndrome. *Crit Care Med* 2001;29(Suppl):S99-S106.
2. Fourrier F, Chopin C, Goudemand J et al. Septic Shock, Multiple Organ Failure, and Disseminated Intravascular Coagulation. Compared Patterns of Antithrobin III, Protein C, and Protein S Deficiencies. *Chest* 1992;101:816-23.
3. Lorente JA, García-Frade LJ, Landín L et al. Time Course of Hemostatic Abnormalities in Sepsis and its Relation to Outcome. *Chest* 1993;103:1536-42.
4. Riedemann NC, Guo RF, Ward PA. The enigma of sepsis. *J Clin Invest* 2003;112:460-67.
5. Bone RC. Why sepsis trials fail? *JAMA* 1996 Aug 21;276(7):565-6.
6. Bernard GR, Vincent JL, Laterre PF, et al. Efficacy and safety of recombinant human activated protein C for severe sepsis. *N Engl J Med* 2001;344:699-709.
7. Esmon CT. Protein C anticoagulant pathway and its role in controlling microvascular thrombosis and inflammation. *Crit Care Med* 2001;29(Suppl):S48-S52.
8. Grinnell BW, Joyce D. Recombinant human activated protein C: A system modulator of vascular function for treatment of severe sepsis. *Crit Care Med* 2001;29 (Suppl):S53-S61.
9. Opal SM. Clinical impact of novel anticoagulation strategies in sepsis. *Curr Opin Crit Care* 2001;7:347-53.
10. Hotchkiss RS, Karl IE. The Pathophysiology and Treatment of Sepsis. *N Engl J Med* 2003;348:138-50.
11. Brueckmann M, Hoffmann U, Dvortsak E et al. Drotrecogin alfa (activated) inhibits NF-$\kappa\beta$ activation and MIP-1α release from isolated mononuclear cells of patients with severe sepsis. *Inflamm Res* 2003;53:528-33.
12. White B, Schmidt M, Murphy C et al. Activated protein C inhibits lipopolysaccharide-induced nuclear translocation of nuclear factor $\kappa\beta$ (NF-$\kappa\beta$) and tumor necrosis factor α (TNF-α) production in the THP-1 monocytic cell line. *British J Haematol* 2000;110:130-34.
13. Aird WC. The role of the endothelium in severe sepsis and multiple organ dysfunction syndrome. *Blood* 2003;101:3765-77.
14. Dellinger RP. Cardiovascular management of septic shock. *Crit Care Med* 2003;31:946-55.
15. Dellinger RP, Carlet JM, Mansur H et al. Surviving Sepsis Campaing guidelines for management of severe sepsis and septic shock. *Crit Care Med* 2004;32:858-73.

16. Xigris – *Drotrecogin alfa (activated)*. Summary of Product Characteristics. Ely Lilly and Company, 2004.
17. Bernard GR, Margolis BD, Shantes HM et al. Extended Evaluation of Recombinant Human Activated Protein C United States Trial (ENHANCE). A Single-Arm, Phase #B, Multicenter Study of Drotrecogin Alfa (Activated) in Severe Sepsis. *Chest* 2004;125:2206-16.
18. Wesley E, Laterre PF, Angus DC et al. Drotrecogin alfa (activated) administration across clinically important subgroups of patients with severe sepsis. *Crit Care Med* 2003;31:12-19.
19. Vincent JL, Angus DC, Artigas A et al. Effects of drotrecogin alfa (activated) on organ dysfunction in the PROWESS trial. *Crit Care Med* 2003;31:834-40.
20. Dhainaut JF, Laterre PF, James JM et al. Drotrecogin alfa (activated) in the treatment of severe sepsis patients with multiple-organ dysfunction: data from the PROWESS trial. *Intensive Care Med* 2003;29:894-903.
21. Angus DC, Laterre PF Helterbrand J et al. The effect of drotrecogin alfa (activated) on long-term survival after severe sepsis. *Crit Care Med* 2004;32:2199-2206.
22. Hartman DL, Bernard GR, Helterbrand JD et al. Recombinant human activated protein C (rhAPC) improves coagulation abnormalities associated with severe sepsis. *Intensive Care Med* 1998;24(Suppl 1):S77. abstract.
23. Vincent JL, Bernard GR, Beale R et al. Drotrecogin alfa (activated) treatment in severe sepsis from the global open-label trial ENHANCE: Further evidence for survival and safety and implications for early treatment. *Crit Care Med* 2005;33:2266-2277.

40

Dilema Diagnóstico da Sepse Abdominal no Paciente Crítico

Manoel Constant Neto
Marcelo Hartmann

"Na doença aguda não é muito seguro prognosticar morte ou recuperação"
Hipócrates

INTRODUÇÃO

O abdome agudo pode vir a ser um dos quadros clínicos de mais difícil elucidação, colocando-nos frente a dilemas terapêuticos muitas vezes angustiantes. Contribuem para este fato a ocorrência comum de somatizações dirigidas ao aparelho digestivo e a inervação complexa dos órgãos abdominais que, na maioria das vezes, é bilateral e múltipla, recebendo fibras de mais de um metâmero e, ao mesmo tempo, possuindo os mesmos metâmeros inervando órgãos distintos. A já difícil avaliação clínica do abdome agudo pode tornar-se ainda pior se considerarmos pacientes que estão impedidos de nos permitir a obtenção de história e exame físico adequados. Acentua-se o quadro ao considerarmos que a maioria dos pacientes nessas condições as apresentam secundariamente a uma situação clínica grave que demanda decisão terapêutica urgente e precisa, sob pena de piora substancial, se não resolvermos sua urgência ou o fizermos sem a precisão necessária.

Os pacientes internados em UTI são exemplos da situação descrita acima e propõem-nos desafios vários, desde problemas terapêuticos, até limitações diagnósticas tão importantes que muitas vezes não nos permitem vivenciar a dificuldade do tratamento. Isso ocorre porque, não conseguindo estabelecer a causa do quadro clínico em questão, muitas vezes nem chegamos a definir uma estratégia específica de tratamento que vá além da terapêutica de suporte.

A mortalidade de situações como apendicite aguda e úlcera péptica perfurada na vigência de infecção grave oscila em torno de 10%, mas, quando consideramos a mortalidade relacionada a outros órgãos abdominais ou em pacientes que estão em pós-operatório de cirurgia abdominal, esses valores podem chegar a 50% e 60%, respectivamente.[1] Esses números podem aumentar drasticamente quando o insulto fisiológico aos diversos sistemas orgânicos se torna progressivo. A freqüência de DMOS na sepse abdominal varia de 30% a 50%, atingindo uma mortalidade que oscila de 30% a 100%,[2] dependendo do número de órgãos envolvidos.

A filosofia geral da terapêutica tem sido baseada na tentativa de ajudar o peritônio a controlar a infecção e de fornecer suporte aos diversos sistemas orgânicos. O controle da infecção tem sido buscado através da evacuação mecânica das coleções infectadas e do uso de antibióticos. Já o suporte aos sistemas orgânicos tem evoluído muito através de um melhor entendimento dos fatores nutricionais, imunológicos e metabólicos de uma maneira geral e, principalmente, de como eles interagem para produzir alterações nos diversos órgãos. É fato que mesmo com toda a evolução do manejo intensivo, quando um paciente apresenta DMOS, seu prognóstico piora muito, ainda que receba o tratamento para a causa subjacente como, por exemplo, a drenagem de um abscesso abdominal.[1] Uma abordagem agressiva é, muitas vezes, advogada na tentativa de evitar que os pacientes evoluam para quadros de DMOS. Isso é feito em uma analogia com a conduta, comumente aceita, de realizar uma laparotomia exploradora em pacientes em bom ou regular estado geral, cuja suspeita clínica de abdome agudo cirúrgico não foi afastada por outros métodos diagnósticos. Acredita-se que, nessas situações, é menos danosa uma exploração cirúrgica negativa que permitir a evolução do quadro clínico, o que provocaria uma atitude terapêutica tardia. Ocorre que a maioria dos pacientes internados em UTI já possuem situações críticas nas quais o ato cirúrgico pode ser um potencial fator de piora clínica. O impacto de uma exploração cirúrgica negativa nesse pacientes é difícil de avaliar. Em um estudo que envolveu pacientes com sepse abdominal em UTI,[3] a mortalidade para os pacientes com achados cirúrgicos negativos foi de 81% contra 66% nos casos em que o procedimento cirúrgico evidenciou patologia abdominal. Embora esses resultados não possam ser indubitavelmente atribuídos à intervenção cirúrgica, é pouco provável que a resposta metabólica ao trauma cirúrgico não tenha desempenhado algum papel no desfecho desses pacientes.

O conhecimento de dados que questionam o resultado da exploração cirúrgica, mesmo quando é encontrada e tratada uma causa abdominal para um quadro de DMOS,[1,3] obrigatoriamente nos sugere que existe um “ponto fisiológico de não-retorno”, o qual temos que tentar evitar através de um diagnóstico o mais precoce e preciso possível.

DIFICULDADES DIAGNÓSTICAS EM PACIENTES CRÍTICOS

O diagnóstico precoce de patologias cirúrgicas abdominais em fase inicial é a maneira mais lógica de evitar os problemas associados ao manejo dos pacientes com DMOS, porém nem sempre isso é possível. A dificuldade do diagnóstico precoce é freqüente na UTI, nos quais grande número dos pacientes apresenta quadros clínicos que, se por um lado dificultam o diagnóstico, por outro demandam que este seja feito com precisão e rapidez.

O exame físico e a história são os elementos mais importantes na elaboração diagnóstica do abdome agudo, no entanto, freqüentemente, há comprometimento qualitativo significante na informação obtida, ou mesmo incapacidade completa de obtê-la. Isso ocorre em conseqüência de medicações (analgésicos, sedativos e relaxantes musculares), da necessidade de intubação endotraqueal e também do comprometimento do sensório dos pacientes, diretamente em virtude de seus processos patológicos. Nessas situações, a decisão de intervir ou não cirurgicamente em um paciente é difícil.

Da mesma forma, os exames laboratoriais tendem a ser inespecíficos nesses pacientes. O fato comum é de que a SRIS já esteja instalada, quando da avaliação dos pacientes pelo cirurgião, fazendo com que exames como hemograma sejam, muitas vezes, de difícil interpretação. Em uma analogia semelhante, exames que nos permitem identificar a utilização da via metabólica anaeróbia pelo organismo (como dosagens de lactato e gasometria arterial) podem estar alterados pelo processo de hipoperfusão generalizada, não sendo específicos.

Os exames radiológicos têm, dentro desse contexto, ocupado lugar de destaque progressivo, através da tentativa de obter informações que permitam uma postura adequada em tempo hábil. Nessa direção, a ecografia abdominal (EA), a tomografia axial computadorizada (TAC) e a cintilografia com gálio (CG) têm sido empregadas para fornecer subsídios para a decisão terapêutica. Vários estudos têm-se ocupado de avaliar essas técnicas na vigência de infecções abdominais, com resultados promissores. Em 2 abordagens retrospectivas que analisaram seus dados referentes aos 3 métodos, os valores finais são animadores. No primeiro estudo,[4] a precisão da CG, EA e TAC foi, respectivamente, 82%, 96% e 100%. Os números da segunda série são igualmente importantes, especialmente se considerarmos que 2/3 dos pacientes estavam em pós-operatório no momento da avaliação. Nesse estudo, as sensibilidades e especificidades das CG, EA e TAC foram, respectivamente, 96% e 65%, 82% e 91% e 100%.[5] Apesar de os resultados apresentados, considerando o contexto clínico que queremos enfatizar, serem bons, várias considerações devem ser feitas. A EA é hoje largamente disponível, embora em muitos locais não haja como a realizar à noite ou feriados, pois necessita de interpretação especializada. A CG, por outro lado, demanda de 6 a 48 horas para uma leitura adequada, pois necessita que a radiação de "fundo" seja eliminada ao máximo.[5] Além disso, possui limitações importantes com relação a avaliação do baço e fígado,[6] em conseqüência do padrão de excreção do radiofármaco. Já a TAC, que aparece como detentora de resultados excelentes, necessita que o paciente seja transportado ao departamento de radiologia. Ainda com relação à TAC, é preciso ser dito que pesa muito a seu favor o fato de o resultado estar disponível logo após o exame e que muitos médicos não-radiologistas podem interpretá-lo de maneira satisfatória. Deve ser lembrado, entretanto, que a análise das densidades de eventuais coleções identificadas pode ficar prejudicada, se não houver médico radiologista presente no momento da realização do exame. Nos dois estudos citados anteriormente,[4,5] a conclusão dos autores é de que o melhor resultado é obtido com a combinação dos 3 métodos, sugerindo que a investigação deva iniciar-se pela EA, se o quadro for agudo, ou pela CG, se o quadro clínico for crônico. A TAC seria realizada nos casos duvidosos. O fato é que o tempo médio entre a realização do primeiro estudo e a tomada da conduta definitiva variou de 7 a 10 dias;[5] tempo esse muitas vezes não-disponível, para evitar que o paciente desenvolva DMOS. Além disso, quando interpretamos os dados relativos à TAC, devemos lembrar que, em todos os casos dos dois estudos, ela foi precedida da EA ou CG e, em várias situações, por ambas. Esse fato pode ter contribuído largamente para o resultado apresentado. É importante ressaltar ainda que, em alguns pacientes submetidos à EA ou à TAC, o diagnóstico foi obtido através da punção guiada e não simplesmente pela imagem obtida.

Se formos considerar especificamente pacientes com limitações diagnósticas importantes, poucos dados são disponíveis na literatura. Acredita-se que a distensão abdominal, freqüente no pós-operatório complicado e em estados de hipoperfusão, bem como a própria incisão cirúrgica, sejam fatores limitantes da EA.[7] Acrescente-se a isso o fato de que pacientes em pós-operatório não-complicado podem apresentar coleções abdominais sem importância clínica. Em uma avaliação prospectiva com EA realizada no 4º, 8º e 12º dias de pós-operatório de pacientes submetidos à colecistectomia, foram evidenciadas coleções em, respectivamente, 19%, 6% e 2,5% dos casos. Das 80 coleções visualizadas, somente uma era abscesso.[8] Já com relação à TAC, o estudo que mais se aproxima da situação vivida pelo intensivista e pelo cirurgião foi realizado na Universidade de Miami, embora com a limitação de ser retrospectivo. Nessa análise, os autores, além de considerarem somente pacientes em estado crítico, apesar de não haver especificação de nenhum escore que nos permita uma estratificação dos casos, analisaram não só a sensibilidade e a especificidade do método, mas também a utilidade da informação. Isso foi realizado através da análise do "efeito"do resultado da TAC no manejo dos pacientes, tendo com parâmetro inicial a conduta tomada com base no resultado do exame e as informações subseqüentes que se tornaram disponíveis com a evolução do quadro clínico. Das 72 TAC estudadas, 17 (23%) foram consideradas benéficas, 5 (7%) prejudiciais e 50 (70%) sem nenhum efeito.[9] Dentre as prejudiciais, houve 2 casos com resultados negativos que provocaram atraso na terapia e nos quais, posteriormente, foram encontrados abscessos abdominais através de laparotomia exploradora e 3 casos com resultados falso-positivos que foram explorados cirurgicamente, sem achados. Todos os 3 pacientes evoluíram para óbito por DMOS. Os 17 pacientes em que a TAC produziu resultados úteis estavam representados por 8 casos com resultados positivos e confirmação transoperatória e por nove casos em que o exame excluiu, corretamente, causa abdominal para a sepse. Embora esse estudo não apresente uma estratificação formal da gravidade do quadro clínico dos pacientes, a mortalidade global de 47% está acima da variação de 2,8% a 12% apresentada em outros estudos que tiveram por intenção analisar a TAC em pacientes críticos e/ou com abscessos abdominais. Esse fato permite inferir que o grupo de pacientes avaliados era grave o suficiente para nos permitir considerá-los representantes de parte do universo de pacientes críticos considerados neste texto. Os autores concluem considerando que a TAC raramente fornece informação útil em pacientes com sepse e DMOS e que, conforme aumenta a dificuldade clínica do diagnóstico, diminui a utilidade da TAC, devendo ser utilizada muito mais para confirmar uma suspeita clinicamente definida do que para procurar por uma possível causa abdominal que explique o quadro apresentado.

Outra possibilidade, além da história e do exame físico, dos exames laboratoriais e dos exames de imagem, que também está prejudicada quando consideramos pacientes críticos com suspeita de abdome agudo, é a laparotomia exploradora. Como sabemos, mesmo nos dias de hoje, ainda é comum que tenhamos que optar pela laparotomia exploradora para a elucidação de determinados quadros clínicos. Isso ocorre baseado na premissa de que a espera pela definição do quadro clínico antes da decisão de operar ou não pode acarretar atraso terapêutico com sérias conseqüências em termos de prognóstico. Por outro lado, em pacientes não-críticos, se durante a laparotomia exploradora não for encontrada patologia cirúrgica, o impacto desse ato cirúrgico diagnóstico não costuma ser negativo. É justamente a combinação dessas 2 situações que faz com que a laparotomia exploradora seja uma opção importante no manejo do abdome agudo. Entretanto, quando consideramos pacientes críticos, observamos que, embora o tempo para a tomada de decisão seja tão ou mais importante do que nos pacientes não-críticos, o mesmo não ocorre com relação à repercussão de uma exploração cirúrgica negativa. Como sabemos, grande parte dos paciente críticos já desenvolveram SRIS e qualquer estímulo inflamatório adicional pode ser deletério. Sabidamente, a exploração cirúrgica aumenta os níveis de citocinas (principalmente a interleucina 6), contribuindo para a piora do quadro de resposta inflamatória e influenciando de forma considerável os parâmetros hemodinâmicos.[13,14] Esses fatos fazem com que a utilização "liberal" da laparotomia exploradora em pacientes graves deva ser analisada mais rigidamente (em busca de precisão) do que em doentes com suspeita de abdome agudo e quadros clinicamente estáveis.

CENÁRIOS CLÍNICO-CIRÚRGICOS COMUMENTE ENCONTRADOS EM PACIENTES CRÍTICOS E SUAS ABORDAGENS

O cenário comumente encontrado quando o cirurgião é chamado na UTI para discutir um caso é o de pacientes que estão com quadro "séptico" e envolvimento de múltiplos órgãos e sistemas. Esse envolvimento sistêmico é representado, com freqüência, por disfunções respiratória e cardiovascular, estando os pacientes em uso de ventilação mecânica e drogas vasoativas. O exame físico e a história encontram-se prejudicados. Em grande número das vezes outras fontes de infecção foram excluídas ou o paciente apresenta infecção respiratória com piora progressiva, apesar do tratamento instituído. A distensão abdominal é, muitas vezes, a razão inicial da suspeita de que há patologia abdominal ativa. Isso é verdade, especialmente para pacientes que originalmente apresentam patologia cardíaca grave ou que estão "dependentes" de drogas vasoativas.

Esses pacientes apresentam algumas "armadilhas diagnósticas" que merecem comentário. Como sabemos através do estudo da fisiologia, quando o organismo tem a necessidade de redirecionar o fluxo sanguíneo para manter perfusão tecidual em órgãos nobres, a "periferia" é privada em primeiro lugar. Na definição prática de periferia inclui-se a circulação esplâncnica, ocorrendo diminuição da perfusão mesentérica. Esse fato, isoladamente, é capaz de provocar distensão abdominal e diminuição da peristalse. Dessa forma, devemos ter em mente que a distensão abdominal não necessariamente é conseqüência de patologia cirúrgica. A presença de líquido livre no abdome, detectada por exames de imagem, é outra potencial armadilha, nesses casos. Ela pode ocorrer como conseqüência de estados em que há importante aumento da permeabilidade vascular, o que é comum em doentes graves. As coleções podem ocorrer em pós-operatório sem que caracterizem a presença de abscesso. Outro potencial fator de confusão para a interpretação de exames de imagem que relatem a presença de líquido abdominal é a utilização de sistemas de lavagem abdominal contínua. Esses sistemas podem estar representados por diálise peritoneal ou sistemas para irrigação pós-operatória (Quadro 40-1).

Quadro 40-1. Potenciais armadilhas diagnósticas na avaliação do paciente crítico

Achado clínico/radiológico	*Cenário clínico*	*Exemplos*
Distensão abdominal e/ou íleo	Estados de hipoperfusão esplâncnica	Drogas vasoativas; choque cardiogênico
Líquido livre	Aumento de permeabilidade vascular	Anasarca; SRIS grave
Coleções líquidas	Pós-operatório de cirurgia abdominal	Procedimentos não-complicados (colecistectomias etc.)
	Sistemas de irrigação	Diálise peritoneal; lavagem abdominal contínua

O dilema diagnóstico nessas situações é grande. Em geral, ele está representado pela questão de se, em um paciente grave e sem confirmação diagnóstica, devemos realizar, ou não, a laparotomia exploradora. Vários autores estudaram o tema. Apesar de cada estudo apresentar suas particularidades, as altas taxas de mortalidade demonstram que todos analisaram pacientes em grave estado clínico (Quadro 40-2).

Quadro 40-2. Explorações cirúrgicas em pacientes críticos

Autor	*Explorações cirúrgicas positivas (%)*	*Mortalidade (%)*	*Explorações cirúrgicas negativas (%)*	*Mortalidade (%)*
Ferraris				
Acr + (n = 15)	40		60	
Acr – (n = 14)	57		43	
Sinanan				
Acr –/cho + (n = 24)	71	88	29	86
Acr –/cho – (n = 12)	58	57	42	80
Hinsdale				
Acr + (n = 66)	97	35	3	0
Acr – (n = 11)	55	67	45	100
Anderson				
Acr – (n = 23)	70		30	
Bunt				
Acr + (n = 31)	94	100	6	93
Acr – (n = 15)	13		87	
Nel				
Acr – (n = 17)	71	58	29	100

Acr – = achados clínicos e/ou radiológicos ausentes ou inespecíficos; Acr + = achados clínicos e/ou radiológicos presentes; cho = choque.

Quando analisamos os dados relativos aos pacientes críticos e à laparotomia realizada sem achados clínicos e/ou radiológicos específicos, observamos que a taxa de explorações cirúrgicas em que se encontrou patologia abdominal variou de 13% a 71%.[3,15-19] A mortalidade nesse subgrupo, considerando os artigos nos quais esse dado é possível de ser estudado, varia de 57% a 100%.[3,16,18,19] Já o índice de achados cirúrgicos negativos em pacientes sem quadro clínico e/ou radiológico específico varia de 29% a 87% e a mortalidade oscila de 80% a 100%.[3,16,18,19] No final da década de 1970, um artigo publicado por Polk e Shields,[20] serviu como marco para que a DMOS servisse como balizador da indicação de laparotomia exploradora. O raciocínio utilizado pelos autores é o de que a mortalidade da disfunção de múltiplos órgãos e sistemas não tratada é de 100%. Dessa forma, a exploração cirúrgica, ainda que sem achados específicos, estaria indicada em pacientes nos quais outras fontes de processos infecciosos/inflamatórios tivessem sido afastadas. Outros autores como Bunt, julgam que o procedimento cirúrgico exploratório sem evidências específicas é de pouca utilidade. Essa afirmação é baseada no fato de que, considerando pacientes que foram levados à laparotomia sem achados pré-operatórios específicos, a mortalidade foi de 100% e de 93% para os casos com achados transoperatórios positivos e negativos, respectivamente.[18]

O assunto é difícil de ser analisado, mesmo quando tentamos estudar os dados de vários autores conjuntamente. Isso se deve às diferenças de critérios utilizados pelos diferentes pesquisadores. É altamente improvável que o momento da decisão cirúrgica (com relação à gravidade do quadro e sua associação com o tempo de evolução da patologia em questão) seja o mesmo nas diferentes publicações. Um exemplo bastante claro dessa consideração é o estudo de Hinsdale,[16] no qual se observa uma mortalidade de 35% para pacientes com achados pré-operatórios específicos e laparotomia exploradora positiva. É bem possível que esse resultado esteja relacionado a uma maior precocidade do processo decisório, no que diz respeito à exploração cirúrgica. Outra variável que dificulta a interpretação dos dados é a diferença de datas entre as publicações. Para os dados constantes no Quadro 40-2, por exemplo, o ano de publicação variou de 1983 até 1996. O artigo que funcionou como marco no uso da DMOS como indicação cirúrgica data de 1977.[20] Como sabemos, os cuidados em terapia intensiva foram evoluindo ao longo dos anos e é muito difícil inferir qual o impacto nas mortalidades apresentadas.

Existem 3 variáveis que ajudam, do ponto de vista prático, a equacionar o problema diagnóstico: a presença de cirurgia abdominal prévia (recente); achados clínicos e/ou radiológicos específicos; e outro foco infeccioso e/ou inflamatório que não seja abdominal. Apesar de não haver estudos que abordem esses aspectos como desfecho principal de maneira conjunta, algumas informações permitem-nos inferir que esses fatores influenciam a probabilidade de uma exploração cirúrgica ser positiva. A maioria dos artigos que avaliam a laparotomia exploradora em pacientes críticos, o fazem em pacientes que estão em pós-operatório de cirurgias abdominais, inclusive por trauma. Esse é o caso da maioria dos pacientes representados no Quadro 40-2, em que também é possível observar que aqueles casos nos quais há achados clínicos e radiológicos específicos apresentam uma chance maior de que a laparotomia encontre patologia abdominal. No que diz respeito à presença de outros focos infecciosos conhecidos, um dado publicado por Sinanan é importante. Esse autor verificou que a positividade da laparotomia exploradora (antes da ocorrência de choque séptico) em pacientes que apresentam foco infeccioso extra-abdominal, deterioração progressiva e ausência de achados específicos para patologia abdominal foi de 0%.[3] Talvez não seja possível dizer quais são os percentuais de positividade da laparotomia que estão envolvidos em cada uma das situações citadas (o que dificulta a extrapolação dos dados para a população em geral), mas é difícil não aceitar que há certa "lógica biológica" nesses fatos (Quadro 40-3).

Merece comentário ainda o impacto da laparotomia exploradora negativa nos pacientes críticos. É comum que, após uma exploração cirúrgica negativa em paciente crítico que evolua para o óbito, diga-se que o procedimento cirúrgico foi o fator desencadeante da morte. Embora seja bastante provável que a demanda metabólica adicional provocada pela cirurgia seja relevante, há que ser lembrada a história natural desses doentes e o cenário em questão. Comumente, esquecemos de que doentes com DMOS que não recebem tratamento para a causa do problema apresentam uma mortalidade de aproximadamente 100%. Também é comum não percebermos que pacientes como o do exemplo acima são submetidos a um procedimento diagnóstico (laparotomia exploradora) que foi negativo. Isso significa dizer que estamos frente a quadros de DMOS sem tratamento específico o que, como vimos, *per se* apresenta mortalidade próxima a 100%. Não queremos, com esta informação, advogar o uso da laparotomia exploradora em pacientes críticos sem suspeita específica de patologia abdominal, mas olhar a questão em sua plenitude (ou o mais próximo dela que nos seja possível).

Quadro 40-3. Fatores potenciais que influenciam a positividade da laparotomia exploradora em pacientes críticos

Fator	***Influência na probabilidade de achados positivos***
Cirurgia abdominal prévia recente	↑
Achados clínicos e/ou radiológicos específicos	↑
Presença de foco infeccioso extra-abdominal (sem achados abdominais específicos)	↓

Como vimos, não existe, até o momento, um protocolo definido e sem controvérsias para a avaliação de pacientes críticos com suspeita de patologia abdominal cirúrgica que produza resultados satisfatórios. As Figuras 40-1 e 40-2 reproduzem uma filosofia geral de abordagem. Entretanto, chamamos a atenção para a absoluta necessidade, dentro do possível, de que sejam levados em conta os aspectos individuais em cada caso.

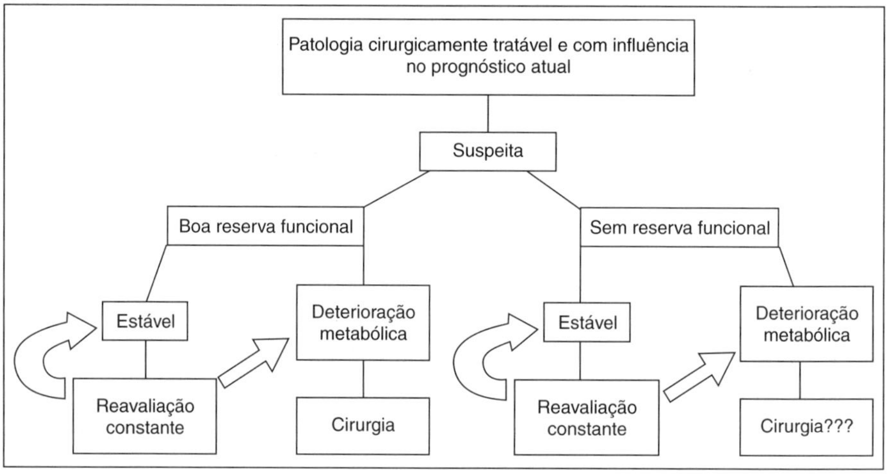

Fig. 40-1. Algoritmo genérico para pacientes com suspeita de patologia abdominal.

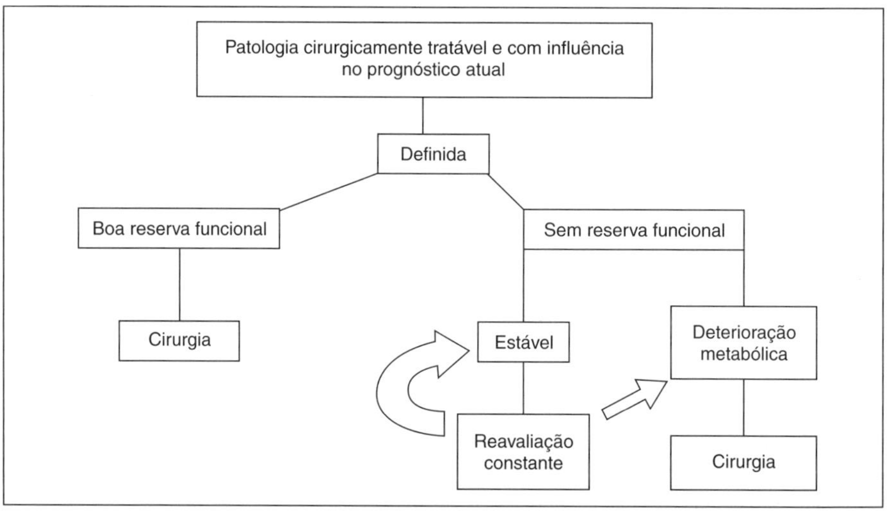

Fig. 40-2. Algoritmo genérico para pacientes com patologia abdominal definida.

TRATAMENTO CIRÚRGICO

No que diz respeito à terapêutica propriamente dita, as opções para tratar pacientes críticos dividem-se em, basicamente, 2 grupos: o primeiro está representado por aqueles pacientes em que, apesar de seu estado crítico, o processo abdominal encontra-se "restrito" ao órgão inicialmente acometido; já o segundo é composto por aqueles pacientes nos quais a exploração cirúrgica revela comprometimento inflamatório/infeccioso difuso da cavidade peritoneal.

A implicação terapêutica dessa divisão é óbvia. No primeiro grupo, o tratamento cirúrgico segue, na maioria das vezes, o padrão utilizado para casos semelhantes que ocorrem em pacientes não-críticos. Como exemplo, poderíamos considerar um paciente crítico com úlcera perfurada e processo abdominal localizado. A atitude transoperatória, no que diz respeito à tática cirúrgica adotada, em muito pouco iria diferenciar-se daquela utilizada em pacientes não-críticos com a mesma condição. Para o segundo grupo poderíamos utilizar o mesmo exemplo, à exceção de que agora o paciente apresentaria processo inflamatório/infeccioso difuso. Esse quadro poderia ser representado pelo mesmo paciente crítico com a úlcera perfurada (e provavelmente já bloqueada), mas no qual, durante a exploração cirúrgica, evidenciam-se múltiplos abscessos em áreas distintas do abdome. Em situações que se assemelham ao segundo exemplo, as opções cirúrgicas são várias (Quadro 40-4).

Cada uma dessas opções apresenta suas particularidades. Entretanto, a discussão detalhada da tática cirúrgica a ser adotada está fora dos objetivos desse texto. Apesar disso, 2 pontos são importantes e merecem comentário. O primeiro deles diz respeito à morbidade que envolve os procedimentos citados. À exceção, geralmente, da lavagem peritoneal contínua, as opções listadas apresentam alta morbidade, fazendo com que, muitas vezes, os pacientes que sobrevivam ao processo agudo tenham que enfrentar situações de importante demanda clínica. Essas situações podem ser exemplificadas por fístulas complexas do trato gastrintestinal e hérnias de parede abdominal de difícil manejo, entre outras.

Quadro 40-4. Opções cirúrgicas em processos abdominais graves e/ou difusos

- Técnicas de manejo cirúrgico
- Laparotomias de repetição (pré-programadas ou não)
- Descontinuação do trato digestivo
- Laparostomias
- Lavagem peritoneal contínua
- Desbridamento radical peritoneal

O segundo comentário diz respeito à filosofia do tratamento cirúrgico. Como já foi dito anteriormente, o controle da infecção tem sido buscado através da evacuação de coleções e correção cirúrgica dos processos que a mantêm, além do uso de antibióticos. De uma maneira geral, até que tenhamos capacidade de identificar o *ponto de não-retorno*, não só do processo inflamatório/infeccioso, mas também de desfechos ou "situações anatomicamente localizadas", a filosofia geral de tratamento continuará sendo aquela que foi brevemente comentada aqui. Ao contrário, se um dia atingirmos a capacidade de afirmarmos que o processo patológico já não é mais passível de influência positiva pelo tratamento cirúrgico, então serão mantidas as medidas suportivas (e específicas possíveis) na esperança de que o organismo do paciente passe pelo período agudo e recupere suas funções vitais.

COMPARTIMENTALIZAÇÃO DA RESPOSTA INFLAMATÓRIA DO PACIENTE GRAVE E LAVADO PERITONEAL COMO AUXÍLIO DIAGNÓSTICO

Como vimos pelos dados expostos e comentados acima, a dificuldade de diagnóstico do abdome agudo cirúrgico em pacientes críticos é grande. Além disso, a tecnologia presente não foi suficiente – até o momento – para que a precisão diagnóstica aumentasse de maneira significativa. Várias alternativas estão disponíveis, como, por exemplo, a laparoscopia diagnóstica na própria UTI e a utilização da medida de pressão intra-abdominal para detectar síndromes compartimentais que, eventualmente, estejam associadas a processos patológicos cujo tratamento seja cirúrgico.

Especificamente, no que diz respeito ao lavado peritoneal diagnóstico (LPD), a idéia de sua utilização partiu do seu uso eventual em casos de abdome agudo duvidoso de pacientes não-críticos. Já havia sido observado que, nesse cenário, a capacidade de discriminação do LPD era alta, havendo alta especificidade e sensibilidade.[21] A grande questão que advoga cautela na extrapolação direta dos resultados obtidos até então com o LPD em abdome agudo é o tipo de paciente observado. Nas experiências iniciais com abdome agudo, como já dissemos, o LPD era utilizado em pacientes não-críticos, ou seja, sem DMOS instalada. A dúvida que surge é: qual o comportamento dos leucócitos ou outros marcadores em um paciente que está com SIRS? Estes marcadores se "compartimentalizam", com relação à presença do foco do problema ou seus níveis permanecem altos em distintos "locais" do organismo, impedindo ou dificultando seu uso como meio diagnóstico? A questão da compartimentalização é importante, pois pode dar uma pista a ser seguida na linha de investigação de métodos auxiliares ao diagnóstico do abdome agudo cirúrgico, em pacientes críticos. Caso, em pacientes críticos, haja compartimentalização de marcadores de inflamação e/ou infecção, há a eventual possibilidade de que o fenômeno seja explorado para fins diagnósticos. Experimentalmente, essa questão foi abordada através do estudo de marcadores inflamatórios, sendo observado que há uma compartimentalização de marcadores como, por exemplo, a IL-6. Enquanto os níveis plasmáticos permaneceram comparáveis em grupos com infecção grave, independentemente de sua origem, sua mensuração peritoneal apresenta níveis maiores quando o processo inicial foi no abdome (Figs. 40-3 e 40-4).

Os resultados experimentais obtidos deram início ao estudo do lavado peritoneal diagnóstico em pacientes críticos na UTI. Os resultados preliminares com os primeiros 12 pacientes foram promissores. O lavado peritoneal diagnóstico acertou corretamente sobre a presença ou não de patologia abdominal em 9 de 10 casos.[24] Entretanto, os resultados finais deste estudo ainda devem demorar, tendo em vista os rígidos critérios de inclusão que foram estabelecidos para o protocolo.

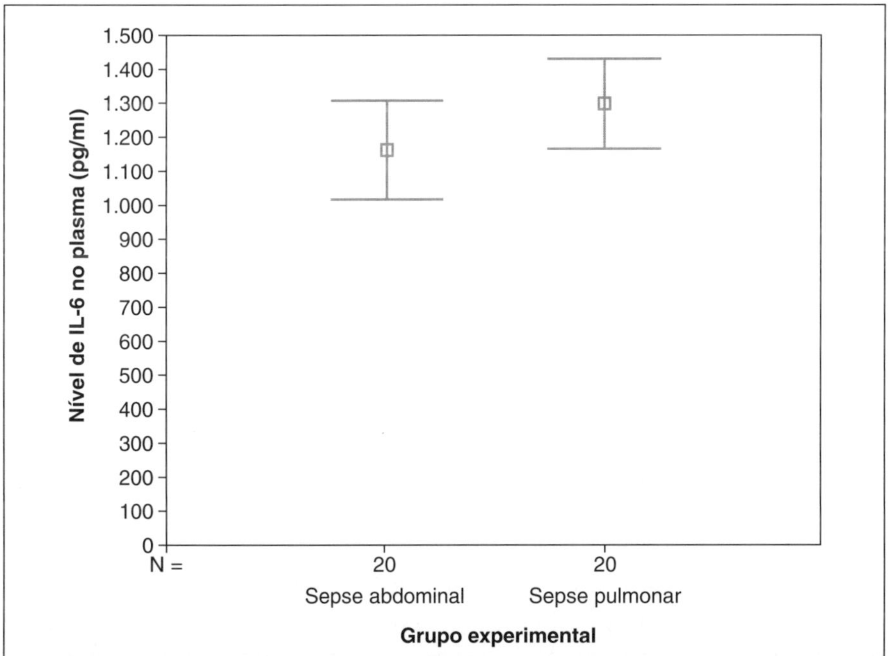

Fig. 40-3. Média e intervalo de confiança de 95% dos níveis plasmáticos de IL-6.

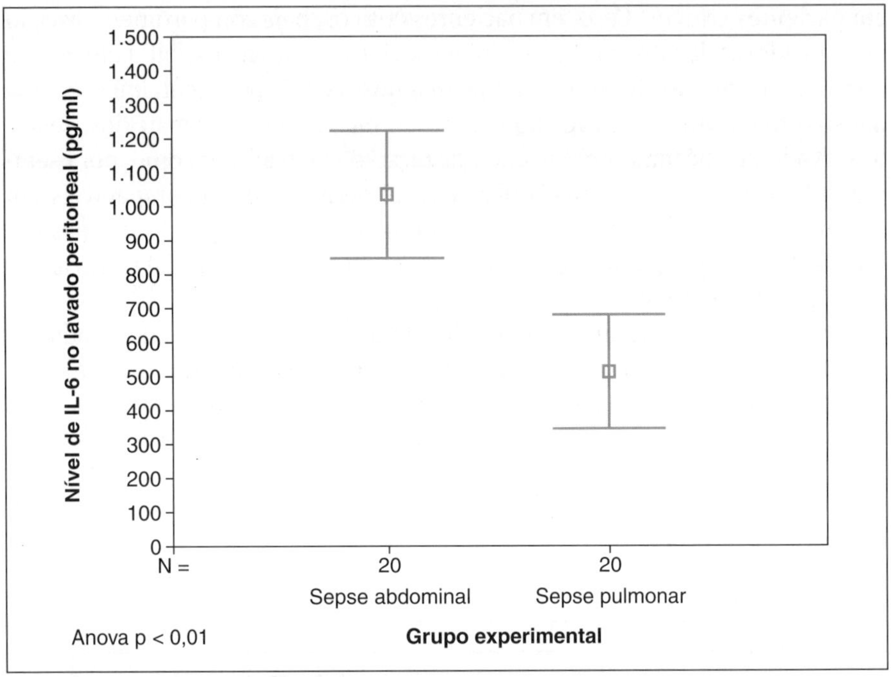

Fig. 40-4. Média e intervalo de confiança de 95% dos níveis peritoneais de IL-6.

CONSIDERAÇÕES FINAIS

Grande parte do que foi escrito neste capítulo (à exceção da seção sobre o lavado peritoneal diagnóstico) já havia sido abordada em outra ocasião.[25] Infelizmente, após novas revisões sobre o assunto, não encontramos dados que modificassem substancialmente o cenário que já havia sido descrito. Isto é mais um indicador da grave situação em que nos encontramos, no que diz respeito ao assunto abordado neste capítulo.

Por todas estas razões, o cenário do paciente crítico com sepse abdominal segue sendo hoje um paradoxo representado pela oposição do momento em que temos mais chance de acerto diagnóstico ao momento de maior chance de sucesso terapêutico (Fig. 40-5).

Em grande número de vezes, a nossa maior probabilidade de acerto diagnóstico nesses pacientes está do lado oposto, no que diz respeito à linha de tempo, ao momento em que teríamos a maior chance de sucesso terapêutico. É justamente isso que caracteriza o paradoxo do manejo desses doentes.

Dessa forma, com os dados que analisamos até aqui, fica claro que o manejo da sepse abdominal em pacientes críticos hoje se caracteriza por uma situa-

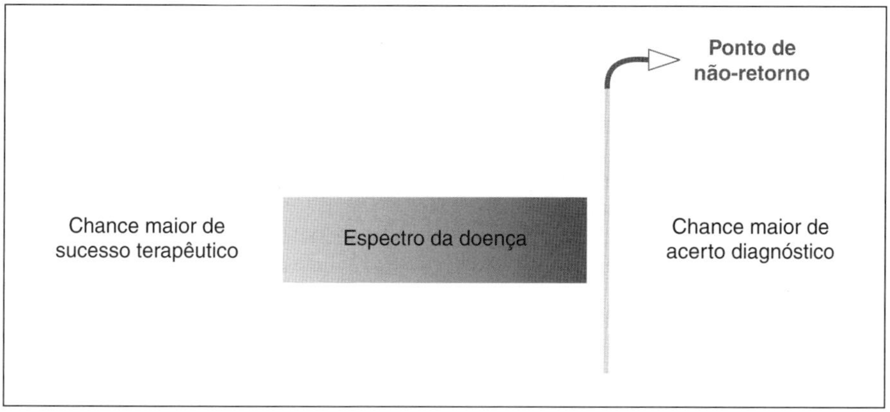

Fig. 40-5. O paradoxo do paciente crítico com sepse abdominal.

ção em que o nosso poder de diagnóstico etiológico é bastante limitado, dependendo do resultado terapêutico, em grandes proporções, do próprio paciente. O que foi dito por Boley em 1997,[26] em referência à isquemia mesentérica, continua podendo, infelizmente, ser parafraseado para o nosso contexto: a melhor parte da história da sepse abdominal em pacientes críticos ainda está para ser escrita.

REFERÊNCIAS BIBLIOGRÁFICAS

1. Schein M, Hirshberg A, Hashmonai M. Current surgical management of severe intraabdominal infection. *Surgery* 1992;112(3):489-96.
2. Kalfarentzos FE, et al. Prognostic criteria in intra-abdominal sepsis. *Int Surg* 1987;72(3):185-7.
3. Sinanan M, Maier RV, Carrico CJ. Laparotomy for intra-abdominal sepsis in patients in an intensive care unit. *Arch Surg* 1984;119(6):652-8.
4. Korobkin M, et al. Comparison of computed tomography, ultrasonography, and gallium-67 scanning in the evaluation of suspected abdominal abscess. *Radiology* 1978;129(1):89-93.
5. Moir C, Robins RE. Role of ultrasonography, gallium scanning, and computed tomography in the diagnosis of intraabdominal abscess. *Am J Surg* 1982;143(5):582-5.
6. Lantto E. Investigation of suspected intra-abdominal sepsis: the contribution of nuclear medicine. *Scand J Gastroenterol Suppl* 1994;203:11-4.
7. Dewbury KC, Joseph AE. The role of ultrasound scanning. *Scand J Gastroenterol Suppl* 1994;203:5-10.
8. Neff CC, et al. The occurrence of fluid collections following routine abdominal surgical procedures: sonographic survey in asymptomatic postoperative patients. *Radiology* 1983;146(2):463-6.
9. Norwood SH, Civetta JM. Abdominal CT scanning in critically ill surgical patients *Ann Surg* 1985;202(2):166-75.
10. Koehler PR, Moss AA. Diagnosis of intra-abdominal and pelvic abscesses by computerized tomography. *JAMA* 1980;244(1):49-52.

11. Robison JG, Pollock TW. Computed tomography in the diagnosis and localization of intraabdominal abscesses. *Am J Surg* 1980;140(6):783-6.
12. Saini S, et al. Improved localization and survival in patients with intraabdominal abscesses. *Am J Surg* 1983;145(1):136-42.
13. Hammond JM, Potgieter PD. The influence of surgery on cytokines in patients with intra-abdominal sepsis. *Anaesth Intensive Care* 1996;24(4):430-4.
14. Sautner T, et al. Does reoperation for abdominal sepsis enhance the inflammatory host response? *Arch Surg* 1997;132(3):250-5.
15. Ferraris VA. Exploratory laparotomy for potential abdominal sepsis in patients with multiple-organ failure. *Arch Surg* 1983;118(10):1130-3.
16. Hinsdale JG, Jaffe BM. Re-operation for intra-abdominal sepsis. Indications and results in modern critical care setting. *Ann Surg* 1984;199(1):31-6.
17. Anderson ID, Fearon KC, Grant IS. Laparotomy for abdominal sepsis in the critically ill. *Br J Surg* 1996;83(4):535-9.
18. Bunt TJ. Non-directed relaparotomy for intra-abdominal sepsis. A futile procedure *Am Surg* 1986;52(6):294-8.
19. Nel CJ, Pretorius DJ, de Vaal JB. Re-operation for suspected intra-abdominal sepsis in the critically ill patient. *S Afr J Surg* 1986;24(2):60-2.
20. Polk HC Jr, Shields CL. Remote organ failure: a valid sign of occult intra-abdominal infection. *Surgery* 1977;81(3):310-3.
21. Coral R, et al. Lavado peritoneal diagnóstico na peritonite aguda. *Rev Col Bras Cir* 22(4):201-204.
22. Constant-Neto M, et al. *Estudo comparativo dos marcadores de inflamação na sepse de origem abdominal e extra-abdominal e na sídrome da resposta inflamatória sistêmica em modelos animais experimentais*. Porto Alegre: 9ª Jornada dos Médicos Residentes da PUCRS, 2000.
23. Constant-Neto M, et al. Compartmentalization of the inflamatory response: IL-6 and diagnostic peritoneal lavage in experimental models of abdominal and extra-abdominal sepsis. In: 18th World Congress of Digestive Surgery and 9th Hong Kong International Cancer Congress. Hong Kong, China. *Asian Journal of Surgery* 2002;26:s-105.
24. Constant-Neto M, Falavigna M. *O paciente com suspeita de abdome agudo cirúrgico e comprometimento qualitativo da história e exame físico na UTI: estudo prospectivo e controlado das contribuições do lavado peritoneal diagnóstico*. In: 12ª Jornada dos Médicos Residentes da PUCRS. Porto Alegre, 2003.
25. Constant-Neto M. Manejo Cirúrgico da Sepse Abdominal. In: *Choque*. Dias FD, editor. EDIPUCRS: Porto Alegre, 2002. p. 561-577.
26. Boley SJ, Brandt LJ, Sammartano RJ. History of mesenteric ischemia. The evolution of a diagnosis and management. *Surg Clin North Am* 1997;77(2):275-88.

V

Disfunção Orgânica e Prognóstico

41

DISFUNÇÃO CARDIOVASCULAR NO CHOQUE

Fernando Suparregui Dias

INTRODUÇÃO

A manutenção de um fluxo sistêmico adequado é fundamental para atender a demanda metabólica na sepse. Para tanto, a função circulatória deve ser mantida com um volume circulante efetivo adequado às necessidades impostas pela doença e uma função miocárdica apta a atender a esse aumento de demanda. Em função da gravidade, a abordagem do paciente com sepse ou choque séptico requer medidas urgentes de avaliação e tratamento, visando a restaurar prontamente a oxigenação tecidual.[1] A restauração precoce da perfusão tecidual reduz a mortalidade nestes pacientes,[2] ocupando hoje foco de atenção da medicina intensiva.[3]

A sepse resulta da resposta sistêmica do organismo à infecção, e caracteriza-se pela produção de inúmeras citocinas pró e antiinflamatórias, as quais modulam o grau da inflamação. Após a exposição ao agente infeccioso, como a endotoxina das bactérias Gram-negativas ou as toxinas de cepas de *Staphylococcus aureus*, tem início uma intensa resposta inflamatória,[2,4] que acarreta depressão miocárdica e diminuição da resistência vascular sistêmica.[5] A amplificação da resposta inflamatória ocorre através da ativação de leucócitos polimorfonucleares, macrófagos e monócitos teciduais, além das células endoteliais, as quais produzem um gama de mediadores biologicamente ativos, como o fator de necrose tumoral α (TNF-α), interleucina-1 (IL-1), fator de agregação plaquetária (FAP) e óxido nítrico (ON). Concomitantemente, há síntese de citocinas antiinflamatórias, como a IL-10, o fator de transformação de crescimento β e o antagonista do receptor da IL-1 (IL-1ra). Os efeitos desses estímulos pró e antiinflamatórios culminam na síndrome da resposta inflamatória sistêmica (SIRS). Quando prevalece o estímulo pró-inflamatório, os efeitos sobre o sistema cardiovascular manifestam-se na forma de choque séptico.[4]

Na década de 1960, a redução no débito cardíaco era considerada por alguns como a principal alteração hemodinâmica associada à bacteremia por germes Gram-negativos,[6] responsável pelo quadro clínico descrito como típico na época, que se caracterizava por taquicardia, hipotensão, pulso débil, pele fria e cianótica, alteração do sensório, taquipnéia e oligúria.[7] Na mesma época, estabeleceu-se o conceito de que o choque séptico apresentava um padrão bifásico, com uma fase inicial considerada *quente*, à qual se seguia uma fase pré-terminal hipodinâmica, denominada *fria*.[4] A depressão miocárdica nessa época era considerada ser devida à redução do retorno venoso e da contratilidade miocárdica.[4,6] Foi somente na década de 1970, depois da introdução da monitorização hemodinâmica invasiva com CAP e determinação do DC pela técnica da termodiluição, que se pôde estabelecer com melhor precisão a real evolução hemodinâmica do choque séptico. Ficou evidente que a resposta hemodinâmica inicial à infecção era uma queda na resistência vascular periférica e um aumento no DC,[8,9] e que os pacientes sem condições de se adaptarem a esse aumento transitório na demanda circulatória não sobreviviam.[10] Detectou-se pela primeira vez que a depressão miocárdica era potencialmente reversível,[10] e a progressão da falência circulatória era acompanhada por queda no DC, acidose láctica e morte.[11] Nas décadas subseqüentes, com o emprego de novas tecnologias, foi possível quantificar e documentar a evolução da disfunção cardiovascular associada à sepse. No presente capítulo, discutiremos os aspectos fisiopatológicos, métodos diagnósticos e terapêutica da disfunção cardiovascular na sepse.

FISIOPATOLOGIA DA DISFUNÇÃO CARDIOVASCULAR NA SEPSE

Modelos experimentais

Apesar das inúmeras técnicas disponíveis, em modelos animais *in vivo* e *in vitro,* que visam a simular a resposta cardiovascular à infecção, o papel do coração no desenvolvimento das alterações hemodinâmicas continua difícil de ser estabelecido, face aos eventos periféricos que afetam seu desempenho.[12]

Nos modelos experimentais de sepse devem-se levar em conta inúmeros aspectos. Primeiro, não conseguem traduzir plenamente as condições que ocorrem no cenário clínico, no qual o paciente apresenta co-morbidades como doenças crônicas, imunossupressão, trauma, instrumentação prévia e uso de antibióticos, que afetam a resposta do organismo à agressão infecciosa.[1] Segundo, os produtos bacterianos administrados o são na forma de endotoxina, ácido lipoteicóico, peptidoglicanos, exotoxinas, bactérias vivas ou mortas. Terceiro, várias são as vias utilizadas para administrar os produtos bacterianos, como intravenosa, subcutânea, intraperitoneal, juntamente com ligadura e punção cecal. Este modelo, por ser polimicrobiano, é difícil de ser normatizado. Por último, os animais empregados nos modelos variam de camundongos até macacos.[13]

Os modelos animais demonstraram que as alterações hemodinâmicas no choque séptico devem-se a um conjunto de alterações na função cardíaca, dependentes ou não da carga imposta ao coração e da resistência vascular sistêmica e resultando, finalmente, em alterações da perfusão orgânica.[13] Em face dessa gama de variáveis e à complexidade da sepse, devem-se extrapolar os resultados desses estudos com muita cautela para a beira do leito.

MEDIADORES DA SEPSE E A RESPOSTA CARDIOVASCULAR

A partir da invasão do organismo por um agente infeccioso, tem início uma resposta imunoinflamatória (Fig. 41-1) com o intuito de eliminar o agressor. Essa resposta inicialmente pode ser adequada, porém, havendo desequilíbrio, pode destruir o indivíduo.[14]

Os principais mediadores envolvidos na sepse estão no Quadro 41-1.

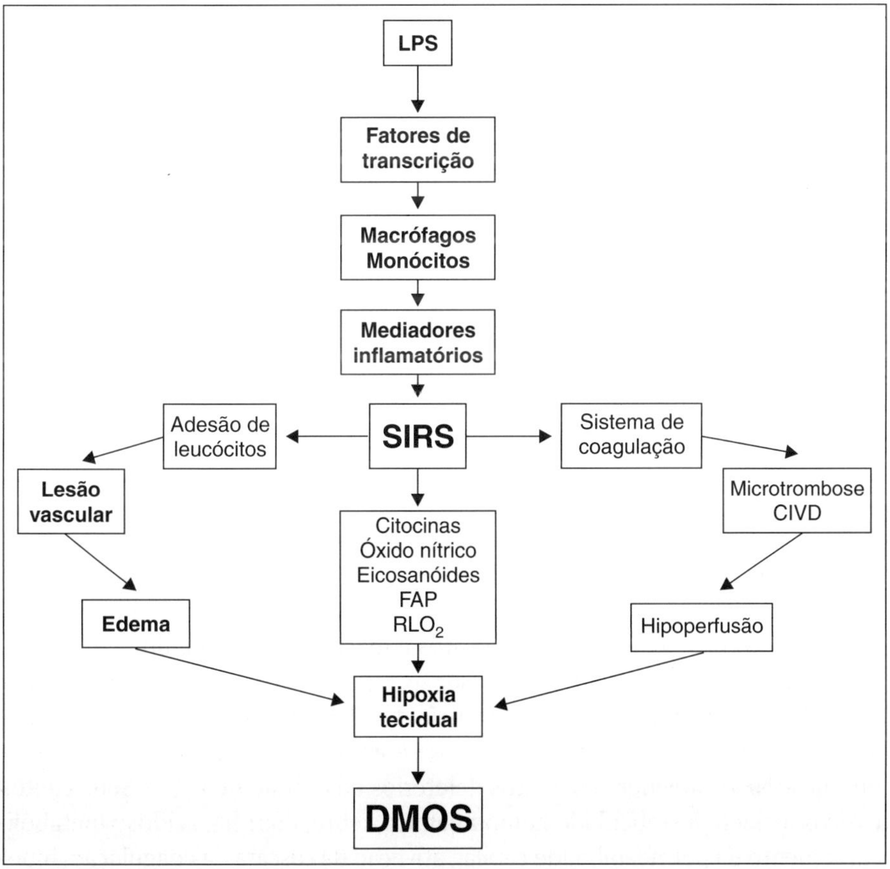

Fig. 41-1. Mecanismo da hipoxia tecidual e DMOS na sepse.

Quadro 41-1. Mediadores envolvidos na sepse

Mediador	*Produção*	*Principais ações*
TNF-α	Monócitos, macrófagos, linfócitos, neutrófilos, células endoteliais	Instabilidade hemodinâmica, febre, diarréia, acidose metabólica, aumento da permeabilidade capilar, ativação da cascata da coagulação, hipoglicemia, indução ao catabolismo
IL-1β	Monócitos, macrófagos, linfócitos, neutrófilos, células endoteliais	Febre, calafrios, trombocitopenia, hipotensão
IL-2	Linfócitos T	Taquicardia, hipotensão, redução da resistência vascular sistêmica e da FE
IL-4		Efeitos pró e antiinflamatórios
IL-6	Monócitos, macrófagos, endotélio	Febre, síntese de PFA, diminui TNF-α e IL-1, estimula produção de cortisol
IL-10	Linfócitos T, fibroblastos	Inibe a produção de TNF-α e IL-1
Óxido nítrico	Macrófagos, hepatócitos, células endoteliais	Depressão miocárdica, hipotensão, antiadesivo plaquetário, hiporresponsividade a vasoconstritores
Metabólitos ácido araquidônico	Fosfolipídeos de membrana	Vasodilatação e inibição da agregação plaquetária, vasoconstrição e agregação plaquetária, broncoconstrição
FAP	Plaquetas, macrófagos, leucócitos, células endoteliais	Agregação plaquetária, depressão miocárdica, adesão celular, hipotensão
RLO_2	PMN, mitocôndria	Depressão miocárdica, vasodilatação, disfunção mitocondrial

FE = fração de ejeção; PFA = proteínas de fase aguda.

CITOCINAS

Fator de necrose tumoral α

O TNF-α desempenha um papel central na resposta inflamatória, estando implicado em uma série de doenças inflamatórias, além da sepse.[4,15] Foi a primeira citocina descrita, em 1986, no soro de pacientes com sepse.[16] É um polipeptídeo de 17 kD produzido pelos monócitos e macrófagos, com inúmeras evidências implicando sua participação nas sepse: (a) é detectado em animais infundidos com LPS; (b) animais com deficiência de TNF-α toleram os efeitos do LPS; (c) infusão de TNF-α em animais produz os mesmos efeitos que o LPS; e (d) anticorpos anti-TNF-α previnem os efeitos deletérios da infusão de LPS.[17] Seus efeitos tóxicos incluem instabilidade hemodinâmica, febre, diarréia, acidose metabólica, aumento da permeabilidade capilar, ativação da cascata da coagulação, hipoglicemia, indução ao catabolismo, caquexia, neurotoxicidade e alterações na função renal e hematológica. Além disso, juntamente com a IL-1, induz à expressão de moléculas de adesão pelas células endoteliais.[16]

A associação entre sepse e produção de TNF-α fica evidente em inúmeros estudos. No coração isolado do cão, a infusão de TNF-α recombinante eleva o custo metabólico da contração, com aumento do MVO_2, sem afetar a resposta ao cálcio e com mínima alteração na mecânica ventricular.[18] Em ratos transgênicos programados para produzir TNF-α no miocárdio, ocorre miocardiopatia dilatada e redução da fração de ejeção.[15]

Em humanos sadios, a infusão de endotoxina induz a aumento nas concentrações de TNF-α, de 35 pg/mm no período controle para níveis médios de 230 pg/mm após 90 a 180 minutos.[19] A administração de TNF-α a voluntários produz manifestações clínicas que mimetizam aquelas da sepse, incluindo um estado circulatório hiperdinâmico, com taquicardia, hipotensão, elevação do DC e redução da RVS.[4] Em trabalho experimental com trabécula de miocárdio retirado de pacientes submetidos à cirurgia cardíaca, Cain *et al.*[20] demonstraram que tanto o TNF-α como a IL-1 diminuem o desempenho miocárdico, principalmente a função sistólica. Um aspecto interessante desse estudo é que, em baixas concentrações, em que independentemente não causariam disfunção miocárdica, agindo em conjunto, o TNF-α e a IL-1, reduzem a função miocárdica. Pinsky *et al.*[21] avaliaram a evolução temporal da produção de TNF-α e IL-6 no choque séptico em humanos e concluíram que, mais importante que o pico atingido pelas citocinas, é a persistência na sua elevação (Fig. 41-2). Os não-sobreviventes apresentavam um valor médio de 120 pg/ml em comparação com os sobreviventes, que tinham valores médios na faixa de 84 pg/ml ($p < 0,001$). Martin *et al.*[22] documentaram, em uma série de 30 pacientes com choque séptico, o valor prognóstico do TNF-α e da IL-6. Também concluíram que a diminuição nos níveis de TNF-α correlaciona-se com um desfecho favorável. Neste estudo, embora não houvesse diferença significativa com os níveis de citocinas no momento da inclusão, sua redução até a 6ª hora foi significativa nos sobreviventes, com relação aos não-sobreviventes.

Interleucina (IL-1)

A IL-1 é um polipeptídio de 17 kD, conhecida inicialmente como pirogênio endógeno ou fator ativador de linfócito. Tem 2 formas, a IL-1α e a IL-1β. A IL-1, pode ser detectada após a infusão de LPS[17] e sua injeção em animais reproduz muitas das manifestações cardiovasculares e metabólicas do choque séptico, incluindo depressão prolongada da fração de ejeção ventricular em alguns modelos.[4,15] Em coelhos, a infusão de IL-1 causa hipotensão e infiltrado leucocitário nos pulmões.[17]

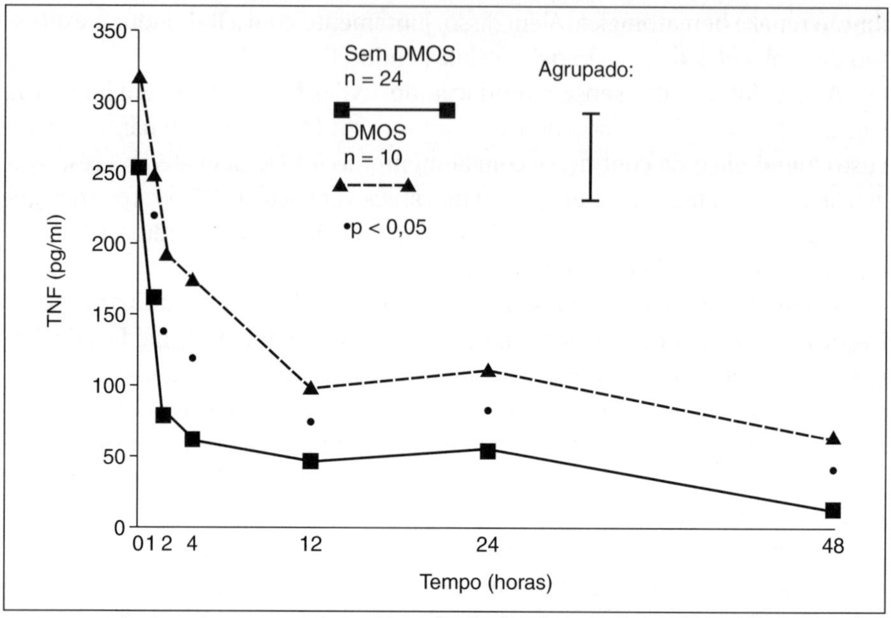

Fig. 41-2. Correlação entre os níveis de TNF-α e DMOS no choque séptico.

A infusão em humanos resulta em febre, calafrios, trombocitopenia e importantes alterações cardiovasculares, incluindo hipotensão.[15] Em pacientes com sepse, a IL-1 raramente é detectada, sendo esta ocorrência um forte indicador de mortalidade.[17] A detecção de IL-1β é mais freqüente na sepse de origem meningocócica, havendo correlação com níveis elevados e a gravidade da doença, ocorrência de choque, escore APACHE II elevado e desfecho rapidamente fatal.[16] A IL-1 apresenta uma ação sinérgica com o TNF-α, sendo provável que este efeito tenha um papel importante na depressão miocárdica na sepse.

Interleucina 2 (IL-2)

A IL-2 reflete a ativação dos linfócitos T.[16] Seu papel nas manifestações hemodinâmicas e metabólicas no choque séptico ainda não está bem esclarecido, visto que os estudos geralmente não mostram elevação de seus níveis em humanos com sepse. *In vitro*, seus efeitos no miocárdio também são contraditórios, com alguns experimentos mostrando depressão miocárdica e outros não conseguindo demonstrar este efeito.[23] Em uma pequena série de casos de pacientes com neoplasia que receberam IL-2, a avaliação hemodinâmica no quarto dia, em comparação com o basal, mostrou aumento significativo da freqüência cardíaca, redução da pressão arterial e da resistência vascular sistêmica. Por outro lado, a fração de ejeção caiu de um valor médio de 58% para 36%.[24]

Interleucina 4 (IL-4)

A IL-4 é uma molécula pleiotrópica com efeitos pró e antiinflamatórios.[15] Em modelos animais, a IL-4 previne a morte por peritonite aguda, não ocorrendo o mesmo com um processo crônico. Entretanto, o pré-tratamento só é efetivo quando a IL-4 é administrada antes do início da sepse, ocorrendo um aumento de mortalidade quando administrada após a indução da infecção. Este aspecto reforça a importância do tempo e confirma a idéia de se ter cautela na divisão simplista de citocinas pró e antiinflamatórias.[16]

Interleucina 6 (IL-6)

A IL-6 é um polipeptídio de 22 a 29 kD, também conhecido como fator de crescimento de células B e fator estimulante do hepatócito. É produzida pelos monócitos e macrófagos ativados, células endoteliais, astrócitos, fibroblastos e linfócitos B e T ativados.[17] A IL-6 é mais conhecida por ser responsável pela indução de proteínas de fase aguda pelo fígado, em resposta a uma agressão sistêmica ou inflamação. Neste contexto, a IL-6 mais representa um marcador do que um mediador ou desencadeador de inflamação ou sepse,[15,17] sendo detectada no plasma de pacientes com sepse entre 64% a 100% dos casos.[16,25,26]

Os níveis de IL-6 foram determinados em 37 pacientes com sepse e choque séptico. Os valores mais elevados foram encontrados nos pacientes que apresentavam choque e, além disso, mostrou correlação positiva com os níveis de lactato e freqüência cardíaca, e negativa com a pressão arterial média e contagem de plaquetas. Neste estudo, os níveis de IL-6 na admissão mostraram correlação positiva com mortalidade, principalmente nos pacientes com choque.[25]

Interleucina 10 (IL-10)

A IL-10 é uma citocina conhecida por apresentar propriedades antiinflamatórias, particularmente nos monócitos, macrófagos, neutrófilos e linfócitos T. Em modelos de endotoxemia experimental, a IL-10 previne a letalidade e em ratos deficientes de IL-10, a letalidade é muito maior do que nos selvagens. Em pacientes com SARA, há uma clara associação com baixos níveis.[16]

ÓXIDO NÍTRICO

O óxido nítrico (ON) é um radical livre que pode difundir-se livremente através das membranas celulares, sendo um composto instável com uma meia-vida inferior a 6 segundos. A labilidade do ON deve-se à sua rápida conversão em um de seus metabólitos estáveis, nitrito e nitrato, na presença de oxigênio ou de outros radicais livres como o ânion superóxido.[27] O ON é produzido pela rea-

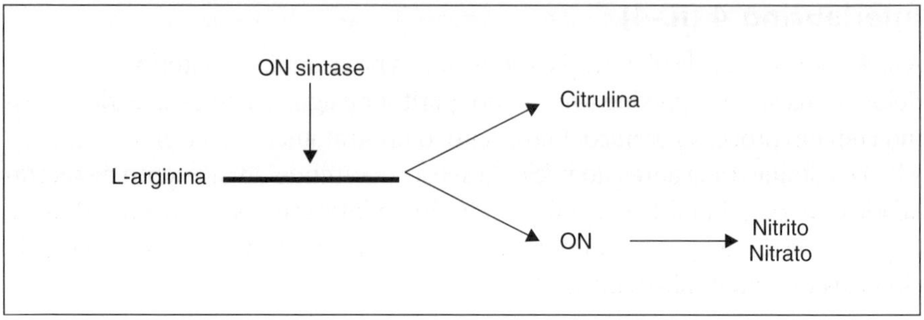

Fig. 41-3. Síntese do óxido nítrico.

ção que converte arginina e oxigênio em citrulina e óxido nítrico pela ação da enzima óxido nítrico sintase (NOS) (Fig. 41-3). O mecanismo de síntese do ON não está completamente estabelecido, porém, envolve a transferência de elétrons entre vários co-fatores, incluindo a flavina adenina dinucleotídeo, flavina mononucleotídeo, nicotinamida adenina dinucleotídeo fosfato (NADPH), tetrahidropterina e heme.[28]

Em solução aquosa, o ON reage rapidamente com o ânion superóxido, formando peroxinitrito, um poderoso oxidante menos difusível que o ON mas que também causa dano tecidual.[27]

Foram identificadas até o momento 3 isoformas de ON sintase, com homologia de 50% a 60%: neuronal (nNOS); endotelial (eNOS), induzível (iNOS), também conhecidas como tipos 1, 2 e 3. A nNOS é codificada pelo cromossoma 12, sendo expressa de modo constitutivo pelos neurônios, músculo esquelético, células mesangiais dos rins e ilhotas pancreáticas. A eNOS é codificada pelo cromossoma 7, sendo expressa de modo constitutivo na membrana e no aparelho de Golgi das células endoteliais, plaquetas, endocárdio e miocárdio. A iNOS é codificada pelo cromossomo 17 e, com exceção das células mesangiais dos rins, não é expressa em condições fisiológicas. A expressão da iNOS pode ser induzida pelas células imunes, musculares lisas dos vasos, endoteliais, miócitos, hepatócitos, astrócitos, mesangiais dos rins, condrócitos e fibroblastos.[29] As isoformas de ON sintase estão inativas até que os níveis intracelulares de cálcio elevem-se, a proteína calmodulina ligue-se ao cálcio e o complexo cálcio-calmodulina ative a ON sintase. A ON sintase constitutiva irá sintetizar pequenas quantidades de ON até os níveis de cálcio diminuírem.[28] Por outro lado, a isoforma de ON sintase induzível, a qual é cálcio independente e não é expressa de modo constitutivo, é induzida por estímulo inflamatório, como o LPS, IL-1β, TNF-α, IFN-γ e FAP, em uma variedade de células, incluindo os macrófagos, células endoteliais, musculares lisas, hepatócitos e cardiomiócitos.

EFEITOS DO ON NA FUNÇÃO MICROVASCULAR

A hipotensão e a pouca resposta aos vasoconstritores é um achado clínico típico das manifestações sistêmicas da sepse. Em roedores, o LPS provoca queda sustentada na pressão arterial e pouca resposta à noradrenalina em 60 minutos. Estas alterações são revertidas pela *N*-nitro-L-arginina metil éster (L-NAME),[29] um inibidor não-seletivo da ON sintase.[31] A vasodilatação é a conseqüência primária da ativação do ON mediada pela guanilato ciclase, aumento de cGMP e redução dos níveis intracelulares de cálcio.[29] O aumento no cGMP leva a relaxamento da musculatura vascular lisa e redução da resposta aos vasoconstritores, contribuindo para o desenvolvimento de hipotensão refratária durante a endotoxemia.[30] Em infecção bacteriana, o LPS liberado pela parede celular das bactérias estimula a produção de ON sintase induzível em muitas células, como os macrófagos, hepatócitos e células endoteliais. A produção maciça de ON na circulação provoca dilatação excessiva da musculatura lisa arterial e leva à hipotensão. O tratamento de animais sépticos com inibidores da ON sintase reverte a hipotensão em minutos e humanos sépticos que receberam o mesmo tipo de tratamento apresentaram elevação da pressão arterial e da resistência vascular sistêmica.[28]

Apesar da vasodilatação mediada pelo ON e pela queda global da resistência vascular sistêmica, modelos experimentais demonstram haver vasoconstrição nos leitos mesentérico, pulmonar e renal. Isto se deve à produção de vasoconstritores como endotelina, leucotrienos e tromboxanos.[29]

A liberação de ON na vasculatura é também controlada pelo sistema nervoso autônomo. Os nervos parassimpaticomiméticos contêm óxido nítrico sintase na adventícia de alguns grandes vasos, como as artérias cerebrais e retinianas. O ON é liberado pelos nervos e difunde-se através da muscular para fora do vaso, provocando relaxamento vascular.[28]

EFEITOS DO ON NA FUNÇÃO PLAQUETÁRIA

O ON tem ação antiadesiva plaquetária, mediada pelo aumento nos níveis de cGMP,[29] o que reduz a formação de coágulos.[28] O cGMP também é responsável pela redução do cálcio no citosol, que tem um papel central na ativação plaquetária. Em condições fisiológicas, a ON sintase endotelial previne a ativação plaquetária na circulação e ajuda a manter o fluxo microvascular.[29] A base molecular para esta ação é desconhecida, sendo mecanismos possíveis a ativação da guanilato ciclase e adenilato ciclase, inibição da fosfolipase C ou ligação às plaquetas da ADP-ribose. Assim, a geração endotelial de ON não somente regula a pressão arterial, mas também a coagulação sanguínea.[28]

ÓXIDO NÍTRICO E SISTEMA CARDIOVASCULAR

O ON pode exercer efeitos diretos e indiretos na função cardíaca durante a sepse. A atividade da ON sintase induzível está presente em resposta a endotoxina e citocinas, correlacionando-se de modo inverso ao desempenho miocárdico. O efeito inotrópico negativo do ON provavelmente é mediado pelo cGMP e pela perda da auto-regulação da circulação coronariana e utilização de oxigênio.[32] O ON exerce efeitos cronotrópico e inotrópico negativos,[28] estando a força de contração cardíaca intimamente ligada aos níveis de cálcio intracelular.[29] Entre os mecanismos pelos quais o ON induz disfunção miocárdica estão o aumento da cGMP, inibição da fosforilação oxidativa mitocondrial[29] e disfunção dos receptores β-adrenérgicos.[15]

Na endotoxemia em ovinos, a administração de um inibidor da síntese de ON, L-NAME, reverteu o estado hiperdinâmico, elevando a resistência vascular sistêmica (RVS) e a pressão arterial média (PAM), além de reduzir a FC e o DC.[33]

Em modelo experimental no rato, a administração de endotoxina associa-se a aumento na expressão de ON sintase induzível e níveis elevados de nitritos. Em ratos com deficiência de ON sintase induzível, a endotoxina produz hipotensão menos pronunciada,[31] sugerindo que ela é um mediador importante nas gênese da disfunção cardiovascular na sepse.

METABÓLITOS DO ÁCIDO ARAQUIDÔNICO

Os eicosanóides, que incluem as prostaglandinas, tromboxanos e leucotrienos, formam um grupo de lipídios biologicamente ativos derivados do ácido araquidônico (AA). O AA é um ácido graxo não-saturado, de 20 carbonos. É clivado pela enzima fosfolipase A_2, podendo ser ativado por inúmeros hormônios e estímulos inflamatórios. Após ser sintetizado, o AA pode ser metabolizado por uma variedade de oxigenases, que incluem a ciclooxigenase (COX), a lipoxigenase e isoformas do citocromo P-450 (Fig. 41-4).[34]

A COX tem 2 isoformas, 1 e 2. A COX-1 é constitutiva, sintetizada continuamente, fazendo parte do processo de homeostasia normal dos rins e gastrintestinal. A COX-2 é a forma induzível. É sintetizada a partir de um estímulo inflamatório, como o LPS e a IL-1β. O produto final será a produção de prostaglandinas (PG) e tromboxanos (Tx). A PGI_2 (prostaciclina) é um potente vasodilatador e inibidor da agregação plaquetária e a PGE_2 tem ação antiinflamatória e vasodilatadora.[34] Tem sido relatada a correlação dos níveis de PGI_2 com a gravidade do choque séptico. A PGI_2 agindo de modo sinérgico com a PGE_2 incrementa os efeitos da serotonina e da bradicinina. Baixas concentrações de PGE_2 estimulam a produção de TNF-α, enquanto concentrações elevadas inibem sua produção.[35]

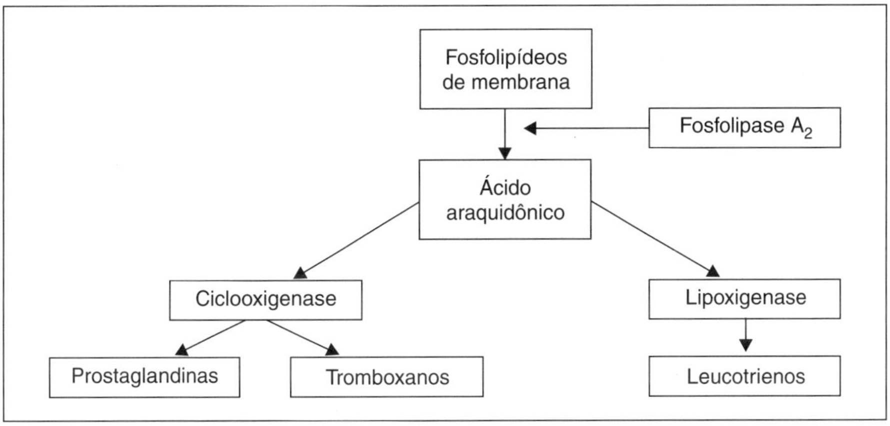

Fig. 41-4. Cascata do ácido araquidônico.

O TxA_2 é um potente agregador plaquetário, vasoconstritor e broncoconstritor, inibidor da quimiotaxia dos monócitos e estimulador da mitogênese das células musculares lisas,[34] acúmulo de neutrófilos e aumento da permeabilidade vascular.[35] Em modelos experimentais, o pré-tratamento com inibidores da síntese de tromboxano restaura parcialmente o fluxo sanguíneo para órgãos vitais e melhora a redução no DC e na pressão arterial. O uso de inibidores do tromboxano também reduz o infarto em áreas esplâncnicas, trombocitopenia, hipoglicemia e alterações lisossomais em ratos, após o emprego de doses letais de endotoxina.[34]

A lipoxigenase é a enzima que, agindo sobre o AA, irá produzir os leucotrienos (LT). O LTB_4 é fracamente quimiotáxico e aumenta a permeabilidade vascular, tanto de modo direto como interagindo com os neutrófilos e células endoteliais.[35] Vários estudos relatam efeitos benéficos após a administração de antagonistas dos receptores dos leucotrienos a animais sépticos. Entretanto, embora múltiplos estudos tenham mostrado proteção com antagonistas dos receptores dos LT, seu papel como um mediador importante na sepse ainda é questionável.[34]

FATOR DE AGREGAÇÃO PLAQUETÁRIA

A endotoxemia induz produção do fator de agregação plaquetária (FAP) pelos macrófagos, leucócitos, plaquetas e células endoteliais. O FAP é um fosfolipídio com potente ação pró-inflamatória. Promove adesão celular e ativa inúmeras células por ação direta ou através da produção de outros mediadores, como os metabólitos do AA e RLO_2, estimulando a síntese de TNF-α, leucotrienos e TxA_2. Além disso, tem ação inotrópica negativa e reduz a pressão arterial.[35] Na microcirculação, promove agregação plaquetária, induzindo a formação de trombos e alterando a permeabilidade vascular através do estímulo ao efluxo de cálcio nas células endoteliais.[35,36]

A administração de FAP em doses 100 a 1.000 vezes menores do que aquelas de endotoxina provoca sintomas que lembram endotoxemia. Quando administrado em conjunto com endotoxina, o FAP induz lesão pulmonar em modelos experimentais. O pico dos níveis circulantes de FAP se dá em torno de 30 a 45 minutos após a administração de endotoxina. Os efeitos benéficos de antagonistas do FAP em modelos animais de sepse estimularam estudos para avaliar seus efeitos na sepse em humanos. A administração de antagonistas de FAP a alguns pacientes com sepse resultou em aumento gradual no número de plaquetas. Infelizmente, o tratamento com antagonistas do FAP não reduziu a mortalidade em pacientes com sepse em um ensaio clínico duplo-cego, placebo controlado.[36]

RADICAIS LIVRES DE OXIGÊNIO

Em condições fisiológicas, as células existem em um delicado estado de balanço entre a geração de radicais livres de oxigênio (RLO_2) e sua remoção por mecanismos antioxidantes.[37] Os RLO_2 são compostos intermediários do oxigênio que têm um elétron não-pareado ou moléculas que são formadas pela redução univalente do oxigênio. Os RLO_2 mais conhecidos são o ânion superóxido (O_2^-), peróxido de hidrogênio (H_2O_2), radical hidroxila (OH), ácido hipocloroso (HOCl) e ON.[38]

Em condições fisiológicas, mais de 95% do oxigênio consumido pelas células são degradados em água pelo sistema citocromo oxidase, evitando com isso uma produção maior de RLO_2. Apenas 1% a 2% do oxigênio é convertido em ânion superóxido pela cadeia de transporte de elétrons na mitocôndria. Na sepse, há um influxo de leucócitos, que se agregam e aderem-se ao endotélio vascular. Esses leucócitos são estimulados a produzir mediadores inflamatórios, incluindo proteases, citocinas, leucotrienos e RLO_2. Em condições patológicas, os leucócitos ativados são a principal fonte de produção dos RLO_2.[38]

O radical superóxido pode induzir vasodilatação em inúmeros leitos, fato que pode ser mediado pela síntese de prostaciclina a partir das células endoteliais. Entretanto, o aumento na concentração intracelular de RLO_2 pode inativar o ON e inibir a produção de prostaciclina pelas células endoteliais através da inibição das ciclooxigenases. Por outro lado, a TxA_2 sintetase é resistente à destruição pelos RLO_2 e o resultado final dessas interações é vasoconstrição.[35] Estudos em modelos animais de isquemia-reperfusão miocárdica mostraram que as espécies reativas de oxigênio aumentam o diâmetro diastólico ventricular esquerdo, diminuem a contratilidade e causam prejuízo à função mitocondrial. Em modelos animais de sepse e em humanos com choque séptico, ocorre aumento de marcadores do estresse oxidativo,[37] sugerindo que estes compostos instáveis estão implicados na sua fisiopatologia.

CIRCULAÇÃO CORONARIANA NA SEPSE

A hipoperfusão coronariana como causa de depressão miocárdica na sepse foi investigada em estudos que avaliaram o fluxo e o metabolismo miocárdico.[39,40] Cunnion *et al.*,[39] usando cateter de termodiluição em coronárias, avaliou o fluxo e o metabolismo em pacientes na fase aguda do choque séptico. Encontraram fluxo coronariano normal quando a FC foi abaixo de 100 bpm e elevado quando acima de 100 bpm, em comparação com controles normais e FC comparável. Este estudo não mostrou diferença no fluxo coronariano dos pacientes com e sem depressão miocárdica e nenhum apresentou elevação nos níveis de lactato coronariano.

Dhainaut *et al.*[40] compararam as alterações na circulação coronariana e no metabolismo miocárdico de 40 pacientes com choque séptico com 13 pacientes de controle. Foram excluídos do estudo pacientes com história de cardiopatia, coronariopatia ou SARA com níveis de PEEP acima de 10 cmH_2O. A hemodinâmica global dos pacientes com sepse caracterizou-se por um baixo volume sistólico, a despeito de um IC elevado. O fluxo sanguíneo na circulação coronariana dos pacientes sépticos foi elevado com relação ao grupo controle, devido a uma acentuada vasodilatação, particularmente nos não-sobreviventes. O consumo de oxigênio e o trabalho miocárdico não diferiu entre os 2 grupos, bem como os níveis de lactato. Esses estudos demonstraram de modo inequívoco que o fluxo coronariano está preservado ou aumentado e os níveis de lactato não estão elevados, sugerindo que a isquemia miocárdica global não é um fator determinante de depressão miocárdica na sepse.

Raper e Sibbald[41] estudaram pacientes sépticos com coronariopatia documentada e estabilidade hemodinâmica, comparando-os com pacientes sépticos sem coronariopatia. Os pacientes com coronariopatia apresentavam IC significativamente mais baixo que os sem doença coronariana, embora tivessem também menores valores de volume diastólico final (VDF), sem alteração na contratilidade. Os autores concluíram que, na sepse sem hipotensão, a doença coronariana associa-se a comprometimento significativo da complacência biventricular, que resulta em diminuição do DC.

ALTERAÇÕES MORFOLÓGICAS E MARCADORES DE DISFUNÇÃO MIOCÁRDICA

A sepse pode ser acompanhada de alterações na estrutura e na função miocárdica, relacionadas diretamente com o processo infeccioso ou com a ativação da cascata inflamatória. Estudos experimentais e em humanos demonstram que a sepse acompanha-se de disfunção sistólica e diastólica.[42] Yu *et al.* realizaram modelo experimental de sepse em ratos, para determinar se as alterações miocárdicas podem afetar a complacência e a contratilidade, já que as alterações no colágeno miocárdico podem afetá-las. Os animais sépticos apresentaram significativa redução de colágeno e edema miocárdico, com aumento do espaço intersticial, o que levou os autores a especular que estes fenômenos poderiam afetar de modo adverso a contratilidade miocárdica. Como a rigidez miocárdica pode ser afetada por edema e pela perda de colágeno, o resultado final só pode ser determinado pela mensuração da complacência miocárdica. Por outro lado, a perda de colágeno pelo miocárdio poderia contribuir para a dilatação ventricular observada na sepse.[43]

Em humanos, uma revisão de autópsias de 71 pacientes que morreram por sepse entre 1973 e 1988, mostrou, como achados histopatológicos, edema intersticial, miocardite intersticial, colonização bacteriana e necrose.[44]

Como marcadores de lesão e disfunção miocárdica, têm sido implicados a troponina i (TNi)[45-47] e o peptídeo cerebral natriurético.[48] As alterações na função da TNi acarretam alterações nos miofilamentos cálcio-sensíveis (diminuição da fosforilação da TNi), sendo um mecanismo implicado na disfunção miocárdica em decorrência do atordoamento miocárdico (proteólise de TNi).[49] Em uma pequena série de pacientes com choque séptico, níveis elevados de TNi correlacionaram-se positivamente com o uso de vasopressor e mortalidade e de modo negativo com o índice de trabalho ventricular esquerdo. Os níveis de TNi atingiram seu pico em 48 horas, retornando aos níveis normais no 6ª dia após o início do choque.[45] Em outra pequena série de pacientes com choque séptico, a função miocárdica foi avaliada através da determinação da fração de ejeção ventricular esquerda (FEVE) e correlacionada com os níveis de TNi. Todos os pacientes com FEVE abaixo de 50% apresentaram níveis de TNi elevados.[46] Na sepse decorrente de meningococcemia, 24% dos pacientes apresentam TNi elevada já na admissão e em 48 horas esse número eleva-se para 62%. Nesses pacientes, há correlação positiva entre níveis elevados de TNi e gravidade da doença, avaliada através de ecocardiografia e necessidade de drogas inotrópicas.[47] O mecanismo responsável por estas alterações ainda não está estabelecido. Sabe-se que na sepse pode ocorrer apoptose e que as células apoptóticas são rapidamente fagocitadas por aquelas adjacentes.[50] Como a recuperação da função miocárdica, nos sobreviventes,[51] ocorre em 7 a 10 dias, é possível que este seja o mecanismo de lesão miocárdica que eleva os níveis de TNi.

Recentemente, evidenciou-se que o peptídeo cerebral natriurético foi um marcador de disfunção miocárdica sistólica em pacientes com sepse e choque séptico. Em um grupo de 34 pacientes sem cardiopatia prévia, a função miocárdica foi determinada através de ecocardiografia e correlacionada com os níveis plasmáticos do peptídeo cerebral natriurético. Esses níveis foram significativamente mais elevados nos pacientes com disfunção ventricular e naqueles que não sobreviveram à internação na UTI.[48]

AVALIAÇÃO DA DISFUNÇÃO CARDIOVASCULAR NA SEPSE

Avaliação hemodinâmica invasiva

O perfil hemodinâmico do choque séptico, como é conhecido nos dias atuais, caracterizado por um estado hiperdinâmico com taquicardia, DC elevado e redução da resistência vascular periférica, foi identificado na década de 1960. Esse conhecimento só foi obtido graças à introdução do CAP com determinação do DC pela técnica da termodiluição nas UTIs, o que mudou completamente o rumo do entendimento da sua macroemodinâmica.[9]

Em 50 pacientes monitorados com CAP, Weisel *et al.*[10] demonstraram 2 aspectos muito importantes no entendimento da fisiopatologia do choque séptico. Primeiro, que nos pacientes que não sobreviviam, a mesma pressão de enchimento ventricular esquerdo gerava um ITSVE menor, isto é, estes pacientes apresentavam uma resposta pior à infusão de volume. Provavelmente, estas alterações eram em decorrência de uma função miocárdica pior, de acordo com um ITSVE mais baixo. Segundo, os autores levantaram a hipótese de que um DC normal poderia não ser adequado à demanda metabólica imposta pela sepse. Esta conclusão certamente contribuiu para o racional de que o ideal para estes pacientes seriam níveis supranormais de DC na sepse. Um outro achado deste estudo foi de que o efeito máximo da reposição volêmica não seria obtido com níveis de POAP inferiores a 10 a 12 mmHg.

Essa linha de raciocínio, de que os sobreviventes obtinham um melhor desempenho hemodinâmico com relação aos não-sobreviventes, motivou Abraham *et al.*[52] a estudarem 33 pacientes com choque séptico, visando correlacionar seu padrão hemodinâmico com sobrevivência. As medidas hemodinâmicas realizadas nas 24 horas que antecederam o início da hipotensão mostram que os 19 sobreviventes apresentavam IC, índice de trabalho do ventrículo esquerdo, DO_2 e VO_2 significativamente maiores do que os 14 não-sobreviventes.

Outro estudo que comparou o perfil hemodinâmico de pacientes com choque séptico não encontrou diferença significativa, no exame inicial, entre sobreviventes e não-sobreviventes, com relação ao IC, IRVS e volume sistólico. Em ambos os grupos, o IC estava elevado, o IRVS baixo e o volume sistólico normal. Nas primeiras 24 horas de choque, uma redução da FC maior que 18 bpm ou uma queda do IC maior que 0,5 l/min/m^2 foram preditivos de sobrevida. Após 24 horas do início do choque, uma FC abaixo de 95 bpm e um IRVS acima de 1.529 dina/s/cm^{-5} foram preditivos de sobrevida.[53]

Posteriormente, um ECR com 63 pacientes com choque séptico não conseguiu reproduzir os achados de que níveis supranormais mostrassem benefício.[54]

Avaliação hemodinâmica invasiva e estudo com radioisótopos

Parker *et al.*[55] avaliaram a função miocárdica em um grupo de pacientes com choque séptico, empregando a monitorização com CAP e determinações seriadas da FEVE com radioisótopos. A avaliação da hemodinâmica com CAP não mostrou diferença significativa entre POAP e IC nos sobreviventes e não-sobreviventes, embora o IC fosse maior nos não-sobreviventes (5,4 ± 0,7 l/min/ m^2 *vs.* 4,1 ± 0,4 l/min/m^2). O IRVS manteve-se em níveis abaixo do normal em ambos os grupos, porém, sem diferença significativa. A grande contribuição deste estudo para o entendimento da fisiopatologia da disfunção miocárdica veio através da determinação da FEVE. Os sobreviventes apresentaram um valor médio inicial de 0,32 ± 0,04, permanecendo nesse patamar durante 4 dias e retornando ao normal em 7 a 10 dias. O não-sobreviventes apresentaram uma FEVE média inicial de 0,55 ± 0,03 e assim permaneceram até o óbito. Este estudo demonstrou que no choque séptico ocorre depressão miocárdica e dilatação ventricular e que o retorno ao normal se dá em 7 a 10 dias, nos sobreviventes.

Um outro estudo avaliou a função miocárdica em um grupo de 35 pacientes com choque séptico, utilizando o CAP e a avaliação com radioisótopos. Na avaliação inicial, 97% dos pacientes apresentavam pelo menos uma alteração da função ventricular esquerda. O ITSVE estava diminuído em 94% dos casos, 74% apresentavam alteração da contração ventricular esquerda e 54% apresentavam FEVE abaixo de 48%. Um aspecto interessante deste estudo é que 15 pacientes eram portadores prévios de cardiopatia; quando comparados com o grupo sem cardiopatia prévia, apresentavam um IC mais baixo e um IRVS mais elevado.[56]

Embora o volume sistólico dos ventrículos esquerdo e direito não seja muito diferente, a menos que haja *shunt* cardiopulmonar anatômico, o ventrículo direito pode apresentar mudanças significativas, que influenciariam o ventrículo esquerdo, particularmente em condições como o choque. Não é possível afirmar que a função ventricular direita na sepse e no choque séptico tenha um desempenho semelhante à função ventricular esquerda. No choque séptico, a circulação sistêmica associa-se à queda na resistência vascular sistêmica e na pressão arterial. Este fato quase sempre resulta em redução da pós-carga ventricular esquerda, o que por sua vez tende a manter ou elevar o DC, mesmo na presença de depressão miocárdica. Ao contrário, a pós-carga ventricular direita está aumentada com freqüência na sepse e no choque séptico devido ao aumento na resistência vascular pulmonar associada à lesão pulmonar aguda e SARA.[4] Hoffman *et al.*[57] estudaram pacientes com sepse nas primeiras 24 horas após a reposição volêmica e detectaram redução da FEVD em todos os casos. Com base nos achados encontrados, sugeriram que a incapacidade em aumentar a FEVD associou-se à elevação da mortalidade. Kimchi *et al.*[58] avaliaram a função ventricular direita simultaneamente com CAP e radioisótopos. Os autores documentaram insuficiência ventricular direita com ou sem insuficiência respiratória aguda e não houve correlação com a pós-carga do ventrículo direito e redução na FEVD. Schneider *et al.*,[59] com a mesma metodologia de estudo, demonstraram aumento do VDF do ventrículo direito e esquerdo, além de alterações de complacência do ventrículo direito.

Parker *et al.*[60] também estudaram a função biventricular na sepse com o uso de CAP e radioisótopos. Com relação ao ventrículo direito, os sobreviventes apresentaram dilatação e diminuição da FEVD, com recuperação em 7 a 14 dias. Com todas estas evidências, fica claro que, na sepse e no choque séptico, a adaptação ao estresse hemodinâmico imposto pela infecção requer dilatação biventricular temporária. A resposta da circulação sistêmica difere com relação à circulação pulmonar, na primeira ocorrendo redução da pós-carga e na última, aumento, o que exige do ventrículo direito uma adaptação diferenciada para a sustentação do desempenho hemodinâmico.

Avaliação ecocardiográfica

A avaliação ecocardiográfica da função ventricular é de extrema utilidade na UTI[61,62] e, apesar de não substituir a monitorização com CAP, permite estudar um importante aspecto do ciclo cardíaco, a diástole. Inúmeras evidências apontam para a presença de disfunção diastólica na sepse e choque séptico[40,59] em ambos os ventrículos e a ecocardiografia, além da função sistólica, pode informar sobre a função diastólica nesses pacientes.

Jardin *et al.*[63] avaliaram pacientes com falência circulatória devida à sepse através de ecocardiografia bidimensional e monitorização com CAP. As mensurações hemodinâmicas realizadas nas primeiras horas de hospitalização permitiram identificar 2 grupos de pacientes. Um grupo apresentava acentuada depressão da função ventricular esquerda, a qual se evidenciava por baixo IC, redução da FEVE e aumento da diferença arteriovenosa de oxigênio. Concomitantemente, esses pacientes apresentavam redução da função sistólica do ventrículo direito. Esse grupo foi caracterizado como portador de choque cardiogênico em decorrência de importante diminuição da função miocárdica, a qual mostrou ser reversível em 24 a 48 horas com suporte inotrópico. O outro grupo apresentava DC elevado, redução da RVS e FEVE normal. De modo diferente à avaliação com radioisótopos, a função ventricular avaliada através da ecocardiografia não mostrou haver dilatação ventricular na fase aguda do choque séptico.

Um aspecto de muita importância para a avaliação da função ventricular, fornecido pela ecocardiografia, é o padrão de relaxamento ventricular.[64,65] Jafri *et al.*[64] compararam o enchimento diastólico de pacientes com sepse, com choque séptico e de indivíduos normais. Os pacientes com sepse e choque séptico apresentaram um padrão de enchimento diastólico anormal, em comparação com os indivíduos normais, sem haver aumento das dimensões ventriculares no final da diástole. Os pacientes com sepse e choque séptico também apresentaram redução da função sistólica, com diminuição da fração de encurtamento. Um padrão anormal de relaxamento ventricular, também foi encontrado em um estudo da função ventricular com ecocardiograma em pacientes com sepse grave, mais intenso nos não-sobreviventes.[65]

Em estudo que utilizou a ecocardiografia transesofágica com Doppler e CAP, em pacientes com choque séptico, Polaert *et al.*[66] identificaram 3 grupos de pacientes. Primeiro, um grupo sem alterações regionais da contração ventricular e IC elevado. Segundo, um grupo com perfil hemodinâmico semelhante e função ventricular esquerda normal, porém, com padrão alterado no Doppler. Estes pacientes apresentavam uma relação S/D (S = velocidade do fluxo do pico sistólico; D = velocidade do fluxo do pico diastólico) menor que 1, em conjunto com uma relação E/A [E = fluxo transmitral precoce *(early)*; A = fluxo transmitral decorrente da contração atrial] maior que 1. Terceiro, pacientes com comprometimento global da função sistólica ventricular esquerda. Os autores concluíram que a disfunção ventricular no choque séptico é um *continuum*, variando desde disfunção diastólica isolada até falência ventricular global, com comprometimento sistólico e diastólico.

TRATAMENTO DA DISFUNÇÃO CARDIOVASCULAR

O tratamento da disfunção cardiovascular na sepse grave e choque séptico visa restaurar a oferta de oxigênio aos tecidos, enquanto o controle do foco infeccioso é feito com o uso de antibióticos ou drenagem cirúrgica. A oferta de oxigênio tecidual é dependente da função integrada dos sistemas cardiovascular, pulmonar e hematopoiético. A abordagem neste capítulo restringir-se-á ao suporte ao sistema cardiovascular.

O suporte hemodinâmico é feito basicamente com reposição volêmica e uso de drogas vasoativas[67,68] e pode ser guiado por índices globais e regionais de perfusão tecidual. Os índices globais de perfusão podem ser derivados da avaliação clínica, levando-se em conta a presença de taquicardia, hipotensão, oligúria, alterações do sensório e do enchimento capilar, além de parâmetros laboratoriais como os níveis de lactato e $S\bar{v}O_2$, ou obtidos através do CAP. Os índices de perfusão regional usualmente são derivados da avaliação da função orgânica e a estimativa da perfusão esplâncnica através da tonometria gasosa, que constitui um importante marcador da adequação da oferta de oxigênio tecidual.[67] Estudo recente mostrou que a abordagem agressiva para restaurar a hemodinâmica nas primeiras 6 horas, já na sala de emergência, resulta em redução significativa da mortalidade em 28 e 60 dias.[2]

Reposição volêmica

Embora a escolha do tipo de fluído a ser infundido no paciente séptico ainda não esteja completamente definida,[68] estima-se que as necessidades de volume possam ser da ordem de 6 a 10 litros de cristalóides e 2 a 4 litros de colóides no período inicial de ressuscitação.[67] Deve-se estar atento ao fato de a infusão de fluídos no paciente séptico não produzir uma elevação do ITSVE importante, como ocorre com pacientes críticos sem sepse.[10,69]

A reposição volêmica deve procurar a normalização de parâmetros clínicos como a FC, pressão arterial e diurese, devendo-se considerar a indicação de monitorização hemodinâmica invasiva em situações de falta de resposta à rápida infusão de volume ou naqueles com baixa reserva fisiológica.[67] Quando a reposição volêmica é guiada pela monitorização com CAP, deve-se infundir fluidos até atingir uma PVC de 8 a 14 mmHg ou uma POAP entre 14 e 18 mmHg.[68] Quando se utiliza CAP volumétrico, deve-se procurar manter o VDFVD entre 90 e 140 ml/m^2.[70] Um VDFVD abaixo de 140 ml/m^2 é indicativo de que pode haver pré-carga recrutável com a infusão de fluidos.[71] A reposição volêmica é abordada detalhadamente no Capítulo 19.

Drogas vasoativas

Quando a administração de fluidos falha em restaurar a pressão arterial e a perfusão orgânica, o uso de vasopressores está indicado. A terapia com vasopressores pode ser necessária transitoriamente, mesmo quando as pressões de enchimento ainda não estejam adequadas, visando manter a pressão de perfusão em situações de hipotensão extrema. Quando se inicia a administração de vasopressores, sua dose deve ser cuidadosamente calculada para restaurar a PAM sem provocar queda no volume sistólico.[67] Existe pouca informação sobre qual o nível de pressão arterial a ser atingido, arbitrando-se valores de 90 mmHg de pressão arterial sistólica e 60 a 65 mmHg de PAM.[68]

Na presença de depressão miocárdica grave com baixo DC, a terapia com inotrópicos está indicada, na tentativa de manter o DC em uma faixa acima dos níveis normais.[68] O emprego de drogas vasoativas é detalhado no Capítulo 21.

REFERÊNCIAS BIBLIOGRÁFICAS

1. Dias FS. Disfunção miocárdica na sepse. In: Dias FS. *Choque*. Porto Alegre: Edipucrs, 2002.
2. Rivers E, Nguyen B, Havstad S, et al. Early goal-directed therapy in the treatment of severe sepsis and septic shock. *N Engl J Med* 2001;345:1368-77.
3. Dellinger RP, Carlet JM, Mansur H, et al. Surviving Sepsis Campaing guidelines for management of severe sepsis and septic shock. *Crit Care Med* 2004;32:858-73.
4. Krishnagopalan S, Kumar A, Parrillo J, Kumar A. Myocardial dysfunction in the patient with sepsis. *Curr Opin Crit Care* 2002;8:376-88.
5. Suffredini AF, Fromm RE, Parker MM, et al. The cardiovascular response of normal humans to the administration of endotoxin. *N Engl J Med* 1989;321:280-87.
6. Udhoji VN, Weil MH. Hemodynamic and metabolic studies on shock associated with bacteremia. *Ann Intern Med* 1965;62:966-78.
7. Christy JH. Pathophysiology of Gram-negative shock. *Am Heart J* 1971;81:694-01.
8. Winslow EJ, Loeb HS, Rahimtoola SH, Kamath S, Gunnar RM. Hemodynamic studies and results of therapy in 50 patients with bacterecmic shock. *Am J Med* 1973;54:421-32.
9. Kumar A, Haery C, Parrillo JE. Myocardial dysfunction in septic shock: pat i. clinical manifestation of cardiovascular dysfunction. *J Cardiothor Vasc Anesth* 2001;15:364-76.
10. Weisel RD, Vito L, Dennis RC, Valeri CR, Hechtman HB. Myocardial depression during sepsis. *Am J Surg* 1977;133:512-21.
11. Weil MH, Nishijima H. Cardiac output in bacterial shock. *Am J Med* 1978;64:920-22.
12. Dhainaut JF, Cariou A, Gest V. Cardiac dysfunction in sepsis. In: Fein A, Abraham E, Balk R, Bernard G, Bone R, Dantzker D, et al. *Sepsis and Multiorgan Failure*. Baltimore: Williams & Wilkins, 1997.
13. Groeneveld ABJ, Thijs LG. The circulatory and metabolic pathophysiology of septic shock. In: Dhainaut JF, Thijs LG, Park G. *Septic shock*. London: WB Saunders, 2000. p. 129-210.
14. Bone RC. Why sepsis trials fail. *JAMA* 1996;276:565-66.
15. Kumar A, Krieger A, Symeoneides S, Kumar A, Parrillo JE. Myocardial dysfunction in septic shock: part ii. role of cytokines and nitric oxide. *J Cardiothor Vasc Anesth* 2001;15:485-511.
16. Cavaillon JM, Adib-Conquy M. Involvement of pro- and anti-inflammatory cytokines in sepsis. In: Vincent JL, Carlet J, Opal SM. *The sepsis text*. Norwell: Kluwer Academic Publishers, 2002.
17. Casey LC. Cytokine networks in the pathogenesis of sepsis. In: Fein A, Abraham E, Balk R, Bernard G, Bone R, Dantzker D, et al. *Sepsis and Multiorgan Failure*. Baltimore: Williams & Wilkins, 1997. p. 100-09.
18. Miyano H, Shishido T, Kawada T, et al. Acute effect of tumor necrosis factor-α is minimal on mechanics but significant on energetics in blood-perfused canine left ventricles. *Crit Care Med* 1999;27:168-76.

19. Michie HR, Manogue KR, Spriggs DR, et al. Detection of circulating tumor necrosis factor-α after endotoxin administration. *N Engl J Med* 1988;318:1481-86.
20. Cain BS, Meldrum DR, Dinarello CA, et al. Tumor necrosis factor-α and interleukin-1β synergistically depress human myocardial function. *Crit Care Med* 1999;27:1309-18.
21. Pinsky MR, Vincent JL, Deviere J, Alegre M, Dupont E. Serum cytokine levels in human septic shock. Relation to multiple-system organ failure and mortality. *Chest* 1993;103:565-75.
22. Martin C, Saux P, Mege JL, Perrin G, Papazian L, Gouin F. Prognostic values of serum cytokines in septic shock. *Intensive Care Med* 19934;20:272-77.
23. Kumar A, Parrillo. Nitric oxide and the heart in sepsis. In: Fink MP, Payen D. *Role of nitric oxide in sepsis and ARDS*. Heidelberg: Springer, 1995. p. 73-99.
24. Ognibene FP, Rosenberg SA, Lotze M, et al. Interleukin-2 administration causes reversible hemodynamic changes and left ventricular dysfunction similar to those seen in septic shock. *Chest* 1988;94:750-54.
25. Hack CE, De Groot ER, Felt-Bersma RJF, et al. Increased plasma levels of interleukin-6 in sepsis. *Blood* 1989;74:1704-10.
26. Calandra T, Gerain J, Heumann D, Baumgartner JD, Glauser MP. High circulating levels of interleukin-6 in patients with septic shock: evolution during sepsis, prognostic value, and interplay with other cytokines. *Am J Med* 1991;91:23-29.
27. Shears LL, Billiar TR. Biochemistry ans synthesis of NO in sepsis. In: Fink MP, Payen D. *Update in intensive care and emergency medicine. Role of nitric oxide in sepsis and ARDS*. Heidelberg: Springer-Verlag, 1995. p. 14-28.
28. Lowenstein CJ, Dinerman JL, Sneyder SH. Nitric oxide: a physiologic mesenger. *Ann Intern Med* 1994;120:227-37.
29. Finney SJ, Evans TW. Pathophysiology of sepsis: the role of nitric oxide. In: Vincent JL, Carlet J, Opal SM. *The sepsis text*. Norwell: Kluwer Academic Publishers, 2002. p. 211-29.
30. Karima R, Matsumoto S, Higashi H, Matsushima K. The molecular pathogenesis of endotoxic shock and organ failure. *Mol Med Today* 1999;5(3):123-32.
31. Massion PB, Moniotte S, Balligand JL. Nitric oxide: does it play a role in the heart of the critically ill? *Curr Opin Crit Care* 2001;7:323-36.
32. Vincent JL, Zhang H, Szabo C, Preiser JC. Effects of nitric oxide in septic shock. *Am J Respir Crit Care Med* 2000;161:1781-85.
33. Meyer J, Lentz C, Stothert JC, Traber LD, Herndon DN, Traber DL. Effects of nitric oxide synthesis inhibition in hyperdynamic endotoxemia. *Crit Care Med* 1994;22:306-12.
34. Makhlouf MA, Cook JA, Halushka PV. Fatty acids and prostaglandins as mediators of the septic response. In: Fein A, Abraham E, Balk R, Bernard G, Bone R, Dantzker D, et al. *Sepsis and multiorgan failure*. Baltimore: Williams & Wilkins, 1997. p. 116-23.
35. Davies MG, Hagen PO. Systemic inflammatory response syndrome. *BJS* 1997;84:920-35.
36. Hack CE, Thijs LG. Role of inflammatory mediators in sepsis. In: Dhainaut JF, Thijs LG, Park G. *Septic shock*. London: WB Saunders Company Limited, 2000. p. 41-128.
37. Price S, Anning PB, Mitchell JA, Evans TW. Myocardial dysfunction in sepsis: mechanisms and therapeutic implications. *Eur Heart J* 1999;20:715-24.
38. Horowitz S, Mantell L. Oxygen radicals in sepsis, acute lung injury, and multiple organ failure. In: Fein A, Abraham E, Balk R, Bernard G, Bone R, Dantzker D, et al. *Sepsis and multiorgan failure*. Baltimore: Williams & Wilkins, 1997. p. 139-51.

39. Cunnion RE, Schaer GL, Parker MM, et al. The coronary circulation in human septic shock. *Circulation* 1986;73:637-44.
40. Dhainaut JF, Huyghebaert MF, Monsallier JF, et al. Coronary hemodynamics and myocardial metabolism of lactate, free fatty acids, glucose, and ketones in patients with septic shock. *Circulation* 1987;75:533-41.
41. Raper RF, Sibbald WJ. The effects of coronary artery disease on cardiac function in nonhypotensive sepsis. *Chest* 1988;94:507-11.
42. Parrillo JE, Parker MM, Ognibene EP. Septic shock in humans. Advances in the understanding of pathogenesis, cardiovascular dysfunction and therapy. *Ann Intern Med* 1990;113:227-42.
43. Yu P, Boughner DR, Sibblad WJ, Keys J, Dunmore J, Martin CM. Myocardial collagen changes and edema in rats with hyperdynamic sepsis. *Crit Care Med* 1997;25:657-62.
44. Fernandes Jr CJ, Iervolino M, Neves RA, Sampaio ELM, Knobel E. Interstitial myocarditis in sepsis. *Am J Cardiol* 1994;74:958.
45. Turner A, Tsamitros M, Bellomo. Myocardial cell injury in septic shock. *Crit Care Med* 1999;27:1775-80.
46. Fernandes Jr CJ, Akamine N, Knobel E. Cardiac troponin: a new serum marker of myocardial injury in sepsis. *Intensive Care Med* 1999;25:1165-68.
47. Thiru Y, Pahtan N, Bignall S, Habibi P, Levin M. A myocardial cytotoxic process is involved in the cardiac dysfunction of meningococcal septic shock. *Crit Care Med* 2000;28:2979-83.
48. Charpentier J, Luyt CE, Fulla Y, et al. Brain natriuretic peptide: a marker of myocardial dysfunction and prognosis during severe sepsis. *Crit Care Med* 2004;32:660-65.
49. Tavernier B, Mebazza A. The heart in sepsis. In: Vincent JL, Carlet J, Opal SM. *The sepsis text*. Dordrecht: Kluwer Academic Publishers, 2002;619-31.
50. Power C, Fanning N, Redmond P. Cellular apoptosis and organ injury in sepsis: a review. *Shock* 2002;18:197-211.
51. Parker MM, Shelhamer JH, Bacharach SL, et al. Profound but reversible myocardial depression in patients with septic shock. *Ann Intern Med* 1984;100:483-90.
52. Abraham E, Bland RD, Cobo JC, Shoemaker WC. Sequential cardiorespiratory patterns associated with outcome in septic shock. *Chest* 1984;85:75-80.
53. Parker MM, Shelhamer JH, Natanson C, Alling DW, Parrillo JE. Serial cardiovascular variables in survivors and nonsurvivors of human septic shock: Heart rate as an early predictor of prognosis. *Crit Care Med* 1987;15:923-29.
54. Alía I, Esteban A, Gordo F, et al. A Randomized and controlled trial of the effect of treatment aimed at maximizing oxygen delivery in patients with severe sepsis or septic shock. *Chest* 1999;115:453-61.
55. Parker MM, Shelhamer JH, Bacharach SL, et al. Profound but reversible myocardial depression in patients with septic shock. *Ann Intern Med* 1984;100:483-490.
56. Ellrodt AG, Riedinger MS, Kimchi A, et al. Left ventricular performance in septic shock: Reversible segmental and global abnormalities. *Am Heart J* 1985;110:402-09.
57. Hoffman MJ, Greenfield LJ, Sugerman HJ, Tatum JL. Unsuspected right ventricular dysfunction in shock and sepsis. *Ann Surg* 1983;198:307-17.
58. Kimchi A, Ellrodt G, Berman DS, Riedinger MS, Swan HJC, Murata GH. Right ventricular performance in septic shock: a combined radionuclide and hemodynamic study. *JACC*1984;4:945-51.
59. Schenider AJ, Teule GJJ, Groeneveld ABJ, Nauta J, Heidendal GAK, et al. Biventricular performance during volume loading in patients with early septic shock, with emphasis on the right ventricle: a combined hemodynamic and radionuclide study. *Am Heart J* 1988;116:103-12.

60. Parker MM, McCarthy KE, Ognibene FP, Parrillo JE. Right ventricular dysfunction, similar to left ventricular changes, characterize the cardiac depression of septic shock in humans. *Chest* 1990;97:126-31.
61. Voga G, Krivec B. Echocardiography in the intensive care unit. *Curr Opin Crit Care* 2000;6:207-13.
62. Brown JM. Use of echocardiography for hemodynamic monitoring. *Crit Care Med* 2002;30:1361-64.
63. Jardin F, Brun-Ney D, Auvert B, Beuchet A, Bourdarais JP. Sepsis-related cardiogenic shock. *Crit Care Med* 1990;18:1055-1060.
64. Jafri SM, Lavine S, Field BE, Bahorozian MT, Carlson RW. Left ventricular diastolic function in sepsisl. *Crit Care Med* 1990;18:709-14.
65. Munt B, Jue J, Gin K, Fenwic J, Tweeddale M. Distolic filling in human severe sepsis. An echocardiographic study. *Crit Care Med* 1998;26:1829-33.
66. Polaert J, Declerck C, Vogelaers D, Colandyn F, Visser CA. Left ventricular systolic and diastolic function in septic shock. *Intensive Care Med* 1997;23:553-60.
67. Task Force of the American College of Critical Care Medicine, Society of Critical Care Medicine. Practice parameters for hemodynamic support of sepsis in adult patients in sepsis. *Crit Care Med* 1999;27:639-60.
68. Dellinger RP. Cardiovascular management of septic shock. *Crit Care Med* 2003;31:946-55.
69. Ognibene FP, Parker MM, Natanson C, Shelhamer JH, Parrillo JE. Depressed left ventricular performance. Response to volume infusion in patients with sepsis and septic shock. *Chest* 1988;93:903-10.
70. Marik PE. Pulmonary artery catheterization and esophageal doppler monitoring in the ICU. *Chest* 1999;118:1085-91.
71. Nelson LD. The new pulmonary arterial catheters. *Crit Care Clin* 1996;12:795-818.

42

Disfunção Respiratória no Choque

Alexandre Marini Ísola

INTRODUÇÃO

A disfunção respiratória que ocorre no choque é muito freqüente e não raro acaba sendo a causa da transferência do paciente à unidade de tratamento intensivo, muitas vezes já numa fase avançada do choque, o que prejudica o tratamento e a evolução final do paciente devido ao início tardio do suporte considerado adequado para esse tipo de caso.

Os principais estudos epidemiológicos que envolvem choque séptico demonstram que o sítio "sistema respiratório" é freqüentemente afetado dentre todos os comprometidos.[1-3]

A disfunção respiratória no choque tem caráter eminentemente inflamatório, em graus variáveis. A reação inflamatória devastadora que ocorre durante o curso do choque séptico afeta diversos órgãos. O pulmão pode ser gravemente afetado, com a instalação de processo inflamatório que alterará a arquitetura alveolar e sua função, acentuando o *shunt* fisiológico, causando prejuízo na hematose, com insuficiência respiratória aguda grave, de caráter hipoxêmico e difícil manejo, geralmente necessitando de ventilação mecânica invasiva.

Esse quadro inflamatório pulmonar leva à disfunção respiratória no choque, que será tratada neste capítulo.

HISTÓRICO E EPIDEMIOLOGIA

A disfunção respiratória no choque pode ser considerada ao avaliar a PaO_2/FiO_2. Se a PaO_2/FiO_2 for < 250 e o foco do choque séptico não for pulmonar, esse valor indicará disfunção respiratória. Se o foco do choque séptico for pulmonar, deve-se considerar um valor ainda mais baixo: $PaO_2/FiO_2 < 200$.[4]

O desenvolvimento da disfunção respiratória no choque leva à insuficiência respiratória aguda. Esse quadro freqüentemente aflora como uma síndrome bem descrita, conhecida como a síndrome da angústia respiratória aguda (SARA), também denominada como síndrome do desconforto respiratório agudo.

SARA tem forte associação à sepse, e 47,5% dos casos de lesão pulmonar aguda (LPA) e SARA cursam com sepse. O choque séptico tem prevalência ainda maior de ocorrer associado à SARA.[5]

A SARA foi descrita pela primeira vez por Ashbaugh *et al.* em 12 pacientes que desenvolveram estresse respiratório, cianose refratária à oxigenoterapia não-pressurizada, queda na complacência pulmonar e evidência de infiltrado difuso pulmonar na radiografia de tórax.[6,7] Desde então, numerosos estudos foram realizados com o objetivo de definir melhor a síndrome, uma vez que diferentes definições dificultaram no início a caracterização da evolução e do prognóstico.

Com o desenvolvimento de conceitos e padronização, como o *Lung Injury Score* (LIS) e os conceitos de LPA e SARA, bem como atualização na Conferência de Consenso Americano-Europeu sobre o tema, houve possibilidade de avaliar incidência, gravidade e evolução dos pacientes com LPA e SARA. Admite-se uma mortalidade de 50% a 60% para SARA, mas como se trata de uma síndrome, certos subgrupos com causas específicas têm mortalidade inferior, de 25%, enquanto outras causas evoluem com taxas ainda superiores a 60%.[5,6,8-11]

Assim, em 1988, uma definição expandida foi proposta para quantificar a gravidade da disfunção respiratória através da realização de um escore que levava em conta o comprometimento radiológico, níveis de necessidade de PEEP, níveis de PaO_2/FiO_2 e complacência estática do sistema respiratório.[12] Esse escore foi chamado de LIS *(lung injury score)* e permitia, conforme a pontuação, definir-se entre LPA e SARA. O LIS não era usado para definir prognóstico nas primeiras 72 horas, mas manter um LIS $> 2,5$ por mais de 4 dias era considerado sinal de prognóstico pior na SARA.[6,12]

Em 1994, uma nova definição, que vigora até hoje, foi estabelecida pelo *North American-European Consensus Comitee* (NAECC). Esta nova definição veio trazer algumas vantagens num panorama de variação de situações clínicas, que apenas confundia e dificultava a realização de estudos sobre o tema. Uma grande vantagem foi a de simplificar o diagnóstico e a classificação do paciente entre LPA e SARA. O termo LPA foi oficializado nesse consenso. O paciente com LPA apresenta-se com $PaO_2/FiO_2 < 300$, enquanto o paciente com SARA tem hipoxemia mais grave, com $PaO_2/FiO_2 < 200$. A possibilidade de reconhecer mais precocemente a LPA facilita a inclusão desse tipo de paciente em ensaios clínicos de forma também mais precoce. Importante ressaltar que não bastam esses critérios para o diagnóstico: o paciente precisa ter associado o surgimento de infiltrado pulmonar de aparecimento agudo e ausência de sinais de hipertensão atrial esquerda (ou pressão de oclusão de a. pulmonar ≤ 18 mmHg). Não obstante as vantagens desta classificação, existem desvantagens, como não levar em conta a presença de outras disfunções orgânicas associadas, bem como o infiltrado na radiografia ser muito inespecífico.[6,13]

Existem várias publicações tentando estimar a incidência de LPA e SARA. Inicialmente, estimou-se em 75 para cada 100.000 habitantes nos Estados Unidos da América, dado que posteriormente outros trabalhos mostraram ser excessivo, não havendo ainda um número claro acerca dessa definição, que varia então de 13 a 75 para cada 100.000 habitantes.[13] Recentemente, um grande estudo internacional observacional analisou 3.192 pacientes admitidos em 198 UTIs, sendo denominado Estudo SOAP *(Sepsis Occurrence in Acutely Ill Patients)*. Neste estudo foi observada incidência de 12,5% de LPA/SARA dentre todas as admissões feitas nessas unidades no período do estudo.[5]

CAUSAS

Identificar o paciente que pode desenvolver LPA e SARA é fundamental para que se possa desde logo instituir medidas que contribuam para o adequado suporte e para evitar piorar ainda mais o quadro inflamatório pulmonar.

As causas mais comuns podem ser divididas em 2 grandes grupos: aquelas em que a agressão ocorreu diretamente nos pulmões e aquelas em que a agressão foi à distância, e o quadro inflamatório sistêmico afetou os pulmões.[6,14-16]

Dessa forma, pode-se classificar as causas de SARA em causas diretas, ou SARA de origem pulmonar, ou em causas indiretas, ou SARA de origem extrapulmonar.[6]

A principal causa de SARA indireta é a sepse de foco não-pulmonar, que tem chance de cursar com LPA ou SARA em média de 40% a 47,5% dos casos.[5,6,14-16]

A maioria das mortes dos casos de SARA está associada à sepse e à disfunção de múltiplos órgãos e sistemas, em vez de ao comprometimento na troca gasosa e à hipoxemia, que cursam com essa doença.[5,6,14-19] No entanto, a presença de sepse e PaO_2/FiO_2 baixa na instalação da LPA/SARA não foi considerada fator de risco associado de forma independente para aumento da mortalidade nesses casos.[5]

Importante ressaltar que o valor da PaO_2/FiO_2 nas horas iniciais não é marcador de prognóstico. No entanto, a evolução ruim da PaO_2/FiO_2 após a primeira semana de tratamento adequado é indicador de prognóstico pior.[6,12,20]

FISIOPATOLOGIA E QUADRO CLÍNICO

Existem 2 barreiras que compõem a membrana alvéolo-capilar: o epitélio alveolar e o endotélio vascular. À medida que a inflamação se instala, com a maior gravidade do choque, o prejuízo na troca gasosa se acentua, pois maior número de alvéolos é comprometido, havendo aumento da permeabilidade endotelial. Isso leva à passagem maciça de proteínas e líquido para o intra-alveolar, diluindo o surfactante e espessando o interstício, tornando o alvéolo inútil para troca gasosa. Além disso, os macrófagos que participam dessa inflamação local se ativam, produzindo mediadores inflamatórios que irão atrair polimorfonucleares por quimiotaxia. Dado o grande aumento da permeabilidade endotelial pela inflamação, as células inflamatórias, acompanhadas de hemácias, invadirão a intimidade alveolar, colaborando para piorar a troca gasosa. Além disso, associam-se microtromboses que ocorrem no choque séptico por todo o organismo, não sendo o pulmão exceção. Elas acentuam a alteração na relação ventilação/perfusão, piorando também a troca gasosa.[6,8]

Clinicamente, o paciente expressa dispnéia progressiva, o chamado estresse respiratório. Essa dispnéia deve-se à queda na PaO_2 e na SpO_2, levando a uma taquipnéia compensatória pela hipoxemia. No entanto, é sabido que neste tipo de insuficiência respiratória, chamada de alvéolo-capilar de origem inflamatória, a capacidade de compensação pelo organismo é muito limitada, sendo necessária suplementação de O_2. Quanto maior o número de alvéolos comprometidos, pior é o quadro clínico. Fisiologicamente, o ser humano cursa na sua troca gasosa pulmonar com *shunt* de 5% a 8%, ou seja, 5% a 8% do sangue venoso que chega aos pulmões e volta ao coração, o faz ainda sob a forma venosa. Quando se instala o processo inflamatório da LPA/SARA, o *shunt* se acentua. Nesses casos, observa-se que na maioria das vezes oferecer O_2 de forma não-pressurizada é insuficiente, ou seja, o paciente necessitará de intubação endotraqueal e ventilação pulmonar artificial invasiva com pressão positiva, com elevadas frações inspiradas de O_2 e estratégias ventilatórias que permitam a manutenção da hematose, sem lesar ainda mais os pulmões, enquanto várias outras medidas são instituídas em conjunto, a fim de otimizar o tratamento do choque distributivo.

A importância da injúria endotelial e do aumento da permeabilidade vascular para formação do edema está bem estabelecida.

A melhora na injúria epitelial está diretamente relacionada com um melhor prognóstico. O epitélio alveolar é composto basicamente de pneumócitos tipo I (90%) e II (10%). Os pneumócitos tipo I compõem essenciamente a estrutura alveolar, sendo células afiladas e de pequena espessura. Os pneumócitos tipo II, cubóides, são mais resistentes à agressão. Sua principal função é a produção de surfactante, que diminui a tensão superficial, reduzindo as forças que facilitam o colapsamento alveolar. Além dessa função, os pneumócitos tipo II atuam na fase de reparação, diferenciando-se em pneumócitos tipo I, permitindo o atapetamento alveolar e a reestruturação de sua arquitetura.[6,21]

Fisiologicamente, a preservação da arquitetura alveolar e da dinâmica funcional das bombas de sódio mantêm baixa a permeabilidade endotelial e epitelial, ou seja, limitam a entrada de água, íons, proteínas e células dentro da intimidade alveolar. A lesão dessas células representa dano a essa barreira, permitindo então a passagem excessiva de líquidos para o intra-alveolar, com perda da capacidade de clareamento desse excesso. A lesão dos pneumócitos tipo II também diminui a produção de surfactante, que já se encontrará diluída pelo excesso de líquido no intra-alveolar, facilitando o colapso alveolar. A lesão da barreira epitelial pode levar à passagem facilitada de microrganismos para a corrente sanguínea, podendo provocar choque séptico nos casos de pneumonia, por exemplo. Quanto maior for a agressão epitelial, maior a destruição da arquitetura alveolar e maior a chance de inadequado processo de reparação e de formação de fibrose pulmonar, no caso de sobrevida.[6,22-24]

A síndrome evolui de forma característica em 2 fases distintas: a fase chamada exsudativa e a fase fibroproliferativa.[6,8]

A fase aguda, exsudativa, caracteriza-se clinicamente por instalação súbita da insuficiência respiratória refratária à administração de suplementação de O_2 de forma não-pressurizada (máscara simples, Venturi ou ainda cateter de O_2).

Radiograficamente, observa-se infiltrado alveolar difuso, incaracterístico e muitas vezes compatível com edema pulmonar de origem cardiogênica. Pode haver derrame pleural associado. É muito importante ressaltar que tanto LPA como a SARA desde o início mostram-se homogêneas na radiografia simples de tórax[6] (Fig. 42-1).

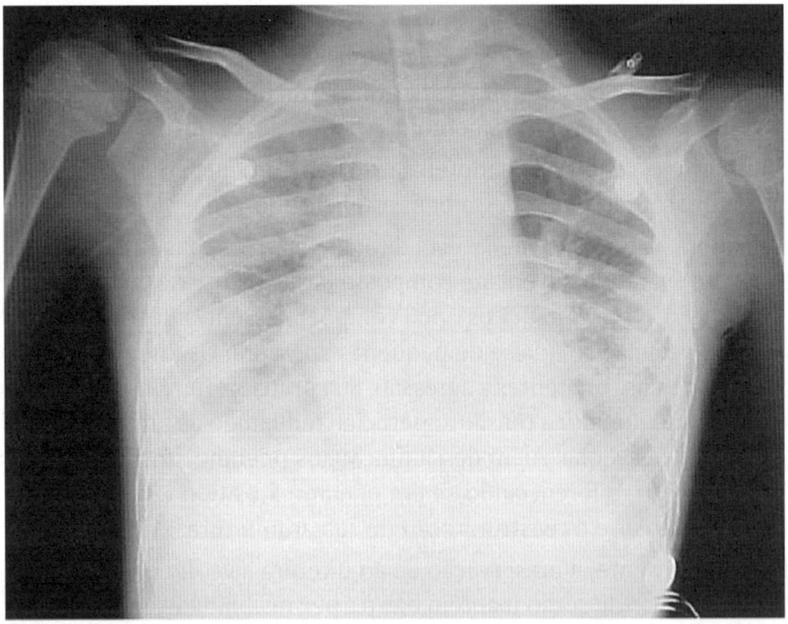

Fig. 42-1. Paciente com SARA de origem extrapulmonar. Observa-se infiltrado inespecífico, homogêneo bilateralmente, com presença de derrame pleural mais acentuado à direita.

Com o advento da tomografia computadorizada, pôde-se perceber um comportamento oposto: trata-se de doença de distribuição heterogênea, comprometendo sobremaneira as áreas ditas dependentes, ou seja, segmentos mais inferiores e posteriores dos pulmões. Nessas áreas, observa-se infiltrado alveolar heterogêneo, áreas de colapsamento (atelectasia) e derrame pleural[6,25,26] (Fig. 42-2).

O comprometimento histopatológico mostra dano alveolar difuso, com destruição da arquitetura alveolar, com a presença maciça de fluidos, células de defesa e hemácias no intra-alveolar e no interstício. Encontra-se ainda membrana hialina, oriunda da presença do líquido rico em proteínas[6] (Fig. 42-3).

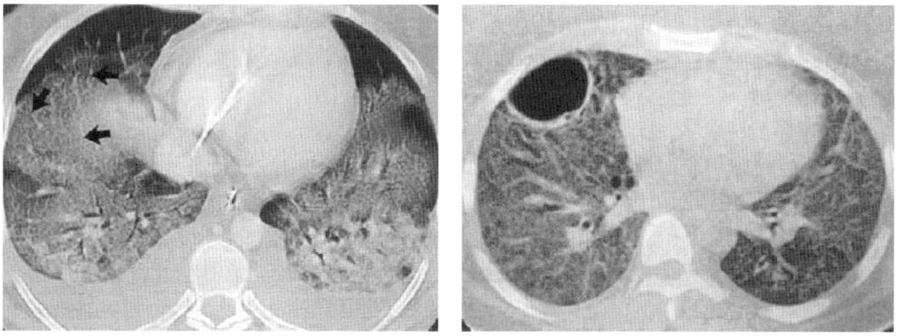

Fig. 42-2. À esquerda, tomografia mostrando paciente em fase aguda da SARA e à direta paciente já após 7 dias de tratamento. Observar a heterogeneidade na fase aguda, evoluindo para maior homogeneidade após 7 dias, além do aparecimento de microbolhas, aspecto de vidro despolido, traves fibróticas e uma grande bolha. Imagens de Ware, LB.[6]

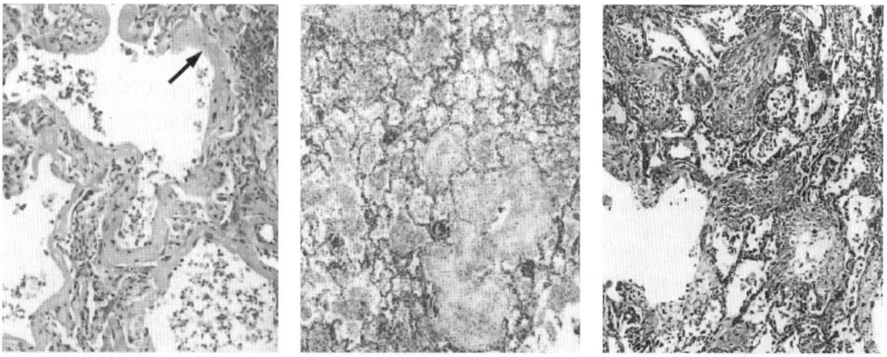

Fig. 42-3. No painel esquerdo, presença de células inflamatórias e hemácias no interstício e no intra-alveolar (fase aguda). No painel central, paciente após 14 dias de evolução com arquitetura alveolar ainda destruída e presença maciça de células e fluidos nos espaços alveolares. No painel da direita, coloração especial em paciente também na fase proliferativa, mostrando a presença de colágeno depositado no intra-alveolar e no interstício. Modificado de Figura de Ware, LB.[6] *(Ver Prancha em Cores.)*

Ensaios clínicos e experimentais têm demonstrado que a lesão pulmonar aguda é mediada por ação do neutrófilo. A despeito de esses estudos terem demonstrado predominância de neutrófilos no processo inflamatório no interstício e no intra-alveolar, questiona-se se a inflamação neutrofílica seria o principal mecanismo que resultaria na LPA. Isso porque LPA e SARA também ocorrem em pacientes gravemente neutropênicos e em animais depletados de neutrófilos. Admite-se atualmente que o neutrófilo tenha importante participação na resposta inflamatória na LPA e SARA, mas não seja essencial para sua ocorrência.[27]

Além da ação celular, uma miríade de citocinas e fatores pró-inflamatórios dispara e amplifica a resposta inflamatória na LPA e na SARA. Essas substâncias são produzidas localmente pelas células inflamatórias, epiteliais e pelos fibroblastos. A modulação dessa produção de fatores pró-inflamatórios tem sido alvo de muito estudo, posto que se observa que pacientes que sobrevivem têm maior número de macrófagos do que os que evoluem mal. Possivelmente, essa célula está muito envolvida na reparação da integridade da arquitetura alveolar, o que permite o seu retorno funcional, essencial para a melhora clínica que se percebe nos casos que evoluem favoravelmente. A regulação da resposta inflamatória por fatores extrapulmonares também tem sido estudada. O fator inibidor do macrófago, substância encontrada em maior quantidade no LBA de pacientes com SARA, é produzido pela parte anterior da hipófise e age também mediando a produção de outras citocinas, participando da modulação da inflamação.[6] Uma série de mediadores endógenos antiinflamatórios tem sido descrita, como o antagonista do receptor da interleucina-1, receptor solúvel de fator de necrose tumoral, anticorpos antiinterleucina-8, interleucinas com papel antiinflamatório *per se*, como interleucinas 10 e 11.[6,27,28] Quanto mais se estudar e descobrir sobre o mecanismo desses mediadores, melhor se compreenderá a evolução dessa síndrome, podendo-se identificar marcadores prognósticos definitivos e precoces que possam nortear terapêuticas adequadas.

Quando a primeira fase da SARA evolui favoravelmente, geralmente em 3 a 4 dias, inicia-se melhora clínica e na hipoxemia, com elevação da PaO_2/FiO_2.[5,6,8]

A outra possibilidade é a evolução menos favorável, quando a hipoxemia se mantém ou piora, indicando avanço a uma fase de alveolite fibrosante (fase proliferativa), com aumento de espaço morto e piora gradativa da complacência pulmonar. Esses fatores levam à dificuldade de se impelir o sangue pelo leito capilar pulmonar, provocando aumento na resistência vascular pulmonar. Como se sabe, o ventrículo direito é uma câmara adaptada a trabalhar em regime pressórico baixo, tendo pouca capacidade de adaptação a sobrecargas resistivas, como a que lhe é imposta nessa situação. Assim, é comum essa câmara sofrer e evoluir para insuficiência aguda de ventrículo direito, temida pela gravidade que acrescenta ao quadro. Esse tópico é muito importante, sendo abordado em capítulo específico neste livro.

Pneumotórax é descrito – nesta fase principalmente – em até 13% dos casos. Não se explica ainda a etiologia exata, se pela pressão inspiratória em vias aéreas e alvéolos, ou pelo uso de pressão positiva ao final da expiração (PEEP) em valor demasiadamente alto. Nessa fase, a tomografia computadorizada mostra traves fibróticas associadas a microbolhas e pequenas cavitações faveolares (Fig. 42-2). Histologicamente, nota-se a resolução parcial do edema e da inflamação aguda, com a presença de células de reparação (Fig. 42-3).[6]

A reparação se inicia pela drenagem do edema alveolar, essencialmente realizada de forma ativa pela bomba de sódio. A água segue passivamente a esse deslocamento iônico, possivelmente através de passagens transcelulares próprias para água, chamadas aquaporinas, localizadas primariamente nos pneumócitos tipo I. A manutenção da capacidade de clareamento de líquido intra-alveolar está fortemente associada a melhora na hematose, diminuição da duração da ventilação mecânica invasiva e conseqüentemente importante melhora da mortalidade. A retirada do excesso de proteínas varia de acordo com a solubilidade das mesmas. Proteínas solúveis tendem a acompanhar o deslocamento da água. As proteínas insolúveis serão retiradas somente por ação direta de limpeza feita por células epiteliais e macrófagos.[6,21]

A retirada das células de dentro dos alvéolos dependerá de como evoluiu a SARA. Com relação aos neutrófilos, os que sofrem apoptose (morte celular programada) contribuem para a limpeza e sua própria retirada, influenciando na melhora da LPA/SARA. Quando a necrose (morte celular não-programada) predomina, a liberação maciça de substâncias agressivas parece contribuir para acentuar a inflamação, dificultando a reparação no caso de sobrevida. O papel de fatores pró-apoptóticos e antiapoptóticos tem sido alvo de estudos que futuramente poderão esclarecer ainda mais a fisiopatologia da síndrome.[6]

TRATAMENTO

O tratamento do choque distributivo, especificamente do choque séptico, tem sido alvo de intensa pesquisa. A implantação de estratégias específicas para este tipo de choque tem sido capitaneada por grandes sociedades de medicina intensiva em todo o mundo.[2]

A importância de se aplicar várias estratégias terapêuticas simultaneamente reside no fato de que, se aplicadas em conjunto, em vez de isoladamente, aumentam muito seu poder de gerar benefício ao paciente com choque séptico.[2]

Dentre as estratégias terapêuticas no choque, o tratamento da disfunção respiratória grave envolve a aplicação de suporte durante a fase de insuficiência respiratória aguda, que na maioria das vezes passará pela intubação endotraqueal e ventilação artificial com pressão positiva por meio de estratégia ventilatória adequada.

O tratamento da LPA e da SARA não está relacionado com nenhuma droga ou medicamento específico. Ao contrário, uma série de estratégias deve também ser aplicada em conjunto, visando estabelecer o suporte adequado para a recuperação do paciente.

Para se entender melhor esse conceito, no caso da LPA/SARA, deve-se entender o conceito de VILI: *ventilator induced lung injury* (lesão pulmonar induzida pelo ventilador).

A evolução tecnológica permite-nos atualmente monitorizar de forma detalhada a mecânica pulmonar à beira do leito, visando aplicar estratégias que evitem agravar a lesão pulmonar já instalada, com insultos decorrentes da ventilação positiva propriamente dita.[29,30]

Atualmente, recomenda-se a ventilação mecânica com a utilização de baixos volumes correntes (VC), no valor de 6 ml/kg/peso predito ou menos, visando à limitação da pressão de platô em 30 cmH_2O.[2,5,31-34]

Reconhecer o diagnóstico de LPA/SARA e iniciar aplicação de estratégia ventilatória com VC baixo deve ser meta perseguida rapidamente. Recomenda-se instituir sua aplicação no máximo de 1 a 2 horas depois de iniciada a VM invasiva, ou seja, muitas vezes *antes de o paciente* ser admitido na UTI, já se precisa aplicar essa orientação.[2]

Ocorre que utilizar volumes correntes baixos pode levar a um prejudicial desrecrutamento alveolar, dado o seu comprometimento funcional na SARA. À abertura forçada dos alvéolos, gerada pela pressão inspiratória positiva a eles imposta pela ventilação mecânica invasiva, segue-se o colapso na expiração. Esse fenômeno de abertura-colapso-reabertura, se mantido, comprovou ser muito deletério, instalando lesão de origem inflamatória grave, definida como VILI.[6,8,35-37]

A retenção de um volume de ar nos pulmões ao final da expiração permitiria a manutenção da capacidade residual funcional, diminuindo a chance de atelectasias e o colapsamento alveolar, ao menos em parte. Ocorre que definir o valor desse volume torna-se virtualmente impossível à beira do leito, pois varia de acordo com cada paciente. Torna-se mais viável a aplicação de pressão positiva ao final da expiração, essa facilmente mensurável, que mantenha os alvéolos doentes abertos nesse momento. Em outras palavras, não se mede quanto de volume deve ser oferecido ao final de cada expiração, mas pode-se mensurar quanta pressão poderá ser mantida ao final dessa fase, definida então como PEEP (pressão positiva ao final da expiração). Desta maneira, pode-se afirmar que usar PEEP em pacientes com ventilação mecânica é obrigatório. O que se questiona, ainda nos dias atuais, é exatamente a quantidade de PEEP aplicar durante a evolução do quadro de LPA/SARA.

Manter o paciente ventilando com VC baixo/Pplatô abaixo de 30 cmH_2O por vezes ocasiona hipoventilação e retenção de gás carbônico (CO_2). Essa retenção irá causar acidose de cunho respiratório e deve-se tentar evitá-la o quanto possível, com adequada regulagem do ventilador, lançando mão de freqüência controlada maior, associada a fluxo inspiratório adequado. No estudo do ARDSnet de 2004, aceitou-se f de 6-35 rpm, visando-se pH $\geq$ 7,30, se possível.[33] Quando, a despeito de toda otimização na regulagem do ventilador, a retenção de CO_2 se mantiver, pode-se aceitá-la e manejá-la com administração de bicarbonato de sódio, em casos selecionados. Essa situação é chamada de hipercapnia permissiva e pode ser tolerada nos casos de LPA/SARA que dela necessitem para manter Pplatô abaixo de 30 cmH_2O. É importante ressaltar que retenção aguda de CO_2 pode ter conseqüências fisiológicas como vasodilatação e aumento de freqüência e débito cardíacos. O uso da hipercapnia permissiva torna-se muito mais limitado nos pacientes com acidose metabólica preexistente, e é contra-indicado em pacientes com hipertensão intracraniana.[2]

Estudos da década de 1990 comprovaram os benefícios de ventilar o paciente com uma estratégia mais gentil, visando não hiperdistender os alvéolos, bem como evitar o ciclo abertura-colapso-reabertura.[31-34,37] Desde o início, tais estudos remetiam à idéia de ser importante abrir o pulmão e mantê-lo aberto.[38] Para tanto, foram estudadas propostas para identificar o quanto de PEEP deveria ser usado. Uma das técnicas propostas e clinicamente muito usada foi a identificação da chamada PEEP "ideal" pela obtenção da curva pressão × volume, o que permitia encontrar o ponto de inflexão inferior (Pflex inf), que seria o ponto onde, a partir dele, haveria uma correlação otimizada e linear de pressão e volume, havendo grande ganho de volume, com pouca variação de pressão, ou seja, uma área onde haveria otimização da complacência estática do sistema respiratório. Postula-se por esse método que a PEEP dita "ideal" seria resultado da soma de 2,0 cmH_2O ao valor encontrado de Pflex inf. Esse ponto pode então ser encontrado pela técnica dos volumes aleatórios ou PEEP-complacência, não sendo objetivo deste capítulo seu detalhamento.[37,39]

Hoje é aceito que a PEEP dita "ideal" encontrada por esses métodos mantém o pulmão aberto só parcialmente. As normas atuais recomendam aplicação de mínimo valor de PEEP nos pacientes com LPA/SARA decorrentes de sepse grave/choque séptico, visando evitar colapsamento alveolar. A forma de encontrar esse valor de PEEP ainda varia na literatura.[2,6,8,31,33,34,40]

Atualmente, pesquisam-se propostas de se realizar MR com o objetivo de abrir totalmente o pulmão e mantê-lo aberto com auxílio de PEEP em níveis mais elevados, após a realização da manobra de recrutamento (MR) alveolar.[40-42] O uso de MR tem sido discutido e pesquisado como terapia adicional dentro das estratégias de VM para pacientes com SARA.[42,43]

As MR podem ser realizadas de várias formas, como por exemplo, através do estabelecimento de altas pressões sustentadas por determinado período (APS), volumes ou pressões maiores aplicados de forma intermitente,[41,42] e o posicionamento do paciente em prona (PPR), que também se constitui em MR, com resgate de alvéolos colapsados.[41,44]

Vários estudos fisiológicos demonstraram os benefícios das MR em termos de abertura alveolar e melhora da oxigenação, mas restam dúvidas quanto à maneira mais eficiente e segura de realizar estas manobras, além do impacto final de sua utilização na evolução clínica dos pacientes. Atualmente, questiona-se se a realização de MR com APS poderia piorar a injúria pulmonar já instalada, aumentando a inflamação gerada pela agressão direta de pressões tão elevadas. Outro ponto de vital importância a ser considerado é o impacto hemodinâmico das MR com APS, mesmo no paciente ressuscitado volemicamente de forma adequada.

Assim, além da forma de como se realizar as MR, há que se considerar a questão de qual valor de PEEP deve-se utilizar após a manobra, a fim de manter os seus efeitos. Descreve-se um método em que, após realização da MR, foram realizadas titulações da PEEP, com pequenas reduções subseqüentes (entre 15 a 20 minutos de intervalo) do valor da PEEP, até que a PaO_2 fosse reduzida em mais que 5% do valor da PaO_2 obtida ao final do procedimento com APS. Nesse caso, a PEEP a ser usada seria aquela encontrada no passo imediatamente anterior.[40] Ainda nesse estudo, ficou clara a vantagem da MR quando os pacientes se mantiveram conectados pelas 6 h subseqüentes, mantendo PaO_2/FiO_2 nos mesmos níveis do momento da MR, destacando-se a importância da não-desconexão desses pacientes do circuito do ventilador.

Especificamente com relação à desconexão do circuito do ventilador e sua relação com desrecrutamento indesejável na SARA, um estudo experimental em ratos com injúria pulmonar aguda testou o efeito de se realizar MR após desconexões intencionais e repetidas do circuito do ventilador. Os resultados mostraram que no grupo que sofreu uma MR imediatamente após cada desconexão realizada, o valor da PaO_2 se manteve igual ao do grupo que não sofreu nenhuma desconexão, usando a PEEP com 2 cmH_2O acima do Pflex inf. Diferente resultado foi constatado no grupo que sofreu as desconexões e não foi submetido a MR após cada desconexão: nesse grupo, a PaO_2 declinou progressivamente de forma importante. Interessante ressaltar, nesse estudo, que os valores de PaO_2 no grupo-controle (sem MR e sem desconexões) foram similares aos do grupo que sofreu desconexões e MR, permitindo reafirmar a importância de não se desconectar o paciente desnecessariamente do ventilador, sendo essa simples conduta suficiente para manter PaO_2 em valores praticamente idênticos aos do grupo que recebeu MR.[45]

Assim, após realização da MR e aplicação de APS, parece ser necessária a manutenção de altos valores de PEEP a fim de manter os benefícios de melhora da oxigenação por tempo mais prolongado e impedir que o alvéolo instável venha novamente a se colapsar.[40,41]

A grande questão, cuja resposta ainda carece de maior nível de evidência de benefício na literatura, é se o uso dessas MR com APS e desse elevado valor de PEEP – necessário para manter seus benefícios na troca gasosa – trará benefício clínico na evolução final desses pacientes.

Desta maneira, torna-se essencial monitorizar os efeitos das MR com APS, assim como suas conseqüências. Dadas as dificuldades e riscos do deslocamento do doente com SARA para realização da tomografia de tórax convencional, seu custo, os níveis de radiação de cada exame e a variação dinâmica da PEEP frente à evolução clínica do paciente, lançar mão de tal exame como método para se encontrar a PEEP a ser usada, ou ainda para se monitorizar os efeitos da MR, é algo que não se recomenda na prática clínica, apesar de esse uso ser muito importante em pesquisa.

A necessidade de utilizar métodos de imagem para monitorizar os efeitos de MR ao se aplicar APS foi questionada em estudo que mostrou excelente correlação entre PaO_2/FiO_2 e recrutamento alveolar em 17 casos analisados, no qual os valores de PaO_2/FiO_2 se mantiveram após 6 horas da manobra de MR alveolar, considerando que os pacientes não foram desconectados do sistema.[40] Esses resultados encorajam a considerar a relação PaO_2/FiO_2 como bom marcador do recrutamento, o que se mostra muito útil na prática clínica, em vista das dificuldades de se utilizar exames de imagem convencionais para tal monitorização, conforme já justificado anteriormente.

Um método que tem sido pesquisado e começa a despontar já no mercado como interessante alternativa para monitorização por imagem à beira do leito da ventilação pulmonar é a tomografia por bioimpedância elétrica (EIT), que exibe imagens cada vez mais nítidas e em tempo real de como está sendo ventilado o pulmão de forma regional. Com isso, possibilita avaliar quais os efeitos imediatos e evolutivos das MR do ponto de vista ventilatório. Vale lembrar que esse é um método de monitorização que ainda precisa ser testado em seu uso de forma ampla, associado à aplicação estratégias ventilatórias específicas, a fim de se verificar se a sua utilização em si trará impacto significativo na evolução clínica dos pacientes.[30,42,46]

Até o presente ainda não se encontram estudos multicêntricos randomizados em seres humanos, comparando exclusivamente os benefícios clínicos das MR com aplicação de APS. O protocolo de estudo conduzido pelo ARDSnet comparando 2 escalas de PEEP/FiO_2 em pacientes com lesão pulmonar aguda (estudo ALVEOLI) incluiu o uso de MR no grupo de alta PEEP/FiO_2 baixa, porém, somente na minoria dos pacientes desse grupo, impedindo uma conclusão definitiva a esse respeito com esse estudo.[33] No estudo brasileiro de Amato *et al.*,[4] o grupo de pacientes sob estratégia protetora foi submetido à MR, mas o significativo benefício na mortalidade encontrado nesse grupo não pode ser creditado exclusivamente ao uso da MR, dado que existiram outras variáveis testadas nos 2 grupos, como por exemplo valores de PEEP e volume corrente, dificultando identificar qual foi a parcela de importância de cada uma delas na melhora da mortalidade final encontrada. Desta maneira, o resultado importante deste trabalho deve ser atribuído ao conjunto da estratégia ventilatória aplicado e não somente às MR aplicadas no grupo de intervenção.[34]

A posição prona (PPR) tem sido utilizada nos últimos anos como terapia adjuvante em pacientes com SARA, melhorando a oxigenação.[41,47-52] Inicialmente foi considerada como sem impacto na sobrevida, através dos resultados demonstrados no estudo clássico de Gattinoni *et al.*[52] Porém, na análise *post hoc* desse estudo, houve evidência de benefício na redução da mortalidade em 10 dias, no subgrupo de pacientes com relação $PaO_2/FiO_2 < 88$, levantando a hipótese de que os pacientes mais graves possam ter benefício de redução da mortalidade com o emprego dessa estratégia e atualmente sendo proposta como recomendação em casos de SARA com hipoxemia grave ($PaO_2/FiO_2 < 150$), em UTIs cuja equipe esteja treinada para aplicá-la.[2] Em 2006, Mancebo *et al.* publicaram resultados de um estudo multicêntrico, randomizado e controlado, que comparou a aplicação de PPR durante 20 horas/dia em pacientes com SARA. A amostra inicial com poder discriminatório para uma redução de mortalidade de 40% (50% controle e 30% grupo PPR) era de 200 pacientes, porém o estudo foi interrompido durante avaliação interina com 136 pacientes (60 supino e 76 PPR) incluídos. Demonstrou-se uma redução de risco absoluto de 15% na mortalidade na UTI, de 58% no grupo supino para 43% no grupo PPR ($p = 0{,}12$). Estes autores concluem também por sugerir benefício maior no uso de posição prona por períodos mais longos (20 horas pronado).[53,54]

Assim sendo, parece claro que se pode utilizar 2 grandes grupos de estratégias de MR: são aquelas realizadas com APS e as realizadas com posição prona. Ambas apresentam vantagens e desvantagens e a literatura ainda carece de um estudo clínico para definir vantagens concretas de sua aplicação, e ainda mais: se a aplicação conjunta dessas estratégias em determinados casos poderia ser vantajosa.

Uma das grandes desvantagens apontadas no grupo das MR com APS é justamente a sobrecarga que o uso tão elevado de PEEP impõe ao ventrículo direito (VD). Sabe-se que o VD é uma câmara adaptada para vencer sobrecargas de pré-carga e não de pós-carga, inversamente ao ventrículo esquerdo (VE). É conhecido também que a aplicação de PEEP tem impacto sobre a resistência vascular pulmonar, impondo ao VD um aumento do trabalho muscular e consumo de O_2.[55,56]

As conseqüências que estas alterações podem causar refletem-se na diminuição do retorno venoso, com represamento do sangue a montante, mesmo sob níveis relativamente baixos de PEEP. Tal represamento leva à hipertensão venosa esplâncnica, comprometendo sobremaneira o metabolismo desses órgãos e sua função.[57,58] Talvez o uso de recrutamento com PPR mostre-se particularmente vantajoso sobre MR com APS, nesses casos.

Com base justamente na fisiopatologia da VILI, e visando impedir tanto hiperdistensão alveolar como colapsamento indesejado, estudos propõem a aplicação de um modo totalmente distinto de ventilação invasiva com pressão positiva, no qual se aplicam volumes correntes extremamente baixos a cada ciclo ventilatório: em torno de 1 a 2 ml por ciclo, mas com freqüência respiratória de 200 a 300 ciclos/minuto. Esse tipo de ventilação, denominado genericamente como ventilação de alta freqüência, vem sendo testado em estudos desde a década de 1980, mas sem sucesso. Recentemente, foi publicado estudo piloto associando a HFOV *(high frequency oscillatory ventilation)* com a realização de MR com APS. Houve melhora na oxigenação e diminuição do tempo de VM. Mas ainda são necessários mais estudos para uma conclusão definitiva.[8,59]

Quanto ao uso de 2 ventiladores, um para cada pulmão, usando-se uma prótese ventilatória apropriada, não houve ainda evidência suficiente para indicar que essa estratégia possa ser recomendada no tratamento da SARA.[8]

A utilização de *extracorporeal membrane oxygenation* (ECMO) vem sendo estudada desde 1970, sem no entanto ainda haver grau suficiente de evidência para recomendar seu uso rotineiro na SARA. Os estudos existentes mostraram maior benefício quando indicada mais precocemente e não quando o paciente se encontra em franca DMOS.[8]

Muito foi estudado e proposto com relação à ventilação líquida usando-se perfluorocarbonos ou perfluorobromos, que são substâncias que facilitam a passagem do oxigênio para o sangue. Essa ventilação poderia ser feita de modo parcial (VLP) ou total (VLT). Os resultados da VLT têm-se mostrado até então ruins, não sendo recomendado seu uso na SARA. Em VLP restavam ainda dúvidas sobre sua real eficácia e segurança. Em 2006, Kakmareck *et al.* testaram o uso em 3 grupos de pacientes com SARA: controle (ventilados com estratégia protetora), baixa dose de perfluorocarbono (10 ml/kg) e alta dose de perfluorocarbono (20 ml/kg). Os pacientes do grupo-controle sobreviveram mais e tiveram menor taxa de complicações. Os autores concluem que não está indicado o uso de VLP em pacientes com SARA.[8,60]

O uso de surfactante (reposição exógena) parece estar encontrando bons resultados em estudos em crianças e recentemente está em realização um ensaio maior, para adultos, permanecendo ainda sua indicação como carecendo de evidência forte para ser recomendada.[8]

O uso de antiinflamatórios hormonais em elevadas doses (120 mg/kg/dia de metilprednisolona) na fase inicial da SARA atualmente é considerado *proscrito*, com elevado grau de recomendação, com base em ensaios definitivos, nos quais foi demonstrado aumento da mortalidade e piora no quadro com o uso nessa dose e na fase aguda da SARA. O uso de metilprednisolona em doses mais baixas, cerca de 2 a 3 mg/kg por dia, iniciando-se na fase fibroproliferativa da doença, ou seja, após 7 dias de seu curso, demonstrou em alguns estudos melhora em mortalidade, tempo de internação e recuperação da função de troca gasosa. A recomendação para o uso desta droga nesta dosagem vinha sendo mantida até recentemente, quando um estudo comparando pacientes com SARA por pelo menos 7 dias de evolução foi realizado, administrando-se prednisolona em doses baixas *vs.* placebo, demonstrou não haver nenhum benefício na mortalidade, a despeito de melhora nos dias livres de ventilação, de choque e melhora da oxigenação. Nos pacientes cuja administração de metilprednisolona se iniciou após 14 dias do advento da SARA, a mortalidade foi maior no grupo dos que usaram a medicação, em comparação com o placebo. Atualmente, esse estudo não permite continuar recomendando o uso de corticóides na SARA.[8,61,62]

O uso de óxido nítrico inalado tem sido proposto com objetivo de melhorar a hipertensão pulmonar que ocorre na SARA, bem como melhora na relação ventilação/perfusão em áreas que se encontram sob vasoconstrição, sendo considerado opção de resgate nas hipoxemias refratárias.[8,63] Ainda não se tem um nível de recomendação definitivo que permita propor sua utilização como uso rotineiro na SARA. Também com objetivo de melhorar a hipertensão pulmonar, tem sido proposto o uso do sildenafil, ainda sem conclusão definitiva sobre seu uso e benefício no paciente com HAP aguda derivada da SARA.

Recentemente, tem entrado em discussão a questão sobre o aporte nutricional no paciente com LPA/SARA. Estudos promissores indicam a possibilidade de diminuição de mortalidade nessa doença, particularmente associada à sepse, quando se administram dietas com ácidos graxos ricos em ômega 3, pela sua ação antiinflamatória já conhecida.[64,65]

Há que se destacar a questão da reposição de fluidos na SARA. Como se sabe, quando o paciente em choque é tratado, dentre as várias recomendações, objetiva-se repor o volume do compartimento intravascular, a fim de restaurar a perfusão periférica, muito prejudicada no choque distributivo. Ocorre que o pulmão agredido na LPA ou SARA encontra-se com sua permeabilidade endotelial muito aumentada. Isso faz com que haja uma influência muito maior do componente hidrostático na passagem do líquido para a intimidade alveolar, do que no pulmão normal. Em outras palavras, pode-se afirmar que há uma facilitação no extravasamento de líquido para o intra-alveolar no pulmão inflamado.[5,66] No estudo SOAP, Sakr *et al*. analisaram a população de pacientes com LPA/SARA e realizaram a análise de regressão logística multivariada tendo como fator dependente a evolução na UTI. Os riscos independentes de mortalidade encontrados nesse grupo de pacientes na UTI foram: presença de câncer, uso de elevados volumes correntes para ventilar o paciente, número de disfunções orgânicas associadas e elevado balanço positivo de fluidos oferecidos ao paciente, com uma *odds ratio* de 1,5 (1,1-1,9) (95% intervalo de confiança), $p = 0{,}003$ para a questão dos fluidos. Nessa observação, foi constatado que os pacientes com LPA/SARA receberam mais fluidos que os pacientes sem a síndrome, nos primeiros 4 dias. Entretanto, o balanço cumulativo na média de tempo de estadia na UTI foi comparável nos 2 grupos. Observou-se que não-sobreviventes de LPA/SARA tiveram um balanço de fluidos maior que os sobreviventes, nos primeiros 4 dias. Esse balanço maior durante a estadia na UTI foi associado independentemente a maior risco de mortalidade. Ressaltam os autores que o grau de insuficiência renal presente pode ter contribuído para o balanço elevado observado entre os não-sobreviventes. Quando se lêem esses resultados, imediatamente a idéia que surge é: então bastaria restringir a administração de fluidos. Os autores destacam que o raciocínio é inverso: não se pode deixar de considerar que aqueles pacientes mais graves, e portanto com mortalidade esperada maior, têm tembém necessidade de receber reposição volêmica mais intensa.[5]

Assim sendo, sugere-se reposição de fluido vigorosa nas primeiras 6 horas, as chamadas horas de ouro da sepse grave/choque séptico. Após a adequada ressuscitação volêmica ter sido finalizada, manter excesso de oferta de líquidos não trará mais benefício ao paciente, e sim, malefício. Reconhecer esse fato e intervir na equipe médica para conscientização da importância dessa questão é fundamental no tratamento da LPA/SARA do paciente com choque séptico.

Em conclusão, a disfunção respiratória é uma das mais prevalentes e de maior gravidade em decorrência do choque. Existe condição barata e acessível de se fazer seu diagnóstico precocemente em qualquer hospital, podendo-se iniciar medidas de suporte adequadas desde logo. Dentre estas medidas, no paciente que venha a desenvolver necessidade de ventilação invasiva, aplicar ventilação com pressão de platô limitada a 30 cmH_2O deve ser medida insistentemente perseguida e principalmente auditada. Muitos dos colegas têm certeza que estão aplicando tal medida, mas quando se verifica a realidade, várias falhas são encontradas, como por exemplo demorar em demasia para iniciar essa estratégia, ou mesmo não usar PEEP, algo inconcebível, mas infelizmente ainda presente na realidade clínica.

Desta maneira, como em todas as medidas para o tratamento do choque, particularmente do choque séptico, tempo é fator fundamental, bem como rigor na aplicação do feixe de condutas que poderá minimizar a mortalidade dessa grave doença. Na disfunção respiratória, usar essa mesma filosofia é essencial.

REFERÊNCIAS BIBLIOGRÁFICAS

1. Silva E, et al. Brazilian Sepsis Epidemiological Study (BASES study). *Critical Care*, London 2004;8(4):R251-R260.
2. Dellinger P, et al. Surviving Sepsis Campaign guidelines for management of severe. sepsis and septic shock. *Crit Care Med* 2004;32:858-873.
3. Vincent JL, Abrahan E. The Last 100 Years of Sepsis. *Am J Respir Crit Care Med* 2006;173:256-263.
4. Levy MM, et al. 2001 SCCM/ESICM/ACCP/ATS/SIS International Sepsis Definitions Conference. *Crit Care Med* 2003;31:1250-1256.
5. Sakr Y, Vincent JL, Reinhart K, Groeneveld J, Michalopoulos A, Sprung C, Artigas A, Ranieri M. High Tidal Volume and Positive Fluid Balance Are Associated With Worse Outcome in Acute Lung Injury. *Chest* 2005;128:3098-3108.
6. Ware LB, Matthay M. The Acute Respiratory Distress Syndrome. *N Engl J Med* 2000;342(18):1334-49.
7. Ashbaugh DG, Bigelow DB, Petty TL, Levine BE. Acute respiratory distress in adults. *Lancet* 1967;2:319-23.
8. Kopp R, Kuhlen R, Max M, Rossaint R. Evidence-based medicine in the therapy of the acute respiratory distress syndrome. *Intensive Care Med* 2002;28:244-255.
9. Krafft P, Fridrich P, Pernerstorfer T, Fitzgerald RD, Koc D, Schneider B, et al. The acute respiratory distress syndrome: definitions, severity and clinical outcome. An analysis of 101 clinical investigations. *Intensive Care Med* 1996;22:519-529.
10. Roupie E, Lepage E, Wysocki M, Fagon J, Chastre J, Dreyfuss D, et al. Prevalence, etiologies and outcome of the acute respiratory distress syndrome among hypoxemic ventilated patients. *Intensive Care Med* 1999;25:920-929.
11. Jardin F, Fellahi J, Beauchet A, Vieillard-Baron A, Loubi, Page B. Improved prognosis of acute respiratory distress syndrome 15 years on. *Intensive Care Med* 1999;25:936-941.
12. Murray JF, Matthay MA, Luce JM, Flick MR. An expanded definition of the adult respiratory distress syndrome. *Am Rev Respir Dis* 1988;138:720-3.
13. Bernard GR, Artigas A, Brigham KL, et al. The American-European Consensus Conference on ARDS: definitions, mechanisms, relevant outcomes, and clinical trial coordination. *Am J Respir Crit Care Med* 1994;149:818-24.
14. Doyle RL, Szaflarski N, Modin GW, Wiener-Kronish JP, Matthay MA. Identification of patients with acute lung injury: predictors of mortality. *Am J Respir Crit Care Med* 1995;152:1818-24.

15. Sloane PJ, Gee MH, Gottlieb JE, et al. A multicenter registry of patients with acute respiratory distress syndrome: physiology and outcome. *Am Rev Respir Dis* 1992;146:419-26.
16. Hudson LD, Milberg JA, Anardi D, Maunder RJ. Clinical risks for development of the acute respiratory distress syndrome. *Am J Respir Crit Care Med* 1995;151:293-301.
17. Zilberberg MD, Epstein SK. Acute lung injury in the medical ICU: comorbid conditions, age, etiology, and hospital outcome. *Am J Respir Crit Care Med* 1998;157:1159-64.
18. Monchi M, Bellenfant F, Cariou A, et al. Early predictive factors of survival in the acute respiratory distress syndrome: a multivariate analysis. *Am J Respir Crit Care Med* 1998;158:1076-81.
19. Montgomery AB, Stager MA, Carrico CJ, Hudson LD. Causes of mortality in patients with the adult respiratory distress syndrome. *Am Rev Respir Dis* 1985;132:485-9.
20. Heffner JE, Brown LK, Barbieri CA, Harpel KS, DeLeo J. Prospective validation of an acute respiratory distress syndrome predictive score. *Am J Respir Crit Care Med* 1995;152:1518-26.
21. Matthay MA, Wiener-Kronish JP. Intact epithelial barrier function is critical for the resolution of alveolar edema in humans. *Am Rev Respir Dis* 1990;142:1250-7.
22. Sznajder JI. Strategies to increase alveolar epithelial fluid removal in the injured lung. *Am J Respir Crit Care Med* 1999;160:1441-2.
23. Greene KE, Wright JR, Steinberg KP, et al. Serial changes in surfactant-associated proteins in lung and serum before and after onset of ARDS. *Am J Respir Crit Care Med* 1999;160:1843-50.
24. Bitterman PB. Pathogenesis of fibrosis in acute lung injury. *Am J Med* 1992;92:39S-43S.
25. Wiener-Kronish JP, Matthay MA. Pleural effusions associated with hydrostatic and increased permeability pulmonary edema. *Chest* 1988;93:852-8.
26. Gattinoni L, Bombino M, Pelosi P, et al. Lung structure and function in different stages of severe adult respiratory distress syndrome. *JAMA* 1994;271:1772-9.
27. Matthay MA. Conference summary: acute lung injury. *Chest* 1999;116(Suppl):119S-126S.
28. Pittet JF, MacKersie RC, Martin TR, Matthay MA. Biological markers of acute lung injury: prognostic and pathogenetic significance. *Am J Respir Crit Care Med* 1997;155:1187-205.
29. Dreyfuss D, et al. Ventilator-induced Lung Injury Lessons from Experimental Studies. *Am J Respir Crit Care Med* 1998;157:294-323.
30. Isola AM. Monitorização da Função Respiratória durante a Ventilação Mecânica. In: *Monitorização em UTI*. Rio de Janeiro: Revinter, 2004. p. 149.
31. The Acute Respiratory Distress Syndrome Network. Ventilation with Lower Tidal Volumes as Compared with Traditional Tidal Volumes for Acute Lung Injury and the Acute Respiratory Distress Syndrome. *N Engl J Med* 2000;342:1301-1308.
32. Eichacker P. et al. Meta-Analysis of Acute Lung Injury and Acute Respiratory Distress Syndrome Trials Testing Low Tidal Volumes. *Am J Respir Crit Care Med* 2002;166:1510-1514.
33. The National Heart, Lung, and Blood Institute ARDS Clinical Trials Network; Higher versus Lower Positive End-Expiratory Pressures in Patients with the Acute Respiratory Distress Syndrome. *N Engl J Med* 2004;351:327-36.
34. Amato MB, et al Effect of a protective-ventilation strategy on mortality in the acute respiratory distress syndrome. *N Engl J Med* 1998;338:347-354.
35. Stewart TE, Meade MO, Cook DJ, Grantou JT, Hodder RV, Lapinsky SE, et al. Evaluation of a ventilation strategy to prevent barotrauma in patients at high risk for

acute respiratory distress syndrome. Pressure and Volume-Limited Ventilation Strategy Group. *N Engl J Med* 1998;338(6):355-361.

36. Stewart TE, et al. Lung-protective mechanical ventilation strategies in ARDS. *Intensive Care Med* 2000;26(8):1151-1155.
37. Tobin MJ. Advances in Mechanical Ventilation. *N Engl J Med* 2001 Jun 28;344:1986-1996.
38. Lachman B. Open Lung and keep it opened. *Intensive Care Med* 1992;18:319-21.
39. Carvalho CRR. *Ventilação Mecânica.* Avançado – Clínicas Brasileiras de Medicina Intensiva, 2000. v. II.
40. Okamoto VN, Borges JB, Janot GF, Park M, Barbas CSV, Carvalho CRR, Amato MBP. Safety and efficacy of a stepwise recruitment maneuver in ARDS/ALI patients – preliminary results of a clinical study. *Am J Respir Crit Care Med* 2003;167:A616.
41. Richard JC, et al. Where are we with recruitment maneuvers in patients with acute lung injury and acute respiratory distress syndrome? *Curr Opin Crit Care* 2003;9:22-27.
42. Barbas CSV. Lung recruitment maneuvers in acute respiratory distress syndrome and facilitating resolution. *Crit Care Med* 2003;31(Suppl):S265-S271.
43. Kacmarek RM. Strategies to optimize alveolar recruitment. *Curr Opin Crit Care* 2001;7:15-20.
44. Guerin C, et al. Effects of prone position on alveolar recruitment and oxygenation in acute lung injury. *Intensive Care Med* 1999;25:1222-1230.
45. Koh WJ, et al. Recruitment maneuvers attenuate repeated derecruitment associated lung injury. *Crit Care Med* 2005;33:1070-1076.
46. Genderingen HR, et al. Estimation of regional lung volume changes by electrical impedance tomography during a pressure-volume maneuver. *Intensive Care Med* 2003;29:233-240.
47. Messerole E, et al. The Pragmatics of Prone Positioning. *Am J Respir Crit Care Med* 2002;165:1359-1363.
48. Venet C, et al. The oxygenation variations related to prone positioning during mechanical ventilation: a clinical comparison between ARDS and non-ARDS hypoxemic patients. *Intensive Care Med* 2001;27:1352-1359.
49. Blanch L, et al. Short-term effects of prone position in critically ill patients with acute respiratory distress syndrome. *Intensive Care Med* 1997;23:1033-1039.
50. Lee DL, et al. Prone-position ventilation induces sustained improvement in oxygenation in patients with acute respiratory distress syndrome who have a large shunt. *Crit Care Med* 2002;30:1446-1452.
51. Jolliet P, et al. Effects of the prone position on gas exchange and hemodynamics in severe acute respiratory distress syndrome *Crit Care Med* 1998;26:1977-1985.
52. Gattinoni L, et al. Effect of prone positioning on the survival of patients with acute respiratory failure. *N Engl J Med* 2001;345:568-573.
53. Mancebo J, et al. Randomized multicentre trial in ARDS: Supine vs prone position. *Intensive Care Med* 2003;29(Suppl 1):S64.
54. Mancebo J, et al. *A multicenter trial of prolonged prone ventilation in severe Acute Respiratory Distress Syndrome*. AJRCCM Articles in Press. Published on line in March 23, 2006 as doi:10.1164/rccm.200503-353OC.
55. Mebazaa A, et al. Acute right ventricular failure–from pathophysiology to new treatments. *Intensive Care Med* 2004;30:185-196.
56. Jellinek H, et al. Influence of positive airway pressure on the pressure gradient for venous return in humans. *J Appl Physiol* 2000;88:926-932.

57. Jardin F, et al. Right ventricular function and positive pressure ventilation in clinical practice: from hemodynamic subsets to respirator settings. *Intensive Care Med* 2003;29:1426-14.
58. Gatecel C, et al. Inhaled Nitric Oxide Improves Hepatic Tissue Oxygenation in Right Ventricular Failure: Value of Hepatic Venous Oxygen Saturation Monitoring. *Anesthesiology* 1995;82:588-590.
59. Ferguson N, Stewart T et al. Combining high-frequency oscillatory ventilation and recruitment maneuvers in adults with early acute respiratory distress syndrome: The Treatment with Oscillation and an Open Lung Strategy (TOOLS) Trial pilot study. *Crit Care Med* 2005;33(3):479-86.
60. Kakmareck R, Slutsky A, et al. Partial Liquid Ventilation in Adult Patients with Acute Respiratory Distress Syndrome. *Am J Respir Crit Care Med* 2006;173:882-889.
61. Meduri GU, Headley AS, Golden E, Carson SJ, Umberger RA, Kelso T, Tolley EA. Effect of prolonged methylprednisolone therapy in unresolving acute respiratory distress syndrome: a randomized controlled trial. *JAMA* 1998;280:159-165.
62. The National Heart, Lung, and Blood Institute Acute Respiratory Distress Syndrome Clinical Trials Network – ARDSNET. Efficacy and Safety of Corticosteroids for Persistent Acute Respiratory Distress Syndrome. *N Engl J Med* 2006 Apr 20;354:1671-1684.
63. Matot I, Sprung C. Definitions of Sepsis. *Intensive Care Medine* 2001;27:S3-S9.
64. Gadek T, et al. Effect of Enteral Feeding with EPA, GLA and Antioxidants in Patients with SARA. *Crit Care Med* 1999;27:1409-1420.
65. Pontes-Arruda A, Aragão AMA, Albuquerque JD. Effects of enteral feeding with eicosapentaenoic acid, [gamma]-linolenic acid, and antioxidants in mechanically ventilated patients with severe sepsis and septic shock. *Critical Care Medicine* 2006 Sept;34(9):2325-2333.
66. Simmons RS, Berdine GG, Seidenfeld JJ, et al. Fluid balance and the adult Respiratory distress syndrome. *Am Rev Respir Dis* 1987;135:924-929.

43

DISFUNÇÃO NEUROLÓGICA

Rose Plotnik

INTRODUÇÃO

O choque é uma síndrome caracterizada por uma incapacidade do sistema circulatório em fornecer oxigênio e nutrientes aos tecidos de forma a atender às suas necessidades metabólicas. Esta definição de choque mostra uma direta relação da condição hemodinâmica com o metabolismo. Um quadro cardiocirculatório de hipotensão arterial, baixo débito cardíaco e aumento da resistência vascular periférica pode ser adequado para uma condição de baixo metabolismo tecidual. Por outro lado, um débito cardíaco elevado associado a pressão arterial e resistência arterial sistêmica normais pode representar uma condição de choque na presença de hipermetabolismo, em situações de conteúdo arterial de oxigênio insuficiente ou quando existe alteração celular da capacidade de extração ou de utilização do oxigênio. É bem aceito que significante hipoperfusão pode ocorrer na presença de pressão arterial normal. A hipoperfusão é o marco principal do choque. Queda da perfusão tecidual promove hipoxia tecidual com substituição de metabolismo aeróbico por anaeróbico e conseqüente acidose láctica.[1,2]

Os danos teciduais no choque resultam da hipoxia, baixa oferta de nutrientes, reduzida depuração de substâncias tóxicas, maior afluxo de substâncias lesivas aos tecidos, ação direta de toxinas, ativação de mecanismos agressores, redução nos mecanismos de defesa, interdependência entre órgãos e efeito danoso da terapêutica. Esses diversos mecanismos de agressão tecidual no choque podem ganhar maior ou menor destaque dependendo do tecido envolvido, fase evolutiva e etiologia do mecanismo desencadeador. Nas condições de baixo fluxo sanguíneo tecidual existe inicialmente uma redução na oferta local de oxigênio. Durante a hipoxemia tecidual, observa-se, em alguns órgãos, um aumento dos capilares perfundidos e vasodilatação arteriolar. Isto é desencadeado por mediadores locais, que aumentam a capacidade de resistência à hipoxemia. Quando a hipoxemia atinge níveis críticos, aumenta a atividade adrenérgica sistêmica de forma a privilegiar o fluxo de alguns órgãos como cérebro, miocárdio e adrenais.[1]

O cérebro de um adulto corresponde somente a 2% da massa corporal total; é suprido por 15% do débito cardíaco e consome 20% de toda a energia corporal.

Em condições de repouso, a energia requerida pelo cérebro é providenciada exclusivamente pelo metabolismo oxidativo da glicose. O sistema nervoso central utiliza metabolismo exclusivamente aeróbico para obter energia e não armazena glicose nem oxigênio.[3,4] A manutenção da função e da integridade estrutural do tecido cerebral depende de um suprimento contínuo de oxigênio e de glicose pelo sangue. Estes dados justificam a incapacidade do cérebro em suportar mais do que alguns minutos de anoxia.[5,6] Em estudos experimentais com animais observou-se, no entanto, que mesmo em situações de parada da circulação cerebral, pode haver uma impressionante recuperação funcional. No entanto, no homem, a interrupção do fluxo sanguíneo para o cérebro ou a hipoperfusão cerebral de relativa curta duração é freqüentemente associada à pobre evolução neurológica.[7] A parada cardiorrespiratória (PCR) ou o choque grave e prolongado podem determinar importante comprometimento neurológico. Apenas 10% dos pacientes que sobrevivem ao procedimento inicial de reanimação cardiorrespiratória e cerebral (RCRC) recuperam-se sem seqüelas neurológicas ou com graus leves a moderados de incapacidade funcional. Os dados do *Brain Resuscitation Clinical Trial* I mostrou que quando o tempo de PCR é menor que 6 minutos e o tempo de reanimação inferior a 30 minutos, somente 50% dos pacientes evoluem com boa recuperação neurológica. Nos casos em que o tempo de PCR é maior que 6 minutos e o tempo de reanimação excede 30 minutos, o número de pacientes que têm boa evolução neurológica é inferior a 3%. A hipoperfusão cerebral pode ser um importante determinante da evolução clínica, devido a possibilidade de um dano cerebral irreversível.[6] O objetivo deste capítulo é discutir aspectos relacionados com a fisiologia do fluxo sanguíneo cerebral e pressão de perfusão cerebral, fluxo sanguíneo no choque, isquemia cerebral secundária a hipoperfusão cerebral, vulnerabilidade seletiva do tecido cerebral e apresentação clínica do envolvimento cerebral no choque.

FLUXO SANGUÍNEO E PRESSÃO DE PERFUSÃO CEREBRAL

O fluxo sanguíneo cerebral (FSC) normal em um indivíduo acordado, com uma $PaCO_2$ de 40 mmHg, é de aproximadamente 53 ml/100 g de tecido cerebral/ min. O valor normal do conteúdo de oxigênio do sangue arterial ($CaO_2 = 1{,}34 \times Hg \times$ Saturação arterial O_2) é 14 ml/dl e o conteúdo de oxigênio do sangue venoso jugular ($C\overline{v}O_2$) é de 7,7 ml/dl. Logo, a diferença arteriovenosa de oxigênio, ou $C_{a\text{-}v}O_2$ é de 6,3 ml/dl e o consumo cerebral de oxigênio é de 3,2 ml/100 g de tecido cerebral/min.[5,8] O consumo cerebral de O_2 pode ser calculado pela fórmula:

$$\text{Consumo cerebral de } O_2 = FSC \times C_{a\text{-}v}O_2$$

Os níveis de consumo cerebral de O_2 variam conforme a atividade cerebral. Em pacientes em coma, o consumo é muito menor enquanto na presença de convulsões se encontra aumentado. Normalmente, a diferença do $C_{a\text{-}v}O_2$ é relativamente constante e o fluxo sanguíneo cerebral é que sofrerá alterações frente às mudanças no consumo cerebral de O_2. No entanto, em situações iniciais de baixo fluxo cerebral, o consumo cerebral de O_2 pode ser mantido por um aumento da capacidade de extração de O_2 pelo tecido cerebral.[8,9]

As variáveis mais importantes na determinação do FSC estão presentes nas fórmulas abaixo:

$$FSC = \frac{k\ PPC \times (\text{Diâmetro vascular})^4}{8 \times \text{Viscosidade sanguínea} \times c}$$

onde:

PPC = pressão perfusão cerebral;
c = comprimento do vaso;
k = constante

$$FSC = \frac{PPC}{RVC}$$

ou

$$FSC = \frac{PAM - PIC}{RVC}$$

onde:

PPC = pressão perfusão cerebral;
RVC = resistência vascular cerebral;
PAM = pressão arterial média;
PIC = pressão intracraniana.

O diâmetro vascular é o principal denominador da resistência cerebrovascular. Conseqüentemente, fatores que alteram o diâmetro arteriolar têm grande influência no FSC. Em contraste, alterações da PPC ou da viscosidade do sangue têm pequena influência no FSC, em condições normais, porque esses desencadeiam mecanismos compensatórios que alteram o diâmetro arteriolar, com o objetivo de manter um FSC constante às necessidades metabólicas.

A viscosidade sanguínea é inversamente relacionada com o fluxo sanguíneo. Quanto maior a viscosidade sanguínea, menor o fluxo. O hematócrito é o principal determinante da viscosidade sanguínea. A oferta de oxigênio ao cérebro é máxima para hematócritos entre 30% e 40%. Hematócritos abaixo de 30% podem aumentar o FSC mas comprometem a oferta de oxigênio, pela queda no conteúdo arterial de oxigênio.[5,8]

A pressão de perfusão cerebral é útil como um guia de adequação da circulação cerebral. É definida como um gradiente de pressão sanguínea através do cérebro. Em pacientes em posição supina, a PPC pode ser considerada igual à pressão arterial média menos a pressão intracraniana. Em pessoas normais, a PPC encontra-se entre 70 e 100 mmHg. Os níveis mínimos seguros de PPC são provavelmente de 50 a 60 mmHg. Em laboratório, isquemia não vem sendo identificada até que a PPC diminua para menos que 30 a 40 mmHg. Em pacientes com traumatismo cranioencefálico grave, a PPC segura é provavelmente de 70 mmHg devido à presença de possíveis áreas de isquemia regional grave.[4]

A resistência vascular cerebral é determinada principalmente pelo tônus vascular (vasodilatação ou vasoconstrição). Na ausência de lesão cerebral, o FSC mantém-se constante na presença de alterações da pressão arterial média ou de alterações da pressão intracraniana. Este mecanismo capaz de manter o FSC constante é denominado de auto-regulação cerebral. A resistência vascular cerebral é a variável fisiológica determinante da auto-regulação cerebral. Em indivíduos saudáveis, o FSC permanece constante frente uma PAM entre 60 e 160 mmHg ou uma PPC entre 50 e 150 mmHg. Em pacientes hipertensos crônicos ou na presença de lesões de carótida que limitem o fluxo cerebral, ambos os limites inferior e superior da auto-regulação estão elevados.[10] Quando a PPC diminui por queda na PAM, a auto-regulação cerebral produz vasodilatação arteriolar, diminuindo a RVC e mantendo o fluxo. Na presença de pressão de perfusão elevada, ocorre vasoconstrição cerebral e o FSC permanece inalterado. Quando a pressão sanguínea encontra-se fora dos limites da auto-regulação, o FSC é exclusivamente dependente da PPC. A auto-regulação é uma propriedade vulnerável da circulação cerebral e pode ser facilmente comprometida na presença de doenças cerebrais.[4,5,9]

O fluxo sanguíneo também é influenciado pelas seguintes variáveis que alteram a resistência vascular cerebral: metabolismo cerebral, pressão parcial de CO_2 no sangue arterial ($PaCO_2$) e pressão parcial de O_2 no sangue arterial (PaO_2).

Em situações normais, a atividade metabólica cerebral determina o FSC, ajustando a oferta de oxigênio à demanda. Este acoplamento oferta/demanda ocorre tanto em termos globais como regionais. O aumento do metabolismo cerebral resulta em vasodilatação cerebral e aumento do FSC. A vasodilatação cerebral deve-se provavelmente ao surgimento da acidose, isquemia, hipoxia e hipercapnia no tecido cerebral. O óxido nítrico liberado pelos neurônios ativados também desempenha um papel essencial no aumento do fluxo, decorrente da ativação metabólica.[4,5]

O FSC varia de maneira linear com a $PaCO_2$ entre 20 e 80 mmHg em situações fisiológicas. Essas mudanças do fluxo são mediadas pela vasodilatação ou vasoconstrição cerebral. A alteração do pH cerebral perivascular, desencadeada pelas variações na $PaCO_2$, é o evento inicial que levará às mudanças no tônus vascular. Em pacientes com uma $PaCO_2$ normal de 40 mmHg, a queda da $PaCO_2$ para 20 mmHg determina uma redução do FSC em 50%, atingindo um fluxo de 20 a 25 ml/100 g/min. O aumento da $PaCO_2$ para 80 mmHg aumenta em 2 vezes o FSC. A reatividade cerebral ao CO_2 produz alterações no FSC sem qualquer propósito fisiológico aparente e independente dos níveis de pressão de perfusão ou metabolismo cerebral. É diferente da auto-regulação, que é um mecanismo adaptativo. A hiperventilação com profunda hipocapnia favorece o desenvolvimento de isquemia cerebral por 2 mecanismos: vasoconstrição cerebral com redução de fluxo sanguíneo para níveis inferiores às necessidades metabólicas e desvio da curva de dissociação da hemoglobina para a esquerda com menor liberação de oxigênio. A hipocapnia produz redução do FSC e, conseqüentemente, do volume sanguíneo cerebral. É a partir destas informações que se baseiam as medidas terapêuticas de hiperventilação para reduzir a pressão intracraniana. Durante a hiperventilação ou hipoventilação prolongada, o FSC tende a retornar aos seus valores basais em algumas horas (8 a 12 horas). O acúmulo ou perda compensadora de bicarbonato permite um retorno do pH extracelular ao normal, mesmo sem modificações da $PaCO_2$. Sendo assim, a suspensão abrupta da hiperventilação prolongada pode determinar uma acidose respiratória relativa, mesmo com $PaCO_2$ normal. Neste momento, ocorre queda do pH perivascular causando vasodilatação cerebral e súbito aumento da PIC.

O FSC é constante em uma larga faixa de alterações da PaO_2. Apenas quando a PaO_2 cai abaixo de 50 mmHg, ocorre vasodilatação e aumento do FSC. Com uma PaO_2 de 35 mmHg, o FSC aumenta em 32% e, com uma PaO_2 de 15 mmHg, o FSC é elevado para 4 vezes o valor normal. A influência do aumento da PaO_2 no FSC é menor, havendo uma queda de 10% no FSC quando a PaO_2 atinge 200 a 300 mmHg.[4,5,8,9]

FLUXO SANGUÍNEO CEREBRAL NO CHOQUE

O cérebro tem um sistema de auto-regulação efetivo que providencia a manutenção do FSC dentro de estreitos limites, mesmo com variações da pressão de perfusão. Este fenômeno é operativo somente em tecidos cerebrais não-lesados. Quando há lesão do tecido cerebral, o FSC é dependente da pressão de perfusão cerebral. A pressão arterial muito elevada pode resultar em hiperperfusão (hiperemia) cerebral e determinar o surgimento do edema por extravasamento, enquanto a baixa pressão arterial resulta em isquemia cerebral.[7]

Alterações cerebrais são muito mais freqüentes no choque séptico do que em outros tipos de choque. Alguns estudos de fluxo sanguíneo cerebral mostram que o achado de isquemia durante a sepse é um achado possível, porém não muito freqüente, fora de condições críticas de perfusão.[1]

No choque hipovolêmico, as fases iniciais de perda de volume sanguíneo circulante decorrente de sangramento determinam um declínio do débito cardíaco e da pressão arterial sistêmica. Com queda de 60% dos níveis de volemia, débito cardíaco e pressão arterial sistêmica, o fluxo sanguíneo cerebral mantém-se estável. No entanto, reduções do volume sanguíneo que determinam queda de mais de 50% do débito cardíaco ou diminuição da pressão arterial para 50 mmHg ou menos estão associadas com hipoperfusão cerebral. Neste momento, o FSC é reduzido para aproximadamente metade do normal e o metabolismo cerebral pode ainda ser parcialmente compensado por aumento da extração de O_2 do tecido cerebral.

Nas situações de hipoperfusão cerebral, o FSC distribui-se de maneira heterogênea entre as diferentes áreas do cérebro. O tecido cerebral hemisférico é uniformemente hipoperfundido, enquanto tecidos de áreas centrais como ponte, bulbo e medula cervical são mantidos com fluxo em níveis quase normais. Esses dados permitem concluir que, em situações de hipotensão arterial grave, o FSC é preferencialmente distribuído em áreas cerebrais que controlam o sistema cardiovascular.[7,11]

FLUXO SANGUÍNEO E ISQUEMIA CEREBRAL

Os estudos experimentais das últimas décadas permitiram um melhor entendimento dos limiares de fluxo associados com disfunção cerebral e seus mecanismos fisiopatológicos. O FSC de aproximadamente 18 a 20 ml/100 g/min dá início ao edema cerebral isquêmico e quando perdura pode determinar dano neuronal irreversível. No entanto, isquemia com este fluxo não ocorre quando o metabolismo foi reduzido por barbitúricos ou hipotermia. As reduções de FSC para 20% (10 ml/100 g/min) ou menos do normal correlacionam-se com o desenvolvimento de dano tecidual irreversível ou mesmo um infarto (Quadro 43-1).[5] A zona de penumbra é descrita como o tecido cerebral com FSC entre o limite superior do limiar para disfunção elétrica e o limite inferior do limiar para disfunção da membrana. O tecido isquêmico dessa zona mostra-se com um silêncio elétrico e sem função, mas marginalmente viável. Este tecido pode recuperar-se quando o fluxo adequado é restituído ou evoluir com dano irreversível frente a uma isquemia sustentada. A janela de tempo para reversão da zona de penumbra no ser humano é desconhecida, mas em modelos animais é de 4 horas ou menos. A perda de tecido cerebral está diretamente relacionada

Quadro 43-1. Fluxo sanguíneo cerebral e atividade neuronal

FSC: ml/100 g/minuto	*Atividade neuronal*
50	Normal
< 25	Paralisia reversível, lentificação do EEG
< 18-20	Abole atividade espontânea no EEG, limiar isquêmico, se persistente = dano permanente
< 15	Abole potenciais evocados somatossensitivos
≤ 10	Morte neuronal

com a gravidade e a duração da hipoperfusão cerebral, bem como com outros fatores metabólicos (temperatura, hiperglicemia).

Na redução do FSC para níveis inferiores a 20 ml/100 g/min, a fisiopatologia do desaparecimento da atividade elétrica espontânea ou dos potenciais evocados parece estar associada com a formação de edema cerebral isquêmico inicial. Quando ocorre queda do fluxo para menos de 10 ml/100 g/min do normal, então existe aumento nas concentrações extracelulares de potássio, influxo de sódio e cálcio e dano neuronal irreversível. Nessa fase, a isquemia cerebral produz liberação maciça de aminoácidos excitatórios, especialmente o glutamato e o aspartato. Esses neurotransmissores estimulam 2 receptores pós-sinápticos, NMDA (*N*-metil-D-aspartato) e AMPA (alfamino-3-hidróxi-5-metil-4-isoxazol-ácido propiônico), o que causa o grande influxo neuronal de sódio e cálcio. Como resultado dessas alterações iônicas, ocorre a despolarização neuronal, disfunção mitocondrial com falência na produção de ATP e liberação de citocromo C, ativação de proteases, lesão de membranas, necrose e apoptose. As alterações fisiopatológicas iniciais ocorrem poucos minutos após a redução grave do FSC (Quadro 43-2). Essas alterações levam a maior liberação de glutamato e criam um ciclo vicioso conhecido como "cascata excitotóxica" que evolui por horas ou dias. Apesar da morte neuronal secundária à isquemia ser classica-

Quadro 43-2. Conseqüências fisiopatológicas da hipoperfusão cerebral

Conseqüências	*Tempo*
Depleção do oxigênio	10 segundos
Depleção de glicose	2-4 minutos
Conversão para metabolismo anaeróbio	2-4 minutos
Exaustão do ATP celular	4-5 minutos
Efluxo de potássio	
Influxo de sódio	
Influxo de cálcio	

mente considerada como necrose, evidências indicam que muitos neurônios evoluem para apoptose. A grande produção de radicais livres, ácido araquidônico e o aumento do cálcio intracelular teriam participação importante neste processo de apoptose.

A qualidade da função do sistema nervoso central não depende apenas da intensidade e da duração da isquemia mas também da qualidade da reperfusão cerebral após a isquemia. O período de restabelecimento do FSC após isquemia cerebral global em condições de PCR caracteriza-se por uma fase inicial de *no-reflow* com isquemia multifocal, seguida por um curto período de hiperemia global após uma prolongada hipoperfusão cerebral. O *no-reflow* após isquemia é o principal fator limitante da sobrevida e da qualidade de recuperação no período que se segue a PCR. A hiperemia após a isquêmica resulta de excessivos mecanismos vasodilatadores como a acidose e o acumulo de adenosina. O período de hipoperfusão não tem seus mecanismos bem definidos. Nesse período de hipoperfusão, o FSC pode decrescer para níveis inferiores à metade do normal. O edema cerebral é uma importante manifestação de dano cerebral secundário à isquemia e não ocorre durante interrupção completa de fluxo sanguíneo. Desenvolve-se imediatamente após o reinicio da circulação cerebral, ou seja, durante o período inicial de reperfusão. Estudos experimentais têm demonstrado um importante aumento da osmolaridade do tecido cerebral durante períodos de parada circulatória. No período inicial de recuperação da circulação cerebral, ocorre a reperfusão do parênquima cerebral hiperosmótico com um sangue isotônico. Nesse momento, o gradiente de pressão osmótica entre o tecido cerebral pós-isquêmico e o sangue determina um movimento de água para dentro do tecido. Nos casos em que a recirculação é adequada, o edema cerebral e a hipertensão intracraniana podem estar resolvidos em horas. Nas situações de isquemia cerebral focal com formação de infarto, o edema cerebral pode ter um curso variável e imprevisto. Sua resolução pode ocorrer em um período de dias ou resultar em complicações fatais como o inchaço *(swelling)* cerebral maligno com herniações.[5-7,11,12]

VULNERABILIDADE SELETIVA DO CÉREBRO

Uma observação neuropatológica freqüente nos pacientes que sobrevivem a situações de baixo FSC ou parada completa de fluxo é a presença de infartos hemorrágicos disseminados e a destruição de células nervosas de áreas seletivamente vulneráveis. Os infartos hemorrágicos preferencialmente comprometem zonas que estão localizadas entre os territórios irrigados pelas grandes artérias cerebrais. As células piramidais de alguns setores do hipocampo parecem ser os neurônios mais vulneráveis. Um fenômeno que atrai grande interesse neste contexto é o prolongado período para a extinção das células nervosas nos tecidos de seletiva vulnerabilidade. Curtos períodos de hipoperfusão cerebral (2 minutos) são suficientes para induzir a destruição seletiva de células nervosas nessas áreas. O breve período de isquemia determina o início de um estado de hiperexcitação das células nervosas das áreas de seletiva vulnerabilidade. A seguir, essas células tornam-se autônomas e são aparentemente incapazes de terminar esse comportamento até a sua própria destruição. Este estado de hiperatividade das células piramidais do hipocampo desaparece completamente no segundo dia após a isquemia.[7]

Com os atuais conhecimentos, não sabemos se os infartos hemorrágicos disseminados localizados nas zonas de transição de irrigação das grandes artérias cerebrais são um fenômeno secundário que possa ser inibido por terapia apropriada. Entretanto, acredita-se que a morte tardia de células nervosas com seletiva vulnerabilidade pode ser evitada e inúmeras tentativas terapêuticas estão sendo pesquisadas.

As pesquisas atuais estão sendo dirigidas para o fenômeno de tolerância à isquemia. Um grande número de estímulos têm sido identificados nos últimos anos como indutores de tolerância à isquemia (curtos episódios de hipoxia, hipertermia, exposição a lipopolissacarídeos). O denominador comum desses indutores é que eles provocam estresse moderado a grave nas células, o que aparentemente aumenta a resistência celular contra subseqüentes estresses isquêmicos. Esforços específicos têm sido realizados no desenvolvimento de tratamentos alternativos que modifiquem a vulnerabilidade cerebral para isquemia. Vários estudos têm avaliado a eritromicina como droga indutora de tolerância à isquemia.[13]

APRESENTAÇÃO CLÍNICA DO ENVOLVIMENTO CEREBRAL NO CHOQUE

Como o coração, o cérebro é um órgão quase exclusivamente dependente da perfusão, mais do que da extração, para atingir as necessidades metabólicas oxidativas. O cérebro tem como mecanismo de proteção a capacidade de auto-regulação da perfusão. A função cerebral pode ser afetada de modo significativo por queda regional da PPC imposta pela doença cerebrovascular prévia. Na ausência de comprometimento da circulação cerebral, a pressão de perfusão cerebral geralmente declina quando a PAM cai abaixo de 60 a 70 mmHg. Embora o decréscimo da PPC afete todos os níveis de função cerebral, a mais comum manifestação clínica é a alteração aguda do estado mental, variando desde leve alteração na acuidade mental até estados de coma.[14]

Vários tipos de lesões cerebrais estruturais focais podem ocorrer após grave e prolongada hipotensão. Pacientes desse grupo usualmente permanecem em coma por 12 horas ou mais e despertam com comprometimento motor focal ou multifocal, sensorial e intelectual. Entre essas manifestações clínicas com sinais focais as 3 principais síndromes são cegueira cortical parcial ou completa, paresia bibraquial e quadriparesias.

A cegueira cortical pode ser transitória ou permanente e provavelmente resulta da isquemia desproporcional de ambos os pólos occipitais.

A síndrome da paresia bibraquial decorre do infarto bilateral do córtex motor na região que inerva os braços (zona entre a artéria cerebral anterior e média). O déficit é mais proximal que distal e tem sido descrito com "o homem em barril". Muitos deste pacientes são gravemente comprometidos e não sobrevivem.[4]

REFERÊNCIAS BIBLIOGRÁFICAS

1. Akamine N, Júnior CJF, Knobel E. Fisiopatologia dos estados de choque. In: Knobel E, editor. *Condutas no paciente grave*. 2ª ed. São Paulo: Atheneu, 1998. p. 4-15.
2. Veiga PM, Mello C, Sharma VK, Dellinger RP. Shock: pathogenesis and general principles of management. In: Vincent JL, editor. *Yearbook of intensive care and emergency medicine*. Berlin: Springer-Verlag, 2004. p. 152-63.
3. Robertson CS, Cormio M. Cerebral metabolic management. *New Horizons* 1995 Aug 3;3:410-22.
4. Ropper HA, Gress DR, Diringer MN, Green DM, Mayer SA, Bleck TP. *Neurological and Neurosurgical Intensive Care. Intracranial physiology and elevated intracranial pressure*. 4th ed. Philadelphia: Lippincott Williams & WilKins, 2004. p. 12-25.
5. Neto AC, Machado FS. Traumatismo cranioencefálico. In: Knobel E, editor. *Terapia intensiva neurológica*. 1ª ed. São Paulo: Atheneu, 2003. p. 59-82.
6. Richmond TS. Cerebral resuscitation after global brain ischemia. *AACN Clin Issues* 1997 May;8(2):171-81.
7. Baethmann A, Kempski O. The brain in shock. *CHEST* 1991;100:205S-8S.
8. Bouma GJ, Muizelaar JP. Cerebral blood flow in severe clinical head. *New Horizons* 1995 Aug 3;3:384-94.
9. Wijdicks EFM. The clinical practice of critical care neurology. *Management of intracranial pressure*. Philadelphia: Lippincott-Raven, 1997. p. 76-87.
10. Cheatha ML, Block EFJ, Promes JT, Smith H. Shock: an overview. In: Irwin RS, Rippe JM, editors. *Intensive care medicine*. 5th ed. Philadelphia: Lippicott Williams & Wilkins, 2003. p. 1761-78.
11. Veremakis C, Lindner DH. Central nervous system injury: essential physiologic and therapeutic concerns. In: Civetta JM, Taylor RW, Kirby RR, editors. *Critical care*. 3rd ed. Philadelphia: Lippincott – Raven, 1997. p. 273-89.
12. Lippa CF, Moonis M. Generalized anoxia/ischemia of the nervous system. In: Irwin RS, Rippe JM, editors. *Intensive care medicine*. 5th ed. Philadelphia: Lippicott Williams & Wilkins, 2003. p. 1876-79.
13. Koerner IP, Brambrink AM. Altered genomic response to isquemia: a means of isquemic tolerance inductionin the brain? In: Vincent JL, editor. *Yearbook of intensive care and emegency medicine*. Berlin: Springer-Verlag, 2004. p. 779-88.
14. Jimenez EJ. Shock. In: Civetta JM, Taylor RW, Kirby RR, editors. *Critical care*. 3rd ed. Philadelphia: Lippincott – Raven, 1997. p. 359-87.

44

Disfunção Renal Aguda Associada ao Choque

Douglas Henrique Macedo

INTRODUÇÃO

O choque é uma condição muito comum e com freqüência leva a disfunções orgânicas. A insuficiência renal surge com freqüência como parte desse complexo e tem uma importância prognóstica crucial nesse contexto.

O objetivo deste capítulo é descrever o que acontece com os rins numa condição que se caracteriza, entre outras coisas, por uma perfusão renal inadequada, ou seja, por uma oferta de oxigênio às células renais que não atende às suas necessidades, o que gera hipoxia celular e respiração anaeróbica. Como a insuficiência renal aguda (IRA) associada ao choque acontece em pacientes graves e normalmente apresenta etiologia multifatorial, serão usados os termos insuficiência renal aguda e necrose tubular aguda (NTA) de forma indiscriminada, uma vez que a última é o achado histopatológico na insuficiência renal associada à isquemia, nefrotoxicidade e sepse.

Para que possamos entender melhor as bases fisiopatológicas do tratamento da disfunção renal associada ao choque, é importante fazer algumas considerações sobre circulação, metabolismo e insuficiência renal.

CIRCULAÇÃO E METABOLISMO RENAL

Os rins correspondem a aproximadamente 0,5% do peso corporal. No entanto, eles recebem de 20% a 25% do débito cardíaco, ou seja, 1.000 a 1.200 ml/min. Quando se mede a diferença arteriovenosa de oxigênio, verifica-se que ela é baixa. Isso indica que o fluxo sanguíneo renal (FSR) é muito maior que suas necessidades.

O alto fluxo sanguíneo e a baixa diferença arteriovenosa dão a falsa impressão de que os rins são órgãos altamente privilegiados, com relação à oxigenação tecidual. No entanto, o FSR distribui-se irregularmente pelo parênquima renal. O fluxo cortical renal é 2 vezes e meia maior que o fluxo medular. Isso faz com que a medula renal tenha um fluxo semelhante a outros órgãos, ou seja, bem menor que 4 mililitros por minuto por grama de tecido. Outra característica importante da região medular é a baixa pressão parcial de oxigênio, em torno de 10 a 20 mmHg, em contraste com a região cortical, que apresenta PO_2 de cerca de 50 mmHg. Essa hipoxia medular é considerada fisiológica, pois é necessária para uma concentração urinária eficiente. Se o fluxo sanguíneo for alto, rompe o gradiente osmolar do interstício, alterando o mecanismo de contracorrente multiplicador. Se for baixo, ocorre lesão isquêmica das células tubulares. Desta forma, verifica-se que os rins, principalmente a região medular, são órgãos suscetíveis a instabilidades hemodinâmicas.

Apesar disso, há mecanismos de auto-regulação da circulação renal.

Mecanismos de auto-regulação renal

Os vasos renais são dotados de musculatura lisa e a vasoconstrição ou dilatação é dependente de fatores humorais, neurogênicos e físicos intra-renais, agindo na arteríola aferente, eferente ou ambas.

O fenômeno da auto-regulação no rim é demonstrado com variações de pressão arterial entre 80 e 180 mmHg. Um aumento da pressão de perfusão é acompanhado por um equivalente aumento da resistência vascular, permanecendo inalterado o fluxo sanguíneo renal total. Este aumento ou diminuição na resistência vascular altera tanto a filtração glomerular quanto o FSR.

As teorias envolvidas no processo de auto-regulação são miogênica e retroalimentação túbulo glomerular. Provavelmente as 2 são válidas.

Segundo a teoria miogênica, a musculatura contrai-se e relaxa em resposta a aumento ou redução da tensão na parede vascular, respectivamente. Em resposta ao aumento abrupto na pressão de perfusão, há um concomitante incremento no raio do vaso. A musculatura lisa do vaso responde com contração. O contrário ocorre na queda da pressão de perfusão. Atribui-se a mediação desse processo à entrada de cálcio nas células musculares lisas dos vasos.

Segundo a teoria da retroalimentação túbulo-glomerular, quando há um aumento na pressão arterial, há um aumento do FSR e da pressão hidráulica do capilar glomerular. Isso leva a um aumento da filtração glomerular e da oferta de fluido ao túbulo distal. Essa oferta aumentada sensibilizaria a mácula densa, que ativaria mecanismos efetores. O aumento da resistência pré-glomerular reduziria o FSR, a pressão glomerular e a taxa de filtração glomerular. O mecanismo efetor não está esclarecido e pode ser mediado pela ativação do sistema renina-angiotensina, da adenosina, do ATP ou de algum prostanóide.[1]

Sem os mecanismos de auto-regulação, os rins ficam mais suscetíveis à disfunção.

Quadro 44-1. Substâncias vasoativas na microcirculação renal

Substância	*Arteríola aferente*	*Arteríola eferente*
Acetilcolina	Dilatação	Dilatação
Bradicinina		
Dopamina		
Glicocorticóides		
Histamina		
Óxido nítrico		
Prostaglandinas E_1, E_2, I_2		
Angiotensina II	Constrição	Constrição
Endotelina		
Fator de agregação plaquetária		
Leucotrienos		
Noradrenalina		
Tromboxane		
Peptídeo atrial natriurético	Dilatação	Constrição

Diversas substâncias (Quadro 44-1) têm a capacidade de interferir na hemodinâmica glomerular.[1] Este fato é importante, pois é o cerne da fisiopatologia da disfunção renal associada ao choque.

INSUFICIÊNCIA RENAL

Definição

Infelizmente, uma das grandes dificuldades no manuseio de pacientes nefropatas é a inexistência de uma definição ou consenso para insuficiência renal aguda. Numa revisão, foram achadas 30 definições diferentes para a insuficiência renal aguda. É evidente que isto torna difícil comparar os resultados dos diversos trabalhos. Há um esforço internacional em se estabelecer uma definição única e que contemple características demográficas, fatores de risco e escores de gravidade.[2] Teoricamente, entende-se insuficiência renal aguda como uma condição em que há redução abrupta da filtração glomerular, mas essa definição não é operacionalmente válida.

Epidemiologia

Num estudo multicêntrico realizado por Liaño *et al.*,[3] verificou-se que 0,37% dos pacientes internados desenvolveram insuficiência renal aguda. Outros autores[4,5] evidenciaram uma incidência maior (1,9% a 4,9%).

Quando a incidência de insuficiência renal aguda nas UTI é verificada, o resultado varia entre 3% e 16%, dependendo da população estudada e da definição utilizada.[6-8]

Quanto à mortalidade na disfunção renal aguda, há décadas ela se mantém em torno de 50%. É evidente que a mortalidade varia conforme o contexto. Na IRA sem complicações, usualmente tratada fora da UTI, a mortalidade varia de 5% a 10%.[4,5] Entre pacientes críticos, a mortalidade chega a 70%.[3,9]

Apesar da complexidade das múltiplas disfunções orgânicas, a disfunção renal aguda determina, independentemente, um aumento na mortalidade.[10]

Etiologia e fatores predisponentes

No manejo dos pacientes graves, é freqüente detectar insuficiência renal aguda (ou crônica agudizada) de etiologia multifatorial. Entre as principais causas de disfunção renal aguda, destacam-se hipovolemia, sepse, nefrotoxicidade (endógena ou exógena), disfunção miocárdica e hipertensão maligna.

Algumas condições aumentam a suscetibilidade à insuficiência renal aguda: disfunção renal prévia, disfunções cardíaca e hepática, idade do paciente, desidratação, uso de drogas, infecção, inflamação sistêmica, como pancreatite aguda, politrauma, cirurgias de grande porte, além de outras. São situações que interferem na auto-regulação e favorecem a hipoperfusão renal. A hipotensão não é, portanto, pré-requisito para o desenvolvimento de insuficiência renal aguda.[11]

Por que os rins são tão suscetíveis à disfunção? Além da hipoxia medular, os rins são sensíveis por causa da sua capacidade de concentração. Muitas substâncias tóxicas, quando ingeridas, são concentradas nos túbulos renais e essa alta concentração intratubular de nefrotóxicos faz com que as células tubulares fiquem mais expostas aos efeitos lesivos destas substâncias.

Quadro clínico e laboratorial

Esta síndrome apresenta algumas características clínicas e laboratoriais, mas não há obrigatoriedade da presença de todas elas. A presença de uma ou outra depende de vários fatores: velocidade de instalação e progressão, presença de diurese residual, grau de comprometimento da função tubular, contratilidade miocárdica, entre outras.

As alterações clínicas mais freqüentes são rebaixamento do nível de consciência, *flapping*, confusão mental, hipertensão arterial, dispnéia, derrame pleural, ascite, náusea e vômitos, hálito amoniacal, edema de membros inferiores e oligúria. As alterações laboratoriais mais representativas da síndrome são redução no *clearance* de creatinina e uréia, elevação do nível de escórias nitrogenadas, acidose metabólica e hiperpotassemia.

Em situações de redução de aporte sanguíneo, a primeira região renal a sofrer com a hipoxia é a medular. Em virtude disso, ocorre lesão funcional na porção espessa da alça de Henle e a alteração na capacidade de concentração urinária é o sinal inicial da insuficiência renal aguda orgânica.[1]

Diagnóstico

O diagnóstico é baseado em dados clínicos e laboratoriais. O parâmetro laboratorial mais usado na clínica é a creatinemia. Apesar da facilidade na execução, a creatinina sérica é um parâmetro com diversas limitações. Primeiro, em situações de insuficiência renal grave, a creatinina é secretada, o que superestima o ritmo de filtração glomerular. Segundo, porque não é um parâmetro precoce de disfunção renal, o que pode acarretar num atraso na intervenção terapêutica. Terceiro, não é um parâmetro confiável em pacientes com perda importante de massa muscular.

Há esforços em se identificar parâmetros séricos ou urinários que sejam marcadores precoces de disfunção renal. Há também grande empenho em se obter um parâmetro de imagem que meça o ritmo de filtração glomerular e avalie o processo inflamatório em parênquima renal.[12]

PATOGÊNESE DA DISFUNÇÃO RENAL NO CHOQUE

Após o advento da diálise, há mais de 30 anos, pouco progresso ocorreu, no sentido de diminuir o desfecho letal na insuficiência renal aguda. Durante este período, muitas pesquisas foram realizadas para elucidar a fisiopatologia da necrose tubular aguda. O objetivo delas é facilitar o desenvolvimento de intervenções terapêuticas que previnam, diminuam a gravidade da disfunção renal ou acelerem sua recuperação.

Esses experimentos elucidaram vários aspectos da patogênese da NTA. Por causa deles, inúmeras intervenções foram efetivas em melhorar a disfunção renal em animais. No entanto, essas mesmas intervenções obtiveram pouco ou nenhum benefício em seres humanos.[13]

As pesquisas mostraram que a disfunção renal no choque é indissociável do contexto inflamatório.[14] De fato, verificou-se, em vários modelos experimentais, que o insulto isquêmico ou tóxico determina uma resposta inflamatória que pode ser alterada pela expressão de muitos genes.[15]

Conclui-se que o estabelecimento de um arcabouço fisiopatológico é complicado, em decorrência de diversos motivos: polimorfismo genético, combinação de insultos variados (isquemia, nefrotoxicidade e sepse), impossibilidade de transpor todas as conclusões dos modelos experimentais para o ser humano, existência de vários modelos experimentais de insuficiência renal aguda e de diversos outros modelos nefrotóxicos, com mecanismos diversos. Some-se a esses fatos a carência de informações histopatológicas em modelos humanos.

Atualmente, vários mecanismos de lesão são levados em consideração na insuficiência renal aguda: anormalidades no fluxo sanguíneo regional, inflamação, obstrução tubular, apoptose e disfunção de células epiteliais e endoteliais.

Serão citados alguns eventos importantes na fisiopatologia da disfunção renal aguda.

Eventos hemodinâmicos

Baseado em modelos clássicos de choque hipodinâmico, estabeleceu-se que o cerne da insuficiência renal aguda é a isquemia renal, cujo resultado é a vasoconstrição pré-glomerular e diminuição da filtração glomerular.[16]

No entanto, há muitos experimentos onde o fluxo renal era normal e a disfunção renal não se reverteu, de onde se conclui que há muito mais elementos envolvidos do que a hipoperfusão renal.

Classicamente, considera-se, como mais importante, a redução do fluxo sanguíneo regional para medula.[17] Mas, mesmo esse aforisma está sendo contestado nos dias de hoje, principalmente em modelos sépticos e hiperdinâmicos, em que o fluxo sanguíneo renal global e o medular estão aumentados.[18,19]

Em suma, a hipoperfusão renal pode ser importante nos estados hipodinâmicos, mas é pouco provável que desempenhe um papel principal no desenvolvimento da NTA, durante os estados hiperdinâmicos sépticos (o mais comum nos pacientes criticamente enfermos).[20]

Lesão endotelial e inflamação

A inflamação tem emergido recentemente como um dos principais mecanismos mediadores da insuficiência renal aguda isquêmica. Tanto a resposta imunológica celular quanto a resposta humoral estariam envolvidas.[21]

Um dos elementos mais importantes na patogênese da NTA é o endotélio. Após um insulto (isquêmico ou não), o endotélio libera fatores pró-inflamatórios e aumenta a expressão de moléculas de adesão. A interação endotélio-leucócito e a ativação da cascata de coagulação levam à produção de substâncias vasoconstritoras pré-glomerulares e à isquemia da medula renal, mesmo com um fluxo sanguíneo renal global adequado.

Não podemos esquecer também a participação dos túbulos na patogênese. Eles também produzem citocinas e quimiocinas, e potencializam o processo inflamatório.[22]

Há uma variedade enorme de elementos inflamatórios envolvidos na disfunção renal e foge ao escopo deste capítulo esmiuçar este assunto. No entanto, vale a pena citar alguns destes elementos (Quadro 44-2), para ilustrar uma idéia da complexidade do assunto.[14,23]

Quadro 44-2. Alguns elementos inflamatórios envolvidos na IRA

Citoquinas com propriedades vasoconstritoras	Fator de necrose tumoral (TNF), angiotensina II, tromboxane A_2, leucotrienos C_4 e D_4, endotelina-1, adenosina, prostaglandina H_2 derivada do endotélio, interleucina-6
Neurotransmissores simpáticos	Noradrenalina
Elementos celulares	Linfócito T, macrófagos
Citoquinas quimiotáticas	MCP-1, ENA-78, Gro-α, IL-8

Morte celular (necrose/apoptose)

Segundo Sutton *et al.*,[24] o desenvolvimento e a progressão da lesão celular no tecido renal é um contínuo de eventos. Durante o período inicial de isquemia, ocorre a maioria dos efeitos globais de depleção de ATP e hipoperfusão renal.

Durante a fase de progressão subseqüente, a reperfusão pós-isquêmica leva à recuperação e à lesão adicional (por mecanismos inflamatórios). A área mais sujeita a lesão é a medula renal, onde se encontram o segmento S3 dos túbulos proximais e o segmento espesso da alça de Henle. Provavelmente, o tempo de isquemia e a intensidade do processo inflamatório determinarão a duração da fase de manutenção.

Mesmo em períodos curtos de isquemia, há evidências de morte celular.[25] Há 2 tipos de morte celular: necrose e apoptose, e a última é uma forma de morte que é mediada por uma via bioquímica geneticamente determinada. Há algumas diferenças básicas entre os 2 tipos de morte celular, ressaltadas no Quadro 44-3.

Quadro 44-3. Diferenças entre apoptose e necrose[20]

	Apoptose	*Necrose*
Tamanho da célula	Diminuído	Aumentado
Despreendimento celular	Precoce e individual	Tardio e agrupado
Permeabilidade celular	Normal	Aumentada
Morfologia mitocondrial	Normal	Aumentada
Cromatina nuclear	Condensada e fragmentada	Ausência de condensação ou fragmentação
Corpos apoptóticos	Presentes	Ausentes
Desfecho final	Fagocitose	Lise
Clareamento celular (após despreendimento)	Rápido	Lento
Requisição de ATP	Presente	Ausente

Duas características acima devem ser ressaltadas: (1) o despreendimento celular leva a uma obstrução celular maior na necrose. Conseqüentemente, a retirada de células mortas do túbulo (clareamento) é mais lenta; (2) a permeabilidade tubular ao líquido intratubular é maior na necrose. Isto, somado aos debris celulares e ao aumento da pressão intratubular, leva à maior retrodifusão *(backleak)* do ultrafiltrado.

Os segmentos tubulares distais são mais glicolíticos que os proximais.[26] Isto contribui para sua resistência à necrose e favorece a apoptose[25,27] ou lesão subletal que, por sua vez, estão associadas à produção de citoquinas, quimioquinas e fatores de crescimento, que podem ter efeitos parácrinos sobre os túbulos, vasos adjacentes ou ambos.[28]

Recuperação da disfunção renal

Em contraste com o coração e o cérebro, o rim pode recuperar-se totalmente de uma lesão isquêmica ou tóxica, que leva a morte celular. Durante o processo de recuperação da lesão isquemia-reperfusão, células epiteliais tubulares sobreviventes (que normalmente apresentam uma baixa taxa de divisão celular), revertem a diferenciação e proliferam-se, cobrindo assim a área descoberta. Após este processo, ocorre a diferenciação celular. Neste momento, está restabelecida a integridade funcional do epitélio tubular. Este processo é controlado pelos fatores de crescimento. Entre eles, destacam-se: IGF-1, fator de crescimento de fibroblasto, fator de crescimento de hepatócitos (HGF), fator de crescimento epidermal (EGF), entre outros.

Além da função de reversão da diferenciação e proliferação celular, os fatores de crescimento podem participar do processo de inibição da apoptose e têm, portanto, um efeito citoprotetor.[28]

Cabe ainda destacar que as citoquinas podem desempenhar o papel principal na sinalização para a liberação dos fatores de crescimento.

Biomarcadores

Infelizmente, até o momento, não há um marcador precoce de lesão renal, assim como há para lesão miocárdica. Há uma esperança com relação ao marcador urinário KIM-1, uma glicoproteína transmembrana tipo 1, que não é expressa em rins normais, mas apresenta expressão em rins submetidos a certas condições de lesão.[29]

Na prática clínica diária, entretanto, o que acaba sendo usado, apesar de todas as limitações citadas anteriormente, é a creatinemia.

MANUSEIO DA DISFUNÇÃO RENAL NO CHOQUE

Prevenção

Um dos pontos mais importantes no manuseio da insuficiência renal aguda é a prevenção, que consiste em várias medidas: identificação de grupos de risco, profilaxia contra a toxidade dos contrastes iodados (hidratação, acetilcisteína, bicarbonato de sódio), identificação de casos com potencial de lise tumoral (hidratação, alopurinol, bicarbonato de sódio), hidratação vigorosa (com ou sem bicarbonato) em casos de rabdomiólise, evitar hipovolemia em pacientes de risco, dose única de aminoglicosídeos. Também é importante evitar drogas nefrotóxicas (p. ex., aminoglicosídeos, vancomicina, polimixina B, aciclovir, inibidores de enzima de conversão, bloqueadores de receptores de angiotensina II, antiinflamatórios não-esteróides). Caso seja necessário o uso de droga nefrotóxica, não esquecer de ajustar a dose. Pesar o risco-benefício de inibidores de enzima de conversão e dos bloqueadores de receptores de angiotensina II, nos casos de insuficiência renal aguda estabelecida. Lembrar da possibilidade de insuficiência renal pós-renal. Em casos de insuficiência renal de causa obscura, cogitar hipercalcemia, rabdomiólise não-traumática e nefrite intersticial aguda.

Tratamento (inespecífico/específico) de pacientes críticos com disfunção renal aguda

Podemos enumerar os principais componentes no tratamento da disfunção renal aguda em pacientes críticos, como se segue:

1. Controle rigoroso da glicemia.
2. Estratégias ventilatórias protetoras.
3. Suporte nutricional adequado.
4. Tratamento precoce de infecções.
5. Hipertensão prévia: com relação a este item, deve-se tomar especial cuidado no diagnóstico de choque em pacientes previamente hipertensos. Segundo critérios da Sociedade Americana de Terapia Intensiva, a definição de hipotensão é pressão sistólica menor que 90 mmHg ou queda de mais de 40 mmHg na pressão basal do paciente. Este pequeno detalhe muitas vezes é esquecido e não é raro acontecerem casos de pacientes previamente hipertensos que, sem medicação, apresentam pressão arterial "normal" e são assim rotulados como "hemodinamicamente estáveis", sem receber, portanto, o manuseio adequado a um paciente hipotenso.[11]
6. Expansão de volume: é sabido por todos que a manutenção de um volume intravascular efetivo é fundamental nos casos de IRA. Não faz parte do escopo do capítulo discutir qual o melhor tipo de fluido, se cristalóide ou

colóide, ou quais os parâmetros pretendidos na ressuscitação volêmica. Vale à pena, no entanto, citar a polêmica sobre os colóides derivados de amido. Alguns estudos[30,31] mostraram uma incidência aumentada de IRA com colóides derivados de amido. Porém, um estudo aleatório[32] não confirmou esta idéia.

7. Vasopressor: quando não é possível manter níveis adequados de pressão arterial, lança-se mão de drogas vasoativas. Por muito tempo, dopamina foi usada como renoprotetor ou como tratamento de IRA estabelecida. Estas condutas surgiram em virtude de sua capacidade vasodilatadora renal em doses baixas (dose "dopaminérgica"). No entanto, não há evidências na literatura que preconizem o uso da dopamina como prevenção ou tratamento.[33] Outra amina muito usada é a noradrenalina. Por muito tempo houve resistência em usar a noradrenalina nos casos de disfunção renal aguda. A justificativa baseava-se na propriedade vasoconstritora da droga. Por causa dela, acreditava-se que a droga pioraria a disfunção renal. Não há, entretanto, evidências práticas que suportem esta idéia. Na verdade, as evidências apontam para um efeito benéfico da noradrenalina em casos de hipotensão refratária à ressuscitação volêmica, com menos efeitos colaterais que a dopamina.[34,35]
8. *Diurético:* outra droga muito usada em IRA é o diurético de alça. Há 2 justificativas teóricas para o uso dos diuréticos de alça. A primeira é o fato de a IRA oligúrica ter uma evolução pior. A segunda razão reside no fato de o diurético de alça diminuir o consumo de oxigênio pelas células tubulares. No entanto, não há evidência em literatura que suporte o seu uso indiscriminado.[34] Pelo contrário, em determinadas situações, ele pode-se tornar deletério.
9. Diálise: foge do escopo deste capítulo dar pormenores sobre os métodos dialíticos. Serão passadas apenas algumas informações superficiais sobre questões importantes.
   - *Melhor método:* por vários anos vem-se discutindo qual o melhor método para os pacientes críticos, se a hemodiálise contínua ou a intermitente. Embora alguns serviços adotem a rotina de instalar a hemodiálise contínua em pacientes com instabilidade hemodinâmica, não existem estudos que suportem de forma conclusiva esta conduta.
   - *Momento do início:* a tendência atual é preconizar o início mais precoce da diálise (uréia próxima a 100 mg/dl). Os dados na literatura são controversos. Há estudos que mostraram melhora na sobrevida[36,37] e outros que não mostraram o mesmo benefício.[38] Uma coisa é certa: não se pode indicar a diálise nos pacientes com IRA, levando-se em conta os mesmos parâmetros do paciente renal crônico.

- *Dose de diálise:* freqüentemente é difícil atingir a dose preconizada em pacientes graves, devido a problemas do cateter ou à instabilidade hemodinâmica. Ainda não se definiu a dose ideal. Protocolos com Kt/V de 5,68/semana obtiveram menores complicações (oligúria, sepse, insuficiência respiratória, coma e sangramento digestivo), que Kt/V de 3/semana.[39]
- *Hemofiltração de fatores inflamatórios:* uma vez que as estratégias farmacológicas para reduzir as citocinas inflamatórias falharam em reduzir a mortalidade na IRA, modelos extracorpóreos foram desenvolvidos para retirar essas citocinas. No entanto, não há evidência conclusiva na literatura para recomendar a diálise dos fatores inflamatórios.

PROGNÓSTICO E PERSPECTIVAS

Apesar de todos os avanços tecnológicos, a mortalidade da insuficiência renal continua em torno de 50%, chegando a valores mais altos em pacientes criticamente enfermos.

Foram feitos diversos estudos com terapias farmacológicas sofisticadas, na tentativa de reverter a disfunção orgânica do pacientes com sepse ou choque séptico (fatores de crescimento, anticorpos anticitocinas, inibidores de adesão leucocitária, inibidor de óxido nítrico-sintetase). Porém, poucos avanços foram conseguidos, à exceção daqueles com a proteína C ativada. A comunidade científica ainda está aguardando avanços que venham revolucionar o tratamento da IRA, proporcionando custo-efetividade e, principalmente, salvando vidas.

As pesquisas hoje se apóiam em elucidar a patogênese da disfunção renal e com isto desenvolver estratégias com o objetivo de prevenir e promover uma recuperação mais rápida da insuficiência renal estabelecida. Em virtude disto, a prevenção e o tratamento precoce da doença de base continuam sendo importantes para diminuir a incidência da insuficiência renal aguda.

CONSIDERAÇÕES FINAIS

No ser humano, freqüentemente, a disfunção renal aguda associada ao choque apresenta diversas etiologias e mecanismos. Sabe-se hoje que a disfunção renal associada ao choque vai muito além da esfera hemodinâmica e há outros fatores que desempenham papel importante na manutenção do quadro. Muito temos a aprender ainda sobre a patogênese. Quando isto acontecer, talvez consigamos manusear melhor e diminuir a alta mortalidade da disfunção renal aguda.

REFERÊNCIAS BIBLIOGRÁFICAS

1. Monteiro JL, Helou CMB. Circulação renal. In: Riella MC, editor. *Princípios de nefrologia e distúrbios hidroeletrolíticos*. 3ª ed. Rio de Janeiro: Editora Guanabara Koogan S.A., 1996. p. 17-23.
2. Bellomo R, Ronco C, Kellum JÁ, Mehta RL, Palevsky P. Acute renal failure – definition, outcome measures, animal models, fluid therapy and information technology needs: the Second International Consensus Conference of the Acute Dialysis Quality Initiative (ADQI) Group. *Critical Care* 2004;8:R 204-R 212.
3. Liaño F, Pascual J. The madrid acute renal failure study group. epidemiology of acute renal failure: a prospective, multicenter, community-based study. *Kidney Int* 1996;50:811-818.
4. Hou SH, Bushinsky DA, Wish JB, Cohen JJ, Harrington JT. Hospital-acquired renal insufficiency: a prospective study. *Am J Med* 1983;74:243-248.
5. Shusterman N, Strom BL, Murray TG, Morrison G, West SL, Maislin G. Risk factors and outcome of hospital-acquired acute renal failure. *Am J Med* 1987;83:65-71.
6. Groeneveld AB, Tran DD, Van der Meulen J, Nauta JJ, Thijs LG. Acute renal failure in the medical intensive care unit: predisposing, complicating factors and outcome. *Nephron* 1991;59:602-610.
7. Schaefer JH, Jochimsen F, Keller F, Wegscheider K, Distler A. Outcome prediction of acute renal failure in medical intensive care. *Intensive Care Med* 1991;17:19-24.
8. Schwilk B, Wiedeck H, Stein B, Reinelt H, Treiber H, Bothner U. Epidemiology of acute renal failure and outcome haemodiafiltration in intensive care. *Intensive Care Med* 1997;23:1204-1211.
9. Vincent JL. Incidence of acute renal failure in the intensive care unit. *Contrib Nephrol* 2001;132:1-6.
10. Chertow GM, Levy EM, Hammermeister KE, Grover F, Daley J. Independent association between acute renal failure and mortality following cardiac surgery. *Am J Med* 1998;104:343-348.
11. Galvão PCA. Choque na insuficiência renal. In: Silva MR, editor. *Choque*. 1ª ed. São Paulo: Editora Atheneu, 1996. p. 237-242.
12. Dagher PC, Herget-Rosenthal S, Ruehm SG, Jo SK, Star R, Agarwal R, et al. Newly developed techniques to study and diagnose acute renal failure. *J Am Soc Nephrol* 2003;14:2188-2198.
13. Lieberthal W, Nigam SK. Acute renal failure II. Experimental models of acute renal failure: imperfect but indispensable. *Am J Physiol Renal Physiol* 2000;278:F1-F12.
14. Burne-Taney MJ, Kofler J, Yokota N, Weisfeldt M, Traystman RJ, Rabb H. Acute renal failure after whole body ischemia is characterized by inflammation and T-cellmediated injury. *Am J Physiol Renal Physiol* 2003;285:F87-F94
15. Safirstein R. Gene expression in nephrotoxic and ischemic acute renal failure. *J Am Soc Nephrol* 1994;4:1387-1395.
16. Oken DE. Hemodynamic basis for human acute renal failure (vasomotor nephropathy). *Am J Med* 1984;76:702-710.
17. Vetterlein F, Petho A, Schmidt G. Distribution of capillary blood flow in rat kidney during postischemic renal failure. *Am J Physiol* 1986;20:H510-H519.
18. Rravikant T, Lucas TE. Renal blood flow distribution in septic hyperdynamic pigs. *J Surg Res* 1977;22:294-298.
19. Do Giantomasso D, Morimatsu H, May CN, et al. Intra-renal blood flow abnormalities in septic and critically ill patients using a newly designed indwelling thermodilution renal vein catheter. *Chest* 1990;98:170-179.

20. Wan L, Bellomo R, Di Giantomasso D, Ronco C. The pathogenesis of septic acute renal failure. *Curr Opin Crit Care* 2003;9:496-502.
21. Rabb H. The T cell as a bridge between innate and adaptative immune system: implications for the kidney. *Kidney Int* 2002;61:1935-1946.
22. Kapper S, Beck G, Riedel S, Prem K, Haak M, Van der Woude FJ, et al. Modulation of chemokine production and expression of adhesion molecules in renal tubular epithelial and endothelial cells by catecholamines. *Transplantation* 2002;74:253-260.
23. Bonventre JV, Weinberg JM. Recent advances in the pathophysiology of ischemic acute renal failure. *J Am Soc Nephrol* 2003;14:2199-2210.
24. Sutton TA, Molitoris BA. Mechanisms of cellular injury in ischemic acute renal failure. *Semin Nephrol* 1998;18:490-497.
25. Schumer M, Colombel MC, Sawczuc IS, Gobe G, Connor J, O'Toole KM, et al. Morphologic, biochemical and molecular evidence of apoptosis during the reperfusion phase after brief periods of renal ischemia. *Am J Pathol* 1992;140:831-838.
26. Guder WG, Ross BD. Enzyme distribution along the nephron. *Kidney Int* 1984;26:101-111.
27. Oberbauer R, Rohrmoser M,Regele H, Muhlbacher F, Mayer G. Apoptosis of tubular epithelial cells in donor kidney biopsies predicts early renal allograft function. *J Am Soc Nephrol* 1999;10:2006-2013.
28. Safirstein R, DiMari J, Megyesi J, Price P. Mechanisms of renal repair and survival following acute injury. *Semin Nephrol* 1998;18:519-522.
29. Han WK, Bailly V, Abichandani R, Thadhani R, Bonventre JV. Kidney injury molecule-1 (KIM-1): a novel biomarker for human renal proximal tubule injury. *Kidney Int* 2002;62:237-244.
30. Schierhout G, Robets I. Fluid resuscitation with colloid or crystalloid solutions in critically ill patients: a systematic review of randomised trials. *BMJ* 1998;317:235-240.
31. Choi PT, Yip G, Quinonez LG, Cook DJ. Crystalloids vs Colloids in fluid resuscitation: a systematic review. *Crit Care Med* 1999;27:200-210.
32. Schortgen F, Lacherade JC, Bruneel F, Cattaneo I, Hemery F, Lemaire F, et al. Effects of hydroxyethylstarch and gelatin on renal function in severe sepsis: a multicentre randomized study. *Lancet* 2001;348:1620-1622.
33. Katz DV, Troster EJ, Vaz FAC. Dopamina e o rim na sépsis: uma revisão sistemática. *Rev Assoc Med Bras* 2003;49:317-325.
34. De Vriese AS. Prevention and treatment of acute renal failures in sepsis. *J Am Soc Nephrol* 2003;14:792-805.
35. Bellomo R, Di Giantomasso D. Noradrenaline and the kidney: friends or foes? *Critical Care* 2001;5:294-298.
36. Gettings LG, Reynolds HN, Scalea T. Outcome in post-traumatic acute renal failure when continuous renal replacement therapy is applied early vs. late. *Intensive Care Med* 1999;25:805-813.
37. Ronco C, Bellomo R, Homel P, Brendolan A, Dan M, Piccinni P, et al. Effects of different doses in continuous veno-venous haemofiltration on outcomes of acute renal failure: a prospective randomized trial. *Lancet* 2000;356:26-30.
38. Bouman CS, Oudemans-Van Straaten HM, Tijssen JG, Zandstra DF, Kesecioglu J. Effects of early high-volume continuous venovenous hemofiltration on survival and recovery of renal function in intensive care patients with acute renal failure: a prospective randomized trial. *Crit Care Med* 2002;30:2205-2211.
39. Schiffl H, Lang SM, Fischer R. Daily hemodialysis and the outcome of acute renal failure. *N Engl J Med* 2002;346:305-310.

45

DISFUNÇÃO DA COAGULAÇÃO

Flávia R. Machado

FISIOLOGIA DA COAGULAÇÃO

A hemostasia consiste num conjunto de fenômenos destinados a controlar tanto o sangramento quanto a formação de trombose dentro dos vasos, com o objetivo de sempre manter o sangue fluido e circulante. Em casos de lesão vascular, num primeiro momento, a formação do tampão plaquetário faz cessar agudamente o sangramento. Posteriormente, a ativação local da cascata de coagulação, tanto na superfície de células endoteliais quanto na superfície de plaquetas, leva à formação do coágulo. Num outro processo, esse coágulo é depois contido e remodelado, através da ação da plasmina, no fenômeno conhecido como fibrinólise.

A cascata da coagulação é composta por uma série de proteases que devem ser seqüencialmente ativadas. Uma visão moderna da coagulação é o entendimento de que as células exercem um papel fundamental nessa ativação, não só por servirem como superfície de aceleração, mas também por serem responsáveis pela produção de inúmeras substâncias envolvidas nesse processo.[1]

O fator tecidual (FT) é a principal molécula envolvida na ativação do fator X e, portanto, na formação de trombina. Em circunstâncias normais, o FT é expresso na superfície de células fora do vaso, principalmente fibroblastos. Quando ocorre ruptura, ele entra em contato com o fator VII (FVII) presente no sangue, o que desencadeia a geração de fator X ativado (FXa) e fator IX ativado (FIXa). Entretanto, a quantidade de FXa nesse momento é insuficiente para gerar fibrina, mas capaz de produzir pequenas quantidades de trombina. Essa trombina ativa, por sua vez, os fatores V e VIII, bem como as plaquetas circulantes. Na verdade, a geração de trombina suficiente para a formação de um coágulo eficaz não seria possível sem o sistema de retroalimentação positiva dos fatores Va e VIIIa. Isso porque o inibidor do caminho do fator tecidual (TFPI), abaixo descrito, rapidamente inativa o complexo FT/FVIIa/FXa inicialmente formado.

As plaquetas aderem na superfície lesada, formando o tampão plaquetário e propiciando uma ótima superfície para mais formação de trombina, além de liberarem substâncias, como o próprio fator V. Isso permite a formação de altas concentrações de trombina, com ativação plena da coagulação.

Trombina é uma molécula fundamental. Ela é central na coagulação, por permitir a transformação de fibrinogênio em monômeros de fibrina e ativar o fator XIII, responsável pela polimerização desses monômeros em fibrina. Entretanto, seu papel é bem mais amplo, pois ela controla a anticoagulação, através da ativação da proteína C, e inibe a fibrinólise, através da ativação do inibidor de fibrinólise ativável por trombina (TAFI). Mais ainda, é uma molécula pró-inflamatória com papel fundamental na ligação entre inflamação e coagulação. A trombina leva ao aumento da expressão de P-selectina pelo endotélio, importante passo na adesão de leucócitos, funcionando também como um fator quimiotáxico para essas células. Além disso, estimula a produção de PAF, que promove a ativação de plaquetas e de neutrófilos e auxilia na inibição da fibrinólise, pela ativação do TAFI.[2]

A fibrinólise constitui a forma fisiológica de contenção da formação de coágulos, além de prover sua remodelação, quando eles não mais são necessários. A partir da formação de fibrina, gera-se estímulo para a sua remoção. A célula endotelial passa a produzir um ativador do plasminogênio (PA) que vai agir sobre essa proteína, gerando plasmina. Esta é responsável pela clivagem de fibrinogênio e fibrina em produtos de degradação (PDF), incluindo aqui o D-dímero.

Uma das formas de inibição desse processo é a produção, também pela célula endotelial, de um inibidor do ativador do plasminogênio (PAI-1). Outro mecanismo de controle é através do já citado TAFI, ativado na superfície da célula endotelial, pela ligação da trombina na molécula de trombomodulina. O TAFI atua reduzindo a afinidade do PA pela molécula de plasminogênio.[3] Como se vê, a fibrinólise também é, em última análise, controlada pela célula endotelial. Vale mencionar que a APC apresenta também atividade fibrinolítica, ao inibir o PAI-1 e reduzir a ativação de TAFI.[4]

A coagulação é controlada por um sistema de inibição composto basicamente por 3 moléculas, com ação não só na coagulação, mas também na inflamação:

- *Proteína C ativada (APC):* age inibindo os fatores Va e VIIIa.
- *Antitrombina (AT):* inibe diversos fatores de coagulação da cascata, principalmente trombina e fator Xa.
- *Inibidor do caminho do fator tecidual (TFPI):* atua impedindo o acoplamento do complexo fator VIIa+fator tecidual ao fator X.

Proteína C (PC) é produzida no fígado e ativada na circulação. Isso ocorre preferencialmente na microcirculação, através da ligação da trombina à molécula de trombomodulina na superfície da célula endotelial, através do receptor endotelial de proteína C (EPCR), como co-fator.[5] Existem no plasma diversos fatores inibidores tanto da ativação da PC como da forma já ativada, APC: α_1-antitripsina, α_2-macroglobulina e a própria antitrombina. A meia-vida da APC é de aproximadamente 15 minutos, o que permite sua circulação também na macrocirculação.[6]

APC tem atividade antiinflamatória indireta por inibição da trombina. Além disso, tem diversos mecanismos diretos. Ela altera a expressão de CD14 na superfície de células inflamatórias, reduz sua ativação e a produção de citocinas,[7] inclusive TNF-α[8] e também a expressão de moléculas de adesão.[9] Já foi demonstrada redução da expressão de NF-$\kappa\beta$, importante molécula da cascata inflamatória,[10] bem como da modulação da apoptose.[11] Outra das ações da APC refere-se à sua capacidade de inibir o PAI-1, o que aumenta assim a capacidade de lise do coágulo.[12] Parte desse efeito pró-fibrinolítico parece estar relacionado também à redução do TAFI, mediada pela redução na produção de trombina.[13]

Já a antitrombina é o principal inibidor da coagulação, atuando sobre trombina, FVIIa/TF, FXa, FIXa e FXIa. É produzida no fígado e liga-se a moléculas de heparan na superfície da célula endotelial, o que aumenta em muito seu potencial inibidor. Além disso, tem também propriedades antiinflamatórias, estimulando a produção de prostaglandina I2,[14] com conseqüente redução da ativação leucocitária, adesão de neutrófilos, redução da produção de radicais livres e da ativação plaquetária. Além disso, parece ser capaz de bloquear NF-$\kappa\beta$[14] e reduzir a adesão de neutrófilos.[15] É interessante notar que o sítio de ligação da AT no heparan do endotélio é o mesmo da heparina, ou seja, o uso concomitante pode acentuar os efeitos anticoagulantes e reduzir os efeitos antiinflamatórios, dependentes da ligação ao endotélio.[16]

TFPI é uma glicoproteína capaz de formar um complexo quaternário com FT, FVIIa e FXa, bloqueando assim a formação de trombina. Esse complexo circulante é metabolizado pelo fígado. Embora seu papel na coagulação seja bem entendido, seu potencial antiinflamatório ainda não está determinado. O uso de sua forma recombinante em estudos experimentais mostrou ser capaz de atenuar a resposta de citocinas.[17] Além disso, foi demonstrada a melhora da hipotensão induzida por LPS.[18] Entretanto, outros falharam em demonstrar qualquer um desses efeitos.[19] A heparina também parece atrapalhar a ação do TFPI, embora o mecanismo ainda não esteja completamente elucidado.[20]

ALTERAÇÕES DA COAGULAÇÃO NO CHOQUE DE ORIGEM INFLAMATÓRIA

Nosso sistema imune está em perfeito equilíbrio entre inflamação e antiinflamação. Esse estado é alterado quando nosso organismo é agredido, quer seja por um trauma, uma cirurgia ou um agente infeccioso. Essa agressão desperta resposta inflamatória no sentido de defesa. Entretanto, essa resposta pode ser excessiva e passar a gerar, ela própria, perda da homeostase. Da mesma forma, nosso organismo vive em perfeito equilíbrio entre coagulação e anticoagulação. Esse equilíbrio é perdido durante a tempestade inflamatória gerada por agressão, no sentido do predomínio da coagulação. Essa tendência à pró-coagulação pode gerar trombose na microcirculação, hipoperfusão e, conseqüentemente, disfunção orgânica.

Durante um estado inflamatório, em vez do FT estar expresso apenas em células fora da circulação, ele passa a ser expresso na superfície das células endoteliais, bem como das células inflamatórias e das plaquetas. Essa expressão é induzida pela presença de citocinas, principalmente por IL-6, de uma forma descontrolada.[21] O disparo na cascata de coagulação, à partir da gênese de fator tecidual, leva à trombose da microcirculação, ou seja, coagulação intravascular disseminada. Essa tão conhecida, embora pouco reconhecida síndrome, é o reflexo do desarranjo do sistema de coagulação, que propicia hipoperfusão tecidual. Suas manifestações clínicas não se restringem apenas a sangramento, fazendo parte efetiva da síndrome os fenômenos de disfunção orgânica. Em recente estudo, mostrou-se que pacientes sépticos em CIVD clinicamente manifesta apresentam sangramento em apenas 20% dos casos. Os outros 80% manifestam os sintomas dessa síndrome como sinais de hipoperfusão.[22]

Outras razões para a formação dessa microtrombose são o comprometimento dos mecanismos de anticoagulação citados anteriormente e da fibrinólise.

O TFPI tem sua expressão na superfície da célula endotelial, bem como da porção solúvel no plasma, considerada insuficiente para conter o excesso de fator tecidual presente nesses pacientes.[23] Os níveis plasmáticos de AT também se encontram reduzidos, por múltiplas razões: consumo secundário à ativação da cascata, redução da produção hepática, neutralização pela elastase de neutrófilos e extravasamento capilar secundário ao aumento de permeabilidade.[24] Além de comprometer sua ação anticoagulante, também há comprometimento de sua ação antiinflamatória. O sistema proteína C ativada-proteína S está prejudicado. O processo de ativação encontra-se comprometido devido à diminuição da expressão de trombomodulina e EPCR e à presença de inibidores da ligação da trombina.[25] Além disso, a própria proteína C, em sua forma não-ativada, tem seus níveis séricos comprometidos, pela redução da produção hepática e pelo consumo aumentado. A proteína C já ativada é também neutralizada por proteínas de fase aguda (inibidor de proteína C, α_1-antitripsina, α_2-macroglobulina) cujos níveis estão aumentados no paciente séptico.[26] Ou seja, a produção está diminuída, o processo de ativação comprometido e inibidores estão presentes em grandes quantidades. Essa redução dos níveis de APC compromete não apenas sua atividade anticoagulante como também sua ação antiinflamatória e pró-fibrinolítica.

Quando as células endoteliais estão ativadas durante o processo inflamatório, existe um rápido aumento da atividade fibrinolítica, provavelmente secundário à liberação de PA por essas células. Essa resposta fibrinolítica é quase imediatamente seguida por uma onda antifibrinolítica secundária ao aumento sustentado da produção de PAI-1, muito mais pronunciado que o aumento dos níveis de PA.[27] Isso leva à inibição da ativação do plasminogênio e, conseqüentemente, diminuição dos níveis de plasmina e, portanto, da degradação da fibrina.

Em resumo, nos estados inflamatórios ocorre uma exacerbação da coagulação, com maior gênese de trombina. Essa exacerbação não consegue ser controlada, pois ao mesmo tempo temos um comprometimento dos mecanismos de anticoagulação. Com isso, temos formação de coágulos na microcirculação. O sistema responsável pela remoção desses coágulos indevidos, a fibrinólise, também não está funcionando corretamente, Conseqüentemente, temos trombose da microcirculação, com hipoperfusão orgânica. Esses órgãos, mal perfundidos, funcionam como perpetuadores da resposta inflamatória, fechando assim um círculo vicioso que pode levar à disfunção de múltiplos órgãos e ao óbito. A disfunção da coagulação deve, portanto, ser vista como uma disfunção geradora de mais disfunção, o que a torna de suma importância no tratamento dos pacientes críticos.

ALTERAÇÕES DA COAGULAÇÃO NO CHOQUE HEMORRÁGICO

As causas mais freqüentes de choque hemorrágico são o trauma, sangramento gastrointestinal, ruptura de aneurisma de aorta e sangramento intra-operatório. Esses pacientes, usualmente, requerem transfusões sanguíneas maciças e têm mortalidade elevada, em torno de 40%, podendo chegar a 75% nos pacientes que desenvolvem distúrbios de coagulação.[28] A hemorragia maciça é freqüente em casos de trauma e é considerada a segunda maior causa de óbito nesses pacientes, logo após o traumatismo cranioencefálico, no âmbito préhospitalar. Além disso, é responsável pelo maior número de óbitos no período inicial da hospitalização desses pacientes. Cerca de 40% do total de óbitos em trauma é secundário a sangramento maciço.[29,30]

Os distúrbios de coagulação associados ao choque hemorrágico têm múltiplos mecanismos, sendo os principais o consumo de fatores e de plaquetas devido a sangramento e a sua utilização para contê-lo, diluição pela reposição inadequada de sangue e coagulopatia intravascular disseminada desencadeada pela resposta inflamatória (Quadro 45-1). Os 3 mecanismos podem ocorrer num mesmo paciente, o que dificulta o entendimento do quadro clínico laboratorial.

Quadro 45-1. Mecanismos causadores de coagulopatia no choque hemorrágico

- Perda de fatores de coagulação/plaquetas pelo sangramento
- Consumo de fatores de coagulação/plaquetas
- Diluição dos fatores de coagulação/plaquetas
- Coagulação intravascular disseminada
- Alterações da fibrinólise
- Alteração da função das plaquetas
- Comprometimento da coagulação pelo uso de colóides
- Hipotermia/acidose
- Hipocalcemia

O sangramento leva à perda de fatores de coagulação que não são imediatamente repostos pelo fígado. A ativação da coagulação leva à exacerbação da fibrinólise, com elevação dos níveis de D-dímero. Essa hiperfibrinólise tem intensidade variável e por vezes é de curta duração, podendo voltar ao normal em 24 horas, nos pacientes com quadros menos graves.

A hemodiluição é decorrente da utilização de soluções cristalóides e mesmo da reposição de hemácias sem a correspondente transfusão de fatores de coagulação e plaquetas. Após a reposição de uma vez e meia da volemia, apenas 35% a 40% das plaquetas permanecem dentro do vaso. A plaquetopenia dilucional é o achado mais freqüente nesses casos. Além do comprometimento do número, também existe uma alteração na função plaquetária, com redução de sua capacidade de agregação. Dentre as proteínas da coagulação, o fibrinogênio parece ser o mais sensível e mais precocemente alterado. Entretanto, todos os fatores de coagulação, bem como os envolvidos na anticoagulação, têm seus níveis reduzidos.

O paciente em choque hemorrágico apresenta-se muitas vezes hipotérmico e acidótico. Esses 2 distúrbios acentuam os distúrbios da coagulação. Essa associação é conhecida como tríade fatal, na qual um fator é responsável pela exacerbação do outro, com relatos de mortalidade de até 90%.[31]

A hipotermia é secundária a reposição volêmica agressiva, principalmente quando usados líquidos não-aquecidos até a temperatura corporal. Além disso, outros fatores contribuintes são alteração central da termorregulação, diminuição da produção de calor secundária ao estado de choque e eventual exposição a temperaturas baixas, nos casos de trauma. A hipotermia afeta o sistema de coagulação de diversas formas. Com relação às plaquetas, pode ocorrer um seqüestro hepático e esplênico, reversível após o reaquecimento. Além da alteração no número, também a função das plaquetas está alterada, com redução da capacidade de agregação e da expressão de moléculas em sua superfície.[32] Além disso, a cascata de coagulação consiste numa série de reações enzimáticas dependentes da temperatura corporal. Dessa forma, essas reações não ocorrem de forma adequada num paciente hipotérmico. Entretanto, como os exames globais da coagulação, como tempo de tromboplastina parcial e atividade de protrombina, são realizados na temperatura otimizada do laboratório, eles por vezes não refletem o que está efetivamente ocorrendo no paciente. Em modelos animais, a hipotermia também foi capaz de acentuar a fibrinólise.[33]

A acidose pode ser causada pelo estado de hipoperfusão associado à hipovolemia e ao choque, bem como à própria transfusão, pois os concentrados de hemácias são ácidos, devido a adição de tampão e a produção de lactato pelas células, durante a estocagem. Novamente, a cascata de reações enzimáticas da coagulação necessita um pH adequado para ser efetiva.

AVALIAÇÃO LABORATORIAL

A coagulação pode ser avaliada de formas diversas, desde exames simples à beira de leito, até exames sofisticados, disponíveis apenas em laboratórios de pesquisa (Quadro 45-2). O detalhamento dessa avaliação laboratorial foge do escopo desse capítulo. Dessa forma, serão abordados apenas aqueles exames importantes na prática clínica para o diagnóstico e tratamento da disfunção de coagulação, bem como aqueles úteis como marcadores prognósticos.

Os exames mais comuns utilizados na avaliação da coagulação são a atividade de protrombina (AP) e o tempo de tromboplastina parcial ativada (TTPA). Esses exames estão alterados sempre em que há deficiência de fatores de coagulação, embora não sejam capazes de distinguir quais fatores estão reduzidos. São exames inespecíficos em termos de diagnóstico, pois situações em que há consumo aumentado, como na CIVD, redução na produção, como na insuficiência hepática ou deficiência de vitamina K, ou perda de fatores, como no sangramento maciço, levam à sua alteração. Vale novamente lembrar que esses exames são falhos na avaliação dos distúrbios de coagulação no paciente hipotérmico, pois tendem a se normalizar na temperatura em que o teste é feito, enquanto se realizados na temperatura real do paciente, podem dar a verdadei-

Quadro 45-2. Exames laboratoriais para avaliação da disfunção da coagulação

Gerais	**Ativação da coagulação**
Tempo de tromboplastina parcial ativada	Complexos trombina-antitrombina
Atividade de protrombina	Fragmento 1 + 2 da protrombina
Tempo de trombina	
Ativação da fibrinólise	**Consumo de inibidores**
Plasminogênio	Antitrombina
Ativador do plasminogênio	
Inibidor do ativador do plasminogênio-1	

ra dimensão do que ocorre. Além disso, o retardo natural dos resultados num paciente em franco choque hemorrágico faz com que nem sempre reflitam o *status* atual do paciente.

A dosagem de fibrinogênio pode ser de grande ajuda. Nos estados inflamatórios, associados à CIVD, seus níveis estão usualmente preservados ou mesmo elevados, pois se trata de uma proteína de fase aguda. A redução normalmente é tardia e ocorre apenas nos casos mais graves.[34] Já nos pacientes com disfunção secundária a choque hemorrágico, seus níveis podem estar muito reduzidos, indicando necessidade de reposição.

A dosagem de fibrina solúvel constitui uma boa forma de avaliar CIVD, pois ela pode ser gerada apenas intravascularmente. Portanto, esse teste não poderá ser influenciado pela formação de fibrina extravascular, como nos casos de inflamação local ou trauma. Entretanto, os testes utilizados não são totalmente confiáveis, além de serem testes com grande sensibilidade, mas baixa especificidade.

Os produtos da degradação da fibrina polimerizada resultam da clivagem pela plasmina e são irregulares no tocante a sua estrutura molecular. Nenhum dos testes disponíveis consegue discernir entre produtos de degradação de fibrina já polimerizada e produtos da degradação de fibrinogênio. Dessa forma, estados nos quais há aumento de fibrinogênio e fibrinogenólise podem cursar com aumento de PDF sem necessariamente estar associados à coagulação intravascular. Como já foi dito, o fibrinogênio é uma proteína de fase aguda e pode estar aumentado em situações como trauma, estado pós-operatório, estados inflamatórios em geral e, logicamente, fenômenos tromboembólicos. Além disso, a excreção de PDF é dependente do fígado e rins e está aumentado nos quadros de insuficiência desses órgãos.

Entre os produtos de degradação da fibrina, sem dúvida o mais importante é o D-dímero. Ele é resultado da clivagem da fibrina polimerizada, portanto, é mais específico que a dosagem de PDF. Encontra-se aumentado em todos os estados em que há ativação da coagulação, ativação do sistema fibrinolítico ou ambos. Seus níveis estão aumentados em diversos estados trombóticos como trombose venosa profunda, tromboembolismo pulmonar e pós-operatório. Embora sempre estejam elevados nos pacientes com CIVD, esse exame não é útil para distinguir essa síndrome das doenças citadas anteriormente, nem pela análise quantitativa.[35]

A contagem de plaquetas é um excelente marcador da disfunção de coagulação. É importante lembrar que, embora em termos absolutos, os níveis possam estar preservados, a avaliação seqüencial mostrando redução progressiva também é um sinal importante de disfunção. Entre 25% a 40% dos pacientes críticos, mesmo sem CIVD clinicamente reconhecida, têm seus níveis de plaquetas diminuídos.[36-38]

Pacientes críticos com plaquetopenia têm internação mais prolongada e maior mortalidade.[37,38] Isso foi demonstrado claramente em pacientes politraumatizados.[39] Além disso, a recuperação dos níveis de plaqueta durante a internação também se relaciona com o prognóstico, como pode ser visto na Figura 45-1.[40] Por tudo isso, a contagem de plaquetas é utilizada em diversos escores de disfunção orgânica, como marcador de disfunção da coagulação. As causas de plaquetopenia são múltiplas e estão delineadas no Quadro 45-3.

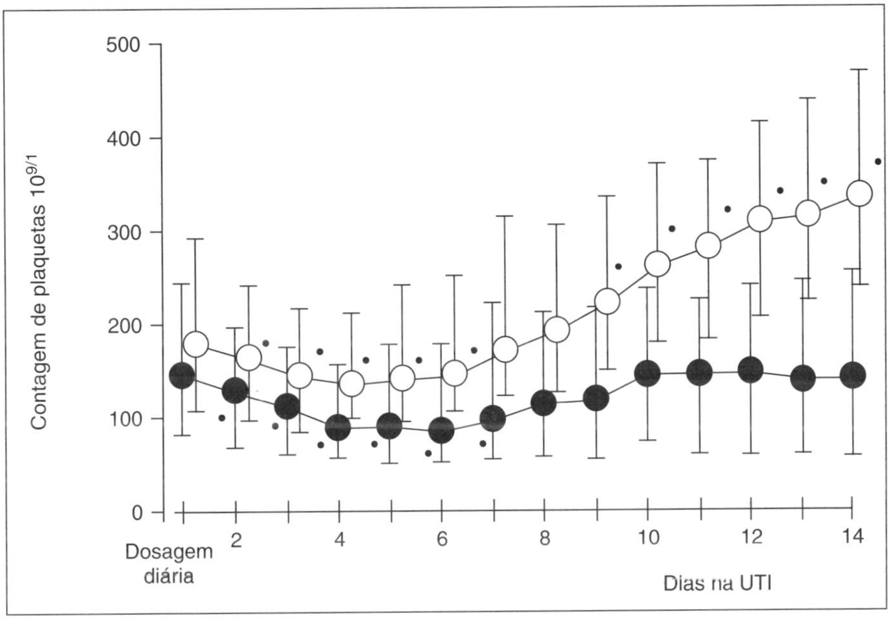

Fig. 45-1. Dosagem diária de plaquetas na unidade de terapia intensiva durante 14 dias mostrando diferença significativa ($p < 0{,}05$) para todos os dias entre sobreviventes (círculos vazios) e não-sobreviventes (círculos cheios). Dados apresentados como média ± interquartil. Adaptado de Akca *et al.*[41]

Quadro 45-3. Causas de plaquetopenia em pacientes críticos

Diminuição da produção	Redução de trombopoetina hepática (resposta inflamatória, doença hepática) Invasão tumoral, infecciosa ou inflamatória da medula Toxicidade por drogas Deficiência de vitamina B12 ou folato
Aumento da destruição	Distúrbios imunológicos: PTI, neoplasias, LES, infecções virais, rogas (HIT tipo II), aloimunização

Além das plaquetas, outros componentes do sistema de coagulação têm correlação prognóstica, tanto em temos de disfunções de outros sistemas como de mortalidade, mostrando a importância da coagulação como motor da disfunção orgânica múltipla. São exemplos clássicos as correlações com níveis reduzidos de AT,[41] PC,[42] TFPI,[23] trombomodulina e EPCR,[43] bem como com níveis elevados de PAI-1.[44] Recentemente, foi demonstrada a correlação entre níveis baixos de PC com a mortalidade precoce de pacientes em sepse grave ou choque séptico.[45]

Como vimos, nos estados de choque de origem inflamatória, é a CIVD a síndrome responsável pela disfunção da coagulação. Suas manifestações podem variar desde discretas alterações laboratoriais até quadros de hemorragia intratável e, como vimos, disfunção orgânica múltipla.

O diagnóstico de CIVD suscitou extensa discussão entre especialistas. A falta de uma classificação única sempre dificultou a análise de resultados de estudos, clínicos e epidemiológicos. Essa questão foi parcialmente resolvida com a conferência de consenso em 2001, quando a atual classificação foi estabelecida (Quadros 45-4 e 45-5).[46] Como podemos observar, esse escore se baseia em exames simples, disponíveis na maioria dos hospitais. Isso facilita em muito sua utilização, tanto para o diagnóstico de CIVD como para monitorizar a gravidade e a evolução da mesma.

Quadro 45-4. Algoritmo para o diagnóstico de CIVD franca *(overt DIC)*

1. Avaliação do risco: o paciente apresenta uma doença de base que sabidamente está associada à CIVD clássica?
   Se a resposta for positiva, prossiga neste algoritmo; caso contrário, abandone-o
2. Solicitação de testes de coagulação (contagem de plaquetas, tempo de protrombina (TP), fibrinogênio, monômeros solúveis de fibrina ou produtos da degradação de fibrina)
3. Escore global para os testes da coagulação:
   - Contagem de plaquetas *(> 100 = 0; < 100 = 1; < 50 = 2)* ☐
   - Marcadores relacionados com elevação da formação de fibrina (p. ex., monômeros de fibrina solúvel, produtos da degradação de fibrina) *(sem elevação = 0; elevação moderada = 2; elevação acentuada = 3)* ☐
   - Tempo de protrombina prolongado *(< 3 s = 0; > 3 s mas < 6 s = 1; > 6 s = 2)* ☐
   - Nível de fibrinogênio *(> 1,0 gram/l = 0; < 1,0 gram/l = 1)* ☐
4. Cálculo do escore:
   a) Se ≥ 5: compatível com CIVD franca; repetir o escore diariamente
   b) Se < 5: sugestivo (não-afirmativo) de CIVD não-franca
   Repetir o escore em 1-2 dias

Quadro 45-5. Sistema de escore para CIVD não-franca *(non overt DIC)*

1. Avaliação de risco: o paciente possui alguma doença de base sabidamente associada a CIVD?						
Sim = 2; Não = 0						□
2. Critérios maiores						
Plaquetas	$> 100 \times 10^9$/l = 0	$< 100 \times 10^9$/l = 1	elevando = –1	estável = 0	caindo = 1	□
TP	< 3 s = 0	> 3 s = 1	caindo = –1	estável = 0	elevando = 1	□
Alargamento						
Fibrina solúvel	normal = 0	elevada = 1	caindo = –1	estável = 0	elevando = 1	□
ou PDF						
3. Critérios específicos						
Antitrombina	normal = –1	baixo = 1				□
Proteína C	normal = –1	baixo = 1				□
TAT-	normal = –1	alto = 1				□
Complexos	normal = –1	anormal = 1				□
4. Cálculo do escore						□

TRATAMENTO

Tratamento da coagulação intravascular disseminada associada ao choque de causa inflamatória

A CIVD é uma doença paradoxal, pois ao mesmo tempo em que temos uma exacerbação da coagulação podemos ter hemorragia. O quadro predominante nos pacientes em choque inflamatório é o de hipercoagulabilidade, ou seja, trombose da microcirculação. Como pode ser visto em estudos clínicos recentes em pacientes sépticos, apenas 12% a 21% dos pacientes nos grupos placebo apresentam sangramento, apesar de, em sua maioria, preencherem critérios para o diagnóstico de CIVD.[47-49]

O tratamento da CIVD deve estar baseado no tratamento da causa de base do choque, já detalhado extensamente em outros capítulos. No tocante à coagulação, podemos dividir didaticamente o tratamento em 2 situações: abordagem do sangramento e da obstrução na microcirculação.

Abordagem do sangramento

No tocante ao tratamento do sangramento, será abordada a reposição de plaquetas, fatores da coagulação e fibrinogênio, bem como o uso de antifibrinolíticos.

Plaquetas

Com relação a plaquetas, não existem estudos com bom nível de evidência que dêem base a recomendações. Essas são, na maioria das vezes, oriundas da opinião de especialistas ou da adoção de recomendações desenvolvidas para pacientes com doenças hematológicas. Deve ser lembrado que o sangramento cirúrgico secundário a trombocitopenia raramente ocorre em pacientes com níveis acima de 50.000/mm^3. Da mesma forma, sangramento espontâneo é raro com níveis acima de 10.000/mm^3. Fatores que aumentam o risco de sangramento são a presença de febre ou hipotermia, insuficiência renal e uso de antiinflamatórios.

Normalmente, a transfusão de 6 a 10 unidades irá aumentar a contagem de plaquetas em 17 a 31.000/mm^3, respectivamente.[50] Em princípio, está recomendada à reposição apenas nos pacientes que apresentem sangramento ativo ou que irão ser submetidos a procedimentos invasivos. Aqueles pacientes com níveis extremamente baixos (menores que 10.000/mm^3) e com alto risco de sangramento por outras razões também seriam candidatos à reposição.[51] Além das complicações advindas da transfusão de produtos humanos, deve ser considerado o risco teórico de acelerar o fenômeno de trombose, pois as plaquetas são fundamentais na gênese de mais coágulos. Entretanto, o jargão "colocar lenha na fogueira" nunca foi efetivamente testado em estudos clínicos.

Nos pacientes em sepse, as atuais recomendações são manter como nível mínimo 5.000/mm^3, considerar a transfusão em pacientes com risco aumentado de sangramento, se os níveis estiverem entre 5.000/mm^3 e 30.000/mm^3 e transfundir sempre que os níveis estiverem abaixo de 50.000/mm^3 nos casos de sangramento ativo ou procedimentos.[52]

Fatores da coagulação

Em geral, as recomendações e justificativas válidas para as plaquetas são semelhantes àquelas relacionadas com a reposição de fatores de coagulação. O único estudo randomizado existente foi realizado numa pequena população de neonatos.[53] Para procedimentos cirúrgicos, é recomendado um AP de pelo menos 50% e 80% para neurocirurgia.[54] Normalmente, a reposição é feita com plasma fresco congelado (PFC), pois possui todos os fatores da coagulação. A quantidade deve ser correta, ou seja, em nada resolve o uso de quantidades inadequadas de PFC. A dose recomendada é de 10 a 20 ml/kg, para elevar em cerca de 20% os níveis de atividade de protrombina.[54] A reposição deve continuar até a resolução do sangramento ou do distúrbio de coagulação. A administração de vitamina K deve ser feita apenas nos casos em que se suspeita de sua deficiência.

Novamente, as atuais diretrizes para tratamento da sepse recomendam o uso de PFC apenas nos casos de sangramento ativo ou necessidade de procedimentos.[52]

O uso de fatores de coagulação específicos não faz parte da rotina do tratamento. Normalmente, a deficiência é generalizada e não são feitas dosagens específicas que possam guiar essa terapêutica. Além disso, muitos desses concentrados estão contaminados com fatores já ativados, o que poderia potencializar o distúrbio pró-coagulante.[55]

Dentre os fatores específicos, chama a atenção o uso potencial de fator VII ativado (Novoseven®). Seu uso parece aumentar a gênese de fibrina na superfície das plaquetas de forma independente de seu co-fator habitual, o fator tecidual. Embora nos quadros de sangramento associado à hemofilia e ao trauma estejam embasados na literatura, seu uso nos quadros inflamatórios ainda não está definido. Existe possibilidade de aumento da trombose na microcirculação, pois a ativação plaquetária, fundamental para a sua ação, é disseminada na CIVD, ao contrário da hemofilia e dos pacientes de trauma, nos quais as plaquetas estão ativadas apenas no local onde ocorre sangramento.

Antifibrinolíticos

Apesar de eficazes no tratamento de muitos tipos de sangramento, o uso desses agentes não é recomendado em pacientes com CIVD de origem inflamatória. Conforme anteriormente discutido, esses pacientes cursam normalmente com inibição da fibrinólise devido aos altos níveis de PAI-1. Racionalmente, portanto, não haveria lugar para mais ação antifibrinolítica, sob risco de exacerbação da trombose na microcirculação e piora da disfunção orgânica. Em termos de CIVD, seu uso se restringe a pacientes com perfil de hiperfibrinólise, como, por exemplo, em portadores de leucemia promielocítica aguda.

Fibrinogênio

A reposição de fibrinogênio é controversa, pois, como foi dito, seus níveis usualmente estão normais ou mesmo elevados. Entretanto, naqueles pacientes com sangramento ativo e com níveis reduzidos desse fator, a reposição está indicada. Crioprecipitado pode ser usado como fonte de fibrinogênio, além de possuir outros fatores não-vitamina K dependentes, FVIII, von Willerbrand, FXIII e fibronectina. Novamente, faltam estudos que apóiem seu uso. A infusão de 10 unidades de crioprecipitado em um paciente de 70 kg é capaz de aumentar os níveis de fibrinogênio em cerca de 70 mg/dl.

Tratamento da trombose

Fibrinolíticos

Uma estratégia teoricamente interessante nos pacientes sem sangramento seria a administração de rt-PA. Existem relatos de caso na literatura sugerindo melhora clínica em pacientes com meningococcemia.[56,57] Além de existir o risco potencial de sangramento, faltam estudos que aparem seu uso.

Uso de anticoagulantes

Teoricamente, o uso de anticoagulantes deveria ser benéfico da CIVD. Na realidade, estudos experimentais mostraram ser ela capaz de reduzir a ativação da coagulação. Entretanto, faltam estudos clínicos que baseiem essa conduta. Foram descritos apenas relatos de casos ou pequenos estudos não-controlados com heparina não-fracionada ou de baixo peso.[58] Com relação aos novos inibidores de fator Xa, fondaparinux, idraparinux e razaxaban, faltam estudos nessa população de pacientes.

Entretanto, talvez a maior evidência do benefício no uso de heparina venha da análise dos grupos placebos dos estudos com inibidores da coagulação.[47-49] Nos 3 estudos, os pacientes do grupo placebo que não fizeram uso de heparina profilática tiveram maior mortalidade. Apesar das críticas pertinentes, análise de subgrupo, estudos diferentes e falta de randomização para o uso ou não de heparina, isso pode indicar um potencial papel para a essa droga.[59] Deve também ser considerado que o uso de heparina nessa população não parece estar associado a risco aumentado de sangramento.[55] Além disso, a profilaxia para fenômenos trombóticos venosos continua necessária nesses pacientes o que, por si só, justificaria o emprego dessa medicação.

Há relatos esparsos do uso de outros anticoagulantes, como desirudina, lepirudina[60] ou gabexato,[61] insuficientes, entretanto, para recomendar seu uso clínico. Com relação aos novos inibidores de trombina, argatroban e melagatran/ximelagatran, faltam estudos nessa população de pacientes, embora esse campo de pesquisa seja promissor.

Uso de inibidores da coagulação

Como já comentado, existem 3 anticoagulantes naturais cujos níveis estão reduzidos nos quadros inflamatórios, TFPI, AT e APC. Naturalmente, pensou-se que a reposição desses fatores seria benéfica nesses pacientes. Entretanto, exceção feita à AT, seu uso foi extensamente avaliado apenas em pacientes com sepse grave e choque séptico, com a publicação de 3 grandes estudos nessa década. Dessa forma, será limitada a essa população a discussão a seguir.

TFPI, denominado na forma recombinante de tifacogin, foi testado em 1.955 pacientes com sepse grave e choque séptico.[48] Infelizmente, os resultados do estudo OPTIMIST foram desapontadores, pois não foi possível mostrar redução da mortalidade na população total. Uma vantagem em termos de sobrevida foi encontrada apenas no subgrupo com alterações menos graves da coagulação, sugerindo que essa droga eventualmente possa ajudar, se administrada no início da disfunção. Isso é compatível com seu mecanismo de ação, pois ao contrário da APC, que age na coagulação em sua fase de amplificação, o

TFPI bloqueia a coagulação nos seus estágios iniciais. É possível que o uso concomitante de heparina tenha também influenciado esse resultado negativo. Estranhamente, no meio do estudo, ocorreu uma completa inversão das curvas de mortalidade do grupo placebo e de droga, que inicialmente apontavam para benefício dessa última. Não existe uma explicação clara para essa inversão, exceto por uma coincidência.

AT tem sido usada em pacientes com CIVD desde os anos 1980. Apesar de múltiplos estudos de fase II terem mostrado benefícios no tocante à disfunção orgânica e em parâmetros laboratoriais,[62,63] o estudo de fase III, Kybersept, não demonstrou benefícios em termos de mortalidade.[49] Entretanto, no subgrupo de pacientes mais graves que não usaram heparina profilática concomitante houve redução significativa. É possível que a explicação para esse fato seja a interação já mencionada entre a heparina e o sítio de ligação da AT na superfície da célula endotelial. Também ocorreram problemas no desenho do estudo. Entende-se hoje ser fundamental tratar o paciente séptico nas primeiras horas de disfunção. Entretanto, o critério de inclusão no estudo não definia um tempo máximo desde a primeira disfunção e sim após o preenchimento de todos os critérios de inclusão (janela de 6 horas).

Felizmente, o estudo PROWESS mostrou uma redução significativa da mortalidade (20%, em termos relativos) em pacientes com sepse grave e choque séptico.[47] A forma recombinante da proteína C, denominada drotrecogina alfativada (DAA, Xigris®), foi aprovada para uso nas primeiras 48 horas após a instalação da disfunção orgânica em pacientes com alto risco de óbito. Essa redução de mortalidade também foi encontrada no estudo aberto que se seguiu (ENHANCE), usando como controle o grupo placebo do estudo PROWESS.[64]

Um recente estudo mostrou que a população-alvo para DAA é mesmo aquela de pacientes mais graves, com múltiplas disfunções orgânicas, com escore APACHE II acima de 25,[65] confirmando o que já havia sido sugerido no PROWESS. Essa medicação deve ser restrita à parcela de pacientes mais graves, pois além da ausência de benefício em condições de menor gravidade e do custo elevado, seu uso está associado a aumento do risco de sangramento.

Um importante achado do estudo ENHANCE foi a importância do uso precoce dessa medicação. Houve uma diferença significativa, em termos de mortalidade, entre pacientes que usaram DAA nas primeiras 24 horas após a instalação da disfunção, em comparação com aqueles que a usaram entre as 24 e 48 horas iniciais.

Também foi demonstrado que a deficiência grave de proteína C (menos de 40% de atividade), na sua forma não-ativada, estava correlacionada com a mortalidade precoce, nos primeiros 10 dias [92 CDT]. Interessante também o achado de que os níveis de APC, medidos através de um novo teste, são bons previsores de mortalidade. Esse estudo indicou que os pacientes sépticos variam em muito na sua capacidade de ativação da PC endógena e que aqueles com elevação dos níveis de APC em quantidades suficientes para contrabalançar a exacerbação da coagulação têm melhor prognóstico.[66] Esses pacientes, com mecanismos de ativação funcionantes, poderiam beneficiar-se da infusão de proteína C não-ativada derivada de plasma e não de DAA. Os estudos com PC de plasma se restringem a relatos de casos e séries de casos, principalmente em pediatria.[67]

O uso de DAA está associado ao aumento do risco de sangramento. No estudo PROWESS, esse risco aumentou de 2% para 3,5%, com resultados semelhantes nos estudos seguintes. Pacientes com meningite ou com plaquetopenia grave têm risco aumentado de sangramento intracraniano. Portanto, situações associadas a risco de sangramento constituem contra-indicação para seu uso. A abordagem detalhada do uso de APC pode ser encontrada em outro capítulo desse livro.

Tratamento dos distúrbios da coagulação no choque hemorrágico

O tratamento da coagulopatia associada ao choque hemorrágico baseia-se na reposição de fatores de coagulação e plaquetas. Quando o paciente se apresenta com hipotermia, acidose ou ambas, é fundamental o seu tratamento, pois mesmo a terapia de reposição adequada não é capaz de controlar o sangramento na vigência desses distúrbios.

A exemplo do que já foi discutido no choque distributivo, não existem estudos controlados avaliando o uso de PFC e plaquetas nessa população. As diretrizes mais uma vez derivam de estudos em pacientes com neoplasias hematológicas ou de opinião de especialistas.

Existem 2 tipos de abordagem no tratamento. Num deles, PFC/plaquetas são transfundidos profilaticamente após certo número de hemácias ter sido necessário.[68] Entretanto, não está estabelecida a relação entre o número de CH e o número de PFC e plaquetas, variando de 10/1 a 3/2 para PFC e 10/6 e 10/12 para plaquetas. Na outra abordagem, a transfusão só é realizada quando existe evidência clínica ou laboratorial de distúrbio da coagulação. Nesses casos, a transfusão estaria indicada para pacientes com INR $>1,5$, plaquetas $< 50.000/mm^3$ e fibrinogênio $< 1,0$ g/L. Grandes quantidades de citrato são acrescentadas ao PFC, o que pode levar à hipocalcemia, que comprometeria mais ainda a coagulação. Todos os líquidos devem ser aquecidos a 37°C antes da infusão, para evitar piora da hipotermia.

O uso de fator VII recombinante (Novoseven®) está liberado para pacientes com hemofilia,[69] mas resultados parciais em pacientes de trauma sugerem que pode vir a ser útil nessa população.[70] Um estudo de fase III está atualmente em andamento, visando a responder definitivamente essa questão.

REFERÊNCIAS BIBLIOGRÁFICAS

1. Hoffman M, Monreo DM. A cell based model of hemostasis. *Thromb Haemost* 2001;85:958-965.
2. Esmon CT. The normal role of activated protein C in maintaining homeostasis and its relevance to critical illness. *Crit Care* 2001;5(S2)S7-12.
3. Bajzar L, Morser J, Nesheim M. TAFI, or plasma procarboxypeptidase B, couples the coagulation and fibrinolytic cascades through the thrombin-thrombomodulin complex. *J Biol Chem* 1996;271:16603-16608.
4. Krishnamurti C, Young GD, Barr CF, et al. Enhancement of tissue plasminogen activator-induced fibrinolysis by activated protein C and endotoxin-treated rabbits. *J Lab Clin Med* 1991;118:523-30.
5. Taylor FB Jr, Peer GT, Lockhart MS, Ferrell G, Esmon CT. Endothelial cell protein C receptor plays an important role in protein C activation in vivo. *Blood* 2001;97:1685-1688.
6. Esmon CT. Structure and functions of the endothelial cell protein C receptor. *Crit Care Med* 2004;32:S298-301.
7. Grinnell BW, Joyce D. Recombinant human activated protein C: a system modulator of vascular function for treatment of severe sepsis. *Crit Care Med* 2001;29:S53-S61.
8. White B, Schmidt M, Murphy C, et al. Activated protein C inhibits lipopolysaccharide-induced nuclear translocation of nuclear factor kappaB (NF-kappaB) and tumour necrosis factor alpha (TNF-alpha) production in the THP-1 monocytic cell line. *Br J Haematol* 2000;110:130-134.
9. Joyce DE, Gelbert L, Ciaccia A, DeHoff B, Grinnell BW. Gene expression profile of antithrombotic protein c defines new mechanisms modulating inflammation and apoptosis. *J Biol Chem* 2001;276:11199-11203.
10. Abraham E. NF-kappaB activation. *Crit Care Med* 2000;28:N100-N104.
11. Joyce DE, Gelbert L, Ciaccia A, DeHoff B, Grinnell BW. Gene expression profile of antithrombotic protein c defines new mechanisms modulating inflammation and apoptosis. *J Biol Chem* 2001;276:11199-203.
12. Krishnamurti C, Young GD, Barr CF, Colleton CA, Alving BM. Enhancement of tissue plasminogen activator-induced fibrinolysis by activated protein C in endotoxin-treated rabbits. *J Lab Clin Med* 1991;118:523-530.
13. Ten Cate H. Pathophysiology of disseminated intravascular coagulation in sepsis. *Crit Care Med* 2000;28:S9-S11.
14. Oelschlager C, Romisch J, Staubitz A, et al. Antithrombin III inhibits nuclear factor kappaB activation in human monocytes and vascular endothelial cells. *Blood* 2002;99:4015-4020.
15. Ostrovsky L, Woodman RC, Payne D, Teoh D, Kubes P. Antithrombin III prevents and rapidly reverses leukocyte recruitment in ischemia/reperfusion. *Circulation* 1997;96:2302-2310.
16. Kaneider NC, Reinisch CM, Dunzendorfer S, Romisch J, Wiedermann CJ. Syndecan-4 mediates antithrombin-induced chemotaxis of human peripheral blood lymphocytes and monocytes. *J Cell Sci* 2002;115:227-236.

17. Goldfarb RD, Glock D, Johnson K, et al. Randomized, blinded, placebo-controlled trial of tissue factor pathway inhibitor in porcine septic shock *Shock* 1998;10:258-264.
18. Enkhbaatar P, Okajima K, Uchiba M, Isobe H, Okabe H. Recombinant tissue factor pathway inhibitor prevents lipopolysaccharide-induced systemic hypotension in rats by inhibiting excessive production of nitric oxide. *Thromb Haemost* 2001;86:1573-1577.
19. de Jonge E, Dekkers PE, Creasey AA, et al. Tissue factor pathway inhibitor does not influence inflammatory pathways during human endotoxemia. *J Infect Dis* 2001;183:1815-1818.
20. Ye Z, Takano R, Hayashi K, et al. Structural requirements of human tissue factor pathway inhibitor (TFPI) and heparin for TFPI-heparin interaction. *Thromb Res* 1998;89(6):263-270.
21. Walsh PN. Platelet-mediated trigger mechanisms in the contact phase of blood coagulation. *Semin Thromb Hemost* 1987;13:86-94.
22. Okajima K, Sakamoto Y, Uchiba M. Heterogeneity in the incidence and clinical manifestations of disseminated intravascular coagulation: a study of 204 cases. *Am J Hematol* 2000;65:215-22.
23. Gando S, Kameue T, Morimoto Y, Matsuda N, Hayakawa M, Kemmotsu O. Tissue factor production not balanced by tissue factor pathway inhibitor in sepsis promotes poor prognosis. *Crit Care Med* 2002 Aug;30(8):1729-34.
24. Mammen EF. Antithrombin: its physiological importance and role in DIC. *Semin Thromb Hemos* 1998;24(1):19-25.
25. Fukudome K, Esmon CT. Identification, cloning and regulation of a novel endothelial cell protein C/activated protein C receptor. *J Biol Chem* 1994;269:26486-91.
26. Esmon C. The protein C pathway. *Crit Care Med* 2000;28(9):S44-48.
27. Biemond BJ, Levi M, Ten Cate H, et al. Plasminogen activator and plasminogen activator inhibitor I release during experimental endotoxaemia in chimpanzees: effect of interventions in the cytokine and coagulation cascades. *Clin Sci* 1995;88:587-594.
28. Hellstern P, Haubelt H. Indications for plasma in massive transfusion. *Throm Haem* 2002;107:S19.
29. Hoyt DB. A clinical review of bleeding dilemmas in trauma. *Semin Hematol* 2004;41:40-3.
30. Sauaia A, Moore FA, Moore EE, et al. Epidemiology of trauma deaths: a reassessment. *J Trauma* 1995;38:185-93.
31. Krause KR, Howells GA, Buhs CL, et al. Hypothermia-induced coagulopathy during hemorrhagic shock. *Am Surg* 2000;66:348-54.
32. Michelson AD, MacGregor H, Barnard MR, Kestin AS, Rohrer MJ, Valeri CR. Reversible inhibition of human platelet activation by hypothermia in vivo and in vitro. *Thromb Haemost* 1994;71:633-40.
33. Yoshihara H, Yamamoto T, Mihara H. Changes in coagulation and fibrinolysis occurring in dogs during hypothermia. *Thromb Res* 1985;37:503-12.
34. Levi M, de Jonge E, Meijers J. The diagnosis of disseminated intravascular coagulation. *Blood Reviews* 2002;16:217-223.
35. Carr JM, McKinney M, McDonagh J. Diagnosis of disseminated intravascular coagulation. Role of D-dimer. *Am J Clin Pathol* 1989;91:280-7.
36. Baughman RP, Lower EE, Flessa HC, Tollerud DJ. Thrombocytopenia in the intensive care unit. *Chest* 1993;104:1243-7.
37. Stephan F, Hollande J, Richard O, Cheffi A, Maier-Redelsperger M, Flahault A. Thrombocytopenia in a surgical ICU. *Chest* 1999;115:1363-70.

38. Vanderschueren S, De Weerdt A, Malbrain M, Vankersschaever D, Frans E, Wilmer A, et al. Thrombocytopenia and prognosis in intensive care. *Crit Care Med* 2000;28:1871-6.
39. Gando S, Nanzaki S, Kemmotsu O. Disseminated intravascular coagulation and sustained systemic inflammatory response syndrome predict organ dysfunctions after trauma: application of clinical decision analysis. *Ann Surg* 1999;229:121-7.
40. Akca S, Haji-Michael P, de Mendonca A, Suter P, Levi M, Vincent JL. Time course of platelet counts in critically ill patients. *Crit Care Med* 2002;30:753-6.
41. Dhainaut JF, Shorr AF, Macias WL, et al. Dynamic evolution of coagulopathy in the first day of severe sepsis: relationship with mortality and organ failure. *Crit Care Med* 2005;33:341-348.
42. Yan SB, Helterbrand JD, Hartman DL, Wright TJ, Bernard GR. Low levels of protein C are associated with poor outcome in severe sepsis. *Chest* 2001;120:915.
43. Faust SN, Levin M, Harrison OB, et al. Dysfunction of endothelial protein C activation in severe meningococcal sepsis. *N Engl J Med* 2001;345:408-16.
44. Kidokoro A, Iba T, Fukunaga M, Yagi Y. Alterations in coagulation and fibrinolysis during sepsis. *Shock* 1996;5:223-8.
45. Macias WL, Nelson DR. Severe protein C deficiency predicts early death in severe sepsis[J]. *Crit Care Med* 2004;32(5 Suppl):S223-228.
46. Taylor FB Jr, Toh CH, Hoots WK, Wada H, Levi M. Scientific subcommittee on disseminated intravascular coagulation (DIC) of the International Society on Thrombosis and Haemostasis (ISTH). Towards definition, clinical and laboratory criteria, and a scoring system for disseminated intravascular coagulation. *Thromb Haemost* 2001;86:1327-30.
47. Bernard GR, Vincent JL, Laterre PF, et al. Efficacy and safety of recombinant human activated protein C for severe sepsis. *N Eng J Med* 2001;344(10):699-709.
48. Abraham E, Reinhart K, Opal S, Demeyer I, Doig C, Rodriguez AL, et al. Efficacy and safety of tifacogin (recombinant tissue factor pathway inhibitor) in severe sepsis: a randomized controlled trial. *JAMA* 2003;290:238-47.
49. Warren BL, Eid A, Singer P, Pillay SS, Carl P, Novak I, et al. Caring for the critically ill patient. High dose antithrombin III in severe sepsis: a randomized controlled trial. *JAMA* 2001;286:1869-78.
50. Klumpp TR, Herman JH, Gaughan JP, et al. Clinical consequences of alterations in platelet transfusion dose: a prospective, randomized, double-blind trial. *Transfusion* 1999;39:674-81.
51. Wandt H, Frank M, Ehninger G, et al. Safety and cost effectiveness of a 10 x 10(9)/L trigger for prophylactic platelet transfusions compared with the traditional 20 x 10(9)/L trigger: a prospective comparative trial in 105 patients with acute myeloid leukemia. *Blood* 1998;91:3601-6.
52. Dellinger RP, Carlet JM, Masur H, et al. Surviving Sepsis Campaign guidelines for management of severe sepsis and septic shock. *Crit Care Med* 2004 Mar;32(3):858-73.
53. Gross SJ, Filston HC, Anderson JC. Controlled study of treatment for disseminated intravascular coagulation in the neonate. *J Pediatr* 1982;100:445-8.
54. Mueller MM, Bomke B, Seifried E. Fresh frozen plasma in patients with disseminated intravascular coagulation or in patients with liver diseases. *Thromb Res* 2002;107:S9-17.
55. Levi M, Ten Cate H. Disseminated intravascular coagulation. *N Engl J Med* 1999 Aug 19;341(8):586-92.

56. Zenz W, Muntean W, Zobel G, Grubbauer HM, Gallistl S. Treatment of fulminant meningococcemia with recombinant tissue plasminogen activator. Thromb *Haemost* 1995;74:802-3.
57. Aiuto LT, Barone SR, Cohen PS, Boxer RA. Recombinant tissue plasminogen activator restores perfusion in meningococcal purpura fulminans. *Crit Care Med* 1997;25:1079-82.
58. Sakuragawa N, Hasegawa H, Maki M, Nakagawa M, Nakashima M. Clinical evaluation of low-molecular-weight heparin (FR-860) on disseminated intravascular coagulation (DIC) a multicenter co-operative double-blind trial in comparison with heparin. *Thromb Res* 1993;72:475-500.
59. Davidson BL, Geerts WH, Lensing AW. Low-dose heparin for severe sepsis. *N Engl J Med* 2002;347:1036-7.
60. Saito M, Asakura H, Jokaji H, Uotani C, Kumabashiri I, Morishita E, et al. Recombinant hirudin for the treatment of disseminated intravascular coagulation in patients with haematological malignancy. *Blood Coagul Fibrinalysis* 1995;6:60-4.
61. Okamura T, Niho Y, Itoga T, Chiba S, Miyake M, Kotsuru M, et al. Treatment of disseminated intravascular coagulation and its prodromal stage with gabaxate mesilate (FOY): a multi-center trial. *Acta Haematol* 1993;90:120-4.
62. Fourrier F, Chopin C, Huart JJ, Runge I, Caron C, Goudemand J. Double-blind, placebo-controlled trial of antithrombin III concentrates in septic shock with disseminated intravascular coagulation. *Chest* 1993;104:882-888.
63. Inthorn D, Hoffmann JN, Hartl WH, Muhlbayer D, Jochum M. Antithrombin III supplementation in severe sepsis: beneficial effects on organ dysfunction. *Shock* 1997;8:328-34.
64. Vincent JL, Bernard GR, Beale R, et al. Drotrecogin alfa (activated) treatment in severe sepsis from the global open-label trial ENHANCE: further evidence for survival and safety and implications for early treatment. *Crit Care Med* 2005;33:2266-77.
65. Abraham E, Laterre PF, Garg R, et al. Drotrecogin alfa (activated) for adults with severe sepsis and a low risk of death. *N Engl J Med* 2005;353:1332-41.
66. Liaw PC, Esmon CT, Kahnamoui K, et al. Patients with severe sepsis vary markedly in their ability to generate activated protein C. *Blood* 2004;104:3958-3964.
67. Ettingshausen CE, Veldmann A, Beeg T, et al. Replacement therapy with protein C concentrate in infants and adolescents with meningococcal sepsis and purpura fulminans. *Semin Thromb Hemost* 1999;25:537-41.
68. Spahn DR, Rossaint R. Coagulopathy and blood component transfusion in trauma. *Br J Anaesth* 2005 Aug;95(2):130-9. Epub 2005 Jun 17.
69. Kenet G. High-dose recombinant factor VIIa therapy in hemophilia patients with inhibitors. *Semin Hematol* 2006 Jan;43(1 Suppl 1):S108-10.
70. Boffard KD, Riou B, Warren B, et al. Recombinant factor VIIa as adjunctive therapy for bleeding control in severely injured trauma patients: two parallel randomized, placebo-controlled, double-blind clinical trials. *J Trauma* 2005;59:8-15.

46

DISFUNÇÃO HEPÁTICA NO CHOQUE

Edison Moraes Rodrigues Filho

INTRODUÇÃO

O fígado desempenha uma série de tarefas fundamentais na manutenção da homeostase. Devido ao seu complexo suprimento vascular, é extremamente vulnerável ao choque, independentemente da sua etiologia. A capacidade única do fígado de regenerar-se, embora eficaz, não é suficiente para contornar essas agressões. A presença de disfunção hepática associada ao choque e à síndrome de disfunção de múltiplos órgãos pode ter conseqüências devastadoras para a evolução do paciente criticamente enfermo. Os fenômenos de translocação bacteriana e de aumento de permeabilidade intestinal têm suas conseqüências amplificadas pela diminuição da capacidade de eliminação hepática. Pode também haver conseqüências deletérias para o sistema respiratório, pois a falência de defesa do sistema reticuloendotelial hepático permite a microembolização de partículas para a circulação pulmonar. Os níveis séricos de drogas empregadas terapeuticamente podem ter variações significativas, que se tornam imprevisíveis, pela ausência de um equivalente laboratorial hepático à creatinina, por exemplo, que permita um ajuste de dose mais refinado.

O critério de definição de disfunção hepática dos escores de síndrome de disfunção de múltiplos órgãos mais utilizado é a mensuração dos níveis séricos das bilirrubinas. Tradicionalmente, a presença de disfunção hepática tem sido considerada um previsor independente de pobre sobrevida. Embora isso não se tenha confirmado em estudos mais recentes, em pacientes com disfunção orgânica múltipla, a própria natureza da definição de disfunção hepática torna difícil a interpretação tanto desses resultados quanto daqueles que associam disfunção hepática com maior mortalidade.[1]

FISIOLOGIA

O fígado, embora represente aproximadamente 2,5% do peso corporal total, recebe em torno de 25% do débito cardíaco total. Dois terços (60% a 80%) do fluxo hepático são supridos pela veia porta, um sistema de alto fluxo e baixa pressão.[2] O fluxo sanguíneo portal representa a drenagem da circulação esplâncnica, o maior circuito vascular regional do organismo, que contém de 20% a 25% do volume sanguíneo sistêmico. O sangue venoso portal é rico em nutrientes, inclusive glicose, aminoácidos e triglicerídeos, mas é relativamente pobre em oxigênio. Ao contrário, a artéria hepática, um sistema de alta pressão e baixo fluxo, que responde por apenas um terço do fluxo sanguíneo hepático total, transporta mais de metade do oxigênio necessário ao fígado. A artéria hepática também é responsável pela irrigação dos ductos biliares maiores. O sangue utilizado pelo fígado é drenado através das veias hepáticas direita, média e esquerda para a veia cava inferior e, a partir daí, é conduzido ao átrio direito.

A unidade funcional hepática é o ácino, que consiste de um agrupamento de hepatócitos com diâmetro aproximado de 2 mm, em torno de ramos terminais de arteríola hepática e vênula portal. O sangue de ramos da veia porta e da artéria hepática entra no ácino através das regiões portal e periportal e flui pelos sinusóides hepáticos para a periferia, onde é drenado para uma vênula hepática terminal. De acordo com a classificação de Rappaport, o centro do ácino (região periportal) é conhecido como zona 1 e a periferia (região perivenular), como zona 3. A região entre as 2 é denominada zona 2. A zona 1 recebe o sangue com os mais altos níveis de oxigênio e nutrientes, enquanto a zona 3 recebe sangue relativamente hipóxico, pelo consumo prévio das zonas 1 e 2. Esse gradiente é exagerado nas situações de colapso vascular, quando a extração de oxigênio pelos hepatócitos da zona 1 é aumentada para compensar a redução no fluxo sanguíneo hepático, portanto, resultando em uma tensão parcial de oxigênio mais reduzida que o habitual para a zona 3. A zona 1 contém os hepatócitos com maior diferenciação funcional, destinados à síntese protéica dependente de energia. As células de Kupffer, que representam aproximadamente 90% da massa de células momonucleares do organismo, também são mais numerosas na zona 1, pois suas funções fagocíticas e lisossomais dependem de um aporte adequado de oxigênio.

No espaço perissinusoidal de Disse são encontradas as células de estocagem de gordura do fígado, denominadas células de Ito ou estreladas, que também são o maior sítio de estocagem de vitamina A do organismo.

Para que o fígado elimine toxinas e metabolize nutrientes, fluxo sanguíneo elevado e estreito contato entre o sangue e os hepatócitos é fundamental. Os sinusóides hepáticos são especialmente aparelhados para esse propósito. O endotélio sinusoidal não possui membrana basal típica e é o único dentro do organismo a conter fenestras múltiplas com 1 a 3 milímetros de diâmetro. Essas características permitem que fluídos, metabólitos, toxinas e hormônios fluam livremente entre os sinusóides e o espaço de Disse, situado em torno dos hepatócitos.

A regulação do fluxo dentro da microvasculatura hepática é determinada primariamente pela atividade das células musculares lisas nas arteríolas. Ao contrário do fluxo venoso portal, que não possui controle auto-regulatório, o fluxo hepático arterial é regulado estreitamente para manter um fluxo sanguíneo hepático total relativamente constante. Portanto, quando o fluxo sanguíneo portal decresce, as células musculares lisas das arteríolas hepáticas relaxam, o que aumenta o fluxo sanguíneo arteriolar. Essa resposta de compensação arterial parece ser mediada por alterações na concentração de adenosina em torno das arteríolas hepáticas. A adenosina, um potente vasodilatador, é secretado para o espaço intersticial a uma taxa constante. As concentrações locais de adenosina em torno da arteríola hepática são determinadas pela capacidade de transporte do fluxo sinusoidal. Portanto, quando o fluxo portal diminui, as concentrações locais de adenosina elevam-se, resultando em vasodilatação arteriolar compensatória. Esse mecanismo de compensação arterial parece persistir até uma pressão arterial média (PAM) de 50 mmHg e perde eficácia com níveis tensionais mais baixos.[3] Ao contrário da circulação arterial, o fluxo portal é dependente de fatores hemodinâmicos extra-hepáticos, responsáveis pela regulação dos leitos arteriolares mesentéricos, gástricos e esplênicos.

Para que essa relação entre circulação arterial e portal seja eficiente, pressupõe-se efetiva distribuição do fluxo sanguíneo total aos sinusóides, a qual depende não somente de uma adequada mistura de sangue portal e arterial, mas também de uma perfusão homogênea dos sinusóides.[4] O exato sítio anatômico de confluência funcional entre a circulação arterial e a circulação portal permanece controverso. É provável que a contribuição de cada uma varie consideravelmente dentro de sinusóides individuais. Em situações de choque, parece haver uma importante heterogeneidade, principalmente à custa da circulação arterial. De uma forma geral, as porções distais dos lobos tendem a ter um menor fluxo sanguíneo. Dentro de regiões específicas, virtualmente todos os lóbulos (ácinos) parecem ser perfundidos simultaneamente. No interior dos lóbulos, substancial heterogeneidade é observada, um processo predominantemente dinâmico, com pouca contribuição de diferenças anatômicas entre os sinusóides. Com a ressuscitação do choque, durante o processo de reperfusão, pode ser vista falência de microcirculação em lóbulos inteiros, ou mesmo áreas maiores, assim como em nível de sinusóides individuais, o que reflete falência tanto de arteríolas hepáticas e vênulas portais quanto de pequenos sinusóides. A falência das arteríolas hepáticas e vênulas portais podem-se dever tanto a vasoespasmo quanto a trombose. A primeira possibilidade parece ser mais importante e reflete um desnível local entre mediadores vasoconstritores e vasodilatadores produzidos durante estados de choque. Porém, é em nível sinusoidal que uma heterogeneidade significativa da perfusão tem sido demonstrada. Em virtude da ausência de células musculares lisas nos sinusóides, outras causas de obstrução, como edema celular e marginação de neutrófilos, têm sido consideradas preponderantes. Embora esses fatores contribuam, sabe-se hoje que o processo é mais dinâmico e foi demonstrado que os sinusóides respondem ativamente às substâncias vasodilatadoras e vasoconstritoras. No fígado normal, a resposta vasoconstritora parece ser atribuída às células de Ito. Em estados inflamatórios, o processo é mais complexo e envolve edema das células de Kupffer, alterações fenotípicas das células de Ito que diminuem sua capacidade de estocar vitamina A e passam a se comportar como miofibroblastos com expressão da α-actina e, provavelmente, contração ativa das células do endotélio sinusoidal, que também parecem passar a expressar α-actina.

A ativação funcional dessas células sob estresse também envolve o conceito de *priming* do sistema, no qual um estímulo prévio tanto agudo quanto crônico (ingesta de álcool) torna as células hipercontráteis frente a uma nova estimulação.

MONITORIZAÇÃO

A monitorização dos parâmetros globais de oxigenação tecidual, assim como dos marcadores séricos de metabolismo anaeróbico, discutida em outros capítulos, pode não refletir plenamente a hipoxia tecidual. Esta pode ser oculta, especialmente em alguns leitos vasculares, o que vem despertando o interesse pela monitorização regional.[5] A importância do território hepatoesplâncnico, com relação ao seu papel imunológico, o qual, uma vez disfuncional, pode perpetuar a lesão aos tecidos, além do seu alto consumo de oxigênio, tem tornado esse território em alvo preferencial de pesquisa. O leito esplâncnico tem sido mais extensamente avaliado, mas método de avaliação da função hepática também tem sido desenvolvido, embora mais utilizados para pesquisa do que para intervenção terapêutica. De uma maneira geral, podemos dividir a monitorização hepática em 4 grupos, que devem ser utilizados complementarmente.

Marcadores séricos

As transaminases hepáticas, na ausência de hepatite viral, podem refletir variados graus de isquemia hepática, porém, não são representativas da função do órgão. Alterações das provas de coagulação (tempo de protrombina e tempo de tromboplastina tecidual ativada), embora reflitam mais estreitamente a função sintética, podem ocorrer também por coagulação intravascular disseminada e outros distúrbios discrásicos. Elevação de bilirrubinas, embora de importância prognóstica, pode significar apenas colestase ou distúrbios extra-hepáticos, como hemólise.[6] A queda dos níveis séricos de Gc-globulina (proteína carreadora da vitamina D), que é associada ao desenvolvimento de disfunção de múltiplos órgãos em pacientes com insuficiência hepática fulminante, ainda não tem seu papel estudado em outras circunstâncias.[7,8] Recentemente, níveis elevados de ICAM-1 (molécula 1 de adesão intercelular) têm sido encontrados em não-sobreviventes de choque séptico, além de ter identificado aqueles que desenvolveram disfunção hepática.[9]

Mensuração do fluxo sanguíneo esplâncnico[10]

Fluxometria por Doppler

Permite a quantificação do fluxo venoso portal e arterial hepático. Baseia-se na velocidade do fluxo sanguíneo e no diâmetro do vaso. Quando associada à infusão de contraste, tem permitido a avaliação do fluxo venoso portal durante infusão de prostaciclina em pacientes submetidos a transplante ortotópico de fígado. Tem como limitador a necessidade da correta mensuração do diâmetro do vaso.

Infusão de indocianina verde (ICV)

Baseia-se no princípio de Fick. Após uma dose de ataque de ICV, uma infusão contínua é iniciada sob taxa constante. Uma amostra arterial periférica e uma amostra venosa hepática são coletadas, o que permite o cálculo do fluxo sanguíneo hepatoesplâncnico, porém, a cateterização venosa hepática é mandatória.

Técnica da eliminação de um bolo de ICV

Esta técnica mais econômica de estimativa do fluxo hepatoesplâncnico é realizada após injeção de uma dose única em bolo de ICV, com mensuração arterial periférica e venosa hepática e o cálculo efetuado posteriormente. Embora seja freqüentemente utilizada em pacientes críticos, ainda há alguma controvérsia sobre sua correlação com a técnica de infusão contínua. Alguns estudos têm revelado correlação prognóstica dos seus níveis com maior ou menor mortalidade em populações mistas de pacientes criticamente enfermos.[11]

Mensuração da oxigenação tecidual

Saturação venosa hepática de oxigênio ($S_{VH}O_2$)

Essa alternativa, menos complexa que as anteriores, mensura a saturação de oxigênio da hemoglobina diretamente na veia hepática. Desde que a extração hepatoesplâncnica de O_2 é ligeiramente mais elevada que a sistêmica, a $S_{VH}O_2$ é discretamente menor que a saturação venosa mista de O_2 ($S\bar{v}O_2$). Esse gradiente pode aumentar substancialmente após cirurgia hepática, trauma ou sepse. A utilização de um cateter de fibra ótica permite obter uma mensuração contínua e é de mais fácil inserção.

Atividade metabólica

Metabolismo da lidocaína

A lidocaína, um anestésico local é uma aminoetilamida desacetilada pelo citocromo P450 para formar monoetilglicinexilidide (MEGX), uma via metabólica específica do fígado, localizada nos hepatócitos perivenosos. A concentração plasmática de MEGX pode ser facilmente mensurada. Injeta-se 1 mg/kg de lidocaína e mensura-se a concentração arterial de MEGX após 15 minutos. Assim como o pHi, tem sido considerado um indicador sensível e específico de disfunção hepática em trauma, sepse e em pacientes criticamente doentes em geral. Embora reflita o metabolismo, a atividade final do órgão, não se correlaciona diretamente com o fluxo sanguíneo e a cinética do O_2 no fígado.

FISIOPATOLOGIA

Choque cardiogênico

Os efeitos do choque cardiogênico[12] sobre o fígado advêm de 3 mecanismos: decréscimo do fluxo sanguíneo hepático; aumento da pressão venosa hepática; e decréscimo da SaO_2. Um característica única no choque cardiogênico, com relação às outras formas de choque, é o efeito de congestão passiva do fígado. Elevada pressão venosa central é transmitida às veias hepáticas e daí às pequenas vênulas hepáticas que drenam o ácino, o que resulta em congestão sinusoidal e aumento das fenestras intersinusoidais, permitindo exsudação de fluídos ricos em proteínas para o espaço de Disse. O edema perisinusoidal resultante pode piorar a difusão de oxigênio e nutrientes para os hepatócitos. Excesso de líquidos no espaço de Disse normalmente é drenado pelo sistema linfático, porém, quando a capacidade dos linfáticos é excedida, fluidos ricos em proteínas exsudam da superfície hepática para a cavidade peritoneal, o que determina ascite tipicamente rica em proteínas, que pode ser vista na insuficiência cardíaca. Se há um processo anterior crônico de congestão hepática, pode existir fibrose na zona 3 e no espaço de Disse, o que exacerba o déficit de difusão de oxigênio e nutrientes do sangue para os hepatócitos. A evolução para necrose hepática é fundamentalmente relacionada com o decréscimo do fluxo sanguíneo hepático. Há relatos de casos de insuficiência hepática aguda fatal associada a choque cardiogênico.

Choque hipovolêmico

A isquemia hepática é resultante de um desequilíbrio entre a oferta e a demanda de oxigênio.[12] Como a taxa metabólica do fígado é relativamente constante, é o suprimento de oxigênio, e não a demanda, o principal determinante de isquemia hepática. A oferta de oxigênio hepático é uma função do seu conteúdo no sangue e do fluxo sanguíneo hepático. Hipoxemia e anemia, mesmo significativas, parecem insuficientes para causar dano hepático grave. O fator mais crítico na isquemia hepática é o fluxo sanguíneo total. O leito esplâncnico recebe aproximadamente 25% do débito cardíaco. Na hipovolemia, há declínio do fluxo sanguíneo hepático com aumento compensatório da extração de oxigênio. Esse processo habitualmente preserva a oxigenação dos hepatócitos das zonas 1 e 2, mas os hepatócitos da zona 3, já naturalmente mais expostos, tornam-se isquêmicos. Na insuficiência cardíaca prévia, o fígado é mais vulnerável, pois os hepatócitos já estão operando com a extração de oxigênio aumentada. Em certas situações como cirrose hepática ou síndrome de Budd-Chiari, em que a circulação esplâncnica já é parcialmente desviada do fígado por colaterais, o órgão também é mais vulnerável à hipovolemia.

Pela sua elevada atividade metabólica, os hepatócitos são mais vulneráveis à hipoxia que outras células do fígado, como as endoteliais dos sinusóides, as de Kupffer e as do epitélio biliar. O estado nutricional também pode influir no grau de lesão, porém, paradoxalmente, é a adequada nutrição que predispõe à lesão mais intensa, pois os elevados estoques de glicogênio fornecem mais substrato para a glicólise anaeróbica, com conseqüente aumento da produção de lactato.

O mecanismo de lesão celular parece estar relacionado com a interrupção da respiração mitocondrial, com queda dos níveis de adenosina trifosfato, elevação dos níveis de cálcio citosólico e ativação de proteases celulares.

Efeito deletério adicional à lesão isquêmica pode ocorrer com a reperfusão,[13] quando o hepatócito é reexposto ao oxigênio, com geração de espécies reativos do oxigênio e lesão celular via peroxidação lipídica. Durante o período de isquemia, há aumento dos níveis teciduais de xantina oxidase, responsável pelo aumento na geração de espécies reativas do oxigênio. Além dos efeitos tóxicos diretos das espécies reativas do oxigênio, isquemia e reperfusão induzem transcrição de múltiplos genes no hepatócito, com produção de várias citocinas, o que amplifica a lesão hepatocelular. As células do endotélio sinusoidal são especialmente sensíveis à lesão de reperfusão e os hepatócitos tornam-se vulneráveis somente após um insulto isquêmico significativo.

Alguns pacientes podem apresentar uma entidade conhecida como hepatite isquêmica[14] que, embora a terminologia sugira, não significa um processo inflamatório. A terminologia advém da elevação de transaminases, que lembram hepatite viral e caracteristicamente atingem 20 ou mais vezes os valores normais, usualmente por um curto período de tempo. O achado anatomopatológico clássico é a necrose centrilobular (zona 3), que eventualmente se estende para a zona 2. Do ponto de vista clínico, alterações tão significativas das provas de função hepática compatíveis com hepatite isquêmica, usualmente ocorrem em pacientes com doença cardíaca de base.

Choque séptico

No início do quadro séptico,[15,16] hipovolemia venosa esplâncnica e aumento da permeabilidade microvascular reduzem o débito cardíaco e reduzem paralelamente o fluxo arterial hepático e venoso portal. Endotoxemia aumenta a resistência venosa portal e temporariamente eleva a resistência arterial hepática, ao mesmo tempo que diminui a capacidade de compensação arterial. O metabolismo hepático falha e permite o escape de lipopolissacarídeo para a circulação pulmonar, o que aumenta a sua resistência e pode comprometer a estabilidade cardiovascular, além de agravar a disfunção do trato gastrintestinal.[17] Com a evolução natural da sepse, pode haver vasodilatação da artéria hepática, provavelmente insuficiente, entretanto, para as elevadas demandas do órgão. O aumento da resistência portal favorece o represamento de sangue na circulação esplâncnica, reduz o retorno venoso e a pré-carga direita, favorece o edema de alças e a perda de fluídos para o espaço peritoneal, e perpetua o represamento venoso. A ação de vasopressores endógenos e exógenos intensifica as reduções do fluxo arterial mesentérico e, portanto, do fluxo portal, mesmo com a normalização do fluxo sanguíneo sistêmico.

A despeito da magnitude das alterações do fluxo portal e arterial, eventos com ação na microcirculação hepática também podem comprometer o aporte sinusoidal de nutrientes e as funções hepáticas e levar a desacoplamento entre perfusão sinusoidal e funções das células de Kupffer e hepatócitos:

- Leucoagregação dentro dos sinusóides, mediada por citocinas, aumenta a resistência ao fluxo sanguíneo e diminui o tempo de trânsito, o que eleva ainda mais a seqüestração de polimorfonucleares produtores de proteases e espécies reativos de oxigênio.
- Desenvolvimento de um fenótipo endotelial pró-coagulante, mediado pela ativação da via extrínseca da coagulação, leva a formação de trombina e obstrução por microtrombos.
- Produção alterada de vasoconstritores como leucotrienos e endotelina, ao suplantar a produção elevada concorrente de vasodilatadores endógenos como óxido nítrico (NO) e prostaciclina.

Associadas às alterações da macro e microcirculação hepáticas, uma série de eventos inflamatórios perpetua o processo no sinusóide. Além da leucoagregação e microtrombose já citadas, ocorre ampliação do processo por mediadores secundários, como eicosanóides, endotelina e NO. Ocorre progressiva formação de espécies reativos de oxigênio, com lesão oxidativa endotelial e edema celular isquêmico. O fenômeno de isquemia-reperfusão também amplifica e perpetua esses mecanismos. Pacientes com doença hepática prévia, devido a modificações da estrutura acinar e da distribuição de fluxo sinusoidal, são predispostos a alterações mais importantes diante dos mesmos insultos.

Diversas alterações metabólicas ocorrem durante a evolução da sepse, relacionadas com os processos hemodinâmicos, microvasculares e inflamatórios citados anteriormente:

- A síntese protéica é reduzida pelos níveis elevados de NO sintetase induzível e repriorizada pela ação das IL-1 e IL-6, as quais visam à síntese de proteínas de fase aguda, como proteína C reativa, fibrinogênio e outras. Como a albumina e a pré-albumina, importantes proteínas para ligação com drogas, não são reagentes de fase aguda, seus níveis séricos diminuem, o que pode aumentar as concentrações séricas livres de uma série de fármacos, interferindo na terapêutica e aumentando a sua toxicidade.

- Inibição do citocromo P-450, por ação parácrina do TNF, IL-1, NO e interferon-γ, que também predispõe a toxicidade por drogas.

- Alteração do metabolismo intermediário, com interferência no fluxo, no interior dos órgãos, de substratos metabólicos e combustíveis energéticos de uma série de formas que podem levar à progressiva disfunção hepática:
  - Alteração do metabolismo de carboidratos, gorduras e proteínas, por modificação do fenótipo adrenorreceptor hepático.
  - Glicogenólise aumentada por ação dos hormônios contra-reguladores adrenalina, noradrenalina, cortisol e hormônio de crescimento.
  - Gliconeogênese elevada, por ação das citocinas, através de proteólise muscular, com liberação de precursores de alanina e lactato.
  - Inibição da gliconeogênese por ação de endotoxina, que combinada à progressiva limitação da disponibilidade de glicose pela depleção do glicogênio hepático e muscular, pode ser responsável por hipoglicemia de difícil manejo, vista em certos pacientes sépticos, especialmente com doença hepática de base.
  - Alterações do metabolismo dos aminoácidos, com consumo aumentado de glutamina e arginina e liberação acelerada de ornitina.

Outros fatores

Outros fatores presentes nos pacientes criticamente enfermos podem contribuir para a disfunção hepática vista no choque.

Nutrição parenteral total

A utilização de NPT pode resultar em complicações hepatobiliares. Têm sido relatadas esteatose, esteatoepatite com infiltração de polimorfonucleares, colestase, triadite portal e necrose celular. Essas complicações podem ocorrer após 7 a 10 dias do início da NPT e têm sido relacionadas a doença inflamatória hepática de base, excessiva administração de calorias baseadas em dextrose, duração da NPT, formação de barro biliar e outros fatores. As disfunções hepáticas relacionadas com NPT usualmente se resolvem com a descontinuação ou com o maior uso de emulsões lipídicas como fonte alternativa de suporte calórico. O consumo de aminoácidos gliconeogênicos, como glutamina e arginina, está aumentado. O requerimento de glutamina pelas células de defesa pode ser significativamente aumentado. O enriquecimento de NPT com glutamina, além de suportar diversas atividades metabólicas do fígado, pode prevenir esteatose hepática, provavelmente através da estimulação de secreção de Glucagon, o que diminui a relação portal insulina-glucagon que, quando elevada, parece ser a responsável pela infiltração gordurosa hepática. A utilização de NPT convencional em modelos animais é associada à vacuolização hepatocitária panlobular, enquanto animais que recebem NPT enriquecida com glutamina apresentam morfologia hepática normal.[18]

Ventilação mecânica

Aumentos fásicos na pressão intratorácica podem aumentar tanto a pressão de oclusão hepática, por compressão diafragmática, como a pressão venosa hepática, por propagação retrógrada da pressão atrial direita para o fígado, o que pode aumentar a seqüestração de sangue e formação de edema hepáticos. A adição de PEEP pode piorar a função hepática por reduzir o Qvp e o Qah, elevar a resistência vascular hepática por compressão diafragmática, aumentar o edema hepático e elevar a resistência ao fluxo coledocoduodenal. Porém, se há correção da volemia com elevação da pressão atrial direita e, conseqüentemente, da pressão venosa hepática, ocorre melhora compensatória da atividade metabólica, pois se cria uma grande superfície de troca, graças às fenestrações do endotélio sinusoidal. A nutrição enteral também pode atenuar as alterações relacionadas com o PEEP, pois aumenta o Qvp secundariamente ao aumento do fluxo sanguíneo intestinal.

Hipertensão intra-abdominal

Disfunção hepática também pode ocorrer ou ser exacerbada em situações onde haja concomitante hipertensão intra-abdominal, com conseqüente síndrome compartimental do abdome.[19,20] Elevações discretas da pressão intra-abdominal, como 10 mmHg, podem reduzir o fluxo arterial hepático tanto quanto 39%. Níveis acima de 20 mmHg decrescem o fluxo sanguíneo venoso portal em aproximadamente 34% e o fluxo microcirculatório em 29%. Esses efeitos parecem conseqüentes à compressão mecânica da irrigação arterial hepática e mesentérica. Essas alterações somam-se às impostas pela elevação da pressão intra-abdominal ao débito cardíaco, como redução da pré-carga, aumento da pós-carga e diminuição da contratilidade, por compressão cardíaca direta. Situações em que hipertensão intra-abdominal ocorre e que freqüentemente se acompanham de colapso circulatório incluem pós-operatórios de cirurgias abdominais de grande porte, como correção de aneurismas de aorta, transplante hepático, trauma abdominal, peritonites difusas e condições clínicas como ascite maciça pós-ressuscitação volêmica, ascite acompanhando cirrose descompensada e feridas abdominais dos grandes queimados.

Drogas vasoativas

Uma série de efeitos pode ser prevista, considerando-se o mecanismo de ação das catecolaminas, embora não necessariamente correspondam ao que é visto em modelos experimentais e em condições clínicas. A dobutamina, por sua ação agonística β_2, pode, teoricamente, melhorar a perfusão hepatoesplâncnica, independentemente de seus efeitos inotrópicos mediados por agonismo β_1. Em estudos clínicos envolvendo pacientes em choque séptico, há aumento de fluxo na mucosa, por provável redistribuição a partir da *muscularis*, via agonismo β_2, porém, não há aumento na capacidade de eliminar indocianina verde. Isso pode refletir uma falta de aumento do fluxo sanguíneo hepático ou, mais provavelmente, alterações metabólicas celulares tão graves que impedem a captação de ICV.[21] Além disso, modelos porcinos têm evidenciado possíveis efeitos deletérios à morfologia hepática, relacionados possivelmente à vasoconstrição sinusoidal ou efeitos pró-inflamatórios da dobutamina.[22] Esses mesmos modelos têm sugerido um perfil mais favorável da dopexamina, uma catecolamina sintética com efeitos seletivos DA_1 e β_2,[23] por prováveis efeitos antiinflamatórios.[22,24] A noradrenalina, como a dopamina, quando administradas a pacientes volemicamente ressuscitados, parecem ter um perfil hepático satisfatório, porém, a dopamina reduz o fluxo da mucosa gastrintestinal, redirecionando-o para a *muscularis*, o que pode ser indiretamente prejudicial ao fígado.[25] A adrenalina, quando utilizada em pacientes com choque séptico, tem sido associada à elevação do lactato sistêmico e da veia hepática,[23] a queda do pH intramucoso e a queda da saturação venosa hepática de O_2, tornando-a uma droga inadequada para o leito hepatoesplâncnico.[25]

Em algumas situações de choque, independentemente da etiologia inicial, há vasodilatação extrema, hiporresponsiva aos vasopressores habituais, condição denominada choque vasoplégico. Três mecanismos fisiopatogênicos têm sido propostos nessa síndrome: ativação dos canais de potássio da célula muscular lisa, produção excessiva de NO e deficiência de vasopressina. Alguns estudos têm demonstrado resposta significativa e promissora à administração de vasopressina por infusão contínua, nessa situação. Embora seja um potente vasoconstritor do leito esplâncnico, o benefício de resgate do choque pode superar os potenciais efeitos deletérios.[26,27]

TERAPIA ESPLÂNCNICA

O tratamento global do choque, em pacientes com disfunção hepática, não difere substancialmente do que é proposto em outros capítulos deste livro. Porém, uma série de medidas direcionadas ao leito hepatoesplâncnico tem sido estudada experimental e clinicamente.

Diversos estudos têm analisado a utilização de *N*-Acetilcisteína (NAC), em decorrência de seus efeitos benéficos em pacientes com intoxicação por paracetamol e suas propriedades antioxidantes. Outras drogas antioxidantes também vêm sendo testadas.

Estudos clínicos com NAC têm demonstrado melhora do metabolismo de MEGX, em pacientes com sepse e choque séptico, além do que seria esperado por alterações hemodinâmicas globais[28] e melhora do clareamento de ICV em pacientes com disfunção hepática prévia.[29]

A utilização de um protocolo para correção de um pHi persistentemente baixo em um grupo de pacientes com trauma, com a utilização de folato, manitol e baixas doses de isoproterenol, demonstrou um menor número de falências orgânicas, redução no tempo de internação em UTI e hospitalar.[30] A utilização de NAC, selênio, vitamina C e vitamina E por 7 dias, em um grupo de pacientes cirúrgicos, também demonstrou diminuição do número de falências orgânicas.[31]

Um pequeno estudo demonstrou inclusive promissora melhora na sobrevida, com a utilização de um protocolo direcionado à normalização do pHi, em associação à terapêutica antioxidante.[32]

Porém, um estudo recente, conduzido exclusivamente para testar o efeito de NAC em pacientes com SDMO, não demonstrou benefício, inclusive com intrigante aumento de mortalidade em pacientes que iniciaram o uso da droga 24 horas após a internação hospitalar.[33]

INSUFICIÊNCIA RENAL E HEPÁTICA ASSOCIADAS

Pacientes com hepatopatia crônica avançada ou insuficiência hepática aguda podem desenvolver insuficiência renal aguda com variável componente de síndrome hepatorrenal, caracterizada por hipovolemia relativa, baixo sódio urinário, além de excessiva ativação simpaticomimética e do sistema renina-angiotensina. A utilização de hemodiálise convencional nesses pacientes, especialmente quando hipovolêmicos, hipotensos ou ambos, é associada à hipoperfusão hepatoesplâncnica,[34] além de agravar a hipertensão intracraniana, quando presente. Essas alterações podem ser minoradas por protocolos específicos para diminuição de instabilidade hemodinâmica durante a hemodiálise convencional.[35] Porém, a opção por métodos dialíticos contínuos é a rotina recomendada nessas situações. Talvez, mais importante que o método dialítico e que a solução dialisadora e de reposição a serem utilizados. A disfunção hepática diminui ou impede a adequada conversão dos tampões (lactato, acetato ou citrato) em bicarbonato. Na presença de disfunção hepática, embora seja difícil quantificá-la, é conveniente utilizar a solução dialisadora com bicarbonato. Quando for esta a opção, 2 precauções devem ser tomadas: o preparo da solução em condições estéreis, pelo alto risco de contaminação bacteriana; e a paralela infusão de cálcio, já que este elemento não pode compor a solução, pelo risco de precipitação. Os níveis séricos do cálcio iônico e também de magnésio devem ser estritamente monitorizados. A impossibilidade de utilizar citrato também altera as práticas de anticoagulação do sistema, já que a citratação regional se tem tornado amplamente utilizada em nefrointensivismo.[36] No nosso meio, a única alternativa possível é manter o sistema sem anticoagulação farmacológica.

A utilização de um novo sistema de purificação do sangue, baseado em uma membrana de hemofiltração impregnada de albumina em ambos os lados, com o intuito e adsorver moléculas maiores, conhecida como MARS, tem-se mostrado clinicamente útil em pacientes com síndrome hepatorrenal,[37] em pacientes com insuficiência hepática aguda[38] e em pacientes com exacerbações agudas de hepatopatia crônica,[39] independentemente da presença de insuficiência renal aguda. O benefício é maior no grupo dos hepatopatas crônicos. As moléculas adsorvidas são toxinas normalmente metabolizadas pelo fígado. O filtro do MARS é especialmente desenhado para aprisionar as moléculas de albumina. O custo envolvido é elevado, o que torna discutível a sua custo-efetividade. Uma alternativa é empregar hemodiafiltração com uma solução dialisadora albuminada a, por exemplo, 5%.[40] Nesse caso, o custo será basicamente da albumina. Um possível benefício ao utilizar suporte semelhante em pacientes com graus menos intensos de disfunção hepática é questão a ser respondida no futuro.

INSUFICIÊNCIA HEPATOADRENAL

A presença de hepatopatia prévia é um fator de risco significativo para o desenvolvimento de insuficiência adrenal aguda, na vigência de choque, a recentemente denominada síndrome hepatoadrenal.[41] Parece haver uma correlação direta entre os níveis de HDL-colesterol e o desenvolvimento da síndrome. A doença hepática prévia compromete a síntese de cortisol, pois o colesterol é o principal precursor para a biossíntese de esteróides nos tecidos esteroidogênicos. Em situações de repouso e durante estresse, 80% do cortisol circulante é derivado do colesterol plasmático e os 20% restantes são sintetizados *in situ*, a partir de acetato e outros precursores. Por sua vez, o HDL é a lipoproteína mais utilizada como substrato esteroidogênico na glândula adrenal. Os níveis de HDL apresentam uma relação inversa com o estágio da hepatopatia.

REFERÊNCIAS BIBLIOGRÁFICAS

1. Vincent JL, et al. Use of the SOFA score to assess the incidence of organ dysfunction/failure in intensive care units: results of a multicenter, prospective study. *Crit Care Med* 1998;26(11):793-800.
2. Wanlerss IR. Physioanatomic considerations, pp 03-38. In: Schiff E. *Diseases of the liver.* 8th ed. Philadelphia: Lippincott-Raven, 1999. p. 3-37.
3. Rhodes A, et al. Hepatic dysfunction in the critically ill. In: O'Grady JG. *Comprehensive clinical hepatology.* St. Louis: Mosby, 2001. p. 31.1-31.14.
4. Clemens MG, et al. Heterogeneity of hepatic perfusion in shock. *Yearbook of Intensive Care and Emergency Medicine*, 1995. p. 767-76.
5. Cusack RJ, et al. Routine assesment of tissue metabolism in the critically ill. *Yearbook of Intensive Care and Emergency Medicine*, 2000. p. 752-60.
6. Roe PG, et al. Liver function tests. In: Park GR, Kang Y. Anesthesia and intensive care for patients with liver disease. Butterworth-Heinemann, 1995. p. 33-42.
7. Gracias VH, et al. Monitoring organ function: heart, liver and kidney. critical care of the trauma patient. *Surgical Clinics of North America* 2000;80(3):911-19.
8. Barie PS. Understanding the enigma of hepatic failure. *Crit Care Med* 1998;26:995-996.
9. Weigand MA, et al. Circulating intercellular adhesion molecule-1 as na early predictor of hepatic failure in patients with septic shock. *Crit Care Med* 1999;27(12):2656-61.
10. Brikmann A, et al. Monitoring the hepato-splanchnic region in the critically ill patient. *Intensive Care Medicine* 1998;24:542-56.
11. Sakka SG, et al. Indocyanine green for the asesment of liver function in critically ill patients. *Yearbook of Intensive Care Medicine and Emergency Medicine*. 2001. p. 611-18.
12. Rosenberg PM, Fridman LS. Liver in circulatory failure. In: Schiff E. *Diseases of the liver.* 8th ed. Philadelphia: Lippincott-Raven, 1999. p. 1215-1228.
13. Serracino-Inglott F, et al. Hepatic ischemia-reperfusion injury. *The American Journal of Surgery* 2001;181:160-166.
14. Seeto RK, et al. Ischemic hepatitis: clinical presentation and pathogenesis. *The American Journal of Medicine* 2000;109:109-113.
15. Matuschak GM. Liver dysfunction in sepsis. In: Fein AM, et al. *Sepsis and multiorgan failure*. Baltimore: Lippincott Williams & Wilkins, 1997. p. 168-180.

16. Marin N, et al. Liver in sepsis. In: Dhainaut JF, et al. *Septic shock.* [s.l.: s. n.] 2000. p. 277-302.
17. Tadros T, et al. Hepatic blood flow and oxygen consumption after burn and sepsis. *The Journal of Trauma Injury, Infection, and Critical Care* 2000;49(1):101-108.
18. Labow BL, et al. Glutamine. *World J Surg* 2000;24(12).
19. Saggi BH, et al. Abdominal compartment syndrome. *The Journal of Trauma* 1998;45(3):97-609.
20. Malbrain M. Abdominal pressure in the critically ill. *Current Opinion in Critical Care* 2000;6:17-29.
21. Joly LM, et al. Effects of dobutamine on gastric mucosal perfusion and hepatic metabolism in patients with septic shock. *Am J Respir Crit Care Med* 1999;160:1983-86.
22. Steel, et al. Choice of catecholamine: does it matter? *Current Opinion in Crit Care* 2000;6:347-53.
23. Marik PE. Total splanchnic resuscitation, SIRS, and MODS. *Crit Care Med* 1999;27:257-258.
24. Than LCH, et al. Microcirculation intestinal: changes in sepsis and effect of vasoative manipulation. *Yearbook of Intensive Care and Emergency Medicine*, 2000. p. 72-79.
25. Treggiari-Venzi MM, et al. Effects of catecholamine thetapy on regional perfusion in septic shock. *Yearbook of Intensive Care and Emergency Medicine*, 2000. p. 658-68.
26. Friedrich JO, Lapinsky SE. New evidence for old therapies in catecholamine-dependent septic shock. *Intensive Care Medicine* 2001;27:787-790.
27. Landry DW, Oliver JA. The pathogenesis of vasodilatory shock. *New England Journal of Medicine* 2001;345(8):588-595.
28. Rank N, et al. NAC increases liver blood flow and improves liver function in septic shock patients: results of a prospective, randomized, double-blind study. *Crit Care Med* 2000;28:3799-3807.
29. Devlin J, et al. NAC improve indocyanine green extraction and oxygen transport during hepatic dysfunction. *Crit Care Med* 1997;25:236-42.
30. Barquist E, et al. The impact of antioxidant and splanchnic-directed therapy on persistent uncorrected gastric mucosal pH in the critically injured trauma patient. J Trauma 1998;44:355-360.
31. Porter JM, Ivatury R, Azimuddin K, Swami R. Antioxidant therapy in the prevention of organ dysfunction syndrome and infectious complications – early results of a prospective randomized study. *Am Surg* 1999;65:478-483.
32. Kirton O, et al. Gastric intramucosal pHi driven resuscitation and antioxidants: normalized pHi is associated with high survival. *Crit Care Med* 1998;26(Suppl): A 142.
33. Molnár Z, et al. NAC treatment to prevent the progression of multisystem organ failure: a prospective, randomized, placebo-controlled study. *Crit Care Med* 1999;27:1100-04.
34. Jakob SM, et al. Splanchnic perfusion during hemodialysis: evidence for marginal tissue perfusion. *Crit Care Med* 2001;29(7):1393-98.
35. Davenport A. Renal replacement therapy in the patient with acute brain injury. *American Journal of Kidney Diseases* 2001;37(3):457-466.
36. Davenport A. Continuous renal replacement therapy for live disease. *Hemodial Int* 2003;7(4):348-352.
37. Mitzner SR, et al. Improvement of hepatorenal syndrome with extracorporeal albumin dialysis MARS: results of a prospective, randomized, controlled clinical trial. *Liver Transplantation* 2000;6:277-286.

38. Mitzner SR, et al. Extracorporeal detoxification using the molecular adsorbent recirculating system for critically ill patients with liver failure. *Journal of American Society of Nephrology* 2001;12:S75-S82.
39. Sorkine P, et al. Role of the adsorbent recycling system (MARS) in the treatment of patients with acute exacerbation of chronic liver failure. *Crit Care Med* 2001;29(7):1332-36.
40. Chawla L, et al. Modification of Continuous Venovenous Hemodiafiltration with single-pass Albumin Dialysate allows for removal of serum birubin. *Am J Kidney Dis* 2005;45:E51-E56.
41. Marik PE, et al. The hepatoadrenal syndrome: a common yet unrecognized clinical condition. *Crit Care Med* 2005;33:1254-1259.

47

Disfunção Intestinal

Suzana M. A. Lobo

INTRODUÇÃO

A disfunção de múltiplos órgãos (DMO), em decorrência de um quadro de sepse ou choque, é atualmente uma das principais causas de morte NAS unidades de terapia intensiva.[1] O choque circulatório caracteriza-se por oxigenação tecidual inadequada e metabolismo anaeróbico durante os quais a vasoconstricção esplâncnica ocorre como um mecanismo reflexo na tentativa de preservar o fluxo para órgãos essenciais como o coração, o cérebro e os pulmões, mas que compromete o fluxo sanguíneo (FS) para o trato gastrintestinal (TGI) e pode induzir lesão irreversível. A lesão da mucosa intestinal é potencialmente danosa devido à possibilidade de quebra da barreira intestinal permitindo a translocação de germes e de toxinas para a corrente sanguínea. A região esplâncnica tem, portanto, um papel importante no desenvolvimento e na manutenção da resposta inflamatória e DMO.[1-5] Enquanto as disfunções de outros órgãos ou sistemas são rapidamente progressivas, os sinais de disfunção do TGI são freqüentemente sutis e pouco valorizados, frente ao dramático quadro geral do paciente. A disfunção do TGI, após lesão traumática ou infecciosa, pode-se manifestar pela presença de vômitos, distensão abdominal e íleo adinâmico, freqüentemente determinando intolerância à dieta enteral. Síndromes disabsortivas decorrentes de atrofia e edema da mucosa e supercrescimento bacteriano, além de intenso catabolismo muscular e grave desnutrição protéico-calórica, podem ocorrer nos casos mais graves. A presença da síndrome compartimental abdominal pode agravar ainda mais o quadro. Erosões e hemorragia da mucosa gástrica foram descritas em 24% a 100% dos pacientes críticos nas primeiras 24 horas após a admissão na UTI.[4-6]

O TGI é sem duvida um órgão-alvo durante o estresse catabólico que ocorre no choque de qualquer etiologia. Como principais mecanismos desencadeantes da lesão do TGI, postulam-se a hipoxia celular e a liberação de mediadores inflamatórios como o óxido nítrico (NO), as espécies reativas de oxigênio (ERO) e a enzima nuclear poliadenosina 5'-difosfato ribose sintetase (PARS). As técnicas mais comumente utilizadas em estudos experimentais e clínicos na avaliação das lesões do TGI, em especial da barreira intestinal, são aquelas que avaliam alterações da permeabilidade, a presença de translocação bacteriana, a presença de acidose da mucosa intestinal e a presença de lesões morfológicas.[4]

PERMEABILIDADE

Permeabilidade intestinal é definida como o aumento da permeação de solutos através do intestino. Em inúmeros estudos, a permeabilidade da barreira intestinal foi avaliada através da monitorização da captação sistêmica de marcadores moleculares após a administração oral ou enteral. A permeabilidade é obtida avaliando-se as concentrações dos marcadores no plasma e na urina, e as diferenças na absorção. O manitol, a lactulose, a ramnose, o polietileno-glicol (PEG 3350 e PEG 400) e o cromo 51-EDTA são marcadores comumente utilizados. Recentemente, um estudo em pacientes críticos com DMO, questionou a capacidade destas moléculas marcadoras em avaliar a permeabilidade do TGI devido à existência de inúmeros fatores, neste tipo de paciente, que podem interferir nos resultados.[7] A permeabilidade pode também ser avaliada com o uso de técnicas *ex vivo*, com faixas de mucosa intestinal montadas entre câmaras de Ussing ou sacos intestinais invertidos.[5]

Translocação bacteriana

A microbiota intestinal consiste de mais de 500 espécies em contacto íntimo com o endotélio. A contagem bacteriana no estômago e no duodeno é de cerca de 10^3 a 10^7 organismos/ml de conteúdo luminar enquanto no íleo é de 10^{10} a 10^{12} por 1 g de fezes. Cerca de quase 100% dos microrganismos do cólon e do intestino delgado são anaeróbios obrigatórios. Além desses, muitos humanos são colonizados por anaeróbicos facultativos entéricos, em particular pela *Escherichia coli*, e 20% a 40% dos adultos saudáveis são portadores de fungos no seu TGI. No curso de doenças críticas pode ocorrer colonização do intestino por bactérias potencialmente patogênicas e por fungos, em substituição à microbiota normal. Além dos microrganismos, o TGI também contém uma grande variedade de produtos bacterianos, em especial, o lipopolissacarídeo (LPS), um componente da parede celular da bactéria Gram-negativa.[3-4]

A flora normal é um dos mecanismos de defesa da barreira intestinal. A função de barreira pode estar comprometida no TGI de pacientes com sepse, trauma, queimaduras, choque, em outras formas de doenças graves e até durante manipulações do intestino.[8] Em conseqüência disso, a corrente sanguínea pode ser invadida por patógenos derivados do intestino que entram na circulação portal e ativam as células de Kupffer, com conseqüente liberação de mediadores inflamatórios. O intestino é o maior reservatório de linfócitos do organismo, sendo ainda rico em outras células inflamatórias, o que o converte em um importante órgão mediador e gerador de resposta inflamatória na doença grave.[1-4]

A hipótese de translocação bacteriana é bastante aceita na comunidade científica. Hemoculturas obtidas apenas 2 horas após a indução de choque hemorrágico em ratos sugerem a presença de TB em ratos.[9] A instilação traqueal de *Pseudomonas aeruginosa* em ratos aumenta a permeabilidade microvascular intestinal e a translocação bacteriana para linfonodos regionais e corrente sanguínea.[10] Em humanos, aumento da permeabilidade intestinal foi relatado em pacientes com queimadura e foi detectada uma prevalência de 56% de hemoculturas positivas em pacientes com trauma e infecção.[11] Biópsias dos linfonodos mesentéricos e da camada serosa do intestino, obtidas durante cirurgia, sugeriram a presença de TB em 10,3% dos pacientes operados. Complicações sépticas foram 2 vezes mais freqüentes em pacientes com TB.[12] Um estudo relatou uma relação entre o aumento da permeabilidade intestinal e DMO em pacientes críticos.[13]

No momento atual, os mecanismos de base da TB não são completamente compreendidos. É possível que as alterações da permeabilidade e a TB na sepse sejam fenômenos independentes e que a sobrevida esteja mais diretamente associada à intensidade do insulto inflamatório sistêmico ou local do que à presença de TB.

ACIDOSE DA MUCOSA ILEAL

O índice cardíaco (IC) e a oferta de O_2 (DO_2), assim como as concentrações séricas de lactato, são indicadores globais de oxigenação, mas não informam sobre a oxigenação regional.[14] O TGI é particularmente sensível a reduções no fluxo sanguíneo (FS). Em resposta à diminuição do FS para a mucosa do TGI ou ao aumento do CO_2 tecidual que ocorre durante a hipoxia celular, o pH diminui e o CO_2 da mucosa gástrica aumenta.

A técnica da tonometria gástrica, usada para medir o carbono produzido por células disóxicas na mucosa do TGI, é considerada um grande passo na monitorização da oxigenação tecidual regional durante os estados de choque.[14] O pHi pode ser calculado com a equação de Handerson-Hasselbach considerando-se o bicarbonato arterial (HCO_3^-). No cálculo do pHi assume-se que o HCO_3^- do sangue arterial é igual ao da mucosa intestinal, o que pode não estar ocorrendo em certas situações, como no estado de choque ou após a administração terapêutica de HCO_3^-.[14] Uma diminuição no pHi pode refletir a redução no fluxo esplâncnico, mas também pode ser decorrente de alterações do metabolismo celular do O_2. A administração de LPS ou de bactérias vivas em suínos resultou em acidose da mucosa intestinal apesar de adequada perfusão esplâncnica.[15] Estudos clínicos demonstraram uma correlação entre pHi e morbidade e mortalidade em pacientes críticos.[16]

O gradiente mucoso-arterial do PCO_2 (PCO_2-gap) tem sido difundido como a medida mais fidedigna obtida com a técnica de tonometria, pois além de refletir com maior rigor o estado de perfusão, corrige para anormalidades sistêmicas do equilíbrio do CO_2.

LESÕES HISTOLÓGICAS DA MUCOSA DO TRATO GASTRINTESTINAL E OUTROS MÉTODOS DE ANÁLISE DO EPITÉLIO INTESTINAL

A avaliação das lesões da mucosa do TGI à autópsia, com técnicas histológicas de microscopia óptica ou eletrônica, é uma abordagem freqüentemente utilizada em estudos experimentais na análise da integridade do TGI. A função adequada dos diferentes tipos celulares, que incluem células intestinais, depende da manutenção da organização normal do citoesqueleto. Em alguns estudos, alterações histológicas da mucosa são mínimas ou ausentes e a translocação parece ser o resultado da penetração direta de bactérias viáveis nos enterócitos. Em outros, lesões de continuidade no epitélio são evidentes à microscopia óptica, sugerindo que a bactéria atravessa o epitélio por pequenos espaços entre as células.[17]

A lesão da mucosa do TGI desenvolve-se rapidamente durante a isquemia. Ao microscópio óptico detecta-se uma lesão morfológica com perda quase total do revestimento viloso epitelial após 20 minutos de isquemia intestinal ou após 1 a 2 horas de choque. Após algumas horas de ressuscitação bem-sucedida, a restauração morfológica da mucosa é total.[18]

Na sepse, a gênese da lesão da mucosa intestinal é menos conhecida. A endotoxina é capaz de produzir rápida destruição de células epiteliais na mucosa intestinal.[19,20] Moderado a maciço descolamento da mucosa do íleo terminal ocorreu em 28% dos animais, 4 horas após a instilação traqueal de *P. aeruginosa*.[21] Na sepse, há indícios de que apoptose e necrose, os 2 mecanismos conhecidos de morte celular, associem-se, determinando as lesões observadas no TGI.[22]

Outros métodos utilizados em análises qualitativas e quantitativas do epitélio intestinal incluem a medida da altura do vilo, a mensuração do conteúdo de DNA e de ATP da mucosa e a avaliação da atividade de enzimas importantes no reparo da mucosa. Além disso, é possível avaliar o grau de lesão intestinal analisando-se a integridade microvascular no intestino.[4]

Mecanismos fisiopatológicos potenciais na disfunção da barreira intestinal

Os mecanismos fisiopatológicos da lesão isquêmica da mucosa incluem um componente de isquemia e um componente de reperfusão quando ocorre elevada geração de espécies reativas de oxigênio (ERO) que excede a capacidade de eliminação do tecido, exacerbando a lesão causada na fase de isquemia.[23] O primeiro sinal é a redução do pHi seguido de aumento da permeabilidade da mucosa intestinal.[24]

Os mecanismos fisiopatológicos responsáveis pela disfunção da barreira intestinal na sepse não estão completamente elucidados. Durante o choque séptico, o pHi e a TeO_2 diminuem enquanto o VO_2 aumenta. Contudo, o aumento do VO_2 não impede o aumento da permeabilidade e o aparecimento de lesões da mucosa, detectáveis microscopicamente.[19] Em razão da natureza complexa da barreira intestinal, é provável que haja interação de diferentes mecanismos como hipoxia e defeitos na utilização do O_2 pelos tecidos, alterações estas determinadas por mediadores pró-inflamatórios.

Leito vascular intestinal

A mucosa do TGI é particularmente sensível a alterações do fluxo sanguíneo devido a peculiaridades da arquitetura da microcirculação nas microvilosidades intestinais, que forma uma complexa rede vascular com o intuito de facilitar a absorção de nutrientes. A anatomia do vilo, pela proximidade de arteríolas e vênulas, permite um mecanismo de troca de contracorrente (mecanismo de *shunt* difusional) de oxigênio da arteríola aferente para as veias de drenagem. Esta arquitetura peculiar torna a extremidade do vilo sujeita à hipoxia com relativa facilidade, fazendo com que o PO_2 diminua da base do vilo ao ápice, atingindo um valor tão baixo quanto 30 mmHg.

O transporte de O_2 na microcirculação é realizado por convecção, isto é, dos vasos maiores para os capilares pelo FS e daí para as células teciduais, por mecanismo de difusão. Este mecanismo de difusão direta não ocorre somente na interface capilar, mas também ao longo das arteríolas. A combinação desses 2 mecanismos de transporte determina marcante homogeneidade da oxigenação na microcirculação.

Porém, durante os estados de baixo fluxo, a oxigenação pode tornar-se altamente heterogênea com unidades bem oxigenadas próximas de unidades hipóxicas. Ince & Sinaasappel desenvolveram o conceito de unidades microvasculares vulneráveis (UMV) para descrever essas alterações de oxigenação regional.[25] As UMV foram posteriormente identificadas como sendo compostas de capilares. A presença de UMV nas vilosidades intestinais implica diretamente na presença de *shunt*. A vulnerabilidade do vilo mucoso à hipoxia é causada pela proximidade da arteríola nutriente com a vênula efluente na base do vilo, resultando em *shunt* de difusão das arteríolas para as vênulas. Como conseqüência, a PO_2 na microcirculação (PO_{2mic}) torna-se menor que a PO_2 venosa (PO_{2ven}).

Após a administração de endotoxina em animais, a PO_{2mic} diminui e o PO_2-gap (gradiente de PO_2 entre a microcirculação e o lado venoso) aumenta, devido à queda progressiva do PO_{2mic} juntamente com uma diminuição relativamente pequena no PO_{2ven}. O PO_2-gap é mais acentuado na sepse que na hemorragia, e deve-se, provavelmente, ao *shunt* de O_2 das arteríolas para as vênulas, deixando a microcirculação e os tecidos hipóxicos.[25-26]

Outras alterações conhecidas da microcirculação contribuem com a redistribuição do fluxo tornando as UMV difíceis de atingir, brevemente: (1) coagulação intravascular disseminada (CIVD) com deposição de fibrina formando microtrombos e gerando resposta inflamatória; (2) alteração da permeabilidade dos capilares, permitindo a perda de grandes quantidades de líquidos para o interstício com edema, congestão e hemorragia nos órgãos; (3) alteração da capacidade de deformação e diminuição do tempo de trânsito das hemácias; (4) represamento intravascular de sangue nos capilares, devido a relaxamento arterial e contração venosa, aumentando o volume na microcirculação em 30% a 50%; e (5) alterações da viscosidade e distúrbios reológicos, no FS microvascular e na resistência vascular.[27]

CONSEQÜÊNCIAS DA HIPOXIA NO TGI

Em condições normais de repouso, em humanos, a taxa de consumo de oxigênio (VO_2) é independente da oferta de oxigênio (DO_2), e representa apenas 25% do transporte de oxigênio. Conseqüentemente, o fluxo intestinal pode ser reduzido à metade, sem alterações significativas no consumo de oxigênio local. Durante a hemorragia ou a isquemia, o VO_2 intestinal é mantido no limite inferior da normalidade na presença de uma diminuição do FS intestinal de até 50%. O leito vascular intestinal pode compensar a redução do FS, aumentando a taxa de extração de oxigênio (TeO_2). A dilatação e o recrutamento capilar são os principais mecanismos envolvidos nesta adaptação. A intensidade e a duração do choque hemorrágico e, portanto, da depleção de oxigênio, determinam a gravidade da disfunção celular secundária ou necrose. Uma redução do fluxo intestinal maior que 50% tem sido relacionada com a lesão tecidual importante. Como conseqüência do aumento da TeO_2 intestinal, o conteúdo de oxigênio no sangue venoso intestinal e portal torna-se muito baixo, e isquemia hepática pode ocorrer. A restauração do fluxo sanguíneo nutritivo gera um segundo insulto, com amplificação da lesão tecidual decorrente da reperfusão intestinal e da ação das ERO, amplificando a agressão inicial sofrida com a isquemia.[18-19]

OFERTA DE OXIGÊNIO REGIONAL NO CHOQUE SÉPTICO

No choque séptico, níveis persistentemente elevados de lactato, na presença de DC e DO_2 elevados, sugerem heterogeneidade da perfusão tecidual e a possibilidade de déficits perfusionais regionais. Em humanos com sepse compensada, a perfusão total hepatoesplâncnica é elevada, mas existem menos dados sobre a perfusão regional ou sobre a perfusão da mucosa.[28]

Durante a sepse ou endotoxemia em animais, alguns estudos relataram redução do fluxo sanguíneo ou da PO_2 da mucosa.[29-31] Em contraste, outros autores, com diferentes técnicas, demonstraram medidas de fluxo sanguíneo e de oxigenação regionais normais ou elevadas.[15,32-35] A reposição volêmica é essencial para manter a perfusão esplâncnica. Em um modelo de choque endotóxico em coelhos, no qual utilizamos diferentes doses de endotoxina e diferentes regimes de ressuscitação volêmica, demonstramos que a isquemia intestinal é prevenida pela reposição mais generosa de fluidos.[35] Esses dados também sugerem que a variabilidade de achados entre os estudos pode, na verdade, refletir diferenças nos regimes de reposição de fluidos.

Déficits regionais perfusionais na sepse podem ser explicados pela redistribuição patológica do FS na microcirculação. No TGI, a mucosa e a submucosa recebem cerca de 90% do fluxo sanguíneo esplâncnico. A distribuição heterogênea do fluxo permite o aparecimento de unidades microcirculatórias hipóxicas ocultas próximas a áreas normóxicas. Estas alterações distributivas levando a heterogeneidade patológica são, provavelmente, causadas por distúrbios microvasculares de auto-regulação e *shunts*. Estudos clínicos e experimentais demonstraram que a distribuição do FS, em determinados órgãos torna-se, altamente heterogênea na sepse.[23]

EVIDÊNCIAS DE DISFUNÇÃO MITOCONDRIAL NA SEPSE

Os tecidos são altamente dependentes do metabolismo aeróbico para manter o equilíbrio iônico, a estabilidade da membrana, a função celular e a síntese de componentes estruturais. A hipoxia tecidual é sem dúvida fator associado ao desenvolvimento de DMO em diversas doenças críticas. Todavia, há um número crescente de evidências da presença de outros fatores limitantes da síntese de ATP que não somente a oferta insuficiente de glicose e oxigênio.

Evidências de danos à função celular na ausência de hipoxia têm sido obtidas de vários estudos com síndrome da resposta inflamatória sistêmica ou sepse. Há inúmeras evidências de que a hipoxia citopática ocorre no TGI. Crouser *et al.* avaliaram a perfusão intestinal de felinos com o emprego de microesferas radioativas e demonstraram que a administração de LPS causava significativo aumento da DO_2 no íleo, acompanhado de bloqueio da TeO_2.[34] Estas alterações do metabolismo do O_2 se relacionaram com a extensão e a gravidade da lesão mitocondrial. Em coelhos, a ressuscitação generosa com fluídos preveniu a isquemia intestinal, mas não as lesões morfológicas da mucosa intestinal que se desenvolveram rapidamente no choque endotóxico, mesmo na ausência de hipoxia regional.[35] A ressuscitação ou o aumento do fluxo sanguíneo esplâncnico em modelos experimentais de sepse não é capaz de impedir a queda dos níveis de ATP na mucosa ileal.[36] *E. coli* induz, em primatas, defeitos na habilidade da enzima citocromo aa3 em aceitar elétrons do O_2.[37] Alterações induzidas pela endotoxina no citocromo aa3 são independentes da DO_2 e do VO_2.[38] Há também evidências da presença de desacoplamento mitocondrial na sepse.[39]

Na sepse, a liberação de NO, citocinas e outros mediadores inflamatórios resulta na perda da auto-regulação na microcirculação. É provável que a hipoxia citopática e as alterações da microcirculação sejam mecanismos interativos no desenvolvimento da disfunção celular e orgânica. Esta possibilidade explica os resultados obtidos em estudos que demonstraram a falência de metas terapêuticas, baseadas na otimização das variáveis oxigênio-derivadas, em normalizar as concentrações séricas de lactato ou em reduzir a mortalidade em pacientes sépticos, em contraste com os resultados favoráveis na sobrevida observado em pacientes críticos sem sepse.[40-41]

PAPEL DO ÓXIDO NÍTRICO NO TRATO GASTRINTESTINAL

Está se tornando cada vez mais claro que o NO tem um papel importante na fisiologia e na fisiopatologia do TGI, em particular nas alterações de permeabilidade intestinal e na translocação bacteriana.

O NO é produzido por 3 sistemas enzimáticos diferentes. O primeiro sistema é formado pela enzima constitutiva (NOS) normalmente presente no endotélio vascular. No TGI, a NOS constitutiva parece regular a permeabilidade intestinal.[42] O segundo, por uma NOS constitutiva associada ao sistema nervoso intestinal.[42] Finalmente, por uma enzima *indutível*, a iNOS, cuja expressão no endotélio, no epitélio ou em células inflamatórias, é dependente de síntese protéica e capaz de ser induzida por citocinas e LPS, gerando grandes quantidades de NO por períodos prolongados de tempo. São as grandes quantidades de NO produzidas a partir da iNOS que provocam lesão celular, enquanto as quantidades fisiológicas de NO produzidas pelas isoformas constitutivas têm sido considerada benéficas. iNOS pode ser induzida por agentes pró-inflamatórios, LPS, TNF-α, IFN-gama e IL-1 beta em vários tipos celulares.[42]

Algumas células do intestino são fontes potenciais de NO. Estas células são os neurônios mioentéricos, células endoteliais e células intersticiais de Cajal. Células inflamatórias presentes na submucosa que incluem mastócitos, macrófagos e leucócitos polimorfonucleares também são capazes de produzir NO. As bactérias do lúmen intestinal representam outra fonte potencial.

O NO tem um papel paradoxal na fisiologia intestinal. Embora possua efeitos protetores, um corpo crescente de evidências sugere que o NO é responsável pela lesão da mucosa e quebra da barreira do TGI. O NO reage com as ERO gerando os peroxinitritos, espécies altamente lesivas ao epitélio intestinal.

Há evidências de que a endotoxemia promove disfunção da barreira intestinal pelo aumento da regulação de iNOS no intestino. Existe uma associação temporal entre a liberação de quantidades aumentadas de NO e peroxinitritos na mucosa do íleo de felinos e o aparecimento de translocação bacteriana e apoptose.[43,44] No miocárdio de ratos com endotoxemia, a inibição da síntese de NO tornou as UMV do miocárdio fluorescentes, sugerindo um papel do NO no aparecimento de *shunt* na microcirculação.[45]

Citocinas, IL-4 e IFN-gama em particular, podem aumentar a liberação de NO via iNOS e alterar a permeabilidade intestinal. Lopez-Belmont *et al.* demonstraram que a infusão de doadores de NO induziu lesão na mucosa gástrica em ratos.[46] O uso de um *scavenger* de NO preveniu a disfunção da barreira mucosa induzida pelo LPS, diminuindo a liberação do NO e seu produto tóxico, o peroxinitrito.[43] Tepperman *et al.* relataram que o uso de doadores de NO diminui a viabilidade *ex vivo* de células epiteliais do cólon de ratos e que a administração de LPS *in vivo* diminui a viabilidade de células epiteliais do intestino, mecanismo que é dependente de NO.[47] Os danos à respiração mitocondrial induzidos pelo LPS são em parte mediados pelo NO, que induz alterações na produção intracelular de ATP ou função mitocondrial. Unno *et al.* demonstraram que a inibição de NO reverte a depressão da função mitocondrial e as alterações da permeabilidade do íleo induzidas pelo LPS em ratos.[48]

No choque circulatório, a presença de LPS ou bactérias estimula a liberação de grandes concentrações de NO e ERO que reagem formando peroxinitritos. A presença de peroxinitritos, intracelular ou extracelularmente, causa lesão no núcleo da célula, com conseqüente ativação da enzima nuclear PARS, resultando em depleção energética celular por queda dos estoques celulares de NAD+ (nicotinamida adenosina dinucleotídeo) e ATP, causando necrose e disfunção celular. Em células isoladas de animais com endotoxemia, a inibição da PARS é capaz de restaurar a respiração celular e a inibição *in vivo* restaura a perda da reatividade vascular à noradrenalina induzida pelo LPS.[49] Efeitos significativos na sobrevida foram observados em um modelo animal com o uso de e 3-aminobenzamida, um inibidor da PARS, após injeção de uma dose letal de endotoxina.[50] Em nosso laboratório experimental, em um modelo de pneumonia aspirativa em coelhos, a administração de um potente inibidor da PARS, o PJ 34, 15 minutos após a instilação traqueal de *P. aeruginosa* nos pulmões de coelhos, apresentou importante efeito antiinflamatório no íleo e talvez tenha tido efeitos protetores sobre a TB.[21] É possível que este mecanismo se torne uma importante via no tratamento futuro da sepse.

SUPORTE À FUNÇÃO DO TGI

O suporte à função do TGI envolve a proteção da mucosa gástrica e o suporte nutricional que deve ser precoce e adequado. Evitar o uso prolongado de antibióticos de amplo espectro pode ter efeitos inestimáveis sobre a flora intestinal, prevenindo o supercrescimento de bactérias patogênicas. A descontaminação seletiva do TGI é ainda motivo de controvérsia. A monitorização da pressão intra-abdominal em pacientes de risco permite diagnóstico e intervenção mais precoces, impedindo que a síndrome compartimental abdominal seja um fator iniciador ou de manutenção da DMO. A manutenção da posição semi-recumbente da cabeceira da cama, capaz de diminuir a possibilidade de aspiração de conteúdo gástrico, é uma medida de grande impacto.

Foi relatada uma boa correlação entre um índice de trauma tecidual, que considerava a duração da cirurgia, o excesso de base na admissão e o pHi com a presença de disfunção do TGI no período pós-operatório.[51] Em nossa casuística, na FAMERP-Hospital de Base, 128 pacientes críticos foram avaliados diariamente quanto à função do TGI. Disfunção do TGI foi considerada quando uma adequada alimentação enteral ou oral não foi possível em vista da presença de alterações do TGI como distensão, íleo ou vômitos por mais de 3 dias consecutivos. Disfunção do TGI ocorreu em 35% da população geral, e em 27% dos pacientes cirúrgicos. A presença de hipoxemia ou de hiperlactatemia na admissão foram preditivos de disfunção do TGI.[52]

Há fortes evidências de que períodos de hipoperfusão esplâncnica durante o trauma operatório podem levar à disfunção do TGI e que esta lesão pode ser minimizada com o uso de protocolos terapêuticos dirigidos para a otimização de variáveis hemodinâmicas no período perioperatório.[53,54] A hipoxia tecidual, especialmente na região esplâncnica, deve ser considerada um importante co-fator na patogênese da DMOS e deve ser evitada, seja qual for a etiologia do choque.

REFERÊNCIAS BIBLIOGRÁFICAS

1. Carrico CJ, Meakins JL, Marshall JC, Fry D, Maier RV. Multiple-organ-failure syndrome. *Arch Surg* 1986;121:196-208.
2. Deitch EA, Berg R, Specian R. Endotoxin promotes the translocation of bacteria from the gut. *Arch Surg* 1987;122(2):185-90.
3. Marshall JC. Gastrointestinal flora and its alterations in critical illness. *Curr Opin Clin Nutr Metab Care* 1999;2:405-11.
4. Fink MP, Aranow JS. Gut barrier dysfunction and sepsis. In: Fein A, et al, ed. *Sepsis and multiorgan failure*. Baltimore: Williams & Wilkins, 1997. v. 32. p. 383-407.

5. Brinkmann A, Calzia E, Trager K, Radermacher P. Monitoring the hepato-splanchnic region in the critically ill patient. Measurement techniques and clinical relevance. *Intensive Care Med* 1998;24:542-56.
6. Mutlu GM, Mutlu EA, Factor P. Gi complications in patients receiving mechanical ventilation. *Chest* 2001;119:1222-41.
7. Oudemans-Van, Straaten HM, Van Der Voort PJ, Hoek FJ, Bosman RJ, Van Der Spoel JI, et al. Pitfalls in gastrointestinal permeability measurement in ICU patients with multiple organ failure using differential sugar absorption. *Intensive Care Med* 2002;28:130-8.
8. Lau LL, Halliday MI, Lee B, Hannon RJ, Gardiner KR, Soong CV. Intestinal manipulation during elective aortic aneurysm surgery leads to portal endotoxaemia and mucosal barrier dysfunction. *Eur J Vasc Endovasc Surg* 2000;19(6):619-24.
9. Koziol JM, Rush BF Jr, Smith SM, Machiedo GW. Occurrence of bacteremia during and after hemorrhagic shock. *J Trauma* 1988;28:10-6.
10. Yu Pei, Martin C. Increased gut permeability and bacterial translocation in Pseudomonas pneumonia-induced sepsis. *Crit Care Med* 2000;28(7):2573-2577.
11. Rush BF Jr, Sori AJ, Murphy TF, Smith S, Flanagan JJ Jr, Machiedo GW. Endotoxemia and bacteremia during hemorrhagic shock. The link between trauma and sepsis? *Ann Surg* 1988;207:549-54.
12. Sedman PC, MacFie J, Palmer MD, Mitchell CJ, Sagar PM. Preoperative total parenteral nutrition is not associated with mucosal atrophy or bacterial translocation in humans. *Br J Surg* 1995;82(12):1663-7.
13. Doig CJ, Sutherland LR, Sandham JD, Fick GH, Verhoef M, Meddings JB. Increased intestinal permeability is associated with the development of multiple organ dysfunction syndrome in critically ill ICU patients. *Am J Respir Crit Care Med* 1998;158(2):444-51.
14. Vincent JL. The available clinical tools – Oxygen derived variables, lactate, and pHi. In: Vincent JL. *Tissue oxygenation in acute medicine*. Germany: Springer, 2002. v. 1. p. 193-203.
15. VanderMeer TJ, Wang H, Fink MP. Endotoxemia causes ileal mucosal acidosis in the absence of mucosal hypoxia in a normodynamic porcine model of septic shock. *Crit Care Med* 1995;23(7):1217-26.
16. Friedman G, Berlot G, Kahn RJ, Vincent JL. Combined measurements of blood lactate concentrations and gastric intramucosal pH in patients with severe sepsis. *Crit Care Med* 1995;23:1184-93.
17. Chiu CJ, McArdle AH, Brown R. Intestinal mucosal lesion in low-flow states. I. A morphological, hemodynamic, and metabolic reappraisal. *Arch Surg* 1970;101(4):478-83.
18. Haglund U, Bulkley GB, Granger DN. On the pathophysiology of intestinal ischemic injury. *Acta Chir Scand* 1987;153:321-324.
19. Dahn MS, Lange P, Lobdell K, Hans B, Jacobs LA, Mitchell RA. Splanchnic and total body oxygen consumption differences in septic and injured patients. *Surgery* 1987;101:69-80.
20. Reidy MA Bowyer DE. Scanning electron microscopy: morphology of aortic endothelium following injury by endotoxin and during subsequent repair. *Atherosclerosis* 1977;26:319-28.
21. Lobo SM, De Backer D, Preiser JC, Cunrath GS, et al. Pneumonia-induced sepsis and gut injury. Effects of a poly-(ADP-ribose) synthetase inhibitor. *Intensive Care Med* 2003;29:S65.

22. Coopersmith CM, Stromberg PE, Davis CG, Dunne WM, Amiot DM 2nd, Karl IE, et al. Sepsis from Pseudomonas aeruginosa pneumonia decreases intestinal proliferation and induces gut epithelial cell cycle arrest. *Crit Care Med* 2003;31(6):1630-7.
23. Granger DN, Rutili G, Mccord JM. Superoxide radicals in feline intestinal ischemia. *Gastroenterology* 1981;81:22-9.
24. Morini S, Yacoub W, Rastellini C, Gaudio E, Watkins SC, Cicalese L. Intestinal microvascular patterns during hemorrhagic shock. *Dig Dis Sci* 2000;45:710-22.
25. Ince C, Sinaasappel M. Microcirculatory oxygenation and shunting in sepsis and shock. *Crit Care Med* 1999;27:1369-77.
26. Gutierrez G, Lund N, Acero AL, Marini C. Relationship of venous PO_2 to muscle PO_2 during hypoxemia. *J Appl Physiol* 1989;67:1093-9.
27. Hinshaw LB. Sepsis/septic shock: participation of the microcirculation: an abbreviated review. *Crit Care Med* 1996;24:1072-8.
28. Sakka SG, Reinhart K, Wegscheider K, Meier-Hellmann A. Comparison of cardiac output and circulatory blood volumes by transpulmonary thermo-dye dilution and transcutaneous indocyanine green measurement in critically ill patients. *Chest* 2002;121:559-65.
29. Vallet B, Lund N, Curtis SE, Kelly D, Cain SM. Gut and muscle tissue PO_2 in endotoxemic dogs during shock and resuscitation. *J Appl Physiol.* 1994;76(2):793-800.
30. Xu D, Qi L, Guillory D, Cruz N, Berg R, Deitch EA. Mechanisms of endotoxin-induced intestinal injury in a hyperdynamic model of sepsis. *J of Trauma* 1993;34(5):676-682.
31. Whitworth PW, Cryer HM, Garrison RN, Baumgarten TE, Harris PD. Hypoperfusion of the intestinal microcirculation without decreased cardiac output during live Escherichia coli sepsis in rats. *Circ Shock* 1989;27:111-22.
32. Lobo SM, Tu Z, Sun Q, Dimopoulos G, DeBacker D, Vincent JL. Gut lactate release in endotoxic shock. *J of Endotoxin Research* 2000;6:122.
33. Revelly JP, Liaudet L, Frascarolo P, Joseph JM, Martinet O, Markert M. Effects of norepinephrine on the distribution of intestinal blood flow and tissue adenosine triphosphate content in endotoxic shock. *Crit Care Med* 2000;28(7):2500-6.
34. Crouser ED, Julian MW, Weisbrode SE, Dorinsky PM. Endotoxin-induced ileal VO_2-DO_2 alterations do not correlate with the severity of ileal injury. *J Crit Care* 1997;12(2):83-91.
35. Lobo SM, De Backer D, Sun Q, Tu Z, Dimopoulos G, Preiser JC, et al. Gut mucosal damage during endotoxic shock is due to mechanisms other than gut ischemia. *J Appl Physiol* 2003;95(5):2047-54.
36. Astiz M, Rackow EC, Weil MH, Schumer W. Early impairment of oxidative metabolism and energy production in severe sepsis. *Circ Shock* 1988;26:311-20.
37. Simonson SG, Welty-Wolf K, Huang YT, Griebel JA, Caplan MS, Fracica PJ, et al. Altered mitochondrial redox responses in gram negative septic shock in primates. *Circ Shock* 1994;43:34-43.
38. Forget AP, Mangalaboyi J, Mordon S, Guery B, Vallet B, Fourrier F, et al. Escherichia coli endotoxin reduces cytochrome aa3 redox status in pig skeletal muscle. *Crit Care Med* 2000;28(10):3491-97.
39. Tavakoli H, Mela L. Alterations of mitochondrial metabolism and protein concentrations in subacute septicemia. *Infect Immun* 1982;38:536-41.
40. Hayes MA, Timmins AC, Yau EH, Palazzo M, Hinds CJ, Watson D. Elevation of systemic oxygen delivery in the treatment of critically ill patients. *N Engl J Med* 1994;330:1717-23.

41. Shoemaker WC, Appel PL, Kram HB, Waxman K, Lee TS. Prospective trial of supranormal values of survivors as therapeutic goals in high-risk surgical patients. *Chest* 1988;94:1176-86.
42. Vincent JL, Zhang H, Szabo C, Preiser JC. Effects of nitric oxide in septic shock. *Am J Respir Crit Care Med* 2000;161:1781-5.
43. Dickinson E, Tuncer R, Nadler E, Boyle P, Alber S, Watkins S, Ford H. NOX, a novel nitric oxide scavenger, reduces bacterial translocation in rats after endotoxin challenge. *Am J Physiol* 1999;277:1281-7.
44. Crouser ED, Julian MW, Weisbrode SE, Dorinsky PM. Endotoxin-induced ileal mucosal injury and nitric oxide dysregulation are temporally dissociated. *Am J Respir Crit Care Med* 2000;161:1705-12.
45. Avontuur JA, Bruining HA, Ince C. Nitric oxide causes dysfunction of coronary autoregulation in endotoxemic rats. *Cardiovasc Res* 1997;35:368-76.
46. Lopez-Belmonte J, Whittle BJ, Moncada S. The actions of nitric oxide donors in the prevention or induction of injury to the rat gastric mucosa. *Br J Pharmacol* 1993;108:73-8.
47. Tepperman BL, Brown JF, Whittle BJ. Nitric oxide synthase induction and intestinal epithelial cell viability in rats. *Am J Physiol* 1993;265:214-8.
48. Unno N, Wang H, Menconi MJ, Tytgat SH, Larkin V, Smith M, et al. Inhibition of inducible nitric oxide synthase ameliorates endotoxin-induced gut mucosal barrier dysfunction in rats. *Gastroenterology* 1997;113(4):1246-57.
49. Zingarelli B, Day BJ, Crapo JD, Salzman AL, Szabo C. The potential role of peroxynitrite in the vascular contractile and cellular energetic failure in endotoxic shock. *Br J Pharmacol* 1997;120(2):259-67.
50. Szabo A, Hake P, Salzman AL, Szabo C. 3-Aminobenzamide, an inhibitor of poly (ADP-ribose) synthetase, improves hemodynamics and prolongs survival in a porcine model of hemorrhagic shock. *Shock* 1998;10:347-53.
51. Bennett-Guerrero E, Welsby I, Dunn TJ, Young LR, Wahl TA, Diers TL, et al. The use of a postoperative morbidity survey to evaluate patients with prolonged hospitalization after routine, moderate-risk, elective surgery. *Anesth Analg* 1999;89(2):514-9.
52. Sanches LC, Sivieiro EFF, Carta A, Sanches MB, Wigmam S, Lobo SM. Fatores preditivos de disfunção do trato gastrintestinal em pacientes críticos. *RBTI* 2004 S1:24.
53. Gan TJ, Soppitt A, Maroof M, el-Moalem H, Robertson KM, Moretti E, et al. Goal-directed intraoperative fluid administration reduces length of hospital stay after major surgery. *Anesthesiology* 2002;97(4):820-6.
54. Mythen MG, Webb AR. Perioperative plasma volume expansion reduces the incidence of gut mucosal hypoperfusion during cardiac surgery. *Arch Surg* 1995;130(4):423-9.

48

ÍNDICES PROGNÓSTICOS NO CHOQUE

Edvaldo Vieira de Campos

INTRODUÇÃO

Predizer resultados sempre fez parte do tratamento médico, desde os tempos de Hipócrates.[1] Porém, a necessidade de quantificar os resultados da terapêutica empregada é mais recente. Durante o século passado, com a evolução da medicina, houve o surgimento de modelos prognósticos em várias áreas, com intenção de diferenciar pacientes mais graves e predizer resultados, como a classificação da ASA para os pacientes que seriam submetidos a procedimento anestésico[2] e da escala de coma de Glasgow para pacientes com trauma cranioencefálico.[3]

Entretanto, prognóstico com base somente em observações clínicas é afetado por lembranças de fatos recentes, estimativa errada da contribuição de múltiplos fatores relativos ao evento, convicções pessoais e limitações humanas.[4] Por outro lado, através de modelos preditivos há como vantagem a racionalização das variáveis envolvidas com a reprodução do mesmo resultado, quando as limitações do método forem respeitadas.

Nos últimos 25 anos, houve um aumento considerável de novas terapêuticas e técnicas de suporte na medicina intensiva, com um conseqüente aumento dos custos hospitalares. Criou-se uma demanda para a implantação de modelos prognósticos apropriados à realidade dos pacientes de terapia intensiva.[5] A utilização desses índices permitiu avaliar as chances de evolução para óbito com um grau confiável de certeza, mensurar o desempenho de uma UTI em particular, ao compará-la objetivamente com outras, além de permitir a uniformização da gravidade de pacientes para a utilização em estudos multicêntricos. Assim, quantificar a gravidade dos pacientes e a efetividade da terapêutica empregada é considerado fundamental.[6]

Com o advento dos índices prognósticos, ocorreu um ganho expressivo na assistência prestada aos pacientes, pois além de predizer o comportamento do grupo analisado, com relação à mortalidade, é possível utilizá-los em protocolos de pesquisa, predizer custos, comparar grupos e limitar tratamentos fúteis em pacientes com prognóstico reservado, item este muito questionado. Compreendem usualmente 2 partes: o número do índice calculado e um modelo de probabilidade. O valor do índice correlaciona-se com a gravidade do paciente (quanto maior, mais grave) e o modelo de probabilidade é a equação que mostra a probabilidade de morte hospitalar do paciente.

Idealmente, o índice prognóstico deveria ser: de fácil coleta; composto por variáveis laboratoriais e clínicas simples; reproduzível em diferentes amostras de pacientes; e ter acurácia, isto é, boa calibração e discriminação.[7] Porém, na prática, os modelos desenvolvidos são complexos, com múltiplas variáveis e com limitação da população estudada.

Discutiremos neste capítulo como os principais modelos de índices prognósticos foram desenvolvidos, suas aplicações e principais limitações técnicas.

CLASSIFICAÇÃO DOS ÍNDICES PROGNÓSTICOS

Muitos índices prognósticos têm sido publicados, mas poucos são amplamente utilizados. Em sua maioria, são calculados com dados coletados durante o primeiro dia na UTI e entre eles incluem-se os sistemas: APACHE[8-10] SAPS[11-14] e MPM.[15-17] Outros são feitos com dados coletados no primeiro dia e durante a internação na UTI e incluem o MODS,[18] LODS,[19] SOFA[20] e TRIOS.[21]

Coletados no primeiro dia

Foram desenvolvidos com o objetivo de realizar a avaliação nas primeiras 24 horas de internação, o que representaria um "retrato" da admissão, com formulação de um resultado que corresponderia à chance de óbito hospitalar, pois o resultado final do paciente dependeria de muitos fatores presentes no primeiro dia de internação na UTI. Entretanto, não foram projetados para avaliações horizontais.

APACHE

O sistema APACHE (do inglês, *Acute Physiology and Chronic Health Evaluation*) foi desenvolvido por Knaus *et al.* em 1981 e atualizado pelo mesmo autor 2 vezes. O APACHE II tornou-se o índice prognóstico mais utilizado em terapia intensiva, foi desenvolvido de um banco de dados de 5.815 pacientes clínicos e cirúrgicos de 13 hospitais dos Estados Unidos, entre 1979 e 1982. Utiliza uma escala de pontuação baseada em valores iniciais para 12 variáveis fisiológicas associadas à idade e co-morbidades do indivíduo, usa sempre os piores valores nas primeiras 24 horas e o valor máximo possível é de 71 pontos. O escore encontrado é então aplicado a um dos 45 diagnósticos admissionais para estimar a probabilidade de morte. O banco de dados inicial excluiu pacientes submetidos a cirurgia de revascularização do miocárdio, coronarianos, queimados e pediátricos. O APACHE III, publicado em 1991, foi desenhado para solucionar algumas das deficiências do sistema anterior. Utilizou-se modelo de regressão logística e aumentou-se o número de diagnósticos de 45 para 78. Além disso, foram incorporados o impacto do tempo de tratamento e o local em que estava o paciente antes da admissão na UTI. O valor quantificado encontra-se entre 0 a 299 pontos (Quadro 48-1). Foi desenvolvido com 17.440 pacientes de 40 hospitais dos Estados Unidos e o banco de dados é continuamente atualizado com inclusão de novas variáveis (por exemplo, bilirrubinas, débito urinário). Uma

Quadro 48-1. Componentes do APACHE III

Variáveis fisiológicas agudas (0 a 252 pontos)	*Pontos*
Pressão arterial média	0 a 23
Freqüência respiratória ajustada para ventilação mecânica	0 a 18
Temperatura	0 a 20
Freqüência cardíaca	0 a 17
Estado neurológico	0 a 48
Débito urinário em 24 horas	0 a 15
Hematócrito	0 a 3
Contagem de leucócitos	0 a 19
pH arterial ajustado ao PCO_2	0 a 12
PO_2 arterial ou $AaDO_2$ se em ventilação mecânica	0 a 15
Sódio sérico	0 a 4
Albumina sérica	0 a 11
Glicose sérica	0 a 9
Creatinina sérica	0 a 10
Nitrogênio uréico do sangue	0 a 12
Bilirrubinas séricas	0 a 16
Idade em anos (0 a 24 pontos)	
< 44	0
45-59	5
60-64	11
65-69	13
70-74	16
75-84	17
≥ 85	24
Doenças crônicas* (0 a 23 pontos)	
AIDS	23
Falência hepática	16
Linfoma	13
Câncer metastático	11
Leucemia/mieloma múltiplo	10
Imunossupressão	10
Cirrose	4

*Excluído para pacientes de cirurgia eletiva.
Adaptado de Knaus Wa *et al. Chest* 100:1619-1636.

das grandes restrições ao uso do APACHE III é a indisponibilidade para uso público, com limitação à utilização em maior escala.

SAPS

O sistema SAPS *(Simplified Acute Physiology Score)* foi desenvolvido a partir de uma população de 679 pacientes de 8 UTI da França em 1984 e, assim como o APACHE, utilizava-se dos piores valores durante as primeiras 24 horas na UTI. SAPS II também foi desenvolvido através do uso de regressão logística múltipla, com 13.152 pacientes de 137 UTI mistas da Europa e da América do Norte, com o objetivo de predizer a mortalidade hospitalar. O modelo utiliza 17 variáveis: 12 variáveis fisiológicas, idade, tipo de admissão, presença de AIDS, câncer metastático ou neoplasia hematológica. Assim como o MPM, o SAPS II não tem necessidade de diagnóstico primário para quantificar o valor do índice. O SAPS III, recentemente apresentado, foi desenvolvido com grande banco de dados que envolveu 19.577 pacientes de 307 UTI em 35 países dos 5 continentes. Compreende 3 partes: doenças crônicas, diagnósticos recentes, sepse inclusive, e variáveis fisiológicas. O cálculo da probabilidade de morte surge pela adição do diagnóstico ao modelo. Talvez, o maior avanço desse índice seja a possibilidade de particularizar o índice ao país, com sua respectiva calibração (Fig. 48-1).

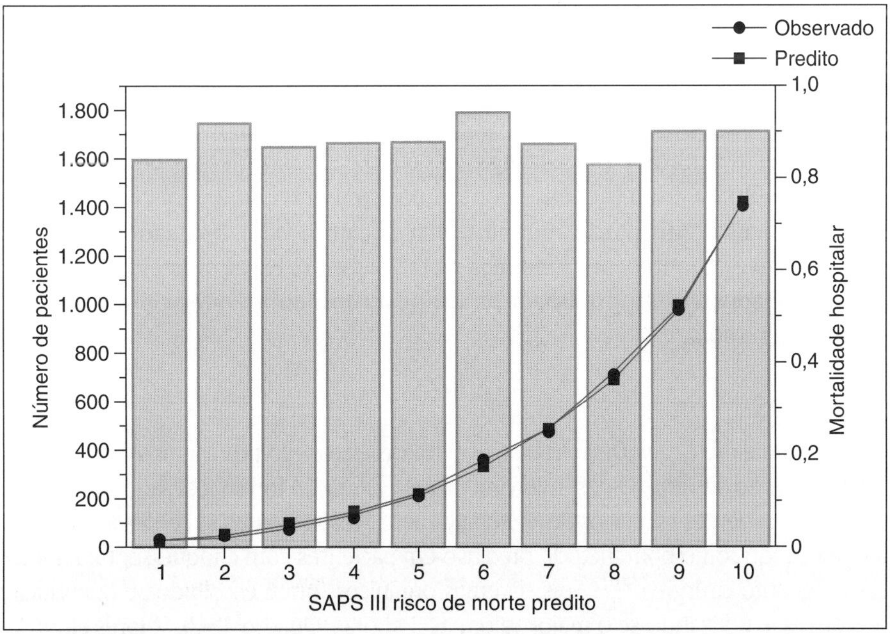

Fig. 48-1. Mortalidade predita e observada com o escore SAPS III.

MPM

O sistema MPM *(Mortality Probability Models)* foi desenvolvido em 1988, com 755 pacientes do *Baystate Medical Center – University of Massachusetts*, através do uso de regressão logística múltipla para a seleção das variáveis e seus respectivos pesos. O paciente era avaliado no momento da admissão da UTI, com quantificação das doenças prévias, diagnósticos atuais e algumas variáveis fisiológicas. O modelo MPM II foi ampliado com um banco de dados internacional de 12.610 pacientes em 1993 e que foi validado com amostra subseqüente de 6.514 pacientes. Foram excluídos os pacientes coronarianos, queimados, pediátricos e em pós-operatório de cirurgia cardíaca. MPM II é o único dos índices prognósticos que possui quatro modelos distintos, cada qual em um tempo específico (na admissão e em 24, 48 e 72 horas de permanência na UTI). O modelo de admissão (MPM_0) contém 15 variáveis e o modelo de 24 horas (MPM_{24}) usa 5 das 15 variáveis do MPM_0, mais 8 adicionais. Idade e doenças crônicas são incluídas tanto no MPM_0 quanto no MPM_{24}. Enquanto o APACHE produz um número que, aplicado a uma equação, estimará o risco de morte, o MPM calcula diretamente a probabilidade de morte hospitalar. O sistema MPM não requer diagnósticos específicos para o cálculo da probabilidade de morte, o que pode ser desvantajoso em unidades de terapia intensiva com grande variabilidade de pacientes.[22] Ao contrário do APACHE III, o sistema MPM não faz atualizações periódicas.

Repetidos

A disfunção de múltiplos órgãos e sistemas (DMOS) é complicação séria e comum no ambiente de terapia intensiva e é reconhecida há décadas.[23-26] A mortalidade dessa síndrome pode atingir valores de até 80%.[27,28] Porém, disfunção orgânica múltipla é um processo contínuo e com gravidade variável.[29]

Os índices de disfunção orgânica quantificam o valor agregado da DMOS na admissão e durante a permanência na UTI. Embora esses índices possam ser correlacionados com mortalidade, a proposta primária é aferir morbidade e resposta à terapia.

MODS

O MODS *(Multiple Organ Dysfunction Score)* foi desenvolvido por Marshall *et al.*, após intensa revisão literária. O desenvolvimento e a validação foram realizados em amostra de 692 pacientes cirúrgicos do Victoria General Hospital – Canadá e desde então se tem mostrado como bom método preditivo em pacientes com choque séptico, tanto clínico quanto cirúrgico.[30-32] Seis sistemas orgânicos foram escolhidos e quantificados de 0 a 4, utilizando-se o maior valor nas 24 horas (Quadro 48-2). Valores altos de MODS foram diretamente correlacionados com mortalidade na UTI e hospitalar.

Quadro 48-2.

Pontos	*UTI mortalidade*	*Mortalidade hospitalar*	*Tempo de internação UTI*
0	0%	0%	2 dias
1-4	1-2%	7%	3 dias
5-8	3-5%	16%	6 dias
9-12	25%	50%	10 dias
13-16	50%	70%	17 dias
17-20	75%	82%	21 dias
21-24	100%	100%	

LODS

O LODS *(The Logistic Organ Dysfunction System)* foi desenvolvido por Le Gall *et al.*, através do mesmo banco de dados utilizado para desenvolver o SAPS II e o MPM II. Assim, com técnicas estatísticas refinadas, foram englobadas as disfunções orgânicas como um todo, envolvendo 6 sistemas orgânicos. Os valores variam de 0 a 5 para os sistemas neurológico, renal e cardiovascular; de 0 a 3 para o sistema de coagulação e respiratório; e de 0 a 1 para o sistema hepático, com escore máximo de 22. Inicialmente, o LODS foi validado apenas para utilização nas primeiras 24 horas, como índice prognóstico. Posteriormente, com o estudo de Metnitz *et al.*, foi validado para ser utilizado diariamente, com o objetivo de predizer mortalidade e o grau de disfunção orgânica.[33] Devido à sua complexidade, é pouco utilizado em ensaios clínicos (Fig. 48-2).

SOFA

O SOFA *(Sequential Organ Failure Assessment)* foi desenvolvido por Vincent *et al.*, inicialmente para pacientes sépticos. Porém, a validação desse índice envolveu também pacientes graves com diversas patologias, inclusive trauma.[34] Tem sido amplamente utilizado em ensaios clínicos. Utiliza um sistema simplificado, sem conotação prognóstica, mas que possibilita a monitorização dos sistemas orgânicos diariamente, durante a evolução da doença crítica. Uma característica peculiar desse sistema é que considera a utilização de drogas vasoativas na normalização das variáveis cardiovasculares, o que traduz melhor a situação do paciente. Talvez, a maior vantagem desse índice, juntamente com o MODS modificado, com relação aos outros aqui descritos, seja a simplicidade dos cálculos, dispensando suporte computacional.

TRIOS

O TRIOS, proposto por Timsit *et al.* em 2001, é um índice composto pela associação do SAPS II e do LODS para predizer mortalidade hospitalar em pacientes de

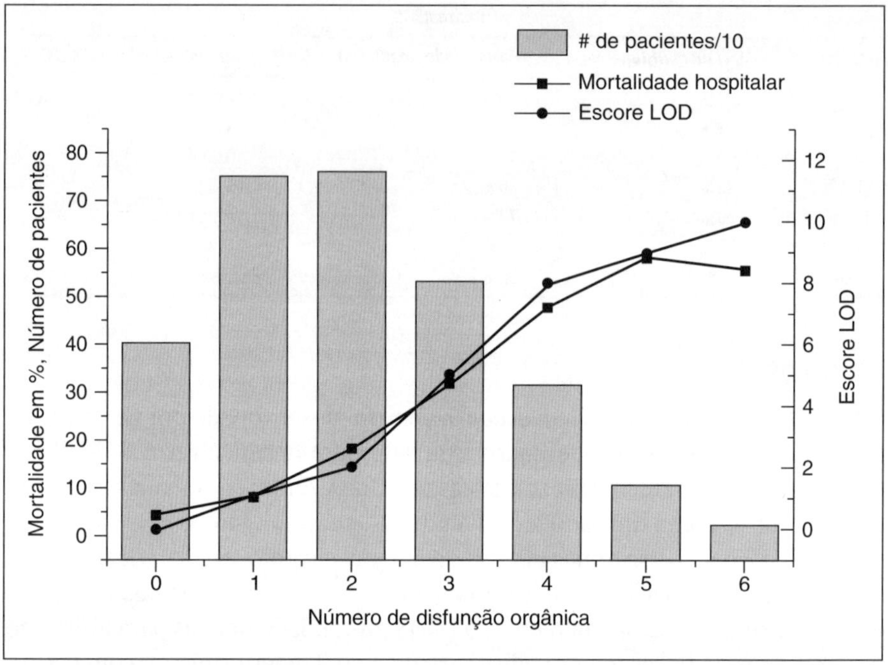

Fig. 48-2. Mortalidade em função da disfunção orgânica pelo escore LODS.

UTI que estão internados por mais de 72 horas.[35] Entre os 4 índices de disfunção orgânica, é o menos utilizado em trabalhos clínicos.

VALIDAÇÃO DOS MODELOS

Todo modelo de índice prognóstico é desenvolvido em um determinado grupo de pacientes, mas é necessário que seja testado em outras amostras populacionais e que o resultado seja reproduzível.[36]

MODELO DE CALIBRAÇÃO

A calibração do modelo corresponde à probabilidade estimada e à mortalidade real. O teste de calibração é feito com a ferramenta estatística *goodness-of-fit test*.[37] Assim, se um modelo estimar que um grupo de pacientes tenha probabilidade de morte hospitalar de 0,38, isso significa que, de cada 100 pacientes, 38 morrerão e 62 sobreviverão. Quando o número observado é próximo do predito pelo modelo, considera-se bem calibrado.

MODELO DE DISCRIMINAÇÃO

A discriminação do modelo é feita com o uso da área sob a curva *receiver operating characteristic – ROC*, para avaliar a habilidade do modelo de separar pacientes que sobreviverão dos que irão morrer.[38] A curva ROC marca a sensibilidade (ou resultado verdadeiro-positivo) no eixo y e o resultado falso-positivo (ou 1 – especificidade), no eixo x. Assim, demonstra a probabilidade de um não-sobrevivente selecionado ao acaso ter um resultado preditivo maior que o sobrevivente escolhido da mesma forma. Logo, se o valor encontrado é próximo de 0,5, o desempenho do modelo não é melhor que o sorteio de uma moeda. Os modelos desenvolvidos passam a ter bom desempenho quando o valor é maior que 0,7 (Fig. 48-3).

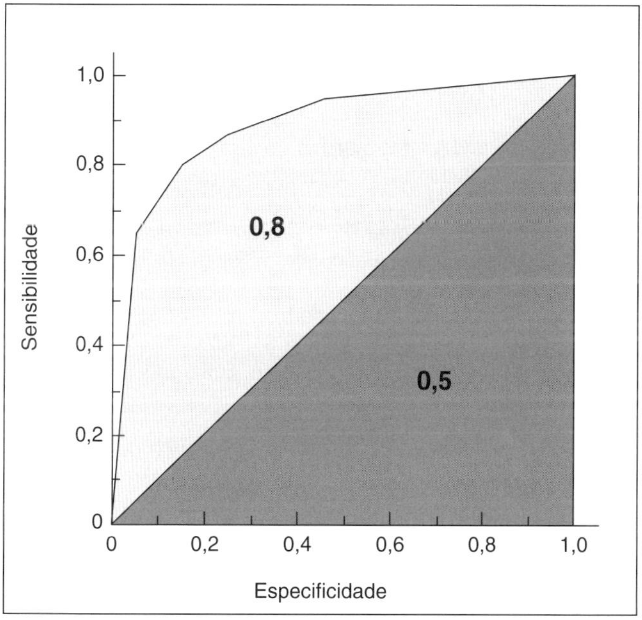

Fig. 48-3. Sensibilidade e especificidade: a curva ROC.

CONCLUSÃO

Os índices prognósticos têm contribuído, inquestionavelmente, tanto para a compreensão dos próprios pacientes de terapia intensiva quanto da sua resposta ao tratamento empregado, além de auxiliar no desenvolvimento de novas terapêuticas. A implantação deve sempre ser feita através da escolha do modelo mais apropriado ao local, da coleta dos dados de forma cuidadosa e de reavaliações constantes do modelo empregado. Nenhum índice prognóstico pode predizer com perfeição o resultado para um paciente individual. Porém, essa limitação é verdadeira para quase todos os testes diagnósticos utilizados em medicina. Os profissionais de saúde devem estar atentos às limitações dos índice prognósticos, pois amostras com tamanhos inadequados e erros sistêmicos de coletas de dados podem gerar conclusões erradas quanto ao cuidado fornecido ao paciente.

REFERÊNCIAS BIBLIOGRÁFICAS

1. Hippocrates: On the Prognostics, I (translated by Francis Adam) as quoted. In: Strauss MB. *Familiar medical quotations*. Boston: Little, Brown, 1968. p. 460.
2. Owens WD, Felts JA, Spitznagal EL. ASA Physical Status Classification: a study of consistency of ratings. *Anesthesiology* 1978;49:239-243.
3. Teasdale G, Jennett B. Assessment of coma and impaired consciousness: a practical scale. *Lancet* 1974;2:81-84.
4. Dawers RM, Faust D, Meehl PE. Clinical versus actuarial judgment. *Science* 1989;243:1668-1674.
5. Le Gall JR. The use of severity scores in the intensive care unit. *Intensive Care Med* 2005;31:1618-1623.
6. Ridley SA. Uncertainty and scoring systems *Anaesthesia* 2002;57:761-767.
7. Justice AC, Covinsky KE, Berlin JÁ. Assessing the generalizability of prognostic information. *Ann Intern Med* 1999;130:515-24.
8. Knaus WA, Zimmerman JE, Wagner DP, Draper EA, Lawrence DE. APACHE – acute physiology and chronic health evaluation: a physiologically based classification system. *Crit Care Med* 1981;9:591-597.
9. Knaus WA, Draper EA, Wagner DP, Zimmerman JE. APACHE II: a severity of disease classification system. *Crit Care Med* 1985;13:818-829.
10. Knaus WA, Wagner DP, Draper EA, Zimmerman JE, Bergner M, Bastos PG, et al. The APACHE III prognostic system: risk prediction of hospital mortality for critically ill hospitalized adults. *Chest* 1991;100:1619-1636.
11. Le Gall JR, Loirat P, Alperovitch A, Glaser P, Granthil C, Mathieu D, et al. A simplified acute physiology score for ICU patients. *Crit Care Med* 1984;12:975-987.
12. Le Gall JR, Lemeshow S, Saulnier F. A new Simplified Acute Physiology Score (SAPS II) based in European/North American multicenter study. *JAMA* 1994;270:2957-2963.
13. Metnitz PGH, Moreno RP, Almeida E, Jordan B, Bauer P, Abizanda Campos R, et al. SAPS III: From evaluation of the patient to evaluation of the intensive care unit. Part 1: Objectives, methods and cohort description. *Intensive Care Med* 2005;31:1336-1344.
14. Metnitz PGH, Moreno RP, Almeida E, Jordan B, Bauer P, Abizanda Campos R, et al. SAPS III: From evaluation of the patient to evaluation of the intensive care unit. Part 1: Objectives, methods and cohort description. *Intensive Care Med* 2005;31:1336-1344.
15. Lemeshow S, Teres D, Avrunin JS, Gage RW. Refining intensive care unit outcome prediction by using changing probabilities of mortality. *Crit Care Med* 1988;16:470-477.
16. Lemeshow S, Teres D, Klar J, Avrunin JS, Gehlbach SH, Rapoport J. Mortality Probability Models (MPM II) based on na international cohort of intensive care unit patients. *JAMA* 1993;270:2478-2486.
17. Lemeshow S, Klar J, Teres D, Avrunin JS, Gehlbach SH, Rapoport J. Mortality probability models forpatients in the intensive care unit for 48 or 72 hours: a prospective multicenter study. *Crit Care Med* 1994;22:1351-1358.

18. Marshall J, Cook DJ, Christou NU, Bernard GR, Sprung CL, Sibbald WJ. Multiple organ dysfunction score: a reliable description of a complex clinical outcome. *Crit Care Med* 1995;23:1638-1652.
19. Le Gall JR, Klar J, Lemeshow S, Saulnier F, Alberti C. The logistic organ dysfunction system. A new way to assess organ dysfunction in the intensive care unit. *JAMA* 1996;276:802-810.
20. Vincent JL, de Mendonca A, Cantraine F, Moreno R, Takala J, Suter PM, et al. Use of organ dysfunction/failure in intensive care units: results of a multicenter, prospective study. *Crit Care Med* 1998;26:1793-1890.
21. Timsit JF, Fosse JP, Troch G, De Lassence A, Alberti C, Garrouste-Orgeas M, et al. Accuracy of a composite score using daily SAPS II and LOD scores for predicting hospital mortality in ICU patients hospitalized for more than 72 h. *Intensive Care Med* 2001;27:1012-1021.
22. Murphy-Filkins RL, Teres D, Lemeshow S, Hosmer DW. Effect of changing patient mix on the performance of an intensive care unit severity-of-illness model: how to distinguish a general from a specialty intensive care unit. *Crit Care Med* 1996;24:1968-1973.
23. Skillman JJ, Bushnell LS, Goldman H, et al. Respiratory failure, hypotension, sepsis, and jaundice: a clinical syndrome associated with lethal hemorrhage from acute stress ulceration of the stomach. *Am J Surg* 1969;117:523-530.
24. Tilney NL, Bailey GL, Morgan AP. Sequential system failure after rupture of abdominal aortic aneurysms: an unsolved problem in postoperative care. *Ann Surg* 1973;178:117-122.
25. Baue EA. Multiple, progressive or sequential systems failure: a syndrome of the 1970s. *Arch Surg* 1975;110:779-781.
26. Goris RJ, te Boekhorst TP, Nuytinck JK, et al. Multiple-organ failure. Generalized autodestructive inflammation? *Arch Surg* 1985;120:1109-1115.
27. Deitch EA. Multiple organ failure. Pathophysiology and potential future therapy. *Ann Surg* 1992;216:117-134.
28. DeCamp MM, Demling RH. Posttraumatic multisystem failure. *JAMA* 1988;260:530-534.
29. Bone RC, Balk RA, Cerra FB, et al. Definitions for sepsis and organ failure and guidelines for the use of innovative therapies in sepsis. ACCP/SCCM Consensus Conference. *Chest* 1992;101:1644-1655.
30. Jacobs SZM, Mphansa T. The Multiple Organ Dysfunction score as a descriptor of patient outcome in septic shock compared with two other scoring systens. *Crit Care Med* 1999;27:741-744.
31. Maziak DELT, Marshall JC, et all. The impact of multiple organ dysfunction on mortality following ruptured abdominal aortic aneurysm repair. *Ann Vasc Surg* 1998;12:93-100.
32. Cumming J, Purdue GF, Hunt JL, O´Keefe GE. Objective estimates of the incidence and consequences of multiple organ dysfunction and sepsis after burn trauma. *J Trauma* 2001;50:510-515.
33. Metnitz PG, Lang T, Valentin A, Steltzer H, Krenn CG, Le Gall JR. Evaluation of the logistic organ dysfunction system for the assessment of organ dysfunction and mortality in critically ill patients. *Intensive Care Med* 2001;27:992-998.
34. Moreno R, Vincent JL, Matos R, Mendonça A, Cantraine F, Thijs L, et al. The use of maximum SOFA score to quantify organ dysfunction/failure in intensive care. Results of a prospective, multicentre study. Working Group on Sepsis related Problems of the ESICM. *Intensive Care Med* 1999;25:686-696.

35. Timsit JF, Fosse JP, Troch G, De Lassence A, Alberti C, Garrouste-Orgeas M, et al. Accuracy of a composite score using daily SAPS II and LOD scores for predicting hospital mortality in ICU patients hospitalized for more than 72 h. *Intensive Care Med* 2001;27:1012-1021.
36. Lemeshow S, Le Gall JR. Modeling the severity of illness of ICU patients. *JAMA* 1994;272:1049-1055.
37. Hosmer DW, Lemeshow S. *Applied logistic regression*. New York: Wiley, 1989.
38. Hanley JA, Mc Neil BJ. The meaning and use of the area under a receiver operating characteristic (ROC) curve. *Radiology* 1982;143:29-36.

49

Prognóstico

Jussara Gomez
Máikel Luís Colli

INTRODUÇÃO

Ao longo do tempo e acompanhando a evolução das unidades de terapia intensiva, ocorreu o desenvolvimento de sistemas de escores que medissem os desfechos de interesse para pacientes criticamente doentes. Escores prognósticos nessa população de pacientes foram introduzidos quando a mortalidade era o único desfecho medido e discutido nesse ambiente.[1] À medida que a medicina intensiva foi ampliando as suas técnicas de suporte avançado de vida, a quantificação do grau de falência múltipla de órgãos passou a ser o foco de atenção. Uma vez que a disfunção orgânica pode ser medida diariamente, a sua força reside justamente no fato de poder capturar a dinâmica da mudança da função de um órgão durante a permanência no ambiente de CTI.

O conceito de UTI iniciou com a utilização de monitorização contínua em pacientes com infarto agudo do miocárdio. A evolução das técnicas de suporte, monitorização e novas opções terapêuticas oriundas de ensaios clínicos e experimentais, transformaram e diferenciaram essas unidades para o tratamento de pacientes graves, aumentando substancialmente os gastos com a saúde.

Escores prognósticos são criados para estratificar essa população de pacientes, racionalizar a terapêutica com conseqüente diminuição dos gastos com o tratamento, aperfeiçoar a abordagem do paciente, comparar pacientes de diferentes unidades de terapia intensiva e ao mesmo tempo exercer controle de qualidade dentro da mesma unidade. Para ter utilidade clínica, um índice ou escore prognóstico deve ser extensamente validado para uso em diferentes amostras de pacientes, ter acurácia (boa calibração e discriminação) e ser generalizável (reprodutível e passível de utilização em ambientes semelhantes geograficamente, temporalmente, dentro de limites metodológicos aceitáveis).[2] Idealmente, deve ser baseado sobre variáveis disponíveis em exames de rotina, ser facilmente medido e não estar sujeito a julgamento clínico, nem afetado pelo tratamento.[3]

Os autores discutem a seguir os escores mais utilizados na terapia intensiva, os indicadores de metabolismo celular e os parâmetros clínicos e sua associação com a morbidade e mortalidade no choque circulatório.

ESCORES PROGNÓSTICOS E ESCORES DE DISFUNÇÃO ORGÂNICA – DIFERENÇAS

Os objetivos desses escores, apesar de diferentes, são complementares. Escores prognósticos são desenhados para serem usados precocemente, dentro das primeiras 24 horas de admissão no CTI, são baseados em medidas fisiológicas e para o cálculo devem ser escolhidos os piores valores, com o objetivo de maximizar a predição de mortalidade. As medidas de disfunção orgânica são realizadas em qualquer momento no curso de uma internação no CTI e são baseadas em medidas fisiológicas e na resposta terapêutica, selecionadas para maximizar a descrição da doença (Quadro 49-1).

Quadro 49-1. Comparação de escores preditivos de mortalidade com escores preditivos de morbidade

	Mortalidade (APACHE, SAPS, MPM)	*Morbidade (MODS, LODS, SOFA)*
Objetivo	Predizer mortalidade	Descrever morbidade
	Estratificação de risco	Evolução clínica
Facilidade de uso	Em geral, cálculos complexos	Usualmente simples
Realização	Precoce	Após a ressuscitação
	Nas primeiras 24 h	Diário
Disfunção orgânica	Não avalia disfunção orgânica	Individualiza função orgânica

ESCORES PROGNÓSTICOS

Sistema APACHE

Desenvolvido por Knaus *et al.*,[1] em 1981, e modificado pelo autor em 1985[4] – APACHE II, tornou-se o índice prognóstico mais comumente usado em medicina intensiva. Utiliza uma escala de pontuação baseada em valores iniciais para 12 variáveis fisiológicas associadas à idade e co-morbidades do indivíduo, utilizando sempre os piores valores nas primeiras 24 horas. O escore encontrado é então aplicado a um dos 34 diagnósticos admissionais para estimar a probabilidade de morte.

Em pacientes sépticos e bacterêmicos, Pittet *et al.*[5] demonstraram que escores APACHE II medidos no momento da sepse são melhores preditores de mortalidade que escores APACHE II medidos no momento da admissão no CTI. De forma semelhante e particularmente validando o escore em sepse, outros autores mostraram resultados semelhantes.[6-9]

Em pacientes vítimas de trauma, a utilização do escore APACHE II como preditor de mortalidade é controverso. Wong *et al.*,[10] comparando TRISS e APACHE II, encontraram boa correlação de ambos os índices com mortalidade: valor preditivo positivo (VPP) em % – 72,7/74,4 e valor preditivo negativo (VPN) em % – 92,7/92,7, respectivamente. Contudo, a curva de calibração para APACHE II e TRISS mostrou que o primeiro subestima e o segundo superestima a chance de morte. Esses achados são semelhantes àqueles observados por Vassar *et al.*[11] O escore APACHE II é altamente dependente da qualidade do atendimento fornecido para o paciente e do tempo decorrido entre o evento inicial e a admissão na unidade de terapia intensiva *(lead-time-bias).*[12] Essa deficiência na classificação foi parcialmente retificada no APACHE III.[12,13]

Em pacientes com sepse de origem abdominal por perfuração de víscera oca, Barie *et al.*[14] demonstraram correlação entre APACHE III e desenvolvimento de falência de órgãos e sistemas, independentemente do tempo de perfuração. Os mesmos autores mostraram correlação entre APACHE III e presença de falência orgânica como previsores de permanência hospitalar prolongada.[15] Contudo, para distinguir sobreviventes de não-sobreviventes, a análise multivariada mostrou significância estatística apenas para o número de órgãos em falência ($p < 0{,}004$).[16]

Em pacientes traumatizados, Vassar *et al.*[17] demonstraram superioridade do índice APACHE III com relação a APACHE II e TRISS. No entanto, a maior acurácia do APACHE III é relacionada com o subgrupo de pacientes com TCE. Para pacientes sem TCE, os dados encontrados pelos autores demonstram ausência de desempenho adequado dos 3 índices.

Uma das grandes limitações ao uso do APACHE III é a indisponibilidade para o uso público, até o momento, limitando a sua utilização em maior escala.

SAPS (*SIMPLIFIED ACUTE PHYSIOLOGIC SCORE*)

Descrito e validado em 1984, o SAPS avalia 14 variáveis clínicas e laboratoriais.[18] O escore foi reformulado em 1993 em um estudo multicêntrico,[19] utilizando-se de modelos de regressão logística múltipla (similarmente ao MPM e ao APACHE III), que selecionou as variáveis que constituiriam o SAPS II, agrupando-as adequadamente, estipulando pesos para cada uma delas e transformando-as em um escore de probabilidade de morte hospitalar. O SAPS II é constituído de 12 variáveis fisiológicas, idade, tipo de admissão (cirurgia eletiva, não-eletiva ou clínica) e 3 variáveis relacionadas com a doença de base (AIDS, neoplasia metastática e hematológica). A comparação do antigo SAPS (14 variáveis) com o SAPS II (17 variáveis) mostrou que este último apresentou ser significativamente melhor em todos os aspectos. A área da curva ROC era

0,80 para o SAPS enquanto foi de 0,86 para o SAPS II. A validação do SAPS II não envolveu unidades coronarianas e de queimados, apesar de haver uma tendência indicando que esse sistema possa ter bom desempenho nesses pacientes.[20]

Modelos de probabilidade de mortalidade

MPM II foi desenvolvido em 1993 como uma revisão do seu antecessor, MPM, relatado em 1988,[21] na qual foi usado um banco de dados internacional, de pacientes em internados em unidades de terapia intensiva.[22] Consiste de 2 escores: MPM_0, modelo da admissão, que contém 15 variáveis; e MPM_{24}, modelo de 24 horas, que contém 5 das variáveis da admissão e 8 variáveis adicionais, designadas para pacientes que estão no CTI por mais de 24 horas. Cada variável, menos a idade, é quantificada como 0 ou 1, dependendo da sua presença ou ausência. Idade é contada em anos. Nesse modelo, nenhum escore é computado e uma equação matemática fornece a probabilidade de morte hospitalar diretamente.

O desempenho do modelo MPM II tem-se mostrado melhor que o SAPS II,[23] apesar de algumas modificações nas equações poderem aumentar o valor preditivo.[24]

ESCORES DESCRITIVOS DE DISFUNÇÃO ORGÂNICA

A DMOS (disfunção múltipla de órgãos) ainda lidera a lista das causas de morte na UTI. No tratamento dessa síndrome, uma avaliação mais refinada da gravidade é importante para a determinação da abordagem terapêutica, avaliação de seus benefícios e daqueles provenientes de novos tratamentos, comparação da sobrevida e explicação da evolução clínica aos familiares do paciente.

Os escores apresentados anteriormente são utilizados para a previsão de mortalidade em grupo e não para um paciente individualmente. Um tratamento que não afeta a mortalidade pode ainda ser efetivo se morbidade, mais que a mortalidade, for considerada o desfecho principal. Além disso, o impacto da qualidade do cuidado na UTI, o tempo de permanência, os custos, entre outros, poderão ainda ser avaliados.[25]

MODS (*MULTIPLE ORGAN DYSFUNCTION SCORE*)

Esse índice foi desenvolvido por Marshall *et al.*, em 1985,[26] através da revisão dos ensaios clínicos sobre disfunção de múltiplos órgãos. Seis sistemas orgânicos foram escolhidos, quantificados de 0 a 4, utilizando-se o maior valor nas 24 horas. O valor 0 representava função normal que se associava com mortalidade no CTI menor que 5%, enquanto o valor 4 representava disfunção grave e era associado com uma mortalidade maior ou igual a 50%.

Valores altos de MODS foram correlacionados com mortalidade na UTI, e o delta MODS com disfunção orgânica que se desenvolve durante a permanência no CTI, passível de intervenção terapêutica.[27] O delta MODS é a diferença entre a soma dos valores máximos de cada variável durante a internação (ou intervalo de tempo) e o escore obtido na admissão.

A mortalidade foi aproximadamente de 25% para escores de 9 a 12 pontos, 50% para 13 a 16 pontos, 75% para 17 a 20 pontos e 100% para 20 ou mais pontos.

Esses achados foram corroborados por vários outros estudos, entre os quais os de Barie *et al.*[16] relacionando escores cumulativos de MODS e permanência hospitalar, e o de Cumming *et al.*,[28] em pacientes queimados.

SOFA (*SEQUENTIAL ORGAN FAILURE ASSESSMENT*)

O consenso de 1994 da Sociedade Européia de Terapia Intensiva gerou o escore SOFA, inicialmente denominado *sepsis-related organ failure assessment* e que foi desenvolvido para descrever quantitativa e objetivamente o grau de disfunção orgânica que ocorria em pacientes sépticos, de forma individual ou em grupo. Tinha por objetivo entender melhor a história natural da disfunção orgânica e sua interdependência com diferentes órgãos e sistemas e avaliar o efeito de novas intervenções na progressão da falência orgânica.[29] Posteriormente, os autores modificaram o nome do escore para *sequential organ failure assessment*, uma vez que se constatou sua validade para pacientes não-sépticos.[30]

O escore SOFA utiliza 6 sistemas orgânicos (respiratório, coagulação, hepático, cardiovascular, sistemas nervoso central e renal) e os quantifica em graus de 0 a 4. A função orgânica individual pode então ser estimada e acompanhada ao longo do tempo e um escore global pode ser calculado, à semelhança daquele desenvolvido por Marshall *et al.*[26] Podem também ser utilizados o SOFA na admissão, o delta SOFA e o SOFA máximo (soma dos piores escores obtidos durante a internação, para cada sistema).[24,30]

Vários outros estudos têm utilizado o escore SOFA para a avaliação dos seus resultados, indicando melhor desempenho desse escore com relação aos escores tradicionais, que somente estimam mortalidade, uma vez que descrevem de uma forma mais confiável a disfunção orgânica, prevendo eventos hospitalares, tempo de permanência hospitalar e custos. Antonelli *et al.*[31] avaliaram o escore SOFA em pacientes com trauma. Escores de SOFA maiores que 5 e idade maior que 65 anos foram independentemente associados a maiores taxas de mortalidade. Na análise de regressão múltipla, escores altos de SOFA foram associados a maior permanência. Janssens *et al.*[32] analisaram 303 pacientes acometidos predominantemente com doenças cardiovasculares ou pulmonares e encontraram escore SOFA para os sistemas cardiovascular e respiratório no dia 1, além de procedência de outra UTI, como variáveis independentes para maior tempo de internação em unidade de terapia intensiva. Quanto à discriminação de mortalidade, o escore SOFA no dia 1 e SOFA máximo foram semelhantes (área da curva ROC de 0,82 e 0,86, respectivamente). Achados semelhantes foram demonstrados por Ferreira *et al.*[33] MODS e SOFA mostraram boa correlação,[34] com uma tendência de melhor previsão do escore SOFA com relação aos parâmetros cardiovasculares.

LODS (*LOGISTIC ORGAN DYSFUNCTION SYSTEM*)

Le Gall *et al.*[35] utilizaram um modelo matemático aplicado a um banco de dados de pacientes criticamente doentes. Os valores variam de 0 a 5 para os sistemas neurológico, renal e cardiovascular; de 0 a 3 para o sistema de coagulação e respiratório; e de 0 a 1 para o sistema hepático, com escore máximo de 22. Foi desenvolvido para ser aferido apenas uma vez e não para medidas seqüenciais. Devido a sua complexidade, é raramente utilizado. Azoulay *et al.*,[36] avaliando previsores de mortalidade em curto prazo, em pacientes com neoplasias sólidas, encontraram como variáveis independentes para mortalidade em 30 dias: escores LODS maiores que 6 (RC 1,26; IC 1,09-1,44); ventilação mecânica (RC 3,55; IC 1,26-6,7); e tratamento cirúrgico do câncer (RC 0,20; IC 0,07-0,58). Soufir *et al.*[37] também encontraram correlação entre LODS e mortalidade, em pacientes com sepse relacionada com cateter.

ESCORES BIOLÓGICOS

A hipoperfusão tecidual gerada pelo choque, independentemente de sua etiologia, é a principal responsável pelo início da cascata inflamatória que culmina na disfunção orgânica. Essa última é a soma de efeitos de disfunção celular em órgãos vitais.[38] Assim, alguns autores têm proposto a avaliação da gravidade da doença através de marcadores biológicos em sistemas de escores. Casey *et al.*[39] propõem um modelo de medida de lipopolissacarídeo e citocinas (TNF-α, IL-1 e IL-6) em pacientes com sepse, que mostrou boa correlação com mortalidade.

CIS (*CELLULAR INJURY SCORE*)

Oda *et al.*[40] propõem a criação de um escore baseado na quantificação da disfunção celular em pacientes com choque. CIS é derivado de 3 parâmetros do metabolismo intracelular: razão dos corpos cetônicos arteriais (RCCA), hiato de osmolaridade (HO) e lactato sérico, quantificados de 0 a 3. RCCA é a razão do acetoacetato e β-hidroxibutirato no sangue arterial; HO é a diferença entre a osmolaridade sérica medida e a calculada. A média do CIS na admissão e o CIS máximo foram significativamente maiores em não-sobreviventes do que em sobreviventes ($p = 0{,}0023$ e $p = 0{,}0001$, respectivamente). A área sob a curva ROC, para o CIS máximo, foi de 0,82 (IC 95% = 0,75-0,88). O ponto de corte para previsão de mortalidade foi 4 (sensibilidade = 81% e especificidade = 70%).

Em outro trabalho,[41] esse mesmo autor comparou o CIS ao SOFA, para pacientes de uma UTI geral. CIS e SOFA admissionais foram semelhantes para sobreviventes e não-sobreviventes, ambos mostrando melhor discriminação a partir do 3º dia e mantendo-se até o 7º dia. Para o grupo de não-sobreviventes, os valores de SOFA tenderam a aumentar significativamente a partir do 3º dia; para os sobreviventes, os valores de CIS tendem a diminuir a partir desse dia.

Esse escore tem a vantagem de fornecer uma avaliação em tempo real do que está acontecendo com o paciente e acompanhá-la de forma seriada.

Lactato

O lactato é produzido por muitos tecidos, incluindo eritrócitos, músculo esquelético e pele, como produto final da glicólise. Quando ocorre queda na DO_2 existe uma resposta tecidual na tentativa de manter o balanço entre a produção de ATP e as necessidades energéticas das células. Quando o VO_2 torna-se dependente do DO_2, ocorre aumento do nível sanguíneo de lactato, que acima de 2 mmol/l é amplamente considerado como marcador de hipoxia tecidual.[42;43]

Níveis altos de lactato têm sido relacionados com o prognóstico em vários grupos de pacientes, como sépticos[44] e vítimas de trauma[45] e é superior às variáveis derivadas do oxigênio (DO_2 e VO_2) em predizer mortalidade e falência orgânica múltipla em pacientes sépticos.[44,46] Medidas seriadas de lactato e a duração da hiperlactatemia são de maior valor que uma medida isolada.[44,47,48]

Os níveis de lactato representam um marcador global de oxigenação e não informam sobre a perfusão local. Ao realizar as medidas das diferenças arteriovenosas do lactato regional, De Backer *et al.*[49] demonstraram que os pulmões produziam significativamente mais lactato durante a lesão pulmonar aguda que em outras causas de insuficiência respiratória aguda ou edema pulmonar cardiogênico.

Variáveis derivadas de oxigênio

DO_2

A hipoxia tecidual é o resultado da relação entre a DO_2 e o VO_2, sendo o principal fator que desencadeia e propaga a síndrome de disfunção de múltiplos órgãos. As variáveis derivadas do oxigênio informam a quantidade de oxigênio transportada, usada e extraída pelo corpo, mas não descrevem em detalhes a hipoxia. A DO_2 é o produto do índice cardíaco pelo conteúdo arterial de O_2 ($DO_2 = IC \times CaO_2 \times 10$), e o conteúdo arterial de oxigênio é dependente da hemoglobina, da saturação e da PaO_2. Uma queda na hemoglobina e na saturação não resulta necessariamente em queda da DO_2 porque o IC pode aumentar de forma compensatória, mas uma queda no IC invariavelmente resulta numa queda da DO_2.

Quando ocorre queda na DO_2 os tecidos periféricos aumentam a ExO_2 para manter o mesmo VO_2, até um ponto crítico abaixo do qual o aumento da extração não consegue compensar a queda da DO_2 e o VO_2 cai.[50-52]

Valores de IC > 4,5 l/min/m^2 e de DO_2 > 600 ml/min/m^2 (derivado de valores médios em sobreviventes cirúrgicos de alto risco) são comumente referidos como valores supranormais.[53] Vários estudos utilizaram intervenções terapêuticas visando valores de DO_2 e IC supranormais, uma vez que padrões hemodinâmicos de sobreviventes e não-sobreviventes indicam uma tendência de melhor prognóstico daqueles pacientes que têm valores acima dos padrões fisiológicos. Estudos em pacientes cirúrgicos têm mostrado redução significativa da mortalidade associada a valores supranormais de DO_2 e IC.[54-56] Contudo, estudos em pacientes com sepse[57] e grupos heterogêneos de pacientes criticamente doentes[58-60] têm falhado em mostrar diferenças significativas na mortalidade.

Hiperglicemia

Nos últimos anos, inúmeras pesquisas correlacionaram hiperglicemia em pacientes criticamente enfermos com morbidade e mortalidade. Van Den Berghe *et al.*[61] demonstraram que o controle intensivo da glicemia levou à redução da mortalidade, principalmente em pacientes com disfunção múltipla de órgãos secundária a choque séptico. Krinsley[62] analisou 1.826 pacientes admitidos em uma unidade de tratamento intensivo no período de outubro de 1999 a abril de 2002 e encontrou associação entre hiperglicemia e aumento da mortalidade hospitalar, independentemente do motivo para admissão no CTI, exceto nos pacientes com choque séptico, nos quais não houve correlação entre níveis glicêmicos e mortalidade. Provavelmente, o grupo de pacientes sépticos era menor e mais heterogêneo que os demais.

PARÂMETROS CLÍNICOS

Variáveis cardiovasculares

A resposta fisiológica ao choque traduz-se por aumento da freqüência cardíaca e da resistência vascular periférica no intuito de manter o DC. Taquicardia pode indicar hipovolemia, mas também pode resultar de baixos índices de hemoglobina, resposta ao estresse, febre, entre outros. Uma vez que o mecanismo de compensação falha, o choque é reconhecido por hipotensão sistólica e evidência de hipoperfusão orgânica.

Em um estudo do perfil hemodinâmico seriado em pacientes com choque séptico, Parker *et al.*[63] utilizaram os valores do IC, IRVS, FC, PVC e PAPO. Ao compararem sobreviventes e não-sobreviventes, diferenças significativas para predição de mortalidade foram encontradas nas seguintes variáveis: FC inicial < 106 bpm ($p = 0{,}05$) em 24 horas, FC < 95 bpm ($p < 0{,}001$) ou IRVS > 1529 dyn.s/cm^5.m^2 ($p = 0{,}01$), e uma variação nas primeiras 24 horas manifestada por uma diminuição da FC maior que 18 bpm ($p < 0{,}001$) ou uma diminuição no IC maior que 0,05 L/min.m^2 ($p = 0{,}050$). Nesse estudo, pacientes inicialmente hiperdinâmicos que evoluíram para a normalização em 24 horas apresentaram menor mortalidade. PAM, PVC e capilar pulmonar não apresentaram diferenças significativas entre os 2 grupos.

Wo *et al.*[64] avaliaram pressão arterial, freqüência e DC durante o período de ressuscitação e não encontraram correlação entre as variáveis de interesse.

Predizer o choque na fase de ressuscitação é difícil, particularmente se a taquicardia é exacerbada por ansiedade ou dor. Os sinais vitais medidos convencionalmente, mesmo entre valores normais, muitas vezes não avaliam a deficiência de oxigenação tecidual, a função cardíaca e a probabilidade de morte. Nesse sentido, Rady *et al.*[65] utilizaram o índice de choque (ICh), razão entre a FC e a pressão sistólica, que se correlaciona, numa razão inversa, com a função ventricular esquerda.[66] De um total de 275 pacientes atendidos no departamento de emergência, 41 pacientes apresentaram ICh $> 0{,}9$, representando a maior proporção de pacientes alocados para tratamento imediato, internação hospitalar ou internação no CTI.

Ardagh *et al.*[67] modificaram o índice de choque, utilizando como denominador a pressão de pulso (PA sistólica menos a PA diastólica) para predizer descompensação de pacientes após ressuscitação volêmica por choque hemorrágico. Um índice maior que 3 tinha um valor preditivo positivo de 53% e um índice menor que 3 tinha um valor preditivo negativo de 86% para o desenvolvimento de choque descompensado. Esse estudo apresenta a limitação de ter envolvido uma amostra pequena, necessitando de um estudo prospectivo em maior escala.

Variáveis respiratórias

Uma elevada freqüência respiratória tem-se mostrado um indicador sensível de disfunção pulmonar e é importante no diagnóstico de falência ventilatória iminente.[68] Bossink *et al.*[69] avaliaram pacientes com febre e encontraram como previsores independentes de mortalidade o pico de freqüência respiratória e febre de origem nosocomial. Em outro estudo, o mesmo autor, utilizando as mesmas variáveis, encontrou correlação entre pico de freqüência respiratória e choque.[70] De maneira semelhante, a falência respiratória isolada de outras disfunções orgânicas apresenta menor permanência no CTI e menores taxas de mortalidade, com aumento nessas taxas para cada falência orgânica adicional. Associada a quatro ou cinco órgãos adicionais, a mortalidade chega a 75% em três meses.[71]

SRIS

A SRIS (síndrome da resposta inflamatória sistêmica) é uma resposta clínica a um estímulo traumático ou inflamatório, de etiologia inespecífica. Como definido pelo ACP/SCCM na conferência de 1992,[72] SRIS é diagnosticada se 2 ou mais dos seguintes critérios são preenchidos: (1) temperatura > 38°C ou < 36°C; (2) freqüência cardíaca > 90 bpm; (3) freqüência respiratória > 20 mrpm ou $PaCO_2$ < 32 mmHg; e (4) leucócitos > 12.000, < 4.000 ou mais de 10% de formas imaturas.

A resposta inflamatória sistêmica secundária a trauma ou doença é de importância crítica para a sobrevivência e inicia o processo de reparação tecidual. SRIS sustentada, com perda da resposta inflamatória compensatória, é associada ao aumento do risco de falência orgânica e morte.

Vários estudos validaram os critérios de SRIS em pacientes criticamente doentes para predizer morbidade e mortalidade. Bossinki *et al.*[69] observaram 300 pacientes hospitalizados com febre de início recente. A mortalidade geral foi de 9%, sendo maior para pacientes com culturas positivas (p < 0,05). A mortalidade aumentou conforme o número de critérios de SRIS envolvidos (mortalidade de 0%, 3%, 8% e 17% para 1, 2, 3 e 4 critérios, respectivamente; p < 0,01). Talmor *et al.*[73] estudaram 2.300 admissões cirúrgicas em CTI e mediram critérios de SRIS nos primeiros 7 dias de internação e observaram que os sobreviventes e não-sobreviventes mantiveram-se estatisticamente diferentes com relação ao número de critérios. O escore foi mais discriminativo para mortalidade a partir do 2º dia. As taxas de mortalidade foram de 11%, 18% e 22% para escores que diminuíram, não se modificaram ou aumentaram, respectivamente, a partir do 2º dia (p < 0,001). Em 4.887 pacientes atendidos em centro de trauma nível I, Napolitano *et al.*[74] correlacionaram os critérios de SRIS com mortalidade e permanência hospitalar. SRIS (2 ou mais critérios) estava presente em 30% dos pacientes na admissão, sem diferenças estatísticas para idade e sexo nos 2 grupos, e a média de permanência hospitalar foi maior para o grupo com SRIS (p < 0,001) em comparação com aquele sem critério para SRIS. A mortalidade aumentou com a idade e o número de critérios de SRIS. O risco relativo para critérios de SRIS ≥ 1 comparado com SRIS 0 e ajustados para a idade foi de: 2,33, 3,46, 6,12, 6,88 para 1, 2*, 3* e 4* critérios, respectivamente (*p < 0,05). Na seqüência desse estudo, Malone *et al.*[75] validaram a acurácia preditiva dos 4 componentes do escore de SRIS. Das 4 variáveis da SRIS, hipotermia (temperatura < 36°C) foi a mais significativa para mortalidade, após controle para idade e ISS (RR 3,43 IC 95% 2,46-4,77) e para permanência hospitalar (RR 1,47 IC 95% 1,11-1,83). Leucocitose (leucócitos > 12.000/mm^3) correlacionou-se com permanência hospitalar (RR 1,98 IC 95% 1,63-2,34).

CONSIDERAÇÕES FINAIS

Escores prognósticos são importantes para a prática clínica. Eles permitem caracterizar nossa população de pacientes com medidas objetivas de mortalidade. Permitem-nos auditar a nossa experiência no contexto do controle da qualidade dentro da instituição, realocar os recursos e comparar os resultados entre outras populações de pacientes. Devido ao fato de a disfunção orgânica poder ser medida diariamente, os escores de morbidade fornecem-nos um entendimento mais completo do paciente durante sua permanência no ambiente de terapia intensiva, além de ajudar a identificar a disfunção orgânica que é verdadeiramente adquirida durante a internação na UTI.

Inúmeros estudos, utilizando os escores descritos anteriormente e derivações oriundas desses, mostraram que a incidência de disfunção orgânica afeta a mortalidade de forma significativa nos pacientes de terapia intensiva.[76-83] Ao mesmo tempo, a medida da atividade inflamatória em pacientes com sepse grave,[84-86] em pacientes cirúrgicos,[87,88] em trauma fechado,[89] dosagem dos níveis de proteína C em pacientes de terapia intensiva,[90] são bastante discriminativos para morbidade e mortalidade e demonstram boa correlação com os escores clássicos, mas de difícil generalização, por implicarem em tecnologia mais complexa e custo mais elevado.

Concluindo, acreditamos que escores prognósticos devam ser aplicados idealmente antes de o paciente apresentar quadro de falência circulatória. A abordagem de pacientes graves descrita por Rivers *et al.*,[91] centrada tanto em variáveis clínicas quanto hemodinâmicas, demonstrou que essa combinação resulta em terapêutica mais efetiva com diminuição da mortalidade global.

REFERÊNCIAS BIBLIOGRÁFICAS

1. Knaus WA, Zimmerman JE, Wagner DP, Draper EA, Lawrence DE. APACHE-acute physiology and chronic health evaluation: a physiologically based classification system. *Crit Care Med* 1981;9(8):591-597.
2. Justice AC, Covinsky KE, Berlin JA. Assessing the generalizability of prognostic information. *Ann Intern Med* 1999;130(6):515-524.
3. Fery-Lemonnier E, Landais P, Loirat P, Kleinknecht D, Brivet F. Evaluation of severity scoring systems in ICUs-translation, conversion and definition ambiguities as a source of inter-observer variability in Apache II, SAPS and OSF. *Intensive Care Med* 1995;21(4):356-360.
4. Knaus WA, Draper EA, Wagner DP, Zimmerman JE. APACHE II: a severity of disease classification system. *Crit Care Med* 1985;13(10):818-829.
5. Pittet D, Thievent B, Wenzel RP, Li N, Auckenthaler R, Suter PM. Bedside prediction of mortality from bacteremic sepsis. A dynamic analysis of ICU patients. *Am J Respir Crit Care Med* 1996;153(2):684-693.
6. Bosscha K, Reijnders K, Hulstaert PF, Algra A, van der WC. Prognostic scoring systems to predict outcome in peritonitis and intra-abdominal sepsis. *Br J Surg* 1997;84(11):1532-1534.

7. Fagon JY, Chastre J, Vuagnat A, Trouillet JL, Novara A, Gibert C. Nosocomial pneumonia and mortality among patients in intensive care units. *JAMA* 1996;275(11):866-869.
8. Marik PE. The clinical features of severe community-acquired pneumonia presenting as septic shock. Norasept II Study Investigators. *J Crit Care* 2000;15(3):85-90.
9. Pilz G, Fraunberger P, Appel R, Kreuzer E, Werdan K, Walli A, et al. Early prediction of outcome in score-identified, postcardiac surgical patients at high risk for sepsis, using soluble tumor necrosis factor receptor-p55 concentrations. *Crit Care Med* 1996;24(4):596-600.
10. Wong DT, Barrow PM, Gomez M, McGuire GP. A comparison of the Acute Physiology and Chronic Health Evaluation (APACHE) II score and the Trauma-Injury Severity Score (TRISS) for outcome assessment in intensive care unit trauma patients. *Crit Care Med* 1996;24(10):1642-1648.
11. Vassar MJ, Wilkerson CL, Duran PJ, Perry CA, Holcroft JW. Comparison of APACHE II, TRISS, and a proposed 24-hour ICU point system for prediction of outcome in ICU trauma patients. *J Trauma* 1992;32(4):490-499.
12. Tunnell RD, Millar BW, Smith GB. The effect of lead time bias on severity of illness scoring, mortality prediction and standardised mortality ratio in intensive care–a pilot study. *Anaesthesia* 1998;53(11):1045-1053.
13. Knaus WA, Wagner DP, Draper EA, Zimmerman JE, Bergner M, Bastos PG, et al. The APACHE III prognostic system. Risk prediction of hospital mortality for critically ill hospitalized adults. *Chest* 1991;100(6):1619-1636.
14. Barie PS, Hydo LJ, Fischer E. Development of multiple organ dysfunction syndrome in critically ill patients with perforated viscus. Predictive value of APACHE severity scoring. *Arch Surg* 1996;131(1):37-43.
15. Barie PS, Hydo LJ, Fischer E. Utility of illness severity scoring for prediction of prolonged surgical critical care. *J Trauma* 1996;40(4):513-518.
16. Barie PS, Hydo LJ. Influence of multiple organ dysfunction syndrome on duration of critical illness and hospitalization. *Arch Surg* 1996;131(12):1318-1323.
17. Vassar MJ, Lewis FR Jr, Chambers JA, Mullins RJ, O'Brien PE, Weigelt JA, et al. Prediction of outcome in intensive care unit trauma patients: a multicenter study of Acute Physiology and Chronic Health Evaluation (APACHE), Trauma and Injury Severity Score (TRISS), and a 24-hour intensive care unit (ICU) point system. *J Trauma* 1999;47(2):324-329.
18. Le Gall JR, Loirat P, Alperovitch A, Glaser P, Granthil C, Mathieu D, et al. A simplified acute physiology score for ICU patients. *Crit Care Med* 1984;12(11):975-977.
19. Le Gall JR, Lemeshow S, Saulnier F. A new Simplified Acute Physiology Score (SAPS II) based on a European/North American multicenter study. *JAMA* 1993;270(24):2957-2963.
20. Moreau R, Soupison T, Vauquelin P, Derrida S, Beaucour H, Sicot C. Comparison of two simplified severity scores (SAPS and APACHE II) for patients with acute myocardial infarction. *Crit Care Med* 1989;17(5):409-413.
21. Lemeshow S, Teres D, Avrunin JS, Gage RW. Refining intensive care unit outcome prediction by using changing probabilities of mortality. *Crit Care Med* 1988;16(5):470-477.
22. Lemeshow S, Teres D, Klar J, Avrunin JS, Gehlbach SH, Rapoport J. Mortality Probability Models (MPM II) based on an international cohort of intensive care unit patients. *JAMA* 1993;270(20):2478-2486.
23. Moreno R, Miranda DR, Fidler V, Van Schilfgaarde R. Evaluation of two outcome prediction models on an independent database. *Crit Care Med* 1998;26(1):50-61.

24. Moreno R, Apolone G. Impact of different customization strategies in the performance of a general severity score. *Crit Care Med* 1997;25(12):2001-2008.
25. Petros AJ, Marshall JC, van Saene HK. Should morbidity replace mortality as an endpoint for clinical trials in intensive care? *Lancet* 1995;345(8946):369-371.
26. Marshall JC, Cook DJ, Christou NV, Bernard GR, Sprung CL, Sibbald WJ. Multiple organ dysfunction score: a reliable descriptor of a complex clinical outcome. *Crit Care Med* 1995;23(10):1638-1652.
27. Buckley TA, Gomersall CD, Ramsay SJ. Validation of the multiple organ dysfunction (MOD) score in critically ill medical and surgical patients. *Intensive Care Med* 2003;29(12):2216-2222.
28. Cumming J, Purdue GF, Hunt JL, O'Keefe GE. Objective estimates of the incidence and consequences of multiple organ dysfunction and sepsis after burn trauma. *J Trauma* 2001;50(3):510-515.
29. Vincent JL, Moreno R, Takala J, Willatts S, De Mendonca A, Bruining H, et al. The SOFA (Sepsis-related Organ Failure Assessment) score to describe organ dysfunction/failure. On behalf of the Working Group on Sepsis-Related Problems of the European Society of Intensive Care Medicine. *Intensive Care Med* 1996;22(7):707-710.
30. Vincent JL, De Mendonca A, Cantraine F, Moreno R, Takala J, Suter PM, et al. Use of the SOFA score to assess the incidence of organ dysfunction/failure in intensive care units: results of a multicenter, prospective study. Working group on "sepsis-related problems" of the European Society of Intensive Care Medicine. *Crit Care Med* 1998;26(11):1793-1800.
31. Antonelli M, Moreno R, Vincent JL, Sprung CL, Mendoca A, Passariello M, et al. Application of SOFA score to trauma patients. Sequential Organ Failure Assessment. *Intensive Care Med* 1999;25(4):389-394.
32. Janssens U, Graf C, Graf J, Radke PW, Konigs B, Koch KC, et al. Evaluation of the SOFA score: a single-center experience of a medical intensive care unit in 303 consecutive patients with predominantly cardiovascular disorders. Sequential Organ Failure Assessment. *Intensive Care Med* 2000;26(8):1037-1045.
33. Ferreira FL, Bota DP, Bross A, Melot C, Vincent JL. Serial evaluation of the SOFA score to predict outcome in critically ill patients. *JAMA* 2001;286(14):1754-1758.
34. Peres BD, Melot C, Lopes FF, Nguyen BV, Vincent JL. The Multiple Organ Dysfunction Score (MODS) versus the Sequential Organ Failure Assessment (SOFA) score in outcome prediction. *Intensive Care Med* 2002;28(11):1619-1624.
35. Le Gall JR, Klar J, Lemeshow S, Saulnier F, Alberti C, Artigas A, et al. The Logistic Organ Dysfunction system. A new way to assess organ dysfunction in the intensive care unit. ICU Scoring Group. *JAMA* 1996;276(10):802-810.
36. Azoulay E, Moreau D, Alberti C, Leleu G, Adrie C, Barboteu M, et al. Predictors of short-term mortality in critically ill patients with solid malignancies. *Intensive Care Med* 2000;26(12):1817-1823.
37. Soufir L, Timsit JF, Mahe C, Carlet J, Regnier B, Chevret S. Attributable morbidity and mortality of catheter-related septicemia in critically ill patients: a matched, risk-adjusted, cohort study. *Infect Control Hosp Epidemiol* 1999;20(6):396-401.
38. Waxman K. Shock: ischemia, reperfusion, and inflammation. *New Horiz* 1996;4(2):153-160.
39. Casey LC, Balk RA, Bone RC. Plasma cytokine and endotoxin levels correlate with survival in patients with the sepsis syndrome. *Ann Intern Med* 1993;119(8):771-778.
40. Oda S, Hirasawa H, Sugai T, Shiga H, Matsuda K, Ueno H. Cellular injury score for multiple organ failure severity scoring system. *J Trauma* 1998;45(2):304-310.

41. Oda S, Hirasawa H, Sugai T, Shiga H, Nakanishi K, Kitamura N, et al. Comparison of Sepsis-related Organ Failure Assessment (SOFA) score and CIS (cellular injury score) for scoring of severity for patients with multiple organ dysfunction syndrome (MODS). *Intensive Care Med* 2000;26(12):1786-1793.
42. Kruse JA, Haupt MT, Puri VK, Carlson RW. Lactate levels as predictors of the relationship between oxygen delivery and consumption in ARDS. *Chest* 1990;98(4):959-962.
43. Vincent JL, Roman A, De Backer D, Kahn RJ. Oxygen uptake/supply dependency. Effects of short-term dobutamine infusion. *Am Rev Respir Dis* 1990;142(1):2-7.
44. Bakker J, Gris P, Coffernils M, Kahn RJ, Vincent JL. Serial blood lactate levels can predict the development of multiple organ failure following septic shock. *Am J Surg* 1996;171(2):221-226.
45. Roumen RM, Hendriks T, Wevers RA, Goris JA. Intestinal permeability after severe trauma and hemorrhagic shock is increased without relation to septic complications. *Arch Surg* 1993;128(4):453-457.
46. Bakker J, Coffernils M, Leon M, Gris P, Vincent JL. Blood lactate levels are superior to oxygen-derived variables in predicting outcome in human septic shock. *Chest* 1991;99(4):956-962.
47. Friedman G, Berlot G, Kahn RJ, Vincent JL. Combined measurements of blood lactate concentrations and gastric intramucosal pH in patients with severe sepsis. *Crit Care Med* 1995;23(7):1184-1193.
48. Waxman K, Nolan LS, Shoemaker WC. Sequential perioperative lactate determination. Physiological and clinical implications. *Crit Care Med* 1982;10(2):96-99.
49. De Backer D, Creteur J, Zhang H, Norrenberg M, Vincent JL. Lactate production by the lungs in acute lung injury. *Am J Respir Crit Care Med* 1997;156(4 Pt 1):1099-1104.
50. Komatsu T, Shibutani K, Okamoto K, Kumar V, Kubal K, Sanchala V, et al. Critical level of oxygen delivery after cardiopulmonary bypass. *Crit Care Med* 1987;15(3):194-197.
51. Zhang H, Vincent JL. Oxygen extraction is altered by endotoxin during tamponade-induced stagnant hypoxia in the dog. *Circ Shock* 1993;40(3):168-176.
52. Zhang H, Vincent JL. Arteriovenous differences in PCO_2 and pH are good indicators of critical hypoperfusion. *Am Rev Respir Dis* 1993;148(4 Pt 1):867-871.
53. Bland RD, Shoemaker WC, Abraham E, Cobo JC. Hemodynamic and oxygen transport patterns in surviving and nonsurviving postoperative patients. *Crit Care Med* 1985;13(2):85-90.
54. Boyd O, Grounds RM, Bennett ED. A randomized clinical trial of the effect of deliberate perioperative increase of oxygen delivery on mortality in high-risk surgical patients. *JAMA* 1993;270(22):2699-2707.
55. Shoemaker WC, Appel PL, Kram HB, Waxman K, Lee TS. Prospective trial of supranormal values of survivors as therapeutic goals in high-risk surgical patients. *Chest* 1988;94(6):1176-1186.
56. Wilson J, Woods I, Fawcett J, Whall R, Dibb W, Morris C, et al. Reducing the risk of major elective surgery: randomised controlled trial of preoperative optimisation of oxygen delivery. *BMJ* 1999;318(7191):1099-1103.
57. Tuchschmidt J, Fried J, Astiz M, Rackow E. Elevation of cardiac output and oxygen delivery improves outcome in septic shock. *Chest* 1992;102(1):216-220.
58. Gattinoni L, Brazzi L, Pelosi P, Latini R, Tognoni G, Pesenti A, et al. A trial of goal-oriented hemodynamic therapy in critically ill patients. SvO_2 Collaborative Group. *N Engl J Med* 1995;333(16):1025-1032.

59. Hayes MA, Timmins AC, Yau EH, Palazzo M, Hinds CJ, Watson D. Elevation of systemic oxygen delivery in the treatment of critically ill patients. *N Engl J Med* 1994;330(24):1717-1722.
60. Yu M, Levy MM, Smith P, Takiguchi SA, Miyasaki A, Myers SA. Effect of maximizing oxygen delivery on morbidity and mortality rates in critically ill patients: a prospective, randomized, controlled study. *Crit Care Med* 1993;21(6):830-838.
61. Van den BG, Wouters P, Weekers F, Verwaest C, Bruyninckx F, Schetz M, et al. Intensive insulin therapy in the critically ill patients. *N Engl J Med* 2001;345(19):1359-1367.
62. Krinsley JS. Association between hyperglycemia and increased hospital mortality in a heterogeneous population of critically ill patients. *Mayo Clin Proc* 2003;78(12):1471-1478.
63. Parker MM, Shelhamer JH, Natanson C, Alling DW, Parrillo JE. Serial cardiovascular variables in survivors and nonsurvivors of human septic shock: heart rate as an early predictor of prognosis. *Crit Care Med* 1987;15(10):923-929.
64. Wo CC, Shoemaker WC, Appel PL, Bishop MH, Kram HB, Hardin E. Unreliability of blood pressure and heart rate to evaluate cardiac output in emergency resuscitation and critical illness. *Crit Care Med* 1993;21(2):218-223.
65. Rady MY, Smithline HA, Blake H, Nowak R, Rivers E. A comparison of the shock index and conventional vital signs to identify acute, critical illness in the emergency department. *Ann Emerg Med* 1994;24(4):685-690.
66. Rady MY, Nightingale P, Little RA, Edwards JD. Shock index: a re-evaluation in acute circulatory failure. *Resuscitation* 1992;23(3):227-234.
67. Ardagh MW, Hodgson T, Shaw L, Turner D. Pulse rate over pressure evaluation (ROPE) is useful in the assessment of compensated haemorrhagic shock. *Emerg Med (Fremantle)* 2001;13(1):43-46.
68. Browning IB, D'Alonzo GE, Tobin MJ. Importance of respiratory rate as an indicator of respiratory dysfunction in patients with cystic fibrosis. *Chest* 1990;97(6):1317-1321.
69. Bossink AW, Groeneveld J, Hack CE, Thijs LG. Prediction of mortality in febrile medical patients: How useful are systemic inflammatory response syndrome and sepsis criteria? *Chest* 1998;113(6):1533-1541.
70. Bossink AW, Groeneveld AB, Koffeman GI, Becker A. Prediction of shock in febrile medical patients with a clinical infection. *Crit Care Med* 2001;29(1):25-31.
71. Flaatten H, Gjerde S, Guttormsen AB, Haugen O, Hoivik T, Onarheim H, et al. Outcome after acute respiratory failure is more dependent on dysfunction in other vital organs than on the severity of the respiratory failure. *Crit Care* 2003;7(4):R72.
72. American College of Chest Physicians/Society of Critical Care Medicine Consensus Conference: definitions for sepsis and organ failure and guidelines for the use of innovative therapies in sepsis. *Crit Care Med* 1992;20(6):864-874.
73. Talmor M, Hydo L, Barie PS. Relationship of systemic inflammatory response syndrome to organ dysfunction, length of stay, and mortality in critical surgical illness: effect of intensive care unit resuscitation. *Arch Surg* 1999;134(1):81-87.
74. Napolitano LM, Ferrer T, McCarter RJ Jr, Scalea TM. Systemic inflammatory response syndrome score at admission independently predicts mortality and length of stay in trauma patients. *J Trauma* 2000;49(4):647-652.
75. Malone DL, Kuhls D, Napolitano LM, McCarter R, Scalea T. Back to basics: validation of the admission systemic inflammatory response syndrome score in predicting outcome in trauma. *J Trauma* 2001;51(3):458-463.

76. Brun-Buisson C, Meshaka P, Pinton P, Vallet B. Episepsis: a reappraisal of the epidemiology and outcome of severe sepsis in French intensive care units. *Intensive Care Med* 2004;30(4):580-588.
77. Chen YC, Tsai MH, Ho YP, Hsu CW, Lin HH, Fang JT, et al. Comparison of the severity of illness scoring systems for critically ill cirrhotic patients with renal failure. *Clin Nephrol* 2004;61(2):111-118.
78. Clermont G, Kaplan V, Moreno R, Vincent JL, Linde-Zwirble WT, Hout BV, et al. Dynamic microsimulation to model multiple outcomes in cohorts of critically ill patients. *Intensive Care Med* 2004;30(12):2237-2244.
79. Durham RM, Moran JJ, Mazuski JE, Shapiro MJ, Baue AE, Flint LM. Multiple organ failure in trauma patients. *J Trauma* 2003;55(4):608-616.
80. Kikuchi H, Maruyama H, Omori S, Kazama JJ, Gejyo F. The sequential organ failure assessment score as a useful predictor for estimating the prognosis of systemic inflammatory response syndrome patients being treated with extracorporeal blood purification. *Ther Apher Dial* 2003;7(4):456-460.
81. O'Dair GN, Leaper DJ. Sequential physiology scoring facilitates objective assessment of resuscitation in patients with an intra-abdominal emergency. *Br J Surg* 2003;90(11):1445-1450.
82. Vosylius S, Sipylaite J, Ivaskevicius J. Sequential organ failure assessment score as the determinant of outcome for patients with severe sepsis. *Croat Med J* 2004;45(6):715-720.
83. Zygun DA, Doig CJ, Gupta AK, Whiting G, Nicholas C, Shepherd E, et al. Non-neurological organ dysfunction in neurocritical care. *J Crit Care* 2003;18(4):238-244.
84. Norwood MG, Bown MJ, Lloyd G, Bell PR, Sayers RD. The clinical value of the systemic inflammatory response syndrome (SIRS) in abdominal aortic aneurysm repair. *Eur J Vasc Endovasc Surg* 2004;27(3):292-298.
85. Wunder C, Eichelbronner O, Roewer N. Are IL-6, IL-10 and PCT plasma concentrations reliable for outcome prediction in severe sepsis? A comparison with APACHE III and SAPS II. *Inflamm Res* 2004;53(4):158-163.
86. Lim YP, Bendelja K, Opal SM, Siryaporn E, Hixson DC, Palardy JE. Correlation between mortality and the levels of inter-alpha inhibitors in the plasma of patients with severe sepsis. *J Infect Dis* 2003;188(6):919-926.
87. Slotman GJ. Prospectively validated predictions of shock and organ failure in individual septic surgical patients: the systemic mediator associated response test. *Crit Care* 2000;4(5):319-326.
88. Chenaud C, Merlani PG, Roux-Lombard P, Burger D, Harbarth S, Luyasu S, et al. Low apolipoprotein A-I level at intensive care unit admission and systemic inflammatory response syndrome exacerbation. *Crit Care Med* 2004;32(3):632-637.
89. Chuang CC, Hung CJ, Tsai MC, Yeh TM, Chuang YC. High concentrations of circulating macrophage migration inhibitory factor in patients with severe blunt trauma: Is serum macrophage migration inhibitory factor concentration a valuable prognostic factor? *Crit Care Med* 2004;32(3):734-739.
90. Lobo SM, Lobo FR, Bota DP, Lopes-Ferreira F, Soliman HM, Melot C, et al. C-reactive protein levels correlate with mortality and organ failure in critically ill patients. *Chest* 2003;123(6):2043-2049.
91. Rivers E, Nguyen B, Havstad S, Ressler J, Muzzin A, Knoblich B, et al. Early goal-directed therapy in the treatment of severe sepsis and septic shock. *N Engl J Med* 2001;345(19):1368-1377.

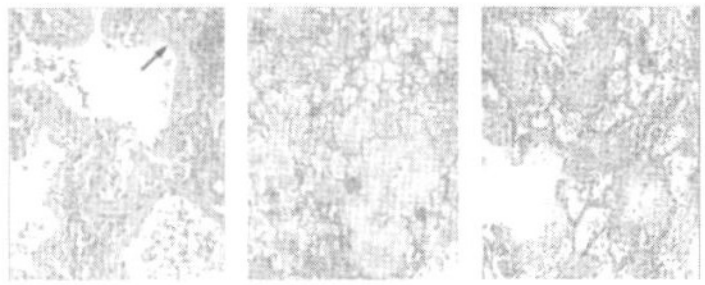

Índice Remissivo

D

H

I

Q

R

S